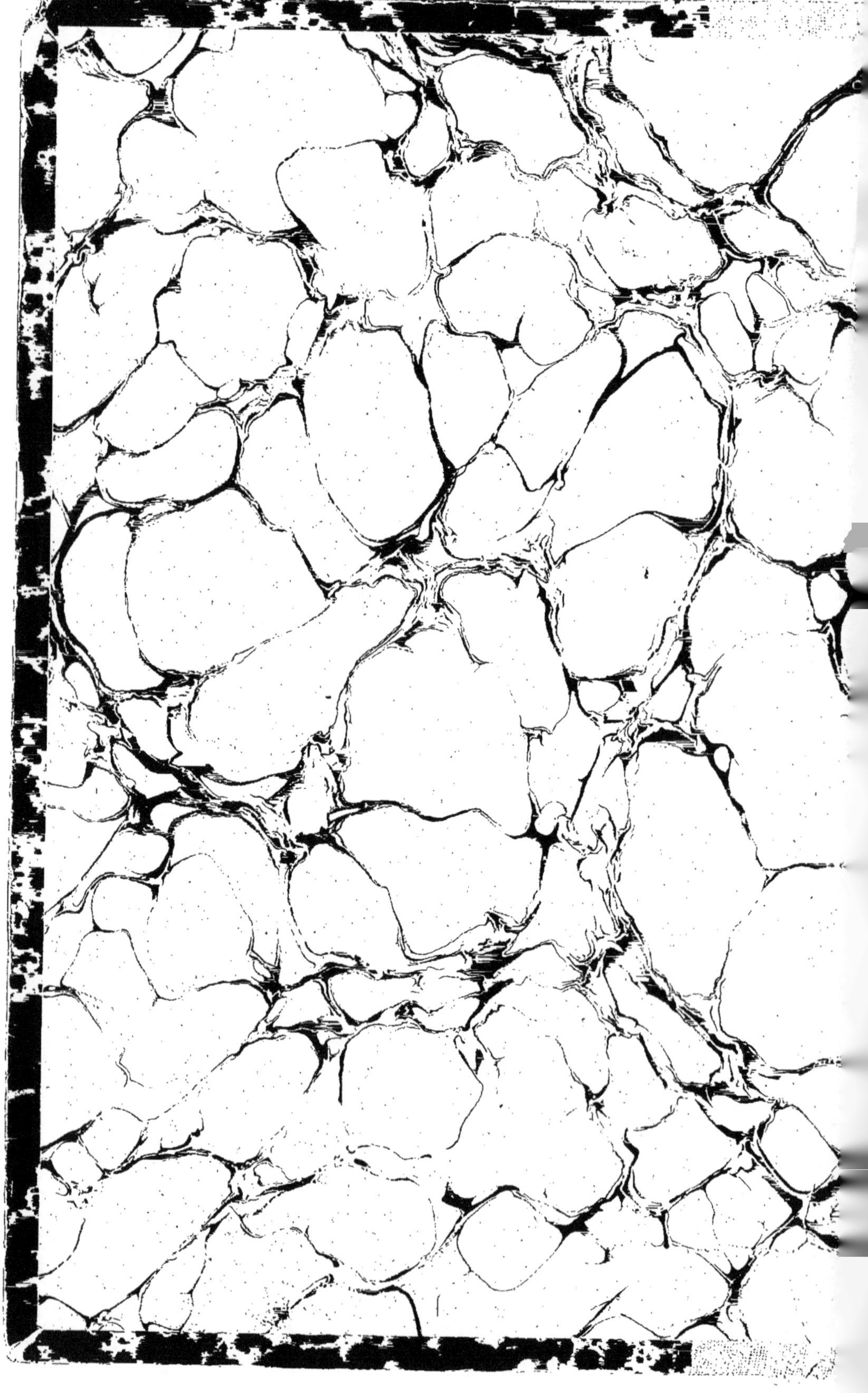

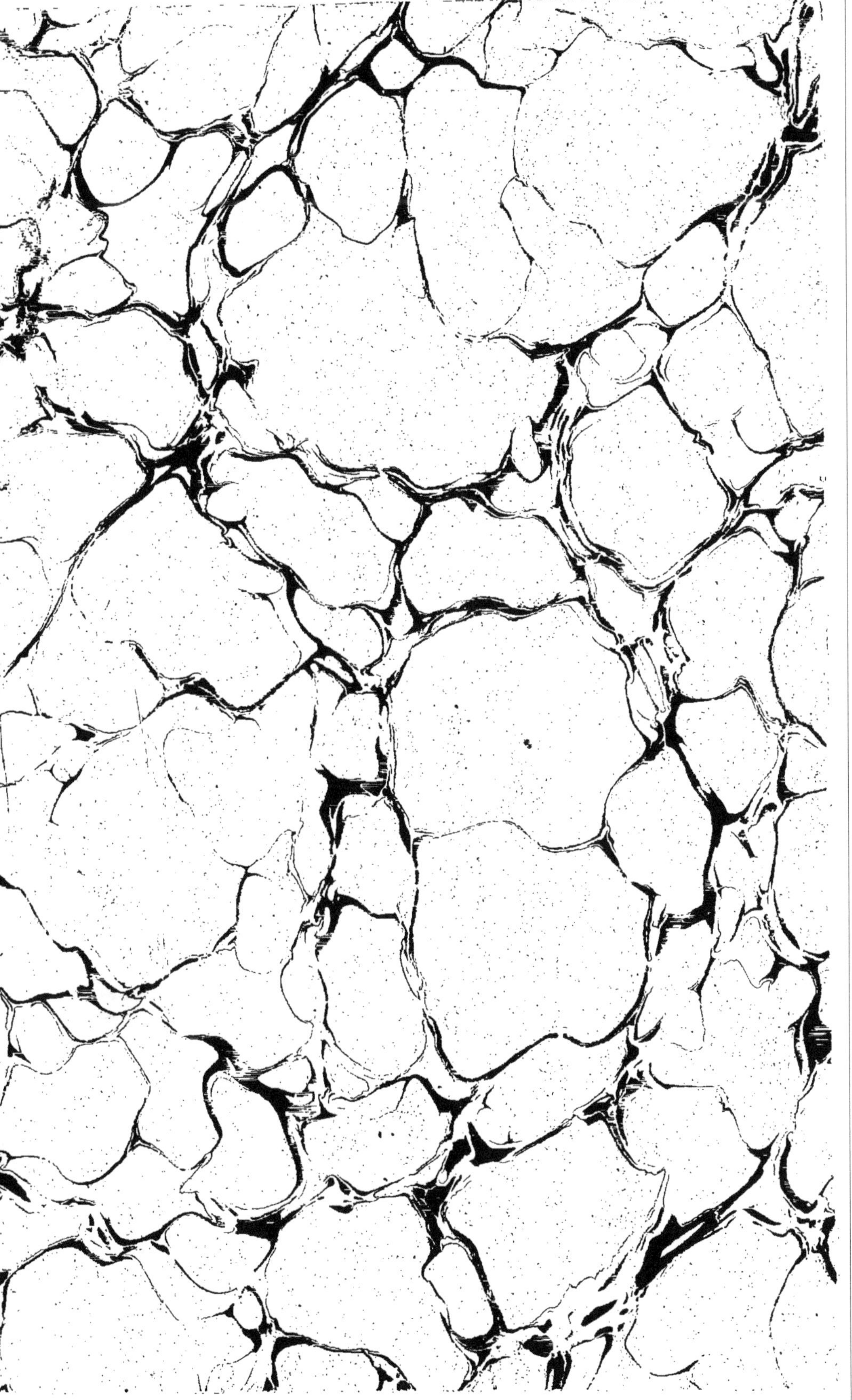

[illegible]

PAR

LE Dr A. VÉDRÈNES,

Médecin Principal de l'Armée,
[illegible] de la Légion d'Honneur, de l'Ordre de Pie IX, etc.

PRÉCÉDÉE D'UNE PRÉFACE

PAR

PAUL BROCA,

Professeur à la Faculté de Médecine de Paris,
Membre de l'Académie de Médecine.

[illegible]

G. MASS[illegible]EUR

[illegible]

TRAITÉ DE MÉDECINE

DE

A. C. CELSE.

TRAITÉ DE MÉDECINE

DE

A. C. CELSE.

TRADUCTION NOUVELLE,

AVEC TEXTE LATIN, NOTES, COMMENTAIRES, TABLES EXPLICATIVES, FIGURES DANS LE TEXTE, ET QUATORZE PLANCHES CONTENANT 110 FIGURES D'INSTRUMENTS DE CHIRURGIE ANTIQUE, TROUVÉS DANS LES FOUILLES DE VILLES GALLO-ROMAINES, DE POMPÉI ET D'HERCULANUM;

PAR

LE Dr A. VÉDRÈNES,

Médecin Principal de l'Armée,
Chevalier de la Légion d'Honneur, de l'Ordre de Pie IX, etc.

PRÉCÉDÉE D'UNE PRÉFACE

PAR

PAUL BROCA,

Professeur à la Faculté de Médecine de Paris,
Membre de l'Académie de Médecine.

PARIS,
G. MASSON, ÉDITEUR,
LIBRAIRE DE L'ACADÉMIE DE MÉDECINE,
PLACE DE L'ÉCOLE-DE-MÉDECINE.

MDCCCLXXVI.

TOULOUSE. — IMPR. DOULADOURE.

A MONSIEUR H^TE BARON LARREY,

Ex-Président du Conseil de santé des armées; Membre de l'Institut (Académie des sciences); Membre de l'Académie de Médecine et de la Société de Chirurgie; grand officier de la Légion d'honneur, etc., etc.

J'ai puisé à vos leçons des principes qui m'ont toujours servi de guide; vous n'avez cessé, dans le cours de ma carrière, de me témoigner de l'intérêt et de la bienveillance, et, pour ce travail, vous m'avez prodigué conseils, lumières et encouragements.

Veuillez donc en agréer la dédicace comme un faible tribut de ma reconnaissance.

A. VÉDRÈNES.

PRÉFACE.

Le *Traité de Médecine* de Celse a sa place marquée dans les bibliothèques littéraires aussi bien que dans les bibliothèques scientifiques. Par la pureté de la diction, par l'élégance et la correction du style, Celse prend rang au nombre des meilleurs prosateurs latins, et cet excellent écrivain met en outre au service de la science qu'il expose une sagacité, une clarté de conception et d'exposition, une solidité de jugement tout à fait remarquables. Peu d'hommes ont réuni au même degré ces qualités précieuses. Son livre est certainement le mieux conçu et le mieux exécuté de tous les traités didactiques, médicaux ou autres, qui, de l'antiquité, sont venus jusqu'à nous ; c'est celui où nous reconnaissons le mieux la méthode et l'esprit scientifiques, tels que nous les concevons aujourd'hui, et à ce titre il intéresse tous ceux qui étudient l'histoire des sciences chez les anciens ; mais il intéresse surtout les médecins, qui y trouvent un exposé complet, concis, lumineux, de l'état des connaissances médicales à Rome au siècle d'Auguste.

Ce livre, dont la valeur intrinsèque est déjà si grande, a reçu des circonstances une importance exceptionnelle. Le temps et les barbares plus destructeurs que lui — *tempus edax, homo edacior,* — ont anéanti presque entièrement tous les ouvrages de médecine qui virent le jour depuis la fin de l'époque hippocratique jusqu'à l'époque de Celse. Pendant cette période, qui comprend plus de trois siècles, la médecine, attirée et protégée par les Ptolémées, avait transporté son foyer de Grèce en Egypte. La grande école d'Alexandrie, faisant pour la première fois reposer l'édifice médical sur la base de l'anatomie, avait produit des hommes éminents, et réalisé de grands progrès. Or, cette époque si féconde et si importante, nous ne la connaissons réellement que par Celse. Ce qu'en a dit Galien, n'en donnerait qu'une idée fausse et incomplète, car Galien, homme de discussion et de doctrine, ne se proposait pas de faire connaître les travaux de ses devanciers; s'il en parlait, c'était surtout pour les réfuter et pour démontrer la supériorité de son propre système. Celse n'a pas de si hautes visées; il n'a pas de système à défendre; il recueille partout ses matériaux avec autant d'impartialité que de sagacité, et son livre, où l'érudition et le sens critique brillent d'un même éclat, résume admirablement toute une grande époque, dont tous les travaux originaux ont péri, à l'exception de quelques rares fragments très-mutilés et parfois peu authentiques.

Le *Traité de Médecine* de Celse acquiert par là une valeur historique tout à fait hors ligne, et c'est ce qui justifie la faveur constante dont il a joui depuis la Renaissance. Aucun livre de science n'a été édité plus souvent que celui-là. Il a eu au moins soixante éditions latines sans compter bon nombre de traductions dans la plupart des langues de l'Europe. C'est parce que personne ne peut s'en passer; tout le monde en a besoin, les praticiens aussi bien que les érudits, les médecins aussi bien que les chirurgiens, et les spécialistes aussi bien que ceux qui se livrent à la pratique générale.

L'apparition d'une nouvelle édition de Celse est donc toujours un fait utile; mais depuis que le latin a cessé d'être la langue universelle des sciences, le nombre de médecins qui possèdent à fond cette langue est devenu assez restreint, et s'il n'en est aucun qui ne soit en état de consulter le texte de Celse, il en est peu qui puissent le lire sûrement et couramment d'un bout à l'autre, avec le plaisir que donne une lecture rapide. De là la nécessité des traductions, et surtout de celles qui, comme la présente édition, donnent le texte latin en regard.

Il n'existe jusqu'ici dans notre langue que deux traductions de Celse : celle de Ninnin, publiée en 1753 sans le texte latin, et celle de M. Des Etangs, publiée en 1846, avec le texte en regard (1). La première a été faite sur l'édition de Van der Linden ; elle est antérieure au grand travail de révision et de restitution auquel Léonard Targa a consacré sa longue vie. Elle est donc aujourd'hui tout à fait insuffisante, et M. Des Etangs a rendu un grand service en donnant dans la *Bibliothèque des auteurs latins* de Nisard, une nouvelle traduction faite sur le texte de Targa. Mais depuis lors mon savant et regretté collègue Daremberg, reprenant et complétant les recherches de Targa, et collationnant plusieurs manuscrits que celui-ci n'avait pas eu l'occasion de consulter, a introduit dans le texte latin de nouvelles corrections dont quelques-unes ont une réelle importance, et l'édition latine qu'il a publiée en 1859 dans la collection Teubner (Leipzig) doit être considérée aujourd'hui comme la meilleure. La nouvelle traduction que M. le docteur Védrènes donne aujourd'hui au public a été faite d'après ce texte amendé et épuré ; et cela suffirait déjà pour en faire ressortir l'utilité.

Mais cette traduction répond à un autre besoin que je dois signaler. Il s'est produit depuis trente ans un changement notable dans les habitudes des traducteurs ; on ne se propose plus seulement d'exprimer en français la pensée des auteurs ; on ne cherche plus à *franciser* leurs ouvrages, à leur donner une tournure moderne. On s'attache au contraire à leur conserver leur physionomie originale, en serrant de plus près le texte, dans les limites compatibles avec la correction grammaticale. Cette précision rigoureuse, à laquelle s'attachent de plus en plus les traducteurs d'ouvrages littéraires, est bien plus néces-

(1) Je ne parle pas de l'édition française qui a paru en 1821 et 1824 sous les noms de Fouquier et Ratier, ce qui a été reproduit depuis dans l'*Encyclopédie des Sciences médicales*. Ce n'est que la traduction de Ninnin, où l'on a introduit çà et là quelques changements pour déguiser le plagiat.

saire encore aux traducteurs des ouvrages scientifiques. Sous ce rapport, la traduction de M. Des Etangs approche déjà du but et, eu égard à l'époque où elle a été faite, elle est vraiment digne d'éloges; plus d'une fois cependant la fidélité y est sacrifiée à l'élégance, ce qui paraîtra d'ailleurs tout naturel, si l'on songe qu'elle faisait partie d'une collection d'auteurs latins destinée aux bibliothèques littéraires.

M. le docteur Védrènes, s'adressant avant tout au public médical, a voulu que sa traduction fut aussi littérale que possible, qu'elle conservât la concision et l'énergie du texte latin. Sa plume habile a su se plier à cette exigence et, loin que la forme littéraire en ait souffert, elle y a au contraire gagné. Voué à la pratique médicale, connaissant à fond la chirurgie, il a apporté, dans l'interprétation des passages relatifs à la description des opérations, une compétence que son savant prédécesseur ne possédait pas au même degré. J'appelle sur ce mérite spécial toute l'attention des chirurgiens.

M. Védrènes a soigné également toutes les parties de sa traduction, mais il a une prédilection particulière pour la chirurgie de Celse, prédilection pleinement justifiée, car c'est là surtout que l'on peut admirer l'esprit méthodique et la merveilleuse clarté de l'auteur latin; c'est là aussi que l'on peut se faire une idée du degré de splendeur où s'était élevée la médecine opératoire entre les mains des chirurgiens d'Alexandrie et de Rome. Toutefois, Celse ne nous fait connaître que très-incomplétement le riche arsenal d'instruments que possédait cette chirurgie hardie et savante; il en a décrit quelques-uns, mais il s'est borné à mentionner les autres, et il en est même plusieurs qu'il a entièrement passés sous silence. Grâce aux découvertes de l'archéologie, cette lacune est en grande partie comblée aujourd'hui. Les fouilles pratiquées depuis le milieu du dernier siècle dans les ruines d'Herculanum et de Pompéi ont mis à jour un très-grand nombre d'instruments de chirurgie de toute sorte. En 1847, époque où parut l'intéressante publication de M. Vulpès, le musée de Naples en possédait déjà 199. Quinze autres étaient en la possession de M. Jules Cloquet, qui les tenait de Ténon et qui en a fait don au musée de la Faculté de

Médecine de Paris; depuis lors la continuation des fouilles a amené de nouvelles découvertes; enfin, d'autres instruments analogues ont été recueillis en France, en Suisse, en Italie et en Egypte, dans diverses sépultures de l'époque romaine. Quelques instruments de première importance, tels que le trépan et la tarière dont Celse a donné une description si précise, n'ont pu être retrouvés jusqu'ici. On peut dire néanmoins que dès maintenant l'arsenal de la chirurgie romaine se trouve en grande partie reconstitué.

L'étude de ces précieux instruments est le complément naturel et même nécessaire de la lecture du livre de Celse. C'est ce qu'a compris M. Védrènes. Les 110 figures des 14 planches qui accompagnent cette édition représentent tous les types connus des instruments de la chirurgie romaine. Parmi ces instruments soixante-sept proviennent des ruines d'Herculanum et de Pompéi; ils datent donc au moins de l'an 79 de notre ère, époque peu postérieure à celle où écrivait Celse. La date des autres est moins bien établie et probablement un peu moins ancienne. M. Védrènes a mis à contribution la publication de Vulpès, à laquelle il a emprunté 35 figures. Il y a joint une vingtaine de figures, d'après des planches inédites que M. le baron Larrey a mises à sa disposition. Les autres figures lui appartiennent en propre; elles représentent des instruments conservés dans le musée de la Faculté de médecine de Paris, dans le musée de Cluny, dans le musée Campana, dans le musée gallo-romain de Saint-Germain, et enfin dans les musées du Puy-en-Velay, de Montauban et de Toulouse. On voit que M. Védrènes n'a rien négligé pour compléter son album. C'est un service réel qu'il a rendu à la science, car l'atlas de Vulpès (qui, d'ailleurs, est devenu très-rare aujourd'hui), ne comprenait que 53 instruments et ne représentait pas tous les types.

A une époque comme la nôtre, époque utilitaire où le désir de produire rapidement des travaux originaux fait trop souvent négliger les recherches historiques, on ne saurait trop louer les publications qui tendent à ramener les esprits vers l'étude des auteurs anciens. L'œuvre de M. Védrènes est de ce nombre et nous sommes heureux d'y applaudir. Son édition de

Celse est certainement la plus complète, la plus intéressante, la plus instructive que l'on puisse désirer. Tout ce qui peut donner satisfaction aux érudits et aux praticiens s'y trouve réuni. De longs et savants commentaires éclairent l'interprétation des passages difficiles et suppléent à la concision du texte. Des tables riches et variées, parmi lesquelles nous signalons la table des sentences de Celse, facilitent les recherches du lecteur. Le texte latin, reproduit d'après la meilleure des éditions, qui est celle de Daremberg, est accompagné des *remarques critiques* publiées par cet éminent historien de la médecine à l'appui des corrections qu'il a adoptées, — remarques précieuses où sont discutées les principales variantes des manuscrits. L'addition des planches d'archéologie instrumentale est une innovation heureuse, dont l'utilité frappera tous les chirurgiens. La traduction, enfin, est claire, concise, correcte, et supérieure à celles que nous possédons jusqu'ici.

Cette édition est donc, sous tous les rapports, une publication de premier ordre. Elle remplacera celle de M. Des Etangs, mais elle ne la fera pas oublier. On ne méconnaîtra pas le service rendu par ce dernier savant, dont Daremberg a reconnu le mérite en lui dédiant son excellente édition latine de Celse; on comprendra que si M. Védrènes a pu faire mieux que lui, c'est parce qu'il est venu après lui. L'un et l'autre ont bien mérité de la science et leur travaux honorent la chirurgie militaire, à laquelle ils appartiennent tous deux.

P. BROCA.

Paris, 5 décembre 1875.

INTRODUCTION

§ 1.

Le traité de *re medica* de Celse est le premier livre de médecine sérieux qui ait été écrit en langue latine, et l'on peut dire à son sujet, en rappelant un vers célèbre, que ce premier essai fut un coup de maître. Ce traité se distingue, en effet, par des qualités de forme et de fond, qui l'ont élevé au rang de chef-d'œuvre, et ont mérité à son auteur les titres de Cicéron de la médecine et d'Hippocrate latin. Ce livre n'est cependant qu'une sorte de manuel; mais un manuel condensé, substantiel, où tout est disposé avec ordre et méthode, exposé avec élégance et précision, et où l'auteur fait preuve d'une rare sagacité, d'un grand sens pratique, d'un jugement sûr et de connaissances profondes dans toutes les branches de la médecine. C'est, en un mot, une œuvre d'observation, de science et de bon goût littéraire, qui diffère essentiellement des naïvetés que Caton avait débitées précédemment sur la médecine, dans son traité *de re rustica,* où il prône le chou (brassica Pythagorica) comme un remède à tous les maux, et des absurdités que Pline entassa quelques années plus tard, sur le même sujet, dans son histoire naturelle. Un des grands mérites de l'auteur, dans la composition de cet ouvrage, c'est d'avoir assoupli le latin aux exigences de la science médicale. Cette assertion peut surprendre, au premier abord, parce que cet idiome est aujourd'hui façonné de longue date à parler le langage des sciences; mais, il y a dix-neuf siècles, la médecine à Rome était exclusivement Grecque, et pratiquée par les Grecs. Dès lors, point de tradition médicale et de médecine nationale; point de termes techniques appropriés à la médecine; en un mot, point de nomenclature médicale. Celse eut donc de grandes difficultés à surmonter pour rendre dans sa langue, jusqu'alors purement littéraire, un ordre d'idées auquel elle n'était pas habituée. Aussi son embarras se trahit-il souvent dans le cours de l'ouvrage, et est-il obligé, pour exprimer sa pensée, de s'aider de périphrases, ou de reproduire le mot grec technique; encore conserve-t-il timidement l'expression grecque, sans même essayer de la latiniser. Veut-il, par exemple, indiquer le diaphragme? il dit : *Septum transversum quod a præcordiis uterum diducit*; parle-t-il du péritoine? il le désigne par *interior abdominis membrana*; de la dure-mère? par *cerebri membrana;* du méningophylax? par *cerebri membranæ custos*, etc. Quant aux mots grecs, ils sont presque invariablement accompagnés des locutions : *Quod Græci vocant, appellant* ou *nominant;* ou *quod a Græcis vocatur,* ou *nominatur*, etc. Ces mots, au nombre de deux cents environ, sont parsemés dans le texte, où ils semblent exposés pour attendre leur droit de domicile dans la langue latine; droit, que la postérité leur a, du reste, amplement accordé.

L'œuvre de Celse fut donc nouvelle et hardie pour l'époque où elle parut. En l'entreprenant, quel fut le but de l'auteur? voulut-il, en homme érudit qui se plaît à aborder les difficultés, s'essayer dans un genre nouveau pour compléter une série d'études encyclopédiques sur les arts, dont un traité d'agriculture formait déjà les cinq premiers lives? ou avait-il, comme le pense Daremberg, un autre dessein : celui de relever la science médicale aux yeux de ses concitoyens, de délivrer les Romains du joug des Grecs qui exploitaient le monopole de la pratique, et de préparer ainsi les voies à une sorte de médecine nationale? cette dernière hypothèse semble la plus plausible. Si tel fut le but de Celse, il ne l'atteignit pas; soit que les Romains dédaignassent cet art d'origine étrangère, et dont ils regardaient l'exercice comme une profession servile; soit que la science médicale parût trop conjecturale à leur esprit positif et pratique; soit que, par habitude, les Grecs en fussent considérés comme les interprètes naturels; soit pour tout autre motif. Toujours est-il qu'à Rome, cette tentative prématurée d'acclimatation de la médecine dans un milieu encore mal préparé pour la recevoir, n'eut point de succès. La médecine resta donc Grecque, comme par le passé, et les Grecs continuèrent longtemps encore à régner en maîtres sur le terrain médical. C'est ce dont Pline nous donne témoignage dans ce passage, où après avoir constaté le peu de goût de ses concitoyens pour la médecine, il ajoute : « Très-peu de Romains s'en sont mêlés, et ceux-là même se sont faits Grecs aussitôt. Bien plus, ceux qui la pratiquent sans parler grec, n'ont point d'autorité, même auprès des personnes à qui cette langue est inconnue et peu familière; » et, il termine par ces paroles vraies en tous temps et en tous lieux : « pour ce qui concerne la santé, la confiance diminue à mesure que l'on comprend mieux. Dans le fait, la médecine est le seul art où l'on en croie tout d'abord quiconque se dit médecin, quoique dans aucun cas l'imposture ne soit plus dangereuse (1). » Ainsi le traité *de re medica* n'exerça pas d'influence appréciable à Rome sur l'exercice de la médecine. Cependant il fut cité par des auteurs recommandables, tels que Columelle, Quintilien et Pline. Mais, chose remarquable! les médecins, qui étaient tous Grecs, gardèrent, et ont toujours gardé à son égard, un silence absolu et pour ainsi dire systématique. Etait-ce dédain de leur part? comme s'ils affectaient de voir en Celse un littérateur plutôt qu'un médecin, et de croire que rien de sérieux en médecine ne pouvait sortir d'une plume romaine; ou jalousie? parce qu'en adressant son

(1) Pline, liv. XXXIX, 8, 3.

traité *de re medica* aux gens du monde, Celse semblait vouloir leur apprendre à se passer de médecins; ou ressentiment? à cause des réflexions peu bienveillantes que l'auteur latin avait faites sur les médecins qui exploitaient la profession médicale dans un but uniquement lucratif (1). Quoi qu'il en soit, le livre de Celse resta pendant plusieurs siècles dans un oubli profond. C'est à peine si on l'entrevoit vaguement dans un passage de Cassiodore (2), ministre de Théodoric, où il est question d'un auteur anonyme (*anonymum quemdam qui ex diversis auctoribus probatur esse collectus*), et d'un certain *Cœlius Aurelius*, auteur d'un traité *de medicina;* puis il retombe dans les ténèbres du moyen-âge. Toutefois il semblerait, d'après Gerbert (Sylvestre II) (3), prélat du xe siècle, qu'il était conservé et lu dans les couvents, sans doute parce qu'il était écrit en latin. Ce serait donc, grâce aux institutions monastiques, que ce précieux livre serait arrivé jusqu'à nous; et, en effet, Thomas de Sazanne (Nicolas V) en retrouve un exemplaire vers l'an 1443, dans l'église Saint-Ambroise à Milan. Mais la renaissance des lettres, l'imprimerie et les temps modernes ont singulièrement vengé ce livre de l'abandon dont il avait été l'objet; car, imprimé en l'an 1478 avant *l'ars parva* de Galien et les aphorismes d'Hippocrate, il compte aujourd'hui plus de 60 éditions latines, des traductions dans toutes les langues de l'Europe, et des admirateurs sans nombre parmi lesquels on doit citer : Fabrice d'Aquapendente, qui dit de Celse : *Admirabilis Celsus in omnibus, quem nocturna versare manu, versare diurna consulo*; Casaubon, qui s'exalte jusqu'à le nommer *medicorum Deus;* ses patients éditeurs, Van-Der-Linden, Alméloven, etc., et surtout Léonard Targa, qui consacra près de 70 ans de sa longue existence à étudier les manuscrits et les éditions de Celse, et qui en publia lui-même trois éditions à 45 ans d'intervalle : La première en 1769; la seconde en 1810; la troisième, moins connue, en 1815. Je citerai encore un de ses commentateurs, le grand Morgagni, qui

(1) Celse, liv. III, 4 medio, et pref. fine.
(2) Cassiodore, opera omnia, Paris M. D. C. p. 407.
(3) Œuvres de Gerbert, ed. A. Olleris epist. XV.

le médita pendant plus de 40 ans; et son dernier éditeur, le savant Daremberg, dont la science déplore la perte récente. Cet enthousiasme tient beaucoup sans doute aux qualités intrinsèques du livre, mais il s'explique surtout par les deux incendies qu'a subis la bibliothèque d'Alexandrie à sept siècles de distance; d'abord, en l'an 46 avant J. C. après la bataille de Pharsale; puis en l'an 640 après J. C. sous le Kalife Omar. Ces désastres, en effet, en engloutissant avec tant de manuscrits précieux, la plupart de ceux où Celse avait puisé les éléments du sien, ou en n'en laissant subsister que des épaves, ont donné au traité *de re medica,* resté seul debout, les proportions d'un monument, et à son auteur, l'importance d'une époque dans l'histoire de la médecine. Tel qu'il est, et tel surtout que les circonstances l'ont fait, ce livre nous est donc extrêmement précieux, car il renferme la substance des progrès réalisés en médecine et en chirurgie depuis Hippocrate jusqu'au siècle d'Auguste, c'est-à-dire pendant les quatre siècles qui ont précédé l'ère chrétienne, et durant lesquels naquit et fleurit la célèbre école d'Alexandrie. C'est par ce livre également, que nous connaissons les doctrines de plusieurs auteurs célèbres de la Grèce, de l'Egypte et de Rome, dont sans lui nous ignorerions même les noms. A tous ces points de vue, le traité *de re medica* est un des travaux les plus remarquables que l'antiquité nous ait légués, et l'un de ceux où l'on a pu et où l'on peut encore puiser le plus utilement.

§ II.

Rien n'est plus naturel que le désir de connaître la vie d'un homme comme Celse, qui a tant honoré les lettres et la science médicale. Malheureusement cette curiosité ne peut être bien satisfaite; et, à moins qu'un heureux hasard ne conduise à la découverte de documents nouveaux, la biographie de cet homme célèbre restera toujours entourée d'épais nuages. On ne connaît bien ni la date de sa naissance ni celle de sa mort; on ignore aussi le lieu où il est né, et celui où il est mort. L'endroit où il a vécu, ses parents, ses amis, sa profession, nous sont également inconnus, ou, du moins, ce que nous en savons ne repose que sur des conjectures. Son nom même nous est parvenu altéré par les copistes, et n'a été accepté, tel qu'il est aujourd'hui, qu'après de longues controverses.

Il y aurait moins d'utilité que de témérité à reprendre longuement après Rhodius, Scaliger, Sprengel, Leclerc, Casaubon, Bianconi, Morgagni, Targa et tant d'autres, parmi lesquels je citerai Daremberg, M. Broca et M. *Des Etangs*, toutes ces questions d'un intérêt, d'ailleurs, purement historique. Je me bornerai à les résumer succinctement. Et d'abord, quel est le vrai nom de Celse? La plupart des éditions de ses livres, dit Leclerc, lui donnent le prénom d'Aurélius, parce qu'on trouve dans les manuscrits le titre suivant : A. Cornelii Celsi artium liber VI. Il n'y a qu'une seule édition : celle d'Aldus Manutius, qui change Aurelius en Aulus, et peut-être avec raison, car le prénom Aurelius étant tiré de la famille Aurelia, comme celui de Cornelius de la famille Cornelia, il semble qu'on ne peut pas les joindre ensemble, n'y ayant pas d'exemple d'une semblable jonction de noms de familles différentes. La découverte d'un manuscrit du Vatican, plus ancien que les autres, et sur lequel on lit Aulus, a justifié le changement d'Aldus Manutius, et confirmé le sentiment de Leclerc. Le prénom Aulus et le surnom Celsus étaient, d'ailleurs, d'après les recherches de Bianconi, très-communs dans la famille Cornelia. On s'accorde donc à attribuer à l'auteur latin, les noms d'Aulus Cornelius Celsus; le premier, à titre de prénom; le second, de nom de famille; et le troisième, de surnom.

En quel temps a-t-il vécu? les uns veulent que ce soit sous Auguste; d'autres, sous Tibère; d'autres, sous Caligula; d'autres enfin, sous Néron, sous Vespasien et même sous Trajan. Le plus grand nombre est d'avis qu'il vivait sous Tibère. Selon Leclerc, il y a de l'apparence qu'il est né sous le règne d'Auguste, mais qu'il a écrit à la fin de ce règne ou au commencement de celui de Tibère. Il appuie son opinion sur ce que Columelle, qui florissait du temps de Claude, parle de Celse comme d'un auteur qui avait écrit avant lui, mais qu'il avait pu voir. « C. Celse, dit-il, qui est un auteur de notre temps, a renfermé en cinq livres tout le corps de la discipline ou des beaux-arts (1). » Il se fonde aussi, sur ce que Celse s'exprime sur Thémison comme s'il était son contemporain. « Thémison, dit-il, l'un des successeurs d'Asclépiade, a apporté récemment et dans sa vieillesse, quelques changements aux opinions de son maître (2). » Or, Leclerc suppose que Thémison mourut vers le commencement de l'ère chrétienne, c'est-à-dire douze ou treize ans avant la fin du règne d'Auguste : par conséquent, Celse ayant écrit peu de temps après la mort de ce médecin, a dû le faire sur la fin de l'empire d'Auguste, ou, au plus tard, au commencement de celui de Tibère.

De son côté, Bianconi, auteur d'une dissertation latine des plus remarquables sur l'époque où Celse vécut, soutient que cet auteur a écrit pendant la première moitié du règne d'Auguste. Il s'étaie sur le passage de Celse au sujet de Thémison, rapporté ci-dessus, sur le style de Celse, qui est de la plus belle latinité, et sur le silence de l'auteur latin au sujet d'Antonius Musa, célèbre médecin du temps d'Auguste ; silence qu'il ne peut expliquer, qu'en admettant que Musa n'a pas été connu de Celse. La première raison repose sur une base incertaine : la date de la mort de Thémison, qu'on ne peut préciser. Or, suivant qu'on fait mourir ce disciple d'Asclépiade quarante ans plus tôt, comme Bianconi, ou quarante ans plus tard, comme Leclerc, l'on s'éloigne ou l'on se rapproche du règne de Tibère.

Quant à ce que Celse ne parle pas de A. Musa, cet argument perd beaucoup de sa valeur, en considérant que, si l'auteur latin ne nomme pas A. Musa, il indique sa doctrine : celle des

(1) Columelle, *De re rustica*, liv. 1, chap. I.

(2) Celse, préf. liv. I.

remèdes contraires (1), mais comme déjà ancienne, puisqu'il l'attribue à Pétron qui vécut avant Hérophile, un siècle environ après Hippocrate, et près de trois siècles avant Antonius Musa. Il n'y avait donc pas lieu de mentionner spécialement Musa, à propos d'une doctrine dont il n'était pas l'inventeur, et à laquelle, du reste, Celse adresse plus de traits ironiques que d'éloges. Sous ce rapport, son silence pourrait plutôt paraître un acte de courtoisie à l'égard de celui qui passait pour avoir, par une hardiesse, conservé les jours du divin Auguste.

Pour ce qui est du style de Celse, il appartient sans doute à l'âge viril de la latinité ; mais cet âge n'a pas de limites si précises qu'on ne puisse l'étendre jusquà la fin du règne d'Auguste, ou au commencement de celui de Tibère. On arrive ainsi à conjecturer, avec quelque fondement, que le traité *de re medica* a été écrit vers cette époque. La preuve qu'il ne l'a pas été plus tard, ressort non-seulement de ce qu'en disent Leclerc, Fabricius et Bianconi, mais presque incontestablement de la pureté et de l'élégance du style, qui est plus rapproché de celui du siècle d'Auguste que des âges suivants.

Où est né Celse? Les habitants de Vérone l'ont revendiqué pour leur compatriote, et Gal. Rhodigianus s'est fait l'écho de leur prétention ; d'autres veulent qu'il soit Romain. Columelle, Quintilien et Pline parlent, en effet, de Celse comme d'un concitoyen ; et notre auteur lui-même semble indiquer cette nationalité, quand, après le nom grec d'une maladie, il donne le nom latin, en ajoutant : *apud nos, nostri vocant,* ou autres locutions semblables.

Celse était-il médecin? Question étrange au premier abord, mais maintes fois posée, et maintes fois résolue contradictoirement. Comme on ne connaît aujourd'hui de cet auteur que le traité *de re medica,* on est naturellement porté à admettre que ce livre n'a pu être écrit que par un médecin. Telle est l'opinion de Scaliger, de Leclerc, de Casaubon, de Schultze, de Linden, de Morgagni et de la plupart des historiens de la médecine ; et les médecins l'ont, en général, d'autant mieux accueillie qu'elle

(1) Celse, liv. III, chap. IX.

flattait directement leur amour-propre professionnel. Mais Celse a aussi écrit des livres sur tous les arts libéraux, et en particulier, un traité sur l'agriculture, dont Columelle fait le plus grand éloge; un autre sur la rhétorique, que cite Quintilien, pour montrer qu'un homme d'une intelligence ordinaire (*mediocri vir ingenio*) peut embrasser toutes les connaissances, et un autre sur l'art militaire, que Végèce tient en grande estime. Or, ces traités, tous écrits avec distinction et élégance, *non sine cultu et nitore*, de l'aveu de même de Quintilien, qui n'était pas suspect de flatterie à l'égard de Celse, prouvent-ils que notre auteur fut à la fois agriculteur, rhéteur, guerrier, jurisconsulte, philosophe, etc. ? Non sans doute, car on ne saurait déterminer sa profession d'après l'habilité dont il a fait preuve dans chacune des sciences qu'il a traitées, puisqu'il en a montré dans toutes. En fait, Celse a écrit sur tout à la manière des anciens, dont le plan d'études comprenait la presque universalité des connaissances humaines. Ainsi avaient fait Caton et Varron, qui renfermèrent dans leurs écrits presque tout ce qu'on pouvait savoir de leur temps. Du reste, ni les auteurs mentionnés plus haut, ni Pline ne parlent de Celse comme d'un médecin, et rien ne prouve qu'il fût du nombre des *paucissimi Quirites* qui, au dire de Pline, avaient dérogé à la gravité romaine pour exercer la médecine. Si l'on rapproche l'absence de tout témoignage des auteurs anciens en faveur de la qualité de médecin de Celse, du silence unanime des médecins grecs à son égard, et de la manière peu médicale dont il parle quelquefois (liv. IV, VII, angine; liv. VI, IX, maux de dents; liv. V, XXVIII, § 7, strumes; liv. VI, § 39, maux d'yeux, etc.) des remèdes populaires, on ne peut logiquement voir en lui qu'un savant encyclopédiste, qui a abordé plusieurs genres sans se concentrer dans aucun : car, s'il semble l'avoir fait pour la médecine, c'est que son traité *de re medica* est seul parvenu jusqu'à nous. A cette opinion plus moderne, se rangent de graves autorités, parmi lesquelles je citerai Bianconi, MM. Dezeimeris, Daremberg, Pidoux et Broca. Est-ce à dire pour cela que Celse ne fît aucun usage pratique de ses connaissances médicales, et qu'il n'aidât pas quelquefois de ses avis et de ses lumières des parents, des amis, ou même des esclaves malades? Evidemment non; mais il traite trop durement (1) les médecins qui pratiquent leur art en vue du gain seulement, pour admettre qu'il exerçât la profession médicale comme nous l'entendons aujourd'hui. Il faisait donc de la médecine en amateur, par fantaisie et non par profession : hypothèse qui se concilie avec les rares occasions où Celse semble faire acte de pratique médicale, et où, comme le dit M. Des Estangs, il est surpris en flagrant délit d'exercice de la médecine, notamment dans le passage, d'ailleurs controversé : *Ob hæc ad mediam noctem decurro*, etc. (2).

Au surplus, l'indigence de preuves décisives témoignant que Celse a réellemment exercé la médecine, est déjà une présomption en faveur de l'opinion opposée. Car un vrai praticien ne se laisse pas deviner, il se révèle pour ainsi dire de lui-même à chaque page de ses écrits. Témoins Hippocrate, Galien, Ambroise Paré et tant d'autres, dont la qualité de praticiens n'a jamais été mise en doute, tandis qu'elle a été et sera encore discutée pour Celse, Oribase, Aëtius et Paul d'Egine, dont les livres ont plutôt le cachet de savantes compilations que d'œuvres originales.

§ III.

Le traité de Celse est divisé en huit livres, ceux-ci en chapitres, ces derniers en paragraphes. Mais les titres des chapitres et des paragraphes ne sont pas de Celse : c'est à Haller qu'on les doit, et chaque éditeur les a un peu modifiés. J'ai maintenu ces titres parce qu'ils facilitent les recherches du lecteur, mais j'ai remplacé par la périphrase familière à Celse *sede sua motus, a, um* ou *sedibus suis, moti, æ, a,* selon le genre et le nombre

(1) Préf. liv. I.
(2) Liv. III, 5.

des os déplacés, le participe passé *luxatus, a, um*, qui n'est jamais employé par Celse dans le sens de luxé, pas plus que le substantif *luxatio*.

Ces huit livres comprennent les maladies internes, l'hygiène, la diététique, la pharmacopée, les maladies externes, l'anatomie des organes internes, des viscères et du squelette, les lésions traumatiques et les opérations chirurgicales. Tous ces sujets sont classés méthodiquement selon celle des trois branches de la médecine à laquelle ils appartiennent. Ainsi, les quatre premiers livres renferment l'hygiène, la diététique, la description des maladies internes générales et locales, leur traitement et l'anatomie des organes internes et des viscères. Cet ensemble de sujets constitue la médecine diététique. Celse a largement puisé dans Hippocrate les éléments de ces quatre premiers livres; si bien qu'il semble avoir souvent traduit textuellement cet auteur. Mais il s'écarte plusieurs fois de son modèle, notamment pour la saignée et pour la doctrine des jours critiques. Asclépiade est, après Hippocrate, son auteur de prédilection; cependant il ne s'accorde pas toujours avec lui, et chaque fois qu'il s'en sépare, il appuie son dissentiment de très-bonnes raisons. Du reste, les écrits de tous les médecins, ses devanciers et ses contemporains, étaient parfaitement connus de Celse, qui ne cite pas moins de quatre-vingt-quatorze auteurs dans son ouvrage. Ces quatre premiers livres sont précédés d'une admirable préface, où brillent dans tout leur éclat les qualités qui ont placé Celse si haut dans l'estime des savants et des littérateurs. Dans ce chapitre il résume à grands traits l'histoire de la médecine depuis les temps les plus reculés jusqu'à lui; marque l'époque où il croit que l'art médical fut divisé en trois branches; soumet à un examen approfondi les principes sur lesquels reposaient les anciennes doctrines médicales connues sous les noms de dogmatisme, de méthodisme et d'empirisme; discute, en dialecticien habile, les raisons émises de part et d'autre pour étayer ces doctrines; réfute les unes, surtout celles des méthodistes, approuve les autres, retient de chaque système ce qui lui paraît le meilleur, et termine par une profession de foi eclectique où déborde son bon sens pratique et dont voici les principales bases : la médecine doit être rationnelle ; elle doit s'appuyer sur les causes évidentes et éloigner les causes obscures, non des méditations, mais de la pratique de l'homme de l'art. Les études anatomiques sur les cadavres sont nécessaires, mais les vivisections sur les hommes, que pratiquaient Hérophile et Erasistrate, sont cruelles et inutiles. En un mot, sa doctrine consiste dans une juste pondération du raisonnement et de l'expérience ; celui-là éclairant et fécondant celle-ci, mais sans l'absorber ; la dernière, servant de champ d'observation et de base au raisonnement. L'art de guérir, dit-il avec une grande vérité, n'a pas de base plus solide que l'expérience. Toutefois, de même que dans les arts, un grand nombre de connaissances qui ne leur appartiennent pas directement, leur viennent en aide en stimulant l'imagination de l'artiste ; de même, la recherche de la nature des choses, quoique ne constituant pas le médecin, le rend cependant plus apte à l'exercice de sa profession.

Le ve et le vi[e] livres traitent de la pharmacopée, des maladies externes et des lésions traumatiques curables par les médicaments ; c'est la médecine pharmaceutique. Elle est, comme la première, précédée d'une préface, où Celse nous fait connaître les médecins qui ont le plus employé les médicaments dans le traitement des maladies. C'est là aussi que se trouve exprimée cette grande vérité, à savoir : que toutes les parties de la médecine sont tellement liées entre elles qu'on ne peut pas les séparer entièrement.

La partie pharmaceutique, proprement dite, contient l'énumération des médicaments simples, rangés d'après leurs propriétés, et une collection de recettes de médicaments composés, internes et externes, classés en genres et en espèces, avec leur mode de préparation. C'est le premier essai de pharmacopée qui existe, et un type de l'ancienne polypharmacie que l'école empirique avait mis en vogue, et dont l'influence se fait encore sentir dans la pratique médicale : tant il est difficile, en médecine, de ne pas condescendre, dans une certaine mesure, au goût des malades pour les médicaments complexes, qui sont censés les plus efficaces.

La partie médicale occupe près des deux tiers du ve livre et tout le vi[e]; elle répond à notre pathologie externe, à part les formules de médicaments, qui y tiennent un assez grande place. On y voit une exposition méthodique des plaies, de leurs complications et de leur traitement, avec d'excellentes règles de pansement et l'indication de moyens très-efficaces pour arrêter les hémorrhagies. Parmi ces moyens nous remarquons le plus sûr de tous : la ligature des vaisseaux, qu'Ambroise Paré introduisit en France plus de quinze siècles après l'apparition du livre de Celse. L'auteur passe ensuite aux affections locales de cause interne qui sont susceptibles de se montrer sur toutes les parties du corps; puis aux affections des organes en particulier. C'est le premier ouvrage de l'antiquité, où les affections cutanées, oculaires et vénériennes soient traitées avec autant d'ordre, de méthode et d'une manière aussi complète.

On est surpris, au premier abord, de trouver la pathologie chirurgicale dans la médecine pharmaceutique : c'est une conséquence de la division dogmatique de la médecine en trois branches ; aussi voit-on reparaître dans le viie et le viiie livres, consacrés à la chirurgie proprement dite, les maladies chirurgicales et les lésions traumatiques qui résistent au traitement médical et nécessitent l'emploi des instruments ou des opérations manuelles pour arriver à guérison.

Le viie et le viiie livres sont consacrés à la médecine chirurgique ou chirurgie proprement dite. Dans le viie, qui est spécialement affecté à ce que nous appelons aujourd'hui la médecine opératoire, se trouvent décrites avec un ordre, une précision et une clarté remarquables, les opérations qui se pratiquent sur toutes les parties du corps, à l'exception des os. L'auteur commence par celles qui sont applicables à toutes les régions indistinctement, telles que les scarifications, les ouvertures d'abcès, les opérations de fistules, l'extraction des traits, l'ablation des tumeurs; puis il en vient à celles qui ont pour théâtre les organes en particulier, comme les paupières, les yeux, les oreilles, le nez, la bouche, les lèvres, le cou, l'abdomen, les organes génito-urinaires de l'homme et de la femme, les veines, les membres et les doigts. Plusieurs des opérations décrites par Celse sont restées des modèles dans la science. Le chapitre qui traite de l'opération de la taille, par exemple, surpasse en clarté et en précision tout ce qui a été écrit en médecine opératoire jusqu'à notre siècle ; il serait encore sans rival, dit M. Broca (1), si nous n'avions pas le livre de M. Malgaigne. L'amputation des membres est décrite incidemment à la fin du VIIe livre, à propos de la gangrène des membres. Dans le VIIIe livre, Celse expose d'abord l'anatomie du squelette, puis les maladies et les lésions des os et des articulations, et les opérations qu'elles nécessitent (rugination, résection, trépan, réduction, application d'appareils, etc.). Mais, par suite de la pénétration mutuelle de toutes les branches de la médecine, la chirurgie n'est pas entièrement renfermée dans ces deux livres. C'est ainsi qu'on trouve dans la médecine diététique, l'opération de la saignée, l'application des ventouses, l'ouverture des abcès du foie : et, dans la médecine pharmaceutique, l'ouverture du globe oculaire dans les cas d'exophthalmie compliquée de phlegmon intra-oculaire ; l'excision de l'œil, quand cet organe est induré et mortifié ; l'incision et la circoncision du prépuce, dans les cas de chancres gangréneux de la verge, etc.

La chirurgie de Celse débute, comme les deux autres branches de l'art, par une préface. L'auteur y expose l'objet de cette partie de la médecine, l'évidence de ses résultats et son histoire, à propos de laquelle il nous donne de précieux renseignements sur l'école d'Alexandrie et sur l'état de la médecine à Rome. On y remarque le tableau magistral qu'il fait des qualités que doit posséder le chirurgien et les limites qu'il assigne à la chirurgie, tout en disant que le même homme peut, selon lui, cultiver toutes les branches de l'art. Dans son ensemble, la chirurgie de Celse, est manifestement inspirée par celle d'Hippocrate ; mais elle est plus méthodique, plus conplète que celle de son devancier et en diffère sur plusieurs points ; notamment sur la question du trépan, où Celse se montre beaucoup plus réservé que les anciens. On sent que cette chirurgie reflète les progrès réalisés par l'école d'Alexandrie, mais qu'elle répugne

(1) Conférence sur Celse ; Paris 1865.

à patronner les opérations qui paraissaient trop hardies, ou que l'expérience n'avait pas suffisamment consacrées. Telle est peut-être la raison pour laquelle Celse passe sous silence des opérations connues, comme la thoracenthèse, recommandée par Hippocrate dans le cas d'empyème (1); l'orthopédie, l'introduction d'une canule dans la glotte pour insuffler de l'air, dans les cas d'angine suffocante; la laryngotomie, dont Asclépiade est, sinon l'inventeur, du moins le vulgarisateur; l'ouverture des abcès des reins et de la rate, qu'avaient déjà pratiquée Hippocrate et Erasistrate; l'opération si hardie de Praxagore de Cos, maître d'Hérophile, qui, au dire de Cœlius Aurelianus, ne craignait pas d'ouvrir le ventre et même l'intestin dans la passion iliaque, pour détruire la cause de l'obstruction; opération qui a été récemment renouvelée avec succès, sous le nom de gastrotomie, par le docteur Georges Buchanan, de Londres. Il ne dit rien non plus des anévrysmes; sans doute, parce qu'au dire d'Antyllus (voir Orib.), les anciens chirurgiens refusaient de les traiter. Enfin, les sangsues, dont Thémison, disciple d'Asclépiade, recommande le premier l'usage, ne sont pas même mentionnées dans Celse; soit que leur emploi fût encore peu répandu, soit que leur piqûre fût considérée comme dangereuse et même capable de causer des accidents mortels : ce qui, au rapport de Pline, était arrivé plusieurs fois, notamment chez un personnage consulaire du nom de Messalin.

Ces lacunes sont regrettables sans doute, mais en nous rappelant que le livre de Celse date de plus de dix-huit siècles, nous serons moins surpris de ce qu'il ne contient pas, que frappés de tout ce qu'il embrasse, et de la précision avec laquelle sont décrites les opérations, jusque dans leurs moindres détails.

§ IV.

Tel est l'ouvrage dont j'ai entrepris une nouvelle traduction française. Y avait-il utilité à le faire? Non, sans doute, si les

(1) Celse, liv. VII, 4 § 2. Des fistules intercostales?

traductions déjà existantes, avaient été suffisamment fidèles. Mais il est loin d'en être ainsi ; la chirurgie surtout, qui, dans la description des procédés opératoires, exige la plus grande précision, laisse, sous ce rapport, beaucoup à désirer. Ce reproche s'adresse principalement à la traduction de Ninnin, parue en 1754, et à ses deux variantes, publiées, l'une en 1821, l'autre en 1824; mais celle de M. Des Etangs, imprimée en 1846 dans la collection latine de M. Nisard, quoiqne très-supérieure aux autres, n'est pas, je le dis avec regret, à l'abri de toute critique. Au surplus, voici le jugement qu'en a porté une autorité que personne ne récusera : « La traduction de M. Des Etangs, dit Daremberg (1), comparée à l'original, est souvent trop indépendante, trop absolument française; elle ne met pas assez en relief la manière de l'auteur; en un mot, elle ne se tient pas assez près du texte, alors même qu'une version presque littérale, conservant les formes et la construction originale, donnerait une phrase à la fois concise, vive dans son allure et énergique. Cette trop grande liberté éloigne quelquefois du sens, ou du moins en fait perdre certaines nuances qu'il importe de conserver, pour que le texte soit représenté avec précision, et, si je puis m'exprimer ainsi, dans toute son intégrité. » A l'appui de ce jugement, Daremberg cite plusieurs passages, qu'il serait trop long de reproduire ici, et dont il est facile de prendre connaissance dans la publication mentionnée plus haut. Parmi ceux que j'ai remarqués moi-même, j'en rapporterai quelques-uns seulement. Dans le liv. VII, chap. VII, § 6, par exemple, où il est question du symblépharon, et du procédé opératoire d'Héraclide de Tarente pour y remédier, Celse s'exprime en ces termes : « *At ubi albo ipsius oculi palpebra inhæsit, Heraclides Tarentinus auctor est, adverso scalpello subsecare, magna cum moderatione, ut neque ex oculo, neque ex palpebra quidquam abscindatur; ac si necesse est, ex palpebra potius.* » M. Des Etangs traduit ainsi cette phrase : « Mais lorsque la paupière a contracté des adhérences avec le globe de l'œil, Héraclide de Tarente prescrit de les emporter au moyen

(1) *Journal de l'Instruction publique*. Paris, 1847.

d'un scalpel, dont le tranchant est dirigé en haut, et de procéder avec une grande circonspection, pour n'intéresser ni l'œil, ni les paupières, ou du moins pour ne blesser que celles-ci si cela devient inévitable. » Il est évident que, dans cette traduction, le sens de *adverso scalpello subsecare* est rendu inexactement par : emporter les adhérences au moyen d'un scalpel dont le tranchant est dirigé en haut ; car *subsecare* signifie simplement couper en dessous, détacher, couper en dédolant, ce qui peut se faire aussi bien à la paupière supérieure qu'à l'inférieure. L'interprétation de M. Des Etangs a donc l'inconvénient et d'être inexacte, et de n'être intelligible que pour la paupière supérieure. La même erreur de sens à propos du verbe *subsecare,* se retrouve dans les trois autres occasions où Celse fait usage de ce mot, à savoir : liv. VII, chap. III ; liv. VIII, chap. II, et liv. VIII, chap. IV.

Un autre passage défectueux est celui qui est relatif à l'excision d'une portion du tégument de la paupière pour obvier à l'entropion, liv. VII, chap. VII, § 8. Celse dit : « *His constitutis, scalpellus adhibendus est ; et si superior palpebra est, ante ; si inferior, postea propius pilis incidendum ;* » ce que M. Des Etangs traduit de cette manière : « Les précautions prises, on pratique l'incision au-dessus des cils quand il y a prolapsus de la paupière supérieure, et au-dessous quand le relâchement existe à la paupière inférieure. » Ici encore le vrai sens de cette phrase et l'opposition des adverbes *ante* et *postea* ont échappé au traducteur. En effet, l'auteur latin a voulu dire qu'à la paupière supérieure l'incision la plus voisine des cils (puisque cette excision comporte deux incisions linéaires à peu près parallèles, réunies à leurs extrémités) doit être faite la première, et, à l'inférieure, la dernière ; et cela, afin que le chirurgien ne soit pas gêné par l'écoulement de sang dans le cours de l'opération.

Autre exemple : Celse (liv. VII, chap. XXII, in fine) décrit ainsi l'opération de la castration : « *Sed tum quoque inguen incidendum ; media tunica promenda, atque excidenda est ; idem in una faciendum ; nervusque, ex quo testiculus dependet, præcidendus ;* » la traduction dit : « Dans ce cas, c'est encore à l'aine qu'il faut pratiquer l'incision. On soulève ensuite la tunique moyenne qu'on emporte, et l'on agit de même pour la tunique interne et le crémaster. » L'auteur latin prescrit bien d'agir de même pour la tunique interne, c'est-à-dire de la soulever et de l'emporter, mais pour le nerf (canal déférent) auquel le testicule est suspendu (membre de phrase omis dans la traduction), il dit seulement qu'il faut le couper (*præcidendus*).

Autre exemple : en parlant des fractures de la clavicule, Celse s'exprime en ces termes : « *Si acuta fragmenta sunt, incidi contra cutis debet; ex ossibus ea quæ carnem vulnerant, præcidenda;* » passage que M. Des Etangs traduit ainsi : « Lorsqu'il y a des fragments aigus, on fait une incision à la peau pour emporter les esquilles qui déchirent les chairs. » Cette version donne une idée inexacte de l'opération indiquée par Celse. D'abord, elle ne précise pas, comme le latin, le point où le tégument doit être incisé; puis elle laisse croire que l'incision n'a pour but que de permettre l'enlèvement d'esquilles qui déchirent la chair, tandis que le latin dit simplement : « Si les fragments sont aigus, il faut inciser la peau au niveau de leurs pointes et retrancher des os ce qui blesse les chairs. » Mais il n'est nullement question d'esquilles.

Je n'insisterai pas sur ces citations; celles-ci suffisent avec ce que Daremberg a dit de cette traduction, pour établir qu'elle n'a pas toute l'exactitude et toute la précision désirables. Et que prouvent ces défectuosités? sinon l'extrême difficulté, même pour les personnes les mieux douées, d'interpréter fidèlement un texte dont le sens est souvent incertain, parfois insaisissable d'autres fois altéré par les copistes, et écrit dans une langue qui n'est plus usuelle.

Quoi qu'il en soit, la traduction de M. Des Etangs, élégante, simple, d'une lecture facile et plus correcte que celle de Ninnin, marque un progrès important sur sa devancière, qui n'est pas, d'ailleurs, sans mérite, ne fût-ce que celui d'avoir été écrite la première. Tout ce que j'ambitionne pour la mienne, c'est de faire avancer d'un pas encore le progrès déjà réalisé. D'autres feront mieux après nous, et la science, en définitive, profitera de tous ces labeurs successifs.

J'ai ajouté à cette traduction les notes et les commentaires qui m'ont paru nécessaires pour l'intelligence du texte. Relégués, comme ils le sont, à la fin du volume, ils forment une partie séparée, dont plusieurs lecteurs pourront sans doute négliger de prendre connaissance, mais qui ne sera pas, je l'espère, sans utilité pour d'autres.

Quelque soin que j'aie mis à restreindre ces annotations, elles occupent, cependant, une place assez étendue. Mais elles se trouvent notablement grossies de tous les renvois entre crochets qui embarrassent le texte de l'édition Daremberg, et que je ne pouvais pas me dispenser de reproduire, parce qu'ils constituent une source de renseignements précieux.

J'ai ajouté : 1° Un recueil des principales maximes ou sentences éparses dans le cours du livre, qu'il m'a paru intéressant de voir réunies ensemble ;

2° Un index alphabétique des animaux, des plantes et des produits des trois règnes avec leur synonymie actuelle, dont j'ai puisé en grande partie les éléments dans les travaux de Daremberg ;

3° Un autre index alphabétique des noms propres d'hommes cités par Celse ;

4° Un index de tous les mots Grecs qui se trouvent dans le livre ;

5° Un index alphabétique et explicatif de tous les instruments de chirurgie mentionnés ou décrits par Celse, ainsi que quelques figures indispensables pour mieux comprendre certains passages.

J'ai enfin développé les formules des médicaments dans le sens vertical, ainsi que cela se fait d'habitude, au lieu de les énoncer dans le sens horizontal, comme elles le sont dans tous les textes latins de Celse. C'est un moyen plus facile de suivre les éléments, quelquefois très-nombreux, qui les composent, et de rendre supportable cette énumération fastidieuse d'ingrédients.

Dans cette traduction, je me suis attaché à la précision et à la clarté, tout en cherchant à conserver l'ordre des idées de l'auteur, tel qu'il est dans le texte : voie la plus sûre pour interpréter l'original avec fidélité, lui conserver son génie spécial, et éviter les écarts auxquels exposent les inversions et les entraînements d'une traduction trop libre. J'ai aussi mis tous mes soins, sinon à imiter la concision de Celse, chose presque impossible sous peine d'être obscur, du moins à m'en rapprocher autant que le permettait le génie de notre langue.

Quant au texte latin, j'ai suivi le plus correct et le plus récent : celui de l'édition de *Daremberg* publiée à Leipzick en 1859, dont je dois la connaissance à l'auteur lui-même. Cette édition, rédigée avec la compétence et le talent qu'on connait à l'auteur, et après une révision attentive des textes, diffère sensiblement de celles de Targa, auteur qui, avec Van der Linden, a le plus fait pour la correction et l'épuration du texte de Celse, mais dont l'œuvre était restée bien imparfaite. Enfin, comme justification du texte adopté par Daremberg, et des changements ultérieurs qu'il y a introduits, j'ai reproduit ses remarques critiques. Les petites lettres de l'alphabet intercalées dans le texte latin, indiquent la correspondance de ces remarques avec les passages qui en sont l'objet. Les chiffres entre crochets de la traduction française, répondent aux notes et commentaires.

Je dois également à la bienveillance de ce savant si regretté, des conseils précieux qui m'ont servi de guide dans la rédaction de ce travail, et pour lesquels je me fais un devoir de rendre ici hommage à sa mémoire.

A. C. CELSE.

SIXIÈME LIVRE DES ARTS

ET

PREMIER DE LA MÉDECINE.

PRÉFACE.

Coup d'œil sur l'histoire de la médecine. Quelle est la meilleure doctrine médicale.

Si l'objet de l'agriculture est de procurer des aliments à l'homme bien portant, celui de la médecine est de rendre la santé aux malades (1). Il n'existe point de pays sans médecine : car les nations, même les plus grossières, ont connu des plantes et d'autres moyens propres à remédier aux blessures et aux maladies (2). Cependant, elle a été

A. C. CELSI

ARTIUM LIBER SEXTUS

IDEM MEDICINÆ PRIMUS.

PROŒMIUM.

Conspectu historiæ medicinæ. Quæ ratio medicinæ potissima sit.

Ut alimenta sanis corporibus Agricultura, sic sanitatem ægris Medicina promittit. Hæc nusquam quidem non est : siquidem etiam imperitissimæ gentes herbas, aliaque promta in auxilium vulnerum morborumque noverunt. Verumtamen apud Græcos aliquanto magis, quam in ceteris nationibus, exculta est ; ac ne apud hos quidem a prima

un peu plus cultivée chez les Grecs que chez les autres peuples ; et encore, ce ne fut pas dans les premiers temps de la Grèce, mais peu de siècles avant nous, puisqu'on célèbre Esculape comme le plus ancien maître. C'est pour avoir exercé cette science, quand elle était encore grossière et vulgaire, avec un peu plus d'habileté, que cet auteur fut admis au rang des dieux. Après lui ses deux fils, Podalire et Machaon, accompagnèrent le roi Agamemnon à la guerre de Troie, et ne furent pas d'un mince secours à leurs frères d'armes (3). Toutefois, Homère nous a appris qu'ils n'intervenaient ni dans les épidémies ni dans les diverses maladies, mais qu'ils se bornaient à traiter les blessures à l'aide du fer et des médicaments (4). Il résulte de là que ces parties de la médecine (5), les seules qu'ils aient pratiquées, sont les plus anciennes. On peut voir dans le même auteur, que les maladies étaient alors attribuées à la colère des dieux immortels, et qu'on avait coutume d'implorer ces mêmes dieux pour obtenir la guérison. Il est présumable qu'en dépit d'un tel dénuement de ressources thérapeutiques, la santé se rétablissait cependant dans la plupart des cas, grâce à la pureté des mœurs, que n'avaient altérées ni l'oisiveté ni la débauche ; ces deux vices qui ont énervé le corps, d'abord en Grèce, puis chez nous. De là vient que cette médecine variée, inutile autrefois, et même encore chez les autres peuples, conduit à peine quelques-uns d'entre nous au seuil de la vieillesse. Pour la même raison, après les hommes dont je viens de parler, aucun autre ne s'illustra dans l'exercice de la médecine, jusqu'au moment où l'on commença à se livrer avec plus d'ardeur à l'étude des lettres ; étude aussi nécessaire à l'esprit que funeste au corps. L'art de guérir fit d'abord partie de la phi-

origine, sed paucis ante nos sæculis ; utpote quum vetustissimus auctor Æsculapius celebretur. Qui, quoniam adhuc rudem et vulgarem hanc scientiam paulo subtilius excoluit, in Deorum numerum receptus est. Hujus deinde duo filii, Podalirius et Machaon, bello Trojano ducem Agamemnonem sequuti, non mediocrem opem commilitonibus suis attulerunt. Quos tamen Homerus, non in pestilentia, neque in variis generibus morborum aliquid attulisse auxilii, sed vulneribus tantummodo ferro et medicamentis mederi solitos esse, proposuit. Ex quo apparet, has partes medicinæ solas ab iis esse tractatas, easque esse vetustissimas. Eodemque auctore disci potest, morbos tum ad iram Deorum immortalium relatos esse, et ab iisdem opem posci solitam. Verique simile est, inter nulla auxilia adversæ valetudinis, plerumque tamen eam bonam contigisse ob bonos mores, quos neque desidia, neque luxuria vitiarant : siquidem hæc duo, corpora, prius in Græcia, deinde apud nos, afflixerunt. Ideoque multiplex ista medicina, neque olim (a), neque apud alias gentes necessaria, vix aliquos ex nobis ad senectutis principia perducit. Ergo etiam post eos, de quibus retuli, nulli clari viri medicinam exercuerunt ; donec majore studio litterarum disciplina agitari cœpit, quæ, ut animo præcipue omnium necessaria, sic corpori inimica est. Primoque medendi scientia sapientiæ pars habebatur, ut et morborum curatio, et rerum naturæ contem-

losophie ; la cure des maladies et l'étude de la nature, durent ainsi naissance aux mêmes hommes : c'est-à-dire à ceux qui, dans leurs recherches plus spéciales sur la nature, avaient altéré leur santé par des méditations paisibles et des veilles prolongées. Aussi apprenons-nous qu'un grand nombre de philosophes, et même des plus illustres, tels que Pythagore, Empédocle et Démocrite, furent très-versés dans la médecine. Mais Hippocrate de Cos, homme remarquable par le savoir et l'éloquence, et, selon certains auteurs, disciple de Démocrite, fut le premier, parmi ceux qui sont dignes de passer à la postérité, qui sépara cette science de la philosophie. Après lui, Dioclès de Caryste, puis Praxagore et Chrysippe, ensuite Hérophile et Erasistrate, exercèrent cet art, tout en suivant des méthodes curatives différentes. C'est à cette époque que la médecine fut divisée en trois branches (6) ; l'une guérissait par le régime ; l'autre par les médicaments ; la troisième par les opérations manuelles. La première reçut des Grecs le nom de διαιτητική, la seconde celui de φαρμακευτική, la troisième celui de χειρουργική. Les professeurs de la branche qui traite les maladies par le régime, de beaucoup les plus illustres, voulant à tout prix approfondir certains sujets, entreprirent de scruter la nature même des choses ; connaissance sans laquelle, pensaient-ils, la médecine ne saurait être qu'incomplète et débile. Après eux, Sérapion, le premier de tous, soutint que cette méthode rationnelle ne convenait nullement à la médecine, qu'il établit exclusivement sur la pratique et sur les expériences (7). Ce sentiment fut partagé par Apollonius, Glaucias, et un peu plus tard, par Héraclide de Tarente, ainsi que par d'autres médecins d'une valeur peu commune qui, conformément à leur doctrine

platio sub iisdem auctoribus nata sit : scilicet iis hanc maxime requirentibus, qui corporum suorum robora quieta cogitatione, nocturnaque vigilia minuerant. Ideoque multos ex sapientiæ professoribus peritos ejus fuisse accepimus ; clarissimos vero ex iis Pythagoram, et Empedoclem, et Democritum. Hujus autem, ut quidam crediderunt, discipulus Hippocrates Cous, primus quidem ex omnibus memoria dignis, ab studio sapientiæ disciplinam hanc separavit, vir et arte et facundia insignis. Post quem Diocles Carystius, deinde Praxagoras et Chrysippus, tum Herophilus et Erasistratus sic artem hanc exercuerunt, ut etiam in diversas curandi vias processerint. Iisdemque temporibus in tres partes medicina diducta est : ut una esset, quæ victu ; altera, quæ medicamentis ; tertia, quæ manu mederetur. Primam διαιτητικήν, secundam φαρμακευτικήν, tertiam χειρουργικήν Græci nominarunt. Ejus autem quæ victu morbos curat, longe clarissimi auctores ; etiam altius quædam agitare conati, rerum quoque naturæ sibi cognitionem vindicarunt, tanquam sine ea trunca et debilis medicina esset. Post quos Serapion, primus omnium, nihil hanc rationalem disciplinam pertinere ad medicinam professus, in usu tantum et experimentis eam posuit. Quem Apollonius, et Glaucias, et aliquanto post Heraclides Tarentinus, et alii quoque non mediocres viri sequuti, ex ipsa professione se Empiricos (b) appellaverunt. Sic in duas partes ea quo-

même, prirent le nom d'*Empiriques*. La branche de la médecine qui traite à l'aide du régime, fut ainsi divisée en deux parties, les uns admettant un art raisonné, les autres la pratique seule. Cependant, après les auteurs dont je viens de parler, personne n'essaya de sortir des voies déjà frayées, jusqu'au moment où Asclépiade vint changer presque en entier la doctrine médicale à laquelle Thémison, un de ses successeurs, a tout récemment, dans sa vieillesse, apporté quelques modifications. C'est à ces hommes que nous sommes principalement redevables des progrès de cet art bienfaisant.

Des trois parties de la médecine, la plus difficile et en même temps la plus relevée étant celle qui guérit par le régime, c'est par elle qu'il convient de commencer. Mais, comme une divergence s'offre tout d'abord, les uns soutenant que la connaissance des expériences est seule nécessaire, les autres qu'elle est insuffisante sans la notion intime des corps et des choses, il convient d'exposer les principales raisons émises des deux côtés, afin de mieux établir notre opinion personnelle entre ces deux doctrines. Ainsi, ceux qui professent la médecine rationnelle, posent en principe la nécessité de connaître les causes prochaines et occultes des maladies, puis leurs causes évidentes, ensuite les actions naturelles, enfin les parties intérieures du corps. Ils appellent causes occultes, celles dans lesquelles nous recherchons de quels éléments notre corps est composé, et ce qui constitue la santé et la maladie. Ils croient, en effet, qu'il est impossible de traiter convenablement un mal, si l'on en ignore l'origine; et que, sans nul doute, la médication doit être différente si la maladie provient de l'excès ou du défaut d'un des quatre éléments, comme l'ont avancé quelques philosophes,

que, quæ victu curat, medicina divisa est, aliis rationalem artem, aliis usum tantum sibi vindicantibus : nullo vero quidquam post eos qui supra comprehensi sunt, agitante, nisi quod acceperat, donec Asclepiades medendi rationem ex magna parte mutavit. Ex cujus successoribus Themison nuper ipse quoque quædam in senectute deflexit. Et per hos quidem maxime viros salutaris ista nobis professio increvit.

Quoniam autem ex tribus medicinæ partibus, ut difficillima, sic etiam clarissima est ea, quæ morbis medetur, ante omnia de hac dicendum est. Et quia prima in eo dissensio est, quod alii sibi experimentorum tantummodo notitiam necessariam esse contendunt, alii, nisi corporum rerumque ratione comperta, non satis potentem usum esse proponunt, indicandum est, quæ maxime ex utroque parte dicantur, quo facilius nostra quoque opinio interponi possit. Igitur ii, qui rationalem medicinam profitentur, hæc necessaria esse proponunt : abditarum et morbos continentium causarum notitiam; deinde evidentium; post hæc etiam naturalium actionum; novissime partium interiorum. Abditas causas vocant, in quibus requiritur, ex quibus principiis nostra corpora sint, quid secundam, quid adversam valetudinem faciat. Neque enim credunt, posse eum scire, quomodo morbos curare conveniat, qui, unde hi sint, ignoret; neque esse dubium, quin alia curatione opus sit, si ex quatuor principiis vel superans aliquid, vel

ou procède directement des humeurs, comme l'a cru Hérophile, ou de l'air (pneuma) comme l'a dit Hippocrate (8); si le sang extravasé dans les vaisseaux destinés à l'air (9), suscite l'inflammation appelée par les Grecs φλεγμονή, et si cette inflammation produit un mouvement semblable à celui de la fièvre, comme l'admettait Erasistrate, ou si des corpuscules arrêtés à leur passage à travers les pores invisibles, obstruent la voie, comme le soutenait Asclépiade. En un mot, ils estiment que celui qui apprécie exactement la cause première de la maladie, a toute chance de réussir dans le traitement. Toutefois, ils ne récusent pas l'utilité des expériences, mais ils soutiennent qu'on ne peut arriver à celles-ci qu'à l'aide du raisonnement; que les anciens médecins, loin de prescrire les remèdes au hasard, avaient réfléchi sur celui qui convenait le mieux, et essayé le moyen curatif que la théorie leur avait fait adopter; qu'au surplus, il importe peu que les expériences aient prononcé aujourd'hui sur la plupart des remèdes, si le raisonnement en a précédé l'emploi: ce qui a lieu dans beaucoup de cas. D'ailleurs ne survient-il pas souvent des maladies, dans lesquelles la pratique n'a encore rien appris? et n'est-on pas alors obligé de réfléchir sur leur origine, sans quoi personne ne pourrait découvrir pour quel motif on se sert d'un moyen plutôt que d'un autre. Telles sont les raisons pour lesquelles ces médecins recherchent les causes occultes. Ils appellent causes évidentes, celles dans lesquelles on s'enquiert si la maladie a été déterminée par la chaleur, le froid, la faim, l'intempérance, ou par toute influence semblable: car, disent-ils, celui qui connaît l'origine du mal en arrêtera le cours. Par actions naturelles du corps, ils entendent celles qui président à l'inspiration et à l'expi-

deficiens adversam valetudinem creat; ut quidam ex sapientiæ professoribus dixerunt: alia, si in humidis omne vitium est, ut Herophilo visum est; alia, si in spiritu, ut Hippocrati; alia, si sanguis in eas venas, quæ spiritui accommodatæ sunt, transfunditur, et inflammationem, quam Græci φλεγμονήν nominant, excitat, eaque inflammatio talem motum efficit, qualis in febre est, ut Erasistrato placuit; alia si manantia corpuscula, per invisibilia foramina subsistendo, iter claudunt, ut Asclepiades contendit; eum vero recte curaturum, quem prima origo causæ non fefellerit. Neque vero infitiantur, experimenta quoque esse necessaria; sed ne ad hæc quidem aditum fieri potuisse, nisi ab aliqua ratione, contendunt; non enim quidlibet antiquiores viros ægris inculcasse, sed cogitasse, quid maxime conveniret, et id usu explorasse, quo ante conjectura aliqua duxisset; neque interesse, an nunc jam pleraque explorata sint, si a consilio tamen cœperunt. Et id quidem in multis ita se habere. Sæpe vero etiam nova incidere genera morborum, in quibus nihil adhuc usus ostenderit, et ideo necessarium sit animadvertere, unde ea cœperint; sine quo nemo reperire mortalium possit, cur hoc, quam illo, potius utatur. Et ob hæc quidem in obscuro positas causas persequuntur. Evidentes vero eas appellant, in quibus quærunt, initium morbi calor attulerit, an frigus; fames, satietas; et quæ similia sunt: occursurum enim vitio dicunt eum, qui originem non ignorarit.

ration ; à la préhension et à la digestion des aliments et des boissons, ainsi qu'à leur distribution dans tout l'organisme. Ils recherchent aussi les causes de la dépression et de la dilatation alternatives des vaisseaux ; celles du sommeil et de la veille, connaissances sans lesquelles personne, dans leur opinion, ne peut ni prévenir ni guérir les maladies qui viennent entraver ces actions. Comme, de toutes ces fonctions, la digestion leur paraît la plus importante, ils s'y arrêtent particulièrement, et soutiennent, les uns, suivant l'avis d'Erasistrate, que les aliments se digèrent dans l'estomac par trituration ; les autres, avec Plistonicus, disciple de Praxagore, par putréfaction ; d'autres, conformément au sentiment d'Hippocrate, par l'action de la chaleur ; puis viennent les sectateurs d'Asclépiade, qui déclarent toutes ces hypothèses vaines et futiles : suivant eux, il n'y a pas de digestion, mais la matière se distribue dans tout le corps à l'état de crudité, telle qu'on l'a prise. A cet égard, il y a peu d'accord entre eux ; cependant on convient que l'alimentation à prescrire aux malades, doit être différente selon que telle ou telle doctrine est la vraie. Y a-t-il trituration intérieure? on recherchera les aliments qui se prêtent le mieux à cette opération ; y a-t-il putréfaction ? ceux qui la subissent le plus promptement ; la digestion s'effectue-t-elle par l'influence de la chaleur ? on donnera de préférence les aliments qui développent le plus de calorique ; mais, si le phénomène de la digestion n'existe pas, on n'a pas à s'inquiéter de ces qualités : il suffira de prendre ceux qui se conservent le mieux dans l'état où ils sont ingérés. Par la même raison, quand il y a oppression, assoupissement, insomnie, ils pensent que celui-là peut y remédier, qui sait d'avance comment se produisent la

Naturales vero corporis actiones appellant, per quas spiritum trahimus et emittimus ; cibum potionemque et assumimus et concoquimus : itemque per quas eadem hæc in omnes membrorum partes digeruntur. Tum requirunt etiam, quare venæ nostræ modo submittant se, modo attollant ; quæ ratio somni, quæ vigilæ sit : sine quorum notitia neminem putant vel occurrere, vel mederi morbis inter hæc nascentibus posse. Ex quibus quia maxime pertinere ad rem concoctio videtur, huic potissimum insistunt ; et, duce alii Erasistrato, teri cibum in ventre contendunt ; alii, Plistonico Praxagoræ discipulo, putrescere ; alii credunt Hippocrati, per calorem cibos concoqui : acceduntque Asclepiadis æmuli, qui, omnia ista vana et supervacua esse, proponunt : nihil enim concoqui, sed crudam materiam, sicut assumta est, in corpus omne diduci. Et hæc quidem inter eos parum constant : illud vero convenit, alium dandum cibum laborantibus, si hoc ; alium, si illud verum est. Nam si teritur intus, eum, in quo hoc expeditissimum est ; si calor concoquit, eum, qui maxime calorem movet : at nihil ex his esse quærendum, si nihil concoquitur ; ea vero sumenda, quæ maxime manent qualia assumta sunt. Eademque ratione, quum spiritus gravis est, quum somnus aut vigilia urget, eum mederi posse arbitrantur, qui prius illa ipsa qualiter eveniant, perceperit. Præter hæc quum in interioribus partibus et dolores et morborum varia

respiration, le sommeil et la veille. De plus, comme des douleurs et divers genres de maladies se déclarent dans les parties intérieures du corps, ils estiment que, sans la connaissance de ces parties, on est incapable de les guérir ; qu'il est donc nécessaire de procéder à l'ouverture des cadavres pour scruter les viscères et les entrailles ; qu'Hérophile et Erasistrate ont été on ne peut mieux inspirés, en ouvrant, tout vivants, les criminels que les rois retiraient des prisons pour les leur livrer, et en examinant, pendant qu'ils respiraient encore, la position, la couleur, la forme, la grosseur, l'arrangement, la consistance, le poli et les rapports des organes que la nature tenait cachés auparavant ; les saillies et les dépressions de chacun d'eux, et la manière dont l'un s'insère dans l'autre, ou en reçoit une partie dans son intérieur. En effet, lorsqu'il survient une douleur interne, comment en apprécier le siége, si l'on ne reconnaît pas la place respective de chaque viscère, de chaque intestin? Comment guérir un organe malade, si l'on ignore ce qu'il est? Et quand des viscères ont été mis à découvert par une blessure, comment distinguer ce qui est sain ou malade, et, par conséquent, remédier au mal si l'on n'a pas une connaissance exacte de la couleur de chaque organe? Ils ajoutent que les médicaments externes s'appliquent avec plus de discernement, si l'on connaît bien le siége, la forme et le volume des organes internes ; qu'il en est de même pour tout ce qui a été établi précédemment; et qu'il n'y a point de cruauté, comme beaucoup le prétendent, à sacrifier des criminels, surtout en petit nombre, dans l'intérêt de la santé des innocents des siècles à venir.

Au contraire, ceux qui se nomment *empiriques,* parce qu'ils pren-

genera nascantur, neminem putant his adhibere posse remedia, qui ipsas ignoret. Necessarium ergo esse incidere corpora mortuorum, eorumque viscera atque intestina scrutari; longeque optime fecisse Herophilum et Erasistratum, qui nocentes homines, a regibus ex carcere acceptos, vivos inciderint, considerarintque, etiamnum spiritu remanente, ea, quæ natura ante clausisset, eorumque positum, colorem, figuram, magnitudinem, ordinem, duritiem, mollitiem, lævorem, contactum; processus deinde singulorum et recessus, et sive quid inseritur alteri, sive quid partem alterius in se recipit. Neque enim, quum dolor intus incidit, scire quid doleat, eum, qui, qua parte quodque viscus intestinumve sit, non cognoverit : neque curari id, quod ægrum est, posse ab eo, qui, quid sit, ignoret. Et quum per vulnus alicujus viscera patefacta sunt, eum, qui sanæ cujusque colorem partis ignoret, nescire quid integrum, quid corruptum sit; ita ne succurrere quidem posse corruptis. Aptiusque extrinsecus imponi remedia, compertis interiorum et sedibus et figuris, cognitaque eorum magnitudine : similesque omnia, quæ posita sunt, rationes habere. Neque esse crudele, sicut plerique proponunt, hominum nocentium, et horum quoque paucorum, suppliciis, remedia populis innocentibus sæculorum omnium quæri.

Contra ii, qui se *empiricos* ab experientia nominant, evidentes quidem causas

nent l'expérience pour guide, tout en admettant la nécessité de connaître les causes évidentes, soutienent qu'il est oiseux de rechercher les causes obscures et les actions naturelles, parce que la nature est impénétrable; et la preuve, disent-ils, c'est le désaccord qui règne entre ceux qui discutent sur ces questions, car ni philosophes ni médecins ne s'entendent sur ce point. En effet, pourquoi croire à Hippocrate, plutôt qu'à Hérophile? à ce dernier, plutôt qu'à Asclépiade? Est-ce le raisonnement que l'on considère? mais tous peuvent sembler plausibles; est-ce le traitement? mais tous passent pour avoir rendu la santé aux malades. On ne saurait donc récuser ni le raisonnement ni l'autorité de personne; bien plus, les philosophes seraient les meilleurs médecins, s'il suffisait de raisonner pour être habile en médecine; tandis qu'ils possèdent à l'excès l'art de bien parler, et ignorent celui de guérir. Ils ajoutent encore que le genre de médication varie selon la nature des lieux; qu'il ne doit pas être le même à Rome, en Egypte et dans la Gaule; que si ces causes, qui doivent être les mêmes partout, produisaient les maladies, les méthodes de traitement devraient aussi être les mêmes partout; que souvent les causes des maladies sont évidentes, comme dans le cas de lippitude et de blessure, sans que pour cela on arrive à connaître les moyens curatifs, et que si les causes évidentes ne suggèrent pas cette connaissance, les causes douteuses le pourront bien moins encore. En présence de cette incertitude et de ce chaos inextricable, mieux vaut, à leur sens, recourir aux moyens certains et éprouvés, c'est-à-dire, à ceux que l'expérience a enseignés dans le cours même des traitements, comme cela se fait dans tous les autres arts; car ce n'est pas par la

ut necessarias, amplectuntur : obscurarum vero causarum et naturalium actionum quæstionem ideo supervacuam esse contendunt, quoniam non comprehensibilis natura sit. Non posse vero comprehendi, patere ex eorum, qui de his disputarunt, discordia; quum de ista re, neque inter sapientiæ professores, neque inter ipsos medicos conveniat. Cur enim potius aliquis Hippocrati credat, quam Herophilo? cur huic potius, quam Asclepiadi? Si rationes sequi velit, omnium posse videri non improbabiles; si curationes, ab omnibus his ægros perductos esse ad sanitatem. Ita neque disputationi, neque auctoritati cujusquam fidem derogari oportuisse : etiam sapientiæ studiosos maximos medicos esse, si ratiocinatio hoc faceret; nunc illis verba superesse, deesse medendi scientiam. Differre quoque pro natura locorum genera medicinæ; et aliud opus esse Romæ, aliud in Ægypto, aliud in Gallia. Quod si morbos eæ causæ facerent, quæ ubique eædem essent, remedia quoque ubique eadem esse debuisse. Sæpe etiam causas apparere, ut puta lippitudinis, vulneris; neque ex his patere medicinam. Quod si scientiam hanc non subjiciat evidens causa, multo minus eam posse subjicere, quæ in dubio est. Quum igitur illa incerta, incomprehensibilis sit, a certis potius et exploratis petendum esse præsidium; id est, iis, quæ experientia in ipsis curationibus docuerit, sicut in ceteris omnibus artibus; nam ne agricolam quidem aut gubernatorem dispu-

controverse qu'on devient agriculteur ou pilote, mais par la pratique. Au surplus, ils croient que toutes ces dissertations n'importent en rien à l'art de guérir, puisqu'on sait qu'avec des opinions différentes sur ces questions, les médecins sont également parvenus à rendre la santé à leurs malades ; et, que s'ils ont réussi, c'est parce qu'ils ont puisé les méthodes curatives, non dans les causes obscures ou dans les actions naturelles, qu'ils interprétaient tous différemment, mais dans les expériences qui leur avaient réussi. La médecine, disent-ils, n'a pas même été, dans son enfance, déduite du raisonnement, mais bien des expériences. En effet, parmi les malades qui se sont trouvés sans médecins, les uns, par gourmandise, ont pris des aliments dès les premiers jours ; les autres, faute d'appétit, s'en sont abstenus ; et, chez ces derniers, la maladie a éprouvé un plus grand amendement. De même, certains ont pris de la nourriture dans le paroxysme même de la fièvre, d'autres un peu avant la fièvre, les autres après la rémission, et tout s'est bien passé chez ceux qui l'avaient fait après la cessation de la fièvre. Pour la même raison, des malades ayant, dès le début, fait usage d'une alimentation un peu substantielle, d'autres légère, l'état de ceux qui avaient mangé trop abondamment s'est trouvé aggravé. Comme des faits semblables se produisaient journellement, des hommes attentifs ont noté les moyens qui, généralement, réussissaient le mieux, puis ont commencé à les prescrire aux malades. C'est ainsi que tour à tour, de la guérison des uns et de la mort des autres, naquit une médecine capable de discerner ce qui est pernicieux ou salutaire. Puis, les remèdes une fois trouvés, les hommes commencèrent à disserter sur les règles de leur emploi ; la médecine n'a donc

tatione, sed usu fieri. Ac nihil istas cogitationes ad medicinam pertinere, eo quoque disci, quod qui diversa de his senserint, ad eamdem tamen sanitatem homines perduxerint. Id enim fecisse, quia non ab obscuris causis, neque a naturalibus actionibus, quæ apud eos diversæ erant, sed ab experimentis, prout cuique responderant, medendi vias traxerint. Ne inter initia quidem ab istis quæstionibus deductam esse medicinam, sed ab experimentis. Ægrorum enim, qui sine medicis erant, alios propter aviditatem primis diebus protinus cibum assumsisse, alios propter fastidium abstinuisse ; levatumque magis eorum morbum esse, qui abstinuerant. Itemque alios in ipsa febre aliquid edisse, alios paulo ante eam, alios post remissionem ejus ; optime deinde iis cessisse, qui post finem febris id fecerant. Eademque ratione alios inter principia protinus usos esse cibo pleniore, alios exiguo ; gravioresque eos factos, qui se implerant. Hæc similiaque quum quotidie inciderent, diligentes homines notasse, quæ plerumque melius responderent : deinde ægrotantibus ea præcipere cœpisse. Sic medicinam ortam, subinde aliorum salute, aliorum interitu, perniciosa discernentem a salutaribus. Repertis deinde jam remediis, homines de rationibus eorum disserere cœpisse : nec post rationem medicinam esse inventam ; sed post inventam medicinam rationem esse quæsitam. Requirere etiam ratio idem doceat quod experientia, an aliud : si idem,

pas été inventée après le raisonnement, mais on a eu recours au raisonnement après la médecine. D'ailleurs, les enseignements de la raison sont ou conformes ou contraires à ceux de l'expérience; dans le premier cas, le raisonnement est inutile; dans le second, il est nuisible. Cependant, au commencement, on a dû expérimenter les remèdes avec le plus grand soin; maintenant ils sont connus, et l'on n'a plus à découvrir de nouvelles maladies, ni à rechercher de nouvelles médications. Que s'il survenait une affection jusqu'alors ignorée, le médecin ne devrait pas pour cela songer aux causes obscures, mais examiner sur-le-champ avec quelle maladie elle a le plus d'analogie; essayer les remèdes qui ont souvent réussi dans les cas semblables, et arriver par la similitude du mal à la découverte de la médication. Car, les empiriques ne prétendent pas que le médecin doive agir au hasard, et qu'un être dépourvu de raison puisse exercer cet art; ils disent que les conjectures sur les causes occultes sont sans portée, parce qu'on n'a pas à s'inquiéter d'où provient la maladie, mais de ce qui la guérit; ni comment on digère, mais de ce qui se digère le mieux, que la digestion s'opère de cette manière-ci ou de celle-là, qu'il y ait digestion ou seulement distribution des aliments; qu'on n'a pas davantage à rechercher comment la respiration s'accomplit, mais ce qui la dégage, quand elle est pénible et lente; ni les causes des pulsations vasculaires, mais la signification des différentes espèces de pouls. Ils ajoutent que c'est par les expériences qu'on acquiert ces connaissances; que dans ces sortes de discussions on peut soutenir le pour et le contre, d'où il résulte, que l'esprit et l'éloquence l'emportent toujours; que ce n'est pas avec de belles paroles mais avec des remèdes

supervacuam esse; si aliud, etiam contrariam. Primo tamen remedia exploranda summa cura fuisse, nunc vero jam explorata esse; neque aut nova genera morborum reperiri, aut novam desiderari medicinam. Quod si jam incidat mali genus aliquod ignotum, non ideo tamen fore medico de rebus cogitandum obscuris : sed eum protinus visurum, cui morbo id proximum sit; tentaturumque remedia similia illis, quæ vicino malo sæpe succurrerint, et per ejus similitudinem opem reperturum. Neque enim se dicere, concilio medicum non egere, et irrationale animal hanc artem posse præstare; sed has latentium rerum conjecturas ad rem non pertinere; quia non intersit, quid morbum faciat, sed quid tollat, neque quomodo (c), sed quid optime digeratur; sive hac de causa concoctio incidat, sive de illa; et sive concoctio sit illa, sive tantum digestio. Neque quærendum esse quomodo spiremus, sed quid gravem tardumque spiritum expediat; neque quid venas moveat, sed quid quæque motus genera significent. Hæc autem cognosci experimentis. Et in omnibus ejusmodi cogitationibus in utramque partem disseri posse; itaque ingenium et facundiam vincere; morbos autem non eloquentia, sed remediis curari. Quæ si quis elinguis usu discreta bene norit, hunc aliquanto majorem medicum futurum, quam si sine usu linguam suam excoluerit. Atque ea quidem, de quibus est dictum, supervacua esse tantummodo; id vero, quod

qu'on guérit les maladies; qu'une personne sans éloquence qui connaît bien les leçons de l'expérience, est plus grand médecin que celle qui, sans expérience, possède le talent de bien parler. Ce dont il a été question jusqu'à présent, poursuivent-ils, n'est qu'inutile; mais ce qui reste à dire est cruel, à savoir : d'ouvrir le ventre et la poitrine à des personnes vivantes, et de transformer ainsi l'art de conserver la santé des hommes en un fléau des plus horribles; surtout si l'on considère que, parmi les choses que l'on recherche par des moyens si violents, les unes ne sont pas du tout susceptibles d'être connues, et les autres peuvent l'être sans recourir à un crime. Car, la couleur, le poli, la consistance et autres qualités semblables, ne sont pas, après l'ouverture du corps, ce qu'elles étaient avant; et, puisque chez les personnes en pleine santé, la crainte, la douleur, la faim, l'indigestion, la lassitude et mille autres indispositions plus légères impriment des changements à ces divers états, à plus forte raison, les organes intérieurs qui sont plus délicats, et pour lesquels l'impression de la lumière est nouvelle, changeront-ils sous l'influence de blessures si graves et du meurtre lui-même. Du reste, est-il rien de plus absurde que de croire que les choses soient chez un mourant, et surtout chez un cadavre, dans le même état que chez une personne vivante? On peut, il est vrai, ouvrir à un homme vivant l'abdomen, qui a moins d'importance; mais, dès que le fer arrive à la poitrine (10) et divise la cloison transverse, espèce de membrane qui sépare les parties supérieures des inférieures, la mort est instantanée : de sorte qu'en résumé, le médecin homicide a nécessairement devant les yeux la poitrine et les viscères tels qu'ils

restat, etiam crudele : vivorum hominum alvum atque præcordia incidi, et salutis humanæ præsidem artem non solum pestem alicui, sed hanc etiam atrocissimam, inferre; quum præsertim ex iis, quæ tanta violentia quærantur, alia non possint omnino cognosci, alia possint etiam sine scelere. Nam colorem, lævorem, mollitiem, duritiem, similiaque omnia, non esse talia, inciso corpore, qualia integro fuerint : quia quum, corporibus inviolatis, hæc tamen metu, dolore, inedia, cruditate, lassitudine, mille aliis mediocribus affectibus sæpe mutentur; multo magis verisimile est, interiora, quibus major mollities et lux ipsa nova sit, sub gravissimis vulneribus et ipsa trucidatione mutari. Neque quidquam esse stultius, quam quale quid vivo homine est, tale existimare esse moriente, imo jam mortuo, nam uterum quidem, qui minus ad rem pertineat, spirante homine posse diduci : simul atque vero ferrum ad præcordia accessit, et discissum transversum septum est, quod membrana quadam superiores partes ab inferioribus diducit, hominem protinus animam amittere : ita mortui demum præcordia et viscus omne in conspectum latrocinatis medici dari necesse est tale, quale mortui sit, non quale vivi fuit. Itaque consequi medicum ut hominem crudeliter jugulet, non ut sciat, qualia vivi viscera habeamus. Si quid tamen sit, quod adhuc spirante homine conspectui subjiciatur, id sæpe casum offerre curantibus. Interdum enim gladia-

sont à la mort, et non tels qu'ils étaient pendant la vie : il a donc cruellement assassiné son semblable sans rien apprendre sur l'état des organes vivants. Que si quelque partie doit être examinée, pendant que l'homme respire encore, l'occasion de la voir se présentera souvent aux médecins. Quelquefois, en effet, le gladiateur dans l'arène, le soldat dans une bataille, le voyageur assailli par des brigands, ne reçoivent-ils pas des blessures qui mettent à découvert, ici une partie intérieure, là une autre? Un médecin sage peut donc connaître le siége, la position, l'arrangement, la forme de ces parties et autres détails semblables sans commettre de meurtre, et même en procurant la santé; et apprendre, en exerçant sa pitié, ce que d'autres ne savent qu'en usant de cruauté et de barbarie. Pour tous ces motifs, il n'est pas nécessaire de disséquer des cadavres; car cette action pour n'être pas cruelle, n'en est pas moins honteuse (11); d'ailleurs, l'état de la plupart des organes n'est plus le même après la mort; puis, le traitement même procure l'occasion de voir tout ce qu'il est possible de connaître pendant la vie.

Cemme ces questions ont été pour les médecins le sujet de nombrenx écrits, et de grandes et fréquentes discussions qui ne sont pas encore taries, je crois devoir exposer ce qui me paraît le plus vraisemblable; cet avis, sans adhérer à l'une ou à l'autre doctrine, ne s'éloigne trop d'aucune d'elles, et tient en quelque sorte le milieu entre les sentiments extrêmes; milieu que peuvent prendre, dans la plupart des controverses, ceux qui cherchent la vérité sans ambition, comme c'est ici le cas. Car enfin, les causes qui consolident où ébranlent la santé; celles qui provoquent les maladies; la manière dont

torem in arena, vel militem in acie, vel viatorem a latronibus exceptum sic vulnerari, ut ejus interior aliqua pars aperiatur, et in alio alia : ita sedem, positum, ordinem, figuram, similiaque alia cognoscere prudentem medicum, non cædem, sed sanitatem molientem; idque per misericordiam discere, quod alii dira crudelitate cognorint. Ob hæc ne mortuorum quidem lacerationem necessariam esse, quæ, etsi non crudelis, tamen fœda sit; quum aliter pleraque in mortuis se habeant : quantum vero in vivis cognosci potest, ipsa curatio ostendat.

Quum hæc per multa volumina, perque magnæ contentionis disputationes a medicis sæpe tractata sint atque tractentur : subjiciendum est, quæ proxima vero videri possint. Ea neque addicta alterutri opinioni sunt, neque ab utraque nimium abhorrentia ; media quodammodo inter diversas sententias : quod in plurimis contentionibus deprehendere licet, sine ambitione verum scrutantibus, ut in hac ipsa re; nam quæ demum causæ, vel secundam valetudinem præstent, vel morbos excitent; quomodo spiritus, aut cibus, vel trahatur, vel digeratur, ne sapientiæ quidem professores scientia comprehendunt, sed conjectura persequuntur. Cujus autem rei non est certa notitia, ejus opinio certum reperire remedium non potest. Verumque est, ad ipsam curandi rationem nihil plus conferre, quam experientiam. Quamquam igitur multa sint ad ipsas artes proprie non

s'accomplit la respiration ; celle dont les aliments se digèrent ; tout cela, les médecins ne le savent pas absolument, mais par conjecture. Or, est-il possible d'établir sur une connaissance incertaine, une médication certaine ? Il est donc vrai que l'art de guérir n'a pas de base plus solide que l'expérience. Toutefois, de même que dans les arts, un grand nombre de connaissances qui ne leur appartiennent pas directement, leur viennent en aide, en stimulant l'imagination de l'artiste ; de même, l'étude de la nature des choses, bien que ne constituant pas le médecin, le rend cependant plus apte à l'exercice de sa profession. Sans doute, Hippocrate, Erasistrate et tant d'autres, qui non contents de soigner les fièvres et les plaies, ont également scruté, sous certains rapports, la nature des choses, n'ont pas été médecins par cela seul ; mais, c'est par cela qu'ils sont devenus médecins plus habiles. Ainsi, quoique le raisonnement soit inutile pour démêler les causes obscures et les actions naturelles, cependant il est souvent nécessaire en médecine : art conjectural qui, bien des fois, ne s'accorde ni avec la théorie ni même avec la pratique. Parfois, en effet, la fièvre, la faim, le sommeil ne suivent pas leur cours ordinaire. Rarement, mais quelquefois, la maladie elle-même est nouvelle : il est manifestement faux qu'il n'en survienne pas, puisque de nos jours une dame romaine atteinte d'une descente de chairs flétries aux parties naturelles, expira en quelques heures, sans que les médecins les plus renommés aient su ni reconnaître la nature du mal ni trouver un remède. Je crois qu'ils n'ont rien essayé dans cette circonstance, parce qu'aucun d'eux n'a voulu risquer son propre jugement au sujet d'une personne d'un rang élevé, de crainte de passer, en cas d'in-

pertinentia, tamen eas adjuvant, excitando artificis ingenium. Itaque ista quoque naturæ rerum contemplatio, quamvis non faciat medicum, aptiorem tamen medicinæ reddit. Verique simile est, et Hippocratem et Erasistratum et quicumque alii, non contenti febres et ulcera agitare, rerum quoque naturam ex aliqua parte scrutati sunt, non ideo quidem medicos fuisse, verum ideo quoque majores medicos extitisse. Ratione vero opus est ipsi medicinæ, etsi non inter obscuras causas, neque inter naturales actiones, tamen sæpe; est enim hæc ars conjecturalis; neque respondet ei plerumque non solum conjectura, sed etiam experientia. Et interdum non febris, non cibus, non somnus subsequitur, sicut assuevit. Rarius, sed aliquando morbus quoque ipse novus est : quem non incidere, manifeste falsum est ; quum ætate nostra quædam, ex naturalibus partibus carne prolapsa et arente, intra paucas horas expiraverit sic, ut nobilissimi medici neque genus mali, neque remedium invenerint. Quos eo nihil tentasse judico, quia nemo in splendida persona periclitari conjectura sua voluerit, ne occidisse, nisi servasset, videretur : veri tamen simile est, potuisse aliquid cogitari, detracta tali verecundia ; et fortasse responsurum fuisse id, quod aliquis esset expertus. Ad quod medicinæ genus neque semper similitudo aliquid confert ; et si quando confert, tamen id ipsum rationale est, inter multa similia genera et morborum et remediorum, cogitare,

succès, pour avoir tué la malade. Il est présumable que, sans cette timidité excessive, on eût pu faire quelque tentative qui, peut-être, eût été couronnée de succès. En pareil cas, l'analogie n'est pas toujours utile; mais quand elle l'est, c'est à l'aide du raisonnement qu'on démêle, au milieu d'un grand nombre de maladies et de médications semblables, le moyen curatif qu'il convient d'employer de préférence. En pareille occurence, le médecin doit donc trouver ce qui est susceptible de réussir, sinon toujours, du moins le plus souvent. Il s'adressera également, non aux causes latentes, qui sont douteuses et incertaines, mais à celles qui tombent sous les sens, c'est-à-dire aux causes évidentes. Il importe, en effet, qu'il sache si la maladie provient de la fatigue, de la soif, du froid, de la chaleur, de la veille, de la faim, des excès d'aliments ou de vin, ou du débordement des passions charnelles. Il ne doit pas ignorer non plus quel est le tempérament du malade; si sa constitution est sèche ou humide; ses nerfs, puissants ou débiles; l'état de maladie, fréquent ou rare; et si, quand celle-ci se produit, elle est intense ou légère; de longue ou courte durée; quel est le genre de vie habituel du patient; s'il est laborieux ou paisible, luxueux ou frugal; car, c'est de ces données et d'autres semblables qu'on déduit souvent une nouvelle médication.

Il ne faut pas cependant passer sur ces propositions, comme si elles étaient à l'abri de toute controverse; car Erasistrate prétend que les maladies ne proviennent pas de ces causes, puisque, sous leur influence, il est des personnes qui n'ont pas la fièvre; que les mêmes personnes (qui l'ont eue quelque part) ne l'ont pas ailleurs; et que des médecins

quo potissimum medicamento sit utendum. Quum igitur talis res incidit, medicus aliquid oportet inveniat, quod non utique fortasse, sed sæpius tamen etiam respondeat. Petet autem novum quoque consilium non ab rebus latentibus, istæ enim dubiæ et incertæ sunt, sed ab iis, quæ explorari possunt, id est evidentibus causis. Interest enim, fatigatio morbum, an sitis, an frigus, an calor, an vigilia, an fames fecerit, an cibi vinique abundantia, an intemperantia libidinis. Neque ignorare hunc oportet, quæ sit ægri natura : humidum magis, an magis siccum corpus ejus sit; validi nervi, an infirmi; frequens adversa valetudo, an rara; eaque, quum est, vehemens esse soleat, an levis; brevis, an longa : quod is vitæ genus sit sequutus, laboriosum, an quietum; cum luxu, an cum frugalitate. Ex his enim, similibusque, sæpe curandi nova ratio ducenda est.

Quamvis ne hæc quidem sic præteriri debent, quasi nullam controversiam recipiant; nam et Erasistratus non ex his fieri morbos dixit, quoniam et alii, et iidem alias post ista non febricitarent : et quidam medici sæculi nostri, sub auctore, ut ipsi videri volunt, Themisone, contendunt, nullius causæ notitiam quidquam ad curationes pertinere; satisque esse, quædam *communia* morborum intueri. Siquidem horum tria genera esse, unum adstrictum, alterum fluens, tertium mixtum. Nam modo parum excernere ægros,

de notre époque soutiennent, sous l'autorité de Thémison, leur chef avoué, que la connaissance des causes n'apporte aucune lumière au traitement, et qu'il suffit d'observer les caractères communs des maladies, caractères qui sont de trois sortes : le resserrement, le relâchement et un état mixte ; qu'en effet, les excrétions du malade sont tantôt trop faibles, tantôt trop abondantes ; ou insuffisantes d'un côté, et excessives de l'autre ; que ces maladies sont aiguës ou chroniques, font des progrès, restent stationnaires, ou bien diminuent ; qu'en conséquence, étant connu celui de ces états auquel on a affaire, si le corps est resserré, il faut le relâcher ; s'il est relâché, le resserrer ; s'il éprouve ces deux dérangements, remédier successivement au plus violent ; qu'on doit traiter autrement les maladies selon qu'elles sont aiguës ou chroniques, à leur période d'augment, d'état ou de déclin. L'observation de ces règles constitue, suivant eux, la médecine, qu'ils font consister dans une certaine manière (qu'ils appellent MÉTHODE) de considérer ce qu'il y a de commun dans les maladies (12). Les méthodistes ne veulent être rangés ni parmi les rationalistes ni parmi les empiriques : ils diffèrent des premiers, en ce qu'ils refusent d'admettre que la médecine consiste à former des conjectures sur les causes occultes ; et des seconds, en ce qu'ils regardent les enseignements des expériences comme une très-petite partie de l'art. Quant à Erasistrate, l'évidence même est tout d'abord contraire à son opinion, car les maladies arrivent rarement sans l'une des circonstances qui ont été mentionnées. Puis, de ce qu'une chose n'affecte pas une personne, il ne s'en suit pas qu'elle ne puisse pas nuire à une autre ; ou que ce qui n'affecte pas quelqu'un dans un temps, ne lui nuise pas dans un autre. Du reste, ne peut-il pas exister chez l'un, par suite

modo nimium ; modo alia parte parum, alia nimium. Hæc autem genera morborum modo acuta esse, modo longa ; et modo increscere, modo consistere, modo minui. Cognito igitur eo, quod ex his est, si corpus adstrictum est, digerendum esse ; si profluvio laborat, continendum ; si mixtum vitium habet, occurrendum subinde vehementiori malo. Et aliter acutis morbis medendum ; aliter vetustis, aliter increscentibus, aliter subsistentibus, aliter jam ad sanitatem inclinatis. Horum observationem medicinam esse ; quam ita finiunt, ut quasi viam quamdam, quam MÉTHODUM nominant (*d*), eorumque, quæ in morbis communia sunt, contemplatricem esse contendant. Ac neque rationalibus se, neque experimenta tantum spectantibus adnumerari volunt : quum ab illis eo nomine dissentiant, quod in conjectura rerum latentium nolunt esse medicinam ; ab his eo, quod parum artis esse in observatione experimentorum credunt. Quod ad Erasistratum pertinet, primum ipsa evidentia ejus opinioni repugnat ; quia raro, nisi post horum aliquid, morbus venit. Deinde non sequitur, ut quod alium non afficit, aut eumdem alias, id ne alteri quidem, aut eidem tempore alio noceat. Possunt enim quædam subesse corpori, vel ex infirmitate ejus, vel ex aliquo affectu, quæ vel in alio non sunt, vel in hoc alias non fuerunt ; eaque per se non tanta, ut concitent morbum, tamen

d'une faiblesse de la constitution ou d'une affection, quelques particularités qui ne se trouvent pas chez un autre, ou bien chez la même personne dans un autre endroit ; et celles-ci, quoique insuffisantes par elles-mêmes pour provoquer une maladie, ne peuvent-elles pas rendre le corps plus accessible à d'autres atteintes morbides? Si Erasistrate avait eu des connaissances plus approfondies sur la nature des choses, connaissances que les médecins revendiquent à bon droit (13), il aurait pu comprendre et même dû savoir que rien ne résulte d'une seule cause, mais qu'on prend pour telle la circonstance qui semble avoir le plus contribué à produire un effet. Or, une circonstance isolée peut ne pas avoir le résultat qu'elle produit d'ordinaire, surtout lorsqu'elle est associée à d'aûtres. Ajoutons qu'Erasistrate lui-même, pour qui la fièvre dépend du passage du sang dans les artères, et se manifeste par suite de la trop grande plénitude du corps, n'explique pas pourquoi de deux personnes également replètes, l'une tombe malade, tandis que l'autre est affranchie de tout danger : ce qui se voit journellement. On peut déduire de là, en supposant cette transfusion vraie, qu'il ne suffit pas pour que la maladie se produise, qu'il existe de la pléthore, mais qu'il faut, en outre, l'adjonction de l'une des conditions mentionnées plus haut. Pour les disciples de Thémison, s'ils sont constants dans leurs principes, personne n'est plus rationaliste qu'eux. Et, quand même l'un d'eux n'admettrait pas toutes les opinions du rationalisme, il n'est pas nécessaire d'imaginer sur-le-champ une nouvelle appellation pour désigner leur doctrine, puisque (et ceci est capital) ils ne s'en rapportent pas à la tradition seule, mais aussi au raisonnement. Si, au contraire, ce qui est plus près de la vérité, l'art

obnoxium magis aliis injuriis corpus efficiunt (*e*). Quod si contemplationem rerum naturæ, quam non temere medici sibi vindicant, satis comprehendisset, etiam illud scisset, nihil omnino ob unam causam fieri, sed id pro causa apprehendi, quod contulisse plurimum videtur. Potest autem id, dum solum est, non movere, quod junctum aliis maxime movet. Accedit ad hæc, quod ne ipse quidem Erasistratus, qui transfuso in arterias sanguine febrem fieri dicit, idque nimis repleto corpore incidere, reperit cur ex duobus æque repletis, alter in morbum inciderit, alter omni periculo vacarit ; quod quotidie fieri apparet. Ex quo disci potest, ut vera sit illa transfusio, tamen illam non per se, quum plenum corpus est, fieri, sed quum horum aliquid accesserit. Themisonis vero æmuli, si perpetua, quæ promittunt, habent, magis etiam quam ulli, rationales sunt. Neque enim, si quis non omnia tenet, quæ rationales alius probat, protinus alio novo nomine artis indiget ; si modo, quod primum est, non memoriæ soli, sed rationi quoque insistit. Sin, quod vero propius est, vix ulla perpetua præcepta medicinalis ars recipit, idem sunt, quod ii, quos experimenta sola sustinent : eo magis, quoniam, compresserit aliquem morbus, an fuderit, quilibet etiam imperitissimus videt : quid autem compressum corpus resolvat, quid solutum teneat, si a ratione tractum est rationalis est medicus ; si, ut ei qui se rationalem negat, confiteri necesse est, ab

médical ne comporte pas de règle constante, ils ne diffèrent pas de ceux qui s'appuient sur les expériences seules ; d'autant plus que le premier ignorant venu voit si la maladie agit par resserrement ou par relâchement. Mais si c'est par le raisonnement que le médecin reconnaît ce qui relâche quand on est resserré, et ce qui resserre quand on est relâché, il est rationaliste ; si c'est par la pratique, à l'exemple de ceux qui repoussent le rationalisme, il doit se déclarer empirique. Ainsi, pour lui, la connaissance de la maladie est étrangère à l'art, et la médecine consiste uniquement dans l'expérience. Au surplus, les méthodistes n'ont rien ajouté à la doctrine des empiriques ; ils sont, au contraire, restés en deça, puisque ces derniers observent avec beaucoup d'attention un grand nombre de faits, tandis qu'eux, n'examinent que les plus faciles et les plus vulgaires, à la manière des vétérinaires, qui, ne pouvant connaître les sensations particulières de chaque animal privé de parole, s'arrêtent seulement aux symptômes généraux ; et des nations étrangères, qui, ignorant les subtilités de la médecine, considèrent seulement les caractères généraux ; et des médecins des vastes infirmeries, qui, ne pouvant consacrer beaucoup de temps à chaque malade, se bornent à l'examen des phénomènes ordinaires. Les anciens médecins n'ont certes pas ignoré cette connaissance, mais ils ne se sont pas contentés de ces généralités. Hippocrate, le plus ancien de tous, ne dit-il pas que pour pratiquer la médecine, on doit avoir égard aux circonstances générales et particulières des maladies (14)? Les méthodistes eux-mêmes ne peuvent confiner l'art dans leur cercle étroit, car il y a plusieurs espèces de maladies par resserrement et par relâchement ; et ces différences sont plus faciles à saisir

experientia, empiricus. Ita apud eum morbi cognitio extra artem, medicina intra usum est. Neque adjectum quidquam empiricorum professioni, sed demtum est; quoniam illi multa circumspiciunt, hi tantum facillima, et non plus, quam vulgaria ; nam et ii, qui pecoribus ac jumentis medentur, quum propria cujusque ex mutis animalibus nosse non possint, communibus tantummodo insistunt; et exteræ gentes, quum subtilem medicinæ rationem non noverint, communia tantum vident ; et qui ampla valetudinaria nutriunt, quia singulis summa cura consulere non sustinent, ad communia ista confugiunt. Neque, hercules, istud antiqui medici nescierunt, sed his contenti non fuerunt. Ergo etiam vetustissimus auctor Hippocrates dixit, mederi oportere et communia et propria intuentem. Ac ne isti quidem ipsi intra suam professionem consistere ullo modo possunt : siquidem et compressorum et fluentium morborum genera diversa sunt; faciliusque id in iis, quæ fluunt, inspici potest. Aliud est enim sanguinem, aliud bilem, aliud cibum vomere ; aliud dejectionibus, aliud torminibus laborare ; aliud sudore digeri, aliud tabe consumi. Atque in partes quoque humor erumpit, ut in oculos, auresque : quo periculo nullum humanum membrum vacat. Nihil autem horum sic, ut aliud, curatur. Ita protinus in his a communi fluentis morbi contemplatione ad propriam medicina descendit. Atque in hac quoque rursus alia proprietatis notitia sæpe

pour cette dernière catégorie. Car, autre chose est vomir du sang, de la bile, ou des aliments; être tourmenté par la diarrhée ou par la dyssenterie; être affaibli par la sueur, ou exténué par la consomption. Des humeurs se jettent également sur des organes, comme les yeux et les oreilles; aucune partie du corps humain n'est à l'abri de ce danger. Or, le traitement d'un de ces organes n'est pas le même que celui d'un autre. Dans ces cas, la médecine descend donc des généralités sur les maladies par relâchement aux observations particulières; et, ici encore, une connaissance spéciale de chaque fait est souvent nécessaire, parce que les mêmes moyens ne réussissent pas dans tous les cas, même dans ceux qui se ressemblent; car, bien que certains remèdes aient pour effet le plus ordinaire de resserrer ou de relâcher le ventre, on rencontre cependant des personnes chez qui ils agissent différemment. En pareil cas, la considération de l'état général est donc nuisible, et celle des dispositions particulières seule salutaire. L'appréciation de la cause du mal met souvent aussi sur la voie du remède. C'est ainsi que le médecin le plus ingénieux de notre époque, Cassius, que la mort vient de nous ravir, fit boire de l'eau froide à un fébricitant accablé de soif, après avoir reconnu que son affection provenait de l'ivresse; cette boisson mêlée au vin, en détruisit la force, et la fièvre disparut soudainement avec le sommeil et la sueur. Or, le médecin ne pressentit pas l'opportunité de ce moyen parce que le corps était resserré ou relâché, mais par la considération de la cause qui avait agi précédemment. Il y a aussi, d'après ces auteurs, certaines particularités inhérentes aux saisons et aux lieux; car lorsqu'ils discutent sur la manière dont les personnes en santé doivent se régler,

necessaria est; quia non eadem omnibus, etiam in similibus casibus, opitulantur: siquidem certæ quædam res sunt, quæ in pluribus ventrem aut adstringunt, aut resolvunt; inveniuntur tamen, in quibus aliter, atque in ceteris, id eveniat. In his ergo communium inspectio contraria est, propriorum tantum salutaris. Et causæ quoque æstimatio sæpe morbum solvit. Ergo etiam ingeniosissimus sæculi nostri medicus, quem nuper vidimus, Cassius, febricitanti cuidam, et magna siti affecto quum post ebrietatem eum premi cœpisse cognosset, aquam frigidam ingessit. Qua ille epota, quum vini vim miscendo fregisset, protinus febrem somno et sudore discussit. Quod auxilium medicus opportune providit, non ex eo, quod aut adstrictum corpus erat, aut fluebat; sed ex ea causa, quæ ante præcesserat. Estque etiam proprium aliquid et loci et temporis istis quoque auctoribus: qui quum disputant, quemadmodum sanis hominibus agendum sit, præcipiunt, ut gravibus aut locis aut temporibus magis videtur frigus, æstus, satietas, labor, libido; magisque ut conquiescat iisdem locis aut temporibus, si quis gravitatem corporis sentit; ac neque vomitu stomachum, neque purgatione alvum sollicitet. Quæ vera quidem sunt; a communibus tamen ad quædam propria descendunt. Nisi persuadere nobis volunt, sanis quidem considerandum esse, quod cœlum, quod tempus anni sit; ægris vero non esse: quibus tanto magis omnis

ils prescrivent d'éviter avec le plus grand soin, dans les pays malsains et pendant les saisons rigoureuses, le froid, la chaleur, l'intempérance, la fatigue et les entraînements de la volupté; de prendre, dans ces mêmes circonstances, plus de repos si l'on éprouve de la pesanteur, et de ne pas irriter l'estomac par des vomitifs, ou le ventre par des purgatifs. Toutes ces recommandations sont justes; toutefois, en les faisant, ils descendent du général au particulier, à moins qu'ils veuillent nous persuader que les personnes bien portantes doivent se préoccuper du climat et des saisons, et que les malades, à qui, cependant, cette précaution est d'autant plus nécessaire que leur santé est plus ébranlée et plus accessible aux influences morbides, n'en ont pas besoin. Bien plus, les caractères propres à chaque maladie varient chez les mêmes individus; et tel, qui a été quelquefois traité sans succès par des moyens reconnus utiles, guérit souvent par des remèdes contraires. Il y a aussi bien des différences à observer concernant le régime : je n'en indiquerai qu'une seule. Un jeune homme, par exemple, supporte mieux la faim qu'un enfant (15); et un adulte mieux si le ciel est lourd, que s'il est léger; mieux en hiver qu'en été; mieux s'il est habitué à ne faire qu'un repas, que s'il l'est à en faire deux; mieux s'il est plutôt sédentaire qu'actif. Souvent aussi on se hâtera d'autant plus de donner des aliments que la diète sera moins bien tolérée. Pour toutes ces raisons, je conclus, que celui qui n'est pas à même de connaître les dispositions particulières, doit seulement considérer les caractères généraux; mais que celui qui peut les connaître, doit s'y arrêter scrupuleusement, sans pour cela négliger ces derniers. Aussi, à mérite égal, j'estime qu'il vaut mieux avoir pour médecin un ami qu'un étranger.

Pour en revenir à mon sujet, je pense que la médecine doit être ra-

observatio necessaria est, quanto magis obnoxia offensis infirmitas est. Quin etiam morborum in iisdem hominibus aliæ atque aliæ proprietates sunt; et qui secundis aliquando frustra curatus est, contrariis sæpe restituitur. Plurimaque in dando cibo discrimina reperiuntur : ex quibus contentus uno ero. Nam famem facilius adolescens, quam puer; facilius in denso cœlo, quam in tenui; facilius hieme, quam æstate; facilius uno cibo, quam prandio quoque assuetus; facilius inexercitatus, quam exercitatus homo sustinet. Sæpe autem in eo magis necessaria cibi festinatio est, qui minus inediam tolerat. Ob quæ concipio, eum, qui propria non novit, communia tantum intueri debere; cumque, qui nosse propria potest, illa quidem non oportere negligere, sed his quoque insistere. Ideoque, quum par scientia sit, utiliorem tamen medicum esse amicum, quam extraneum.

Igitur, ut ad propositum meum redeam, rationalem quidem puto medicinam esse debere : instrui vero ad evidentibus causis; obscuris omnibus, non a cogitatione artificis, sed ab ipsa arte rejectis. Incidere autem vivorum corpora, et crudele, et super-

*

tionnelle; qu'elle doit s'appuyer sur les causes évidentes, et éloigner toutes les causes obscures, non des méditations, mais de la pratique de l'homme de l'art. Je crois qu'il est à la fois cruel et inutile d'ouvrir le corps des personnes vivantes, mais nécessaire que les élèves fassent des ouvertures cadavériques, parce qu'ils doivent connaître la position et l'ordre des organes, ce que les cadavres représentent plus exactement que l'homme vivant ou blessé. Quant aux choses qu'on ne peut apprendre que sur le vivant, la pratique même les montrera pendant le pansement des blessés : un peu plus lentement, à la vérité, mais d'une manière plus humaine. Ceci établi, je vais d'abord exposer comment les personnes saines doivent se conduire, puis je passerai aux malaladies et à leur traitement.

CHAPITRE I.

De quelle manière l'homme sain doit se conduire.

Un homme sain, bien portant et libre de sa personne, ne doit s'astreindre à aucune règle, et n'avoir besoin ni de médecin ni d'alipte (1). Il faut qu'il varie son genre de vie ; qu'il soit tantôt à la campagne, tantôt à la ville et plus souvent dans les champs ; qu'il se livre à la navigation, à la chasse, parfois au repos, mais plus souvent à l'exercice : car l'indolence amollit le corps, le travail le fortifie (2) ; celle-là rend la vieillesse précoce; celui-ci, la jeunesse plus longue. Il est bon aussi de faire usage tantôt du bain chaud, tantôt du bain froid ; de s'oindre quelquefois, et quelquefois de négliger cette pratique ; de n'éviter

vacuum est : mortuorum, discentibus necessarium ; nam positum et ordinem nosse debent ; quæ cadavera melius, quam vivus et vulneratus homo, repræsentant. Sed et cetera, quæ modo in vivis cognosci possunt, in ipsis curationibus vulneratorum paulo tardius, sed aliquanto mitius usus ipse monstrabit. His propositis, primum dicam, quemadmodum sanos agere conveniat : tum ad ea transibo, quæ ad morbos curationesque eorum pertibebunt.

CAPUT I.

Qualiter se sanus agere debeat..

Sanus homo, qui et bene valet, et suæ spontis est, nullis obligare se legibus debet, ac neque medico, neque alipta egere. Hunc oportet varium habere vitæ genus : modo ruri esse, modo in urbe, sæpiusque in agro ; navigare, venari, quiescere interdum, sed frequentius se exercere : siquidem ignavia corpus hebetat, labor firmat ; illa maturam senectutem, hic longam adolescentiam reddit. Prodest etiam interdum balneo, interdum aquis frigidis uti ; modo ungi, modo id ipsum negligere ; nullum cibi genus fugere, quo populus utatur; interdum in convivio esse, interdum ab eo se retrahere ;

aucun des aliments du peuple ; de rechercher parfois les festins, et parfois de s'en tenir éloigné ; de faire tantôt un excès de nourriture, et tantôt de s'en abstenir ; de prendre des aliments plutôt deux fois qu'une par jour, et toujours le plus possible, pourvu qu'on les digère bien. Mais si ce genre d'exercices et d'alimentation est nécessaire, il est inutile d'imiter en cela les athlètes (3), parce que, d'une part, l'interruption de l'ordre des exercices nécessitée par les devoirs sociaux, nuit au corps, et que de l'autre, les personnes qui ont acquis de l'embonpoint à la manière des athlètes, vieillissent très-vite et tombent facilement malades.

Il ne faut ni trop rechercher ni trop appréhender le coït : rare, il excite le corps ; fréquent, il l'affaiblit. Toutefois, comme la fréquence s'estime, non d'après le nombre des rapports sexuels, mais eu égard à l'âge et à la constitution du sujet, il est bon de savoir que le coït n'est pas inutile, s'il n'est suivi ni de langueur ni de douleur. Le jour, il est plus contraire ; la nuit, plus sûr, mais à la condition de ne pas prendre de nourriture, et de ne pas veiller pour travailler aussitôt après. Tels sont les préceptes que doivent observer les personnes vigoureuses ; on aura soin également de ne pas épuiser en santé, les ressources de la maladie.

CHAPITRE II.

De quelle manière les personnes délicates doivent se conduire.

Les personnes délicates, au nombre desquelles se trouvent la majeure partie des citadins et presque tous les hommes de lettres, ont

modo plus justo, modo non amplius assumere ; bis die potius, quam semel cibum capere, et semper quam plurimum, dummodo hunc concoquat. Sed ut hujus generis exercitationes cibique necessarii sunt ; sic athletici supervacui ; nam et intermissus, propter civiles aliquas necessitates, ordo exercitationis corpus affligit : et ea corpora, quæ more eorum repleta sunt, celerrime et senescunt, et ægrotant.

Concubitus vero neque nimis concupiscendus, neque nimis pertimescendus est : rarus corpus excitat ; frequens solvit. Quum autem frequens non numero sit, sed ratione ætatis et corporis, scire licet, eum non inutilem esse, quem corporis neque languor, neque dolor sequitur. Idem interdiu pejor est, noctu tutior : ita tamen, si neque illum cibus, neque hunc cum vigilia labor statim sequitur. Hæc firmis servanda sunt ; cavendumque, ne in secunda valetudine adversæ præsidia consumantur.

CAPUT II.

Qualiter se agere debeant qui imbecilles sunt.

At imbecillis (quo in numero magna pars urbanorum, omnesque pæne cupidi litterarum sunt), observatio major necessaria est, ut quod vel corporis, vel loci, vel studii

besoin de mieux s'observer, afin de regagner par des soins, ce que la constitution, les lieux ou leur genre d'études leur font perdre. Ainsi, parmi ces personnes, celle qui a bien digéré, se lèvera de bonne heure avec avantage; celle qui a mal digéré, doit se reposer, et, si elle a dû se lever, redormir; celle qui n'a point digéré du tout, gardera un repos complet, et ne se livrera ni au travail, ni à l'exercice, ni aux affaires. Celui qui est sujet à des aigreurs, sans douleurs à l'épigastre, doit de temps en temps boire de l'eau froide, et se modérer en tout; habiter une maison bien éclairée, exposée aux vents d'été et au soleil d'hiver; éviter le soleil de midi, la fraîcheur du matin et du soir, ainsi que les exhalaisons des fleuves et des marées, et, sous aucun prétexte, ne se risquer, par un ciel nuageux, aux éclaircies du soleil, qui produisent des alternatives de chaud et de froid : causes principales des coryzas et des catarrhes. C'est surtout dans les endroits malsains, où ces influences peuvent même occasionner des maladies pestilentielles, qu'il faut observer ces recommandations. On doit savoir aussi que l'on est en bonne santé, quand tous les matins l'urine est d'abord claire, puis rougeâtre : la première indique que la digestion se fait, et l'autre qu'elle est faite. Dès le réveil, il convient de se reposer un peu, puis, excepté en hiver, de se laver la bouche avec beaucoup d'eau froide. Pendant les longs jours, il est mieux de faire la méridienne avant le repas; si les jours sont courts, mieux vaut la faire après. En hiver, il est préférable de dormir toute la nuit. Si l'on est obligé de veiller, ce n'est pas avant le repas, mais après la digestion qu'on le fera. Celui qui a été retenu pendant le jour pour ses affaires privées ou publiques, doit réserver un peu de temps pour les

ratio detrahit, cura restituat. Ex his igitur, qui bene concoxit, mane tuto surget; qui parum, quiescere debet, et, si mane surgendi necessitas fuerit, redormire : qui non concoxit, ex toto conquiescere, ac neque labori se, neque exercitationi, neque negotiis credere. Quid crudum sine præcordium dolore ructat, is ex intervallo aquam frigidam bibere, et se nihilo minus continere. Habitare vero ædificio lucido, perflatum æstivum, hibernum solem habente; cavere meridianum solem, matutinum et vespertinum frigus; itemque auras fluminum atque stagnorum; minimeque, nubilo cœlo, soli aperienti, se committere, ne modo frigus, modo calor moveat; quæ res maxime gravedines destillationesque concitat. Magis vero gravibus locis ista servanda sunt, in quibus etiam pestilentiam faciunt. Scire autem licet, integrum corpus esse, quum quotidie mane urina alba, deinde rufa est : illud concoquere, hoc concoxisse significat. Ubi experrectus est aliquis, paulum intermittere : deinde, nisi hiems est, fovere os multa aqua frigida debet. Longis diebus meridiari potius ante cibum; sin minus, post eum : per hiemen potissimum totis noctibus conquiescere. Sin lucubrandum est, non post cibum id facere, sed post concoctionem. Quem interdiu vel domestica, vel civilia officia tenuerunt, huic tempus aliquod servandum curationi corporis sui est. Prima autem ejus curatio, exercitatio est, quæ semper antecedere cibum debet : in eo, qui minus

soins de sa personne. Sa première occupation sera de se livrer à l'exercice, mais toujours avant le repas. Cet exercice doit être plus fort pour celui qui a moins travaillé et bien digéré ; plus doux pour celui qui se sent fatigué et dont la digestion n'est pas terminée. Les exercices salutaires sont : la lecture à haute voix, les armes, la balle, la course, la promenade : cette dernière est plus avantageuse sur un terrain qui n'est pas tout-à-fait uni ; car les montées et les descentes, en imprimant au corps des mouvements variés, sont plus favorables, à moins que l'état de faiblesse ne soit extrême. La promenade est plus salutaire au grand air que sous un portique ; au soleil, si la tête peut le supporter, qu'à l'ombre ; à l'ombre des murs et du feuillage, qu'à celle des toits ; en ligne droite qu'en ligne sinueuse. On met généralement fin à l'exercice quand il survient de la sueur, ou, du moins, une lassitude qui n'est pas encore la fatigue ; on s'y livre, du reste, avec plus ou moins d'ardeur. Dans tous ces exercices, on ne doit pas s'astreindre, comme les athlètes, à une règle invariable et à des travaux excessifs. L'exercice est utilement suivi, tantôt d'une onction au soleil ou devant un feu ; tantôt d'un bain, mais dans une salle qui soit, le plus possible, haute, bien éclairée et spacieuse. Aucun exercice ne sera fait tous les jours, mais on se livrera à l'un plutôt qu'à l'autre selon la constitution ; un peu de repos est ensuite de rigueur. Pour ce qui concerne la nourriture, l'intempérance n'est jamais utile ; une diète sévère est souvent nuisible ; si l'on a commis quelque excès, il est plus facile de se restaurer avec des boissons qu'avec des aliments (1). Il vaut mieux commencer le repas par des salaisons, des légumes et autres mets semblables, et passer ensuite à la viande ; la meilleure est celle qui est rôtie

laboravit, et bene concoxit, amplior; in eo, qui fatigatus est, et minus concoxit, remissior. Commode vero exercent clara lectio, arma, pila, cursus, ambulatio ; atque hæc non utique plana, commodior est ; siquidem melius ascensus quoque et descensus cum quadam varietate corpus movet ; nisi tamen id perquam imbecillum est. Melior autem est sub divo, quam in porticu ; melior, si caput patitur, in sole, quam in umbra ; melior in umbra quam parietes aut viridia efficiunt, quam quæ tecto subest ; melior recta, quam flexuosa. Exercitationis autem plerumque finis esse debet sudor, aut certe lassitudo, quæ citra fatigationem sit : idque ipsum modo minus, modo magis faciendum est. Ac ne his quidem, athletarum exemplo, vel certa esse lex, vel immodicus labor debet. Exercitationem recte sequitur modo unctio, vel in sole, vel ad ignem ; modo balneum, sed conclavi quam maxime et alto et lucido et spatioso. Ex his vero neutrum semper fieri oportet ; sed sæpius alterutrum, pro corporis natura. Post hæc paulum conquiescere opus est. Ubi ad cibum ventum est, nunquam utilis est nimia abstinentia ; si qua intemperantia subest, tutior est in potione, quam in esca. Cibus a salsamentis, oleribus, similibusque rebus melius incipit : tum caro assumenda est, quæ assa optima, aut elixa est. Condita omnia duabus de causis inutilia sunt ; quoniam et plus propter dulcedinem assumitur, et quod modo par est, tamen ægrius concoquitur. Secunda

ou bouillie. Tous les ragoûts sont nuisibles pour deux raisons : d'abord, parce que leur saveur agréable excite à en prendre davantage ; ensuite, parce que, bien que pris sans excès, la digestion en est plus laborieuse. Le second service ne nuit pas, si l'estomac est bon, mais cause des aigreurs, s'il est mauvais ; aussi celui chez qui cet organe est délicat, doit-il prendre au premier service, des dattes, des pommes et autres fruits semblables. Lorsqu'on a bu plus copieusement que la soif ne l'exige, il ne faut rien manger ; quand on est rassasié, ne rien faire. Après un repas surabondant, la digestion s'accomplit mieux, si l'on ingère de l'eau fraîche sur ce que l'on a pris ; puis si l'on veille un peu, et qu'on s'abandonne ensuite à un sommeil profond. Celui qui a mangé outre mesure pendant le jour, ne doit s'exposer après le repas, ni au froid, ni au chaud, ni au travail, car leur influence est moins préjudiciable à jeun que dans l'état de réplétion de l'estomac. Si, pour une raison quelconque, on doit supporter la faim, il faut éviter tout travail (2).

CHAPITRE III.

Observations concernant le tempérament, l'âge et les saisons.

Les règles que nous venons d'établir sont à peu près constantes. Cependant il y a quelques remarques à faire au sujet des circonstances accidentelles, des tempéraments, des âges et des saisons. En effet, la transition d'un endroit salubre dans un lieu malsain, et de celui-ci

mensa bono stomacho nihil nocet, in imbecillo coacescit. Si quis itaque hoc parum valet, palmulas, pomaque, et similia melius primo cibo assumit. Post multas potiones, quæ aliquantum sitim excesserunt, nihil edendum est : post satietatem, nihil agendum. Ubi expletus est aliquis, facilius concoquit, si quidquid assumsit, potione aquæ frigidæ includit, tum paulisper invigilat, deinde bene dormit. Si quis interdiu se implevit, post cibum neque frigori, neque æstui, neque labori se debet committere : neque enim tam facile hæc inani corpore, quam repleto nocent. Si quibus de causis futura inedia est, labor omnis vitandus est.

CAPUT III.

Observationes circa corporum genera, ætates, et tempora anni.

Atque hæc quidem pæne perpetua sunt. Quasdam autem observationes desiderant et novæ res, et corporum genera, et ætates, et tempora anni. Nam neque ex salubri loco in gravem, neque ex gravi in salubrem transitus satis tutus est. Ex salubri in gravem, prima hieme ; ex gravi in eum, qui salubris est, prima æstate transire melius est.

dans celui-là, n'est pas sans danger. Il vaut mieux que le passage d'un lieu salubre dans un lieu malsain, s'effectue au début de l'hiver; et celui d'un lieu malsain dans un lieu salubre, au commencement de l'été. Il n'est bon ni de trop manger, après une longue abstinence, ni de trop se priver d'aliments, après en avoir trop pris (1). Il y a du danger à manger contre son habitude une ou deux fois par jour sans se retenir (2). De même un repos immédiat, après un excès de travail, et un travail subit, à la suite d'un repos excessif, ne sont pas sans grave inconvénient. Aussi, quand on a l'intention d'introduire quelque changement dans son genre de vie, doit-on s'y préparer graduellement (3). Un enfant ou un vieillard supporte plus facilement un travail quelconque, qu'un homme fait qui n'y est pas habitué (4); voilà pourquoi une vie trop oisive offre du danger, parce qu'on peut se trouver un jour dans la nécessité de travailler. Une personne non accoutumée au travail et qui s'y est livrée, ou qui y étant habituée, en a fait plus que de coutume, doit dormir sans manger : à plus forte raison si la bouche est amère, la vue trouble et le ventre dérangé. Dans ce cas, en effet, il faut non-seulement se mettre au lit à jeun, mais encore y rester le lendemain, à moins que le repos n'ait promptement dissipé ces désordres. Lorsqu'on s'est conformé à ces prescriptions, il est à propos de se lever et de se promener lentement et peu. Si l'on n'a pas été contraint de dormir, parce que le travail a été plus modéré, on n'en devra pas moins marcher un peu, comme il vient d'être dit. Les règles communes applicables à toute personne qui, après une fatigue, a l'intention de prendre de la nourriture, consistent, dès qu'on s'est un peu promené, et en l'absence de bains (5), à

Neque vero ex multa fame nimia satietas; neque ex nimia satietate fames idonea est. Periclitaturque, et qui semel, et qui bis die cibum incontinenter (*a*), contra consuetudinem, assumit. Item neque ex nimio labore subitum otium, neque ex nimio otio subitus labor, sine gravi noxa est. Ergo, quum quis mutare aliquid volet, paulatim debebit assuescere. Omnem etiam laborem facilius vel puer vel senex, quam insuetus homo sustinet. Atque ideo quoque nimis otiosa vita utilis non est; quia potest incidere laboris necessitas. Si quando tamen insuetus aliquis laboravit, aut si multo plus, quam solet, etiam is, qui assuevit, huic jejuno dormiendum est : multo magis, si etiam os amarum est, vel oculi caligant, aut venter perturbatur. Tum enim non dormiendum tantummodo jejuno est, sed etiam in posterum diem permanendum; nisi cito id quies sustulit. Quod si factum est, surgere oportet, et lente paulum (*b*) ambulare. At si somni necessitas non fuit, quia modice magis aliquis laboravit, tamen ingredi aliquid eodem modo debet. Communia deinde omnibus sunt post fatigationem cibum sumpturis, ubi paulum ambulaverunt, si balneum non est, calido loco, vel in sole, vel ad ignem ungi, atque sudare; si est, ante omnia in tepidario sedere, deinde, ubi paulum conquieverunt, intrare et descendere in solium; tum multo oleo ungi, leniterque perfricari,

s'oindre et à suer dans un local chaud, au soleil ou près du feu; s'il en existe, à s'asseoir d'abord dans le tépidarium (6), puis, après un court repos, à entrer et à descendre dans le bain (7); ensuite à s'oindre avec beaucoup d'huile et à se frictionner légèrement; à descendre de nouveau dans le bain, et enfin, à se laver la bouche avec de l'eau chaude, puis froide. Un bain très-chaud ne convient pas à ces personnes. En conséquence, quelqu'un, pour s'être trop fatigué, est-il dans un état presque fébrile? il se bornera à prendre dans un appartement chaud, un bain de siége jusqu'aux aines dans de l'eau chaude, additionnée d'un peu d'huile; puis il se fera légèrement frictionner tout le corps, et particulièrement les parties qui ont été mouillées dans le bain, avec de l'huile additionnée de vin et d'un peu de sel broyé. Après cela, toutes les personnes fatiguées agissent bien en prenant une nourriture surtout humectante, et en se contentant d'eau ou d'une boisson coupée d'eau, principalement de celles qui excitent la sécrétion urinaire. Il importe aussi de savoir qu'une boisson froide est extrêmement pernicieuse aux personnes en transpiration par suite d'un travail, et, qu'après la disparition de la sueur, elle est même préjudiciable à celles qui sont fatiguées de marcher. Asclépiade soutenait que les boissons froides étaient nuisibles à l'issue du bain : ce qui est vrai pour les personnes dont le ventre se dérange facilement et d'une manière inquiétante, ou qui sont prises de frissons pour la moindre cause; mais cette règle n'est pas absolue, car rien de plus naturel que de rafraîchir l'estomac échauffé avec une boisson froide; avec cette restriction, si l'on est encore en sueur après le bain, de s'abstenir de boire froid. Il est bon, après une nourriture variée et de fréquentes libations de boissons coupées d'eau, de se faire vomir, de se reposer

iterum in solium descendere : post hæc os aqua calida, deinde frigida fovere. Balneum his fervens idoneum non est. Ergo si nimium alicui fatigato pæne febris est, huic abunde est loco tepido demittere se inguinibus tenus in aquam calidam, cui paulum olei sit adjectum; deinde totum quidem corpus, maxime tamen eas partes, quæ in aqua fuerunt, leniter perfricare ex oleo, cui vinum et paulum contriti salis sit adjectum. Post hæc omnibus fatigatis aptum est cibum sumere, eoque humido uti; aqua, vel certe diluta potione esse contentos, maximeque ea, quæ moveat urinam. Illud quoque nosse oportet, quod ex labore sudanti frigida potio perniciosisssima est; atque etiam, quum sudor se remisit, itinere fatigatis inutilis. A balneo quoque venientibus Asclepiades inutilem eam judicavit : quod in iis verum est, quibus alvus facile, nec tuto, resolvitur, quique facile inhorrescunt; perpetuum in omnibus non est, quum potius naturale sit, potione æstuantem stomachum refrigerari. Quod ita præcipio, ut tamen fatear, ne ex hac quidem causa sudanti adhuc frigidum bibendum esse. Solet etiam prodesse, post varium cibum, frequentesque dilutas potiones, vomitus, et postero die longa quies, deinde modica exercitatio. Si assidua fatigatio urget, invicem modo aqua,

longtemps le lendemain, puis de faire un peu d'exercice. Si l'on a à subir une fatigue incessante, il faut boire tantôt de l'eau, tantôt du vin, et se baigner rarement. On allége aussi la fatigue en changeant de travail, et quand on a été trop éprouvé par un nouveau genre d'occupation, on se délasse en reprenant son travail habituel. Le lit de tous les jours est le meilleur pour l'homme fatigué; un lit nouveau, au contraire, cause de la lassitude; car dur ou mou, il est mauvais si l'on n'y est habitué (8).

Il y a quelques recommandations particulières à faire à celui que la marche fatigue. Il se délassera en se frictionnant souvent pendant la route; après la route, il se reposera d'abord sur un siége, puis se fera une onction; ensuite il se fomentera dans un bain d'eau chaude, mais les parties inférieures de préférence aux supérieures. Celui qui a subi l'action prolongée du soleil, doit se rendre immédiatement au bain et se faire arroser d'huile le corps et la tête, puis descendre dans uue baignoire d'eau bien chaude, ensuite se faire répandre sur la tête de l'eau à profusion, d'abord chaude, puis froide. Mais celui qui a été exposé à un froid très-intense, a besoin d'abord de se tenir assis et bien enveloppé, dans l'établissement de bains, jusqu'à ce qu'il sue; puis de se faire oindre, ensuite de se baigner, de manger avec modération et de boire du vin pur. Celui qui en voyageant sur mer, est pris de nausées, doit, s'il a vomi beaucoup de bile, s'abstenir d'aliments, ou n'en prendre que fort peu; s'il a rendu de la pituite acide, prendre de la nourriture, mais moins qu'à l'ordinaire; si les nausées n'ont pas été suivies de vomissements, observer la diète, ou se bien faire vomir après avoir mangé. Celui qui est resté assis toute la journée dans un véhicule ou au spectacle, ne doit point courir, mais se pro-

modo vinum bibendum est, raroque balneo utendum. Levatque lassitudinem etiam laboris mutatio : eumque, quem novum genus laboris pressit, id, quod in consuetudine est, reficit. Fatigato quotidianum cubile tutissimum est : insolitum contra lassat. Quod enim contra consuetudinem est, nocet, seu molle, seu durum est.

Proprie quædam ad eum pertinent, qui ambulando fatigatur. Hunc reficit in ipso quoque itinere frequens frictio; post iter, primum sedile, deinde unctio : tum calida aqua in balneo magis inferiores partes, quam superiores foveat. Si quis vero exustus in sole est, huic in balneum protinus eundum, perfundendumque oleo corpus et caput; deinde in solium bene calidum descendendum est; tum multa aqua per caput infundenda, prius calida, deinde frigida. At ei, qui perfrixit, opus est in balneo primum involuto sedere, donec insudet; tum ungi; deinde lavari; cibum modicum, potiones meracas assumere. Is vero qui navigavit, et nausea pressus est, si multam bilem evomuit, vel abstinere a cibo debet, vel paulum aliquid assumere; si pituitam acidam effudit, utique sumere cibum, sed assueto leviorem; si sine vomitu nausea fuit, vel abstinere, vel post cibum vomere. Qui vero toto die, vel in vehiculo, vel in spectaculis

mener lentement; souvent aussi, il se trouvera bien de se tenir longtemps dans un bain, puis de souper légèrement. Si l'on a trop chaud dans le bain, on se restaurera en humant du vinaigre et en le retenant dans la bouche : à défaut de vinaigre, on emploiera de l'eau fraîche pour le même usage.

Il importe, avant tout, de bien connaître sa propre nature; car on peut être frêle ou obèse; avoir le tempérament chaud ou froid, la constitution sèche ou humide; être sujet au relâchement du ventre ou à la constipation : il est rare, en effet, qu'on n'ait pas une partie faible. Un homme maigre cherchera donc à prendre de l'embonpoint; celui qui est replet, à se faire maigrir. Si sa nature est chaude, il usera des réfrigérants; si elle est froide, des réchauffants; humide, des desséchants; sèche, des humectants : de même s'il a le ventre relâché, il le fortifiera; s'il l'a resserré, il le relâchera : en un mot, il faut toujours venir en aide à la partie qui souffre le plus.

On procure de l'embonpoint au corps par un exercice modéré, le repos fréquent, les onctions, le bain après le dîner, l'habitude de tenir le ventre resserré, le froid modéré en hiver, un sommeil plein, sans être trop prolongé, un lit mou, la tranquillité d'esprit, les aliments et les boissons principalement doux et gras, et des repas aussi nombreux et copieux qu'on peut les supporter. Les choses qui font maigrir sont : les bains chauds, surtout si l'eau est salée, le bain à jeun, les ardeurs du soleil et toute espèce de chaleur, les soucis, les veilles, le sommeil ou trop court ou trop prolongé; un lit dur (9), la course, les promenades fréquentes, tout exercice violent, le vomissement, les déjections alvines, les substances acides et austères

sedit, huic nihil currendum, sed lente ambulandum est : lenta quoque in balneo mora, dein cœna exigua prodesse consueverunt. Si quis in balneo æstuat, reficit hunc ore exceptum, et in eo retentum acetum : si id non est, eodem modo frigida aqua assumta.

Ante omnia autem norit quisque naturam sui corporis : quoniam alii graciles, alii obesi sunt, alii calidi, alii frigidiores, alii humidi, alii sicci; alios adstricta, alios resoluta alvus exercet : raro quisquam non aliquam partem corporis imbecillam habet. Tenuis vero homo implere se debet, plenus extenuare, calidus refrigerare, frigidus calefacere, madens siccare, siccus madefacere : itemque alvum firmare is, cui fusa; solvere is, cui adstricta est : succurrendumque semper parti maxime laboranti est.

Implet autem corpus modica exercitatio, frequentior quies, unctio, et, si post prandium est, balneum, contracta alvus, modicum frigus hieme, somnus et plenus et non nimis longus, molle cubile, animi securitas, assumta per cibos et potiones maxime dulcia et pinguia, cibus et frequentior et quantus plenissimus potest concoqui. Extenuat corpus aqua calida, si quis in eam descendit, magisque si salsa est; in jejuno balneum, inurens sol et omnis calor, cura, vigilia, somnus nimium vel brevis vel longus (c); durum cubile; cursus, multa ambulatio, omnisque vehemens exercitatio,

prises une fois par jour, et l'habitude de boire à jeun du vin qui ne soit pas trop froid.

Puisque j'ai rangé les vomissements et les déjections au nombre des atténuants, il est à propos de parler en particulier des uns et des autres. Je remarque qu'Asclépiade, dans le livre qu'il a composé sur la manière de conserver la santé, a rejeté le vomissement; je ne le blâme pas de trouver choquante l'habitude qu'ont certaines personnes d'employer tous les jours cet expédient pour se procurer un appétit vorace. Il a été un peu plus loin, puisque, dans le même ouvrage, il proscrit aussi les purgations. Celles-ci sont, en effet, pernicieuses, lorsqu'on les provoque par des remèdes trop violents; mais il ne faut pas les exclure d'une manière absolue, parce qu'en raison du tempérament et des saisons elles peuvent être utiles, pourvu qu'on en use avec mesure et opportunité. Asclépiade lui-même avoue que s'il existe quelque matière corrompue, on doit l'expulser; il ne faut donc pas condamner entièrement ces ressources; mais l'indication de leur emploi peut tenir à plusieurs circonstances, dont l'appréciationn exige une attention toute particulière.

Le vomissement est plus utile en hiver qu'en été (10), car alors la pituite est plus abondante, et la pesanteur de tête plus pénible. Il est nuisible aux individus maigres et à ceux dont l'estomac est faible; favorable à tous ceux qui sont replets et bilieux, quand ils ont pris trop d'aliments ou qu'ils n'ont pas bien digéré; car si l'on en a pris plus qu'on n'en peut digérer, il ne faut pas s'exposer à les voir se corrompre; et, s'ils sont corrompus, rien n'est plus avantageux que de les expulser par la voie la plus expéditive. Par conséquent, chaque

vomitus, dejectio, acidæ res et austeræ, et semel die assumtæ, et vini non præfrigidi (*d*) potio jejuno in consuetudinem adducta.

Quum vero inter extenuantia posuerim vomitum et dejectionem, de his quoque proprie quædam dicenda sunt. Ejectum esse ab Asclepiade vomitum in eo volumine, quod *De tuenda sanitate* composuit, video : neque reprehendo, si offensus eorum est consuetudine, qui quotidie ejiciendo, vorandi facultatem moliuntur. Paulo etiam longius processit : idem purgationes quoque eodem volumine expulit. Et sunt eæ perniciosæ, si nimis valentibus medicamentis fiunt; sed hæc tamen submovenda esse, non est perpetuum; quia corporum temporumque ratio potest ea facere necessaria, dum et modo, et non nisi quum opus est, adhibeantur. Ergo ille quoque ipse, si quid jam corruptum esset, expelli debere confessus est : ita non ex toto res condemnanda est; sed esse ejus etiam plures causæ possunt; estque in ea quædam paulo subtilior observatio adhibenda.

Vomitus utilior est hieme quam æstate, nam tunc et pituitæ plus, et capitis gravitas major subest. Inutilis est gracilibus, et imbecillum stomachum habentibus : utilis plenis et biliosis omnibus, si vel nimium se repleverunt, vel parum concoxerunt; nam sive plus est, quam quod concoqui possit, periclitari ne corrumpatur, non oportet;

fois que l'on éprouve des rapports amers, accompagnés de douleur et de pesanteur à l'épigastre, on doit immédiatement recourir à ce moyen (11). Il est utile également aux personnes qui ont des chaleurs à la poitrine, la salive abondante ou des nausées fréquentes; à celles qui ont des tintements d'oreilles, les yeux humides et la bouche amère; à celles qui changent de ciel ou de pays; à celles qui éprouvent des douleurs épigastriques, et qui sont restées plusieurs jours sans vomir. Je n'ignore pas que le repos est de précepte dans ce cas; mais il n'est pas toujours à la portée de ceux qui sont obligés de se livrer à des occupations, et il n'agit pas de même sur tout le monde. Aussi, je reconnais qu'il ne faut pas y avoir recours dans un but de sensualité (pour se procurer plus d'appétit) : mais je crois, d'après les expériences, qu'il est quelquefois utile de le provoquer par motif de santé, en observant que celui qui veut se conserver bien portant et arriver à une vieilllesse avancée, ne doit pas en faire une pratique journalière. Celui qui se propose de provoquer le vomissement après le repas, se bornera, s'il le fait facilement, à prendre préalablement de l'eau un peu tiède : s'il vomit difficilement, à ajouter à l'eau un peu de sel ou de miel. Mais celui qui veut se faire vomir le matin, doit d'abord boire du vin miellé (12) ou une infusion d'hysope, ou bien manger des radis, puis boire de l'eau tiède, comme on l'a dit plus haut. Toutes les autres substances que les anciens médecins prescrivaient, offensent l'estomac (13). Après le vomissement, si l'on éprouve des faiblesses dans cet organe, on prend un peu de nourriture, mais de celle qui convient à l'estomac, et l'on boit trois cyathes d'eau fraîche, si l'action de vomir n'a pas irrité la gorge. Quand on a vomi, si c'est le matin, on doit se promener, puis

sive corruptum est, nihil commodius est, quam id, qua via primum expelli potest, ejicere. Itaque, ubi amari ructus cum dolore et gravitate præcordiorum sunt, ad hunc protinus confugiendum est. Idem prodest ei, cui pectus æstuat, et frequens saliva, vel nausea est : aut sonant aures, aut madent oculi, aut os amarum est : similiterque ei, qui vel cœlum, vel locum mutat; iisque, quibus, si per plures dies non vomuerunt, dolor præcordia infestat. Neque ignoro inter hæc præcipi quietem : quæ non semper contingere potest agendi necessitatem habentibus; nec in omnibus idem facit. Itaque istud luxuriæ causa fieri non oportere confiteor; interdum valetudinis causa recte fieri, experimentis credo : cum eo tamen, ne quis, qui valere et senescere volet, hoc quotidianum habeat. — Qui vomere post cibum vult, si ex facili facit, aquam tantum tepidam ante debet assumere; si difficilius, aquæ vel salis, vel mellis paulum adjicere. At qui mane vomiturus est, ante bibere mulsum, vel hyssopum, aut esse radiculam debet; deinde aquam tepidam, ut supra scriptum est, bibere. Cetera, quæ antiqui medici præceperunt, stomachum omnia infestant. Post vomitum, si stomachus infirmus est, paulum cibi, sed hujus idonei, gustandum, et aquæ frigidæ cyathi tres bibendi sunt,

s'oindre; ensuite souper; si c'est après souper, il faut prendre un bain le lendemain, et suer au bain. Dans ce dernier cas, il est bon que le premier repas soit modéré, et qu'il se compose de pain cuit la veille, de vin pur austère, de viande rôtie et d'aliments très-secs. Si l'on a l'intention de se faire vomir deux fois par mois, mieux vaut le faire en deux jours de suite qu'à quinze jours d'intervalle (14), à moins que ce retard ne cause de la pesanteur à la poitrine.

Il faut provoquer la purgation à l'aide d'un médicament, dès que le ventre se trouve constipé, qu'il rend peu de selles et qu'il survient des flatuosités, des obscurcissements de la vue, des céphalalgies et d'autres incommodités, de la partie supérieure du corps. Quel secours peut-on espérer, dans ce cas, du repos et de la diète, qui sont les causes les plus fréquentes de ces états? Celui qui veut se purger, doit prendre d'abord les aliments et les vins qui produisent cet effet; et, si cela ne suffit pas, recourir à l'aloès. Mais les purgations, qui, de temps en temps, sont nécessaires, deviennent dangereuses quand on les répète souvent; car le corps s'habitue à se passer de nourriture, et l'état de faiblesse dans lequel il tombe le dispose à toutes sortes de maladies.

Les agents caléfiants sont : l'onction, l'eau salée, surtout si elle est chaude, toutes les salaisons, les substances amères, charnues, le bain après le repas et le vin austère. Les réfrigérants sont : le bain pris à jeun, le sommeil, pourvu qu'il ne soit pas trop prolongé, toutes les acidités, l'eau très-froide et l'huile mêlée avec de l'eau. Les humectants sont : un travail moindre qu'à l'ordinaire, le bain fréquent, une nourriture plus abondante, des boissons copieuses, suivis de la promenade

nisi tamen fauces vomitus exasperarit. Qui vomuit, si mane id fecit, ambulare debet, tum ungi, deinde cœnare : si post cœnam, postero die lavari, et in balneo sudare. Huic proximus cibus mediocris utilior est; isque esse debet cum pane hesterno, vino austero meraco, et carne assa cibisque omnibus quam siccissimis. Qui vomere bis in mense vult, melius consulet, si biduo continuarit, quam si post quintumdecimum diem vomuerit; nisi hæc mora gravitatem pectori faciet.

Dejectio autem a medicamento quoque petenda est, ubi venter suppressus parum reddit, ex eoque inflationes, caligines, capitis dolores, aliaque superioris partis mala increscunt. Quid enim inter hæc adjuvare possunt quies et inedia, per quæ illa maxime eveniunt? Qui dejicere vult, primum cibis vinisque utetur iis, quæ hoc præstant; dein, si parum illa proficient, aloen sumat. Sed purgationes quoque, ut interdum necessariæ sunt, sic, ubi frequentes sunt, periculum afferunt. Assuescit enim non ali corpus; quum omnibus morbis obnoxia maxime infirmitas sit.

Calefacit autem unctio, aqua salsa, magisque si calida est, omnia salsa, amara, carnosa, si post cibum est, balneum, vinum austerum. Refrigerat in jejuno et balneum, et somnus, nisi nimis longus est, omnia acida; aqua quam frigidissima; oleum, si aqua miscetur. Humidum autem corpus efficit labor minor, quam ex consuetudine, frequens

et de la veille, les promenades réitérées et violentes. Les repas qu'on ne prend pas immédiatement après les exercices du matin, produisent le même effet, ainsi que tous les aliments qui viennent des endroits frais, pluvieux et bien arrosés. Les desséchants, au contraire, sont : l'exercice immodéré, la faim, l'onction sans eau, la chaleur, le soleil ardent, l'eau froide, le repas aussitôt après l'exercice et les aliments qui proviennent des lieux secs et chauds.

Les agents qui constipent sont : le travail, le repos sur un siége, les frictions sur le corps avec l'argile de potier, une nourriture plus faible qu'à l'ordinaire et dont on n'use qu'une fois par jour quand on a l'habitude d'en prendre deux fois, la boisson en petite quantité, qu'on ne boit qu'à la fin du repas, et le repos après avoir mangé. Les relâchants sont, au contraire, une promenade plus active, une alimentation plus abondante, le mouvement après le repas, et le fait de boire en mangeant. Il importe aussi de savoir que le vomissement constipe, si l'on est relâché ; relâche, si l'on est constipé ; qu'il constipe quand on le provoque aussitôt après le repas, et relâche lorsqu'on y a recours longtemps après avoir mangé.

Pour ce qui est de l'âge, on supporte très-facilement l'abstinence dans l'âge moyen, moins bien dans la jeunesse, point du tout dans l'enfance et dans la vieillesse (15) ; moins on la tolère, plus on doit répéter les repas. On a surtout besoin de le faire au moment de la croissance (16). Le bain chaud convient aux enfants et aux vieillards ; le vin un peu coupé d'eau, aux enfants ; celui qui est presque pur, aux vieillards. Les vins qui donnent des flatuosités ne sont favorables ni aux uns ni aux autres (17). Les jeunes gens ont moins à se préoccuper

balneum, cibus plenior, multa potio ; post hæc ambulatio, et vigilia ; per se quoque ambulatio multa et vehemens, et matutinæ exercitationi non protinus cibus adjectus ; ea genera escæ, quæ veniunt ex locis frigidis, et pluviis, et irriguis. Contra siccat immodica exercitatio, fames, unctio sine aqua, calor, sol immodicus, frigida aqua, cibus exercitationi statim subjectus, et is ipse ex siccis et æstuosis locis veniens.

Alvum adstringit labor, sedile, creta figularis corpori illita, cibus imminutus, et is ipse semel die assumtus ab eo, qui bis solet ; exigua potio, neque adhibita, nisi quum cibi quis quantum assumturus est, cepit ; post cibum quies. Contra solvit aucta ambulatio atque esca, motus qui post cibum est, subinde potiones cibo immixtæ. Illud quoque scire oportet, quod ventrem vomitus solutum comprimit, compressum solvit : itemque comprimit is vomitus, qui statim post cibum est ; solvit is, qui tarde supervenit.

Quod ad ætates vero pertinet, inediam facillime sustinent mediæ ætates, minus juvenes, minime pueri et senectute confecti. Quo minus fert facile quisque, eo sæpius debet cibum assumere ; maximeque eo eget, qui increscit. Calida lavatio et pueris et senibus apta est. Vinum dilutius pueris, senibus meracius, neutri ætati quæ inflationes movent. Juvenum minus, quæ assumant, et quomodo curentur, interest. Quibus juveni-

de l'alimentation et des soins de leur personne. Ceux qui dans leur jeunesse ont eu des flux diarrhéiques, sont le plus souvent constipés dans la vieillesse ; et ceux qui ont été constipés pendant leur jeunesse, sont souvent relâchés dans la vieillesse (18). Mieux vaut le flux de ventre chez le jeune homme, et la constipation chez le vieillard (19).

Il faut aussi avoir égard aux saisons. En hiver, il convient de manger davantage (20) ; de boire moins de vin, mais plus pur ; d'user de beaucoup de pain, de viande surtout rôtie, de légumes en petite quantité (21) ; et de ne faire qu'un seul repas par jour, à moins qu'on ne soit trop resserré. Si l'on déjeune, il vaut mieux prendre des aliments en petite quantité et secs, sans viande ni boisson. Dans cette saison, l'on doit plutôt faire usage d'une nourriture chaude ou, du moins, réchauffante. Le commerce des femmes n'est pas alors aussi pernicieux. Au printemps, il faut diminuer les aliments, augmenter la boisson, mais boire du vin plus coupé d'eau, manger plus de viande et de légumes, et passer, par degrés, de la viande rôtie à la viande bouillie. C'est à cette époque que l'on peut se livrer aux plaisirs de l'amour avec le plus de sécurité. En été, le corps réclame plus fréquemment de la boisson et de la nourriture ; aussi, convient-il alors de faire un déjeuner. Dans cette saison, on se trouve très-bien de la viande et des légumes, d'une boisson très-allongée d'eau, de manière à étancher la soif sans enflammer le corps, du bain froid, de la viande bouillie et des aliments froids ou rafraîchissants. Comme les repas doivent être plus fréquents, il faut aussi les faire plus légers. L'automne est la saison la plus dangereuse à cause des variations de température (22) ; aussi, importe-t-il de ne pas sortir sans être vêtu et chaussé, surtout

bus fluxit alvus, plerumque in senectute contrahitur : quibus in adolescentia fuit adstricta, sæpe in senectute solvitur. Melior est autem in juvene fusior, in sene adstrictior.

Tempus quoque anni considerare oportet. Hieme plus esse convenit ; minus, sed meracius bibere ; multo pane uti, carne potius assa, modice oleribus ; semel die cibum capere, nisi si nimis venter adstrictus est. Si prandet aliquis, utilius est exiguum aliquid, et ipsum siccum sine carne, sine potione sumere. Eo tempore anni calidis omnibus potius utendum est, vel calorem moventibus. Venus tum non æque perniciosa est. At vere paulum cibo demendum, adjiciendumque potioni, sed dilutius tamen bibendum est ; magis carne utendum, magis oleribus ; transeundum paulatim ab assis ad elixa. Venus eo tempore anni tutissima est. Æstate vero et potione et cibo sæpius corpus eget ; ideo prandere quoque commodum est. Eo tempore aptissima sunt et caro et olus ; potio quam dilutissima, ut et sitim tollat, nec corpus incendat ; frigida lavatio, caro elixa, frigidi cibi, vel qui refrigerent. Ut sæpius autem cibo utendum, sic exiguo est. Per autumnum vero, propter cœli varietatem, periculum maximum est. Itaque neque sine veste, neque sine calceamentis prodire oportet, præcipueque diebus frigidioribus, neque sub divo noctu dormire, aut certe bene operiri. Cibo vero jam paulo pleniore uti

lorsque les jours sont plus froids, et de ne pas dormir la nuit en plein air, ou du moins sans être bien couvert. On peut déjà user d'une nourriture un peu plus substantielle et boire moins de vin, mais un peu plus pur. Quelques-uns pensent que les fruits que l'on prend sans modération toute la journée et sans préjudice d'une nourriture plus substantielle, sont nuisibles; ce ne sont pas les fruits qui font du mal, mais la comsommation de toutes ces choses ensemble, car rien ne contribue moins à ce résultat que les fruits. Cependant il ne convient pas de manger plus souvent des fruits que d'autres aliments. Enfin, il est nécessaire de retrancher un peu de nourriture substantielle, quand on ajoute des fruits aux aliments. Les plaisirs vénériens ne sont utiles ni en été ni en automne : toutefois en automne ils sont supportables; mais il faut, si c'est possible, s'en abstenir pendant tout l'été.

CHAPITRE IV.

De ceux qui ont la tête faible.

J'ai à parler maintenant de ceux qui ont quelques parties du corps faibles. Celui qui a la tête faible, doit, s'il a bien digéré se la frotter doucement le matin avec les mains; ne jamais la tenir couverte, si c'est possible; la faire raser de très-près, mais jamais après le repas. S'il a des cheveux, il doit les peigner chaque jour; se promener beaucoup, mais, s'il se peut, ni sous un toit ni au soleil; éviter surtout l'ardeur du soleil,

licet; minus, sed meracius bibere. Poma nocere quidam putant, quæ immodice toto die plerumque sic assumuntur, ne quid ex densiore cibo remittatur : ita non hæc, sed consummatio omnium nocet. Ex quibus in nullo tamen minus, quam in his noxæ est. Sed his uti non sæpius, quam alio cibo, convenit. Denique aliquid densiori cibo, quum hic accedit, necessarium est demi. Neque æstate vero, neque autumno utilis venus est : tolerabilior tamen per autumnum; æstate in totum, si fieri potest, abstinendum est.

CAPUT IV.

De his quibus caput infirmum est.

Proximum est, ut de iis dicam, qui partes aliquas corporis imbecillas habent. Cui caput infirmum est, is, si bene concoxit, leniter perfricare id mane manibus suis debet; nunquam id, si fieri potest, veste velare; ad cutem tonderi (*a*); sed nunquam post cibum. Si qui capilli sunt, eos quotidie pectere; multum ambulare, sed, si licet, neque sub tecto, neque in sole; utique autem vitare solis ardorem, maximeque post cibum et vinum; potius ungi, quam lavari; nunquam ad flammam ungi, interdum ad prunam.

principalement après avoir mangé, ou bu du vin; s'oindre plutôt que se baigner et ne jamais faire l'onction près de la flamme, mais de quelquefois devant un brasier. Se rend-il au bain? Il faut d'abord que, tout habillé, il se fasse un peu suer dans le tépidarium, et, après s'y être fait oindre, qu'il passe dans le calidarium; dès qu'il aura transpiré, il ne descendra pas dans la baignoire, mais se fera répandre sur la tête une grande quantité d'eau chaude, puis tiède, ensuite froide. Il recommandera qu'on lui arrose la tête plus longtemps que les autres parties du corps; puis qu'on la lui frictionne quelque temps; enfin, il se fera essuyer et oindre. Rien ne convient mieux à la tête que l'eau froide; aussi, celui chez qui cet organe est faible, doit-il, en été, se tenir tous les jours pendant un certain temps sous une large gouttière (douche) (1). Il faut toujours, lors même qu'on se fait oindre sans se baigner, et qu'on ne peut supporter les ablutions froides sur tout le corps, se faire arroser la tête avec de l'eau fraîche. Pour éviter que les autres parties ne soient mouillées, on baisse la tête afin que l'eau ne descende pas sur le cou, et, avec les mains, on la refoule vers la tête au fur et à mesure qu'elle coule, pour qu'elle n'exerce d'effet nuisible ni sur les yeux ni sur d'autres parties. Il est nécessaire d'user de peu d'aliments et qu'ils soient de facile digestion; si l'on éprouve des maux de tête à jeun, on mangera vers le milieu du jour; sinon, il sera préférable de ne faire qu'un repas. Du vin léger coupé, comme boisson habituelle, convient mieux que l'eau; celle-ci est une ressource quand on commence à éprouver de la pesanteur à la tête. Ainsi, ni le vin ni l'eau ne sont toujours utiles, pris exclusivement : mais ils deviennent des remèdes quand on boit de l'un et de l'autre alternativement. Il ne faut ni écrire, ni lire, ni élever la voix, particulièrement après le

Si in balneum venit, sub veste primum paulum in tepidario insudare, ibi ungi, tum transire in calidarium; ubi insudarit, in solium non descendere, sed multa calida aqua per caput se totum perfundere, tum tepida, deinde frigida; diutiusque ea caput, quam ceteras partes perfundere; deinde id aliquamdiu perfricare; novissime detergere, et ungere. Capiti nihil æque prodest atque aqua frigida : itaque is, cui hoc infirmum est, per æstatem id bene largo canali quotidie debet aliquamdiu subjicere. Semper autem, etiamsi sine balneo unctus est, neque totum corpus refrigerare sustinet, caput tamen aqua frigida perfundere. Sed quum ceteras partes attingi nolit, demittere id, ne ad cervices aqua descendat; eamque, ne quid oculis, aliisve partibus noceat, defluentem subinde manibus ad hoc regerere. Huic modicus cibus necessarius est, quem facile concoquat; isque, si jejuno caput læditur, assumendus etiam medio die est; si non læditur, semel potius. Bibere huic assidue vinum dilutum, lene, quam aquam, magis expedit; ut, quum caput gravius esse cœperit, sit quo confugiat : eique ex toto neque vinum, neque aqua semper utilia sunt; medicamentum utrumque est, quum invicem assumitur. Scribere, legere, voce contendere, huic opus non est, utique post

souper ; la méditation même offre alors du danger ; mais le vomissement est surtout contraire (2)

CHAPITRE V.

De ceux qui sont tourmentés par la lippitude, le coryza. le catarrhe et les affections des tonsilles.

Ce n'est pas seulement aux personnes dont la tête est faible que l'usage de l'eau froide est profitable, mais aussi à celles qui sont sujettes aux lippitudes, aux coryzas, aux catarrhes et aux affections des tonsilles. Ces personnes doivent non-seulement se faire des ablutions quotidiennes sur la tête, mais encore se laver la bouche avec beaucoup d'eau fraîche ; toutes celles chez qui cette pratique est utile, ont surtout besoin d'y recourir lorsque les vents austraux ont rendu le ciel un peu lourd. Si la contention d'esprit et la méditation sont nuisibles à tout le monde après le repas, à plus forte raison le seront-elles à ceux qui souffrent habituellement de douleurs à la tête, à la trachée artère, ou de quelque autre affection de la bouche. On peut même éviter les coryzas et les catarrhes, avec la prédisposition à les contracter, en changeant le moins possible de lieu et d'eau , en tenant la tête couverte au soleil pour l'empêcher de s'échauffer, ou pour la préserver d'un refroidissement subit produit par un nuage passager, en la faisant raser à jeun après la digestion, et en ne se mettant ni à lire ni à écrire après le repas.

cœnam ; post quam ne cogitatio quidem ei satis tuta est : maxime tamen vomitus alienus est.

CAPUT V.

De his qui lippitudine, gravedine, destillatione, tonsillisque laborant.

Neque vero his solis, quos capitis imbecillitas torquet, usus aquæ frigidæ prodest, sed iis etiam, quos assiduæ lippitudines, gravedines, destillationes, tonsillæque male habent. His autem non caput tantum quotidie perfundendum, sed os quoque multa frigida aqua fovendum est, præcipueque omnibus, quibus hoc utile auxilium est, eo utendum est, ubi gravius cœlum austri reddiderunt. Quumque omnibus inutilis sit post cibum aut contentio, aut cogitatio ; tum iis præcipue, qui vel capitis, vel arteriæ dolores habere consuerunt, vel quoslibet alios oris affectus. Vitari etiam gravedines, destillationesque possunt, si quam minime, qui his opportunus est, loca aquasque mutat ; si caput in sole protegit, ne incendatur, neve subitum ex repentino nubilo frigus id moveat ; si post concoctionem jejunus caput radit ; si post cibum neque legit, neque scribit.

CHAPITRE VI.

Du flux du ventre.

Celui que des dérangements de ventre tourmentent souvent, a besoin d'exercer les parties supérieures à la balle et à d'autres jeux semblables, de se promener à jeun, d'éviter la grande ardeur du soleil ainsi que les bains incessants, de s'oindre sans suer, de n'user ni d'aliments variés, notamment de ceux qui sont cuits dans leur jus, ni des végetaux ou des légumes qui passent rapidement dans le corps; mais il prendra exclusivement des aliments de digestion lente. Le gibier, les poissons à chair ferme et la viande rôtie des animaux domestiques, conviennent très-bien. Il n'est jamais avantageux de boire du vin salé (1), ni même léger ou doux : c'est le vin austère, un peu généreux et non trop vieux qui convient. Si l'on désire boire du vin miellé, c'est avec du miel cuit qu'on le fera. Si les boissons froides ne causent pas de pertubation du ventre, elles seront préférées. Si l'on se sent incommodé au souper, on doit se faire vomir, réitérer le lendemain la même opération, et, le troisième jour, manger un peu de pain trempé dans du vin, en ajoutant du raisin conservé dans des pots de terre, ou des olives dans du vin cuit (2), et autres mets semblables : puis, on reviendra à son régime ordinaire. Il est toujours nécessaire, après le repas, de se reposer, de ne pas appliquer son esprit, et de ne pas même se livrer à l'exercice d'une douce promenade.

CAPUT VI.

De alvo soluta.

Quem vero frequenter cita alvus exercet, huic opus est pila similibusque superiores partes exercere; dum jejunus est, ambulare; vitare solis nimium ardorem, continua balnea; ungi citra sudorem; non uti cibis variis, minimeque jurulentis, aut leguminibus oleribusve iis, quæ celeriter descendunt : omnia denique sumere quæ tarde concoquuntur (*a*). Venatio, durique pisces, et ex domesticis animalibus assa caro maxime juvant. Nunquam vinum salsum bibere expedit, ne tenue quidem, aut dulce; sed austerum et plenius, neque id ipsum pervetus. Si frigidæ potiones ventrem ejus non turbant, his utendum potissimum est. Si quid offensæ in cœna sensit, vomere debet; idque postero quoque die facere; tertio, modici ponderis panem ex vino esse, adjecta uva ex olla, vel olea ex defruto (*b*), similibusque aliis : deinde ad consuetudinem redire. Semper autem post cibum conquiescere, ac neque intendere animum, neque ambulatione quamvis leni dimoveri.

CHAPITRE VII.

Des remèdes contre la colique.

Si le gros intestin est sujet à la colique, qui n'est autre chose qu'une espèce de flatuosité, il faut chercher le moyen de faciliter la digestion par la lecture, les exercices variés, le bain chaud, les boissons et les aliments chauds, et avoir soin d'éviter rigoureusement le froid, les choses douces, les légumes et les flatueux.

CHAPITRE VIII.

Des moyens de remédier aux douleurs d'estomac.

Celui qui souffre de l'estomac doit lire à haute voix, se promener après la lecture, puis s'exercer à la balle, aux armes ou à tout autre jeu qui mette en mouvement les parties supérieures; boire à jeun, non de l'eau froide, mais du vin chaud; faire deux repas par jour, mais de manière que la digestion s'accomplisse aisément; user d'un vin léger et austère, et boire, de préférence, froid après le repas. Les signes de la faiblesse de l'estomac sont : la pâleur, la maigreur, la douleur à l'épigastre, les nausées, le vomissement involontaire et la céphalalgie à

CAPUT VII.

Remedia ad colli dolorem.

At si laxius intestinum (a) dolere consuevit, quum id nihil nisi genus inflationis sit, id agendum est, ut concoquat aliquis, ut lectione, aliisque generibus exerceatur, utatur balneo calido, cibis quoque et potionibus calidis; denique omni modo frigus vitet, item dulcia omnia, leguminaque, et quidquid inflare consuevit.

CAPUT VIII.

Stomacho laborantibus quæ agenda sint.

Si quis vero stomacho laborat, legere clare debet; post lectionem ambulare; tum pila, vel armis, aliove quo genere, quo superior pars movetur, exerceri; non aquam, sed vinum calidum bibere jejunus; cibum bis die assumere, sic tamen, ut facile concoquat; uti vino tenui et austero, et post cibum frigidis potionibus potius. Stomachum autem infirmum indicant pallor, macies, præcordiorum dolor, nausea, et nolentium

jeun. Celui chez qui ces signes n'existent pas, a un bon estomac. Il ne faut pas toujours s'en rapporter à nos compatriotes qui, lorsqu'ils sont malades et qu'ils désirent vivement du vin ou de l'eau froide, excusent leur sensualité en accusant à tort le mauvais état de leur estomac. Toutefois, les personnes qui digèrent lentement et dont l'épigastre est par conséquent ballonné, et celles qui, à la suite de quelque chaleur intérieure, éprouvent habituellement de la soif pendant la nuit, devront, avant de se coucher, boire deux ou trois cyathes de ces liquides avec un chalumeau étroit (1). On se trouve bien aussi, quand la digestion est paresseuse, de lire à haute voix, puis de se promener, ensuite de se faire oindre ou de prendre un bain, de boire toujours son vin froid, et, après le repas, d'en boire abondamment, mais, comme je viens de dire, avec un tube ; enfin, de terminer ces libations par de l'eau froide. Celui chez qui les aliments tournent à l'aigre, doit, avant de manger, boire de l'eau tiède et se faire vomir ; si cela occasionne des déjections fréquentes, il faut, après chaque selle, user, de préférence, d'une boisson froide.

CHAPITRE IX.

Des douleurs de nerfs et des affections que causent de la chaleur et du froid.

Si l'on est sujet à des douleurs de nerfs, ce qui arrive ordinairement quand on est atteint de podagre ou de chiragre, il faut, autant que possible, exercer la partie affectée, la soumettre au travail et l'exposer

vomitus, in jejuno dolor capitis. Quæ in quo non sunt, is firmi stomachi est. Neque credendum utique nostris est, qui, quum in adversa valetudine vinum aut frigidam aquam concupiverunt, deliciarum patrocinium in accusationem non merentis stomachi habent. At qui tarde concoquunt, et quorum ideo præcordia inflantur, quive propter ardorem aliquem noctu sitire consuerunt, antequam conquiescant, duos tresve cyathos per tenuem fistulam bibant. Prodest etiam adversus tardam concoctionem clare legere, deinde ambulare, tum vel ungi vel lavari ; assidue vinum frigidum bibere ; et post cibum, magnam potionem, sed, ut supra dixi, per siphonem : deinde omnes potiones aqua frigida includere. Cui vero cibus acescit, is ante eum bibere aquam gelidam debet, et vomere : at si cui ex hoc frequens dejectio incidit, quoties alvus ei constiterit, frigida potione potissimum utatur.

CAPUT IX.

De dolore nervorum et de affectibus caloris frigorisque.

Si cui vero dolere nervi solent, quod in podagra chiragrave (*a*) esse consuevit, huic, quantum fieri potest, exercendum id est, quod affectum est, subjiciendumque labori et

au froid, excepté pendant l'accroissement de la douleur : moment où le repos est de beaucoup préférable. Les plaisirs vénériens sont toujours contraires ; une bonne digestion, comme dans toute les maladies est nécessaire ; car mauvaise, elle dérange beaucoup le corps ; et, toutes les fois que celui-ci éprouve quelque trouble, c'est la partie malade qui le ressent le plus vivement.

Si une bonne digestion est d'un utile secours dans toutes les maladies, le froid, de son côté, l'est dans certaines et la chaleur dans d'autres : chacun, à cet égard, doit tenir compte de son tempérament. Le froid est nuisible aux vieillards, aux personnes frêles, aux blessures, à la région épigastrique, aux instestins, à la vessie, aux oreilles, aux hanches, aux épaules, aux parties naturelles, aux os, aux dents, aux nerfs, à la matrice et au cerveau ; il rend la peau pâle, aride, dure, noire et produit des frissons et des tremblements (1). Mais il est favorable aux jeunes gens et aux personnes replètes ; il donne plus d'activité à l'esprit et facilite la digestion : cependant, il faut se tenir en garde contre son action. Les affusions d'eau froide sont avantageuses, non-seulement à la tête, mais même à l'estomac ainsi qu'aux articulations, aux douleurs qui ne sont pas accompagnées d'ulcères, et aux personnes trop colorées qui n'éprouvent pas de douleurs (2). La chaleur convient dans le cas où le froid est contraire : par exemple, chez les chassieux qui n'ont ni douleurs ni larmoiement ; chez ceux qui ont des contractions nerveuses (3) ; elle convient surtout contre les ulcères qui proviennent du froid ; elle embellit le teint et pousse aux urines. Trop intense elle énerve le corps, amollit les nerfs et relâche l'estomac (4). Ni la chaleur ni le froid subits ne sont sans danger pour les personnes qui n'y sont pas habituées : le froid cause des douleurs de côté et d'autres

frigori ; nisi quum dolor increvit ; sub quo quies optima est. Venus semper inimica est ; concoctio, sicut in omnibus corporis affectibus, necessaria. Cruditas enim id maxime lædit, et quoties offensum corpus est, vitiosa pars maxime sensit.

Ut concoctio autem omnibus vitiis occurrit, sic rursus aliis frigus, aliis calor : quæ sequi quisque pro habitu corporis sui debet. Frigus inimicum est seni, tenui, vulneri, præcordiis, intestinis, vesicæ, auribus, coxis, scapulis, naturalibus, ossibus, dentibus, nervis, vulvæ, cerebro : idem summam cutem facit pallidam, aridam, duram, nigram ; ex hoc horrores, tremoresque nascuntur. At prodest juvenibus, et omnibus plenis : erectiorque mens est, et melius concoquitur, ubi frigus quidem est, sed cavetur. Aqua vero frigida infusa, præterquam capiti, etiam stomacho prodest : item articulis doloribusque (1), qui sunt sine ulceribus : item rubicundis nimis hominibus, si dolore vacant. Calor autem adjuvat omnia, quæ frigus infestat : item lippientes, si nec dolor, nec lacrimæ sunt ; nervos quoque, qui contrahuntur ; præcipueque ea ulcera, quæ ex frigore sunt : idem corporis colorem bonum facit ; urinam movet. Si nimius est, corpus effeminat, nervos mollit, stomachum solvit. Minime vero aut frigus aut calor tuta sunt,

maladies; l'eau froide provoque des strumes; la chaleur nuit à la digestion, empêche le sommeil, relâche le corps par les sueurs et le rend plus accessible aux maladies pestilentielles.

CHAPITRE X.

Des règles à suivre en temps d'épidémie.

Il y a des règles à observer en temps d'épidémie, quand on est encore bien portant et qu'on n'est pas à l'abri du fléau. Ainsi, il faut voyager, naviguer, et, en cas d'empêchement, se faire porter en litière, se promener doucement en plein air avant la grande chaleur, se faire oindre avec ménagement, et, comme on l'a indiqué plus haut, éviter la fatigue, l'indigestion, le froid, la chaleur et la luxure; on doit même s'observer davantage, si l'on éprouve quelque pesanteur dans le corps. De plus il ne faut ni se lever de bonne heure, ni se promener nu-pieds, surtout après le repas ou le bain, ni se faire vomir à jeun ou après le souper, ni se purger : et même, si l'on a un flux de ventre spontané, on l'arrêtera; il convient également, si le corps est replet, de faire un peu diète. On évitera aussi le bain, le sommeil et la sueur au milieu du jour, principalement après le repas; il est mieux de ne prendre alors des aliments qu'une fois par jour et en petite quantité pour qu'ils ne causent pas d'indigestion. De deux jours l'un, on boira tantôt de l'eau, tantôt du vin. Ces règles étant

ubi subita insuetis sunt; nam frigus lateris dolores, aliaque vitia, frigida aqua strumas excitat : calor concoctionem prohibet, somnum aufert, sudore digerit, obnoxium morbis pestilentibus corpus efficit.

CAPUT X.

Regimen contra pestem.

Est etiam observatio necessaria : qua quis in pestilentia utatur adhuc integer, quum tamen securus esse non possit. Tunc igitur oportet peregrinari, navigare : ubi id non licet, gestari, ambulare sub divo, ante æstum, leniter; eodemque modo ungi : et, ut supra comprehensum est, vitare fatigationem, cruditatem, frigus, calorem, libidinem : multoque magis se continere, si qua gravitas in corpore est. Tunc neque mane surgendum, neque pedibus nudis ambulandum est, minimeque post cibum, aut balneum; neque jejuno, neque cœnato vomendum est; neque movenda alvus; atque etiam, si per se mota est, comprimenda est; abstinendum potius, si plenius corpus est. Itemque

observées, il ne faut rien changer au reste de sa manière de vivre. S'il est indispensable de les suivre pendant le règne des maladies pestilentielles, à plus forte raison doit-on le faire, quand celles-ci ont été occasionnées par les vents du sud. Ces mêmes règles sont nécessaires aux voyageurs qui quittent leurs foyers dans une mauvaise saison, ou qui se rendent dans des pays malsains. S'il y a quelque empêchement à observer tous ces préceptes, on devra du moins faire diète, et passer du vin à l'eau et de l'eau au vin de la manière indiquée plus haut.

vitandum balneum, sudor, meridianus somnus, utique si cibus quoque antecessit; qui tamen semel die tum commodius assumitur; insuper etiam modicus, ne cruditatem moveat. Alternis diebus invicem, modo aqua, modo vinum bibendum est. Quibus servatis, ex reliqua victus consuetudine quam minimum mutari debet. Quum vero hæc in omni pestilentia facienda sint, tum in ea maxime, quam austri excitarint. Atque etiam peregrinantibus eadem necessaria sunt, ubi gravi tempore anni discesserunt ex suis sedibus, vel ubi in graves regiones venerunt. Ac si cetera res aliqua prohibebit, utique abstinere debebit : atque ita a vino ad aquam, ab hac ad vinum, eo, qui supra positus est, modo, transitus ei esse.

A. C. CELSE.

SEPTIÈME LIVRE DES ARTS

ET

SECOND DE LA MÉDECINE.

PRÉFACE.

Des signes de la maladie et des secours généraux.

Les signes de l'imminence morbide sont nombreux. Pour les exposer, j'aurai recours, sans hésitation, à l'autorité des maîtres de l'antiquité, surtout à celle d'Hippocrate, puisque les médecins modernes, quoique auteurs de certains changements dans les modes de traitement, avouent que ce maître a excellé dans l'art d'interpréter ces signes. Mais avant de parler des indices prémonitoires qui autorisent

A. C. CELSI.

ARTIUM LIBER SEPTIMUS

IDEM MEDICINÆ SECUNDUS.

PROOEMIUM.

De signis adversæ valetudinis, et de communibus auxiliis.

Instantis autem adversæ valetudinis signa complura sunt. In quibus explicandis non dubitabo auctoritate antiquorum virorum uti, maximeque Hippocratis; quum recentiores medici, quamvis quædam in curationibus mutarint, tamen hæc illum optime præsagisse fateantur. Sed antequam dico, quibus præcedentibus morborum timor subsit,

à appréhender l'invasion des maladies, il ne me semble pas inopportun de parler des saisons, des températures, des âges, et des constititutions qui mettent le plus à l'abri du danger, ou qui y disposent davantage, et du genre de dérangement que chacun à le plus à craindre. Non qu'en toute saison, en tout temps, à tout âge et avec une constitution quelconque, on ne puisse être atteint et mourir de toute espèce de maladie; mais parce que certaines maladies arrivent plus fréquemment que d'autres (1); aussi est-il utile que chacun sache contre qnoi et quand il aura principalement à se tenir en garde.

CHAPITRE PREMIER.

Des saisons, des températures, des âges, des constitutions et des tempéraments qui mettent le plus à l'abri des maladies, ou qui y disposent davantage.

La saison la plus salubre est le printemps; puis l'hiver : l'été est plus dangereux; l'automne beaucoup plus encore; quant à la température, la meilleure est celle qui est uniforme, quelle soit froide ou chaude; la plus mauvaise, est la plus variable (1). Voilà pourquoi l'automne fait tant de victimes (2); car ordinairement le milieu du jour est chaud, tandis que les nuits, les matinées et les soirées sont froides. Or le corps déjà débilité par la chaleur de l'été, puis par celles du milieu du jour, se trouve ainsi exposé à un froid subit;

non alienum videtur exponere, quæ tempora anni, quæ tempestatum genera, quæ partes ætatis, qualia corpora maxime tuta, vel periculis opportuna sint, quod genus adversæ valetudinis in quoque timeri maxime possit. Non quod non omni tempore, in omni tempestatum genere, omnis ætatis, omnis habitus homines, per omnia genera morborum et ægrotent et moriantur : sed quod frequentius tamen quædam eveniant; ideoque utile sit scire unumquemque, quid, et quando maxime caveat.

CAPUT I.

Quæ anni tempora, qua tempestatum genera, quæ partes ætatis, qualia corpora vel tuta vel morbis et qualibus opportuna sint.

Igitur saluberrimum ver est; proxime deinde ab hoc hiems; periculosior æstas; autumnus longe periculosissimus. Ex tempestatibus vero optimæ æquales sunt, sive frigidæ, sive calidæ : pessimæ, quæ maxime variant. Quo fit, ut autumnus plurimos opprimat, nam fere meridianis temporibus calor : nocturnis atque matutinis, simulque etiam vespertinis, frigus est. Corpus ergo, et æstate, et subinde meridianis caloribus

mais si ces brusques changements de température se produisent principalement dans cette saison, ils ne sont pas moins dangereux en quelque saison qu'ils arrivent. Lorsque la température est égale, les jours sereins sont les plus salubres (3); les jours pluvieux sont meilleurs que les jours simplement nébuleux ou nuageux : les jours les plus sains en hiver, sont ceux qui sont exempts de vents, et, en été, ceux où soufflent les zéphirs. Parmi les autres vents, ceux du septentrion sont plus salutaires que ceux de l'est et du midi : cependant les effets des vents changent quelquefois selon le pays (4). Le vent de terre est, en effet, généralement salubre, et le vent de mer, malsain. Non-seulement la bonne santé s'entretient mieux avec un beau temps, mais encore les maladies, s'il en survient, sont plus légères et se terminent plus vite (5). Le plus mauvais milieu atmosphérique pour un malade, est celui qui l'a rendu tel; si bien, qu'en pareil cas, un changement pour un air plus mauvais encore, est même favorable. L'âge moyen est celui qui donne le plus de sécurité, parce qu'il n'est éprouvé ni par les ardeurs de la jeunesse, ni par les glaces de la vieillesse. L'âge avancé est plutôt exposé aux maladies chroniques ; le jeune âge aux maladies aiguës. Le corps le mieux proportionné ne doit être ni fluet ni obèse, mais de longueur moyenne; car si une haute taille sied bien aux jeunes gens, en revanche, elle expose à une vieillesse anticipée (6) ; un corps fluet est sans force; un corps obèse, languissant. C'est surtout au printemps que sont à craindre les désordres qui proviennent du mouvement de renouvellement des humeurs. C'est alors que, d'ordinaire, se manifestent les lippitudes, les pustules, les hémorrhagies, les abcès, l'atrabile, la folie, le ma

relaxatum, subito frigore excipitur ; sed, ut eo tempore id maxime fit, sic quandocumque evenit, noxium est. Ubi æqualitas autem est, tamen saluberrimi sunt sereni dies; meliores pluvii quam tantum nebulosi, nubilive : optimique hieme, qui omni vento vacant, ætate, quibus favonii perflant. Si genus aliud ventorum est, salubriores septentrionales, quam subsolani, vel austri sunt : sic tamen hæc, ut interdum regionum sorte mutentur. Nam fere ventus ubique a mediterraneis regionibus veniens, salubris ; a mari, gravis est. Neque solum in bono tempestatum habitu certior valetudo est; sed morbi quoque (*a*), si qui inciderunt, leviores sunt, et promtius finiuntur. Pessimum ægro cœlum est, quod ægrum fecit; adeo ut in id quoque genus, quod natura pejus est, in hoc statu salubris mutatio sit. At ætas media tutissima est, quæ neque juventæ calore, neque senectutis frigore infestatur. Longis morbis senectus, acutis adolescentia magis patet. Corpus autem habilissimum quadratum est, neque gracile, neque obesum. Nam longa statura, ut in juventa decora est, sic matura senectute conficitur : gracile corpus infirmum; obesum hebes est. Vere autem maxime, quæcumque humoris motu novantur, in metu esse consuerunt. Ergo tunc lippitudines, pusulæ (*b*), profusio sanguinis, abscessus (*c*), bilis atra, insania, morbus comitialis, angina, gravedines, destillationes oriri solent. Ii quoque morbi, qui in articulis nervisque

comitial, l'angine, le coryza et les catarrhes. Les maladies qui tantôt attaquent les articulations et les nerfs, et tantôt disparaissent, commencent aussi et récidivent dans cette saison (8). L'été n'est pas exempt de la plupart de ces maux, mais il occasionne, de plus, des fièvres continues, ardentes ou tierces, des vomissements, des déjections alvines, des douleurs d'oreilles, des ulcères à la bouche, des gangrènes sur toutes les parties du corps, principalement sur les parties honteuses, et tous les désordres morbides qui épuisent l'homme par les sueurs (9). Il est peu de ces maladies qui ne se montrent en automne ; il survient, en outre, à cette époque, des fièvres irrégulières, des douleurs de rate, l'hydropisie sous-cutanée, du dépérissement, la difficulté d'uriner qui a reçu le nom de ςτραγγουρία, l'affection de l'intestin grêle, nommé par les Grecs εἰλέος, l'état glissant des intestins, qu'on appelle λιεντεριά, des douleurs de hanche et le mal comitial (10). Cette même saison porte un coup mortel aux personnes affaiblies par les maladies chroniques, et à celles qui sont accablées par l'été qui vient de s'écouler ; elle en fait périr d'autres de maladies nouvelles, et en dispose plusieurs à des maladies très-longues : le plus souvent aux fièvres quartes, dont on est tourmenté pendant tout l'hiver. Il n'est pas de saison plus propice aux épidémies de toute espèce, quoique déjà féconde en maladies de toutes sortes. L'hiver provoque des douleurs de tête, la toux, des maux de gorge, de côté (11) et des viscères (12).

Quant aux pertubations atmosphériques, l'aquilon provoque la toux, irrite la gorge, resserre le ventre, arrête la sécrétion urinaire, suscite des frissons, des douleurs de côté et de poitrine : cependant il fortifie le corps, s'il est en bonne santé, et le rend plus dispos et plus alerte.

modo urgent, modo quiescunt, tunc maxime et inchoantur et repetunt. At æstas non quidem vacat plerisque his morbis ; sed adjicit febres vel continuas, vel ardentes, vel tertianas, vomitus, alvi dejectiones, auricularum dolores, ulcera oris, cancros, et in ceteris quidem partibus, sed maxime in obscœnis ; et quidquid sudore hominem resolvit. Vix quidquam ex his in autumnum non incidit ; sed oriuntur quoque eo tempore febres incertæ, lienis dolor, aqua inter cutem, tabes (*d*) ; urinæ difficultas, quam στραγγουρίαν appelant ; tenuioris intestini morbus, quem εἰλεόν nominant ; item lævitas intestinorum, quæ λειεντερία vocatur ; coxæ dolores ; morbi comitiales. Idemque tempus et diutinis malis fatigatos, et ab æstate etiam proxima pressos, interimit ; et alios novis morbis conficit ; et quosdam longissimis implicat, maximeque quartanis, quæ per hiemem quoque exercent (*e*). Neque aliud magis tempus pestilentiæ patet, cujuscumque ea generis est, quamvis variis rationibus nocet. Hiems autem capitis dolores, tussim, et quidquid in faucibus, in lateribus, in visceribus mali contrahitur, irritat.

At ex tempestatibus, aquilo tussim movet, fauces exasperat, ventrem adstringit, urinam supprimit, horrores excitat, item dolores lateris et pectoris : sanum tamen corpus spissat, et mobilius atque expeditius reddit. Auster hebetat, sensus tardat,

L'auster émousse l'ouïe, appesantit les sens, cause des céphalalgies, relâche le ventre, débilite tout le corps et le tient en état de moiteur et de langueur (13). Les autres vents, selon qu'ils sont plus voisins de celui-ci ou de celui-là, donnent lieu à des affections qui ressemblent plutôt aux premières qu'aux dernières. Enfin, toute espèce de chaleur enflamme le foie et la rate, affaiblit l'esprit et cause des défaillances et des hémorrhagies. Le froid cause tantôt la distension, tantôt la rigidité des nerfs; les Grecs appellent celle-ci τέτανος. celle-là σπασμός; il cause la lividité des ulcères et des frissons dans les fièvres (14). Dans les temps de sécheresse, il survient des fièvres aiguës (15), des lippitudes, des tranchées, de la difficulté d'uriner et des douleurs articulaires. Dans les temps pluvieux, sévissent les fièvres de long cours, les flux de ventre, l'angine, la gangrène, l'épilepsie, la résolution des nerfs que les Grecs appellent παράλυσις (16). Ce n'est pas tout de considérer le temps actuel, il faut encore avoir égard à celui qui l'a précédé. Si l'hiver a été sec et riche en vents boréaux, et que le printemps produise des vents australs et des pluies, il survient ordinairement des ophthalmies, des dyssenteries, des fièvres, principalement chez les personnes un peu molles et surtout, pour cette raison, chez les femmes (17). Mais si les vents austraux et les pluies ont dominé en hiver et que le printemps soit froid et sec, les femmes enceintes sur le point d'accoucher, sont sujettes à avorter; celles qui arrivent à terme, mettent au monde des êtres chétifs et à peine viables; chez les autres individus, il survient des ophthalmies sèches; chez ceux qui sont déjà avancés en âge, des coryzas et des catarrhes (18). Si les vents austraux ont régné sans interruption depuis le commen-

capitis dolorem movet, alvum solvit, totum corpus efficit hebes, humidum, languidum. Ceteri venti quo vel huic vel illi propiores sunt, eo magis vicinos his illisve affectus faciunt. Denique omnis calor et jecur et lienem inflammat, mentem hebetat, ut anima deficiat, un sanguis prorumpat, efficit. Frigus modo nervorum distentionem, modo rigorem infert; illud σπασμός, hoc τέτανος Græce nominatur: nigritiem in ulceribus, horrores in febribus excitat. In siccitatibus, acutæ febres, lippitudines, tormina, urinæ difficultas, articulorum dolores oriuntur. Per imbres, longæ febres, alvi dejectiones, angina, cancri, morbi comitiales, resolutio nervorum; παράλυσιν Græci nominant. Neque solum interest, quales dies sint, sed etiam quales ante præcesserint. Si hiems sicca septentrionales ventos habuit, ver autem austros et pluvias exhibet, fere subeunt lippitudines, tormina, febres, maximeque in mollioribus corporibus, ideoque præcipue in muliebribus. Si vero austri pluviæque hiemem occuparunt, ver autem frigidum et siccum est, gravidæ quidem feminæ, quibus tum adest partus, abortu periclitantur; eæ vero quæ gignunt, imbecillos, vixque vitales edunt: ceteros lippitudo arida, et, si seniores sunt, gravedines atque destillationes male habent. At si a prima hieme austri ad ultimum ver continuarunt, laterum dolores, et insania febricitantium quam phrenesin (f) appellant, quam celerrime rapiunt. Ubi vero calor a primo vere orsus

cement de l'hiver jusqu'à la fin du printemps, il se déclare des douleurs de côté et, chez les fébricitants, le délire, appelé frénésie (19), qui emporte rapidement les malades. Lorsque la chaleur commence avec le printemps et continue en été, il faut nécessairement s'attendre à des sueurs abondantes dans les fièvres (20). Mais si l'été a été sec et ventilé par les aquilons et que les pluies et les vents austraux règnent en automne, il se manifeste, l'hiver suivant, des toux, des catarrhes, des enrouements et quelquefois même de la consomption (21). Si, au contraire, l'automne est sec comme l'été, et que les aquilons y règnent d'une manière continue, les conditions de santé sont favorables à toutes les personnes un peu molles, parmi lesquelles j'ai rangé les femmes; mais celles qui ont le corps plus ferme, sont menacées d'ophthalmies sèches, de fièvres aiguës ou chroniques et des maladies qui proviennent de l'atrabile (22).

Quant à l'âge, c'est au printemps que les enfants et les personnes qui se rapprochent le plus de cet âge se trouvent le mieux, et au commencement de l'été, qu'ils sont le plus en sécurité; pour les vieillards, c'est en été et au commencement de l'automne; pour les jeunes gens et les personnes de l'âge moyen, en hiver. L'hiver est plus contraire aux vieillards, l'été aux jeunes gens (23). Si les nouveaux nés et les enfants encore en bas âge sont alors affectés de quelque maladie, ils le sont surtout d'ulcères serpigineux de la bouche, appelés ἄφθαι par les Grecs, de vomissements, d'insomnies, d'écoulements d'oreilles et d'inflammations autour de l'ombilic (24). Ceux qui sont arrivés à l'époque de la dentition sont particulièrement sujets aux exulcérations des gencives, aux petites fièvres, parfois aux spasmes et aux diarrhées. Ces dangers menacent principalement les enfants qui poussent leurs

æstatem quoque similem exhibet, necesse est multum sudorem in febribus subsequi. At si sicca æstas aquilones habuit, autumno vero imbres austrique sunt, tota hieme, quæ proxima est, tussis, destillatio, raucitas, in quibusdam etiam tabes oritur. Sin autem autumnus quoque æque siccus iisdem aquilonibus perflatur, omnibus quidem mollioribus corporibus, inter quæ muliebria esse proposui, secunda valetudo contingit : durioribus vero instare possunt et aridæ lippitudines et febres partim acutæ, partim longæ; et ii morbi, qui ex atra bile nascuntur.

Quod ad ætates vero pertinet, pueri proximique his vere optime valent, et æstate prima tutissimi sunt; senes æstate et autumni prima parte; juvenes hieme, quique inter juventam senectutemque sunt. Inimicior senibus hiems, æstas adolescentibus est. Tum si qua imbecillitas oritur, proximum est, ut infantes, tenerosque adhuc pueros serpentia ulcera oris, quæ ἄφθας Græci nominant, vomitus, nocturnæ vigiliæ, aurium humor, circa umbilicum inflammationes exerceant. Proprie etiam dentientes, gingivarum exulcerationes, febriculæ, interdum distentiones nervorum, alvi dejectiones, maximeque caninis dentibus orientibus, male habent. Quæ pericula plenissimi

dents canines, ceux qui sont très-gros et ceux qui ont le ventre sec (25). Chez les individus un peu plus âgés, il se produit des glandes, des déviations des vertèbres spinales, des strumes, des espèces de verrues douloureuses, appelées ἀκροχορδόνες par les Grecs, et plusieurs autres tumeurs (26). Au début début de la puberté, on observe la plupart de ces maladies, ainsi que les fièvres de longue durée et le flux de sang par le nez (27). Tous les enfants courent des risques, d'abord vers le quarantième jour, puis au septième mois, ensuite dans la septième année, plus tard aux approches de la puberté. Les maladies qui surviennent dans l'enfance, et qui ne se dissipent ni à l'époque de la puberté, ni aux premiers coïts, ni chez les fillles à la première apparition des menstrues, se prolongent d'ordinaire durant de longues années (28) ; cependant les maladies de l'enfance qui ont persisté longtemps, se terminent assez souvent par la guérison. L'adolescence est sujette aux maladies aiguës, à l'épilepsie, et surtout à la consomption. Les jeunes gens ont souvent des crachements de sang (29). Après cet âge viennent les pleurésies et les péripneumonies, le léthargus, le choléra, la folie, le flux de sang par certains orifices veineux (30), affection qui a reçu des Grecs le nom de αἱμοῤῥοΐδες (31). Dans la vieillesse, ce sont : la dyspnée, la dysurie, le coryza, les douleurs des articulations et des reins, la résolution des nerfs, la mauvaise disposition du corps, appelée καχεξία par les Grecs, les insomnies nocturnes, les affections chroniques des oreilles, des yeux et du nez, surtout le flux de ventre et ses conséquences, la dyssenterie ou la lienterie, et les autres indispositions qui dépendent du relâchement du ventre (32). Les personnes maigres sont, en outre, prédisposées aux consomptions,

cujusque sunt, et cui maxime venter adstrictus est. At ubi ætas paulum processit, glandulæ, et vertebrarum quæ in spina sunt, aliquæ inclinationes, strumæ, verrucarum quædam genera dolentia, ἀκροχορδόνας Græci appellant, et plura alia tubercula oriuntur. Incipiente vero jam pube, ex iisdem multa, et longæ febres, et sanguinis ex naribus cursus. Maximeque omnis pueritia, primum circa quadragesimum diem, deinde septimo mense, tum septimo anno, postea circa pubertatem periclitatur. Si qua etiam genera morborum in infantem inciderunt, ac neque pubertate, neque primis coitibus, neque in femina primis menstruis finita sunt, fere longa sunt : sæpius tamen morbi pueriles, qui diutius manserunt, terminantur. Adolescentia morbis acutis, item comitialibus, tabique maxime objecta est : fereque juvenes sunt, qui sanguinem exspuunt. Post hanc ætatem laterum et pulmonis dolores, lethargus, cholera, insania, sanguinis per quædam velut ora venarum, αἱμοῤῥοΐδας Græci appellant, profusio. In senectute, spiritus et urinæ difficultas, gravedo, articulorum et renum dolores, nervorum resolutiones, malus corporis habitus, καχεξίαν Græci appellant, nocturnæ vigiliæ, vitia longiora aurium, oculorum, etiam narium, præcipueque soluta alvus, et, quæ sequuntur hanc, tormina, vel lævitas intestinorum, ceteraque ventris fusi mala. Præter hæc graciles

aux déjections, aux catarrhes ainsi qu'aux douleurs viscérales et aux pleurésies. Les personnes obèses sont, pour la plupart, oppressées par des maladies aiguës et par la dyspnée, et périssent souvent de mort subite ; ce qui arrive très-rarement à celles qui sont maigres (33).

CHAPITRE II.

Des signes prémonitoires de la maladie.

Avant qu une maladie n'éclate, il survient, comme je l'ai dit, certains signes prémonitoires : le plus commun de tous, est un état du corps différent de ce qu'il est d'habitude ; non-seulement en pire, mais en mieux. Ainsi, éprouve-t-on un sentiment de plénitude plus grand? le teint est-il plus brillant et plus coloré? on doit se méfier de cette exubérance de santé ; car cet état ne pouvant ni rester stationnaire ni s'améliorer, s'écroule en général comme une ruine (1). Un signe plus fâcheux, c'est une émaciation extraordinaire, la perte des couleurs et l'altération des traits : car si les forces sont en excès, la maladie peut en retrancher : si elles sont en défaut, elle n'en trouve même pas assez pour être supportée. Il y a lieu aussi de s'alarmer, si les membres sont un peu lourds ; si des ulcères apparaissent fréquemment ; si la chaleur du corps est plus grande qu'à l'ordinaire, le sommeil plus pressant, les rêves tumultueux ; si l'on se réveille plus souvent que de coutume, et si l'on se rendort ensuite profondément ; si, sans y être accoutumé, on éprouve en dormant des sueurs dans certaines régions,

tabes, dejectiones, destillationes ; item viscerum et laterum dolores fatigant. Obesi plerumque acutis morbis, et difficultate spirandi strangulantur : subitoque sæpe moriuntur ; quod in corpore tenuiore vix evenit.

CAPUT II.

De notis adversæ valetudinis futuræ.

Ante adversam autem valetudinem, ut supra dixi, quædam notæ oriuntur : quarum omnium commune est, aliter se corpus habere, atque consuevit ; neque in pejus tantum, sed etiam in melius. Ergo si plenior aliquis, et speciosior, et coloratior factus est, suspecta habere bona sua debet ; quæ, quia neque in eodem habitu subsistere, neque ultra progredi possunt, fere retro, quasi ruina quadam, revolvuntur. Pejus tamen signum est, ubi aliquis contra consuetudinem emacruit (*a*), et colorem decoremque amisit : quoniam in iis quæ superant, est quod morbus demat ; in iis quæ desunt, non est quod ipsum morbum ferat. Præter hæc protinus timeri debet, si graviora membra sunt ; si creba ulcera oriuntur ; si corpus supra consuetudinem incaluit ; si gravior somnus pressit ; si tumultuosa somnia fuerunt ; si sæpius expergiscitur aliquis, quam assuevit,

notamment à la poitrine, au cou, aux jambes, aux genoux et aux hanches; si l'esprit est languissant; si l'on répugne à parler et à se mouvoir; si le corps est engourdi; s'il survient des douleurs aux hypochondres, dans toute la poitrine, ou, ce qui est plus fréquent, à la tête; si la bouche se remplit de salive; si les mouvements des yeux sont douloureux; si les tempes sont le siége de serrements, et les membres de frissons; si la respiration est pénible, les vaisseaux du front tendus et pulsatifs, les bâillements fréquents; si les genoux ressentent une espèce de fatigue, et tout le corps de la lassitude. La fièvre est souvent précédée de plusieurs, et toujours de quelques-uns de ces signes. Il convient d'abord d'examiner si certains d'entre eux se sont fréquemment montrés, sans causer de troubles : car il est des dispositions individuelles, sans la connaissance desquelles il n'est pas facile de présager ce qui peut arriver. C'est donc avec raison qu'on sera sans inquiétude dans ces sortes de cas, si l'on en est souvent sorti sans danger; celui-là seul doit avoir de justes appréhensions, pour qui ces phénomènes sont nouveaux, ou qui n'a eu de sécurité qu'en prenant des précautions.

CHAPITRE III.

Des bons et des mauvais signes au commencement de la fièvre.

Lorsqu'une personne est prise de fièvre, on peut être assuré qu'elle n'est pas en danger, si elle peut se coucher à volonté sur le côté droit

deinde iterum soporatur; si corpus dormientis circa partes aliquas contra consuetudinem insudat, maximeque si circa pectus, aut cervices, aut crura, vel genua, vel coxas. Item, si marcet animus; si loqui et moveri piget; si corpus torpet; si dolor præcordiorum est, aut totius pectoris, aut, qui in plurimis evenit, capitis; si salivæ plenum os est; si oculi cum dolore vertuntur; si tempora adstricta sunt; si membra inhorrescunt; si spiritus gravior est; si circa frontem intentæ venæ moventur; si frequentes oscitationes; si genua quasi fatigata sunt, totumve corpus lassitudinem sentit. Ex quibus sæpe plura, nunquam non aliqua, febrem antecedunt. In primis tamen illud considerandum est, num cui sæpius horum aliquid eveniat, neque ideò corporis ulla difficultas subsequatur. Sunt enim quædam proprietates hominum, sine quarum notitia non facile quidquam in futurum præsagiri potest. Facile itaque securus est in iis aliquis, quæ sæpe sine periculo evasit : ille sollicitari debet, cui hæc nova sunt; aut qui ista nunquam sine custodia sui tuta habuit.

CAPUT III.

Incipiente febre signa mala vel bona.

Ubi vero febris aliquem occupavit, scire licet, non periclitari, si in latus aut dextrum aut sinistrum, ut ipsi visum est, cubat, cruribus paulum reductis; qui fere sani quo-

ou gauche, les jambes légèrement fléchies : position que les gens bien portants prennent, en général, dans le lit (1); si elle se retourne facilement (2); si elle dort pendant la nuit, et reste éveillée le jour (3); si la respiration est facile (4); s'il n'y a point d'agitation; si le tégument de la région ombilicale et du bas ventre conserve de l'épaisseur (5); si les hypochondres sont indolents et également souples des deux côtés (6). Si ceux-ci, bien qu'un peu tendus, cèdent néanmoins à la pression des doigts sans être douloureux, la maladie, quoique destinée à avoir une longue durée, sera exempte de danger. Quand le corps est souple et chaud, tout en transpiration, et que la sueur met fin à la petite fièvre, on peut être tranquille (7). Au nombre des bons signes sont aussi l'éternument et l'appétit, soit qu'on l'ait conservé depuis le commencement, soit qu'on l'ait recouvré après l'avoir perdu (8). On ne doit s'alarmer ni d'une fièvre qui s'est terminée dans le même jour, ni de celle qui, bien qu'ayant persisté plus longtemps, s'est complétement arrêtée avant le second accès (9), pourvu que le corps ait repris cet état de santé que les Grecs appellent εἰλικρινὲς. S'il survient des vomissements, la matière rendue doit offrir un mélange de bile et de pituite; s'il se produit un sédiment dans l'urine, il doit être blanc, lisse, homogène; si des espèces de petits nuages y sont suspendus, il faut qu'ils se précipitent au fond (10). Les selles d'une personne hors de danger sont molles et moulées; leur évacuation a lieu à peu près au moment où l'on a l'habitude de les rendre dans l'état de santé, et elles sont en rapport avec la quantité des aliments absorbés. Il est mauvais que le ventre soit relâché : toutefois, on ne doit pas s'effrayer immédiatement, si les selles du matin sont mieux liées; si, dans le cours de la maladie,

que jacentis habitus est; si facile convertitur; si noctu dormit, interdiu vigilat; si ex facili spirat; si non conflictatur; si circa umbilicum et pubem cutis plena est; si præcordia ejus sine ullo sensu doloris æqualiter mollia in utraque parte sunt. Quod si paulo tumidiora sunt, sed tamen digitis cedunt et non dolent, hæc valetudo, ut spatium aliquod habebit, sic tuta erit. Corpus quoque, quod æqualiter molle et calidum est, quodque æqualiter totum insudat, et cujus febricula eo sudore finitur, securitatem pollicetur. Sternumentum (*a*) etiam inter bona indicia est, et cupiditas cibi vel a primo servata, vel etiam post fastidium orta. Neque terrere debet ea febris, quæ eodem die finita est; ac ne ea quidem, quæ, quamvis longiore tempore tenuit, tamen ante alteram accessionem ex toto quievit, sic ut corpus integrum, quod εἰλικρινὲς Græci vocant, fieret. Si quis autem incidit vomitus, mixtus esse et bile et pituita debet; et in urina subsidere album, læve, æquale; sic ut etiam, si quæ quasi nubeculæ innatarint, in imum deferantur. At venter ei, qui a periculo tutus est, reddit mollia, figurata, atque eodem fere tempore, quo secunda valetudine assuevit, modo convenientia iis quæ assumuntur. Pejor cita alvus est : sed ne hæc quidem terrere protinus debet, si matutinis temporibus coacta magis est, aut si procedente tempore paulatim con-

elles deviennent graduellement plus dures, rousses, et si leur fétidité n'excède pas celles des matières d'une personne bien portante (11). L'expulsion de quelques lombrics vers la fin de la maladie, n'a rien de fâcheux (12). Quand le météorisme cause de la douleur et de la tuméfaction à la partie supérieure de l'abdomen, c'est un bon signe que les borborygmes descendent de là vers les parties inférieures, surtout s'ils s'échappent sans difficulté avec les matières fécales (13).

CHAPITRE IV.

Des mauvais signes dans les maladies.

La maladie, au contraire, offre un danger sérieux, si le patient est couché sur le dos, les mains et les jambes étendues (1); s'il veut se tenir assis pendant le paroxysme même d'une maladie aiguë, surtout dans une affection pulmonaire; s'il est tourmenté par l'insomnie nocturne, bien qu'il dorme le jour; cependant, le sommeil de la quatrième heure à la nuit (2), est plus mauvais que celui du matin à la quatrième heure (3). Toutefois, le pire, c'est de ne dormir ni jour ni nuit (4) : ce qui n'arrive ordinairement que si la douleur est continue (5). Un sommeil qui persiste outre mesure, est également de mauvais augure (6); s'il dure jour et nuit, le cas est plus grave encore. On a la preuve que la maladie est dangereuse, si la respiration est laborieuse et précipitée; si les frissons ont commencé le sixième jour (7); si la sputation

trahitur, et rufa est, neque fœditate odoris similem alvum sani hominis excedit. Ac lumbricos quoque aliquos sub fine morbi descendisse, nihil nocet. Si inflatio in superioribus partibus dolorem tumoremque fecit, bonum signum est sonus ventris inde ad inferiores partes evolutus; magisque etiam si sine difficultate cum stercore excessit.

CAPUT IV.

Mala signa ægrotorum.

Contra gravis morbi periculum est, ubi supinus æger jacet, porrectis manibus et cruribus; ubi residere vult in ipso acuti morbi impetu, præcipueque pulmonibus laborantibus; ubi nocturna vigilia premitur, etiamsi interdiu somnus accedit; ex quo tamen pejor est qui inter quartam horam et noctem est, quam qui a matutino tempore ad quartam. Pessimum tamen est, si somnus neque noctu, neque interdiu accedit : id enim fere sine continuo dolore esse non potest. Æque vero signum malum est etiam somno ultra debitum urgeri; pejusque quo magis sopor interdiu, noctuque continuat. Mali etiam morbi testimonium est, vehementer et crebo spirare, a sexto die cœpisse inhorrescere, pus expuere, vix excreare, dolorem habere continuum, difficulter ferre morbum, jac-

est purulente, l'expectoration difficile, et la douleur continue; si l'on supporte péniblement son mal; si l'on agite les bras et les jambes; si l'on pleure sans motif (8); si une humeur gluante se colle aux dents (9); si le tégument de la région ombilicale et du bas ventre est émacié (10); si les hypochondres sont enflammés, douloureux, gonflés, tendus, et le droit plus que le gauche (11); mais le danger est extrême, si des pulsations vasculaires agitent violemment cette région (12). Un mauvais signe aussi c'est de maigrir trop rapidement; d'avoir la tête, les pieds et les mains froids, le ventre et les côtés chauds, ou les extrémités froides en pleine maladie aiguë (13); d'avoir des frissons après la sueur, le hoquet ou les yeux rouges (14) après le vomissement, du dégoût pour les aliments après avoir eu de l'appétit, ou à la suite de fièvres de longue durée; d'avoir des sueurs abondantes, surtout froides, des sueurs partielles ou qui ne dissipent pas la fièvre, des fièvres à accès qui reviennent chaque jour à la même heure, des fièvres dont les accès sont toujours égaux, qui ne se calment pas chaque deux jours (15), ainsi que des fièvres continues à redoublements et à réimissions, qui n'ont jamais d'intermission complète. De tous les signes, le plus mauvais, c'est que la fièvre, au lieu de s'amender, continue avec une égale violence. Il y a beaucoup de danger, si la fièvre se montre après la jaunisse (16), surtout si l'hypochondre droit reste dur. Dans toute maladie aiguë, la douleur des hypochondres doit causer des inquiétudes sérieuses; dans le cours d'une fièvre aiguë ou après le sommeil, les convulsions sont toujours terribles. Les frayeurs, pendant le sommeil, indiquent une maladie de mauvaise nature (17), ainsi que le délire ou la résolution d'un

tare brachia et crura, sine voluntate lacrimare; habere humorem glutinosum dentibus inhærentem, cutem circa umbilicum et pubem macram, præcordia inflammata, dolentia, dura, tumida, intenta, magisque si hæc dextra parte, quam sinistra, sunt, periculosissimum tamen est, si venæ quoque ibi vehementer agitantur. Mali etiam morbi signum est, nimis celeriter emacrescere; caput et pedes manusque frigidas habere, ventre et lateribus calentibus, aut frigidas extremas partes acuto morbo urgente, aut post sudorem inhorrescere; aut post vomitum singultum esse, vel rubere oculos; aut post cupiditatem cibi, postve longas febres fastidire (*a*); aut multum sudare, maximeque frigido sudore; aut habere sudores non per totum corpus æquales, quique febrem non finiant; et eas febres (*b*), quæ quotidie tempore eodem revertantur; quæve semper pares accessiones habeant, neque tertio quoque die leventur; quæve sic continuent, ut per accessiones increscant, per decessiones tantum molliantur, neque unquam integrum corpus dimittant. Pessimum est, si ne levatur quidem febris, sed æque concitata continuat. Periculosum est etiam, post arquatum morbum febrem oriri; utique si præcordia dextra parte dura manserunt. Ac dolentibus iis, nulla acuta febris leviter terrere nos debet; neque unquam in acuta febre, aut a somno non est terribilis nervorum distentio. Timere etiam ex somno, mali morbi est; itemque in prima febre protinus mentem esse

membre, dès le début de la fièvre (18) ; dans ce cas, quoique le patient revienne à la santé, le membre reste ordinairement infirme. Le vomissement de pituite pure ou de bile est dangereux ; il est pire encore, si les matières vomies sont vertes ou noires (19). L'urine est mauvaise, si elle contient un sédiment rougeâtre et uni ; plus mauvaise, si elle tient en suspension des espèces de feuilles minces et blanches ; pire encore, si elle offre de petits nuages de matières furfuracées. Une urine transparente et blanche (incolore) est également défavorable, notamment chez les frénétiques (20). La constipation complète est de mauvais augure ; il est dangereux aussi que, dans le cours d'une fièvre, le flux de ventre ne permette pas au malade de rester au lit, surtout si les matières sont très-liquides, blanchâtres, pâles ou écumeuses. Il y a aussi du danger, si les excréments sont petits, gluants, lisses, blancs, ou même un peu pâles, livides, bilieux, sanguinolents, ou plus fétides qu'à l'ordinaire. Il est mauvais également qu'à la suite d'une longue fièvre, les excréments soient sans mélange (21).

CHAPITRE V.

Des signes qui annoncent que la maladie sera longue.

Après les symptômes que nous venons d'énumérer, il est à souhaiter que la maladie traîne en longueur : car s'il n'en était pas ainsi, elle serait nécessairement mortelle. Dans les grandes maladies, il n'y a d'espoir de guérison qu'autant que le patient échappe, en gagnant du

turbatam, membrumve aliquod resolutum. Ex quo casu, quamvis vita redditur, tamen id fere membrum debilitatur. Vomitus etiam periculosus est sincerus pituitæ, vel bilis ; pejorque, si viridis, aut niger est. At mala urina est, in qua subsidunt subrubra et lævia : deterior, in qua quasi folia quædam tenuia atque alba : pessima ex his, si tamquam ex furfuribus factas nubeculas repræsentat. Diluta quoque atque alba, vitiosa est, sed id phreneticis maxime. Alvus autem mala est, ex toto suppressa : periculosa etiam, quæ inter febres fluens conquiescere hominem in cubili non patitur ; utique si quod descendit, est perliquidum, aut albidum, aut pallidum, aut spumans. Præter hæc periculum ostendit id, quod excernitur, si est exiguum, glutinosum, læve, album, idemque subpallidum : vel si est aut lividum, aut biliosum, aut cruentum, aut pejoris odoris quam ex consuetudine. Malum est etiam, quod post longas febres sincerum est.

CAPUT V.

De signis longi morbi.

Post hæc indicia votum est longum morbum fieri : sed et necesse est, nisi occidit. Neque vitæ alia spes in magnis malis est, quam ut impetum morbi trahendo aliquis effugiat, porrigaturque in id tempus, quod curationi locum præstet. Protinus tamen signa

temps, à la violence du mal, et se maintient assez pour permettre l'emploi du traitement. Il est certains signes à l'aide desquels on peut prévoir immédiatement qu'une maladie, sans être mortelle, aura cependant une durée assez longue; par exemple : l'apparition d'une sueur froide à la tête et au cou, dans les fièvres qui ne sont pas aiguës; la sueur sur tout le corps, sans que la fièvre s'apaise (1); des alternatives de froid et de chaud et des changements fréquents de couleur (2); quand, dans une fièvre, les abcès qui se sont manifestés quelque part, n'arrivent pas à guérison (3); quand l'amaigrissement est peu marqué eu égard à la durée de la maladie (4); quand l'urine est tantôt liquide et pure, tantôt sédimenteuse; quand les dépôts sont homogènes, blancs ou rouges; quand l'urine présente des espèces de petits grumeaux, ou qu'elle donne naissance à de petites bulles (5).

CHAPITRE VI.

Des signes de la mort.

Quoique, dans ces circonstances, on ait raison de craindre, il reste cependant quelque espoir. Mais on est sûr que le dernier moment est arrivé, quand le nez est effilé, les tempes affaissées, les yeux excavés, les oreilles froides, flasques et légèrement tombantes, la peau du front dure et tendue, le teint noir ou très-pâle; la certitude est beaucoup plus grande encore si ces signes n'ont été précédés ni de veilles, ni de dévoiement, ni d'inanition. Cette altération du visage résulte quelquefois de ces dernières causes, mais elle disparait alors dans l'es-

quædam sunt, ex quibus colligere possimus, morbum, etsi non interemerit, longius tamen tempus habiturum : ubi frigidus sudor inter febres non acutas circa caput tantum et cervices oritur; aut ubi, febre non quiescente, corpus insudat; aut ubi corpus modo frigidum, modo calidum est, et color alius ex alio fit; aut ubi, quod inter febres aliqua parte abscessit, ad sanitatem non pervenit; aut ubi æger pro spatio parum emacrescit; item, si urina modo liquida et pura est, modo habet quædam subsidentia; si lævia atque alba rubrave sunt, quæ in ea subsidunt; aut si quasdam quasi miculas repræsentat; aut si bullulas excitat.

CAPUT VI.

De indiciis mortis.

Sed inter hæc quidem, proposito metu, spes tamen superest. Ad ultima vero jam ventum esse testantur nares acutæ, collapsa tempora, oculi concavi, frigidæ languidæque aures, et imis partibus leniter versæ, cutis circa frontem dura et intenta, color aut niger aut perpallidus; multoque magis, si ita hæc sunt, ut neque vigilia præcesserit, neque ventris resolutio, neque inedia. Ex quibus causis interdum hæc species oritur,

pace d'un jour; si elle dure plus longtemps, c'est un indice de mort (1). Si le visage reste tel pendant trois jours dans une maladie déjà ancienne, la mort est prochaine, et, plus spécialement, si les yeux fuient la lumière et sont larmoyants; si leur blanc devient rouge; si les petits vaisseaux dont ils sont parsemés ont pâli; si la pituite qui baigne les yeux vient se coller aux angles; si l'un des yeux est plus petit que l'autre; s'ils sont très-enfoncés ou plus saillants (2); si, pendant le sommeil, les paupières ne sont pas réunies et qu'une certaine étendue du blanc de l'œil apparaisse dans leur intervalle, sans que cela dépende d'un flux de ventre (3); si ces mêmes paupières sont pâles et si la pâleur décolore les lèvres et le nez; si les lèvres, le nez, les yeux, les paupières, les sourcils ou quelqu'une de ces parties sont déviées, et si le malade, extrêmement affaibli, n'entend ou ne voit déjà plus (4). C'est également un signe de mort, quand le malade est couché sur le dos et que ses genoux sont contractés; qu'il glisse incessamment aux pieds du lit; qu'il découvre les bras et les jambes; qu'il les agite d'une manière désordonnée et qu'ils sont privés de chaleur; qu'il a la bouche entrouverte; qu'il dort continuellement; qu'étant dans le délire, il grince des dents, sans être habitué à le faire dans l'état de santé; quand un ulcère, survenu avant ou après la maladie, devient sec, pâle ou livide (5). Ce sont aussi des signes de mort que les ongles et les doigts soient pâles, l'haleine froide; que dans une fièvre, une maladie aiguë, la démence ou une douleur de poumon ou de tête, le malade cueille des flocons dans la couverture, en sépare les franges, ou détache les menus objets qui font saillie sur la cloison voisine (6). Les douleurs qui se déclarent vers les hanches et les parties inférieures, et

sed uno die finitur : itaque diutius durans, mortis index est. Si vero in morbo vetere jam triduo talis est, in propinquo mors est; magisque si, præter hæc, oculi quoque lumen refugiunt, et illacrimant : quæque in iis alba esse debent, rubescunt; atque in iisdem venulæ pallent; pituitaque in iis innatans, novissime angulis inhærescit; alterque ex his minor est; iique aut vehementer subsederunt, aut facti tumidiores sunt; perque somnum palpebræ non committuntur, sed inter has ex albo oculorum aliquid apparet, neque id fluens alvus expressit; cædemque palpebre pallent, et idem pallor labra et nares decolorat; eademque labra, et nares oculique, et palpebræ, et supercilia, aliquave ex his perverluntur; isque propter imbecillitatem jam non audit, aut non videt. Eadem mors denuntiatur, ubi æger supinus cubat, eique genua contracta sunt : ubi deorsum ad (*a*) pedes subinde delabitur; ubi brachia et crura nudat, et inæqualiter dispergit, neque iis calor subest; ubi hiat; ubi assidue dormit; ubi is, qui mentis suæ non est, neque id facere sanus solet, dentibus stridet; ubi ulcus, quod aut ante, aut in ipso morbo natum est, aridum, et aut pallidum, aut lividum factum est. Illa quoque mortis indicia sunt, ungues, digitique pallidi; frigidus spiritus; aut si manibus quis in febre, et acuto morbo, vel insania, pulmonisve dolore, vel capitis, in veste floccos legit, fimbriasve diducit, vel in adjuncto pariete, si qua

qui, après s'être portées vers les viscères, cessent brusquemment, présagent aussi une mort prochaine, surtout si d'autres signes sont venus s'y ajouter (7). Il n'est pas possible de sauver un individu pris de fièvre, qui, sans tuméfaction, éprouve une suffocation subite ou ne peut avaler sa salive (8); ni celui qui, également fébricitant et sans tuméfaction, a le cou tourné de façon à ne pouvoir rien avaler (9); ni celui qui éprouve en même temps une fièvre continue et une faiblesse extrême; ni celui qui, en proie à une fièvre sans intermission, a l'extérieur du corps froid et l'intérieur brûlant au point de ressentir une soif ardente (10); ni celui qui, atteint d'une fièvre sans intermission, est à la fois affecté de délire et de dyspnée (11); ni celui qui, après avoir bu de l'ellébore, est pris de spasmes (12); ni celui qui perd l'usage de la parole après s'être enivré. Car ce dernier périt ordinairement dans les spasmes, à moins qu'il ne survienne un accès de fièvre, ou que le malade ne recouvre la parole dans le temps où l'ivresse doit se dissiper (13). Une femme enceinte est facilement enlevée par une maladie aiguë (14). Il y a généralement lieu de craindre la terminaison fatale, quand le sommeil exaspère la douleur (15); quand, au début d'une maladie, on rend de la bile noire par le haut et par le bas; quand la bile sort de l'une ou de l'autre manière chez un individu épuisé par une maladie chronique (16). Une sputation de crachats bilieux et purulents, qu'ils arrivent séparément ou mêlés, annonce un danger de mort. Il est à craindre que celui qui a commencé à rendre de tels crachats vers le septième jour, ne périsse vers le quatorzième, à moins qu'il ne survienne d'autres symptômes plus favorables ou pires (17); et, selon qu'ils sont plus ou moins graves, ils

minuta eminent, carpit. Dolores etiam circa coxas et inferiores partes orti, si ad viscera transierunt, subitoque desierunt, mortem subesse testantur; magisque si alia quoque signa accesserunt. Neque is servari potest, qui sine ullo tumore febricitans, subito strangulatur, aut devorare salivam suam non potest; cuive in eodem febris corporisque habitu cervix convertitur, sic ut devorare æque nihil possit; aut cui simul et continua febris et ultima corporis infirmitas est; aut cui, febre non quiescente, exterior pars friget, interior si calet, ut etiam sitim faciat; aut qui, febre æque non quiescente, simul et delirio et spirandi difficultate vexatur; aut qui, epoto veratro, exceptus distentione nervorum est; aut qui ebrius obmutuit. Is enim fere nervorum distentione consumitur, nisi aut febris accessit, aut eo tempore, quo ebrietas solvi debet, loqui cœpit. Mulier quoque gravida acuto morbo facile consumitur; et is, cui somnus dolorem auget; et cui protinus in recenti morbo bilis atra vel infra vel supra se ostendit; cuive alterutro modo se promsit, quum jam longo morbo corpus ejus esset extenuatum et affectum. Sputum etiam biliosum et purulentum, sive separatim ista, sive mixta proveniunt, interitus periculum ostendunt. Ac si circa septimum diem tale esse cœpit, proximum est, ut is circa quartumdecimum decedat, nisi alia signa meliora pejorave accesserint : quæ, quo leviora gravioravc subsequuta sunt, eo vel seriorem mortem, vel

annoncent que la mort sera plus prompte ou plus tardive. Une sueur froide, dans une fièvre aiguë, est mortelle, ainsi que, dans toute maladie, le vomissement de matières variées et de différentes couleurs, surtout si l'odeur en est mauvaise. Le vomissement de sang dans une fièvre est également mortel. Quand l'urine est rouge et ténue, c'est signe ordinairement qu'elle est en pleine crudité, et souvent le malade périt avant le temps nécessaire à sa coction; aussi, lorsqu'elle reste longtemps telle, il y a danger de mort. La plus mauvaise : celle qui est principalement un indice de mort, est noire, épaisse et fétide. Chez les hommes et les femmes, une urine qui présente ces caractères, est des plus funestes; chez les enfants, c'est celle qui est aqueuse et ténue (18). Les selles nuancées sont mauvaises, si elles contiennent des râclures, du sang, de la bile, une matière verdâtre, et cela, tantôt à divers moments, tantôt en même temps, et si ces éléments, tout en étant mêlés dans une certaine mesure, restent distincts. Avec ces sortes de selles, la maladie peut traîner en longueur; la mort est imminente, si les matières alvines sont liquides et en même temps noires, pâles ou grasses, surtout si, par surcroît, elles exhalent une grande fétédité (19).

On peut, je le sais, me demander pourquoi, les signes certains d'une mort prochaine étant connus, des malades abandonnés par les médecins se rétablissent quelquefois, et pourquoi d'autres sont même, dit-on, revenus à la vie pendant leurs funérailles. Bien plus, Démocrite, homme d'une réputation si grande et si juste, a avancé qu'il n'existe pas de caractères assez positifs de la cessation de la vie pour mériter la confiance des médecins : aussi n'admettait-il pas

maturiorem denuntiant. Sudor quoque frigidus in acuta febre pestifer est : atque in omni morbo vomitus, qui varius, et multorum colorum est; præcipueque si malus in hoc odor est. Ac sanguinem quoque in febre vomuisse pestiferum es. Urina vero rubra et tenuis in magna cruditate esse consuevit; et sæpe, antequam spatio maturescat, hominem rapit : itaque, si talis diutius permanet, periculum mortis ostendit. Pessima tamen est, præcipueque mortifera, nigra, crassa, mali odoris Atque in viris quidem et mulieribus talis deterrima est : in pueris vero, quæ tenuis et diluta est. Alvus quoque varia pestifera est, quæ strigmentum, sanguinem, bilem, viride aliquid, modo diversis temporibus, modo simul, et in mixtura quadam, discreta tamen, repræsentat. Sed hæc quidem potest paulo diutius trahere in præcipiti vero jam esse denuntiat, quæ liquida, eademque vel nigra, vel pallida, vel pinguis est; utique si magna fœditas odoris accessit.

Illud interrogari me posse ab aliquo scio : si certa futuræ mortis indicia sunt, quomodo interdum deserti a medicis convalescant, quosdamque fama prodiderit in ipsis funeribus revixisse? Quin etiam vir jure magni nominis Democritus, ne finitæ quidem vitæ satis certas notas esse proposuit, quibus medici credidissent : adeo illud non reliquit, ut certa aliqua signa futuræ mortis essent. Adversus quos ne dicam illud quidem,

qu'il y eût des signes certains d'une mort prochaine. A ces objections, je n'opposerai pas que des signes souvent très-semblables induisent en erreur, non les bons, mais les médecins inexpérimentés; qu'Asclépiade reconnut, en rencontrant un convoi mortuaire, que la personne qu'on transportait était vivante (20), et qu'il ne faut pas se hâter de charger l'art des fautes de l'artiste; cependant, j'observerai, avec plus de modération, que la médecine est un art conjectural, et, comme tel, assez souvent juste, mais quelquefois trompeuse; qu'en conséquence, une indication qui induit à peine en erreur une fois sur mille, ne saurait être dédaignée, puisque ses données sont justes dans l'immense majorité des cas. Et cela, je ne le dis pas seulement pour les symptômes mortels, mais encore pour ceux qui sont favorables. Car on est quelquefois frustré dans ses espérances, et tel meurt, que le médecin croyait d'abord sauver; de même, telle médication, imaginée pour guérir un malade, tourne quelquefois à son détriment : résultat inévitable avec notre faiblesse humaine, eu égard à la variété infinie des types individuels. La médecine est cependant digne de confiance, puisqu'elle rend service très-souvent et chez un très-grand nombre de malades. Toutefois, on ne perdra pas de vue que les signes de la guérison ou de la mort sont plus décevants dans les maladies aiguës (21).

quod in vicino sæpe quædam notæ positæ, non bonos, sed imperitos medicos decipiunt; quod Asclepiades funeri obvius intellexit, quemdam vivere, qui efferebatur : nec protinus crimen artis esse, si quod professoris sit; illa tamen moderatius subjiciam : conjecturalem artem esse medicinam, rationemque conjecturæ talem esse, ut quum sæpius aliquando responderit, interdum tamen fallat. Si quid itaque vix in millesimo corpore aliquando decipit, id notam non habet, quum per innumerabiles homines respondeat. Idque non in iis tantum, quæ pestifera sunt, dico; sed in iis quoque, quæ salutaria. Siquidem etiam spes interdum frustratur, et moritur aliquis, de quo medicus securus primo fuit : quæque medendi causa reperta sunt, nonnunquam in pejus alicui convertunt. Neque id evitare humana imbecillitas in tanta varietate corporum potest. Sed est tamen medicinæ fides, quæ multo sæpius, perque multo plures ægros prodest. Neque tamen ignorare oportet, in acutis morbis fallaces magis notas esse et salutis et mortis.

CHAPITRE VII.

Des signes propres à chaque espèce de maladie.

Après avoir exposé les signes qui se rencontrent généralement dans toutes les maladies, il me reste à parler de ceux à l'aide desquels on peut reconnaître chaque maladie en particulier. Parmi eux, il en est qui indiquent avant, et d'autres, pendant la fièvre même, l'état des parties internes et ce qui doit probablement arriver. Avant la fièvre, si la tête est pesante, les yeux obscursis par le sommeil, les éternuments fréquents, il y a lieu de craindre un afflux de pituite vers la tête. S'il y a excès de sang ou de chaleur, il est présumable qu'une hémorrhagie se produira quelque part. Si une personne maigrit sans cause, il y a danger de la voir tomber dans un état cachectique. Si les hypochondres sont douloureux, s'il y a du ballonnement, si l'on rend toute la journée de l'urine qui n'est pas cuite, il est évident qu'il y a de la crudité (1). Ceux qui ont depuis longtemps le teint mauvais, sans être atteints de jaunisse, sont tourmentés par des céphalalgies ou mangent de la terre (2). Ceux qui ont depuis longtemps le visage pâle et enflé sont malades de la tête, des viscères ou du ventre. Si dans une fièvre continue un enfant n'a point de selles; si son teint est changé; s'il est privé de sommeil et s'il gémit constamment, des convulsions sont à craindre. Des catarrhes fréquents chez une personne frêle et élancée doivent faire appréhender la phthisie. Si l'on n'a pas eu de

CAPUT VII.

Ex quibus notis singula morborum genera cognoscuntur.

Sed quum proposuerim signa, quæ in omni adversa valetudine communia esse consueverunt; eo quoque transibo, ut quas aliquis in singulis morborum generibus habere possit notas, indicem. Quædam autem sunt, quæ ante febres, quædam quæ inter eas, quid aut intus sit, aut venturum sit, ostendunt. Ante febres, si caput grave est, aut ex somno oculi caligant, aut frequentia sternumenta sunt, circa caput aliquis pituitæ impetus timeri potest. Si sanguis, aut calor abundat, proximum est, ut aliqua parte profluvium sanguinis fiat. Si sine causa quis emacrescit, ne in malum habitum corpus ejus decidat, metus est. Si præcordia dolent, aut inflatio gravis est, aut toto die non concocta fertur urina, cruditatem esse manifestum est. Quibus diu color sine morbo regio malus est, hi vel capitis doloribus conflictantur, vel terram edunt. Qui diu habent faciem pallidam et tumidam, aut capite, aut visceribus, aut alvo laborant. Si in continua febre puero venter nihil reddit, mutaturque ei color, neque somnus accedit,

selles depuis plusieurs jours, il faut en déduire qu'on est menacé d'une déjection subite ou d'une petite fièvre (3). Lorsque les pieds sont enflés, que la diarrhée se prolonge, qu'il y a de la douleur au bas-ventre et aux hanches, l'hydropisie est imminente; mais cette maladie a généralement son point de départ dans les flancs (4). Le même péril menace ceux qui, avec le besoin d'aller à la selle, ne rendent que péniblement des excréments durs; et ceux dont les pieds enflent et dans le ventre desquels il se forme tantôt à droite, tantôt à gauche, une tumeur qui s'élève et s'affaisse alternativement. Mais cette maladie paraît tirer son origine du foie. (5). C'est un indice d'hydropisie, quand les intestins éprouvent des tranchées dans la région ombilicale; état que les Grecs appellent στρόφοί; quand les hanches restent douloureuces et que ces douleurs ne cèdent ni au temps ni aux remèdes (6). Qu'il survienne aux pieds, aux mains ou dans quelque autre jointure une douleur accompagnée de contraction des nerfs; ou qu'un membre fatigué par le moindre exercice, souffre également du froid ou de la chaleur, on peut s'attendre à l'invasion d'une podagre, d'une chiragre ou d'une maladie dans l'articulation qui est le siége de ces sensations. Quand dans l'enfance on a eu des épistaxis qui ont cessé plus tard, on est nécesseirement affecté ou de céphalalgie ou de graves ulcérations dans les jointures ou d'une maladie de langueur (7). Les femmes dont les menstrues ne viennent pas, sont tourmentées par des maux de tête, ou atteintes de quelque maladie sur un autre organe (8). Les mêmes dangers menacent ceux chez qui des douleurs et des tuméfactions articulaires paraissent et disparaissent, sans qu'il y ait de la podagre ou des maladies semblables; surtout s'ils ont des douleurs aux

ploratque is assidue, metuenda nervorum distentio est. Frequens autem destillatio in corpore tenui longoque, tabem timendam esse testatur. Ubi pluribus diebus non descendit alvus, docet, aut subitam dejectionem, aut febriculam instare. Ubi pedes turgent, longæ dejectiones sunt; ubi dolor in imo ventre et coxis est, aqua inter cutem instat; sed hoc morbi genus ab ilibus oriri solet. Idem propositum periculum est iis, quibus voluntas desidendi est, venter nihil reddit, nisi et ægre et durum, tumor in pedibus est, idemque modo dextra, modo sinistra parte ventris, invicem oritur atque finitur. Sed a jecinore (a) id malum proficisci videtur. Ejusdem morbi nota est, ubi circa umbilicum intestina torquentur, στρόφους Græci nominant; coxæque dolores manent : eaque neque tempore, neque remediis solvuntur. Dolor autem articulorum, prout in pedibus, manibusve, aut alia qualibet parte sic est, ut eo loco nervi contrahantur; aut si id membrum ex levi causa fatigatum, æque frigido calidoque offenditur, podagram, chiragramve, vel ejus articuli, in quo id sentitur, morbum futurum esse denuntiat. Quibus in pueritia sanguis ex naribus fluxit, dein fluere desiit, hi vel capitis doloribus conflictentur necesse est, vel in articulis aliquas exulcerationes graves habeant, vel aliquo morbo etiam debilitentur. Quibus feminis menstrua non proveniunt, necesse est capitis acerbissimi dolores sint, vel quælibet alia pars morbo infestetur. Eademque iis

tempes et des sueurs nocturnes (9). Une démangeaison au front fait craindre une lippitude. Si une femme éprouve après l'accouchement de violents maux de tête sans autres mauvais signes concomitants, il faut s'attendre, vers le vingtième jour, à une épistaxis ou à quelque dépôt purulent aux parties inférieures (10). Quiconque ressentira une douleur intense aux tempes et au front, en sera débarrassé de l'une et de l'autre de ces deux manières : chez un jeune homme, ce sera plutôt par l'hémorrhagie ; chez un vieillard, par la suppuration (11). Toutes les fois qu'une fièvre disparaît subitement sans raison, et sans qu'aucun signe favorable se manifeste, il y a à craindre une récidive (12). Chez une personne dont la gorge est nuit et jour remplie de sang, sans qu'il y ait eu précédemment ni douleur à la tête ou aux hypochondres, ni toux, ni vomissements, ni accès de fièvre, on doit s'attendre à trouver un ulcère (ou une sangsue) dans le nez ou à la gorge (13). Si, chez une femme, il survient une tuméfaction à l'aine (14) et une petite fièvre sans cause apparente, c'est qu'il existe un ulcère dans la matrice (15). Une urine épaisse dont le sédiment est blanc, est l'indice d'une douleur dans les articulations ou dans les viscères avec imminence d'une maladie (16). Une urine verte implique une douleur dans les viscères, et une tumeur qui offre quelque danger ou, du moins, un certain trouble de la santé (17). Celle qui est souillée de sang ou de pus, dénote une ulcération de la vessie ou des reins (18). Si une urine épaisse contient de petits filaments de chair semblables à des cheveux ; si elle se couvre de petites bulles ; si elle exhale une mauvaise odeur ; si elle charrie une matière tantôt sanguinolente, tantôt sablonneuse ; si les hanches, la région intercoxale (périnée) et l'hypogastre

pericula sunt, quibus articulorum dolores tumoresque, sine podagra similibusque morbis, oriuntur, et desinunt : utique, si sæpe tempora iisdem dolent, noctuque corpora insudant. Si frons prurit, lippitudinis metus est. Si mulier a partu vehementes [capitis] (*b*) dolores habet, neque alia præterea signa mala sunt, circa vicesimum diem aut sanguis per nares erumpet, aut in inferioribus partibus aliquid abscedet. Quicumque etiam dolorem ingentem circa tempora et frontem habebit, is alterutra ratione eum finiet ; magisque, si juvenis erit, per sanguinis profusionem ; si senior, per suppurationem. Febris autem quæ subito sine ratione, sine bonis signis finita est, fere revertitur. Cui fauces sanguine et interdiu et noctu replentur, sic, ut neque capitis dolores, neque præcordiorum, neque tussis, neque vomitus, neque febricula præcesserit, hujus aut in naribus, aut in faucibus ulcus [vel hirudo] (*c*) reperietur. Si mulieri inguen et febricula orta est, neque causa apparet, ulcus in vulva est. Urina autem crassa, ex qua quod desidit, album est, significat circa articulos, aut circa viscera dolorem, metumque morbi esse. Eadem viridis, aut viscerum dolorem, tumoremque cum aliquo periculo subesse, aut certe corpus integrum non esse, testatur. At si sanguis aut pus in urina est, vel vesica, vel renes exulcerati sunt. Si hæc crassa carunculas quasdam exiguas quasi capillos habet, aut si bullat, et male olet, et interdum quasi arenam, interdum

sont douloureux ; si, à ces symptômes, viennent se joindre des éructations fréquentes, et, de temps en temps, des vomissements bilieux, le refroidissement des extrémités, une envie fréquente d'uriner qu'on ne satisfait qu'avec une grande difficulté ; si l'on ne rend qu'un liquide semblable à une eau roussâtre ou pâle, dont l'émission procure toutefois un peu de soulagement, et si les selles sont accompagnées de beaucoup de vents, c'est qu'en général les reins sont altérés. Mais, quand l'urine ne sort que goutte à goutte ou mêlée de sang, et qu'elle renferme des caillots sanguins ; qu'on la rend difficilement et que les parties profondes de la région pubienne sont douloureuses, le mal a son siége dans la vessie même. Les calculs se reconnaisseut aux signes suivants : on éprouve de la difficulté à uriner, et on ne le fait que petit à petit ; quelquefois même l'urine sort goutte à goutte et involontairement ; elle est sablonneuse (19), parfois mêlée de sang, ou d'une matière sanguinolente ou purulente ; quelques-uns rendent plus aisémsnt l'urine étant debout ; d'autres couchés sur le dos, surtout ceux qui ont des calculs volumineux ; d'autres se penchent en avant, et calment la douleur en allongeant la verge. Il en est aussi qui éprouvent, dans cette partie, un sentiment de pesanteur qu'augmen- la course et le moindre mouvement. Quelques-uns même, au plus fort de leurs tourments, se croisent les pieds en les changeant à chaque instant de côté. Les femmes sont souvent obligées de se gratter l'orifice des parties naturelles avec les mains : quelquefois, en y portant les doigts, elles sentent le calcul, s'il pèse sur le col de la vessie (20). Ceux qui rejettent du sang écumeux en crachant, ont une altération du poumon (21). Une femme enceinte dont le ventre est relâché outre

quasi sanguinem trahit, dolent autem coxæ, quæque inter has superque pubem sunt, et accedunt frequentes ructus, interdum vomitus biliosus, extremæque partes frigescunt, urinæ crebra cupiditas, sed magna difficultas est, et quod inde excretum est, aquæ simile, vel rufum, vel pallidum est, paulum tamen in eo levamenti est, alvus vero cum multo spiritu redditur, utique in renibus vitium est. At si paulatim destillat, vel si sanguis per hanc editur, et in eo quædam cruenta concreta sunt, idque ipsum cum difficultate redditur, et circa pubem interiores partes dolent, in eadem vesica vitium est. Calculosi vero his indiciis cognoscuntur : difficulter urina redditur, paulatimque, interdum etiam sine voluntate, destillat ; eadem arenosa est ; nonnunquam aut sanguis, aut cruentum, aut purulentum aliquid cum ea excernitur ; eamque quidam promtius recti, quidam resupinati, maximeque ii, qui grandes calculos habent, quidam etiam inclinati reddunt, colemque extendendo dolorem levant. Gravitatis quoque cujusdam in ea parte sensus est : atque ea cursu, omnique motu augentur. Quidam etiam, quum torquentur, pedes inter se, subinde mutatis vicibus, implicant. Feminæ vero oras naturalium suorum manibus admotis scabere crebro coguntur : nonnunquam, si digitum admoverunt, ubi vesicæ cervicem is urget, calculum sentiunt. At qui spumantem sanguinem exscreant, his in pulmone vitium est. Mulieri gravidæ sine modo fusa alvus

mesure par un dévoiement, court risque d'avorter (22). Chez une femme enceinte, si du lait coule abondamment par les mamelles, c'est une preuve que l'enfant est faible; et si les mamelles sont fermes, qu'il est bien portant (23). Un hoquet fréquent et persistant plus qu'à l'ordinaire, indique une inflammation du foie (24). Si le gonflement des ulcères s'affaisse brusquement, et que ces ulcères soient situés en arrière, on a à craindre les spasmes et le tétanos; s'ils sont en avant, on peut s'attendre à des douleurs aiguës de côté, ou à du délire (25); quelquefois même il se produit, dans ces sortes de cas, un dévoiement, qui est l'accident consécutif le plus heureux. Si les orifices des veines qui, d'habitude, laissent fluer du sang, cessent tout à coup d'en fournir, il survient une hydropisie ou une phthisie (26). Celle-ci se déclare également, quand une suppuration succédant à une pleurésie, n'a pu se déterger en quarante jours (27). Mais si l'on est en proie à une longue tristesse, accompagnée d'appréhensions sans fin et d'insomnie, il y a à craindre une maladie de l'atrabile. Ceux qui éprouvent de fréquentes épistaxis, ont la rate tuméfiée ou des douleurs de tête, pendant lesquelles ils voient des objets imaginaires flotter devant leurs yeux (28). Chez ceux qui ont la rate grosse, les gencives sont altérées, et la bouche exhale une mauvaise odeur, ou bien il se déclare quelque part une hémorrhagie; si rien de tout cela n'arrive, il se forme nécessairement aux jambes des ulcères de mauvaise nature, qui sont suivis de cicatrices noires (29). Ceux qui ont une cause de douleur, et qui ne ressentent pas cette douleur, ont l'esprit malade (30). Si du sang s'est épanché dans le ventre, il s'y change en pus (31); si une douleur se porte des hanches ou des parties inférieures, à la

elidere partum potest. Eidem si lac ex mammis profluit, imbecillum est quod intus gerit : duræ mammæ, sanum illud esse, testantur. Frequens singultus, et præter consuetudinem continuus, jecur inflammatum esse significat. Si tumores super ulcera subito esse desierunt, idque a tergo incidit, vel distensio nervorum, vel rigor timeri potest : at si a priore parte id evenit, vel lateris acutus dolor, vel insania expectanda est; interdum etiam ejusmodi casum, quæ tutissima inter hæc est, profusio alvi sequitur. Si ora venarum, sanguinem solita fundere, subito suppressa sunt, aut aqua inter cutem, aut tabes sequitur. Eadem tabes subit, si in lateris dolore orta suppuratio intra quadraginta dies purgari non potuit. At si longa tristitia cum longo timore et vigilia est, atræ bilis morbus subest. Quibus sæpe ex naribus fluit sanguis, his aut lienis tumet, aut capitis dolores sunt; quos sequitur, ut quædam ante oculos tamquam imagines obversentur. At quibus magni lienes sunt, his gingivæ malæ sunt, et os olet, aut sanguis aliqua parte prorumpit : quorum si nihil evenit, necesse est in cruribus mala ulcera, et ex his nigræ cicatrices fiant. Quibus causa doloris, neque sensus ejus est, his mens labat. Si in ventrem sanguis confluxit, ibi in pus vertitur. Si a coxis, et ab inferioribus partibus dolor in pectus transit, neque ullum signum malum accessit, suppurationis eo loco periculum est. Quibus sine febre aliqua parte dolor, aut prurigo,

poitrine, sans qu'il se montre de signes fâcheux, il y a à craindre une suppuration dans cette cavité (32). Ceux qui éprouvent quelque part une douleur sans fièvre, ou une démangeaison accompagnée de rougeur et de chaleur, ont là un abcès en voie de formation. Une urine peu limpide chez un homme en bonne santé, présage une suppuration dans le voisinage des oreilles.

Si ces symptômes, même sans la fièvre, fournissent des renseignements sur l'état latent ou futur du malade, ils offrent bien plus de certitude quand la fièvre s'y joint : d'autant plus qu'alors se manifestent les signes d'autres maladies. On doit donc craindre une prompte démence, si la parole est plus brève que dans l'état de santé; si une loquacité subite se manifeste; si l'on parle avec plus de hardiesse que de coutume (33); si la respiration est rare et forte, les battements vasculaires accélérés, les hypochondres durs et tuméfiés. Le mouvement fréquent des yeux, l'obscurcissement de la vue avec des maux de tête, la privation de sommeil, en l'absence de toute douleur, l'insomnie persistant le jour et la nuit, le décubitus abdominal contrairement à l'habitude, sans qu'une douleur de ventre le nécessite, et le grincement inusité des dents, quand le sujet est encore robuste, sont aussi des signes de démence (34). Si un dépôt en voie de formation, disparaît avant de suppurer, et que la fièvre subsiste, il y a danger que le malade ne délire d'abord, puis ne succombe (35). Une douleur aiguë d'oreille avec une fièvre continue et violente, cause souvent un trouble de l'intelligence; dans ce cas, les jeunes gens meurent quelquefois vers le septième jour, les vieillards un peu plus tard; comme les grandes fièvres n'ont pas autant de prise sur ces

cum rubore et calore est, ibi aliquid suppurat. Urina quoque quæ in homine sano parum liquida est, circa aures futuram aliquam suppurationem esse denuntiat.

Hæc vero, quum sine febre quoque vel latentium, vel futurarum rerum notas habeant, multo certiora sunt, ubi febris accessit, atque etiam aliorum morborum tum signa nascuntur. Ergo protinus insania timenda est, ubi expeditior alicujus, quam sani fuit sermo est, subitaque loquacitas orta est, et hæc ipsa solito audacior: aut ubi raro quis et vehementer spirat, venasque concitatas habet, præcordiis duris et tumentibus. Oculorum quoque frequens motus, et in capitis dolore offusæ oculis tenebræ; vel, nullo dolore substante, somnus ereptus, continuataque nocte et die vigilia; vel prostatum contra consuetudinem corpus in ventrem, sic ut ipsius alvi dolor id non coegerit; item, robusto adhuc corpore, insolitus dentium stridor, insaniæ signa sunt. Si quid etiam abscessit, et antequam suppuraret, manente adhuc febre, subsedit, periculum affert primum furoris, deinde interitus. Auris quoque dolor acutus, cum febre continua vehementique, sæpe mentem turbat; et ex eo casu juniores interdum intra septimum diem moriuntur; seniores tardius; quoniam neque æque magnas febres experiuntur, neque æque insaniunt; ita sustinent, dum is affectus in pus vertatur. Suffusæ quoque sanguine mulieris mammæ, furorem venturum esse testantur. Quibus autem longæ

derniers, et qu'ils ne délirent pas aussi facilement, ils se soutiennent jusqu'à ce que l'affection tourne à la suppuration (36). Chez une femme, un afflux de sang vers les seins, présage la manie (37). Chez ceux qui ont des fièvres de longue durée, il viendra des abcès ou des douleurs aux articulations (38). Dans une fièvre, si des râles se produisent dans la gorge, il y a menace de spasme (39). Si une angine disparaît subitement, le mal se porte sur le poumon et la mort arrive souvent vers le septième jour ; si cette terminaison ne se produit pas, il se manifeste un abcès quelque part (40). Enfin, à une diarrhée prolongée, succède la dyssenterie (41) ; à celle-ci, la lienterie (42) ; aux catarrhes trop abondants, la phthisie ; à la pleurésie, la péripneumonie (43) ; à celle-ci, le phrénitis (44) ; aux grandes phlegmasies, le tétanos ou le spasme (45) ; à un coup sur la tête, le délire (46) ; aux tourments de l'insomnie, le spasme (47) ; aux fortes pulsations dans les plaies, l'hémorrhagie (48).

La suppuration est la conséquence de bon nombre de maladies ; en effet, si une fièvre se prolonge sans douleur et sans cause manifeste, il se forme un dépôt quelque part ; particulièrement chez les jeunes gens, car chez les vieillards, ce genre d'affection donne ordinairement naissance à une fièvre quarte (49). La suppuration se manifeste encore, lorsque les hypochondres étant durs et douloureux, le malade n'a pas été emporté avant le vingtième jour, et que le sang ne s'est pas écoulé par le nez, surtout chez les jeunes gens ; notamment, si, au début, il a existé de l'obscurcissement de la vue et des douleurs de tête ; mais alors le dépôt se produit dans les parties inférieures. La suppuration arrive aussi, quand les hypochondres sont le siége d'une

febres sunt, his aut abscessus aliqui, aut articulorum dolores erunt. Quorum faucibus in febre illiditur spiritus, instat his nervorum distentio. Si angina subito finita est, in pulmonem id malum transit ; idque sæpe intra septimum diem occidit : quod, nisi incidit sequitur ut aliqua parte suppuret. Denique post alvi longam resolutionem, tormina ; post hæc, intestinorum lævitas oritur ; post nimias destillationes, tabes ; post lateris dolorem, vitia pulmonum ; post hæc, insania ; post magnos fervores corporis, nervorum rigor aut distentio ; ubi caput vulneratum est, delirium ; ubi vigilia torsit, nervorum distentio ; ubi vehementer venæ super ulcera moventur, sanguinis profluvium.

Suppuratio vero pluribus morbis excitatur ; nam si longæ febres sine dolore, sine manifesta causa remanent, in aliquam partem id malum incumbit ; in junioribus tamen : nam in senioribus ex ejusmodi morbo quartana fere nascitur. Eadem suppuratio fit, si præcordia dura, dolentia ante vicesimum diem hominem non sustulerunt, neque sanguis ex naribus fluxit, maximeque in adolescentibus ; utique si inter principia aut oculorum caligo, aut capitis dolores fuerunt : sed tum in inferioribus partibus aliquid abscedit ; aut si præcordia tumorem mollem habent neque habere intra sexaginta dies desinunt, hæretque per omne id tempus febris : sed tum in superioribus partibus fit abscessus ; ac si inter ipsa viscera non fit, circa aures erumpit. Quumque omnis longus

tumeur molle qui ne disparaît que dans les soixante jours, et que la fièvre persiste pendant tout ce temps; mais alors l'abcès se montre sur les parties supérieures (50); toutefois, s'il ne se produit pas dans les viscères, on le verra apparaître autour des oreilles. Bien que toutes les tumeurs de longue durée aient généralement de la tendance à suppurer, cette disposition est beaucoup plus prononcée aux hypochondres qu'à l'abdomen, au-dessus qu'au dessous de l'ombilic (51). Chez ceux qui éprouvent un sentiment de lassitude dans une fièvre, il se forme un abcès aux mâchoires ou aux articulations (52). Quelquefois aussi, l'urine sort ténue et crue pendant longtemps, et il existe concurremment d'autres signes favorables; dans ce cas, il survient le plus souvent un dépôt au-dessous du septum transverse (53). Une douleur du poumon, qui ne cède ni à l'expectoration, ni à la saignée, ni au régime, donne lieu à des vomiques intérieurs (54) vers le vingtième, le trentième, le quarantième, quelquefois même vers le soixantième jour (55), en comptant à partir du jour où le malade a, pour la première fois, ressenti de la fièvre, ou des frissons, ou de la pesanteur dans cet organe (56). Ces vomiques prennent naissance tantôt dans le poumon, tantôt sur la partie qui est vis-à-vis (plèvre costale). Le dépôt purulent cause, à l'endroit qu'il occupe, de la douleur, de l'inflammation et une chaleur plus intense; et, si le malade se couche sur le côté sain, ce côté semble chargé d'un poids. Toute suppuration qui n'est pas apparente à l'œil, peut être reconnue aux signes suivants : la fièvre ne cesse pas; elle est plus légère le jour et augmente la nuit; une sueur abondante se déclare; on éprouve un besoin pressant de tousser, et la toux n'amène presque pas d'expectoration; les yeux sont excavés; les pommettes

tumor ad suppurationem fere spectet, magis eo tendit is, qui in præcordiis, quam is, qui in ventre est; is, qui supra umbilicum, quam is, qui infra est. Si lassitudinis etiam sensus in febre est, vel in maxillis, vel in articulis aliquid abscedit. Interdum quoque urina tenuis et cruda sic diu fertur, ut alia salutaria signa sint; exque eo casu plerumque infra transversum septum (*d*) fit abscessus. Dolor etiam pulmonis, si neque per sputa, neque per sanguinis detractionem, neque per victus rationem finitus est, vomicas aliquas intus excitat, aut circa vicesimum diem, aut circa tricesimum, aut circa quadragesimum, nonnunquam etiam circa sexagesimum. Numerabimus autem ab eo die, quo primum febricitavit aliquis, aut inhorruit, aut gravitatem ejus partis sensit. Sed hæ vomicæ modo a pulmone, modo a contraria parte nascuntur. Quod suppurat, ab ea parte, quam afficit, dolorem inflammationemque concitat; ipsum calidius est; et si in partem sanam aliquis decubuit, onerare eam ex pondere aliquo videtur. Omnis etiam suppuratio, quæ nondum oculis patet, sic deprehendi potest : si febris non dimittit, eaque interdiu levior est, noctu increscit; multus sudor oritur, cupiditas tussiendi est, et pæne nihil in tussi exscreatur; oculi cavi sunt; malæ rubent; venæ sub lingua inalbescunt; in manibus fiunt adunci ungues; digiti, maximeque summi,

rouges; les veines sublinguales pâles; les ongles des mains recourbés; les doigts brûlants, surtout à leur extrémité; les pieds enflés et la respiration plus difficile; on a du dégoût pour les aliments et tout le corps se couvre de pustules (57). Si, dès le début, il y a eu de la douleur, de la toux et de la dyspnée, la vomique s'ouvrira soit vers le vingtième jour, soit avant; si ces symptômes ont paru plus tard, ils feront nécessairement des progrès; mais leur disparition sera d'autant plus lente, que leur invasion aura été plus tardive (58). Dans les maladies graves, les pieds, les orteils et les ongles deviennent ordinairement noirs (59); si la mort ne s'en suit pas, et que le reste du corps guérisse, les pieds cependant se détachent (60).

CHAPITRE VIII.

Des symptômes qui font espérer le retour de la santé ou craindre quelque danger.

J'ai à parler maintenant des symptômes qui, dans chaque espèce de maladie, donnent de l'espoir ou indiquent du danger. Si, d'une vessie douloureuse, il s'écoule une urine purulente avec un sédiment lisse et blanc, il n'y a rien à craindre (1). Dans une maladie du poumon, si l'expectoration, quoique purulente, apaise la douleur, le malade peut, s'il respire et crache facilement et s'il supporte aisément son état, recouvrer la santé (2). Il ne convient pas de s'effrayer dès le

calent; in pedibus tumores sunt; spiritus difficilius trahitur; cibi fastidium est; pusulæ toto corpore oriuntur. Quòd si protinus initio dolor et tussis fuit, et spiritus difficultas, vomica vel ante, vel circa vicesimum diem erumpet: si serius ista cœperint, necesse est quidem increscant; sed quo minus cito affecerint, eo tardius solventur. Solent etiam in gravi morbo pedes cum digitis unguibusque nigrescere: quod si non est mors consequuta, et reliquum corpus invaluit, pedes tamen decidunt.

CAPUT VIII.

Quæ notæ spem salutis, quæ pericula ostendunt.

Sequitur, ut in quoque morbi genere proprias notas explicem, quæ vel spem, vel periculum ostendant. Ex vesica dolenti, si purulenta urina processit, inque ea læve et album subsedit, metum detrahit. In pulmonis morbo, si sputo ipse levatur dolor, quamvis id purulentum est, tamen æger facile spirat, facile excreat, morbum ipsum non difficulter fert, potest ei secunda valetudo contingere. Neque inter initia terreri convenit, si protinus sputum mixtum est rufo quodam, et sanguine, dummodo statim

commencement, si les crachats sont d'abord mêlés avec une matière roussâtre ou du sang, pourvu qu'ils soient expulsés sur-le-champ (3). Les pleurésies suppurées qui sont purgées en quarante jours, se terminent heureusement (4). Dans une vomique du foie, si le pus coule pur et blanc, la guérison est facile, car, le dépôt est dans une poche (5). De tous les apostèmes, ceux-là sont favorables qui se portent et font saillie à l'extérieur (6) ; parmi ceux qui progressent vers l'intérieur, les plus bénins sont ceux qui n'altèrent pas le tégument contigu; qui n'y causent pas de douleur, et laissent sa couleur dans le même état que celle des autres parties (7). Le pus, de quelque endroit qu'il provienne, s'il est lisse, blanc et d'une teinte uniforme, n'est pas dangereux (8) ; il en est de même, si, après l'évacuation du pus, la fièvre s'abat complètement, et qu'on cesse d'être tourmenté par l'inappétence et par la soif (9). Quand un dépôt de pus est descendu dans une jambe, et que les crachats, de rougeâtres qu'ils étaient, sont devenus purulents, il y a moins de danger. Dans la phthisie, pour que la guérison soit possible, il faut que les crachats soient blancs, homogènes, d'une couleur uniforme et exempts de pituite, et que, s'il s'écoule de la matière de la tête dans le nez, elle ressemble à ces crachats. Il vaut beaucoup mieux être tout à fait sans fièvre ; mais c'est de bon augure de n'avoir qu'un mouvement fébrile qui n'empêche pas l'appétit, et ne cause pas de soif intense (10). Dans cette maladie, il est avantageux d'aller chaque jour à la selle ; de rendre des excréments bien liés et en quantité proportionnée à celle des aliments ; de ne pas être grêle, et surtout d'avoir une poitrine large et velue, à cartilages petits et bien garnis de chair (11). Chez une femme phthisique, si les règles viennent à dis-

edatur. Laterum dolores, suppuratione facta, deinde intra quadragesimum diem purgata, finiuntur. Si in jecinore vomica est, et ex ea fertur pus purum et album, salus facilis : id enim malum in tunica est. Ex suppurationibus vero eæ tolerabiles sunt, quæ in exteriorem partem feruntur, et acuuntur : et ex iis quæ intus procedunt, eæ leviores, quæ contra se cutem non afficiunt, eamque et sine dolore, et ejusdem coloris, cujus reliquæ partes sunt, sinunt esse. Pus quoque, quacumque parte erumpit, si est læve, album, et unius coloris, sine ullo metu est ; et, quo effuso, febris protinus conquievit, desieruntque urgere cibi fastidium et potionis desiderium. Si quando etiam suppuratio descendit in crura, sputumque factum pro rufo purulentum est, periculi minus est. At in tabe ejus, qui salvus futurus est, sputum esse debet album, æquale totum, ejusdemque coloris, sine pituita ; eique etiam simile esse oportet, si quid in nares a capite destillat. Longe optimum est, febrem omnino non esse ; secundum est tantulam esse, ut neque cibum impediat, neque crebram sitim faciat. Alvus in hac valetudine ea tuta est, quæ quotidie coacta, eaque convenientia iis, quæ assumuntur reddit ; corpus id, quod minime tenue, maximeque lati pectoris atque setosi est, cujusque cartilago exigua et carnosa est. Super tabem, si mulieri suppressa quoque menstrua fuerunt, et circa pectus atque scapulas dolor mansit, subitoque sanguis erupit,

paraître; si une douleur se concentre vers la poitrine et les épaules, et que le sang menstruel reparaisse tout-à-coup, d'ordinaire, la maladie s'amende : car la toux diminue, et la soif ainsi que la petite fièvre cessent; mais si le flux sanguin ne revient pas, il survient le plus souvent une vomique, qui est d'autant plus favorable, qu'elle contient plus de sang (12). L'hydropisie sans maladie préexistante, n'a rien de redoutable; il en est de même de celle qui succède à une longue maladie, si les viscères sont fermes et la respiration facile; s'il n'y a ni douleur ni chaleur; si les extrêmités sont maigres et le ventre souple; s'il n'y a ni toux, ni soif; si la langue, même pendant le sommeil, ne se déssèche pas; si l'appétit se maintient; si le ventre se relâche sous l'action des médicaments; s'il rend naturellement des selles molles et moulées; s'il est affaissé (13); si l'urine varie avec le changement de vin, et avec certaines boissons médicamenteuses; si le corps n'éprouve pas de lassitude, et s'il supporte facilement la maladie. L'hydropique, chez qui toutes ces conditions sont réunies, est à l'abri du danger; celui chez qui un grand nombre se rencontrent, peut avoir bon espoir (14). Les maladies des articulations, telles que la podagre et la chiragre, sont susceptibles de guérir, si elles attaquent des jeunes gens, et si elles ne produisent pas de nodosités; elles sont particulièrement apaisées par la dyssenterie et le flux de ventre, quel qu'en soit l'origine (15). Si le mal comitial se manifeste avant la puberté, il guérit assez facilement (16); quand la sensation de l'accès (17) qui est sur le point d'arriver, commence par une partie du corps, il vaut beaucoup mieux que ce soit par les mains ou par les pieds, puis par le côté : le cas où la tête en est le point de départ, est le plus fâcheux (18). Dans ces mala-

levari morbus solet : nam et tussis minuitur, et sitis atque febricula desinunt; sed iisdem fere, nisi redit sanguis, vomica erumpit; quæ quo cruentior, eo melior est. Aqua autem inter cutem minime terribilis est, quæ nullo antecedente morbo cœpit; deinde, quæ longo morbo supervenit : utique si firma viscera sunt; si spiritus facilis; si nullus dolor; si sine calore corpus est, æqualiterque in extremis partibus macrum est; si venter mollis; si nulla tussis, nulla sitis; si lingua, ne per somnum quidem inarescit; si cibi cupiditas est; si venter medicamentis movetur; si per se excernit mollia et figurata; si extenuatur; si urina, et vini mutatione, et epotis aliquibus medicamentis, mutatur; si corpus sine lassitudine est, et morbum facile sustinet : siquidem in quo omnia hæc sunt, is ex toto tutus est; in quo plura ex his sunt, is in bona spe est. Articulorum vero vitia, ut podagræ chiragræque, si juvenes tentarunt, neque callum induxerunt, solvi possunt : maximeque torminibus leniuntur, et quocumque modo venter fluit. Item morbus comitialis ante pubertatem ortus, non ægre finitur : et in quo ab una parte corporis venientis accessionis sensus incipit, optimum est a manibus pedibusve initium fieri; deinde a lateribus; pessimum inter hæc a capite. Atque in his quoque ea maxime prosunt, quæ per dejectiones excernuntur. Ipsa autem dejectio sine ulla noxa est, quæ sine febre est; si celeriter desinit; si contrectato ventre nullus

dies également, les remèdes qui agissent en provoquant des purgations, sont les plus utiles. La diarrhée même est sans inconvénient, si elle est sans fièvre; si elle cesse promptement; si la palpation du ventre ne fait sentir aucun mouvement, et si des vents sont rendus à la fin de la selle. La dyssenterie n'offre pas de danger, quand même elle donne lieu à des évacuations de sang et de râclures, pourvu qu'elle ne s'accompagne pas de fièvre, et des accès concomitants de cette maladie; il n'est pas jusqu'aux femmes enceintes qui ne puissent en réchapper, et même sauver leur fruit (19). C'est un avantage, dans cette maladie, que le patient soit déjà d'un certain âge (20). La lienterie, au contraire, se dissipe plus aisément dans le jeune âge, surtout si l'urine commence à couler et le corps à se nourrir. Ce même âge est favorable dans les douleurs de hanches, de bras et dans toutes sortes de paralysies. Parmi ces organes, les hanches non engourdies et médiocrement refroidies, quoique très-douloureuses, guérissent facilement; et un membre paralysé qui prend de la nourriture, est susceptible de guérir. La paralysie de la bouche disparaît promptement avec la diarrhée (21). Un flux de ventre, quel qu'il soit, est avantageux dans la lippitude (22). L'apparition d'une varice, d'un flux hémorrhoïdal subit ou d'une dyssenterie, guérit la folie (23). Les douleurs de bras qui se dirigent vers les épaules et les mains, se résolvent par un vomissement de bile noire; toute douleur qui tend vers les parties inférieures, est d'une cure assez facile (24). L'éternument fait cesser le hoquet (25). Le vomissement arrête les diarrhées anciennes (26). Une femme qui vomit du sang, se trouve débarrassée par des menstrues abondantes (27). Celle qui n'est pas purifiée par le flux menstruel, ne court aucun danger, si elle a des hémorrhagies na-

motus ejus sentitur; si extremam alvum spiritus sequitur. Ac ne tormina quidem periculosa sunt, si sanguis et strigmenta descendunt, dum febris ceteræque accessiones hujus morbi absint : adeo ut etiam gravida mulier, non solum servari possit, sed etiam partum reservare. Prodestque in hoc morbo, si jam ætate aliquis processit. Contra intestinorum lævitas facilius a teneris ætatibus depellitur; utique si ferri urina, et ali cibo corpus incipit. Eadem ætas prodest, et in coxæ dolore, et humerorum, et in omni resolutione nervorum. Ex quibus coxa, si sine torpore est, si leviter friget, quamvis magnos dolores habet, tamen et facile, et mature sanatur : resolutumque membrum, si nihilominus alitur, fieri sanum potest. Oris resolutio etiam alvo cita finitur. Omnisque dejectio lippienti prodest. At varix ortus, vel per ora venarum subita profusio sanguinis, vel tormina, insaniam tollunt. Humerorum dolores, qui ad scapulas vel manus tendunt, vomitu atræ bilis solvuntur : et quisquis dolor deorsum tendit, sanabilior est. Singultus sternumento finitur. Longas dejectiones supprimit vomitus. Mulier sanguinem vomens, profusis menstruis, liberatur. Quæ menstruis non purgatur, si sanguinem ex naribus fudit, omni periculo vacat. Quæ locis laborat, aut difficulter partum edit, sternumento levatur. Æstiva quartana fere brevis est. Cui calor et

sales. Une femme en proie à des douleurs de matrice (28) ou en travail d'un accouchement laborieux, est soulagée par un éternument (29). La fièvre quarte d'été est ordinairement de courte durée (30). Chez celui qui éprouve de la chaleur et des tremblements, le délire est salutaire (31). Chez ceux qui ont la rate gonflée, la dyssenterie est favorable (32). Enfin, ce qui paraîtra surtout étonnant, c'est que la fièvre elle-même est souvent d'un utile secours, car elle dissipe les douleurs des hypochondres, s'ils sont exempts d'inflammation (33); soulage les douleurs du foie (34); résout complètement le spasme et le tétanos, si elle survient après leur invasion (35) et calme la maladie de l'intestin grêle qui provient d'une dysurie, si la chaleur qu'elle fait naître provoque la sécrétion urinaire (36). Les douleurs de tête compliquées d'éblouissements, de rougeur et d'une certaine démangeaison au front, sont dissipées par un écoulement de sang spontané ou artificiel. Les douleurs de la tête et du front produites par le vent, le froid et la chaleur, sont guéries par le coryza et l'éternument (37). Un frisson subit résout la fièvre ardente (38) que les Grecs nomment καυσώδης (39). La surdité qui se montre dans le cours d'une fièvre disparaît complètement, s'il survient une hémorrhagie nasale ou un flux du ventre (40). Rien n'a plus de puissance contre la surdité que les selles bilieuses (41). Ceux chez qui les petits abcès que les Grecs appellent φύματα (42), ont commencé à se former dans l'urèthre, guérissent dès que le pus s'est écoulé (43). Comme la plupart de ces phénomènes se produisent spontanément, il est permis de conclure que, dans les moyens que l'art met en usage, la nature a encore l'action principale.

Au contraire, si la vessie est douloureuse, la fièvre continue et le patient constipé, le cas est grave et même mortel; il y a surtout du

tremor est, saluti delirium est. Lienosis bono tormina sunt. Denique ipsa febris, quod maxime mirum videri potest, sæpe præsidio est; nam et præcordiorum dolores. si sine inflammatione sunt, finit; et jecinoris dolori succurrit; et nervorum distentionem rigoremque, si postea cœpit, ex toto tollit; et ex difficultate urinæ morbum tenuioris intestini ortum, si urinam per calorem movet, levat. At dolores capitis, quibus oculorum caligo, et rubor cum quadam frontis prurigine accedunt, sanguinis profusione, vel fortuita, vel etiam petita submoventur. Si capitis ac frontis dolores ex vento, vel frigore, aut æstu sunt, gravedine et sternumentis finiuntur. Febrem autem ardentem. quam Græci καυσώδη vocant, subitus horror exsolvit. Si in febre aures obtusæ sunt si sanguis e naribus fluxit, aut venter resolutus est, illud malum desinit ex toto. Nihil plus adversus surditatem, quam biliosa alvus potest. Quibus in fistula urinæ minuti abscessus, quos φύματα Græci vocant, esse cœperunt, iis, ubi pus ea parte profluxit, sanitas redditur. Ex quibus quum pleraque per se proveniant, scire licet, inter ea quoque, quæ ars adhibet, naturam plurimum posse.

Contra, si vesica cum febre continenti dolet, neque venter quidquam reddit, malum atque mortiferum est; maximeque id periculum est pueris a septimo anno ad quartum-

danger chez les enfants de sept à quatorze ans (44). Dans une maladie du poumon, si l'expectoration ne s'établit pas dès les premiers jours; qu'elle commence à partir du septième et persiste au delà, il y a du danger (45); et, d'autant plus, que la couleur des crachats est plus mêlée et moins distincte. Cependant il n'est pas de crachats pires que ceux qui sont exclusivement rougeâtres, sanguinolents, blancs, visqueux, pâles ou écumeux : toutefois les noirs sont les plus mauvais (46). Dans cette maladie, la toux et le catarrhe présentent du danger; il en de même de l'éternument, qui, ailleurs, passe pour salutaire : le péril est très-grand, si ces complications sont suivies d'une diarrhée subite (47). Généralement, les signes qui sont plus ou moins bons ou mauvais dans la pneumonie, le sont aussi dans la pleurésie. S'il s'écoule du foie un pus souillé de sang, le cas est mortel (48). Les abcès les plus mauvais sont ceux qui se dirigent vers l'intérieur et qui changent la couleur du tégument; puis, parmi ceux qui se font jour au dehors, les plus volumineux et les plus aplatis. Si, après la rupture de la vomique ou l'évacuation du pus à l'extérieur, la fièvre ne cesse pas; ou si ayant cessé, elle recommence; s'il y a de la soif, de l'inappétence et de la diarrhée; si le pus est livide et pâle, l'expectoration pituiteuse et écumeuse, le danger est inévitable. Les personnes âgées meurent surtout des suppurations qui naissent des maladies du poumon; les jeunes gens, des autres espèces de suppurations (49). Dans la phthisie, des crachats mêlés et purulents, une fièvre continue qui ne laisse pas de moment propice pour prendre de la nourriture et qui accable de soif, annoncent du danger chez une personne maigre. Dans une maladie qui traîne en longueur, dès que les cheveux tombent (50);

decimum. In pulmonis morbo, si sputum primis diebus non fuit, deinde a septimo die cœpit, et ultra septimum mansit, periculosum est; quantoque magis mixtos, neque inter se diductos colores habet, tanto deterius. Et tamen nihil pejus est, quam sincerum id edi, sive rufum est, sive cruentum, sive album, sive glutinosum, sive pallidum, sive spumans : nigrum tamen pessimum est. In eodem morbo periculosa sunt tussis, destillatio; etiam, quod alias salutare habetur, sternumentum : periculosissimumque est, si hæc sequuta subita dejectio est. Fere vero quæ in pulmonis, eadem in lateris doloribus, et mitiora signa, et asperiora esse consuerunt. Ex jecinore si pus cruentum exit, mortiferum est. At ex suppurationibus eæ pessimæ sunt, quæ intus tendunt, sic ut exteriorem quoque cutem decolorent : ex iis deinde, quæ in exteriorem partem prorumpunt, quæ maximæ, quæque planissimæ sunt. Quod si, ne rupta quidem vomica, vel pure extrinsecus emisso, febris quievit, aut quamvis quieverit, tamen repetit; item si sitis est, si cibi fastidium, si venter liquidus, si pus est lividum et pallidum, si nihil æger excreat nisi pituitam spumantem, periculum certum est. Atque ex iis quidem suppurationibus, quas pulmonum morbi concitarunt, fere senes moriuntur : ex ceteris juniores. At in tabe sputum mixtum purulentum, febris assidua, quæ et cibi tempora eripit, et siti affligit, in corpore tenui periculum subesse testantur. Si quis etiam in eo

que l'urine présente un sédiment qui ressemble à des toiles d'araignée ; que l'expectoration exhale une odeur fétide, et que surtout il survient du dévoiement, la mort est très-prompte, principalement en automne, époque où périssent ordinairemet ceux qui ont résisté pendant le reste de l'année (51). De même, avoir craché du pus dans cette maladie, puis cesser complétement d'expectorer, est mortel (52). Cette maladie se manifeste d'habitude chez les jeunes gens par une vomique ou une fistule dont la guérison n'est pas facile, à moins qu'il n'arrive ensuite beaucoup de signes favorables. Quant aux autres malades, ceux dont la guérison est la moins aisée, sont les jeunes filles et les femmes chez qui la phthisie se complique d'une suppression des règles (53). Celui qui, en pleine santé, est pris d'une douleur de tête subite ; puis, qui tombe dans un sommeil profond et ronfle sans s'éveiller, mourra dans les sept jours (54) ; à plus forte raison, s'il dort, les paupières entr'ouvertes et s'il laisse paraître le blanc des yeux, sans qu'il y ait eu de la diarrhée (55). Cependant, la mort n'arrive que si la fièvre ne dissipe pas le mal. Une hydropisie sous-cutanée qui naît d'une maladie aiguë guérit rarement (56), surtout si des signes contraires à ceux qui ont été indiqués plus haut, se manifestent. La toux ôte également tout espoir dans cette maladie (57) ; ainsi qu'une hémorrhagie par le haut ou par le bas, et l'accumulation de l'eau au milieu du corps (58). Chez quelques hydropiques (atteints d'ascite), des tumeurs paraissent, disparaissent et se montrent de nouveau (59). Ceux-ci sont dans des conditions plus rassurantes que ceux dont il a été question plus haut, pourvu qu'ils se soignent avec attention ; mais ordinairement, la confiance qu'ils ont dans la guérison, leur est fatale. Ce qui étonnera à juste titre, c'est qu'une chose

morbo diutius traxit, ubi capilli fluunt ; ubi urina quædam araneis similia subsidentia ostendit, atque in sputis odor fœdus est ; maximeque ubi post hæc orta dejectio est, protinus moritur : utique si tempus autumni est, quo fere, qui cetera parte anni traxerunt, resolvuntur. Item pus expuisse in hoc morbo, deinde ex toto spuere desiisse, mortiferum est. Solet etiam in adolescentibus is morbus ex vomica fistulave oriri : qui non facile sanescunt, nisi si multa signa bonæ valetudinis subsequuta sunt. Ex reliquis vero minime facile sanantur virgines, aut eæ mulieres, quibus super tabem menstrua suppressa sunt. Cui vero sano subitus dolor capitis ortus est, dein somnus oppressit sic ut stertat, neque expergiscatur, intra septimum diem pereundum est ; magis si, cum alvus cita non antecesserit, palpebræ dormientis non coeunt, sed album oculorum apparet. Quos tamen ita mors sequitur, si id malum non est febre discussum. At aqua inter cutem, si ex acuto morbo cœpit, ad sanitatem raro perducitur : utique si contraria iis, quæ supra posita sunt, subsequuntur. Æque in ea quoque tussis spem tollit : item, si sanguis sursum deorsumque erupit, et aqua medium corpus implevit. Quibusdam etiam in hoc morbo tumores oriuntur, deinde desinunt, deinde rursus assurgunt. Hi tutiores quidem sunt, quam qui supra comprehensi sunt, si attendunt, sed fere

soit en même temps pour notre corps, une cause de maladie et un agent de conservation. En effet, qu'une hydropisie occupe tout le tissu sous-cutané, ou qu'une grande quantité de pus soit réunie dans un abcès volumineux, si l'on évacue la totalité du liquide en une fois, le cas est tout aussi mortel que celui d'une personne en pleine santé, qui a perdu tout son sang par une blessure (60). Les articulations douloureuses, sur lesquelles des tubercules calleux se sont développés, ne sont jamais débarrassées. Quant aux affections articulaires qui ont commencé dans la vieillesse, elles sont parfois susceptibles d'amélioration, mais jamais d'une guérison complète. L'épilepsie qui se montre après l'âge de vingt-cinq ans, est difficile à guérir; beaucoup plus difficile encore est celle qui commence après la quarantième année; si bien, qu'à cet âge, on peut avoir quelque espoir dans la nature, mais presque aucun dans la médecine (61). Dans cette maladie, si tout le corps est affecté en même temps; si le sujet n'éprouve pas à l'avance dans quelque partie la sensation du mal qui arrive (62), et s'il tombe tout-à-coup, quel que soit son âge, la guérison est presque impossible; s'il existe du trouble dans les facultés intellectuelles et de la paralysie, toute médication est inutile. Si, à un dévoiement, vient s'ajouter la fièvre, l'inflammation du foie, des hypochondres ou du ventre; si la soif est insupportable; si la diarrhée dure depuis longtemps; si les selles sont variées et la défécation douloureuse, il y a danger de mort, surtout si la dyssenterie intervient. Cette maladie décime particulièrement les enfants jusqu'à l'âge de dix ans; les autres âges la supportent mieux. Une femme enceinte peut aussi être enlevée par un accident de ce genre; si elle en réchappe, elle perd cependant son fruit (63).

fiducia secundæ valetudinis opprimuntur. Illud jure aliquis mirabitur, quomodo quædam simul et affligant nostra corpora, et parte aliqua tueantur. Nam, sive aqua inter cutem quem implevit, sive in magno abscessu multum puris coiit, simul id omne effudisse, æque mortiferum est, ac si quis sani corporis vulnere factus exsanguis est. Articuli vero cui sic dolent, ut super eos ex callo quædam tubercula innata sint, nunquam liberantur : quæque eorum vitia vel in senectute cœperunt, vel in senectutem ab adolescentia pervenerunt, ut aliquando leniri possunt, sic nunquam ex toto finiuntur. Morbus quoque comitialis post annum quintum et vicesimum ortus ægre curatur, multoque ægrius is, qui post quadragesimum annum cœpit; adeo ut in ea ætate aliquid in natura spei, vix quidquam in medicina sit. In eodem morbo, si simul totum corpus afficitur, neque ante in partibus aliquis venientis mali sensus est, sed homo ex improviso concidit, cujuscumque is ætatis est, vix sanescit : si vero aut mens læsa est, aut nervorum facta resolutio, medicinæ locus non est. Dejectionibus quoque si febris accessit; si inflammatio jecinoris, aut præcordiorum, aut ventris; si immodica sitis; si longius tempus; si alvus varia; si cum dolore est, etiam mortis periculum subest : maximeque si inter hæc tormina (a) esse cœperunt. Isque morbus maxime pueros absumit usque ad annum decimum : ceteræ ætates facilius sustinent. Mulier quoque gra-

Bien plus, si la dyssenterie tire son origine de l'atrabile, le cas est mortel (64); il en est de même lorsque, dans la dyssenterie, le corps est déjà exténué, et qu'il se déclare tout-à-coup une diarrhée noire. La lienterie (65) est plus dangereuse, si les déjections sont fréquentes; si l'on va du ventre à toute heure avec ou sans bruit; si l'on va également la nuit et le jour; si les excréments sont crus ou noirs, et, de plus, lisses ou fétides; si la soif est intense; si, après avoir bu on ne rend point d'urine (66); si la bouche est ulcérée, le visage rouge et comme marbré de taches de toutes les couleurs; si le ventre est comme ballonné, gras et rugueux; si le malade éprouve de l'éloignement pour les aliments (et pour la promenade) (67). Dans ces circonstances la mort est certaine; elle l'est bien plus si le mal est déjà ancien; surtout, si la personne affectée est avancée en âge (68). Dans la maladie de l'intestin grêle, le vomissement, le hoquet, le spasme et le délire sont mauvais (69). Dans la jaunisse, l'induration du foie est très-pernicieuse (70). Chez ceux qui ont une maladie de la rate, s'il survient une dyssenterie qui se change en hydropisie sous-cutanée ou en lienterie, la médecine est presque impuissante à conjurer le danger (71). La maladie de l'intestin grêle (iléus), qui ne se dissipe pas en sept jours, tue le malade (72). Une femme qui, à la suite de l'accouchement, est prise de fièvre et de douleurs de tête violentes et continues, est en danger de mort (73). Si de la douleur et de l'inflammation se déclarent dans les parties qui renferment les viscères, la fréquence de la respiration est alors un mauvais signe. Si, sans cause appréciable, il survient une douleur de tête qui dure longtemps; qui descend

vida ejusmodi casu rapi potest; atque etiamsi ipsa convaluit, partum tamen perdit. Quin etiam tormina ab atra bile orsa mortifera sunt; aut si sub his, extenuato jam corpore, subito nigra alvus profluxit. At intestinorum lævitas periculosior est, si frequens dejectio est; si venter omnibus horis et cum sono, et sine hoc profluit; si similiter noctu et interdiu; si quod excernitur, aut crudum est, aut nigrum, et, præter id, etiam læve, et mali odoris; si sitis urget; si post potionem urina non redditur; si os exulceratur, si rubet facies, et quasi maculis quibusdam colorum omnium distinguitur; si venter est quasi fermentatus, pinguis atque rugosus; si cibi et (ambulationis) cupiditas non est (b). Inter quæ quum evidens mors sit, multo evidentior est, si jam longum quoque id vitium est; maximeque si etiam in corpore senili est. Si vero in tenuiore intestino morbus est, vomitus, singultus, nervorum distentio, delirium, mala sunt. At in morbo arquato, durum fieri jecur, perniciosissimum est. Quos lienis male habet, si tormina prehenderunt, deinde versa sunt vel in aquam inter cutem, vel in intestinorum lævitatem, vix ulla medicina periculo subtrahit. Morbus intestini tenuioris, nisi resolutus est intra septimum diem, occidit. Mulier ex partu, si cum febre vehementibus etiam et assiduis capitis doloribus premitur, in periculo mortis est. Si dolor atque inflammatio est in iis partibus, quibus viscera continentur, frequen-

dans le cou et dans les épaules, puis remonte à la tête ou s'étend de la tête au cou et aux épaules : il y a du danger, à moins que cette douleur ne provoque une vomique avec expectoration de pus; qu'une hémorrhagie ne se déclare quelque part ; qu'un porrigo étendu n'apparaisse à la tête, ou des pustules sur toute la surface du corps. C'est aussi un très-mauvais signe que de l'engourdissement et de la démangeaison se répandent tantôt sur toute la tête, tantôt sur une partie seulement ; qu'une certaine impression de froid s'y fasse sentir, et que ces manifestations morbides arrivent jusqu'à l'extrémité de la langue. Quoique ces abcès (74) soient, dans ces cas, un auxiliaire utile, la guérison est d'autant plus difficile qu'ils se montrent plus rarement dans ces affections (75). Dans les douleurs de hanche, si l''engourdissement est considérable, et que la jambe et la hanche se refroidissent ; si le ventre ne fonctionne qu'avec effort ; si les selles sont muqueuses et que le patient ait plus de quarante ans, la maladie sera très-longue : d'une année au moins, et ne se terminera qu'au printemps ou en été (76). La guérison est également difficile à cet âge, quand une douleur de bras arrive jusqu'à la main ou se propage vers l'épaule ; qu'elle occasionne un engourdissement douloureux, et qu'un vomissement de bile n'amène pas de soulagement (77). Un membre paralysé, quel qu'il soit, s'il est dans l'impossibilité de se mouvoir et s'il maigrit, ne revient pas à son premier état ; et cela d'autant moins, que l'affection est plus ancienne et la personne atteinte, plus avancée en âge (78). L'hiver et l'automne ne sont pas propices au traitement des paralysies : le printemps et l'été sont plus favorables (79). Guérir cette maladie quand elle est médio-

ter spirare, signum malum est. Si sine causa longus dolor capitis est, et in cervices ac scapulas transit, rursusque in caput revertitur, aut a capite ad cervices scapulasque pervenit, perniciosus est : nisi vomicam aliquam excitavit, sic ut pus extussiretur ; aut nisi sanguis ex aliqua parte prorupit ; aut nisi in capite multa purrigo, totove corpore pusulæ ortæ sunt. Æque magnum malum est, ubi torpor atque prurigo pervagantur, modo per totum caput, modo in parte ; aut sensus alicujus ibi quasi frigoris est, eaque ad summam quoque linguam perveniunt. Et quum in iisdem abscessibus auxilium sit, eo difficilior sanitas est, quo minus sæpe sub his malis illi subsequuntur. In coxæ vero doloribus, si vehemens torpor est, frigescitque crus et coxa ; alvus nisi coacta non reddit, idque quod excernitur, mucosum est ; jamque ætas ejus hominis quadragesimum annum excessit ; is morbus erit longissimus, minimeque annuus ; neque finiri poterit, nisi aut vere, aut æstate. Difficilis aeque curatio est in eadem ætate, ubi humerorum dolor vel ad manus pervenit, vel ad scapulas tendit, torporemque et dolorem creat, neque bilis vomitu levatur. Quacumque vero parte corporis membrum aliquod resolutum est, si neque movetur, et emacressit, in pristinum habitum non revertitur ; eoque minus, quo vetustius id vitium est, et quo magis in corpore senili est. Omnique resolutioni nervorum ad medicinam non idonea tempora sunt hiems et

cre, n'est pas chose facile; quand elle est intense, c'est impossible (80). Toute douleur qui se porte vers les parties supérieures cède moins facilement aux moyens curatifs. Une femme enceinte, dont les seins s'affaissent subitement, court risque d'avorter (81). Celle qui n'est ni nouvellement accouchée ni enceinte, si elle a du lait, perd ses règles (82). La fièvre quarte d'automne est ordinairement longue, surtout celle qui a commencé aux approches de l'hiver (83). Une hémorrhagie suivie de délire avec des convulsions, expose à la mort (84) ; ce danger existe également si, à la suite d'une purgation par des remèdes, le corps étant encore à jeun, il survient des convulsions (85) ; et si, pendant de violentes douleurs, les extrémités se refroidissent (86). Un pendu détaché de la potence, s'il a de l'écume à la bouche, ne revient pas à la vie (87). Des selles noires, semblables à du sang noir, survenant subitement avec ou sans fièvre, sont pernicieuses (88).

CHAPITRE IX.

Du traitement des maladies.

Après ces considérations sur les signes qui nous procurent les consolations de l'espérance ou les tourments de la crainte, nous allons passer au traitement des maladies. Les méthodes curatives sont générales ou particulières : les premières s'appliquent à plusieurs maladies; les secondes, à chaque maladie en particulier. Je parlerai d'abord des

autumnus : aliquid sperari potest vere et æstate. Isque morbus mediocris vix sanatur; vehemens sanari non potest. Omnis etiam dolor minus medicinæ patet, qui sursum procedit. Mulieri gravidæ, si subito mammæ emacruerunt, abortus periculum est. Quæ neque peperit, neque gravida est, si lac habet, a menstruis defecta est. Quartana autumnalis fere longa est : maximeque, quæ cœpit hieme appropinquante. Si sanguis profluxit, deinde sequuta est dementia cum distentione nervorum, periculum mortis est : itemque, si medicamentis purgatum et adhuc inanem, nervorum distentio oppressit; aut si in magno dolore extremæ partes frigent. Neque is ad vitam redit, qui ex suspendio, spumante ore, detractus est. Alvus nigra, sanguini atro similis, repentina, sive cum febre, sive etiam sine hac est, perniciosa est.

CAPUT IX.

De morborum curationibus.

Cognitis indiciis, quæ nos vel spe consolentur, vel metu terreant, ad curationes morborum transeundum est. Ex his quædam communes sunt, quædam propriæ : com-

médications générales ; parmi elles, il est qui prêtent un secours utile non-seulement aux malades, mais encore aux personnes en santé ; d'autres ne s'emploient que dans l'état de maladie. Tout agent thérapeutique a pour effet de retrancher ou d'ajouter, d'attirer ou de repousser, de réchauffer ou de refroidir, de durcir ou de ramollir (1). Il en est qui ont non-seulement un de ces modes d'action, mais même deux, sans qu'ils se contrarient l'un l'autre. On soustrait au corps par la saignée, les ventouses, la purgation, le vomissement, les frictions, la gestation, tous les exercices corporels, l'abstinence et la sueur. C'est de ces sujets que je vais parler immédiatement.

CHAPITRE X.

De la saignée par la veine (1).

Inciser une veine pour en tirer du sang, n'est pas une nouveauté ; c'en est une de saigner dans presque toutes les maladies. De même, tirer du sang aux jeunes sujets et aux femmes qui ne sont pas enceintes, est un usage ancien ; mais l'essai du même moyen sur les enfants, les personnes âgées et les femmes en état de grossesse, est nouveau. C'est que les anciens estimaient que les deux âges extrêmes étaient incapables de supporter ce genre de médication ; et ils étaient persuadés qu'une femme enceinte, ainsi traitée, devait accoucher avant terme (2). L'expérience a montré depuis, qu'il n'y a en cela rien de constant, et que c'est plutôt sur des observations d'une autre nature, que le médecin

munes, quæ pluribus morbis opitulantur ; propriæ, quæ singulis. Ante de communibus dicam : ex quibus tamen quædam non ægros solum, sed sanos quoque sustinent ; quædam in adversa tantum valetudine adhibentur. Omne vero auxilium corporis, aut demit aliquam materiam, aut adjicit, aut evocat, aut reprimit, aut refrigerat, aut calefacit, simulque aut durat, aut mollit. Quædam non uno modo tantum, sed etiam duobus inter se non contrariis adjuvant. Demitur materia sanguinis detractione, cucurbitula, dejectione, vomitu, frictione, gestatione, omnique exercitatione corporis, abstinentia, sudore. De quibus protinus dicam.

CAPUT X.

De sanguinis missione per venam. — (cf. Oribas. T. II, p. 750 s.).

Sanguinem, incisa vena, mitti, novum non est : sed nullum pæne morbum esse in quo non mittatur, novum est. Item, mitti junioribus, et feminis uterum non gerentibus, vetus est : in pueris vero idem experiri, et in senioribus, et in gravidis quoque mulieribus, vetus non est : siquidem antiqui primam ultimamque ætatem sustinere non posse hoc

doit régler sa conduite. Ce qui importe, ce n'est ni l'âge ni la grossesse, mais l'état des forces. Un jeune homme est-il faible? une femme, même sans être enceinte, est-elle débile? c'est à tort, qu'on leur tirerait du sang : ce serait leur ôter sans retour le peu de forces qu'il leur reste. Mais on peut traiter ainsi, avec sécurité, un enfant vigoureux, un vieillard robuste, et une femme enceinte, bien portante. Cependant, ici surtout, l'erreur est facile pour le médecin inhabile; d'ordinaire, l'enfance et la vieillesse ont moins de vigueur; la femme près d'accoucher a besoin de ses forces après la délivrance, et pour elle-même, et pour alimenter son enfant. Mais, de ce qu'une chose exige de l'attention et de la prudence, il n'en résulte pas qu'il faille la rejeter tout d'abord : puisque l'art consiste, non à tenir compte de l'âge et à considérer seulement la grossesse, mais à apprécier l'état des forces, et à juger s'il en resterait assez ou non pour soutenir un enfant, un vieillard ou une femme chargée de son fruit. Il faut aussi distinguer entre la vigueur et l'obésité, la maigreur et la faiblesse. Les sujets maigres ont plus de sang; les gens replets, plus de chair; aussi les premiers supportent-ils plus aisément la saignée, tandis qu'une personne surchargée d'embonpoint en est plus vite abattue. Voilà pourquoi on juge mieux des forces d'après l'état des vaisseaux, que d'après l'apparence extérieure du corps. Indépendamment de ces considérations, il faut encore rechercher de quel genre est la maladie; si la matière nuit par excès ou par défaut; si la constitution est saine ou viciée; car l'insuffisance ou l'intégrité de la matière exclut la saignée, tandis qu'il n'est pas de meilleur remède, si elle est abondante ou corrompue. Par exemple, une fièvre intense avec rougeur de la peau, plénitude et

auxilii genus judicabant : persuaserantque sibi, mulierem gravidam, quæ ita curata esset, abortum esse facturam. Postea vero usus ostendit, nihil in his esse perpetuum; aliasque potius observationes adhibendas esse, ad quas dirigi curantis consilium debeat : interest enim non quæ ætas sit, neque quid in corpore intus geratur, sed quæ vires sint. Ergo si juvenis imbecillus est, aut si mulier, quæ gravida non est, parum valet, male sanguis mittitur : emoritur enim vis, si qua supererat, hoc modo erepta. At firmus puer, et robustus senex, et gravida mulier valens, tuto curatur. Maxime tamen in his medicus imperitus falli potest : quia fere minus roboris illis ætatibus subest; mulierique prægnanti post curationem quoque viribus opus est, non tantum ad se, sed etiam ad partum sustinendum. Non quidquid autem intentionem animi et prudentiam exigit, protinus ejiciendum est; quum præcipua in hoc ars sit, quæ non annos numeret, neque conceptionem solam videat, sed vires æstimet, et ex eo colligat, possit necne superesse, quod vel puerum, vel senem, vel in una muliere duo corpora simul sustineat. Interest etiam inter valens corpus, et obesum; inter tenue, et infirmum : tenuioribus magis sanguis, plenioribus magis caro abundat. Facilius itaque illi detractionem ejusmodi sustinent, celeriusque ea, si nimium est pinguis, aliquis affligitur. Ideoque vis corporis melius ex venis, quam ex ipsa specie æstimatur.

distension des veines, réclame la saignée; de même que les maladies viscérales, les paralysies, les roideurs tétaniques, les convulsions; enfin, toute gêne suffocante de la respiration, la perte subite de la parole, les douleurs intolérables, les ruptures ou contusions internes, survenues par une cause quelconque, ainsi que les mauvaises dispositions du corps et toutes les maladies aiguës qui, comme je l'ai dit plus haut, nuisent plutôt par excès que par défaut de matière. Il peut se faire pourtant que la maladie demande la saignée, et que le corps paraisse à peine en état de la supporter. Alors si, en l'absence de toute autre ressource, le malade est condamné à mourir ou à subir l'essai d'un moyen hasardé, un médecin loyal doit déclarer qu'il n'y a d'espoir que dans la saignée, tout en avouant combien elle est à craindre, et, si on l'exige, il la pratiquera. En pareil cas, point d'hésitation; car, mieux vaut tenter un moyen incertain que de n'en essayer aucun. C'est ainsi qu'on doit agir, surtout dans la paralysie, la perte subite de la parole, l'angine suffocante (3), et quand le malade est presque abattu par un premier accès de fièvre, qui sera vraisemblablement suivi d'un autre aussi violent, que ses forces ne lui permettent guère de supporter. Bien que la saignée soit interdite pendant la période de crudité, cette règle n'a rien d'absolu, le cas ne comportant pas toujours qu'on attende la coction. Ainsi, une personne est-elle tombée d'un lieu élevé? s'est-elle contusionnée? est-elle subitement prise d'un vomissement de sang? quand même elle viendrait de manger, il faut la saigner sur-le-champ, de peur que la stase de sang ne l'abatte. Ce précepte s'applique également à tous les cas de suffocation soudaine.

Neque solum hæc consideranda sunt, sed etiam morbi genus quod sit : utrum superans, an deficiens materia læserit; corruptum corpus sit, an integrum; nam si materia vel deest, vel integra est, istud alienum est : at si vel copia sui male habet, vel corrupta est, nullo modo melius succurritur. Ergo vehemens febris, ubi rubet corpus, plenæque venæ tument, sanguinis detractionem requirit : item viscerum morbi, nervorumque resolutio, et rigor, et distentio : quidquid denique fauces difficultate spiritus strangulat : quidquid subito supprimit vocem; quisquis intolerabilis dolor est; et quacumque de causa ruptum aliquid intus atque collisum est : item malus corporis habitus, omnesque acuti morbi, qui modo, ut supra dixi, non infirmitate, sed onere nocent. Fieri tamen potest, ut morbus quidem id desideret, corpus autem vix pati posse videatur; sed si nullum tamen appareat aliud auxilium, periturusque sit qui laborat, nisi temeraria quoque via fuerit adjutus; in hoc statu boni medici est ostendere, quam nulla spes sit sine sanguinis detractione, faterique quantus in hac ipsa metus sit : et tum demum, si exigetur, sanguinem mittere. De quo dubitari in ejusmodi re non oportet : satius est enim anceps auxilium experiri, quam nullum. Idque maxime fieri debet, ubi nervi resoluti sunt; ubi subito aliquis obmotuit; ubi angina strangulatur; ubi prioris febris accessio pæne confecit, paremque subsequi verisimile est, neque eam videntur sustinere ægri vires posse. Quum sit autem minime

Mais, si la nature de la maladie le comporte, on n'agira que lorsqu'il ne restera plus la moindre trace de crudité ; aussi semble-t-il plus à propos d'ajourner l'opération au deuxième ou au troisième jour de l'invasion du mal. S'il est quelquefois nécessaire d'ouvrir la veine le premier jour, il n'est jamais utile de le faire après le quatrième, parceque, dans l'invervalle, la matière morbifique s'est épuisée, et a produit sur le corps ses effets délétères ; de sorte qu'une soustraction de sang ne pourrait qu'affaiblir, sans guérir. Si la fièvre est violente, saigner au plus fort de l'accès, c'est égorger le malade. On doit donc attendre la rémission, dans ce cas aussi, bien que l'occasion soit moins favorable, comme elle est unique, il ne faut pas la laisser échapper. En général, cette médication jugée nécessaire, doit être pratiquée en deux jours ; car il est mieux de soulager d'abord le malade, puis de le débarrasser entièrement, que de risquer sa vie en lui enlevant d'un seul coup toutes ses forces. Si cette conduite est opportune dans les cas de dépôts purulents ou séreux sous-cutanés, à plus forte raison est-il nécessaire de la suivre lorsqu'il s'agit d'évacuer du sang (4). C'est au bras qu'il faut saigner, si tout le corps est en cause ; quand c'est une partie seulement, sur cette partie même, ou, du moins, sur la plus voisine : car cette opération n'est pas praticable sur tout le corps, mais seulemeut aux tempes, aux bras et auprès des malléoles. Certains médecins, je le sais, prétendent qu'on doit saigner le plus loin possible du siége de la lésion ; le cours de la matière, disent-ils, se trouve ainsi détourné ; tandis que par l'autre méthode, il est attiré sur la partie congestionnée elle-même. C'est là une erreur : car la partie la plus

crudo sanguis mittendus, tamen ne id quidem perpetuum est : neque enim semper concoctionem res exspectat. Ergo si ex superiore parte aliquis decidit, si contusus est, si ex aliquo subito casu sanguinem vomit, quamvis paulo ante sumsit cibum, tamen protinus ei demenda materia est, ne, si subsederit, corpus affligat. Idemque etiam in aliis casibus repentinis, qui strangulabunt, dictum erit. At si morbi ratio patietur, tum demum nulla crudidatis suspicione remanente id fiet. Ideoque ei rei videtur aptissimus adversæ valetudinis dies secundus, aut tertius. Sed ut aliquando etiam primo die sanguinem mittere necesse est, sic nunquam utile post diem quartum est, quum jam spatio ipso materia et exhausta est, et corpus corrupit : ut detractio imbecillum id facere possit, non possit integrum. Quod si vehemens febris urget, in ipso impetu ejus sanguinem mittere, hominem jugulare est. Exspectanda ergo remissio est ; si non decrescit, sed crescere desiit, neque speratur remissio, tum quoque, quamvis pejor, sola tamen occasio non omittenda est. Fere etiam ista medicina, ubi necessaria est, in biduum dividenda est : satius est enim primum levare ægrum, deinde perpurgare, quam simul omni vi effusa fortasse præcipitare. Quod si in pure quoque aquaque quæ inter cutem est, ita respondet, quanto magis necesse est in sanguine respondeat. Mitti vero is debet, si totius corporis causa fit, ex brachio ; si partis alicujus, ex ea ipsa parte, aut certe quam proxima : quia non ubique mitti potest, sed in temporibus, in

voisine se vide la première ; puis, de proche en proche, les parties les plus éloignées, à mesure que le sang coule ; mais dès qu'il est arrêté, faute d'être attiré, il ne vient même plus. Toutefois l'expérience semble avoir appris que dans les fractures du crâne, mieux vaut saigner au bras ; et, dans les affections du bras, à l'autre bras ; sans doute, parce qu'en cas d'accident, les parties déjà malades sont plus disposées aux atteintes morbides. On réussit aussi quelquefois à détourner le cours du sang en saignant d'un côté, tandis qu'il se précipite de l'autre : car nous arrêtons à volonté une hémorrhagie, en lui opposant des obstacles directs, et en lui ouvrant ailleurs une autre voie.

L'opération de la saignée, très-aisée pour le médecin qui en a l'habitude, est très-difficile pour l'ignorant. En effet, l'artère est unie à la veine, et des nerfs le sont à ces deux vaisseaux ; or, la lésion d'un nerf par le scalpel détermine des convulsions qui font périr le patient dans des douleurs atroces. D'un autre côté, une artère ouverte ne se referme ni ne guérit, et laisse même parfois le sang s'échapper avec impétuosité. Quant à la veine, si, par hasard, elle est coupée en travers, ses bords se resserrent et ne donnent plus de sang. Enfonce-t-on le scalpel d'une main timide, on ne fait qu'effleurer la peau sans ouvrir la veine. Quelquefois aussi le vaisseau est soustrait à la vue, et l'on a de la peine à le découvrir. Ainsi, plusieurs circonstances rendent difficiles à l'ignorant ce qui est très-aisé pour celui qui sait. Il faut inciser la veine au milieu : dès que le sang jaillit, on en examine avec attention la couleur et l'aspect extérieur. Est-il noir et épais? c'est qu'il est altéré ; aussi, est-il avantageux d'en tirer : est-il rouge et

brachiis, juxta talos. Neque ignoro, quosdam dicere, quam longissime sanguinem inde, ubi lædit, esse mittendum : sic enim averti materiæ cursum ; at illo modo in id ipsum, quod gravat, evocari. Sed id falsum est : proximum enim locum primo exhaurit ; ex ulterioribus autem catenus sanguis sequitur, quatenus emittitur ; ubi is suppressus est, quia non trahitur, ne venit quidem. Videtur tamen usus ipse docuisse, si caput fractum est, ex brachio potius sanguinem esse mittendum ; si quod in humero vitium est, ex altero brachio : credo, quia si quid parum cesserit, opportuniores eæ partes injuriæ sunt, quæ jam male habent. Avertitur quoque interdum sanguis, ubi alia parte prorumpens, alia emittitur : desinit enim fluere qua nolumus, inde objectis quæ prohibeant, alia dato itinere.

Mittere autem sanguinem quum sit expeditissimum usum habenti, tamen ignaro difficillimum est ; juncta enim est venæ arteria, his nervi : ita, si nervum scalpellus attingit, sequitur nervorum distentio, eaque hominem crudeliter consumit. At arteria incisa neque coit, neque sanescit ; interdum etiam, ut sanguis vehementer erumpat, efficit. Ipsius quoque venæ, si forte præcisa est, capita comprimuntur, neque sanguinem emittunt. At si timide scalpellus demittitur, summam cutem lacerat, neque venam incidit. Nonnunquam etiam ea latet, neque facile reperitur. Ita multæ res id difficile inscio faciunt, quod perito facillimum est. Incidenda ad medium vena est : ex qua

transparent ? c'est qu'il est pur ; dans ce cas, il est non-seulement inutile, mais même nuisible de le faire couler : on l'arrêtera donc sur les champ. Mais le médecin qui sait reconnaître l'indication de la saignée, n'est pas exposé à ce mécompte. Il arrive plus souvent encore que, le premier jour, le sang coule constamment noir ; il n'en faut pas moins l'arrêter dès qu'on en a suffisamment tiré, et toujours mettre fin à la saignée avant la syncope. On bande le bras, après avoir appliqué dessus une petite compresse trempée dans de l'eau fraîche. Le lendemain, il suffit de donner, avec le doigt medius, un coup sec sur la veine pour désunir les bords de la cicatrice récente, et obtenir un nouveau jet de sang. Si le sang qui, le premier ou le second jour, coulait noir et épais, commence à prendre une teinte rouge et transparente, on en a assez tiré ; car celui qui reste est pur. Il faut donc bander immédiatement le bras, et le maintenir ainsi jusqu'à ce qu'on ait obtenu une petite cicatrice solide qui, aux veines, acquiert très promptement de la consistance.

CHAPITRE XI.

Des ventouses médicinales (1).

Les ventouses sont de deux sortes : de bronze (2) et de corne (3). Les premières sont ouvertes d'un côté et fermées de l'autre ; les secondes, également ouvertes à une extrémité, sont percées à l'autre d'un petit trou. On jette de la charpie enflammée dans la ventouse de cui-

quum sanguis erumpit, colorem ejus habitumque oportet attendere ; nam si is crassus et niger est, vitiosus est ; ideoque utiliter effunditur ; si rubet et pellucet, integer est ; eaque missio sanguinis adeo non prodest, ut etiam noceat ; protinusque is supprimendus est. Sed id evenire non potest sub eo medico, qui scit ex quali corpore sanguis mittendus sit. Illud magis fieri solet, ut æque niger assidue primo die profluat : quod quamvis ita est, tamen si jam satis fluxit, supprimendus est ; semperque ante finis faciendus est, quam anima deficiat. Deligandumque brachium superimposito expresso ex aqua frigida penicillo : et postero die averso (*a*) medio digito vena ferienda, ut recens coitus ejus resolvatur, iterumque sanguinem fundat. Sive autem primo, sive secundo die sanguis, qui crassus et niger initio fluxerat, et rubere, et pellucere cœpit, satis materiæ detractum est, atque quod superest, sincerum est : ideoque protinus brachium deligandum, habendumque ita est, donec valens cicatricula sit ; quæ celerrime in vena confirmatur.

CAPUT XI.

De cucurbitulis medicinalibus.

Cucurbitularum vero duo genera sunt ; æneum, et corneum. Ænea, altera parte patet, altera clausa est : cornea, altera parte æque patens, altera foramen habet exiguum.

vre, puis on l'applique en pressant dessus jusqu'à ce qu'elle adhère. Celle de corne est appuyée sans apprêt sur le corps; ensuite, dès que, par le bout percé d'une petite ouverture, on a aspiré l'air avec la bouche et fermé ce petit trou à l'aide d'un peu de cire, elle adhère également bien. L'une et l'autre se font, non-seulement avec ces deux sortes de matières, mais très bien encore avec une substance quelconque; on supplée même facilement au défaut de ventouses, par une petite coupe ou un petit vase à ouverture rétrécie. Dès que la ventouse adhère, si la peau a été préalablement scarifiée, c'est du sang qu'on attire; si elle ne l'a pas été, c'est de l'air vital (4). Par conséquent, pour une lésion provenant d'une matière intérieure, c'est ordinairement le premier procédé qu'on emploie; pour une distension gazeuze, le dernier. L'usage de la ventouse est surtout indiqué, quand le mal occupe, non pas tout le corps, mais une partie déterminée d'où il suffit de l'enlever pour rétablir la santé. C'est même là une preuve que la saignée par le scalpel pour soulager un membre, doit être faite de préférence sur la partie malade; car ce n'est jamais sur une partie éloignée que le médecin place les ventouses, à moins qu'il ne se propose d'y détourner une hémorrhagie; mais au siége même de la douleur et à l'endroit qu'il faut dégager (5). On peut aussi avoir besoin de ventouses dans les maladies chroniques quoique déjà anciennes, qu'elles dépendent d'une altération de la matière (6) ou d'une mauvaise disposition du pneuma; ainsi que dans certaines maladies aigües, s'il y a lieu d'alléger le corps, et si l'état des forces ne permet pas d'ouvrir la veine. Cette médication est sans doute moins énergique, mais elle est plus

In æneam linamentum ardens conjicitur, ac sic os ejus corpori aptatur, imprimiturque, donec inhæreat. Cornea per se corpori imponitur; deinde ubi ea parte, qua exiguum foramen est, ore spiritus adductus est, superque cera cavum id clausum est, æque inhærescit. Utraque non ex his tantum materiæ generibus, sed etiam ex quolibet alio recte fit. Ac si cetera defecerunt, caliculus quoque, aut pullarius oris compressioris, ei rei commode aptatur. Ubi inhæsit, si concisa ante scalpello cutis est, sanguinem extrahit; si integra est, spiritum. Ergo ubi materia, quæ intus est, lædit, illo modo; ubi inflatio, hoc imponi solet. Usus autem cucurbitulæ præcipuus est, ubi non in toto corpore, sed in parte aliqua vitium est, quam exhauriri ad confirmandam valetudinem satis est. Idque ipsum testimonium est, etiam scalpello sanguinem, ubi membro succurritur, ab ea potissimum parte, quæ jam læsa est, esse mittendum, quod nemo cucurbitulam diversæ parti imponit, nisi quum profusionem sanguinis eo avertit; sed ei ipsi, quæ dolet, quæque liberanda est. Opus etiam esse cucurbitula potest in morbis longis (*a*), sive corrupta materia, sive spiritu male habente; in acutis quoque quibusdam, quamvis jam et iis spatium aliquod accessit, si et levari corpus debet, et ex vena sanguinem mitti vires non patiuntur. Idque auxilium ut minus vehemens, ita magis tutum; neque unquam periculosum est, etiamsi in medio febris impetu, etiamsi in cruditate adhibetur. Ideoque ubi sanguinem mitti opus est, si incisa vena præceps

sûre et jamais dangereuse, même employée au milieu d'un paroxysme fébrile et en pleine crudité. Aussi, dès qu'une déplétion sanguine est nécessaire, s'il y a danger pressant à ouvrir la veine, ou si le mal est localisé dans une partie, faut-il opter pour ce moyen; mais n'oublions pas que, s'il est exempt de danger, il est aussi d'un plus faible secours, et qu'aux grands maux, il faut de grands remèdes (7).

CHAPITRE XII.

De la purgation.

§ 1. — Les anciens provoquaient la purgation dans presque toutes les maladies, à l'aide de divers médicaments et de lavements fréquents. Ainsi, ils donnaient de l'ellébore noir, de la filicule, des battitures de cuivre, que les Grecs appellent λεπίς χαλκοῦ, du suc laiteux de laitue marine, dont une goutte, incorporée à du pain, produit une purgation abondante; ou bien du lait d'ânesse, de vache ou de chèvre, auquel ils ajoutaient un peu de sel, puis qu'ils faisaient bouillir; ils enlevaient ensuite le caillot, et prescrivaient pour boisson le liquide presque séreux qui restait après cette opération; mais les médicaments exercent en général une action nuisible sur l'estomac. Des purgatifs trop violents et des lavements trop fréquents affaiblissent le corps. Il n'est donc jamais prudent de recourir à cette médication dans une maladie, excepté quand il n'y a pas de fièvre; dans ce cas, on donne de l'ellébore noir à ceux qui sont tourmentés par l'atrabile, ou atteints

periculum est, aut si in parte corporis etiam vitium est, huc potius confugiendum est: quum eo tamen, ut sciamus, hic ut nullum periculum, ita levius præsidium esse; nec posse vehementi malo, nisi æque vehemens auxilium succurrere.

CAPUT XII.

De dejectione.

1. Dejectionem autem antiqui variis medicamentis, crebraque alvi ductione in omnibus pæne morbis moliebantur: dabantque aut nigrum veratrum, aut filiculam, aut squamam æris, quam λεπίδα χαλκοῦ Græci vocant; aut lactucæ marinæ lac, cujus gutta pani adjecta abunde purgat; aut lac vel asininum, vel bubulum, vel caprinum; eique salis paulum adjiciebant, decoquebantque id, et sublatis iis, quæ coierant, quod quasi serum supererat, bibere cogebant; sed medicamenta stomachum fere lædunt. Alvus si vehementius fluit, aut sæpius ducitur, hominem infirmat. Ergo nunquam in adversa valetudine medicamentum ejus rei causa recte datur, nisi ubi is morbus sine febre est; ut quum veratrum nigrum aut atra bile vexatis, aut cum tristitia insanientibus, aut iis, quorum nervi parte aliqua resoluti sunt, datur. At ubi febres sunt, satius

de démence triste ou de quelque paralysie. S'il y a de la fièvre, mieux vaut, à cet effet, prendre les aliments et les boissons qui jouissent en même temps de la propriété de nourrir le corps et de relâcher le ventre (1). Il est des affections, dans lesquelles il convient de purger avec du lait.

§ 2. — *Des lavements.* — Dans la plupart des cas, on doit, de préférence, recourir aux lavements (2). C'est une méthode dont Asclépiade a restreint l'emploi, tout en la conservant, et que je vois généralement oubliée de notre temps. Cependant la modération que cet auteur semble avoir observée, offre de grands avantages : elle consiste à ne pas user souvent de cette médication, mais seulement une ou deux fois au plus, et à ne pas négliger d'y recourir, si la tête est lourde et la vue trouble; si la maladie siége dans le gros intestin, que les Grecs nomment κόλον; si le bas-ventre et les hanches sont douloureux; si des matières bilieuses affluent dans l'estomac; si de la pituite ou une humeur aqueuse s'amasse dans cet organe; si les vents sortent plus difficilement; s'il n'y a pas de selles naturelles; surtout, si les excréments se trouvent près du fondement et restent à l'intérieur; si le malade, sans rendre de selles, remarque que ses vents ont une odeur de matières fécales; si la diète qu'on a observée, dès le principe, n'a pas enlevé la fièvre; si l'on n'a pas saigné en temps opportun, parce que les forces du malade ne l'ont pas permis, ou qu'on a laissé échapper le moment favorable de le faire; si l'on a bu copieusement avant la maladie, ou si une personne, qui était souvent relâchée natu-

est ejus rei causa cibos potionesque assumere, qui simul et alant, et ventrem molliant. Suntque valetudinis genera, quibus ex lacte purgatio convenit.

2. Plerumque vero alvus potius ducenda est : quod ab Asclepiade quoque sic temperatum, ut tamen servatum sit, video plerumque sæculo nostro præteriri. Est autem ea moderatio, quam is sequutus videtur, aptissima : ut neque sæpe ea medicina tentetur, et tamen semel, vel summum bis, non omittatur, si caput grave est, si oculi caligant; si morbus majoris intestini est, quod Græci κόλον nominant; si in imo ventre, aut in coxa dolores sunt; si in stomachum quædam biliosa concurrunt, vel etiam pituita eo se, humorve aliquis aquæ similis confert; si spiritus difficilius redditur; si nihil per se venter excernit; utique, si juxta quoque stercus est, et intus remanet; aut si stercoris odorem, nihil dijiciens, æger ex spiritu suo sentit; aut si corruptum est, quod excernitur; aut si primo inedia febrem non sustulit; aut si sanguinem mitti, quum opus sit, vires non patiuntur, tempusve ejus rei præteriit; aut si multum ante morbum aliquis potavit; aut si is, qui sæpe vel sponte, vel casu purgatus est, subito habet alvum suppressam. Servanda vero illa sunt : ne ante diem tertium ducatur; ne ulla cruditate substante; ne in corpore infirmo, diuque adversa valetudine exhausto; neve in eo, cui satis alvus quotidie reddit, quive eam liquidam habet; neve in ipso accessionis impetu,

rellement ou accidentellement, voit tout-à-coup ses garde-robes supprimées. Voici les règles qu'il faut observer : on ne donnera de lavement ni avant le troisième jour, ni avant la fin de la digestion, ni à une personne faible et épuisée par une longue maladie, ni à celle qui va suffisamment à la selle chaque jour ou qui a de la diarrhée, ni dans le paroxysme de la fièvre, parce qu'alors le liquide injecté est retenu dans le ventre, puis se porte à la tête : ce qui expose à un danger beaucoup plus grave. La veille, le malade doit s'abstenir d'aliments pour se préparer à cette médication, et le jour même, boire de l'eau chaude, quelques heures avant, pour humecter les parties supérieures. Alors, si l'on n'a besoin que d'une médecine légère, c'est de l'eau pure qu'on injecte dans l'intestin ; la faut-il un peu plus active ? de l'eau miellée ; adoucissante ? de l'eau dans laquelle on a fait bouillir du fenu-grec, de la ptisane (3) ou de la manne. L'eau de mer et l'eau salée ont des propriétés irritantes : l'une et l'autre, quand elles ont bouilli, ont plus d'effet. On rend le lavement plus irritant en y ajoutant de l'huile, du natron (4) ou du miel ; plus il est irritant, plus son action évacuante est prononcée, mais moins bien on le supporte. Le liquide à injecter ne doit être ni froid ni chaud, parce que dans l'un ou l'autre état il pourrait incommoder. Après avoir pris le lavement, il faut que le malade garde le lit, autant que faire se peut ; qu'il ne cède pas au premier besoin d'aller à la selle, mais attende d'y être absolument forcé. En général, cette manière d'évacuer la matière, allége les parties supérieures et calme la maladie. Une personne qui s'est fatiguée en allant à la selle à chaque besoin impérieux, doit se reposer un peu, et, de crainte que les forces ne manquent, prendre, le jour même, une nourriture plus ou moins substantielle, selon qu'on attendra un accès ou qu'on sera sans inquiétude à cet égard.

quia, quod tum infusum est, alvo continetur, regestumque in caput, multo gravius periculum efficit. Pridie vero abstinere debet æger, ut aptus tali curationi sit : eo die ante aliquot horas aquam calidam bibere, ut superiores ejus partes madescant. Tum mmittenda in alvum est, si levi medicina contenti sumus, pura aqua ; si paulo valentiori, mulsa ; si leni, ea in qua fœnum græcum, vel ptisana, vel malva decocta sit (*a*). Acris autem est marina aqua, vel alia sale adjecto : atque utraque decocta commodior est. Acrior fit adjecto, vel oleo, vel nitro, vel melle : quoque acrior est, eo plus extrahit, sed minus facile sustinetur. Idque quod infunditur, neque frigidum esse oportet, neque calidum ; ne alterutro modo lædat. Quum infusum est, quantum fieri potest, continere se in lectulo debet æger, nec primæ cupiditati dejectionis protinus cedere : ubi necesse est, tum demum desidere. Fereque eo modo demta materia, superioribus partibus levatis, morbum ipsum mollit. Cum vero, quoties res coegit, desidendo aliquis se exhausit, paulisper debet conquiescere ; et, ne vires deficiant, utique eo die cibum assumere : qui plenior, an exiguus sit dandus, ex ratione ejus accessionis, quæ exspectatibur, aut in metu non erit, æstimari oportebit.

CHAPITRE XIII.

Du vomissement.

Si le vomissement est souvent utile aux personnes bilieuses en état de santé, il ne l'est pas moins dans les maladies provoquées par la bile. Par conséquent, il est indiqué chez tous ceux qui, avant la fièvre, éprouvent du frisson et du tremblement; chez ceux qui sont tourmentés par le choléra, ou atteints d'une démence accompagnée d'hilarité, ou affligés d'épilepsie; mais, si la maladie est aiguë et fébrile, les remèdes trop énergiques sont déplacés, comme on l'a établi plus haut en parlant de la purgation. Il suffit, pour procurer le vomissement, de prendre ce que j'ai conseillé pour les personnes bien portantes. Mais dans les maladies chroniques, rebelles et apyrétiques, telles que l'épilepsie et la démence, ont doit faire usage de l'ellébore blanc. Ce remède ne se donne avec avantage ni en hiver ni en été ; on le prescrit très-heureusement au printemps, et assez utilement en automne. Avant de l'administrer, il faut d'abord humecter le corps de celui qui doit le prendre (1). Il importe de savoir, que les remèdes qui se prennent en potion, ne sont pas toujours utiles aux malades, et nuisent toujours aux personnes bien portantes.

CAPUT XIII.

De vomitu.

At vomitus, ut in secunda quoque valetudine sæpe necessarius biliosis est, sic etiam in iis morbis, quos bilis concitavit. Ergo omnibus, qui ante febres horrore et tremore vexantur; omnibus, qui cholera laborant; omnibus etiam cum quadam hilaritate insanientibus; et comitiali quoque morbo oppressis necessarius est; sed si acutus morbus est, si febris est, asperioribus medicamentis opus non est; sicut in dejectionibus quoque supra dictum est : satisque est ea vomitus causa sumi, quæ sanis quoque sumenda esse proposui. At ubi longi valentesque morbi sine febre sunt, ut comitialis, ut insania, veratro quoque albo utendum est. Id neque hieme, neque æstate recte datur; optime vere; tolerabiliter autumno. Quisquis daturus erit, id agere ante debet, ut accepturi corpus humidius sit. Illud scire oportet, omne ejusmodi medicamentum, quod potui datur, non semper ægris prodesse, semper sanis nocere.

CHAPITRE XIV.

De la friction (1).

Asclépiade qui est, pour ainsi dire, l'inventeur de la friction, en a tant parlé dans le livre intitulé : *Secours généraux*, où ne sont mentionnés que ces trois : la friction, l'eau et la gestation, qu'il a consacré à la première la majeure partie de son traité. S'il ne convient pas de ravir aux auteurs modernes le mérite de leurs découvertes ou de leurs judicieuses imitations, il n'est pas moins équitable de rendre aux anciens ce qui leur appartient. Nul doute qu'Asclépiade n'ait enseigné, d'une manière plus détaillée et plus claire, quand et comment il faut user de la friction ; mais il n'a rien inventé qu'Hippocrate, auteur beaucoup plus ancien, n'ait exprimé brièvement en disant (2) : une friction énergique resserre ; une friction douce ramollit ; une friction fréquente amaigrit ; une friction modérée épaissit. Il suit de là qu'on doit employer ce moyen, lorsqu'il y a indication de donner du ton à un organe relâché, d'assouplir celui qui est induré, de dissiper le superflu de matière qui en surcharge un autre, ou d'alimenter celui qui est frêle et débile. Cependant, en examinant avec plus d'attention la friction sous ces divers aspects, ce qui, du reste, n'est pas du ressort des médecins, on se convaincra facilement, qu'au fond, elle se réduit à une action unique : celle de retrancher ; en effet, on resserre, en enlevant ce qui est interposé dans une partie et qui la relâche ; on assouplit, en

CAPUT XIV.

De frictione.

De frictione vero adeo multa Asclepiades, tamquam inventor ejus, posuit in eo volumine, quod *Communium Auxiliorum* inscripsit, ut, quum trium tantum faceret mentionem, hujus et aquæ et gestationis, tamen maximam partem in hac consumserit. Oportet autem neque recentiores viros in iis fraudare, quæ vel repererunt, vel recte sequuti sunt ; et tamen ea, quæ apud antiquiores aliquos posita sunt, auctoribus suis reddere. Neque dubitari potest, quin latius quidem, et dilucidius, ubi et quomodo frictione utendum esset, Asclepiades præceperit ; nihil tamen repererit, quod non a vetustissimo auctore Hippocrate paucis verbis comprehensum sit : qui dixit, frictione, si vehemens sit, durari corpus ; si lenis, molliri ; si multa, minui ; si modica, impleri. Sequitur ergo, ut tum utendum sit, quum aut adstringendum corpus sit, quod hebes est ; aut molliendum quod induruit ; aut digerendum in eo, quod copia nocet ; aut alendum id, quod tenue et infirmum est. Quas tamen species si quis curiosius æstimet, quod jam ad medicum non pertinet, facile intelliget, omnes ex una causa pendere, quæ demit ; nam et adstringitur aliquid, eo demto, quod interpositum, ut id laxaretur, effecerat ; et mollitur, eo detracto, quod duritiem creabat ; et impletur, non ipsa fric-

ôtant ce qui donne de la dureté ; et l'on épaissit, non par la friction même, mais à l'aide des aliments qui pénètrent ultérieurement jusqu'au tégument qui a été affaibli par une espèce de digestion. C'est de la manière d'employer la friction que dépendent ses effets divers. Il y a une grande différence entre une onction et une friction. Il faut oindre et frotter légèrement le corps dans les maladies aiguës et récentes, mais pendant la rémission et avant le repas ; une longue friction ne convient ni dans les maladies aiguës ni dans celles qui sont dans la période d'augment, excepté quand on cherche, par ce moyen, à procurer du sommeil aux personnes atteintes de phrénitis (3). C'est un auxiliaire utile dans une maladie chronique et déjà sur son déclin. Je n'ignore pas que, d'après l'opinion de certains médecins, c'est au moment où les maladies sont dans leur croissance, et non sur le point de finir d'elles-mêmes, qu'un secours est nécessaire. Mais cette opinion est mal fondée ; car, bien qu'une maladie doive se terminer spontanément, elle peut cependant disparaître plus vite sous l'influence d'une médication ; celle-ci est nécessaire pour deux raisons : d'une part, afin de hâter le plus possible la guérison ; de l'autre, pour empêcher qu'en se prolongeant, la maladie ne soit plus exposée à une recrudescence pour une cause quelconque, même légère. Une maladie peut être moins grave qu'elle ne l'a été, sans être guérie pour cela, mais tenir à des reliquats susceptibles de se dissiper par l'emploi de certains moyens. Si la friction est utile au déclin d'une maladie, elle ne l'est jamais dans la période d'augment d'une fièvre : il faut, si c'est possible, l'employer lorsque l'apyrexie est complète, ou, du moins, au moment de la rémission. La

tione, sed eo cibo, qui postea usque ad cutem, digestione quadam relaxatam, penetrat. Diversarum vero rerum in modo causa est. Inter unctionem autem et frictionem multum interest. Ungi enim, leniterque pertractari corpus, etiam in acutis et recentibus morbis oportet ; in remissione tamen, et ante cibum : longa vero frictione uti, neque in acutis morbis, neque increscentibus convenit ; præterquam quum phreneticis somnus ea quæritur. Amat autem hoc auxilium valetudo longa, et jam a primo impetu inclinata. Neque ignoro quosdam dicere, omne auxilium necessarium esse increscentibus morbis, non quum jam per se finiuntur. Quod non ita se habet. Potest enim morbus, etiam qui per se finem habiturus est, citius tamen adhibito auxilio tolli : quod duabus de causis necessarium est ; et ut quam primum bona valetudo contingat ; et ne morbus, qui remanet, iterum, quamvis levi de causa, exasperetur. Potest morbus minus gravis esse, quam fuerit, neque ideo tamen solvi, sed reliquiis quibusdam inhærere, quas admotum aliquod auxilium discutiat. Sed ut, levata quoque adversa valetudine, recte frictio adhibetur ; sic nunquam adhibenda est febre increscente : verum, si fieri poterit, quum ex toto corpus ea vacabit ; sin minus (*a*), certe quum ea remiserit. Eadem autem modo in totis corporibus esse debet, ut quum infirmus aliquis inplendus ; modo in partibus, aut quia ejus ipsius membri imbecillitas id requirit, aut quia alterius. Nam et capitis longos dolores ipsius frictio levat ; non in impetu tamen doloris : et membrum

friction doit se faire tantôt sur tout le corps, s'il s'agit de fortifier une personne affaiblie : tantôt sur une partie, si la débilité de cette partie ou celle d'une autre la requiert. En effet, on calme les céphalalgies anciennes avec une friction sur la tête, pourvu qu'elle ne soit pas faite dans le paroxysme de la douleur ; la même pratique procure de la force à un membre paralysé. Une friction sur une partie différente de celle où siége la douleur, doit être beaucoup plus prolongée, surtout quand on se propose d'attirer la matière des parties supérieures ou moyennes du corps : cas dans lequel il faut frictionner les extrémités. Qu'on n'écoute pas ceux qui fixent le nombre de frictions : ce nombre étant subordonné aux forces du patient. Celui-ci est-il faible? cinquante peuvent suffire; est-il un peu robuste? on peut en faire deux cents, puis un nombre intermédiaire à ces deux extrêmes, suivant l'état des forces. Par conséquent, le jeu de va et vient de la main, sera moins fréquent pour une femme que pour un homme, et pour un enfant ou un vieillard que pour un jeune homme. Enfin, si des parties déterminées sont traitées par cette méthode, il convient de pratiquer de nombreuses et fortes frictions, parce qu'il est impossible d'affaiblir promptement tout le corps en n'agissant que sur une partie, et qu'il est nécessaire de dissiper le plus de matière possible, si l'on se propose de soulager cette partie ou une autre, par l'intermédiaire de celle que l'on frictionne. Mais, si une débilité générale exige l'emploi de ce moyen sur tout le corps, la friction devra être plus courte et plus douce, de façon à assouplir seulement le tégument, et à le rendre plus apte à s'assimiler la nouvelle matière qui provient du repas précédent. J'ai établi, ci-dessus (4), que la situation d'un malade est mauvaise, quand l'extérieur du corps est froid, l'intérieur brûlant, et qu'il a de la soif. C'est alors que la friction est l'unique ressource; et si, avec son aide, on réussit à rap-

aliquod resolutum ipsius frictionne confirmatur. Longe tamen sæpius aliud perfricandum est, quum aliud dolet; maximeque quum a summis, aut a mediis partibus corporis evocare materiam volumus; ideoque extremas partes perfricamus. Neque audiendi sunt, qui numero finint, quoties aliquis perfricandus sit. Id enim ex viribus hominis colligendum est : et si is perinfirmus est, potest satis esse quinquagies; si robustior, potest ducenties (b); inter utrumque deinde, prout vires sunt. Quo fit, ut etiam minus sæpe in muliere, quam in viro; minus sæpe in puero, vel sene, quam in juvene, manus dimovendæ sint. Denique, si certa membra perfricantur, multa valentique frictione opus est; nam neque totum corpus infirmari cito per partem potest, et opus est quam plurimum materiæ digeri, sive id ipsum membrum, sive per id aliud levamus. At ubi totius corporis imbecillitas hanc curationem per totum id exigit, brevior esse debet et lenior; ut tantummodo summam cutem emolliat, quo facilius capax ex recenti cibo novæ materiæ fiat. In malis jam ægrum esse, ubi exterior pars corporis

peler la chaleur sur le tégument, on peut rendre possible une médication.

CHAPITRE XV.

De la gestation.

La gestation est aussi très-avantageuse dans les maladies chroniques et déjà sur leur déclin : elle est utile aux personnes entièrement débarrassées de la fièvre, mais non encore en état de se livrer elles-mêmes à aucun exercice, et à celles qui ont des reliquats de maladies, qu'on ne peut dissiper par un autre moyen. Asclépiade avance même que dans une fièvre récente, violente et surtout ardente, on doit y recourir pour obtenir la guérison : mais il y a du danger à le faire, et l'on supporte mieux la violence de cet état morbide en restant en repos. Toutefois, si l'on veut en tenter l'essai, on le peut, pourvu que la langue ne soit pas sèche, et que les viscères, la tête ou les hypochondres ne soient le siége ni de tumeur, ni d'induration, ni de douleur. La gestation ne convient ni aux personnes qui éprouvent des douleurs générales ou partielles, à moins que les nerfs seuls ne soient affectés, ni dans la période d'augment de la fièvre, mais seulement dans celle de rémission. Il y a plusieurs espèces de gestations ; on en règle l'emploi d'après les forces et les ressources pécuniaires du patient, de manière qu'elles n'affaiblissent pas trop les malades débiles, et ne fassent pas défaut à ceux de la basse classe. La plus douce

friget, interior cum siti calet, supra posui. Sed tunc quoque unicum in frictione præsidium est ; quæ si calorem in cutem evocavit, potest alicui medicinæ locum facere.

CAPUT XV.

De gestatione.

Gestatio quoque longis et jam inclinatis morbis aptissima est : utilisque est et iis corporibus, quæ jam ex toto febre carent, sed adhuc exerceri per se non possunt ; et iis, quibus lentæ morborum reliquiæ remanent, neque aliter eliduntur. Asclepiades etiam in recenti vehementique, præcipueque ardente febre, ad discutiendam eam, gestatione dixit utendum : sed id periculose fit ; meliusque quiete ejusmodi impetus sustinetur. Si quis tamen experiri volet, sic experiatur, si lingua non erit aspera, si nullus tumor, nulla durities, nullus dolor visceribus, aut capiti, aut præcordiis suberit. Et ex toto nunquam gestari corpus dolens debet, sive id in toto, sive in parte est ; nisi tamen solis nervis dolentibus ; neque unquam increscente febre, sed in remissione ejus. Genera autem gestationis plura sunt ; quæ adhibenda sunt et pro viribus cujusque, et pro opibus ; ne aut imbecillum hominem nimis digerant, aut humili desint. Lenissima

est celle en bateau, soit dans l'intérieur d'un port, soit sur une rivière; plus forte est la gestation dans la haute-mer ou en litière; la plus violente est celle en chariot. Ces divers modes de gestation peuvent être rendus plus durs et plus doux. Si l'on ne dispose d'aucun de ces moyens, on suspend un lit que l'on fait mouvoir (1); à défaut de cette ressource, on y supplée en mettant un support au-dessous d'un pied du lit (2), et en balançant ce lit avec la main.

De ces exercices, les doux conviennent aux personnes faibles; ceux qui sont un peu forts, aux malades débarrassés de la fièvre depuis plusieurs jours, ou à ceux qui sentent les premières atteintes d'une maladie grave, sans avoir encore de la fièvre, comme cela a lieu dans la phthisie, les affections de l'estomac, l'hydropisie et quelquefois dans la jaunisse; ou bien lorsque certaines maladies, telles que l'épilepsie ou la démence, persistent sans fièvre, mais pendant longtemps. Dans ces affections, il est nécessaire également d'user des exercices dont il a été question à l'endroit où nous avons indiqué la manière dont les personnes bien portantes, mais faibles, doivent se conduire (3).

CHAPITRE XVI.

De la diète.

Il y a deux espèces de diète : dans l'une le malade ne prend rien; dans l'autre il ne prend que ce qui est indispensable. Le

est navi, vel in portu, vel in flumine; vehementior vel in alto (a), vel lectica; etiamnum acrior vehiculo. Atque hæc ipsa et intendi et leniri possunt. Si nihil horum est, suspendi lectus debet, et moveri : si ne id quidem est, at certe uni pedi subjiciendum fulmentum est, atque ita lectus huc et illuc manu impellendus.

Et lenia quidem genera exercitationis infirmis conveniunt, valentiora vero iis, qui jam pluribus diebus febre liberati sunt; aut iis, qui gravium morborum initia sic sentiunt, ut adhuc febre vacent, quod et in tabe, et in stomachi vitiis, et quum aqua cutem subiit, et interdum in morbo regio fit; aut ubi quidam morbi, qualis comitialis, qualis insania est, sine febre, quamvis diu, manent. In quibus affectibus ea quoque genera exercitationum necessaria sunt, quæ comprehendimus eo loco, quo, quemadmodum sani, neque firmi homines se gererent, præcepimus.

CAPUT XVI.

De abstinentia.

Abstinentiæ vero duo genera sunt : alterum, ubi nihil assumit æger; alterum, ubi non nisi quod oportet. Initia morborum primum famem sitimque desiderant : ipsi

commencement des maladies réclame la diète d'aliments et de boissons : les maladies, dans leur cours, requièrent de la modération et exigent qu'on ne prenne que ce qu'il faut, et pas plus qu'il ne faut ; il ne convient pas, de suite après la diète, de manger à satiété : s'il est dangereux de le faire en santé, lorsqu'on s'est trouvé dans la nécessité de supporter la faim, combien ne l'est-il pas davantage dans l'état de maladie. Rien ne soulage plus une personne indisposée qu'une diète opportune. Il y a chez nous des hommes intempérants qui indiquent leurs heures de repas aux médecins ; d'autres leur abandonnent ce choix comme une faveur, mais se réservent de déterminer la quantité d'aliments ; d'autres, enfin, croient faire preuve de générosité en s'en rapportant à eux pour tout le reste, pourvu qu'ils aient la liberté de choisir le genre d'aliment : comme s'il s'agissait plutôt d'apprécier les droits du médecin que les besoins du malade. Au surplus, celui-ci se trouve très-mal des infractions qu'il fait au régime, tant sous le rapport des heures du repas, que de la quantité des aliments et du genre de nourriture.

CHAPITRE XVII.

Des moyens de provoquer la sueur.

On provoque la sueur de deux manières : par la chaleur sèche ou par le bain. La chaleur sèche est fournie par du sable chaud, le laconicum (1), le clibanum (2) et certaines étuves naturelles (3), où une vapeur chaude, s'élevant de la terre, est emprisonnée dans un édi-

deinde morbi moderationem, ut neque aliud quam expedit, neque ejus ipsius nimium sumatur ; neque enim convenit juxta inediam protinus satietatem esse. Quod si sanis quoque corporibus inutile est, ubi aliqua necessitas famem fecit ; quanto inutilius est in corpore etiam ægro? Neque ulla res magis adjuvat laborantem, quam tempestiva abstinentia. Intemperantes homines apud nos ipsi cibi tempora curantibus dant. Rursus alii tempora medicis pro dono remittunt, sibi ipsis modum vindicant. Liberaliter agere se credunt, qui, quum cetera illorum arbitrio relinquant, in genere cibi liberi sunt (*a*) ; quasi quæratur, quid medico liceat, non quid ægro salutare sit. Cui vehementer nocet, quoties in ejus, quod assumitur, vel tempore, vel modo, vel genere peccatur.

CAPUT XVII.

De sudore eliciendo.

Sudor etiam duobus modis elicitur : aut sicco calore, aut balneo. Siccus calor est, et arenæ calidæ, et laconici, et clibani, et quarumdam naturalium sudationum, ubi e terra profusus calidus vapor ædificio includitur, sicut super Bajas in murtetis (*a*) habe-

fice, comme nous en possédons un au-dessus de Baïes dans un endroit planté de myrtes (4). Indépendamment de ces moyens, on excite aussi la sueur avec la chaleur du soleil et l'exercice. Ces modes de sudation sont utiles toutes les fois qu'il existe à l'intérieur une humeur nuisible qu'il faut dissiper. Quelques affections nerveuses se trouvent très-bien de leur emploi. Les premiers peuvent convenir aux personnes faibles : la chaleur solaire et les exercices seulement aux personnes robustes, mais sans fièvre, au début d'une maladie ou atteintes de maladies sans gravité. On aura soin de n'en essayer d'aucune sorte pendant la fièvre ou la digestion. Le bain a un double effet : tantôt, après la disparition de la fièvre, il permet de commencer l'usage d'une nourriture plus abondante et d'un vin plus généreux pour rétablir la santé : tantôt il dissipe la fièvre elle-même. On y a recours ordinairement, quand il y a indication de relâcher la peau, d'attirer au dehors une humeur corrompue et de changer l'habitude du corps. Les anciens s'en servaient avec une très-grande réserve : Asclépiade avec beaucoup de hardiesse. Il n'y a pas lieu de s'en effrayer s'il est donné avec à-propos ; mais avant le moment favorable, il est nuisible. Tout malade qui n'a plus de fièvre, et qui, en même temps n'a pas eu d'accès pendant un jour, peut, le lendemain après l'heure de l'accès, prendre un bain en toute sécurité. Si la fièvre est d'habitude périodique et reparaît le troisième ou le quatrième jour, le bain est sans danger tout le temps qu'il n'y a point d'accès. Si la fièvre, bien que durant encore, est légère et déjà ancienne, on l'essaiera utilement, en observant toutefois, qu'il n'y ait ni induration ni gonflement dans les hypochondres, ni sécheresse

mus. Præter hæc sole quoque, et exercitatione is movetur. Utiliaque hæc genera sunt, quoties humor intus nocet, isque digerendus est. Ac nervorum quoque quædam vitia sic optime curantur. Sed cetera infirmis possunt convenire : sol et exercitatio tantum robustioribus ; qui tamen sine febre, vel inter initia morborum, vel etiam non gravibus morbis tenentur. Cavendum autem est, ne quid horum vel in febre, vel in cruditate tentetur. At balnei duplex usus est ; nam modo, discussis febribus, initium cibi plenioris, vinique firmioris valetudini facit ; modo febrem ipsam tollit. Fereque adhibetur, ubi summam cutem relaxari, evocarique corruptum humorem, et habitum corporis mutari expedit. Antiqui timidius eo utebantur : Asclepiades audacius. Neque terrere autem ea res, si tempestiva est, debet : ante tempus nocet. Quisquis febre liberatus est, simulatque ea uno die non accessit, eo qui proximus est, post tempus accessionis, tuto lavari potest. At si circuitum habere ea febris solita est sic, ut tertio, quartove die revertatur, quandocumque non accessit, balneum tutum est. Manentibus vero adhuc febribus, si eæ sunt lenes, et jamdiu male habent (b), recte medicina ista tentatur : cum eo tamen ne præcordia dura sint, neve ea tumeant, neve lingua aspera sit, neve aut in medio corpore, aut in capite dolor ullus sit, neve tum febris increscat. Atque in iis quidem febribus, quæ certum circuitum habent, duo balnei tempora sunt : alte-

de la langue, ni la moindre douleur dans la partie moyenne du corps ou à la tête, ni exacerbation fébrile. Dans les fièvres à retours périodiques réguliers, il existe deux moments propices pour le bain : l'un avant le frisson, l'autre après la fièvre. Chez ceux qui sont depuis longtemps affectés d'une petite fièvre lente, ce moment est après la cessation complète de l'accès ; ou, si d'ordinaire, l'apyrexie ne se produit pas, quand il y a rémission et que l'état du patient est aussi bon que le comporte la maladie. Une personne faible qui doit aller au bain, aura soin de ne pas s'exposer préalablement au froid ; dès qu'elle y sera arrivée, elle se reposera un instant et examinera si ses tempes sont resserrées, et si la sueur commence à poindre : le premier phénomène se produit-il, sans être suivi du second ? le bain est inutile ce jour-là ; il faut alors se faire oindre avec douceur, partir, éviter à tout prix le refroidissement et se tenir à la diète. Mais si les tempes ne sont pas affectées, et que la sueur commence d'abord en ce point, puis ailleurs, il convient de se rincer la bouche avec de l'eau chaude, et de se mettre ensuite dans la baignoire ; là aussi on remarquera si la peau est prise d'horripilations au premier contact de l'eau chaude, ce qui arrive très-rarement lorsque les choses se sont bien passées au commencement ; s'il en survient, c'est un signe certain de l'inutilité du bain. C'est au malade à apprécier, d'après l'état de sa santé, s'il doit se faire oindre avant d'entrer dans l'eau chaude ou après en être sorti. Cependant, c'est d'ordinaire au début de la sueur qu'il est opportun de faire une légère onction, à moins que le médecin n'ait expressément prescrit de le faire après ; on se met ensuite dans le bain. Il importe aussi de tenir

rum, ante horrorem ; alterum, febre finita ; in iis vero, qui lentis febriculis diu detinentur, quum aut ex toto recessit accessio ; aut, si id non solet, certe lenita est, jamque corpus tam integrum est, quam maxime esse in eo genere valetudinis solet. Imbecillus homo, iturus in balneum, vitare debet ne ante frigus aliquod experiatur : ubi in balneum venit, paulisper resistere, experirique, num tempora adstringantur, et an sudor aliquis oriatur : illud si incidit, hoc non sequutum est, inutile eo die balneum est ; perungendusque is leniter, et auferendus est ; vitandumque omni modo frigus, et abstinentia utendum. At si temporibus integris, primum ibi, deinde alibi sudor incipit, fovendum os aqua calida ; tum in solio desidendum est ; atque ibi quoque videndum, num sub primo contactu aquæ calidæ summa cutis inhorrescat ; quod vix tamen fieri potest, si priora recte cesserunt ; certum id autem signum inutilis balnei est. Ante vero, an postea, quam in aquam calidam se demittat, aliquis perungi debeat, ex ratione valetudinis suæ cognoscat. Fere tamen, nisi ubi nominatim, ut postea fiat, præcipietur, moto sudore leniter corpus perungendum ; deinde in aquam calidam demittendum est. Atque hic quoque habenda virium ratio est, neque committendum, ut per æstum anima deficiat ; sed maturius is auferendus, curioseque vestimentis involvendus est, ut neque ad eum frigus adspiret, et ibi quoque, antequam aliquid assumat, insudet.

compte de l'état des forces; et, pour ne pas exposer le malade à perdre connaissance par l'effet de la chaleur, on le retire à temps et on l'entoure avec soin de vêtements pour le préserver du froid et le faire suer dans la salle même, avant qu'il ne prenne aucun aliment. On emploie aussi en fomentations chaudes (5) du millet, du sel ou du sable, qu'on fait chauffer et qu'on jette dans un linge; si l'on n'a besoin que d'une faible chaleur, un simple linge suffit; s'il l'a faut plus intense, on enveloppe de vieux linges des tisons éteints qu'on applique ainsi sur la partie. On se sert encore de petites outres remplies d'huile chaude, d'un certain vase d'argile appelé *lentille* à cause de sa forme, et dans lequel on verse de l'eau, ainsi que de sel renfermé dans un sac de toile, qu'on plonge dans de l'eau bien chaude, et qu'on place ensuite sur le membre à fomenter. On met également au feu deux morceaux de fer à extrémités un peu larges; on en plonge un dans ce sel, qu'on arrose légèrement avec de l'eau; dès qu'il commence à se refroidir, on le remet au feu; on agit de même avec l'autre, et l'on fait ainsi usage des deux alternativement : pendant cette opération, il découle un suc salé et chaud, qui est d'un secours utile dans les contractions nerveuses. Une propriété commune à toutes ces fomentations, c'est de dissiper les matières qui surchargent les hypochondres, gênent la respiration ou causent des désordres dans quelque partie. On parlera des cas dans lesquels leur emploi est indiqué, quand il sera question des maladies en particulier.

Fomenta quoque calida sunt milium, sal, arena; quodlibet eorum calefactum, et in linteum conjectum: si minore vi opus est, etiam solum linteum; at si majore, exstincti titiones, involutique panniculis, et sic circumdati. Quin etiam calido oleo replentur utriculi; et in vasa fictilia, a similitudine quas lenticulas vocant, aqua conjicitur; et sal sacco linteo excipitur, demittiturque in aquam bene calidam, tum super id membrum, quod fovendum est, collocatur. Juxtaque ignem ferramenta duo sunt capitibus paulo latioribus : alterumque ex his demittitur in eum salem, et aqua super leviter adspergitur; ubi frigere cœpit, ad ignem refertur, et idem in altero fit : deinde invicem in utroque : inter quæ descendit salsus et calidus succus, qui contractis aliquo morbo nervis opitulantur. His omnibns commune est, digerere id, quod vel præcordia onerat, vel fauces strangulat, vel in aliquo membro nocet. Quando autem quoque utendum sit, in ipsis morborum generibus dicetur.

CHAPITRE XVIII.

Des aliments et des boissons.

Après avoir parlé des moyens qui soulagent en évacuant, j'arrive à ceux qui nourrissent le corps, c'est-à-dire, aux aliments et aux boissons. Ceux-ci sont, non-seulement les secours ordinaires de toutes les maladies, mais encore de la santé ; il importe, par conséquent, de bien connaître leurs propriétés : d'abord, pour que les personnes bien portantes sachent comment les utiliser ; ensuite, afin qu'en exposant les méthodes de traitement des maladies, il nous suffise d'indiquer les espèces d'aliments et de boissons qu'il faut prendre, sans être obligé de nommer successivement chacun d'eux en particulier. Il convient donc de savoir que tous les légumes et les pains faits avec du froment sont de l'espèce la plus forte ; j'appelle la plus forte, celle qui renferme le plus d'éléments nutritifs ; en font également partie, tous les animaux quadrupèdes domestiques, les grandes bêtes fauves, telles que le chevreuil, le cerf, le sanglier, l'onagre ; les grands oiseaux, tels que l'oie, le paon, la grue ; les gros poissons de mer, comme la baleine et d'autrès semblables, ainsi que le miel et le fromage ; il n'est donc pas surprenant que la pâtisserie soit un aliment très-fort, puisqu'elle se compose de froment, de graisse, de miel et de fromage. Dans les aliments de force moyenne, on doit ranger parmi les plantes, celles dont nous employons les racines et les bulbes ; parmi les quadrupèdes, le lièvre,

CAPUT XVIII.

De cibis et potionibus.

Quum de iis dictum sit, quæ detrahendo juvant; ad ea veniendum est, quæ alunt, id est cibum et potionem. Hæc autem non omnium tantum morborum, sed etiam secundæ valetudinis communia præsidia sunt : pertinetque ad rem, omnium proprietates nosse ; primum ut sani sciant, quomodo his utantur ; deinde ut exsequentibus nobis morborum curationes, liceat species rerum, quæ assumendæ erunt, subjicere, neque necesse sit subinde singulas eas nominare. Scire igitur oportet, omnia legumina, quæque ex frumentis panificia sunt, generis valentissimi esse : valentissimum voco, in quo plurimum alimenti est ; item omne animal quadrupes domi natum ; omnem grandem feram, quales sunt caprea, cervus, aper, onager ; omnem grandem avem, quales sunt anser, et pavo, et grus ; omnes belluas marinas, ex quibus cetus est, quæque his pares sunt : item mel, et caseum ; quo minus mirum est, opus pistorium valentissimum esse, quod ex frumento, adipe, melle, caseo constat ; in media vero materia numerari ex oleribus debere ea, quorum radices, vel bulbos assuminus ; ex quadrupedibus, leporem ; aves

tous les oiseaux, depuis les plus petits jusqu'au flamant; tous les poissons qui ne supportent pas la salaison, ou ceux qu'on sale en entier. Les aliments de l'espèce la plus légère sont toutes les tiges d'herbes potagères, et tout ce qui naît sur une tige comme la citrouille, le concombre, la câpre; tous les fruits, les olives, les escargots et les coquillages. Malgré cette distinction des aliments en espèces, il existe encore de grandes différences entre ceux de la même espèce : car l'un est plus substantiel, l'autre moins. Par exemple, le pain renferme plus de matière nutritive qu'aucun autre aliment; le froment plus que le millet; celui-ci plus que l'orge; et, dans le froment, ce qui est le plus nourrissant, c'est le siligo (1), puis le similago (2), ensuite celui auquel on n'a rien enlevé et que les Grecs appellent αὐτοόπυρος; le pain de pollen (3) est plus faible, et le pain bis (4) le moins nutritif. Parmi les légumes, la fève et la lentille sont plus nourrissantes que le pois; parmi les plantes potagères, la rave, la moutarde et tous les bulbes au nombre desquels se rangent l'oignon et l'ail, sont plus nourrissants que le panais, et ce qu'on nomme le radis; de même le chou, la bette, le poireau, le sont davantage que la laitue, la citrouille et l'asperge. Parmi les fruits des arbrisseaux, les raisins, les figues, les noix, les dattes, sont plus nourrissants que ceux qu'on appelle plus particulièrement pommes; et, parmi ces derniers, les fruits succulents le sont davantage que les fruits cassants. De même, parmi les oiseaux de la classe moyenne, les plus nourrissants sont ceux qui marchent plus qu'ils ne volent; et, parmi ceux qui ont plus de confiance dans leurs ailes, les plus gros le sont davantage que les plus petits, tels que le becfigue et la grive. Les oiseaux qui vivent dans l'eau, procurent

omnes a minimis ad phœnicopterum; item pisces omnes, qui salem non patiuntur, solidive saliuntur; imbecillissimam vero materiam esse omnem caulem oleris, et quidquid in caule nascitur, qualis est cucurbita, et cucumis, et capparis; omnia poma, oleas, cochleas, itemque conchylia. Sed quamvis hæc ita discreta sint, tamen etiam, quæ sub eadem specie sunt, magna discrimina recipiunt; aliaque res alia vel valentior est, vel infirmior. Siquidem plus alimenti est in pane, quam in ullo alio : firmius est triticum, quam milium; id ipsum, quam hordeum, et ex tritico firmissima siligo, deinde simila, deinde cui nihil demtum est, quod αὐτόπυρον Græci vocant; infirmior est ex poline; infirmissimus cibarius panis. Ex leguminibus vero valentior faba, vel lenticula, quam pisum. Ex oleribus valentior rapa, napique, et omnes bulbi, in quibus cepam quoque, et allium numero, quam pastinaca, vel quæ radicula (a) appellatur : item firmior brassica, et beta, et porrum, quam lactuca, vel cucurbita, vel asparagus. At ex fructibus surculorum valentiores uvæ, ficus, nuces, palmulæ, quam quæ poma propriæ nominantur : atque ex his ipsis firmiora, quæ succosa, quam quæ fragilia sunt. Itemque ex iis avibus, quæ in media specie sunt, valentiores eæ, quæ pedibus, quam quæ volatu magis nituntur; et ex iis quæ volatu fidunt, firmiores quæ grandiores (b), quam quæ minutæ sunt; ut ficedula et turdus,

une nourriture plus légère que ceux qui ne savent pas nager. Parmi les quadrupèdes domestiques, le porc fournit la chair la moins nutritive : le bœuf, celle qui l'est le plus ; de même, parmi les bêtes sauvages, plus l'animal est gros, plus la viande en est forte. Quant aux poissons de la classe moyenne dont nous faisons le plus grand usage, les plus nourrissants sont ceux qu'on peut employer en salaisons, comme le lézard de mer ; puis ceux qui, quoique plus tendres, ont cependant une certaine fermeté, comme la dorade, le corbeau marin, le spare, l'oculata, ensuite les poissons plats ; puis viennent ceux qui sont plus légers, tels que les loups de mer, les mulets ; et après ces derniers, tous les saxatiles. Les différences ne résident pas seulement dans les espèces, mais encore dans les individus de chaque espèce, et dépendent de l'âge, de la partie, du sol, du climat et de la qualité. Tout quadrupède qui tette, fournit une chair moins nutritive ; la volaille est également d'autant moins nourrissante, qu'elle est en plus bas âge ; il en est de même des poissons d'un âge moyen : celui où ils n'ont pas encore acquis leur plus grand développement. Dans le cochon, les pieds, le museau, les oreilles, la cervelle sont les parties les moins nourrissantes ; dans l'agneau et le chevreau, toute la tête et les pieds le sont un peu moins que les autres parties ; si bien que ces organes peuvent être rangés dans la classe moyenne. Chez les oiseaux, le cou et les ailes sont considérés, à bon droit, comme très-pauvres en matières nutritives. Quant au sol, le froment des collines est plus substantiel que celui des plaines : le poisson qui vit au milieu des rochers est plus léger que celui des eaux limoneuses ; d'où il résulte, que le poisson d'étang, de lac ou de rivière est plus lourd ; et celui qui vit dans

Atque eæ quoque quæ in aqua degunt, leviorem cibum præstant, quam quæ natandi scientiam non habent. Inter domesticas vero quadrupedes levissima suilla est ; gravissima bubula : itemque ex feris, quo majus quodque animal, eo robustior ex eo cibus est. Pisciumque eorum, qui ex media materia sunt, quibus maxime utimur, tamen gravissimi sunt (*c*) ex quibus salsamenta quoque fieri possunt, qualis lacertus est ; deinde qui, quamvis teneriores, tamen duri sunt, ut aurata, corvus, sparus, oculata ; tum plani ; post quos etiamnum leviores lupi, mullique ; et post hos, omnes saxatiles. Neque vero in generibus rerum tantummodo discrimen est, sed etiam in ipsis : quod et ætate fit, et membro, et solo, et cœlo, et habitu. Nam quadrupes omne animal, si lactens (*d*) est, minus alimenti præstat : itemque quo tenerior pullus cohortalis est : in piscibus quoque media ætas, quæ nundum summam magnitudinem implevit. Deinde ex eodem suæ ungulæ, rostrum, aures, cerebellum ; ex agno, hœdove cum petiolis totum caput aliquanto quam cetera membra leviora sunt : adeo ut in media materia poni possint. Ex avibus colla, alæve recte infirmissimis annumerantur. Quod ad solum vero pertinet, frumentum quodque valentius est collinum, quam campestre : levior piscis inter saxa editus, quam in arena ; levior in arena, quam in limo : quo fit, ut ex stagno, vel lacu, vel flumine eadem genera graviora sint : leviorque qui in alto,

les eaux profondes, plus léger que celui des eaux basses. L'animal sauvage a une chair plus légère que l'animal domestique ; et celui qui est né sous un ciel humide, plus légère aussi que celui qui est originaire d'un pays sec. Les mêmes animaux sont plus nourrissants gras que maigres, récents que salés, frais qu'avancés. Le même animal nourrit davantage cuit dans son jus que rôti ; rôti que bouilli. L'œuf dur appartient aux aliments les plus forts; l'œuf mollet ou sorbile (5) aux plus faibles. Quoique tous les gâteaux de farine soient très-nutritifs, il est cependant certains froments préparés à l'eau, tels que l'alica (6), le riz, la ptisane, le gruau ou la bouillie de ces mêmes farines et le pain trempé dans l'eau, qui peuvent être rangés parmi les aliments les plus faibles.

Parmi les boissons, toutes celles qui proviennent des céréales, ainsi que le lait, le vin miellé, le moût cuit (7), le passum (8), le vin doux ou fort, le moût et le vin très-vieux, appartiennent à la classe la plus forte. Mais le vinaigre et le vin de quelques années, austère ou gras, sont de la classe moyenne : aussi ne doit-on jamais donner d'autre boisson aux personnes débiles. De toutes les boissons, l'eau est la plus faible; la boisson de froment est d'autant plus forte, que le froment lui-même est plus fort ; le vin d'un bon sol est plus fort que celui d'un sol léger ; celui d'un climat tempéré, plus fort que celui d'un climat trop humide, trop sec, trop froid ou trop chaud. Le vin miellé est d'autant plus généreux qu'il renferme plus de miel ; le moût cuit, qu'il a bouilli davantage : le passum, qu'il est fait de raisins plus secs. L'eau pluviale est la plus légère ; puis, vient celle de fontaine ; ensuite, celle de rivière ; après, celle de puits ; enfin, celle

quam qui in vado vixit. Omne etiam ferum animal domestico levius; et quodcumque humido cœlo, quam quod sicco natum est. Deinde eadem omnia pinguia, quam macra ; recentia, quam salsa ; nova, quam vetusta, plus alimenti habent. Tum res eadem magis alit jurulenta, quam assa ; magis assa, quam elixa. Ovum durum valentissimæ materiæ est; molle, vel sorbile, imbecillissimæ. Quumque panificia omnia firmissima sint, elota tamen quædam genera frumenti, ut alica, oryza, ptisana, vel ex iisdem facta sorbitio, aut pulticula, et aqua quoque madens panis, imbecillissimis annumerari potest.

Ex potionibus vero quæcumque ex frumento facta est, itemque lac, mulsum, defrutum, passum, vinum aut dulce, aut vehemens, aut mustum, aut magnæ vetustatis, valentissimi generis est. At acetum, et id vinum quod paucorum annorum, vel austerum, vel pingue est, in media materia est : ideoque infirmis nunquam generis alterius dari debet. Aqua omnium imbecillissima est. Firmiorque ex frumento potio est, quo firmius est ipsum frumentum : firmior ex eo vino, quod bono solo, quam quod tenui ; quodque temperato cœlo, quam quod aut nimis humido, aut nimis sicco, nimiumque aut frigido, aut calido natum est. Mulsum, quo plus mellis habet ; defrutum, quo magis incoctum ; passum, quo ex sicciore uva est, eo valentius est. Aqua levissima pluvialis

de neige ou de glace ; plus lourde est l'eau de lac ; la plus lourde est celle de marais (9). Il est facile et nécessaire de se rendre compte de la nature de l'eau ; sa légèreté se révèle au poids, et, à poids égal, la meilleure est celle qui s'échauffe et se refroidit le plus vite, et qui cuit le plus promptement les légumes (10). En général, plus un aliment est fort moins bien il se digère ; mais plus il nourrit s'il est digéré. Par conséquent, l'espèce d'aliment doit varier selon l'état des forces, et sa quantité, avec sa qualité. Aux personnes faibles, il faut donc les aliments les plus légers ; les personnes de force médiocre se trouvent très-bien de ceux de la classe moyenne, et celles qui sont robustes, des plus substantiels. Enfin, on peut prendre en plus grande quantité ceux de l'espèce légère : mais dans l'usage des plus nourrissants, il faut de la modération.

CHAPITRE XIX.

De la nature et de la propriété de chaque espèce d'aliments.

Ces différences ne sont pas les seules : on distingue encore les aliments selon qu'ils sont de bon ou de mauvais suc (les Grecs appellent ceux-là εὐχύμοι ; ceux-ci κακοχύμοι); qu'ils sont doux ou âcres ; qu'ils épaississent ou atténuent la pituite ; qu'ils sont favorables ou contraires à l'estomac ; flatueux ou dépourvus de cette propriété ; échauffants ou rafraîchissants ; qu'ils tournent facilement à l'aigre dans l'estomac, ou

est ; deinde fontana ; tum ex flumine, tum ex puteo ; post hæc ex nive, aut glacie ; gravior his, ex lacu ; gravissima, ex palude. Facilis etiam et necessaria cognitio est naturam ejus requirentibus. Nam levis, pondere apparet ; et ex iis, quæ pondere pares sunt, eo melior quæque est, quo celerius et calefit et frigescit, quoque celerius ex ea legumina percoquuntur. Fere vero sequitur, ut, quo valentior quæque materia est, eo minus facile concoquatur ; sed si concocta est, plus alat. Itaque utendum est materiæ genere pro viribus ; modusque omnium pro genere sumendus. Ergo imbecillis hominibus, rebus infirmissimis opus est ; mediocriter firmos media materia optime sustinet ; et robustis apta validissima est. Plus deinde aliquis assumere ex levioribus potest : magis in iis, quæ valentissima sunt, temperare sibi debet.

CAPUT XIX.

Quæ natura ac proprietas cujusque rei sit qua vescimur.

Neque hæc sola discrimina sunt ; sed etiam aliæ res boni succi sunt, aliæ mali ; quas εὐχύμους (a), vel κακοχύμους Græci vocant ; aliæ lenes, aliæ acres ; aliæ crassiorem pituitam faciunt, aliæ tenuiorem ; aliæ idoneæ stomacho, aliæ alienæ sunt : itemque aliæ inflant, aliæ ab hoc absunt ; aliæ calefaciunt, aliæ refrigerant ; aliæ facile

s'y corrompent difficilement; qu'ils relâchent le ventre et qu'ils favorisent le sommeil ou excitent les sens; autant de connaissances qu'il importe de posséder, parce que tel aliment convient à telle disposition du corps, tel autre à un certain état de santé.

CHAPITRE XX.

Des aliments de bon suc.

Les aliments de bon suc sont : le froment, le siligo, l'alica, le riz, l'amidon (1), le tragum (2), la ptisane (3), le lait, le fromage mou, le gibier, les oiseaux de la classe moyenne, et, parmi les plus gros, ceux que j'ai indiqués plus haut; les poissons qui tiennent le milieu entre les tendres et les durs, comme le mulet et le loup de mer; la laitue du printemps, l'ortie, la mauve, la citrouille, l'œuf sorbile, le pourpier, les escargots, les dattes; parmi les fruits, ceux qui ne sont ni acerbes ni acides, le vin doux ou léger, le passum, le moût cuit, les olives qui ont été conservées dans l'un ou l'autre de ces deux derniers liquides, les matrices, les museaux et les pieds de cochon, les viandes grasses, gélatineuses et toutes sortes de foies.

in stomacho acescunt, aliæ non facile intus corrumpuntur; aliæ movent alvum, aliæ supprimunt; aliæ citant urinam, aliæ tardant; quædam somnum movent, quædam sensus excitant. Quæ omnia ideo noscenda sunt, quoniam aliud alii vel corpori, vel valetudini convenit.

CAPUT XX.

De his quæ boni succi sunt.

Boni succi sunt triticum, siligo, alica, oryza, amylum, tragum, ptisana, lac, caseus mollis, omnis venatio, omnes aves, quæ ex media materia sunt; ex majoribus quoque eæ, quas supra nominavi : medii inter teneros durosque pisces, ut mullus, et lupus : verna lactuca, urtica, malva (*a*), cucurbita, ovum sorbile, portulaca, cochleæ, palmulæ : ex pomis quodcumque neque acerbum, neque acidum est : vinum dulce, vel lene, passum, defrutum, oleæ, quæ ex his duobus in alterutro servatæ sunt : vulvæ, rostra, trunculique suum, omnis pinguis caro, omnis glutinosa, omne ecur.

CHAPITRE XXI.

Des aliments de mauvais suc.

Les aliments de mauvais suc sont : le millet, le panic, l'orge, les légumes, la chair des animaux domestiques très-maigres, la viande salée et toute espèce de salaison, le garum (1), le vieux fromage, le chervi, le radis, la rave, la moutarde, les bulbes, le chou, surtout les cœurs de choux, l'asperge, la bette, le concombre, le poireau, la roquette, le cresson, le thym, la cataire, la sarriette, l'hysope, la rue, l'aneth, le fenouil, le cumin, l'anis, la patience, l'ail, l'oignon, la rate, les reins, les intestins, tous les fruits acides et acerbes, l'huile, les poissons saxatiles, ceux qui sont trop tendres, trop durs et qui sentent la vase, comme le sont ordinairement les poissons qui habitent les étangs, les lacs, les ruisseaux bourbeux et ceux qui débordent.

CHAPITRE XXII.

Des aliments doux et des aliments âcres.

Les aliments doux sont : le gruau, la bouillie, les beignets, l'amidon, la ptisane, toute viande grasse et gélatineuse, comme elle l'est

CAPUT XXI.

De his quæ mali succi sunt.

Mali vero succi sunt milium, panicum, hordeum, legumina, caro domestica permacia, omnisque caro salsa, omne salsamentum, garum, vetus caseus, siser, radicula, rapa, napi, bulbi, brassica, magisque etiam cyma ejus, asparagus, beta, cucumis, porrum, eruca, nasturtium, thymum, nepeta, satureia, hyssopum, ruta, anethum, fœniculum, cuminum, anisum, lapathum, sinapi, allium, cepa, lienes, renes, intestina, pomum quodcumque acidum vel acerbum est, acetum, omnia acria, acida, acerba, oleum, pisces quoque saxatiles, omnesque, qui ex tenerrimo genere sunt, aut qui rursus nimium duri virosique sunt, ut fere quos stagna, lacus, limosique rivi ferunt, quique in nimiam magnitudinem excesserunt.

CAPUT XXII.

Quæ res lenes, quæve acres sint.

Lenes autem sunt sorbitio, pulticula, laganum, amylum, ptisana, pinguis caro, et quæcumque glutinosa est : quod fere quidem in omni domestica fit, præcipue tamen in

ordinairement chez tous les animaux domestiques, mais surtout dans les pieds et les jambons de cochon, dans les pieds et la tête de chevreau, de veau, d'agneau, et toutes les cervelles; de même, les bulbes proprements dits, le lait, le moût cuit, le passum et les pignons. Les aliments âcres sont toutes les substances trop austères, tous les acides, toutes les salaisons, le miel, qui est d'autant plus âcre qu'il est meilleur, l'ail, l'oignon, la roquette, la rue, le cresson, le concombre, la bette, le chou, l'asperge, la moutarde, le radis, la chicorée, le basilic, la laitue et la majeure partie des plantes potagères.

CHAPITRE XXIII.

Des aliments qui épaississent et atténuent la pituite.

Les aliments qui épaississent la pituite sont les œufs sorbiles, l'alica, le riz, l'amidon, la ptisane, le lait, les bulbes et toutes les substances glutineuses en général; ceux qui l'atténuent sont toutes les substances salées, âcres et acides.

CHAPITRE XXIV.

Des aliments qui conviennent à l'estomac.

Les aliments qui conviennent le mieux à l'estomac sont les substances austères, acides ou médiocrement salées, le pain sans ferment,

ungulis, trunculisque suum, in petiolis capitulisque hœdorum et vitulorum et agnorum, omnibusque cerebellis : item qui proprie bulbi nominantur, lac, defrutum, passum, nuclei pinei. Acria sunt omnia nimis austera, omnia acida, omnia salsa, mel, et quidem quo melius est, eo magis : item allium, cepa, eruca, ruta, nasturtium, cucumis, beta, brassica, asparagus, sinapi, radicula, intubus, ocimum, lactuca, maximaque olerum pars.

CAPUT XXIII.

De his quæ crassiorem, quæve tenuiorem pituitam faciunt.

Crassiorem autem pituitam faciunt ova sorbilia, alica, oryza, amylum, ptisana, lac, bulbi, omniaque fere glutinosa. Extenuant eamdem omnia salsa, atque acria, atque acida.

CAPUT XXIV.

De his quæ stomacho idonea sunt.

Stomacho autem aptissima sunt, quæcumque austera sunt, etiam quæ acida sunt, quæque contacta sale modice sunt; item panis sine fermento, et elota alica, vel oryza,

l'alica lavée, le riz, la ptisane, les oiseaux et le gibier rôtis ou bouillis ; dans les animaux domestiques, ce qui lui convient le mieux, c'est la viande de bœuf; quand on use de celle d'autres animaux, mieux vaut qu'elle soit maigre que grasse ; dans le cochon, ce sont les pieds, le groin, les oreilles et les matrices qui n'ont pas porté ; parmi les plantes potagères, ce sont la chicorée, la laitue, le panais, la citrouille bouillie, le chervi; parmi les fruits, la cerise, la mûre, la sorbe, la poire cassante, telle que celle de Crustuminum et de Névianum, les poires qui se conservent, comme celles de Tarente et de Signie, la pomme orbiculaire, scandine ou amérine (1), le coing, la grenade, les raisins conservés dans des pots, les œufs mollets, les dattes, les pignons, les olives blanches, conservées dans de la saumure forte ou dans du vinaigre, ou bien les noires qui ont bien mûri sur l'arbre, ou qu'on a conservées dans du passum ou du moût cuit, le vin austère, astringent ou résineux (2), les poissons fermes de la classe moyenne, les huîtres, les pectines, les murex, les pourpres, les escargots, le thon, les boissons froides ou très-chaudes, et l'absinthe.

CHAPITRE XXV.

Des aliments nuisibles à l'estomac.

Les aliments nuisibles à l'estomac sont tous ceux dont la température est tiède, les salaisons, toutes les sauces, les mets doux, gras, le gruau, le pain fermenté, le pain de millet, d'orge, les racines pota-

vel ptisana ; omnis avis, omnis venatio ; atque utraque vel assa, vel elixa : ex domesticis animalibus bubula : si quid ex ceteris sumitur, macrum potius, quam pingue : ex sue ungulæ, rostra, aures, vulvæque steriles : ex oleribus intubus, lactuca, pastinaca, cucurbita elixa, siser : ex pomis cerasum, morum, sorbum, pirum fragile, quale crustuminum vel nævianum est : item pira, quæ reponuntur, tarentina atque signina ; malum orbiculatum, aut scandianum, vel amerinum, vel cotoneum, vel punicum (*a*) ; uvæ ex olla, molle ovum, palmulæ, nuclei pinei, oleæ albæ ex dura muria, cædem aceto intinctæ, vel nigræ, quæ in arbore bene maturerunt, vel quæ in passo, defructove servatæ sunt : vinum austerum, licet etiam asperum sit, item resinatum : duri ex media materia pisces, ostrea, pectines, murices, purpuræ, cochleæ, cybium (*b*), potionesque vel frigidæ, vel ferventes ; absinthium.

CAPUT XXV.

De his quæ stomacho aliena sunt.

Aliena vero stomacho sunt omnia tepida, omnia salsa, omnia jurulenta, omnia prædulcia, omnia pinguia, sorbitio, panis fermentatus, idemque vel ex milio, vel ex

gères, toutes les plantes qui se mangent préparées avec de l'huile ou du garum, le miel, le vin miellé, le moût cuit, le passum, le lait, le fromage, le raisin frais, les figues vertes et sèches, tous les légumes et tout ce qui est flatueux, le thym, la cataire, la sarriette, l'hysope, le cresson, la patience, la lapsane et les noix. Il est facile de comprendre, d'après cet exposé, que tout ce qui est de bon suc ne convient pas nécessairement à l'estomac, et que de ce qu'une chose convient à l'estomac, il n'en résulte pas qu'elle soit de bon suc.

CHAPITRE XXVI.

Des aliments flatueux et de ceux qui ne le sont pas.

Les aliments flatueux sont : la plupart des légumes, les substances grasses, douces, les sauces, le moût de vin qui n'a pas encore vieilli ; parmi les plantes potagères : l'ail, l'oignon, le chou, toutes les racines, excepté le chervi et le panais, les bulbes, les figues sèches, mais plutôt les vertes, les raisins nouveaux, toutes les espèces de noix, excepté les pignons, le lait, tous les fromages, enfin tout ce qui se mange à moitié mûr. Les aliments non flatueux sont : le gibier, les oiseaux pris à la chasse, les poissons, les fruits, les olives, les coquillages, les œufs mous ou sorbiles et le vin vieux ; le fenouil et l'anis calment aussi les flatuosités.

hordeo (*a*), radices olerum, et quodcumque olus ex oleo garove estur, mel, mulsum, defrutum, passum, lac, omnis caseus, uva recens, ficus et viridis et arida, legumina omnia, quæque inflare consueverunt : item thymum, nepeta, satureia, hyssopum, nasturtium, lapathum, lapsana, juglandes. Ex his autem intelligi potest, non quidquid boni succi est, protinus stomacho convenire ; neque quidquid stomacho convenit, protinus boni succi esse.

CAPUT XXVI.

De his quæ inflant, aut non.

Inflant autem omnia fere legumina, omnia pinguia, omnia dulcia, omnia jurulenta, mustum, atque etiam id vinum, cui nihil adhuc ætatis accessit : ex oleribus allium, cepa, brassica, omnesque radices, excepto siserc et pastinaca, bulbi, ficus etiam aridæ, sed magis virides, uvæ recentes, nuces omnes, exceptis nucleis pineis, lac, omnisque caseus, quidquid denique subcrudum aliquis assumsit. Minima inflatio fit ex venatione, aucupio, piscibus, pomis, oleis, conchyliis (*a*), ovis vel mollibus vel sorbilibus, vino vetere. Fœniculum vero, et anethum inflationes etiam levant.

CHAPITRE XXVII.

Des aliments échauffants et rafraîchissants.

Les aliments échauffants sont : le poivre, le sel, toutes les chairs cuites dans leur jus, l'ail, l'oignon, la figue sèche, les salaisons, le vin, et celui-ci d'autant plus qu'il est plus pur. Les rafraîchissants sont : les plantes potagères dont les tiges se mangent crues, telles que la chicorée et la laitue, ainsi que la coriandre, le concombre, la citrouille bouillie, la bette, la mûre, la cerise, les pommes sûres, les poires cassantes, la chair bouillie et principalement le vinaigre, qu'il entre dans la composition des mets ou dans celle de la boisson.

CHAPITRE XXVIII.

Des aliments qui se corrompent facilement ou difficilement dans le corps.

Les aliments qui se corrompent facilement dans le corps sont : le pain fermenté et celui où il n'entre point de froment, le lait, le miel, et, par conséquent, les laitages et les pâtisseries, les poissons tendres, les huîtres, les herbes potagères, le fromage récent et vieux, la chair épaisse et tendre, le vin doux, le vin miellé, le moût cuit, le passum ; enfin tout ce qui est cuit dans son jus, et tout ce qui est trop doux ou trop

CAPUT XXVII.

De his quæ calefaciunt aut refrigerant.

At calefaciunt piper, sal, caro omnis jurulenta, allium, cepa, ficus arida, salsamentum, vinum, et quo meracius est eo magis. Refrigerant olera, quorum crudi caules assumuntur, ut intubus, et lactuca : item coriandrum, cucumis, elixa cucurbita, beta, mora, cerasa, mala austera, pira fragilia, caro elixa, præcipueque acetum, sive cibus, ex eo, sive potio assumitur.

CAPUT XXVIII.

De his quæ intus facile aut difficillime corrumpuntur.

Facile autem intus corrumpuntur panis fermentatus, et quisquis alius quam qui ex tritico est ; lac, mel ; ideoque etiam lactantia, atque omne pistorium opus ; teneri pisces, ostrea, olera, caseus et recens et vetus, crassa vel tenera caro, vinum dulce, mulsum, defrutum, passum ; quidquid denique vel jurulentum est, vel nimis dulce, vel nimis

léger. Les aliments qui s'altèrent le moins dans le corps, sont : le pain sans ferment, les oiseaux et plutôt ceux qui ont la chair un peu ferme, les poissons à chair ferme, non-seulement la dorade ou le spare, mais même le calmar, la langouste et le polype ; la chair de bœuf et toute sorte de chair ferme, surtout si elle est maigre ou salée ; toutes les salaisons, les escargots, les murex, le pourpre et le vin austère ou résineux.

CHAPITRE XXIX.

Des aliments qui relâchent le ventre.

Les aliments relâchants sont : le pain fermenté, principalement le pain bis ou d'orge, le choux à moitié cuit, la laitue, l'aneth, le cresson, le basilic, l'ortie, le pourpier, le radis, les câpres, l'ail, l'oignon, la mauve, la patience, la bette, l'asperge, la citrouille, la cerise, la mûre, tous les fruits suaves, la figue sèche, mais plutôt la verte, les raisins frais, les petits oiseaux gras, les escargots, le garum, les salaisons, les huîtres, les pélorides, les oursins, les moules et presque tous les petits coquillages, surtout leur jus ; les saxatiles, tous les poissons tendres, la liqueur noire des sèches, la viande grasse, la viande cuite dans son jus ou bouillie ; les oiseaux aquatiques, le miel cru, le lait, les laitages, le vin miellé, le vin doux ou salé, l'eau tendre (1) et tout ce qui est tiède, doux, gras, bouilli, cuit dans son jus, salé ou délayé.

tenue. At minime intus vitiantur panis sine fermento, aves, et eæ potius duriores, duri pisces ; neque solum aurata puta, aut sparus, sed etiam lolligo, locusta, polypus : item bubula, omnisque dura caro ; eademque aptior est, si macra, si salsa est ; omniaque salsamenta ; cochleæ, murices, purpuræ ; vinum austerum, vel resinatum.

CAPUT XXIX.

De his quæ alvum movent.

At alvum movent panis fermentatus, magisque si cibarius vel hordeaceus est ; brassica, si subcruda est, lactuca, anethum, nasturtium, ocimum, urtica, portulaca, radicula, capparis, allium, cepa, malva, lapathum, beta, asparagus, cucurbita, cerasa, mora, poma omnia mitia, ficus etiam arida, sed magis viridis, uvæ recentes, pingues minutæ aves, cochleæ, garum, salsamentum, ostrea, pelorides, echini, musculi, et omnes fere conchulæ, maximeque jus earum ; saxatiles, et omnes teneri pisces, sepiarum atramentum, si qua caro assumitur pinguis, eadem vel jurulenta, vel elixa ; aves quæ natant ; mel crudum, lac, lactantia omnia, mulsum, vinum dulce vel salsum, aqua tenera, omnia tepida, dulcia, pinguia, elixa, jurulenta, salsa, diluta.

CHAPITRE XXX.

Des aliments qui resserrent le ventre.

Les aliments qui resserrent, au contraire, sont : le pain de siligo ou de similago, surtout s'il n'est pas fermenté, et mieux encore s'il est grillé; l'effet est encore plus prononcé, s'il est cuit deux fois; la bouillie d'alica, de panic ou de millet; le gruau de ces mêmes farines, surtout si on les a fait préalablement frire, les lentilles auxquelles on a ajouté de la bette, de l'endive, de la chicorée sauvage ou du plantain, surtout frites d'avance; l'endive, le plantain ou la chicorée sauvage seuls, les petites herbes potagères, le chou cuit deux fois, les œufs durs et, mieux, grillés; les petits oiseaux, le merle, le ramier, et, de préférence, cuits dans de l'oxycrat; les grues et tous les oiseaux qui courent plus qu'ils ne volent; le lièvre, le chevreuil, le foie des animaux qui ont du suif, principalement le foie de bœuf, ainsi que le suif lui-même; le fromage devenu plus fort en vieillissant ou par le changement qu'il éprouve en venant d'outre-mer, ou, s'il est récent, celui qui est cuit avec du miel ou du vin miellé; le miel cuit, les poires non mûres, les sorbes, et plus particulièrement celles qu'on appelle torminales; le coing, la grenade, les olives blanches ou très-mûres, le myrte, les dattes, les pourpres, les murex, le vin résineux ou âpre, le vin pur, le vinaigre, le vin miellé qui a bouilli, le moût cuit, le passum, l'eau tiède ou très-froide, dure, c'est-à-dire qui se corrompt lentement,

CAPUT XXX.

De his quæ alvum adstringunt.

Contra adstringunt panis ex siligine, vel ex simila; magis si sine fermento est; magis etiam si ustus est; intenditurque vis ejus etiam si bis coquitur: pulticula vel ex alica, vel ex panico, vel ex milio; itemque ex iisdem sorbitio; et magis, si hæc antea fricta sunt : lenticula, cui vel beta, vel intubus, vel ambubeja, vel plantago adjecta est; magisque etiam si illa ante fricta est : per se etiam intubus, vel plantago, vel ambubeja : minuta olera, brassica bis decocta : dura ova, magisque si assa sunt : minutæ aves, merula, palumbus, magisque si in posca decoctus est; grues (*a*), omnesque aves quæ magis currunt, quam volant; lepus, caprea; jecur ex iis, quæ sevum habent, maximeque bubulum, ac sevum ipsum : caseus, qui vehementior vetustate fit, vel ea mutatione quam in (*b*) transmarino videmus; aut si recens est, ex melle, mulsove decoctus : item mel coctum, pira immatura, sorba, magisque ea, quæ torminalia vocantur, mala cotonea, et punica, oleæ vel albæ vel permaturæ, myrta, palmulæ, purpuræ, murices, vinum resinatum vel asperum, item meracum, acetum, mulsum

et pour cette raison l'eau de pluie principalement ; tous les aliments durs, maigres, austères, âpres, grillés, et, à qualité égale, la viande plutôt rôtie que bouillie.

CHAPITRE XXXI.

Des aliments diurétiques.

Les aliments diurétiques sont : toutes les plantes odoriférantes qui croissent dans les jardins, telles que l'ache, la rue, l'aneth, le basilic, la menthe, l'hysope, l'anis, la coriandre, le cresson, la roquette, le fenouil, l'asperge, les câpres, la cataire, le thym, la sarriette, la lapsane, le panais, surtout le panais sauvage, le radis, le chervi, l'oignon ; dans le gibier, le lièvre particulièrement, le vin léger, le poivre rond et long, la moutarde, l'absinthe et les pignons.

CHAPITRE XXXII.

Des aliments qui portent au sommeil et de ceux qui excitent les sens.

Les aliments qui portent au sommeil sont : le pavot, la laitue, surtout celle d'été dont la tige est remplie de lait, la mûre et le poireau. Les plantes qui excitent les sens sont : la cataire, le thym, la sarriette, l'hysope et surtout le pouliot, la rue et l'oignon.

quod inferbuit, item defrutum, passum, aqua vel tepida vel præfrigida, dura, id est ea quæ tarde putescit ; ideoque pluvia potissimum : omnia dura, macra, austera, aspera, tosta, et in eadem carne, assa potius, quam elixa.

CAPUT XXXI.

De his quæ urinam movent.

Urinam autem movent, quæcumque in horto nascentia boni odoris sunt, ut apium, ruta, anethum, ocimum, menta, hyssopum, anisum, coriandrum, nasturtium, eruca, fœniculum : præter hæc asparagus, capparis, nepeta, thymum, satureia, lapsana, pastinaca, magisque agrestis, radicula, siser, cepa ; ex venatione maxime lepus ; vinum tenue, piper et rotundum et longum, sinapi, absinthium, nuclei pinei (*a*).

CAPUT XXXII.

De his quæ ad somnum apta sunt, et sensum excitant.

Somno vero aptum est papaver, lactuca, maximeque æstiva, cujus cauliculus jam lacte repletus est, morum, porrum. Sensus excitant nepeta, thymum, satureia, hyssopum, præcipueque pulegium, ruta, et cepa.

CHAPITRE XXXIII.

Des attractifs, des astringents, des émollients, des échauffants; des remèdes qui durcissent et de ceux qui assouplissent les tissus.

Bon nombre de substances possèdent des propriétés attractives très-manifestes; mais comme elles sont, pour la plupart, composées de remèdes étrangers et qu'on les emploie plus utilement dans des cas différents de ceux où le régime est plutôt indiqué, je n'en parlerai pas pour le moment; qu'il me suffise de mentionner ici les médicaments qu'on a sous la main, et qui conviennent dans les maladies dont il va être question, en corrodant le corps et en retirant ce qui est altéré. C'est de cette propriété que jouissent les graines de roquette, de cresson, de radis, et notamment celles de moutarde. Le sel et la figue la possèdent également.

Les astringents et les émollients légers sont : la laine en suint, trempée dans du vinaigre ou du vin auquel on a ajouté de l'huile, les dattes broyées et le son bouilli dans de l'eau salée ou du vinaigre. Les substances à la fois astringentes et rafraîchissantes sont : la pariétaire, qu'on appelle περδικίον, le serpolet, le pouliot, le basilic, la renouée, nommée par les Grecs πολύγονον, le pourpier, les feuilles de pavot, les tendrons de la vigne, les feuilles de coriandre, la jusquiame, la mousse, le chervi, l'ache, la morelle noire que les Grecs appellent στρύχνον, les feuilles de chou, la chicorée, le plantain, les graines

CAPUT XXXIII.

De his quæ materiam evocant, reprimunt, molliunt, calefaciunt, durant, aut emolliunt.

Evocare vero materiam multa admodum possunt : sed ea quum ex peregrinis medicamentis maxime constent (*a*), aliisque magis, quam quibus ratione victus succurritur, opitulentur, in præsentia differam : ponam vero ea quæ prompta, et iis morbis de quibus protinus dicturus sum, apta, corpus erodunt, et sic eo, quod mali est, extrahunt. Habent autem hanc facultatem semina erucæ, nasturtii, radiculæ; præcipue tamen omnium sinapi. Salis quoque et fici eadem vis est.

Leniter vero simul et reprimunt et molliunt lana succida ex aceto, vel vino, cui oleum adjectum est; contritæ palmulæ, furfures in salsa aqua vel aceto decocti. At simul et reprimunt, et refrigerant herba muralis, περδίκιον (*b*) appellant, serpyllum, pulegium, ocimum, herba sanguinalis, quam Græci πολύγονον vocant, portulaca, papaveris folia, capreolique vitium, coriandri folia, hyoscyamum, muscus, siser, apium, solanum, quam στρύχνον Græci vocant, brassicæ folia, intubus, plantago, fœniculi

de fenouil, les poires et les pommes écrasées, surtout les coings, les lentilles, l'eau froide, et principalement l'eau pluviale, le vin, le vinaigre, le pain, la farine, l'éponge, la cendre, la laine grasse, ou même un linge, la craie cimolienne (1) ou le gypse trempé dans un de ces liquides, le mélinum (2), l'huile de myrte, l'huile rosat, l'huile d'olive acerbe, les feuilles de verveine broyées avec de tendres tiges d'arbres, tels que l'olivier, le cyprès, le myrte, le lentisque, le tamarix, le troène, le rosier, la ronce, le laurier, le lierre et le grenadier. Les substances astringentes, sans être rafraîchissantes, sont : les coings cuits, l'écorce de grenadier, l'eau chaude dans laquelle on a fait cuire les plantes dont j'ai parlé plus haut ; la poudre de lie de vin, de feuilles de myrte et les amandes amères. Les cataplasmes de farine sont caléfiants, que celle-ci soit de froment, de far (3), d'orge, d'ers, d'ivraie, de millet, de panic, de lentilles, de fèves, de lupin, de lin ou de fenu-grec, pourvu qu'elle ait bouilli et qu'elle soit appliquée chaude. Cependant une farine bouillie dans du vin miellé est plus active que bouillie dans l'eau. On se sert aussi d'huile de troène et d'iris, de moëlle, de graisse de chat, d'huile, surtout vieille, et d'huile additionnée de sel, de natron, de nielle, de poivre et de quintefeuille. Ordinairement, les remèdes fortement astringents et réfrigérants, durcissent les tissus ; les caléfiants et les résolutifs les ramollissent : un excellent cataplasme émollient, est celui de graine de lin ou de fenu-grec. Tous ces remèdes, soit simples, soit mêlés ensemble, les médecins les emploient de différentes manières qui semblent plutôt procéder de la théorie que de l'observation.

semen, contrita pira vel mala, præcipueque cotonea, lenticula, aqua frigida, maximeque pluvialis, vinum, acetum, et horum aliquo madens vel panis, vel farina, vel spongia, vel cinis, vel lana succida, vel etiam linteolum, creta cimolia, gypsum, melinum, myrteum, rosa, acerbum oleum, verbenarum contusa cum teneris caulibus folia ; cujus generis sunt olea, cupressus, myrtus, lentiscus, tamarix, ligustrum, rosa, rubus, laurus, hedera, punicum malum. Sine frigore autem reprimunt cocta mala cotonea, malicorium, aqua calida, in qua verbenæ coctæ sint, quas supra posui, pulvis vel ex fæce vini, vel ex myrti foliis, amaræ nuces. Calefacit vero ex qualibet farina cataplasma, sive tritici, sive farris, sive hordei, sive ervi, vel lolii, vel milii, vel panici, vel lenticulæ, vel fabæ, vel lupini, vel lini, vel fœni græci, ubi ea deferbuit, calidaque imposita est. Valentior tamen ad id omnis farina est ex mulso, quam ex aqua cocta. Præterea cyprinum, irinum, medulla, adeps ex fele, oleum, magisque si vetus est, junctaque oleo sal, nitrum, git (c), piper, quinquefolium. Fereque, quæ vehementer et reprimunt, et refrigerant, durant ; quæ calefaciunt et digerunt, emolliunt : præcipueque ad emolliendum potest cataplasma ex lini vel fœni græci semine. His autem omnibus, et simplicibus, et permixtis, varie medici utuntur ; ut magis quid quisque persuaserit sibi, appareat, quam quid evidenter compererit.

A. C. CELSE.

HUITIÈME LIVRE DES ARTS

ET

TROISIÈME DE LA MÉDECINE.

CHAPITRE I.

Des différentes espèces de maladies.

Après ces considérations sur les maladies, en général, j'arrive au traitement de chacune d'elles en particulier. Les Grecs ont divisé les maladies en deux classes : en aiguës et en chroniques ; mais, comme leur marche n'est pas toujours la même, les uns mirent au nombre des maladies aiguës, celles que d'autres rangèrent parmi les chroniques. De là, un plus grand nombre de classes. Il y a, en effet, des

A. C. CELSI

ARTIUM LIBER OCTAVUS,

IDEM MEDICINÆ TERTIUS.

CAPUT I.

De morborum generibus.

Provisis omnibus, quæ pertinent ad universa genera morborum, ad singulorum curationes veniam. Hos autem in duas species Græci diviserunt; aliosque ex his acutos, alios longos esse dixerunt : ideoque, quoniam non semper eodem modo respondebant, eosdem alii inter acutos, alii inter longos retulerunt. Ex quo plura eorum genera esse

maladies courtes et aiguës qui enlèvent rapidement le patient ou qui se dissipent promptement d'elles-mêmes ; il en est de longues, dont la terminaison par la guérison ou par la mort, est également éloignée ; il en est d'une troisième classe, qui sont tantôt aiguës, tantôt chroniques, et qui s'observent non-seulement dans les fièvres, où elles sont plus fréquentes, mais encore dans d'autres états morbides ; il en est, en outre, d'une quatrième classe qu'on ne peut pas appeler aiguës parce qu'elles ne s'éteignent pas d'elles-mêmes, ni chroniques parce qu'en les traitant elles guérissent facilement. A propos de chaque maladie, j'indiquerai à quelle classe elle appartient. Je les diviserai toutes en celles qui affectent tout le corps, et celles qui n'en intéressent qu'une partie. Je vais commencer par les premières, après quelques observations sur toutes. Il n'est point de maladie où la fortune ait moins à revendiquer que l'art (1) ; aussi, quand la nature refuse son concours, la médecine est-elle impuissante. Cependant le médecin est plus excusable de ne pas réussir dans les maladies aiguës, que dans les maladies chroniques. Là, en effet, on ne dispose que d'un temps très-court pendant lequel, si la médication échoue, le malade succombe : ici, au contraire, on a tout le temps nécessaire pour réfléchir et changer de remèdes : si bien qu'il est rare, quand le médecin intervient au début, qu'un malade docile périsse sans la faute de celui qui le traite. Cependant une maladie chronique invétérée, offre des difficultés qui égalent celles d'une maladie aiguë. En outre, plus une maladie aiguë est ancienne et une maladie chronique récente, plus la guérison est facile. On n'ignorera pas, non plus, que les mêmes remèdes ne conviennent pas à tous les malades ; voilà pourquoi les auteurs les plus

manifestum est. Quidam enim breves acutique sunt, qui cito vel tollunt hominem, vel ipsi cito finiuntur : quidam longi, sub quibus neque sanitas in propinquo, neque exitium est : tertiumque genus eorum est, qui modo acuti, modo longi sunt ; idque non in febribus tantummodo, in quibus frequentissimum est, sed in aliis quoque fit. Atque etiam præter hos, quartum est, quod neque acutum dici potest, quia non perimit ; neque utique longum, quia, si occurritur, facile sanatur. Ego, quum de singulis dicam, cujus quisque generis sit indicabo. Dividam autem omnes in eos, qui in totis corporibus consistere videntur, et eos, qui oriuntur in partibus. Incipiam a prioribus, pauca de omnibus præfatus. In nullo quidem morbo minus fortuna sibi vindicare, quam ars potest ; utpote quum, repugnante natura, nihil medicina proficiat. Magis tamen ignoscendum medico est parum proficienti in acutis morbis, quam in longis. Hic enim breve spatium est, intra quod, si quod auxilium non profuit, æger exstinguitur : ibi et deliberationi, et mutationi remediorum tempus patet ; adeo ut raro, si inter initia medicus accessit, obsequens æger sine illius vitio pereat. Longus tamen morbus quum penitus insedit, quod ad difficultatem pertinet, acuto par est. Et acutus quidem, quo vetustior est ; longus autem, quo recentior, eo facilius curatur. Alterum illud ignorari non oportet, quod non omnibus ægris eadem auxilia conveniunt. Ex quo incidit, ut

considérables ont vanté tels ou tels comme étant les plus efficaces selon le résultat que chacun en avait obtenu. Aussi, quand l'un ne réussit pas, faut-il avoir moins égard à l'auteur qu'au malade et en essayer plusieurs successivement ; avec cette réserve, toutefois, dans les maladies aiguës, de changer promptement celui qui a échoué ; et, dans les maladies chroniques que le temps forme et résout, de ne pas condamner immédiatement celui qui n'a pas réussi sur-le-champ ; encore moins doit-on rejeter celui qui a procuré un peu de soulagement, parce que les bons effets se compléteront avec le temps.

CHAPITRE II.

Comment on reconnaît les maladies, et comment on voit si elles augmentent, si elles restent stationnaires ou si elles diminuent.

Il est facile, dès le début, de savoir si une maladie est aiguë ou chronique : non-seulement dans celles qui sont toujours les mêmes, mais encore dans celles qui varient. En effet, les accès et les douleurs violentes se succèdent-ils sans interruption? la maladie est aiguë ; la douleur est-elle faible ; la fièvre légère ; les accès séparés par des intervalles, et à ces caractères vient-il s'ajouter les signes qui ont été exposés dans le livre précédent (1)? elle sera manifestement chronique. Il est nécessaire aussi d'observer si la maladie augmente, si elle reste stationnaire ou si elle diminue ; parce que certains remèdes conviennent aux maladies dans leur période d'augment, et un plus grand

alia atque alia summi auctores, quasi sola, venditaverint, prout cuique cesserant. Oportet itaque, ubi aliquid non respondet, non tanti putare auctorem, quanti ægrum, et experiri aliud atque aliud : sic tamen, ut in acutis morbis cito mutetur, quod nihil prodest; in longis, quos tempus ut facit, sic etiam solvit, non statim condemnetur, si quid non statim profuit : minus vero removeatur, si quid paulum saltem juvat; quia profectus tempore expletur.

CAPUT II.

Quomodo morbi cognoscantur, et an crescant, consistant, aut minuantur.

Protinus autem inter initia scire facile est, quis acutus morbus, quis longus sit : non in iis solis in quibus semper ita se habet; sed in iis quoque in quibus variat. Nam ubi sine intermissionibus accessiones et dolores graves urgent, acutus morbus est : ubi lenti dolores, lentæve febres sunt, et spatia inter accessiones porriguntur, acceduntque ea signa, quæ in priore volumine exposita sunt, longum hunc futurum esse, manifestum est. Videndum etiam est, morbus an increscat, an consistat, an minuatur : quia quædam remedia increscentibus morbis, plura inclinatis conveniunt, eaque quæ

nombre dans celle de déclin ; quant aux remèdes propres aux maladies en pleine croissance et qui ont une allure rapide, mieux vaut les employer pendant la rémission. Une maladie est dans la période d'augment, lorsqu'il survient des douleurs intenses et des accès qui reviennent plus tôt et finissent plus tard que les précédents. Quoique dans les maladies chroniques il n'y ait pas de signes semblables, on peut estimer qu'elles sont dans leur augment, si le sommeil est incertain, la digestion plus mauvaise, les déjections plus fétides, les sensations plus lentes, l'esprit plus paresseux ; si le corps est parcouru par un sentiment de chaleur ou de froid, et s'il devient plus pâle. Les signes contraires indiquent la décroissance de la maladie. En outre, dans les maladies aiguës, le patient ne doit être alimenté qu'un peu tard : pas avant qu'elles ne soient sur leur déclin, c'est-à-dire, quand l'impétuosité du mal se trouve déjà brisée par une soustraction de matière ; dans les maladies chroniques, il le sera un peu plus tôt, pour qu'il soit en état de supporter le mal pendant toute sa durée. Si la maladie est locale, au lieu d'être générale, il vaut mieux s'attacher à fortifier la constitution, qu'à guérir la partie malade (2). Il importe beaucoup que le malade ait été bien ou mal traité dès le commencement ; car une médication qui a été déjà essayée inutilement, réussira moins bien. Celui qui a été saigné sans méthode et qui conserve encore l'intégrité de ses forces, se rétablit promptement avec un traitement convenable.

Comme j'ai commencé par les signes qui indiquent l'imminence de la maladie (3), c'est aussi par le traitement approprié à cette période que j'entrerai en matière. Ainsi, survient-il quelques-uns des phéno-

increscentibus apta sunt, ubi acutus increscens urget, in remissionibus potius experienda sunt. Increscit autem morbus, dum graviores dolores, accessionesque veniunt ; hæque et ante, quam proximæ revertuntur, et postea desinunt. Atque in longis quoque morbis, etiam tales notas non habentibus, scire licet increscere, si somnus incertus est, si deterior concoctio, si fœtidiores dejectiones, si tardior sensus, si pigrior mens, si percurrit corpus frigus aut calor, si id magis pallet. Ea vero, quæ contraria his sunt, decedentis ejus notæ sunt. Præter hæc in acutis morbis serius æger alendus est, nec nisi jam inclinatis : ut primo demta materia impetum frangat : in longis maturius, ut sustinere spatium affecturi mali possit. Ac si quando is non in toto corpore, sed in parte est ; magis tamen ad rem pertinet, vim totius corporis moliri, quam proprie *(propriæ?)* partis ægræ sanitatem. Multum etiam interest, ab initio quis recte curatus sit, an perperam : quia curatio minus iis prodest, in quibus assidue frustra fuit. Si quis temere habitus, adhuc integris viribus vivit, admota curatione momento restituitur.

Sed quum ab iis cœperim, quæ notas quasdam futuræ adversæ valetudinis exhibent, curationum quoque principium ab animadversione ejusdem temporis faciam. Igitur si quid ex iis, quæ proposita sunt, incidit, omnium optima sunt quies et abstinentia ; si

mènes dont il a été question? le mieux est d'observer le repos et la diète; si l'on doit boire, que ce soit de l'eau; il suffit de suivre ces prescriptions tantôt pendant un jour, tantôt, si les symptômes alarmrnts persistent, pendant deux jours : immédiatement après la diète, on prendra des aliments légers et de l'eau pour boisson; le lendemain du vin, puis chaque jour alternativement une fois de l'eau, l'autre fois du vin jusqu'à ce qu'il ne reste plus aucun sujet de crainte (4). On prévient souvent, par ces moyens, une maladie grave sur le point de se déclarer. Beaucoup se trompent en espérant emporter, dès le premier jour, un état de langueur par l'exercice, le bain, une purgation artificielle, le vomissement, la sudation ou du vin; non que cela n'arrive quelquefois, mais parce qu'on est plus souvent déçu, et que la diète est la seule médication exempte de danger : d'autant plus qu'on peut la régler sur le degré de ses appréhensions. Ainsi, les indices prémonitoires sont-ils légers? il suffit de s'abstenir de vin, ce qui produit plus d'effet qu'une diminution d'aliments : sont-ils plus graves? ce n'est pas assez de boire de l'eau, il faut encore retrancher la viande de son alimentation; quelquefois même prendre moins de pain qu'à l'ordinaire, et se contenter d'aliments humectants, surtout de légumes. L'abstention complète d'aliments, de vin et de tout exercice du corps suffit quand des signes graves inspirent des craintes sérieuses. Sans aucun doute, une personne qui ne se néglige pas et qui use en temps opportun de ces moyens préventifs, ne tombera que rarement malade.

quid bibendum est, aqua; idque interdum uno die fieri satis est; interdum, si terrentia manent, biduo : proximeque abstinentiam sumendus est cibus exiguus, bibenda aqua; postero die etiam vinum; deinde invicem alternis diebus, modo aqua, modo vinum, donec omnis causæ metus finiatur. Per hæc enim sæpe instans gravis morbus discutitur. Plurimique falluntur, dum se primo die protinus sublaturos languorem aut exercitatione, aut balneo, aut coacta dejectione, aut vomitu, aut sudationibus, aut vino sperant. Non quo non interdum id incidat, sed quo sæpius fallat, solaque abstinentia sine ullo periculo medeatur; quum præsertim etiam pro modo terroris moderari liceat; et si leviora indicia fuerint, satis sit a vino tantum abstinere, quod subtractum plus, quam si cibo quid dematur, adjuvat : si paulo graviora (a), non aquam tantum bibere, sed etiam cibo carnem subtrahere; interdum panis quoque minus, quam pro consuetudine assumere, humidoque cibo esse contentum, et olere potissimum : satisque sit, tunc ex toto a cibo, a vino, ab omni motu corporis abstinere, quum vehementes notæ terruerunt. Neque dubium est, quin vix quisquam, qui non dissimulavit, sed per hæc mature morbo occurrit, ægrotet.

CHAPITRE III.

Des différentes espèces de fièvres (1).

Voila les règles que doivent observer les personnes en santé, qui sont simplement dans l'appréhension d'une maladie. Nous allons maintenant exposer le traitement des fièvres ; genre de maladie qui affecte tout le corps et qui est de beaucoup le plus commun. Parmi les fièvres, les unes sont quotidiennes, d'autres tierces, les autres quartes : il en est aussi qui reviennent après une période un peu plus longue; mais c'est rare : du reste, comme maladie et comme traitement elles rentrent dans les premières. Les fièvres quartes sont les plus simples. Elles débutent ordinairement par du frisson ; puis survient la chaleur : la fièvre passée, on a deux jours de bons ; elle revient ensuite le quatrième jour. Il y a deux espèces de fièvres tierces : l'une commence et finit comme la fièvre quarte, avec cette différence, qu'elle laisse un seul jour de repos et revient le troisième : l'autre, beaucoup plus dangereuse, revient également le troisième jour; mais, sur quarante-huit heures, l'accès en occupe généralement trente-six, quelquefois moins, quelquefois plus, et, au lieu de cesser complétement, ne fait que diminuer. C'est l'espèce que la plupart des médecins appellent ἡμιτριταῖος (2). Les fièvres quotidiennes ont des types variés et nombreux. Les unes commencent immédiatement par la chaleur ; les autres par le froid; d'autres par le frisson.

CAPUT III.

De febrium generibus.

Atque hæc quidem sanis facienda sunt, tantum causam metuentibus. Sequitur vero curatio febrium, quod et in toto corpore, et vulgare maxime morbi genus est. Ex his una quotidiana, altera tertiana, altera quartana est : interdum etiam longiore circumitu quædam redeunt; sed id raro fit : in prioribus et morbi sunt, et medicina. Et quartanæ quidem simpliciores sunt. Incipiunt fere ab horrore ; deinde calor erumpit ; finitaque febre biduum integrum est : ita quarto die revertitur. Tertianarum vero duo genera sunt : alterum eodem modo, quo quartana, et incipiens, et desinens ; illo tantum interposito discrimine, quod unum diem præstat integrum, tertio redit : alterum longe perniciosius, quod tertio quidem die revertitur, ex octo autem et quadraginta horis fere sex et triginta per accessionem occupat, interdum etiam vel minus, vel plus ; neque ex toto in remissione desistit, sed tantum levius est. Id genus plerique medici ἡμιτριταῖον appellant. Quotidianæ vero variæ sunt, et multiplices. Aliæ enim protinus a calore incipiunt, aliæ a frigore, aliæ ab horrore. Frigus voco, ubi extremæ

J'appelle froid, le refroidissement des extrémités des membres ; frisson, le tremblement de tout le corps. Il en est d'autres qui finissent en laissant le patient dans un état parfait de santé ; d'autres où la fièvre ne fait que diminuer un peu, et dont quelques restes persistent jusqu'au retour d'un nouvel accès ; d'autres enfin, qui souvent n'ont que peu ou point de rémission. Il en est aussi dans lesquelles la chaleur est intense ; d'autres où elle est supportable ; d'autres où les accès sont tous les jours égaux ; d'autres où ils sont inégaux, de sorte qu'ils sont tour-à-tour légers un jour et plus violents le lendemain (3) ; d'autres qui reviennent le lendemain à la même heure ; d'autres plus tôt ou plus tard. Il en est dont l'accès et l'intermission occupent le jour et la nuit en entier, d'autres plus, d'autres moins ; il en est aussi qui, en se dissipant, provoquent de la sueur, et d'autres qui ne le font pas ; quelquefois la sueur met le corps en voie de guérison, quelquefois elle ne fait que l'affaiblir. Tantôt il ne vient qu'un accès par jour, tantôt il s'en produit deux et même un plus grand nombre ; d'où il résulte qu'il y a souvent, dans le même jour, plusieurs accès et plusieurs rémissions, de façon toutefois que rémissions et accès répondent à un de ceux qui ont précédé. Parfois les accès se confondent au point qu'on ne peut reconnaître ni leur durée ni l'intervalle qui les sépare (4). Il n'est pas vrai, comme certains le disent, qu'il n'existe point de fièvre anormale, indépendante d'une vomique, d'une ulcération ou d'un ulcère : si cette opinion était fondée, le traitement serait toujours plus facile. Mais ce que font les causes évidentes, les causes cachées le peuvent aussi. C'est discuter, non sur les choses mais sur les mots, que d'alléguer, quand les accès viennent de diverses maniè-

partes membrorum inalgescunt : horrorem, ubi corpus totum intremit. Rursus aliæ sic desinunt, ut ex toto sequatur integritas : aliæ sic, ut aliquantum quidem minuatur ex febre, nihilominus tamen quædam reliquiæ remaneant, donec altera accessio accedat : ac sæpe aliæ vix quidquam aut nihil remittunt (a). Deinde aliæ fervorem ingentem habent, aliæ tolerabilem : aliæ quotidie pares sunt, aliæ impares ; atque invicem altero die leviores, altero vehementiores : aliæ tempore eodem postridie revertuntur, aliæ vel serius vel celerius : aliæ diem noctemque accessione et decessione implent, aliæ minus, aliæ plus : aliæ, quum decedunt, sudorem movent, aliæ non movent ; atque alias per sudorem ad integritatem venitur, alias corpus tantum imbecillius redditur. Accessiones etiam modo singulæ singulis diebus fiunt, modo binæ pluresve concurrunt : ex quo sæpe evenit, ut quotidie plures accessiones remissionesque sint ; sic tamen, ut unaquæque alicui priori respondeat. Interdum vero accessiones quoque confunduntur sic, ut notari neque tempora earum, neque spatia possint. Neque verum est, quod dicitur a quibusdam, nullam febrem inordinatam esse, nisi aut ex vomica, aut ex inflammatione, aut ex ulcere : facilior enim semper curatio foret, si hoc verum esset. Sed quod evidentes causæ faciunt, facere etiam abditæ possunt. Neque de re, sed de verbo controversiam movent, qui quum aliter aliterque in eodem morbo febres accedunt, non

res dans la même maladie, que ce ne sont pas des retours irréguliers de la même fièvre, mais des fièvres nouvelles et différentes qui se déclarent successivement. Du reste, dirait-on vrai, cela n'importe en rien pour le traitement. Les moments de rémission sont aussi tantôt francs, tantôt presque inappréciables.

CHAPITRE IV.

Des diverses manières de traiter les fièvres.

Telle est la marche ordinaire des fièvres. Les méthodes de traitement diffèrent selon les auteurs. Asclépiade dit qu'il est du devoir du médecin de guérir d'une manière sûre, prompte et agréable. Cela est certes très-désirable : mais, d'ordinaire, il y a du danger à trop se hâter et à user de trop de douceur. Quand on en sera aux traitements particuliers, on examinera de quel degré de modération il convient d'user pour obtenir, autant que possible, ces résultats sans perdre de vue la guérison du malade. On recherche, avant tout, comment il faut diriger le malade pendant les premiers jours. Les anciens, à l'aide de certains remèdes, favorisaient la coction parce qu'ils redoutaient par dessus tout la crudité, puis évacuaient, par de fréquents lavements, la matière qui leur paraissait nuisible (1). Asclépiade laissait de côté les médicaments, ordonnait des lavements, non dans toutes, mais dans presque toutes les maladies, et professait que le principal remède de la fièvre était la fièvre même. Il croyait, en effet,

easdem inordinate redire, sed alias aliasque subinde oriri dicunt. Quod tamen ad curandi rationem nihil pertineret, etiamsi vere diceretur. Tempora quoque remissionum modo liberalia, modo vix ulla sunt.

CAPUT IV.

De febrium curationum diversis generibus.

Et febrium quidem ratio maxime talis est. Curationum vero diversa genera sunt, prout auctores aliquos habent. Asclepiades officium esse medici dicit, *ut tuto, ut celeriter, ut jucunde*, curet. Id votum est : sed fere periculosa esse nimia et festinatio et voluptas solet. Qua vero moderatione utendum sit, ut, quantum fieri potest, omnia ista contingant, prima semper habita salute, in ipsis partibus curationum considerandum erit. Et ante omnia quæritur, primis diebus æger qua ratione continendus sit. Antiqui, medicamentis quibusdam datis, concoctionem moliebantur; eo quod cruditatem maxime horrebant : deinde eam materiam, quæ lædere videbatur, ducendo sæpius alvum subtrahebant. Asclepiades medicamenta sustulit ; alvum non toties, sed fere

qu'il fallait soustraire des forces au malade par la lumière, les veilles et une soif intense ; si bien que, pendant les premiers jours, il ne lui permettait même pas de se laver la bouche ; bien grande est donc l'erreur de ceux qui s'imaginent que son système est agréable sous tous les rapports. Plus tard, il est vrai, il consentait même à flatter la sensualité du malade ; mais, au commencement, il agissait en bourreau. Pour moi, j'approuve que l'on ne donne des boissons médicamenteuses et des lavements que rarement, et j'estime qu'on ne doit pas le faire de manière à affaiblir le malade, parce que la faiblesse est une grande source de danger. Il faut donc se borner à diminuer l'excès de matière, et il se dissipe de lui-même si l'on ne donne rien qui puisse produire de nouvelle matière. En conséquence, le malade s'abstiendra de nourriture, dans le commencement ; restera exposé à la lumière pendant le jour, s'il n'est pas trop faible, parce que cet agent exerce sur le corps une action résolutive, et couchera dans une chambre très-spacieuse. Quant à la soif et au sommeil, il fera en sorte de veiller le jour et de dormir la nuit autant que possible ; de ne pas trop boire et de ne pas trop supporter les tourments de la soif. Il pourra aussi se laver la bouche, si elle est sèche et fétide, quoique cette période de la maladie ne soit pas opportune pour la boisson. Erasistrate a dit, avec raison, que souvent la bouche et la gorge ont besoin d'être humectées, sans que l'intérieur du corps le requière ; et qu'il n'importe pas à la guérison de torturer le malade.

Voilà comment il convient d'agir pendant les premiers jours. Mais comme le meilleur médicament est la nourriture donnée à propos, on demande à quel moment il faut commencer à en faire prendre. La plu-

tamen in omni morbo, subduxit : febre vero ipsa præcipue se ad remedium ejus uti professus est. Convellendas enim vires ægri putavit, luce, vigilia, siti ingenti, sic ut ne os quidem primis diebus elui sineret ; quo magis falluntur qui per omnia jucundam ejus disciplinam esse concipiunt. Is enim ulterioribus quidem diebus cubantis etiam luxuriæ subscripsit ; primis vero tortoris vicem exhibuit. Ego autem medicamentorum dari potiones, et alvum duci non nisi raro debere, concedo ; non ideo tamen id agendum, ut ægri vires convellantur, existimo ; quoniam ex imbecillitate summum periculum est. Minui ergo tantum materiam superantem oportet, quæ naturaliter digeritur, ubi nihil novi accedit. Itaque abstinendus a cibo primis diebus, et in luce habendus æger, nisi infirmus, interdiu est, quoniam corpus ista quoque digerit ; isque cubare quam maximo conclavi debet. Quod ad sitim vero somnumque pertinet, moderandum est, ut interdiu vigilet ; noctu, si fieri potest, conquiescat : ac neque potet, neque nimium siti crucietur. Os etiam ejus elui potest, ubi et siccum est, et ipsi fœtet ; quamvis id tempus potioni aptum non est, commodeque Erasistratus dixit, sæpe, interiore parte humorem non requirente, os et fauces requirere ; neque ad rem, male haberi ægrum, pertinere.

Ac primo quidem sic tenendus est. Optimum vero medicamentum est, opportune cibus datus : qui quando primum dari debeat, quæritur. Plerique ex antiquis tarde

part des anciens en prescrivaient tardivement, souvent le cinquième, et souvent le sixième jour seulement; pratique qu'autorise peut-être le climat de l'Asie ou de l'Egypte (2). Asclépiade, après avoir harassé le malade pendant trois jours, par toutes sortes de moyens, accordait des aliments le quatrième jour. Dans ces derniers temps, Thémison considérait, non le début, mais la terminaison de la fièvre, ou, du moins, sa rémission; à partir de ce moment, si, après avoir attendu le troisième jour, la fièvre n'était pas revenue, il donnait immédiatement des aliments; si elle était revenue, dès qu'elle avait cessé; si elle persistait d'une manière continue, dès qu'elle déclinait un peu. Toutefois, il n'y a en cela rien d'absolu; car on peut donner les premiers aliments le premier, le second ou le troisième jour; on peut ne pas le faire avant le quatrième ou le cinquième, et on peut les donner après un, deux ou plusieurs accès. Ce qui importe, c'est la nature de la maladie, la constitution, le climat, l'âge et la saison; or, avec des conditions si différentes, il est impossible d'établir des règles invariables d'opportunité. Dans une maladie qui enlève plus de forces, il faut nourrir plus tôt; on agit de même dans un climat débilitant. Ainsi, en Afrique, un malade semble ne pouvoir pas être privé d'aliments pendant un seul jour, sans inconvénient; on doit aussi en donner plus tôt à un enfant qu'à un jeune homme, et en été qu'en hiver. La seule chose que le médecin doive toujours et partout observer, c'est d'examiner d'une manière soutenue l'état des forces du malade; tant qu'elles sont en excès, il luttera par la diète; si la faiblesse commence à poindre, il y remédiera par l'alimentation (3) : car il est du devoir du médecin de ne pas charger le malade d'aliments superflus, et de

dabant, sæpe quinto die, sæpe sexto : et id fortasse vel in Asia, vel in Ægypto, cœli ratio patitur. Asclepiades, ubi ægrum triduo per omnia fatigaverat, quarto die cibo destinabat. At Themison nuper, non quando cœpisset febris, sed quando desiisset, aut certe levata esset, considerabat; et ab illo tempore, exspectato die tertio, si non accesserat febris, statim; si accesserat, ubi ea vel desierat, vel, si assidue inhærebat, certe sese inclinaverat, cibum dabat. Nihil autem horum utique perpetuum est. Nam potest primo die primus cibus dandus esse, potest secundo, potest tertio, potest non nisi qnarto, aut quinto; potest post unam accessionem, potest pos duas, potest post plures. Refert enim qualis morbus sit, quale corpus, quale cœlum, quæ ætas, quod tempus anni, minimique in rebus multum inter se differentibus, perpetuum esse præceptum temporis potest. In morbo qui plus virium aufert, celerius cibus dandus est : itemque eo cœlo, quod magis digerit. Ob quam causam in Africa nullo die æger abstineri recte videtur. Maturius etiam puero, quam juveni, æstate, quam hieme, dari debet. Unum illud est, quod semper, quod ubique servandum est, ut ægri vires subinde assidens medicus inspiciat, et quamdiu supererunt, abstinentia pugnet; si imbecillitatem vereri cœperit, cibo subveniat. Id enim ejus officium est, ut ægrum, neque supervacua materia oneret, neque imbecillitatem fame prodat (*a*). Idque apud Erasistratum quoque invenio : qui quamvis

ne pas trop l'affaiblir par l'abstinence. Cette idée, je la trouve également dans Erasistrate; quoique cet auteur ne marque pas bien le moment où l'estomac et le corps défaillent d'inanition, cependant, en disant qu'il faut y veiller, et donner des aliments quand le corps en a besoin, il montre assez que, tant que les forces sont en excès, il n'y a pas lieu de le faire, mais qu'il faut aviser à ce qu'elles ne manquent pas. De ces considérations, on peut inférer qu'il est impossible à un seul médecin de soigner un grand nombre de personnes, et que celui qui est habile dans son art, est digne de confiance, s'il ne s'éloigne pas trop de son malade (4). Mais ceux qui exercent en vue du gain, qui augmente naturellement en proportion du nombre de clients, adoptent volontiers les préceptes qui n'exigent pas une grande assiduité : tel est le cas actuel. Il est facile, en effet, même à ceux qui voient rarement les malades, de compter les jours et les accès : mais celui qui veut bien saisir (et c'est la seule chose utile) le moment où le malade est sur le point de défaillir, s'il ne reçoit des aliments, doit nécessairement se tenir auprès de lui. Dans la plupart des cas, le quatrième jour est, d'ordinaire, le plus convenable pour commencer l'alimentation.

Il existe un autre doute concernant les jours eux-mêmes; les anciens tenaient surtout compte des jours impairs, qu'ils appelaient κρίσιμοι, comme si c'était alors que se décidait le sort du malade (5). Ces jours étaient le troisième, le cinquième, le septième, le neuvième, le onzième, le quatorzième et le vingt-unième. Cependant ils accordaient le plus d'influence au septième, puis au quatorzième, ensuite au vingt-unième (6). Pour nourrir les malades, ils attendaient les accès des jours impairs; l'accès passé, ils donnaient des aliments

parum docuit, quando venter, quando corpus ipsum exinaniretur, dicendo tamen hæc esse videnda, et tum cibum dandum, quum corpori deberetur, satis ostendit, dum vires superessent, dari non oportere; ne deficerent, consulendum esse. Ex his autem intelligi potest, ab uno medico multos non posse curari : eumque, si artifex est, idoneum esse, qui non multum ab ægro recedit. Sed qui quæstui serviunt, quoniam is major ex populo est, libenter amplectuntur ea præcepta, quæ sedulitatem non exigunt; ut in hac ipsa re. Facile est enim dies vel accessiones numerare iis quoque, qui ægrum raro vident : ille assideat necesse est, qui, quod solum opus est, visurus est, quando nimis imbecillus futurus sit, nisi cibum acceperit. In pluribus tamen ad initium cibi dies quartus aptissimus esse consuevit.

Est autem alia etiam de diebus ipsis dubitatio : quoniam antiqui potissimum impares sequebantur, eosque, tamquam tunc de ægris judicaretur, κρισίμους nominabant (b). Hi erant dies tertius, quintus, septimus, nonus, undecimus, quartusdecimus, unus et vicesimus; ita ut summa potentia septimo, deinde quartodecimo, deinde uni et vicesimo daretur. Igitur sic ægros nutriebant, ut dierum imparium accessiones exspecta-

comme si les accès suivants dussent être plus légers. Asclépiade rejeta avec raison cette doctrine comme vaine ; un jour, parce qu'il est pair ou impair, n'entraîne, dit-il, ni plus ni moins de danger. Parfois même les jours pairs sont plus mauvais ; et, c'est avec plus d'à-propos qu'on donne, ces jours-là, des aliments après les accès. Quelquefois l'ordre des jours est interverti dans le cours de la maladie, et tel devient mauvais, qui d'ordinaire était calme ; enfin, le quatorzième jour, auquel les anciens attribuaient une grande influence, est lui-même un jour pair. Lorsqu'ils soutenaient que le huitième est de la nature du premier, en tant qu'il commence le second septenaire, ils n'étaient pas conséquents avec eux-mêmes en ne prenant pas le huitième, le dixième et le douzième comme plus importants : car c'est au neuvième et au onzième (7) qu'ils attribuaient plus de puissance. Après avoir ainsi procédé sans raison plausible, ils passaient du onzième, non au treizième, mais au quatorzième. On trouve même dans Hippocrate que le quatrième est le plus grave chez un malade qui doit guérir le septième (8). Ainsi, d'après cet auteur, une fièvre peut, dans un jour pair, être plus grave et fournir une indication certaine de ce qui doit arriver. Dans un autre endroit (9), le même auteur considère comme plus propre à produire l'un et l'autre résultat, chaque quatrième jour, c'est-à-dire le quatrième, le septième, l'onzième, le quatorzième et le dix-septième. En quoi il passe du nombre impair au nombre pair sans même avoir égard à ce qu'il a établi, puisque l'onzième jour à partir du septième, n'est pas le quatrième, mais le cinquième. Il appert de là, que de quelque manière que nous envisagions les nombres, il n'y a rien de rationnel dans la doctrine de cet auteur. Ce qui trompa

rent ; deinde postea cibum, quasi levioribus accessionibus instantibus, darent. Id Asclepiades jure ut vanum repudiavit ; atque in nullo die, quia par imparve esset, iis vel majus vel minus periculum esse dixit. Interdum enim pejores dies pares fiunt ; et opportunius post eorum accessiones cibus datur. Nonnunquam etiam in ipso morbo dierum ratio mutatur ; fitque gravior, qui remissior esse consueverat. Atque ipse quartusdecimus par est, in quo esse magnam vim antiqui fatebantur. Qui quum octavum primi naturam habere contenderent, ut ab eo secundus septenarius inciperet, ipsi sibi repugnabant, non octavum, neque decimum, neque duodecimum diem sumendo, quasi potentiorem : plus enim tribuebant nono, et undecimo. Quod quum fecissent sine ulla probabili ratione, ab undecimo, non ad tertiumdecimum, sed ad quartumdecimum transibant. Est etiam apud Hippocratem, ei, quem septimus dies liberaturus sit, quartum esse gravissimum. Ita, illo quoque auctore, in die pari et gravior febris esse potest, et certa futuri nota. Atque idem alio loco quartum quemque diem, ut in utrumque efficacissimum apprehendit ; id est quartum, septimum, undecimum, quartumdecimum, decimumseptimum. In quo et ab imparis ad paris rationem transiit, et ne hoc quidem propositum conservavit ; quum a s ptimo dic undecimus, non quartus, sed quintus sit. Adeo apparet, quacumque ratione ad numerum respexerimus, nihil rationis,

les anciens à ce sujet, ce furent les nombres Pythagoriciens, alors très-en faveur : d'autant plus qu'ici le médecin doit, non pas compter les jours, mais observer les accès et se régler sur eux pour apprécier le moment opportun de donner des aliments. Mais il importe bien plus de savoir s'il faut en donner quand le pouls est redevenu entièrement calme, ou pendant qu'il reste encore des vestiges de fièvre. Les anciens ne prescrivaient de la nourriture que lorsque le corps était dans un état parfait de santé; Asclépiade, au déclin de la fièvre, mais avant qu'elle ne fût tout à fait passée. En cela, sa méthode était défectueuse, non qu'on ne doive quelquefois donner des aliments plus tôt si l'on craint prochainement un autre accès, mais parce qu'il ne faut en accorder qu'autant que le corps se trouve le mieux possible : car ce qu'on introduit dans un corps en bonne santé est moins sujet à se corrompre. Il n'est pas vrai non plus, comme Thémison le pensait, que si le malade doit rester deux heures en bonne santé, il soit plus prudent de le nourrir alors, afin que la digestion s'effectue de préférence pendant que le corps est en bon état. Si la digestion pouvait s'accomplir aussi promptement, ce serait pour le mieux ; mais comme ce bref délai est insuffisant, mieux vaut que les premiers aliments soient digérés au déclin de l'accès, que les derniers au début du suivant. Par conséquent, si le temps propice est un peu long, il faut alimenter quand le malade est tout-à-fait rétabli ; s'il est court, avant même qu'il le soit complétement. Ce qu'est ici le bon état du corps, a son équivalent dans la rémission, qui peut être très-marquée dans une fièvre continue. On se demande s'il faut attendre ici qu'il se soit écoulé autant d'heures que le paroxysme en a occu-

sub illo quidem auctore, reperiri. Verum in his quidem antiquos tunc celebres admodum pythagorici numeri fefellerunt : quum hic quoque medicus non numerare dies debeat, sed ipsas accessiones intueri ; et ex his conjectare, quando dandus cibus sit. Illud autem magis ad rem pertinet, scire, tum oporteat dari, quum jam bene venæ conquieverunt, an etiamnum manentibus reliquiis febris. Antiqui enim quam integerrimis corporibus alimentum offerebant ; Asclepiades, inclinata quidem febre, sed adhuc tamen inhærente. In quo vanam rationem sequutus est : non quo non sit interdum maturius cibus dandus, si mature timetur altera accessio ; sed quo scilicet quam sanissimo dari debeat : minus enim corrumpitur, quod integro corpori infertur. Neque tamen verum est, quod Themisoni videbatur, si duabus horis integer futurus esset æger, satius esse tunc dari ; ut ab integro corpore potissimum diduceretur. Nam si diduci tam celeriter posset, id esset optimum : sed quum hoc breve tempus non præstet, satius est principia cibi a decedente febre, quam reliquias ab incipiente excipi. Ita si longius tempus secundum est, quam integerrimo dandus est ; si breve, etiam antequam ex toto integer fiat. Quo loco vero integritas est, eodem est remissio, quæ maxima in febre continua potest esse. Atque hoc quoque quæritur, utrum tot horæ exspectandæ sint, quot febrem habuerunt ; an satis sit primam partem earum præteriri,

pées ; ou s'il suffit que la première partie en soit passée, afin que les malades que la fièvre n'abandonne jamais, se trouvent un peu mieux. Le plus sûr c'est de laisser d'abord s'écouler un temps égal à celui de tout l'accès ; toutefois, si la fièvre a été longue, on peut accorder des aliments plus tôt, pourvu que la moitié au moins de ce temps soit passée. Ce précepte doit être observé non-seulement pour la fièvre dont il vient d'être question, mais encore pour toutes les autres.

CHAPITRE V.

Du traitement des différentes espèces de fièvres, et, premièrement, du temps où il faut donner à manger aux fébricitants.

Ces observations sont plutôt applicables aux fièvres en général ; je vais maintenant m'occuper des fièvres en particulier. Ainsi, s'il n'est venu qu'un accès et qu'il se soit ensuite dissipé ; si la fièvre provient de l'aine (1), de la fatigue, de la chaleur ou d'une autre cause semblable, et s'il n'y a intérieurement aucun sujet de crainte, on peut, le lendemain, quand l'heure de l'accès est passée sans qu'il se soit rien produit, donner de la nourriture. Mais, s'il est venu de l'intérieur du corps une chaleur suivie de pesanteur à la tête et aux hypochondres, et qu'il n'existe pas de cause apparente de ce trouble morbide ; alors, quoique le retour à la santé ait suivi l'unique accès, comme on peut craindre une fièvre tierce, il faut attendre le troisième jour : dès que le moment de l'accès est passé on donne des aliments, mais en petite

ut ægris jucundius insidat, quibus interdum non vacat. Tutissimum est autem, ante totius accessionis tempus præteriri : quamvis, ubi longa febris fuit, potest indulgeri ægro maturius, dum tamen ante minime pars dimidia prætereatur. Idque non in ea sola febre, de qua proxime dictum est, sed in omnibus ita servandum est.

CAPUT V.

De febrium speciebus, et singularum curationibus ; et primo quando cibus febricitantibus dandus.

Hæc magis per omnia genera febrium perpetua sunt : nunc ad singulas earum species descendam. Igitur si semel tantum accessit, deinde desiit, eaque vel ex inguine, vel ex lassitudine, vel ex æstu, aliave simili re fuit, sic, ut interior nulla causa metum fecerit, postero die, quum tempus accessionis ita transiit, ut nihil moverit, cibus dari potest. At si ex alto calor venit, et gravitas vel capitis vel præcordiorum sequuta est, neque apparet quid corpus confuderit ; quamvis unam accessionem sequuta integritas est ; tamen, quia tertiana timeri potest, exspectandus est dies tertius : et ubi accessio-

quantité parce qu'on a aussi à craindre une fièvre quarte; enfin, le quatrième jour, si le corps est en bon état, on peut en user en toute confiance. Si la fièvre a continué le second, le troisième et le quatrième jour, il est permis de conclure que c'est une maladie. Quant aux fièvres tierces et quartes dont le retour périodique est fixe, la cessation complète et les intervalles des paroxysmes parfaitement calmes, la manière de les traiter est plus aisée : il sera question de ces fièvres dans le chapitre qui les concerne (2). Je vais maintenant parler de celles qui ont des accès quotidiens. Il est très-avantageux de donner de la nourriture au malade de deux jours l'un (3), afin, que la diète d'un jour diminue la fièvre, et que l'aliment de l'autre soutienne les forces. Mais, si l'on a affaire à une fièvre quotidienne qui cesse entièrement, c'est, dès que le malade est rétabli, qu'on doit en donner; si, sans avoir d'accès, la fièvre est continue et offre des exacerbations quotidiennes, mais se calme sans se dissiper complétement, c'est au moment où l'on n'attend plus de rémission plus grande : si l'accès est plus grave un jour, plus léger un autre, c'est après le plus grave. La nuit qui suit l'accès le plus grave est ordinairement plus calme : par conséquent, celle qui le précède, plus laborieux (4). Mais si la fièvre est continue; si elle ne s'apaise jamais, et qu'il y ait nécessité de donner des aliments, le moment où l'on doit le faire est très-controversé. Quelques-uns, ayant égard à la rémission que les malades éprouvent d'ordinaire le matin, pensent que c'est alors qu'il faut en donner. Si elle se produit, il convient d'en prescrire, non parce que c'est le matin, mais parce qu'il y a rémission. Si, au contraire, il ne se manifeste alors aucun amendement dans l'état du malade, ce moment est

nis tempus præteriit, cibus dandus est, sed exiguus; quia quartana quoque timeri potest : et die quarto demum, si corpus integrum est, eo cum fiducia utendum. Si vero postero, tertiove, aut quarto die sequuta febris est, scire licet morbum esse. Sed tertianarum, quartanarumque, quarum et certus circumitus est, et finis integer, et liberaliter quieta tempora sunt, expeditior ratio est : de quibus suo loco dicam. Nunc vero eas explicabo quæ quotidie urgent. Igitur tertio quoque die cibus ægro commodissime datur : ut alter febrem minuat, alter viribus subveniat. Sed is dari debet, si quotidiana febris est, quæ ex toto desinat, simul atque corpus integrum factum est : si quamvis non accessiones, febres tamen junguntur, et quotidie quidem increscunt, sed sine integritate tamen remittunt, quum corpus ita se habet, ut major remissio non exspectetur : si altero die gravior, altero levior accessio est, post graviorem. Fere vero graviorem accessionem levior nox sequitur : quo fit, ut graviorem accessionem nox quoque tristior antecedat. At si continuatur febris, neque levior unquam fit, et dari cibum necesse est, quando dari debeat, magna dissensio est. Quidam, quia fere remissius matutinum tempus ægris est, tunc putant dandum. Quod si respondet, non quia mane est, sed quia remissio est (a), dari debet. Si vero ne tunc quidem ulla requies ægris est, hoc ipso pejus id tempus est, quod quum sua natura melius esse debeat, morbi vitio, non

d'autant plus défavorable que naturellement il doit être meilleur, et que s'il ne l'est pas, c'est à cause du mauvais caractère de la maladie : on peut craindre aussi qu'au milieu du jour, heure à laquelle tous les malades se trouvent en général plus mal, celui-ci ne soit même plus accablé que de coutume. En conséquence, d'autres donnent, le soir, la nourriture, à ces malades. Mais, comme c'est le moment où les personnes souffrantes sont ordinairement le plus mal, il est à craindre qu'en tentant quelque chose on n'aggrave leur situation. Pour toutes ces raisons, je diffère jusqu'à minuit (5), heure où le moment le plus grave de la fièvre est déjà passé et le plus éloigné possible, et à laquelle doit succéder l'avant-jour, où, d'ordinaire, tout le monde dort profondément, puis la matinée qui est naturellement le moment le plus agréable. Si la fièvre est irrégulière, comme elle peut revenir immédiatement après le repas, on doit prendre de la nourriture dès la fin de l'accès. S'il vient plusieurs accès dans le même jour, il importe d'examiner s'ils son égaux en tous points, chose presque impossible, ou inégaux. Sont-ils égaux en tous points? Il faut, de préférence, faire prendre le repas à la suite de l'accès qui ne se termine pas entre le milieu du jour et le soir ; sont-ils inégaux ? on observe en quoi ils diffèrent. Car, si l'un est plus grave, l'autre plus léger, c'est après le plus grave qu'il convient de donner des aliments : si l'un est plus long, l'autre plus court, c'est après le plus long : si l'un est plus grave, l'autre plus long, on examine lequel des deux abat le plus, celui-là par sa violence, ou celui-ci par sa durée, et l'on en donne après celui qui abat davantage ; mais bien plus importante est la connaissance de l'étendue et de la nature des rémissions qui se produisent entre les

est : simulque insequitur tempus meridianum; a quo quum omnis æger fere pejor fiat, timeri potest, ne ille magis etiam, quam ex consuetudine, urgeatur. Igitur alii vespere tali ægro cibum dant. Sed quum eo tempore fere pessimi sint, qui ægrotant, verendum est, ne, si quid tunc moverimus, fiat aliquid asperius. Ob hæc ad mediam noctem decurro; id est, finito jam gravissimo tempore, eodemque longissime distante ; sequuturis vero antelucanis horis, quibus omnes fere maxime dormiunt : deinde matutino tempore, quod natura sua levissimum est. Si vero febres vagæ sunt, quia verendum est, ne cibum statim subsequantur, quandocumque quis ex accessione levatus est, tunc debet assumere. At si plures accessiones eodem die veniunt, considerare oportet, paresne per omnia sint, quod vix fieri potest, an impares. Si per omnia pares sunt, post eam potius accessionem cibus dari debet, quæ non inter meridiem et vesperem desinit : si impares sunt, considerandum est, quo distent. Nam si altera gravior, altera levior est, post graviorem dari debet : si altera longior, altera brevior, post longiorem : si altera gravior, altera longior est, considerandum est utra magis affligat, illa vi, an hæc tempore ; et post eam dandus est ; sed plane plurimum interest, quantæ qualesque inter eas remissiones sint. Nam si post alteram febrem motio manet, post alteram integrum corpus est, integro corpore cibo tempus aptius est : si semper

accès. Si, après un accès, il reste du malaise, et si, après un autre, le corps est rétabli, c'est quand le corps est dans ce dernier état que le moment d'alimenter est le plus propice : s'il subsiste toujours une petite fièvre, mais que la rémission soit plus longue, c'est celle-ci qu'il faut choisir ; par conséquent, si les accès se succèdent sans interruption, c'est aussitôt après le déclin du premier qu'on doit donner de la nourriture. Une règle constante et qui peut nous servir de guide, c'est d'éloigner toujours le plus possible le repas de l'accès à venir ; avec cette réserve, de le donner quand le corps est dans le meilleur état possible (6). Cette règle doit être observée non-seulement entre deux accès, mais encore entre plusieurs. Quoiqu'il soit plus avantageux de prescrire des aliments de deux jours l'un, cependant si le corps est débile, on en donnera chaque jour, surtout si les fièvres sont continues et sans rémissions; si elles accablent davantage le malade, ou s'il vient deux ou plusieurs accès dans le même jour. Il résulte de là, qu'il faut donner des aliments dès le premier jour, si le pouls s'est promptement abattu ; et même plusieurs fois par jour si, dans l'intervalle des accès. les forces viennent à manquer de temps en temps. On aura soin, cependant, de donner moins de nourriture après les fièvres dans lesquelles on n'en accorderait pas du tout, si l'état général du patient le permettait. Maintenant, comme toute fièvre est dans la période d'imminence, de début, d'augment, d'état, de déclin, puis d'état dans le déclin ou de terminaison, il importe de savoir que le moment le plus opportun pour alimenter est celui où la fièvre a cessé; puis celui où le déclin se maintient; en troisième lieu, s'il y a nécessité, celui où le déclin s'établit ; tous les autres sont gros de dangers ; toutefois, s'il y a nécessité absolue, à cause de l'état de faiblesse, il est plus prudent

febricula manet, sed alterum tamen longius tempus remissionis est, id potius eligendum est ; adeo ut, ubi accessiones continuantur, protinus, inclinata priore, dandus cibus sit. Etenim perpetuum est, ad quod omne consilium dirigi potest, cibum quam maxime semper ab accessione futura reducere ; et, hoc salvo, dare quam integerrimo corpore. Quod non inter duas tantum, sed etiam inter plures accessiones servabitur. Sed quum sit aptissimum tertio quoque die cibum dare ; tamen, si corpus infirmum est, quotidie dandus est ; multoque magis, si continentes febres sine remissione sunt, quanto magis corpus affligunt ; aut si duæ pluresve accessiones eodem die veniunt. Quæ res efficit, ut et a primo die protinus cibus dari quotidie debeat, si protinus venæ conciderunt ; et sæpius eodem die, si inter plures accessiones subinde vis corpori deest. Illud tamen in his servandum est, ut post eas febres minus cibi detur, post quas, si per corpus liceret, omnino non daretur. Quum vero febris instet, incipiat, augeatur, consistat, decedat, deinde in decessione consistat, aut finiatur, scire licet, optimum cibo tempus esse febre finita ; deinde quum decessio ejus consistit ; tertium, si necesse est, quandocumque decedit ; cetera omnia periculosa esse ; si tamen propter infirmitatem

d'offrir quelque aliment quand la fièvre est arrivée à son plus haut période d'augment, que lorsqu'elle est dans son accroissement; il est plus prudent aussi de le faire quand elle est imminente, qu'à son début, sans oublier qu'il n'est pas de moment où l'on ne doive sustenter le malade, si les forces lui manquent. Au surplus, il ne suffit pas que le médecin considère seulement la fièvre, il doit encore observer l'habitude de tout le corps, et en tenir compte pour régler le traitement, qu'il y ait excès ou défaut de forces, ou que d'autres affections interviennent. Sans doute, il convient toujours de rassurer les malades, pour qu'aux douleurs physiques ne viennent s'ajouter des douleurs morales; mais cela est surtout nécessaire, dès qu'ils ont pris des aliments. Par conséquent, s'il existe quelque sujet d'irritation pour leur esprit, on agit très-sagement en leur en dérobant la connaissance durant le cours de la maladie; si la chose est impossible, on diffère cette communication après le repas jusqu'à ce qu'ils se soient livrés au sommeil; et à leur réveil, on leur en fait part (7).

CHAPITRE VI.

Du temps où il convient de donner des boissons aux fébricitants.

Les malades sont plus faciles à gouverner pour les aliments parce que leur estomac y répugne souvent, quoique l'esprit en désire ardemment : mais pour la boisson, c'est une grande lutte à soutenir, et, d'autant plus vive, que la fièvre est plus intense. Celle-ci, en effet, allume

necessitas urget, satius esse, consistente jam incremento febris, aliquid offerre, quam increscente; satius esse, instante, quam incipiente : cum eo tamen, ut nullo tempore is, qui deficit, non sit sustinendus. Neque hercule satis est, ipsas tantum febres medicum intueri, sed etiam totius corporis habitum, et ad eum dirigere curationem; seu supersunt vires, seu desunt, seu quidam alii affectus interveniunt. Quum vero semper ægros securos agere conveniat, ut corpore tantum, non etiam animo laborent : tum præcipue, ubi cibum sumserunt. Itaque, si qua sunt, quæ exasperatura eorum animos sunt, optimum est ea, dum ægrotant, eorum notitiæ subtrahere; si id fieri non potest, sustinere tamen post cibum usque somni tempus, et quum experrecti sunt, tum exponere.

CAPUT VI.

Quando potiones febricitantibus dari expediat.

Sed de cibo quidem facilior cum ægris ratio est, quorum sæpe stomachus hunc respuit, etiamsi mens concupiscit : de potione vero ingens pugna est; eoque magis, quo major febris est. Hæc enim sitim accendit, et tum maxime aquam exigit, quum illa

la soif et exige de l'eau, alors surtout qu'il y a le plus de danger à en boire. Mais il faut faire comprendre au malade que, dès que la fièvre est apaisée, la soif se calme sur-le-champ; et que l'accès devient plus long, si l'on donne des aliments : qu'ainsi le moyen d'être plutôt délivré de la soif, c'est de ne pas boire. Cependant, comme les personnes bien portantes supportent mieux la faim que la soif, il faut nécessairement montrer aux malades plus d'indulgence pour les boissons que pour les aliments. Le premier jour, on s'abstient de prescrire une boisson quelconque, à moins que le pouls ne soit tout à coup tombé suffisamment pour permettre de donner aussi de la nourriture : mais le second jour et tous ceux où l'on n'accordera aucun aliment, on peut donner à boire si la soif est intense. Héraclite de Tarente a dit avec raison que lorsque la bile ou la crudité rendent malade, il est utile de mêler, à l'aide d'une petite quantité de boisson, une matière nouvelle à celle qui est corrompue (1). Quand on permet de boire sans manger, il faut avoir soin de choisir, pour prendre la boisson, le moment du repas, ou celui où nous désirons que le malade se livre au sommeil ; car la soif empêche ordinairement de dormir. Il est généralement admis que la boisson en trop grande quantité est nuisible à tous les fébricitants, surtout aux femmes qui sont prises de fièvre après l'accouchement.

Mais si l'on peut se régler sur la fièvre et sur la rémission pour ordonner des aliments et des boissons, il n'est pas aisé de savoir quand le malade a la fièvre ; quand il se trouve mieux ; quand les forces lui manquent ; connaissances sans lesquelles il est impossible d'administrer ces choses avec opportunité. Le pouls, par exemple, sur lequel nous

periculosissima est. Sed docendus æger est, ubi febris quieverit, protinus sitim quoque quieturam ; longioremque accessionem fore, si quod ei datum fuerit alimentum : ita celerius eum desinere sitire, qui non bibit. Necesse est tamen, quanto facilius etiam sani famem, quam sitim sustinent, tanto magis ægris in potione, quam in cibo indulgere. Sed primo quidem die nullus humor dari debet, nisi subito sic venæ considerunt, ut cibus quoque dari debeat : secundo vero, ceterisque etiam, quibus cibus non dabitur, tamen, si magna sitis urgebit, potio dari potest. Ac ne illud quidem ab Heraclide Tarentino dictum ratione caret : ubi aut bilis ægrum, aut cruditas male habet, expedire quoque per modicas potiones misceri novam materiæ corruptæ. Illud videndum est, ut qualia tempora cibo leguntur, talia potioni quoque, ubi sine illo datur, diligantur ; aut quum ægrum dormire cupiemus; quod fere sitis prohibet. Satis autem convenit, quum omnibus febricitantibus nimius humor alienus sit, tum præcipue esse feminis, quæ ex partu in febre inciderunt.

Sed quum tempora cibo potionique febris et remissionis ratio det, non est expeditissimum scire, quando æger febricitet, quando melior sit, quando deficiat; sine quibus dispensari illa non possunt. Venis enim maxime credimus, fallacissimæ rei ; quia sæpe istæ leniores celerioresve sunt, et ætate, et sexu, et corporum natura : et plerumque

nous fixons principalement, fournit des indications extrêmement trompeuses ; souvent, en effet, sa lenteur et sa fréquence dépendent de l'âge, du sexe et du tempérament : et, généralement, chez une personne en assez bonne santé, si l'estomac est débile, le pouls est faible et calme, même au début de la fièvre ; de sorte qu'un malade peut paraître sans force, bien qu'il soit en état de supporter facilement l'accès grave dont il est menacé. Souvent, au contraire, le pouls s'accélère sous l'influence du soleil, du bain, de l'exercice, de la crainte, de la colère et d'une affection quelconque de l'âme ; si bien, qu'à la première visite du médecin, l'inquiétude du doute où se trouve le malade de la manière dont l'homme de l'art appréciera son état, suffit pour accélérer le pouls. Voilà pourquoi un médecin expérimenté doit, dès son arrivée, non s'emparer du bras du malade, mais s'asseoir d'abord près de lui, le visage souriant ; s'informer de son état, et, s'il a quelque sujet de crainte, le calmer par des raisons plausibles ; puis, avancer la main pour explorer le pouls. Si la présence du médecin accélère le pouls, combien mille accidents peuvent facilement le troubler ! Un autre signe auquel nous nous fions, la chaleur, est également trompeur ; car elle peut être causée par l'élévation de la température, le travail, le sommeil, la crainte et l'inquiétude. Il convient donc de prendre ces signes en considération, mais de n'avoir entièrement foi en aucun. On reconnaît immédiatement qu'il n'y a pas de fièvre, si les pulsations sont régulières et la température du corps normale ; toutefois, s'il y a de la chaleur et de l'accélération du pouls, on n'en conclura pas aussitôt qu'il y a de la fièvre ; mais elle existe, si la peau est d'une aridité inégale ; s'il y a de la chaleur au front et au bas des hypocondres ; si l'air

satis sano corpore, si stomachus infirmus est, nonnunquam etiam incipiente febre, subeunt et quiescunt ; ut imbecillus is videri possit, cui facile laturo gravis instat accessio. Contra sæpe eas concitat et sol, et balneum, et exercitatio, et metus, et ira, et quilibet alius animi affectus · adeo ut, quum primum medicus venit, sollicitudo ægri dubitantis, quomodo illi se habere videatur, eas moveat. Ob quam causam, periti medici est, non protinus ut venit, apprehendere manu brachium : sed primum residere hilari vultu, percontarique, quemadmodum se habeat ; et si quis ejus metus est, eum probabili sermone lenire ; tum deinde ejus corpori manum admovere. Quas venas autem conspectus medici movet, quam facile mille res turbant ! Altera res est, cui credimus, calor, æque fallax : nam hic quoque excitatur æstu, labore, somno, metu, sollicitudine. Igitur intueri quidem etiam ista oportet ; sed his non omnia credere. Ac protinus quidem scire, non febricitare eum, cujus venæ naturaliter ordinatæ sunt, teporque talis est, qualis esse sani solet : non protinus autem sub calore motuque febrem esse concipere ; sed ita, si summa quoque arida inæqualiter cutis est ; si calor et in fronte est, et ex imis præcordiis oritur ; si spiritus ex naribus cum fervore prorumpit ; si color aut rubore, aut pallore novo mutatus est ; si oculi graves, et aut persicci, aut subhumidi sunt ; si sudor quum fit, inæqualis est ; si venæ non æqualibus

sort brûlant des narines ; si le teint du malade devient tantôt rouge, tantôt pâle ; si ses yeux sont lourds, très-secs ou un peu humides ; si la sueur, quand il en vient, est inégalement répartie sur le corps, et si les pulsations ne sont pas séparées par des intervalles égaux. Pour tous ces motifs, le médecin ne doit s'asseoir ni dans l'obscurité ni du côté de la tête du malade, mais vis-à-vis de lui et sous un bon jour, afin de saisir tous les indices de la physionomie. Lorsqu'il y a eu de la fièvre et qu'elle est diminuée, on examine si les tempes ou d'autres parties du corps sont en moiteur, ce qui annonce l'imminence de la sueur ; s'il y en a quelque part des indices, c'est alors le moment, de donner à boire de l'eau chaude, dont l'effet est salutaire s il survient une transpiration générale. Pour ce même motif, le patient doit tenir les mains sous des couvertures épaisses, et protéger les jambes et les pieds de la même manière ; c'est mal à-propos que beaucoup de personnes tiennent les malades ainsi enveloppés, dans le paroxysme même de la fièvre. Quand la sueur a commencé, il faut, avec un linge chaud, essuyer de temps en temps chaque partie du corps. Dès que la sueur a entièrement cessé, ou si elle n'est pas venue lorsque le moment est le plus favorable, le malade semble être dans de bonnes conditions pour prendre des aliments ; on doit donc l'oindre légèrement sous la couverture, puis l'essuyer et lui donner ensuite à manger. Les aliments humectants, ou du moins ceux qui en approchent le plus, sont les meilleurs pour les fébricitants (2) ; on choisira de préférence les moins nutritifs, surtout le gruau qui devra lui-même être le plus clair possible, si la fièvre a été violente. On y ajoute aussi avec avantage du miel écumé afin de le rendre plus nourrissant ; mais, si celui-ci irrite l'estomac, il

intervallis moventur. Ob quam causam medicus neque in tenebris, neque a capite ægri debet residere ; sed illustri loco adversus, ut omnes notas ex vultu quoque cubantis percipiat. Ubi vero febris fuit, ac decrevit, spectare oportet, num tempora, partesve corporis aliæ paulum madescant, quæ sudorem venturum esse testentur : ac si qua nota est, tunc demum dare potui calidam aquam, cujus salubris effectus est, si sudorem per omnia membra diffundit. Hujus autem rei causa, continere æger sub veste satis multa manus debet ; eademque crura, pedesque contegere : qua (a) plerique ægros in ipso febris impetu male habent. Si sudare corpus cœpit, linteum tepefacere oportet, paulatimque singula membra detergere. At ubi sudor omnis finitus est, aut si is non venit, ubi quam maxime potuit, idoneus esse cibo æger videtur, sub veste leniter ungendus est, tum detergendus, deinde ei cibus dandus. Is autem febricitantibus humidus est et aptissimus, aut humori certe quam proximus : utique ex materia quam levissima, maximeque sorbitio, eaque, si magnæ febres fuerint, quam tenuissima esse debet. Mel quoque despumatum huic recte adjicitur, quo corpus magis nutriatur : sed id, si stomachum offendit, supervacuum est ; sicut ipsa quoque sorbitio. Dari vero in vicem ejus potest, vel intrita ex aqua calida, vel alica elota ; si firmus est stomachus, et compressa alvus, ex aqua mulsa ; si vel ille languet, vel hæc profluit, ex posca. Et

est inutile ainsi que le gruau. Au lieu de gruau, on peut donner du pain émietté, ou de l'alica délayé dans de l'eau chaude ; si l'estomac est bon et le ventre resserré, on le délayera dans de l'eau miellée ; si celui-là est faible et celui-ci relâché, dans de l'oxycrat. Cela est très-suffisant pour le premier repas. Pour le second, on peut ajouter quelque aliment de la même classe, comme des herbes potagères, des coquillages ou des fruits. C'est la seule nourriture qui convienne pendant la période d'augment de la fièvre. Dès que celle-ci cesse ou se calme, on commence toujours par les aliments les plus légers, puis on en ajoute de la classe moyenne, en tenant compte chaque fois des forces du patient et du degré de la maladie. Il faut, comme le conseille Asclépiade, offrir au malade des aliments variés, quand il éprouve du dégoût pour la nourriture et qu'il manque de forces, afin qu'il échappe à la faim en goûtant un peu de chacun. Mais s'il ne manque ni de forces ni d'appétit, on ne doit pas le tenter par la variété des mets, de peur qu'il n'en prenne plus qu'il ne peut en digérer. Il n'est pas vrai, comme le dit cet auteur, qu'une nourriture variée se digère mieux. On la prend, à la vérité, plus volontiers ; mais ce qui importe pour la digestion, c'est sa qualité et sa quantité. Quand les douleurs sont violentes, et que la maladie est dans sa croissance, il n'est pas prudent de rassasier le malade d'aliments ; c'est seulement lorsque le retour à la santé est déjà prononcé qu'on doit le faire (3).

Il y a encore d'autres observations à faire concernant les fièvres. Ainsi, et c'est même pour certains médecins le plus important (4), il faut examiner si le corps est resserré ou relâché : car le premier état suffoque, le second affaiblit. Y a-t-il resserrement, il faut ordonner des

primo quidem cibo id satis est. Secundo vero aliquid adjici potest, ex eodem tamen genere materiæ, vel olus, vel conchylium, vel pomum. Et dum febres quidem increscunt, hic solus cibus idoneus est. Ubi vero aut desinunt, aut levantur, semper quidem incipiendum est ab aliquo ex materia levissima, adjiciendo vero aliquid ex media, ratione habita subinde et virium hominis et morbi. Ponendi vero ægro varii cibi, sicut Asclepiades præcepit, tum demum sunt, ubi fastidio urgetur, neque satis vires sufficiunt ; ut paulum ex singulis degustando, famem vitet. At si neque vis, neque cupiditas deest, nulla varietate sollicitandus æger est ; ne plus assumat, quam concoquat. Neque verum est, quod ab eo dicitur, facilius concoqui cibos varios. Eduntur enim facilius : ad concoctionem autem materiæ genus et modus pertinent. Neque inter magnos dolores, neque increscente morbo, tutum est ægrum cibo impleri ; sed ubi inclinata jam in melius valetudo est.

Sunt aliæ quoque observationes in febribus necessariæ. Atque id quoque videndum est, quod quidam solum præcipiunt, adstrictum corpus sit, an profluat ; quorum alterum strangulat, alterum digerit ; nam si adstrictum est, ducenda alvus est, movenda urina, eliciendus omni modo sudor. In hoc genere morborum sanguinem etiam misisse, concussisse vehementibus gestationibus corpus, in lumine habuisse, imperasse famem,

lavements, exciter les urines et provoquer la sueur par tous les moyens possibles. Dans ces sortes de maladies, il est avantageux de tirer du sang, de secouer le corps par des gestations violentes, de tenir le malade à la lumière et de lui imposer la diète, la soif et la veille. Il est utile aussi de le conduire au bain, de le baigner d'abord, puis de l'oindre ; de le mettre de nouveau dans le bain et de lui bassiner les aines avec beaucoup d'eau chaude ; quelquefois même, de mêler dans la baignoire de l'huile avec l'eau chaude ; de donner tardivement et rarement des aliments légers, simples, mous, chauds, en petite quantité, et, surtout, des plantes potagères, telles que la patience, l'ortie, la mauve, ou des bouillons de coquillages, de moules ou de langoustes, et de n'autoriser que la viande bouillie. Quant à la boisson, on en donnera libéralement, avant, pendant, et après le repas, au-delà même des exigences de la soif. On pourra aussi accorder, au sortir du bain, du vin un peu gras ou doux, et même une ou deux fois du vin Grec salé (5). Au contraire, si le corps est très-relâché, il faudra réprimer la sueur, prescrire le repos, tenir le malade dans l'obscurité, le laisser dormir autant qu'il le voudra, ne soumettre le corps qu'à une gestation douce, et agir conformément à la nature de la maladie. Si le ventre est affecté de flux diarrhéiques, ou si l'estomac est intolérant, on doit, dès que la fièvre est sur son déclin, donner pour boisson de l'eau tiède en abondance et faire vomir, à moins que la gorge, les hypochondres ou le côté ne soient douloureux, ou que la maladie ne soit ancienne. Si le malade est tourmenté par la sueur, on raffermit le tégument avec du natron ou du sel mêlé avec de l'huile ; si cette incommodité est légère, on fait sur le corps une onction avec de l'huile ; si elle est violente, avec de l'huile de roses, de coing ou de myrte additionnée

sitim, vigiliam prodest. Utile est etiam ducere in balneum, prius demittere in solium, tum ungere, iterum ad solium redire, multaque aqua fovere inguina ; interdum etiam oleum in solio cum aqua calida miscere ; uti cibo serius et rarius, tenui, simplici, molli, calido, exiguo ; maximeque oleribus, qualia sunt lapathum, urtica, malva ; vel jure etiam concharum, musculorumve, aut locustarum : neque danda caro, nisi elixa, est. At potio esse debet magis liberalis, et ante cibum, et post hunc, et cum hoc, ultra quam sitis coget : poteritque a balneo etiam pinguius, aut dulcius dari vinum ; poterit semel, aut bis interponi græcum salsum. Contra vero, si corpus profluet, sudor coercendus, quies adhibenda erit ; tenebris somnoque, quandocumque volet, utendum ; non nisi leni gestatione corpus agitandum, et pro genere mali subveniendum. Nam si venter fluit, aut si stomachus non continet, ubi febris decrevit, liberaliter oportet aquam tepidam potui dari, et vomere cogere ; nisi aut fauces, aut præcordia, aut latus dolet, aut vetus morbus est. Si vero sudor exercet, duranda cutis est nitro, vel sale, quæ cum oleo miscentur : ac si levius id vitium est, oleo corpus ungendum ; si vehementius, rosa, vel melino, vel myrteo, cui vinum austerum sit adjectum. Quisquis

de vin austère. Tout malade atteint de flux, doit, lorsqu'il est arrivé au bain, commencer par se faire oindre, puis se mettre dans la baignoire. Si l'affection siége dans le tégument, mieux vaut que l'eau soit froide que chaude. Pour nourriture, on donne des aliments substantiels, froids, secs, simples et très-peu susceptibles de se corrompre, tels que du pain grillé, de la viande rôtie, du vin austère ou, du moins, un peu dur, que l'on fait boire chaud, si le ventre est relâché, froid, si les sueurs sont pénibles, ou s'il y a des vomissements.

CHAPITRE VII.

1° De la manière dont on doit traiter les fièvres pestilentielles ;
2° Traitement de la fièvre ardente.

1° Le cas de fièvre pestilentielle demande une attention particulière. Dans cette circonstance, il n'est nullement utile de recourir soit à la diète, soit aux remèdes, soit aux lavements. Si les forces le permettent, le mieux est de tirer du sang, surtout quand la fièvre s'accompagne de douleur : si cette médication n'inspire pas de confiance, dès que la fièvre est apaisée, on débarrasse la poitrine par le vomissement. Dans cette maladie, il est nécessaire de conduire, plus tôt que dans les autres, les malades au bain ; de donner du vin chaud et pur, et toutes sortes de glutineux, parmi lesquels figurera aussi la viande de même nature. Car plus ces fléaux sont prompts dans leur attaque, plus les secours doivent être rapides, et même employés avec une

autem fluore æger est, quum venit in balneum, prius ungendus, deinde in solium demittendus est. Si in cute vitium est, frigida quoque, quam calida aqua melius utetur. Ubi ad cibum ventum est, dari debet is valens, frigidus, siccus, simplex, qui quam minime corrumpi possit, panis tostus, caro assa, vinum austerum, vel certe subausterum ; si venter profluit, calidum ; si sudores nocent, vomitusve sunt, frigidum.

CAPUT VII.

Quomodo pestilentes febres curari debeant.

1. Desiderat etiam propriam animadversionem in febribus pestilentiæ casus. In hac minime utile est, aut fame, aut medicamentis uti, aut ducere alvum. Si vires sinunt, sanguinem mittere optimum est ; præcipueque si cum dolore febris est : si id parum tutum est, ubi febris levata est, vomitu pectus purgare. Sed in hoc maturius, quam in aliis morbis, ducere in balneum opus est ; vinum calidum et meracius dare, et omnia glutinosa ; inter quæ carnem quoque generis ejusdem. Nam quo celerius ejusmodi

certaine témérité. Est-ce un enfant qui est atteint? s'il n'est pas assez robuste pour supporter une saignée, on se sert de ventouses; puis on donne des lavements avec de l'eau ou avec une décoction épaisse de ptisane, et enfin des aliments légèrement nutritifs. Les enfants ne doivent pas être tout à fait traités de la même manière que les adultes. Il faut, par conséquent, comme dans toute autre espèce de maladie, agir à leur égard avec plus de modération; être plus réservé pour la saignée et pour les lavements; ne leur infliger ni le tourment de la veille, ni celui de la faim, ni celui d'une soif excessive, ni les traiter par le vin. Il est bon de faire vomir après la fièvre, puis de donner des aliments très-légers; le patient se livrera ensuite au sommeil; le lendemain, si la faim persiste, il s'abstiendra d'aliments; le troisième jour, il reprendra le même régime. Il faut enfin, autant que possible, mettre tous ses soins à réduire le traitement à une diète et à une alimentation opportunes.

2° Si le malade est embrasé par la fièvre ardente (1), on ne lui donnera aucune boisson médicamenteuse; mais on le rafraîchira, pendant les accès, avec de l'huile et de l'eau mêlés avec la main, jusqu'à ce que le liquide blanchisse; on le tiendra dans une chambre, où il puisse respirer beaucoup d'air pur; on ne l'étouffera pas sous un monceau de couvertures, mais on le couvrira légèrement. On peut aussi lui appliquer sur l'estomac, des feuilles de vigne trempées dans de l'eau froide. Il convient de lui éviter les angoisses d'une soif trop vive, de l'alimenter plus tôt, c'est-à-dire à partir du troisième jour, et de l'oindre avant le repas, avec le même mélange (2). S'il existe dans l'estomac une accumulation de pituite, et que l'accès soit sur son déclin, on fait

tempestates corripiunt, eo maturius auxilia, etiam cum quadam temeritate, rapienda sunt. Quod si puer est, qui laborat, neque tantum robur ejus est, ut sanguis mitti possit, cucurbitulis ei utendum est; ducenda alvus vel aqua, vel ptisanæ cremore; tum demum levibus cibis nutriendus. Et ex toto non sic pueri, ut viri, curari debent. Ergo, ut in alio quoque genere morborum, parcius in his agendum est : non facile sanguinem mittere, non facile ducere alvum, non cruciare vigilia, fameve, aut nimia siti, non vino curare. Vomitus post febrem eliciendus est; deinde dandus cibus ex levissimis; tum is dormiat; posteroque die, si febris manet, abstineat; tertio, ad similem cibum redeat. Dandaque opera est, quantum fieri potest, ut inter opportunam abstinentiam cibo opportuno, omissis ceteris, nutriatur.

2. Si vero ardens febris extorret, nulla medicamenti danda potio est, sed in ipsis accessionibus oleo et aqua refrigerandus est, quæ miscenda manu sunt, donec albescant; eo conclavi tenendus, quo multum et purum aerem trahere possit, neque multis vestimentis strangulandus, sed admodum levibus tantum velandus est. Possunt etiam super stomachum imponi folia vitis in aqua frigida tincta. Ac ne siti quidem nimia vexandus est. Alendus maturius est, id est a die tertio; et ante cibum iisdem perungendus. Si pituita in stomacho coiit, inclinata jam accessione, vomere cogendus est; tum

vomir ; puis on donne des herbes potagères froides ou des fruits de l'espèce de ceux qui conviennent à cet organe. Si l'estomac reste sec, on fait prendre immédiatement une décoction épaisse de ptisane, d'alica ou de riz, dans laquelle on a fait cuire de la graisse fraîche. Lorsque la maladie a atteint son plus haut degré d'intensité, il faut accorder de l'eau froide en quantité pour que le patient boive à l'excès, mais non pas avant le quatrième jour, et seulement si la soif est considérable ; et, quand le ventre et les hypochondres sont remplis outre mesure et assez rafraîchis, faire vomir. Il en est qui n'insistent pas sur le vomissement, et qui, pour tout remède, emploient simplement de l'eau froide donnée à satiété. Dès qu'on a suivi l'une ou l'autre pratique, on couvre le malade de vêtements et on l'installe pour le faire dormir. D'ordinaire, la soif et la veille prolongées, la satiété immodérée et l'amendement de la chaleur, sont suivis d'un sommeil profond, pendant lequel il survient une sueur abondante dont l'effet est des plus salutaires ; mais seulement chez ceux qui, outre la chaleur brûlante, n'ont ni douleur, ni tumeur aux hypochondres, ni gêne dans le thorax, dans le poumon ou dans la gorge, ni ulcère, ni abattement. Celui qui dans cette fièvre tousse légèrement, n'éprouve pas de soif violente (3), et ne doit pas boire de l'eau froide ; on le traitera, comme il a été prescrit de faire dans les autres fièvres.

dandum frigidum olus, aut pomum ex iis quæ stomacho conveniunt. Si siccus manet stomachus, protinus vel ptisanæ, vel alicæ, vel oryzæ cremor dandus est, cum quo recens adeps cocta sit. Quum vero in summo incremento morbus est, utique non ante quartum diem, magna siti antecedente, frigida aqua copiose præstanda est, ut bibat etiam ultra satietatem ; et quum jam venter et præcordia ultra modum repleta, satisque refrigerata sunt, vomere debet. Quidam ne vomitum quidem exigunt ; sed ipsa aqua frigida tantum, ad satietatem data, pro medicamento utuntur. Ubi utrumlibet factum est, multa veste operiendus est, et collocandus ut dormiat. Fereque post longam sitim et vigiliam, post multam satietatem, post infractum calorem, plenus somnus venit, per quem ingens sudor effunditur ; idque præsentissimum auxilium est : sed in iis tamen, in quibus præter ardorem, nulli dolores, nullus præcordiorum tumor ; nihil prohibens vel in thorace, vel in pulmone, vel in faucibus ; non ulcus, non defectio (animi) (a) fuit. Si quis autem in ejusmodi febre leviter tussit, is neque vehementi siti conflictatur, neque bibere aquam frigidam debet ; sed eo modo curandus est, quo in ceteris febribus præcipitur.

CHAPITRE VIII.

Du traitement de la fièvre demi-tierce.

Quant au genre de fièvre tierce que les médecins appellent ἡμιτριταῖος, il faut une grande attention pour ne pas être induit en erreur. Cette fièvre offre généralement des accès et des rémissions fréquents, et dure de vingt-quatre à trente-six heures ; si bien qu'il semble que ce ne soit pas la même fièvre, mais une autre. Il importe, par dessus tout, de ne donner des aliments que dans la vraie rémission, mais, dès que celle-ci est établie, on doit le faire sur-le-champ : bon nombre de malades meurent subitement, victimes de l'erreur du médecin sur l'un où l'autre point. Il y a aussi nécessité, à moins de grand empêchement, de tirer du sang au commencement, puis de donner une nourriture qui, sans augmenter la fièvre, soutienne pendant sa longue durée.

CHAPITRE IX.

Du traitement des fièvres lentes.

On est quelquefois affecté de fièvres lentes sans aucune rémission, qui ne laissent de place ni pour la nourriture ni pour aucun remède. Dans ce cas, les efforts du médecin doivent tendre à changer la mala-

CAPUT VIII.

Curatio semitertianæ febris.

At ubi id genus tertianæ est, quod ἡμιτριταῖον medici appellant, magna cura opus est, ne id fallat. Habet enim plerumque frequentes accessiones decessionesque (*a*), porrigiturque febris inter horas viginti quatuor, et triginta sex ; ut, quod idem est, non idem esse videatur. Et magnopere necessarium est, neque dari cibum, nisi in ea remissione, quæ vera est ; et ubi ea venit, protinus dari : plurimique sub alterutro curantis errore subito moriuntur. Ac, nisi magnopere aliqua res prohibet, inter initia sanguis mitti debet ; tum dari cibus, qui neque incitet febrem, et tamen longum ejus spatium sustineat.

CAPUT IX.

Curatio lentarum febrium.

Nonnunquam etiam lentæ febres sine ulla remissione corpus tenent ; ac neque cibo, neque ulli remedio locus est. In hoc casu medici cura esse debet, ut morbum mutet :

die qui, ensuite, se prêtera peut-être mieux au traitement. Il faut donc frictionner souvent le corps du patient avec de l'eau froide additionnée d'huile, ce qui procure parfois du frisson : prélude d'une nouvelle manifestation morbide qui, si elle produit une augmentation de chaleur, peut être suivie d'une rémission. Dans ces fièvres, une friction avec de l'huile et du sel semble salutaire. Mais si le froid, l'engourdissement et l'agitation du corps se prolongent, il n'est pas mauvais de donner, pendant la fièvre même, trois ou quatre cyathes de vin miellé ou du vin bien coupé d'eau avec des aliments. Souvent la fièvre se trouve augmentée de cette manière, et il se déclare une chaleur plus intense qui dissipe la première maladie, et permet en même temps d'espérer une rémission, et par celle-ci, la guérison. Ce n'est certes pas une méthode nouvelle de traitement que celle à l'aide de laquelle certains médecins guérissent aujourd'hui avec des remèdes contraires (1), des malades confiés à leurs soins qui traînaient sous la direction de médecins trop circonspects. En effet, chez les anciens, avant Hérophile et Erasistrate et bien après Hippocrate, un certain Pétron s'empressait, dès qu'il était près d'un fébricitant, de l'entourer de couvertures pour provoquer à la fois une forte chaleur et une soif intense : puis, quand la fièvre commençait à s'apaiser, il lui faisait boire de l'eau froide; s'il avait réussi à exciter la sueur, il considérait son malade comme guéri ; dans le cas contraire, il lui faisait ingérer une plus grande quantité d'eau froide, puis le contraignait à vomir. Avait-il réussi, de l'une ou de l'autre manière, à le débarrasser de la fièvre ? il lui donnait immédiatement de la viande de porc rôtie et du vin; s'il avait échoué, il faisait bouillir de l'eau salée (2), et le

fortasse enim curationi opportunior fiet. Sæpe igitur ex aqua frigida, cui oleum sit adjectum, corpus ejus pertractandum est, quoniam interdum sic evenit, ut horror oriatur, et fiat initium quoddam novi motus ; exque eo, quum magis corpus incaluit, sequatur etiam remissio. In his frictio quoque ex oleo et sale salubris videtur. At si diu frigus est, et torpor, et jactatio corporis, non alienum est in ipsa febre dare mulsi tres aut quatuor cyathos, vel cum cibo vinum bene dilutum. Intenditur enim sæpe ex eo febris ; et major ortus calor simul et priora mala tollit, et spem remissionis, inque ea curationis ostendit. Neque hercules ista curatio nova est, qua nunc quidam traditos sibi ægros, qui sub cautioribus medicis trahebantur, interdum contrariis remediis sanant. Siquidem apud antiquos quoque ante Herophilum et Erasistratum, maximeque post Hippocratem fuit Petro quidam, qui febricitantem hominem ubi acceperat, multis vestimentis operiebat, ut simul calorem ingentem, sitimque excitaret : deinde, ubi paulum remitti cœperat febris, aquam frigidam potui dabat ; ac si moverat sudorem, explicuisse se ægrum judicabat ; si non moverat, plus etiam aquæ frigidæ ingerebat ; et tum vomere cogebat. Si alterutro modo febre liberaverat, protinus suillam assam, et vinum homini dabat : si non liberaverat, decoquebat aquam sale adjecto, eamque bibere cogebat, ut movendo ventrem purgaret. Et intra hæc omnis ejus medicina erat ;

forçait à prendre ce breuvage pour provoquer une purgation par le bas. Telle était toute sa médecine, et elle ne fut pas moins bien accueillie des malades que les successeurs d'Hippocrate n'avaient pas guéris, qu'elle ne l'est maintenant de ceux que les disciples d'Hérophile et d'Erasistrate n'ont pas débarrassés après un long traitement. Cette médecine n'en est pas moins téméraire, parce qu'employée au début, elle fait périr beaucoup de malades. Mais, comme les mêmes moyens ne conviennent pas à tout le monde, souvent la témérité réussit là où prudence échoue : aussi les médecins de cette espèce ont-ils plus de succès avec les malades des autres qu'avec les leurs (3). Il est donc du devoir d'un médecin circonspect, de ranimer, d'augmenter même quelquefois la maladie et d'allumer la fièvre ; car si l'état morbide actuel n'admet pas de guérison, celui qui lui succédera en sera peut-être susceptible.

CHAPITRE X.

Traitement des symptômes des fièvres.

Il est nécessaire également d'examiner si les fièvres sont simples ou accompagnées d'autres symptômes, tels que céphalalgie, sécheresse de la langue et tension des hypochondres. S'il existe de la céphalalgie, on fait, avec de l'huile rosat et du vinaigre, un mélange qu'on verse sur la tête ; puis on se procure deux morceaux de linge de la largeur et de la longueur du front, qu'on tient alternativement, l'un dans le mélange de vinaigre et d'huile rosat, l'autre sur le front ;

eaque non minus grata fuit iis, quos Hippocratis successores non refecerant ; quam nunc est iis, quos Herophili vel Erasistrati æmuli diu tractos non expedierunt. Neque ideo tamen non est temeraria ista medicina : quia plures, si protinus a principiis excepit, interimit. Sed quum eadem omnibus convenire non possint, fere quos ratio non restituit, temeritas adjuvat. Ideoque ejusmodi medici melius alienos ægros, quam suos nutriunt. Sed est circumspecti quoque hominis, et novare interdum, et augere morbum, et febres accendere ; quia curationem, ubi id, quod est, non recipit, potest recipere id quod futurum est.

CAPUT X.

Curatio symptomatum febrium.

Considerandum etiam est, febresne solæ sint, an alia quoque his mala accedant ; id est num caput doleat, num lingua aspera, num præcordia intenta sint. Si capitis dolores sunt, rosam cum aceto miscere oportet, et in id ingerere : deinde habere duo pittacia (a), quæ frontis latitudinem longitudinemque æquent ; ex his invicem alterum in aceto et rosa habere, alterum in fronte ; aut intinctam iisdem lanam succidam impo-

ou bien on applique de la laine en suint trempée dans ces mêmes liquides. Si le vinaigre incommode, on se sert d'huile rosat pure; si cette dernière n'est pas mieux supportée, on emploie de l'huile acerbe; ce moyen a-t-il peu de succès? on peut broyer de l'iris sec, des amandes amères ou une plante rafraîchissante: l'une ou l'autre de ces substances trempée dans du vinaigre et appliquée sur le front, diminue la douleur, mais plus ou moins selon les personnes. On se trouve bien aussi d'une application de pain avec du pavot, de céruse ou d'écume d'argent avec de l'huile rosat. Il n'est pas mauvais de flairer du serpolet ou de l'aneth. S'il y a de l'inflammation et de la douleur aux hypochondres, on applique d'abord des cataplasmes astringents; car chauds, ils causeraient un afflux plus grand de matière en ce point; dès que la première inflammation est calmée, on en vient aux cataplasmes chauds et humides, pour dissiper les derniers vestiges du mal. Les signes de l'inflammation sont au nombre de quatre : la rougeur, la tuméfaction, la chaleur et la douleur. Erasistrate, en disant qu'il n'y a point de fièvre sans inflammation, a donc commis une grande erreur. Par conséquent, s'il y a de la douleur sans inflammation, il ne faut rien appliquer parce que la fièvre elle-même la résoudra promptement. S'il n'existe ni inflammation, ni fièvre, mais seulement de la douleur aux hypochondres, on peut immédiatement faire usage de fomentations chaudes et sèches. Si la langue est sèche et rude, on commence par la nettoyer avec un linge trempé dans de l'eau chaude, puis on l'enduit d'un mélange d'huile rosat et de miel. Le miel est détersif, l'huile rosat astringente; réunis, ils préviennent la sécheresse. Si elle est, non pas rude, mais aride, on l'oint d'huile rosat additionnée d'un peu de cire, après l'avoir nettoyée à l'aide d'un pinceau.

nere. Si acetum offendit, pura rosa utendum est; si rosa ipsa lædit, oleo acerbo. Si ista parum juvant, teri potest vel iris arida, vel nuces amaræ, vel quælibet herba ex refrigerantibus : quorum quidlibet ex aceto impositum, dolorem minuit; sed magis aliud in alio. Juvat etiam panis cum papavere injectus; vel cum rosa cerussa, spumave argenti. Olfacere quoque vel serpyllum, vel anetum, non alienum est. At si in præcordiis inflammatio et dolor est, primo superimponenda sunt cataplasmata reprimentia; ne, si calidiora fuerint, plus eo materiæ concurrat : deinde, ubi prima inflammatio se remisit, tunc demum ad calida et humida veniendum est; ut ea, quæ remanserint, discutiant. Notæ vero inflammationis sunt quatuor, rubor et tumor, cum calore et dolore. Quo magis erravit Erasistratus, qui febrem nullam sine hac esse dixit. Ergo si sine inflammatione dolor est, nihil imponendum est : hunc enim statim ipsa febris solvet. At si neque inflammatio, neque febris, sed tantum præcordiorum dolor est, protinus calidis et siccis fomentis uti licet. Si vero lingua sicca et scabra est, detergenda primum penicillo est ex aqua calida : deinde ungenda mixtis inter se rosa et melle. Mel purgat, rosa reprimit, simulque siccescere non sinit. At si scabra non est, sed arida, ubi penicillo detersa est, ungi rosa debet, cui ceræ paulum sit adjectum.

CHAPITRE XI.

Traitement du froid qui précède la fièvre.

D'ordinaire, le froid précède la fièvre, et constitue, à lui seul, une sorte de maladie des plus fâcheuses. Lorsqu'on l'attend, il faut interdire toute boisson au malade, car, donnée un peu avant son invasion, elle augmente beaucoup le mal. Il faut, de plus, se hâter de recouvrir le patient de couvertures épaisses, et appliquer sur les parties pour lesquelles on craint le plus, des fomentations sèches ou chaudes, de manière que la chaleur, au lieu d'être d'abord très-violente, augmente graduellement; on doit aussi frotter ces mêmes parties, avec les mains enduites de vieille huile additionnée de quelque substance caléfiante. Certains médecins se contentent d'une seule friction avec une huile quelconque; d'autres donnent, pendant les rémissions de ces fièvres, trois ou quatre cyathes de gruau, bien que la fièvre persiste; puis, dès qu'elle a tout à fait cessé, restaurent l'estomac avec des aliments froids et légers. Pour moi, j'estime qu'on peut essayer cette méthode, quand la nourriture donnée en une seule fois après la fièvre, ne réussit pas. Mais il faut bien prendre garde de ne pas se méprendre sur le moment de la rémission, car souvent, dans cette maladie, la fièvre semble décroître, tandis qu'elle augmente. Aussi, n'est-on bien sûr de la rémission, que si elle se prolonge, et si l'agitation et la fétidité de la bouche ont diminué. On se trouve assez bien, lorsque les accès sont

CAPUT XI.

Curatio frigoris quod febrem præcedit.

Solet etiam ante febres esse frigus; idque vel molestissimum morbi genus est. Ubi id exspectatur, omni potione prohibendus æger est : hæc enim paulo ante data multum malo adjicit. Item maturius veste multa tegendus est; admovenda partibus iis, pro quibus metuimus, sicca et calida fomenta sic, ne statim vehementissimi calores incipiant, sed paulatim increscant : perfricandæ quoque eæ partes manibus unctis ex vetere oleo sunt, eique adjiciendum aliquid ex calefacientibus; contentique medici quidam una frictione, etiam ex quolibet oleo, sunt. In harum febrium remissionibus nonnulli tres aut quatuor sorbitionis cyathos, etiamnum manente febre, dant : deinde, ea bene finita, reficiunt stomachum cibo frigido et levi. Ego tum hoc puto tentandum, quum parum cibus, semel et post febrem datus, prodest. Sed curiose prospiciendum est, ne tempus remissionis decipiat : sæpe enim in hoc quoque genere valetudinis jam minui febris videtur; et rursus intenditur. Itaque ei remissioni credendum est, quæ

chaque jour égaux, de donner tous les jours de la nourriture; s'ils sont inégaux, de faire prendre des aliments après le plus grave, et de l'eau miellée après le plus léger.

CHAPITRE XII.

Traitement du frisson dans les fièvres.

Le frisson précède ordinairement les fièvres qui ont des périodes réglées, des apyrexies complètes, et qui, pour cette raison, sont beaucoup moins à craindre, et surtout plus faciles à guérir (1); car, dès que l'heure de l'accès est incertaine, on ne peut prescrire avec à-propos ni lavement, ni bain, ni vin, ni un autre remède. En effet, quand il y a incertitude sur le moment du retour de la fièvre, il peut arriver, si elle reparaît tout-à-coup, que ce qu'on avait imaginé pour procurer du soulagement, tourne au détriment du malade. Mais, lorsque la périodicité est régulière, on peut essayer plus aisément tous ces moyens, parce qu'on se représente mieux les alternatives des accès et des apyrexies. Quand ces fièvres sont invétérées, la diète n'est plus utile; c'est dans les premiers jours seulement qu'il faut l'opposer à la maladie; puis on divise le traitement de manière à dissiper d'abord le frisson, ensuite la fièvre. Ainsi, un malade a-t-il eu du frisson, puis de la chaleur? il convient de lui donner à boire de l'eau tiède un peu salée, et de le faire vomir, car ce frisson provient ordinairement d'une accumulation de matières bilieuses dans l'estomac. On agira de même, s'il se reproduit

etiam immoratur, et jactationem, fœtoremqne quemdam oris (*a*) minuit. Illud satis convenit, si quotidies pares accessiones sunt, quotidie (*b*) cibum dandum: si impares, post graviorem, cibum; post leviorem, aquam mulsam.

CAPUT XII.

Curatio horroris in febribus.

Horror autem eas fere febres antecedit, quæ certum habent circumitum, et ex toto remittuntur; ideoque tutissimæ sunt, maximeque curationes admittunt. Nam ubi incerta tempora sunt, neque alvi ductio, neque balneum, neque vinum, neque medicamentum aliud recte datur. Incertum est enim quando febris ventura sit: ita fieri potest, ut, si subito venerit, summa in eo pernicies sit, quod auxilii causa sit inventum. Nihilique aliud fieri potest, quam ut primis diebus bene abstineatur æger; deinde sub decessu febris ejus, quæ gravissima est, cibum sumat. At ubi certus circumitus est, facilius omnia illia tentantur; quia magis proponere nobis et accessionum et descessionum vices possumus. In his autem, quum inveteraverunt utilis fames non est: primis tantummodo diebus ea pugnandum est; deinde dividenda curatio est, et ante horror, tum

avec le paroxysme suivant, car il se dissipe souvent de cette manière. On peut déjà connaître à quelle espèce de fièvre on a affaire; par conséquent, lorsqu'on s'attend à un troisième accès, qui est imminent, on doit conduire le malade au bain, et avoir soin de le tenir dans la baignoire au moment du frisson. Si le patient l'y ressent également, on agira néanmoins de même aux approches du quatrième accès, le bain empêchant souvent le frisson. Si le bain échoue, le malade mangera de l'ail avant l'accès, ou boira de l'eau chaude avec du poivre, substances dont l'ingestion provoque une chaleur qui prévient le frisson; puis il se couvrira, comme on a prescrit de le faire pour le froid, avant que le frisson ne commence; il convient aussi d'entourer immédiatement tout son corps de fomentations énergiques (2), surtout de briques et de tisons éteints et enveloppés. Si, malgré ces précautions, le frisson se déclare, il faut arroser le malade, au-dessous des couvertures, avec beaucoup d'huile chaude, additionnée de quelque substance caléfiante, le frictionner autant qu'il pourra l'endurer, principalement aux mains et aux jambes, et lui recommander de retenir son haleine. On ne s'arrêtera pas, quand même le frisson persisterait, car la persévérance du médecin triomphe souvent de la maladie. Survient-il des vomissements? on donne de l'eau tiède pour en provoquer de nouveaux, et l'on continue les mêmes moyens, jusqu'à ce que le frisson disparaisse. S'il est trop lent à se dissiper, on donne, en outre, un levement, car il est utile aussi de relâcher le ventre. Après tous ces essais, la dernière ressource consiste dans la gestation et dans la

febris discutienda. Igitur quum primum aliquis inhorruit, et ex horrore incaluit, dare ei oportet potui tepidam aquam subsalsam, et vomere eum cogere: nam fere talis horror ab iis oritur, quæ biliosa in stomacho resederunt. Idem faciendum est, si proximo quoque circumitu æque accessit: sæpe enim sic discutitur. Jamque quod genus febris sit, scire licet. Itaque sub exspectione proximæ accessionis, quæ instare tertia potest, deducendus in balneum est; dandaque opera, ut per tempus horroris in solio sit. Si ibi quoque senserit, nihilominus idem sub exspectatione quartæ accessionis faciat: siquidem eo quoque modo sæpe is discutitur. Si ne balneum quidem profuit, ante accessionem alium edat, aut bibat aquam calidam cum pipere: siquidem ea quoque assumta calorem movent, qui horrorem non admittit. Deinde eodem modo, quo in frigore præceptum est, antequam inhorrescere possit, operiatur: fomentisque; sed protinus validioribus, totum corpus circumdare convenit, maximeque involutis exstinctis testis et titionibus. Si nihilominus horror perruperit, multo oleo calefacto inter ipsa vestimenta perfundatur, cui æque ex calefacientibus aliquid sit adjectum; adhibeaturque frictio, quantam his sustinere poterit, maximeque in manibus et cruribus; et spiritum ipse contineat. Neque desistendum est, etiamsi horor est: sæpe enim pertinacia juvantis malum corporis vincit. Si quid evomuit, danda aqua tepida, iterumque vomere cogendus est, utendumque eisdem est, donec horror finiatur. Sed præter hæc ducenda alvus est, si tardius horror quiescit: siquidem id quoque exonerato corpore

friction. C'est surtout dans ces sortes de maladies, que les aliments doivent être de nature laxative, la viande glutineuse, et le vin, si l'on en donne, austère.

CHAPITRE XIII.

Traitement de la fièvre quotidienne.

Ces prescriptions s'appliquent à toutes les fièvres périodiques; mais, comme ces fièvres diffèrent entre elles, il est indispensable d'en parler séparément. La fièvre est-elle quotidienne? Il faut observer la diète pendant les trois premiers jours, puis prendre des aliments chaque deux jours (1). Si la maladie est invétérée, on essaie, après l'accès, un bain et du vin, surtout si la fièvre subsiste après la disparition du frisson.

CHAPITRE XIV.

Traitement de la fièvre tierce.

S'agit-il d'une fièvre tierce à intermittence complète, ou d'une fièvre quarte? il est nécessaire, pendant les jours intercalaires, de faire des promenades, d'autres exercices, ainsi que des onctions. Parmi les anciens médecins, un nommé Cléophante arrosait, dans ce genre de maladie, la tête du malade avec beaucoup d'eau chaude, longtemps

prodest. Ultimaque post hæc auxilia sunt gestatio et frictio. Cibus autem in ejusmodi morbis maxime dandus est, qui mollem alvum præstet; caro glutinosa; vinum, quum dabitur, austerum.

CAPUT XIII.

Curatio quotidianæ febris.

Hæc ad omnes circumitus febrium pertinent: discernendæ tamen singulæ sunt, sicut rationem habent dissimilem. Si quotidiana est, triduo primo magnopere abstinere oportet; tum cibis altero quoque die uti. Si res inveteraverit, post febrem experiri balneum et vinum; magisque si, horrore sublato, hæc superest.

CAPUT XIV.

Curatio tertianæ febris.

Si vero tertiana, quæ ex toto intermittit, aut quartana est, mediis diebus et ambulationibus uti oportet, aliisque exercitationibus, et unctionibus. Quidam ex antiquis medicis Cleophantus, in hoc genere morborum, multo ante accessionem, per caput ægrum multa calida aqua perfundebat, deinde vinum dabat. Quod, quamvis pleraque

avant l'accès, puis donnait du vin. C'est avec raison qu'Asclépiade, qui cependant a suivi en grande partie les préceptes de ce médecin, a rejeté celui-ci : car son efficacité est douteuse. Quant à lui, il recommandait, dans les fièvres tierces, d'administrer un lavement le troisième jour après l'accès ; de faire vomir le cinquième après le frisson ; puis de donner après la fièvre, selon son habitude, des aliments et du vin au malade encore chaud, et de le tenir au lit le sixième jour. Ce traitement devait empêcher la fièvre de revenir le septième jour. Il est probable que les choses peuvent souvent se passer ainsi : mais il est plus sûr de donner ces trois remèdes dans l'ordre suivant : d'abord le vomitif, puis le lavement, ensuite le vin, et dans une période de trois jours, c'est-à-dire le troisième, le cinquième et le septième ; seulement, on aura soin, le septième jour, de ne pas donner le vin avant la fin de l'accès. Si la maladie ne guérit pas dans les premiers jours, et passe à l'état chronique, le patient gardera le lit le jour où l'on attendra la fièvre ; après l'accès, on le frictionnera ; puis, après avoir pris de la nourriture, il boira de l'eau ; le lendemain, il s'abstiendra de faire de l'exercice et des onctions, et se contentera d'eau pour toute boisson. Tel est le meilleur traitement. Si l'état de faiblesse l'exige, le malade prendra du vin après la fièvre, et un peu de nourriture au milieu du jour.

CHAPITRE XV.

Traitement de la fièvre quarte.

La conduite à tenir dans la fièvre quarte est la même. Mais, comme celle-ci ne guérit que très-lentement, si elle n'est pas arrêtée dès le

ejus viri præcepta sequutus est Asclepiades, recte tamen præteriit : est enim anceps. Ipse, si tertiana febris est, tertio die post accessionem dicit alvum duci oportere ; quinto, post horrorem vomitum elicere ; deinde post febrem, sicut illi mos erat, adhuc calidis dare cibum et vinum ; sexto die in lectulo detineri : sic enim fore, ne septimo die febris accedat. Id sæpe fieri posse verisimile est. Tutius tamen est, ut hoc (*a*) ordine utamur, tria remedia : vomitus, alvi ductionis, vini, per triduum, id est tertio die et quinto, et septimo tentare : nec vinum, nisi post accessionem diei septimi, bibat. Si vero primis diebus discussus morbus non est, inciditque in vetustatem, quo die febris exspectatibur, in lectulo se contineat ; post febrem perfricetur ; tum, cibo assumto, bibat aquam ; postero die (*b*), ab exercitatione unctioneque, aqua tantum contentus, conquiescat. Et id quidem optimum est. Si vero imbecillitas urgebit, et post febrem vinum, et medio die paulum cibi debebit assumere.

CAPUT XV.

Curatio quartanæ febris.

Eadem in quartana facienda sunt. Sed quum hæc tarde admodum finiatur, nisi primis

début, il importe, au commencement, de bien préciser ce qu'il convient de faire. Si donc la fièvre a été accompagnée de frisson, on doit, dès qu'elle a cessé, se tenir le jour même, le lendemain et le surlendemain, à un régime sévère; ne prendre que de l'eau chaude le premier jour, après la fièvre; s'en abstenir même autant que possible les deux jours suivants; le quatrième jour, si la fièvre revient avec du frisson, se faire vomir, comme on l'a prescrit précédemment, puis prendre, après l'accès, un peu de nourriture et trois cyathes de vin; le lendemain et le surlendemain, on fera diète, et l'on se contentera d'eau chaude, si l'on est pressé par la soif. Le septième jour, il faut prévenir le froid par un bain: se faire donner un lavement, si la fièvre reparaît; dès qu'on est reposé, se frotter vivement pendant l'onction; prendre des aliments et du vin de la manière indiquée plus haut, et, les deux jours suivants, observer la diète sans négliger la friction. Le dixième jour, on essaiera de nouveau le bain; si la fièvre revient, on recommencera les frictions, et l'on boira du vin plus abondamment. Il est très-probable que le repos, pendant tout ce temps, et la diète aidée des autres prescriptions, enlèveront la fièvre. Si elle persiste, il faut suivre une méthode de traitement toute différente, et faire en sorte que le malade supporte aisément un mal qui doit traîner longtemps. On ne saurait donc trop désapprouver la médication d'Héraclide de Tarente, qui recommande des lavements dans les premiers jours, et la diète jusqu'au septième. En admettant qu'un malade pût endurer un pareil traitement, et parvînt à se débarrasser de la fièvre, il se rétablirait avec peine, et succomberait même, si les accès se répétaient souvent. Par conséquent, si la maladie persiste le treizième jour, on n'essaiera le

diebus discussa est, diligentius ab initio præcipiendum est, quid in ea fieri debeat. Igitur si cui cum horrore febris accessit, eaque desiit, eodem die et postero tertioque continere se debet, et aquam tantummodo calidam primo die post febrem sumere; biduo proximo, quantum fieri potest, ne hanc quidem; si quarto die cum horrore febris revertitur, vomere, sicut ante præceptum est; deinde post febrem modicum cibum sumere, vini quadrantem; postero tertioque die abstinere, aqua tantummodo calida, si sitis est, assumta; septimo die balneo frigus prævenire; si febris redierit, ducere alvum; ubi ex eo corpus conquieverit, in unctione vehementer perfricari; eodem modo sumere cibum et vinum; biduo proximo se abstinere, frictione servata; decimo die rursus balneum experiri; et, si postea febris accessit, æque perfricari, vinum copiosius bibere. Ac sic proximum est, ut quies tot dierum, et abstinentia cum ceteris, quæ præcipiuntur, febrem tollant. Si vero nihilominus remanet, aliud ex toto sequendum est curationis genus; idque agendum, ut, quod diu sustinendum est, corpus facile sustineat. Quo minus etiam curatio probari Heraclidis Tarentini debet, qui primis diebus ducendam alvum, deinde abstinendum in septimum diem dixit. Quod, ut sustinere aliquis possit, tamen, etiam febre liberatus, vix refectioni valebit: adeo, si febris sæpius accesserit, concidet. Igitur si tertio decimo die morbus manebit, balneum

bain ni avant ni après l'accès, à moins que, dans l'intervalle, le frisson ne se soit déjà dissipé; quant à ce dernier, on le combattra par les moyens indiqués plus haut (1). La fièvre, une fois passée, il faudra s'oindre et se frictionner fortement; prendre une nourriture substantielle et abondante; boire du vin à discrétion; le lendemain, après un repas suffisant, se promener, se livrer à l'exercice, s'oindre et se frotter, manger sans boire du vin, et observer la diète le troisième jour. Le jour où l'on attendra la fièvre on devra, à l'avance, se lever, s'exercer, et avoir soin que le moment de l'accès coïncide avec celui de l'exercice; car c'est souvent ainsi qu'il se dissipe. Mais si la fièvre est survenue pendant l'exercice même, il faut s'arrêter. Les remèdes de cette maladie sont l'huile, la friction, l'exercice, la nourriture et le vin. Si le ventre est resserré, il convient de le relâcher. Les personnes vigoureuses supportent bien cette médication; mais s'il y a de la faiblesse, on remplace l'exercice par la gestation; si cette dernière même n'est pas tolérée, on a recours à la friction; si celle-ci, quand elle est forte, est pénible, on s'en tient au repos, à l'onction, aux aliments, et l'on veille à ce qu'une indigestion ne change pas cette maladie en fièvre quotidienne. Car la fièvre quarte ne tue personne : mais si elle engendre une fièvre quotidienne, le patient est en péril : ce qui n'arrive que par sa faute ou par celle du médecin.

neque ante febrem, neque post eam tentandum erit; nisi interdum jam horrore discusso : horror ipse per ea, quæ supra scripta sunt, expugnandus. Deinde post febrem oportebit ungi, et vehementer perfricari; cibum et validum, et fortiter assumere; vino uti quanto libebit : postero die, quum satis quieverit, ambulare, exerceri, ungi, perfricari, cibum capere sine vino : tertio die abstinere. Quo die vero febrem exspectabit, ante surgere, et exerceri, dareque operam, ut in ipsam exercitationem febris tempus incurrat : sic enim sæpe illa discutitur. At si in opere occupavit, tum demum se recipere. In ejusmodi valetudine medicamenta sunt oleum, frictio, excercitatio, cibus, vinum. Si venter adstrictus est, solvendus est. Sed hæc facile validiores faciunt : si imbecillitas occupavit, pro exercitatione gestatio est : si ne hanc quidem sustinet, adhibenda tamen frictio est : si hæc quoque vehemens onerat, intra quietem et unctionem et cibum sistendum (a) est : dandaque opera est, ne qua cruditas in quotidianam id malum vertat. Nam quartana neminem jugulat : sed si ex ea facta quotidiana est, in malis æger est : quod tamen, nisi culpa vel ægri vel curantis, nunquam fit.

CHAPITRE XVI.

Traitement de la fièvre double quarte.

Si la fièvre est double quarte et qu'on ne puisse pas employer les exercices que j'ai proposés, il faut garder un repos absolu, ou, en cas d'empêchement, se promener doucement; s'asseoir, les pieds et la tête soigneusement enveloppés; prendre un peu de nourriture et de vin après chaque accès; s'abstenir d'aliments le reste du temps, à moins que la faiblesse ne s'y oppose; mais si les deux accès sont presque réunis, on prendra de la nourriture après chacun d'eux; puis, dans les moments de calme, on se donnera quelque mouvement et on mangera après avoir fait une onction. Comme une fièvre quarte ancienne ne guérit guère qu'au printemps, il importe beaucoup de ne rien essayer dans cette saison, qui puisse nuire au rétablissement. Dans une fièvre quarte invétérée, il est bon de varier son régime; de passer du vin à l'eau et de l'eau au vin; des aliments doux aux aliments forts; de ceux-ci à ceux-là; de manger des radis, puis de vomir (1); de relâcher le ventre avec du bouillon de poulet; d'ajouter des caléfiants à l'huile destinée aux frictions; de boire, avant l'accès, deux cyathes de vinaigre ou un de moutarde dans trois de vin Grec salé (2); ou un mélange en parties égales et délayés dans de l'eau, de poivre, de castoreum, de laser (3) et de myrrhe. C'est à l'aide de ces moyens et autres semblables qu'il faut ébranler l'organisme pour le sortir de l'état

CAPUT XVI.

Curatio duarum quartanarum.

At si duæ quartanæ sunt, neque eæ, quas proposui, exercitationes adhiberi possunt; aut ex toto quiescere opus est, aut, si id difficile est, leniter ambulare; considere diligenter involutis pedibus et capite; quoties febris accessit et desiit, cibum modicum sumere, et vinum; reliquo tempore, nisi imbecillitas urget, abstinere; at si duæ febres pæne junguntur, post utramque cibum sumere: deinde vacuo tempore, et moveri aliquid, et post unctionem cibo uti. Quum vero vetus quartana raro, nisi vere, solvatur, utique eo tempore attendendum est, ne quid fiat, quod valetudinem impediat. Prodestque in vetere quartana mutare subinde victus genus, a vino ad aquam, ab aqua ad vinum, a lenibus cibis ad acres, ab acribus ad lenes transire; esse radicem, deinde vomere; jureve pulli gallinacei ventrem resolvere; oleo ad frictiones adjicere calefacientia; ante accessionem sorbere vel aceti cyathos duos, vel unum sinapis cum tribus græci vini salsi, vel mixta paribus portionibus, et in aqua diluta, piper, castoreum, laser, myrrham. Per hæc enim similiaque corpus agitandum est, ut moveatur

où il se trouve retenu. Si la fièvre est passée, il convient de se souvenir longtemps du jour de l'accès ; et, ce jour-là, d'éviter le froid, la chaleur, les indigestions et la fatigue ; car les récidives sont faciles, à moins qu'en santé on ne prenne encore des précautions pendant quelque temps.

CHAPITRE XVII.

Traitement de la fièvre quotidienne qui provient d'une fièvre quarte.

Si la fièvre passe du type quarte au type quotidien par suite d'un dérangement, il faut, pendant deux jours, prescrire la diète, des frictions et accorder, le soir seulement, de l'eau pour boisson. Le troisième jour, souvent la fièvre ne reparaît pas ; mais qu'elle revienne ou non, on doit donner des aliments après l'heure de l'accès ; et, si elle persiste, prescrire, pendant trois jours, une diète aussi rigoureuse que possible (1), ainsi qu'une friction chaque jour.

CHAPITRE XVIII.

Des trois espèces de folies.

Nous venons d'exposer le traitement des fièvres. Le corps est encore sujet à d'autres affections : je passerai immédiatement à celles qui n'ont pas de siége précis (1), en commençant par la folie, et

ex eo statu, quo detinetur. Si febris quievit, diu meminisse ejus diei convenit ; eoque vitare frigus, calorem, cruditatem, lassitudinem. Facile enim revertitur, nisi a sano quoque aliquamdiu timetur.

CAPUT XVII.

Curatio quotidianæ febris, quæ ex quartana facta sit.

At si ex quartana quotidiana facta est, quum id vitio inciderit, per biduum abstinere oportet, et frictione uti ; aquam tantummodo vespere potui dare. Tertio die sæpe fit, ne febris accedat : sed sive fuit, sive non fuit, cibus post accessionis tempus est dandus ; ac si manet, per triduum abstinentia, quanta maxima imperari potest, et frictione quotidie utendum est.

CAPUT XVIII.

De tribus insaniæ generibus.

Et febrium quidem curatio exposita est. Supersunt vero alii corporis affectus, qui huic superveniunt ; ex quibus eos, qui certis partibus assignari non possunt, protinus

premièrement par celle qui est aiguë et accompagnée de fièvre : les Grecs l'appellent φρενῖτις (2). Avant tout, il importe de savoir que les malades délirent quelquefois pendant un accès de fièvre, et tiennent des propos incohérents. Ce symptôme, qui n'est pas sans gravité, ne peut se produire que dans une fièvre intense; toutefois, il n'est pas toujours également dangereux : d'ordinaire, il est de courte durée, et quand la violence de la fièvre est abattue, les malades recouvrent leur raison. Ce phénomène morbide ne demande d'autre traitement que celui qui a été recommandé pour la fièvre. Mais il y a frénésie, quand le délire commence à devenir continu ou que le malade, quoique conservant sa raison, a des hallucinations : la frénésie est complète lorsque l'esprit est dominé par de vaines images. Il en existe plusieurs espèces : car parmi les frénétiques, les uns sont gais, les autres tristes; il en est que l'on contient facilement et qui ne délirent qu'en paroles ; d'autres se dressent et exécutent avec les mains des mouvements désordonnés ; d'autres usent de ruse et prennent le masque d'une santé parfaite pour saisir l'occasion de faire des actes répréhensibles; mais le résultat les trahit. Quant à ceux qui délirent en paroles ou qui commettent des actions blâmables de peu d'importance, il est inutile d'employer à leur égard des moyens énergiques de coercition ; mais il convient de lier ceux qui se portent à des actes violents, pour les empêcher de se faire du mal ou d'en faire aux autres. Ne vous fiez pas à celui qui, étant attaché et désirant être débarrassé de ses liens, parle même avec bon sens et de manière à exciter la compassion ; c'est un piége de fou qu'il tend. Les anciens tenaient ordinairement ces sortes de malades dans les ténèbres,

jungam. Incipiam ab insania, primamque hujus ipsius partem aggrediar, quæ et acuta, et in febre est : φρενῖτιν Græci appellant. Illud ante omnia scire oportet, interdum in accessione ægros desipere, et loqui aliena. Quod non quidem leve est; neque incidere potest, nisi in febre vehementi : non tamen æque pestiferum est : nam plerumque breve esse consuevit, levatoque accessionis impetu, protinus mens redit. Neque id genus morbi remedium aliud desiderat, quam quod in curanda febre præceptum est. Phrenesis vero tum demum est, quum continua dementia esse incipit; aut quum æger, quamvis adhuc sapiat, tamen quasdam vanas imagines accipit : perfecta est, ubi mens illis imaginibus addicta est. Ejus autem plura genera sunt : siquidem ex phreneticis alii hilares, alii tristes sunt; alii facilius continentur, et intra verba desipiunt; alii consurgunt, et violenter quædam manu faciunt; atque ex his ipsis alii nihil nisi impetu peccant, alii etiam artes adhibent, summamque speciem sanitatis in captandis malorum operum occasionibus præbent; sed exitu deprehenduntur. Ex his autem eos, qui intra verba desipiunt, aut leviter etiam manu peccant, onerare asperioribus coercitionibus supervacuum est : eos vero qui violentius se gerunt, vincire convenit; ne vel sibi vel alteri noceant. Neque credendum est, si vinctus aliquis, dum levari vinculis cupit, quamvis prudenter et miserabiliter loquitur; quoniam is dolus insanientis est.

pensant que la frayeur leur était contraire, et que les ténèbres étaient susceptibles de procurer quelque repos à leur esprit. Mais Asclépiade, alléguant que les ténèbres les frappaient de terreur, prescrivit de les tenir à la lumière. Ni l'une ni l'autre de ces pratiques n'est absolue : car les uns se trouvent plus mal de la lumière, les autres, des ténèbres ; il en est même chez qui on ne peut saisir aucune différence, qu'ils soient traités par l'une ou par l'autre méthode. En conséquence, le mieux est d'essayer les deux, et de tenir à la lumière celui qui a les ténèbres en horreur, et dans les ténèbres celui que la lumière effraie. Quand le milieu est indifférend, on met le malade, s'il a des forces, dans un endroit bien éclairé ; s'il n'en a pas, dans une pièce obscure. Toute médication est inutile lorsque la fureur est dans toute sa violence ; car la fièvre augmente, en même temps, de son côté. Il faut donc se borner à contenir le patient ; mais, dès que son état le permet, on se hâte de lui porter secours. Asclépiade disait que tirer du sang à ces malades, c'était les tuer ; il en donnait pour raison qu'il n'y a pas de délire sans paroxysme fébrile, et qu'il n'est prudent de saigner que dans la rémission de la fièvre. Il cherchait à procurer le sommeil à ces malheureux par de nombreuses frictions, quoique le redoublement fébrile empêche le sommeil, et que la friction n'ait d'utilité que dans la rémission. Aussi dût-il renoncer à ce moyen. Alors que faire ? Un danger extrême autorise bien des tentatives, qui doivent être répudiées en d'autres circonstances. La fièvre continue offre elle-même des moments où, sans qu'il y ait rémission, il n'y a pas d'augmentation ; et ces moments, s'ils ne sont pas les meilleurs, sont, du moins, opportuns pour les remèdes. Si les forces du malade

Fere vero antiqui tales ægros in tenebris habebant ; eo quod illis contrarium esset exterreri, et ad quietem animi tenebras ipsas conferre aliquid judicabant. At Asclepiades, tanquam tenebris ipsis terrentibus, in lumine habendos eos dixit. Neutrum autem perpetuum est : alium enim lux, alium tenebræ magis turbant ; reperiunturque, in quibus nullum discrimen deprehendi vel hoc, vel illo modo possit. Optimum itaque est utrumque experiri ; et habere eum, qui tenebras horret, in luce ; eum, qui lucem, in tenebris. At ubi nullum tale discrimen est, æger, si vires habet, loco lucido ; si non habet, obscuro continendus est. Remedia vero adhibere, ubi maxime furor urget, supervacuum est : simul enim febris quoque increscit. Itaque tum nihil nisi continendus æger est : ubi vero res patitur, festinenter subveniendum est. Asclepiades perinde esse dixit, his sanguinem mitti, ac si trucidentur : rationem hanc sequutus, quod neque insania esset, nisi febre intenta : neque sanguis, nisi in remissione ejus, recte mitteretur. Sed ipse in his somnum multa frictio quæsivit ; quum et intentio febris somnum impediat, et frictio non nisi in remissione ejus utilis sit. Itaque hoc quoque auxilium debuit præterire. Quid igitur est ? Multa in præcipiti periculo recte fiunt, alias omittenda. Et continuata quoque febris habet tempora, quibus, et si non remittit, non tamen crescit : estque hoc, ut non optimum, sic tamen secundum remediis tempus.

le permettent, on doit donc pratiquer une saignée. Quant aux lavements, on n'a pas besoin de tant délibérer. Après un jour d'intervalle, il convient de raser la tête très-court (3), puis de la fomenter avec de l'eau dans laquelle on a fait bouillir des verveines astringentes; ou bien de faire d'abord la fomentation, de raser ensuite et de fomenter de nouveau; enfin de couvrir la tête d'huile rosat; de remplir les narines de cette huile; d'en approcher de la rue triturée dans du vinaigre, et de provoquer l'éternument avec des remèdes sternutatoires. Telle est la conduite à tenir à l'égard des personnes auxquelles les forces ne font point défaut. S'il y a de la faiblesse, on se contente d'humecter la tête d'huile rosat additionnée de serpolet ou de quelque autre plante semblable. Quel que soit l'état des forces, il est deux plantes qu'on emploie utilement : c'est le solanum et la pariétaire, dont on exprime les sucs qu'on répand sur toute la tête. Quand la fièvre est apaisée, on a recours à la friction, mais avec plus de réserve chez les sujets plutôt gais que tristes. Il est nécessaire d'agir sur l'esprit de ces aliénés, en tenant compte du genre de démence de chacun. Ainsi, on calme les craintes chimériques des uns, comme on le fit chez un homme très-riche qui craignait de mourir de faim, en lui annonçant de temps en temps de faux héritages; on réprime l'audace des autres : ce qui est indispensable chez ceux qu'on est obligé de frapper pour les contenir; on met fin au rire intempestif de ceux-ci, par des reproches et des menaces, et l'on dissipe la tristesse de ceux-là, au moyen des distractions que procurent la musique, le son des cymbales et le bruit. Il faut être plus souvent de l'avis des fous que du sentiment contraire, et l'on doit ramener peu à peu et

Quod si vires ægri patiuntur, sanguis quoque mitti debet. Minus deliberari potest, an alvus ducenda sit. Tum, interposito die, convenit caput ad cutem tondere; deinde aqua fovere, in qua verbenæ aliquæ decoctæ sint ex reprimentibus: aut prius fovere, deinde tondere, et iterum fovere; ac novissime rosa caput naresque implere; offerre etiam naribus rutam ex aceto contritam; movere sternumenta medicamentis in id efficacibus. Quæ tamen facienda sunt in iis, quibus vires non desunt. Si vero imbecillitas est, rosa tantum caput, adjecto serpyllo, similive aliquo, madefaciendum est. Utiles etiam in quibuscumque viribus herbæ duæ sunt, solanum et muralis, si simul ex utraque succo expressso caput impletur. Quum febris remisit, frictione utendum est; parcius tamen in iis, qui nimis hilares, quam in iis, qui nimis tristes sunt. Adversus omnium autem sic insanientium animos genere se pro cujusque natura necessarium est. Quorumdam enim vani metus levandi sunt; sicut in homine prædivite famem timente incidit, cui subinde falsæ hereditates nuntiabontur: quorumdam audacia coercenda est sicut in iis fit, in quibus continendis plagæ quoque adhibentur: quorundam etiam intempestivus risus et objurgatione et minis finiendus: quorumdam discutiendæ tristes cogitationes; ad quod symphoniæ, et cymbala, strepitusque proficiunt. Sæpius tamen assentiendum, quam repugnandum est; paulatimque, et non evidenter, ab iis,

sans brusquerie à la raison, l'esprit de ceux dont les discours sont incohérents. Parfois aussi, il importe de fixer l'attention du malade; c'est ce qui se fait chez les personnes lettrées, en leur lisant un livre correctement, si cette lecture leur plaît, ou de travers si cette manière de lire les choque; car la correction des fautes exige un commencement d'attention. Il convient même de les forcer à réciter de mémoire, si elles se souviennent de quelque chose. Certains médecins ont ranimé l'appétit des malades qui ne mangeaient plus, en les mettant à table avec des convives. Chez tous les individus affectés de cette maladie, le sommeil est difficile et cependant très-nécessaire, car, dès qu'il revient, ils guérissent pour la plupart. On se sert utilement, pour procurer le sommeil et pour calmer le désordre de l'esprit, d'onguent de safran mêlé avec de l'onguent d'iris en onction sur la tête. Si l'insomnie persiste malgré ce moyen, quelques-uns cherchent à faciliter le sommeil, en donnant à boire de l'eau dans laquelle on a fait bouillir du pavot ou de la jusquiame : d'autres en induisant le front d'amome ou de suc de sycamin. Asclépiade considérant ces remèdes comme inutiles, parce qu'ils changent souvent la maladie en léthargus, prescrit de s'abstenir, le premier jour, d'aliments, de boisson et de sommeil; de donner le soir de l'eau pour boisson; puis de faire une friction légère de façon que la main qui frictionne n'appuie pas fortement, et le lendemain, après avoir réitéré les mêmes choses, de donner le soir du gruau, de l'eau, et de renouveler la friction; car c'est par elle qu'on doit chercher à procurer le sommeil. C'est, en effet, ce qui arrive quelquefois et si bien, que, de l'aveu d'Asclépiade lui-même, une friction trop

quæ stulte dicentur, ad meliora mens adducenda. Interdum etiam elicenda ipsius intentio; ut fit in hominibus studiosis litterarum, quibus liber legitur, aut recte si delectantur, aut perperam, si id ipsum eos offendit: emendando enim convertere animum incipiunt. Quin etiam recitare, si qua meminerunt, cogendi sunt. Ad cibum quoque quosdam non desirantes reduxerunt ii, qui inter epulantes eos collocarunt. Omnibus vero sic affectis somnus et difficilis, et præcipue necessarius est: sub hoc enim plerique sanescant. Prodest ad id, atque etiam ad mentem ipsam componendam crocinum unguentum cum irino in caput datum. Si nihilominus vigilant, quidam somnum moliuntur potui dando aquam, in qua papaver, aut hyoscyamum decoctum sit: alii mandragoræ malva pulvino subjiciunt: alii vel amomum, vel sycamini lacrimam fronti inducunt (*a*). Asclepiades ea supervacua esse dixit; quoniam in lethargum sæpe converterent. Præcepit autem, ut primo die a cibo, potione, somno abstineretur; vespere ei daretur potui aqua; tum frictio admoveretur lenis, ut ne manum quidem, qui perfricaret, vehementer imprimeret; postero deinde die, iisdem omnibus factis, vespere ei daretur sorbitio et aqua, rursusque frictio adhiberetur: per hanc enim nos consequuturos, ut somnus accedat. Id interdum fit, et quidem adeo, ut, illo confitente, nimia frictio etiam lethargi periculum afferat. Sed si sic somnus non accessit, tum demum

forte expose au léthargus. Si le sommeil ne vient pas de cette manière, on a enfin recours aux remèdes précédents pour le provoquer ; mais il faut user de toute la modération nécessaire en pareil cas, de crainte qu'on ne puisse plus réveiller celui qu'on ne veut qu'endormir. Le bruit de l'eau qui coule d'un robinet voisin (4), aide aussi au sommeil, ainsi que la gestation après le repas et pendant la nuit ; surtout, le balancement sur un lit suspendu. Il n'est pas mauvais, si l'on n'a pas encore tiré du sang ; si l'esprit est troublé, et s'il n'y a pas eu de sommeil, d'appliquer à la région occipitale une ventouse scarifiée qui, en calmant la maladie, peut aussi amener le sommeil. La modération dans le manger est indispensable : le malade ne doit ni se remplir d'aliments, de peur de devenir furieux, ni s'imposer les tourments de la faim, de crainte d'être pris de la maladie cardiaque (5) par suite de débilité. Ce qui convient, c'est une nourriture légère et surtout du gruau ; et comme boisson, de l'eau miellée (6) dont il suffit de donner deux fois par jour : trois cyathes en hiver, et quatre en été.

Il est une seconde espèce de folie qui se prolonge davantage ; celle-ci commence ordinairement sans fièvre et excite ensuite de légers mouvements fébriles. Elle consiste dans une tristesse qui semble provenir de l'atrabile. Dans cette maladie, il est utile de faire une saignée ; s'il y a empêchement, il faut d'abord prescrire la diète, puis purger avec de l'ellébore blanc et faire vomir. Après l'une ou l'autre de ces pratiques, on fera deux frictions par jour ; si le patient est fort et vigoureux, il sera soumis à un exercice fréquent ; on lui donnera un vomitif à jeun, des aliments de la classe moyenne et point de vin. Toutes les fois que j'indiquerai cette classe (7), il est bon de savoir qu'on peut donner

illis medicamentis accessendus est : habita scilicet eadem moderatione, quæ hic quoque necessaria est, ne quem obdormire volumus, excitare postea non possimus. Confert etiam aliquid ad somnum silanus juxta cadens ; vel gestatio post cibum et noctu ; maximeque suspensi lecti motus. Neque alienum est, si neque sanguis ante missus est, neque mens constat, neque somnus accedit, occipitio inciso cucurbitulam admovere ; quæ, quia levat morbum, potest etiam somnum facere. Moderatio autem in cibo quoque adhibenda est : nam neque implendus æger est, ne insaniat ; neque jejunio utique vexandus, ne imbecillitate in cardiacum incidat. Opus est cibo infirmo, maxime sorbitione, potione aquæ mulsæ, cujus ternos cyathos bis hieme, quater æstate dedisse satis est.

Alterum insaniæ genus est, quod spatium longius recipit ; quia fere sine febre incipit, leves deinde febriculas excitat. Consistit in tristitia, quam videtur bilis atra contrahere. In hac utilis detractio sanguinis est : si quid hanc prohibet, prima est abstinentia ; secunda per album veratrum vomitumque purgatio. Post utrumlibet adhibenda bis die frictio est ; si magis valet, frequens etiam exercitatio ; in jejuno vomitus : cibus, sine vino, dandus ex media materia est. Quam quoties posuero, scire licebit etiam ex infirmissima dari posse ; dum ne ea sola quis utatur : valentissima tantum-

également des aliments de la dernière classe, pourvu que l'on n'en fasse pas un usage exclusif : les aliments très-substantiels doivent seuls être rejetés. Il faut, de plus, tenir le ventre aussi libre que possible ; chasser les frayeurs et inspirer plutôt bon espoir ; chercher à récréer l'esprit par des contes et des jeux, ceux surtout auxquels le malade se livrait de préférence quand il était en santé ; louer ses ouvrages, s'il en existe, et les lui mettre sous les yeux ; le gourmander avec bienveillance sur sa tristesse chimérique ; attirer de temps en temps son attention sur les sujets de son chagrin, et lui demander pourquoi ils ne lui causent pas plutôt de la joie que de la peine. Survient-il de la fièvre? on la traitera comme les autres fièvres.

La troisième espèce de démence est de fort longue durée, et n'entrave pas l'existence ; elle attaque, d'ordinaire, les personnes robustes. Il en existe deux variétés : en effet, certains malades sont le jouet d'hallucinations, sans trouble mental ; tels, les poëtes nous représentent Ajax et Oreste dans leur folie ; d'autres, ont l'esprit en désordre. Si des hallucinations abusent les malades, il importe, avant tout, d'examiner si elles sont gaies ou tristes. Dans ce dernier cas, on prescrit de l'ellébore noir pour purger ; dans le premier, de l'ellébore blanc pour provoquer le vomissement ; et, si le malade n'accepte pas ce remède en potion, on l'incorpore à du pain pour mieux le tromper, car une bonne purgation allége beaucoup la maladie. Si l'effet d'une première dose d'ellébore n'a pas été satisfaisant, on en donne une seconde après un certain laps de temps. On ne doit pas ignorer qu'une folie gaie est moins grave qu'une folie triste. Il est de règle, dans toutes les maladies, quand on veut purger par les voies inférieures, de relâcher d'abord le ventre avec des lavements ; et, quand c'est par les voies su-

modo esse removenda. Præter hæc servanda alvus est quam tenerrima ; removendi terrores, et potius bona spes afferenda ; quærenda delectatio ex fabulis, ludisque, quibus maxime capi sanus assueverat ; laudanda, si qua sunt, ipsius opera, et ante oculos ejus ponenda ; leviter objurganda vana tristitia ; subinde admonendus, in iis ipsis rebus, quæ sollicitant, cur potius lætitiæ, quam sollicitudinis causa sit. Si febris quoque accessit, sicut aliæ febres, curanda est.

Tertium genus insaniæ est, ex his longissimum ; adeo ut vitam ipsam non impediat : quod robusti corporis esse consuevit. Hujus autem ipsius species duæ sunt. Nam quidam imaginibus, non mente falluntur, quales insanientem Ajacem vel Orestem percepisse poetæ ferunt ; quidam animo desipiunt. Si imagines fallunt, ante omnia videndum est, tristes, an hilares sint. In tristitia nigrum veratrum dejectionis causa ; in hilaritate, album, ad vomitum excitandum dari debet : idque, si in potione non accipit, pani adjiciendum est, quo facilius fallat. Nam si bene se purgaverit, ex magna parte morbum levabit. Ergo etiam si semel datum veratrum parum profecerit, interposito tempore iterum dari debet. Neque ignorare oportet, leviorem esse morbum cum risu, quam serio insanientium. Illud quoque perpetuum est in omnibus morbis ; ubi ab infe-

périeures, de le resserrer (8). La raison de l'aliéné est-elle troublée? on arrive à de très-bons résultats en lui infligeant certaines corrections. Ses paroles ou ses actions sont-elles insensées? on le corrige en employant la diète, les liens et les coups. On le force à être attentif, à apprendre par cœur et à retenir ce qu'il a appris; c'est ainsi qu'on le contraint peu-à-peu, par la crainte, à observer ses actions. Les terreurs et les frayeurs subites sont utiles dans cette maladie; il en est de même, en général, de tout ce qui cause une grande perturbation d'esprit; car il peut survenir un changement, si la pensée est détournée de son cours habituel. Il y a aussi de la différence, suivant que le malade rit de temps en temps sans motif, ou qu'il est triste et abattu; car une hilarité extravagante se trouve mieux des moyens de terreur dont j'ai parlé plus haut; et un accès de tristesse, d'une friction douce et prolongée, répétée deux fois par jour, d'une affusion d'eau froide sur la tête, et de l'immersion du corps dans l'eau et l'huile. Voici les moyens communs à employer: les aliénés doivent être soumis à un exercice violent, et souvent frictionnés; ne pas manger de viande grasse; ne pas boire de vin, et prendre, après les purgations, les aliments les plus légers de la classe moyenne; il importe de ne pas les laisser seuls, ou parmi les personnes qu'ils ne connaissent pas, qu'ils méprisent ou qui leur sont indifférentes; ils doivent aussi changer de pays, et, si la raison revient, se procurer tous les ans les distractions d'un voyage lointain. Rarement, mais quelquefois, le trouble des idées procède de la peur. Ce genre de folie doit être traité par le même régime; toutefois, c'est dans ce cas seulement que l'on donne utilement du vin.

riore parte purgandus aliquis est, ventrem ejus ante solvendum esse; ubi a superiore, comprimendum. Si vero consilium insanientem fallit, tormentis quibusdam optime curatur. Ubi perperam aliquid dixit, aut fecit, fame, vinculis, plagis cœrcendus est. Cogendus est et attendere, et ediscere aliquid, et meminisse: sic enim fiet, ut paulatim metu cogatur considerare, quid faciat. Subito etiam terreri, et expavescere, in hoc morbo prodest; et fere quidquid animum vehementer perturbat. Potest enim quædam fieri mutatio, quum ab eo statu mens, in quo fuerat, abducta est. Interest etiam, is ipse sine causa subinde rideat, an mœstus demissusque sit: nam demens hilaritas terroribus iis, de quibus supra dixi, melius curatur: si nimia tristitia est, prodest lenis, sed multa bis die frictio; item per caput aqua frigida infusa, demissumque corpus in aquam et oleum. Illa communia sunt: insanientes vehementer exerceri debere; multa frictione uti; neque pinguem carnem, neque vinum assumere; cibis uti post purgationem, ex media materia, quam levissimis; non oportere esse vel solos, vel inter ignotos, vel inter eos, quos aut contemnant, aut negligant; mutare debere regiones, et, si mens redit, annua peregrinatione esse jactandos.

Raro sed aliquando tamen, ex metu delirium nascitur. Quod genus insaniæ (b) simili victus genere curandum est: præterquam quod in hoc insaniæ genere solo recte vinum datur.

CHAPITRE XIX.

De la maladie cardiaque (1).

La maladie appelée καρδιακὸς par les Grecs, est tout-à-fait opposée à celles dont nous venons de parler, quoique souvent les frénésies dégénèrent en maladie cardiaque : car, dans celles-là, la raison est troublée ; dans celle-ci, elle est saine. Cette affection n'est autre chose qu'une extrême débilité dans laquelle le corps est consumé par une langueur d'estomac et des sueurs immodérées. On peut immédiatement la reconnaître à l'exiguité et à la faiblesse du pouls, et à la sueur extraordinaire, tant en quantité qu'en durée, qui ruisselle sur le thorax, le cou et la tête, tandis que les pieds et les jambes seuls sont secs et glacés. La maladie cardiaque appartient à la classe des maladies aiguës. La première indication à remplir, c'est d'appliquer des cataplasmes astringents sur les hypochondres ; la seconde, d'arrêter la sueur. On y parvient avec de l'huile acerbe, de l'huile de rose, de fleurs de coing ou de myrthe, de l'une desquelles on oint légèrement le corps, qu'on recouvre ensuite de cérat fait avec l'une de ces huiles. Si la sueur résiste, il faut frotter le malade avec du gypse, de l'écume d'argent ou de la craie cimoliée, ou le soupoudrer d'une de ces substances pulvérisées. On arrive au même résultat avec la poudre qui s'obtient en broyant du myrte, des feuilles sèches de ronce, ou de la lie desséchée d'un vin bon et austère. Il existe encore beaucoup de substances ana-

CAPUT XIX.

De cardiacis.

His morbis præcipue contrarium est id genus, quod καρδιακὸν a Græcis nominatur ; quamvis sæpe ad eum phrenetici transeunt : siquidem mens in illis labat, in hoc constat. Id autem nihil aliud est, quam nimia imbecillitas corporis, quod stomacho languente, immodico sudore digeritur. Licetque protinus scire id esse, ubi venarum exigui imbecillique pulsus sunt ; sudor autem supra consuetudinem, et modo, et tempore, ex toto thorace et cervicibus, atque etiam capite prorumpit, pedibus tantummodo et cruribus siccioribus atque frigentibus. Acutique id morbi genus est. Curatio prima est, supra præcordia imponere, quæ reprimant, cataplasmata : secunda, sudorem prohibere. Id præstat acerbum oleum, vel rosa, vel melinum, aut myrteum : quorum aliquo corpus leniter perungendum, ceratumque ex aliquo horum tum imponendum est. Si sudor vincit, delinendus homo est vel gypso, vel argenti spuma, vel cimolia creta, vel etiam subinde horum pulvere respergendus. Idem prestat pulvis ex contritis

logues; si elles font défaut, on les remplace facilement par de la poussière de chemin, que l'on répand sur le patient. De plus, dans le but de diminuer la transpiration, on installe le malade légèrement vêtu, dans une pièce qui n'est pas chaude, et dont les fenêtres sont ouvertes pour laisser l'air circuler librement. Une troisième indication, consiste à remédier à la débilité du patient avec des aliments et du vin. Les aliments doivent être donnés, non pas abondamment, mais souvent, et la nuit comme le jour, afin de nourrir le corps sans le surcharger. Ils seront choisis parmi ceux de la dernière classe, et qui conviennent à l'estomac. A moins de nécessité absolue, il ne faut pas se hâter pour le vin ; si l'on craint que le malade ne défaille, on donne de temps en temps et libéralement du pain émietté (2) dans du vin austère, léger, presque pur et tiède et l'on ajoute de la polenta (3), si le malade prend un peu de nourriture. Ce vin ne doit être ni trop faible ni trop fort; le malade en boira avec avantage, nuit et jour, jusqu'à trois hémines; plus même s'il a une forte corpulence. S'il n'a point d'appétit, on l'arrosera d'eau froide, après l'avoir oint, puis on lui donnera à manger. L'estomac est-il affaibli au point de ne retenir les aliments qu'avec difficulté? on se fait vomir avant et après le repas, et l'on prend de nouveaux aliments après le vomissement; s'ils ne sont pas conservés, on avale un cyathe de vin, et, une heure après, un second. Le vin est-il également rejeté, on se fait frictionner tout le corps avec des bulbes broyés; quand ceux-ci sont desséchés, il ont pour effet de permettre à l'estomac de retenir le vin, qui restitue au corps sa chaleur, et aux vaisseaux leur force. Une dernière indication consiste à injecter, en lavement, de la décoction de ptisane ou d'alica (4); c'est encore un

aridis myrti vel rubi foliis, aut ex austeri et boni vini arida fæce : pluraque similia sunt, quæ si desunt, satis utilis est quilibet ex via pulvis injectus. Super hæc vero, quo minus corpus insudet, levi veste debet esse contectus, loco non calido, fenestris patentibus sic, ut perflatus quoque aliquis accedat. Tertium auxilium est, imbecillitati jacentis cibo vinoque succurrere. Cibus non multus quidem, sed sæpe tamen nocte ac die dandus est, ut nutriat, neque oneret. Is esse debet ex infirmissima materia, et stomacho aptus. Nisi si necesse est, ad vinum festinare non oportet : si verendum est, ne deficiat, tum et intrita ex hoc, et hoc ipsum austerum quidem, sed tamen tenue, meraculum, egelidum subinde et liberaliter dandum est; adjecta polenta, si modo is æger parum cibi assumit: idque vinum esse debet, neque nullarum virium, neque ingentium; recteque tota die ac nocte, vel tres heminas æger bibet; si vastius corpus est, plus etiam. Si cibum non accipit, perunctum ante perfundere aqua frigida convenit, et tum dare. Quod si stomachus resolutus parum continet, et ante cibum, et post eum sponte vomere oportet; rursusque post vomitum cibum sumere; si ne id quidem manserit, sorbere vini cyathum, interpositaque hora, sumere alterum. Si id quoque stomachus reddiderit, totum corpus bulbis contritis superillinendum est: qui, ubi inaruerunt, efficiunt, ut vinum in stomacho contineatur, exque eo toti corpori calor,

moyen d'entretenir les forces. Il est bon aussi d'approcher des narines du malade qui éprouve une chaleur brûlante, une substance stimulante : de l'huile rosat ou du vin, par exemple; et, si les extrémités se refroidissent, de les bassiner avec les mains grasses et chaudes. Si nous parvenons par ces moyens à diminuer l'abondance de la sueur et à prolonger la vie, le temps lui-même devient un secours pour la cure. Lorsque le malade est en bonne voie, il est à craindre qu'il ne retombe dans le même état de faiblesse; aussi doit-on, après avoir seulement retranché le vin, lui faire prendre chaque jour une nourriture plus substantielle, jusqu'à ce que le corps ait repris des forces suffisantes.

CHAPITRE XX.

Du léthargus (1).

Il y a encore une autre maladie qui est l'opposée de la frénésie, mais d'une autre manière. Dans celle-ci, le sommeil est difficile et l'esprit prompt à toutes les actions audacieuses; dans celle-là, il y a de l'apathie et un besoin de dormir presque irrésistible. Les Grecs ont appelé cette dernière λήθαργος. Elle appartient aussi à la classe des maladies aiguës et tue promptement, si l'on n'y remédie pas. Quelques-uns s'efforcent d'exciter de temps en temps ces sortes de malades, en approchant de leurs narines des substances sternutatoires ou d'une odeur fétide et saisissante : telles que la poix crue, la laine en suint, le poivre, l'ellébore, le castoréum, le vinaigre, l'ail, l'oignon. Ils brûlent

venisque vis redeat. Ultimum auxilium est, in alvum ptisanæ vel alicæ cremorem ex inferioribus partibus indere : siquidem id quoque vires tuetur. Neque alienum est naribus quoque æstuantis admovere, quod reficiat; id est rosam et vinum : et si qua in extremis partibus frigent, unctis et calidis manibus fovere. Per quæ si consequi potuimus, ut et sudoris impetus minuatur, et vita prorogetur, incipit jam tempus ipsum esse præsidio. Ubi esse in tuto videtur, verendum tamen est, ne in camdem imbecillitatem cito recidat : itaque, vino tantummodo remoto, quotidie validiorem cibum debet assumere, donec satis virium corpori redeat.

CAPUT XX.

De Lethargicis.

Alter quoque morbus est, aliter phrenetico contrarius. In eo difficilior somnus, prompta ad omnem audaciam mens est : in hoc marcor, et inexpugnabilis pæne dormiendi necessitas. Λήθαργον Græci nominarunt. Atque id quoque genus acutum est, et nisi succurritur, celeriter jugulat. Hos ægros quidam subinde excitare nituntur, admotis iis, per quæ sternumenta evocantur, et iis quæ odore fœda movent; qualis

même à côté du patient, du galbanum, des poils, de la corne de cerf : et si ces objets font défaut, toute autre chose. Un certain Tharrias a prétendu que c'était une maladie à accès qui guérit avec l'accès : de sorte que ceux qui excitent continuellement les malades, le font mal à-propos. Ce qui importe, c'est de savoir si le malade s'éveille dans la défervescence de la fièvre, ou s'il dort profondément quand la fièvre n'est pas apaisée, ou même quand elle l'est. En effet, s'il s'éveille, il est inutile de le traiter pour le tirer du sommeil : car ce n'est pas parce qu'il est éveillé qu'il est mieux, mais c'est parce qu'il est mieux qu'il s'est éveillé de lui-même. Si le sommeil est continu, il faut l'interrompre au moment où la fièvre est le plus légère, afin que le malade puisse satisfaire ses besoins et prendre de la nourriture. Un excellent moyen d'excitation consiste dans une aspersion subite d'eau froide. Après la rémission, on oint le corps avec beaucoup d'huile et on l'arrose en entier avec trois ou quatre amphores d'eau qu'on verse sur la tête. Nous nous servirons de ce procédé d'excitation, si la respiration du malade est égale et les hypochondres souples ; dans le cas contraire, les moyens dont il a été question précédemment sont préférables. Voilà, quant au sommeil, la méthode la plus convenable. Pour ce qui est du traitement, il faut raser la tête, puis la bassiner avec de l'oxycrat dans lequel on a fait bouillir du laurier ou de la rue (2) ; le lendemain (3) on appliquera du castoréum de la rue broyée dans du vinaigre, des baies de laurier ou du lierre avec de l'huile rosat et du vinaigre. La moutarde approchée des narines est surtout utile pour ranimer le malade ; et, appliquée sur la tête ou sur le front, pour dissiper la maladie elle-même. On se trouve bien également de la gestation,

est pix cruda, lana succida, piper, veratrum, castoreum, acetum, allium, cepa. Juxta etiam galbanum incendunt, aut pilos, aut cornu cervinum ; si id non est, quodlibet aliud (*a*). Tharrias vero quidam, accessionis id malum esse dixit, levarique quum ea decessit : itaque eos, qui subinde excitant, sine usu male habere. Interest autem, in decessione expergiscatur æger, an quum febris non levetur, aut levata quoque ea somnus urgeat. Nam si expergiscitur, adhibere ei, ut sopito, supervacuum est : neque enim vigilando melior fit ; sed per se, si melior est, vigilat. Si vero continens ei somnus est, utique excitandus est ; sed iis temporibus, quibus febris levissima est, ut et excernat aliquid, et sumat. Excitat autem validissime repente aqua frigida infusa. Post remissionem itaque, peruncium oleo multo corpus tribus aut quatuor amphoris totum per caput perfundendum est. Sed hoc utemur, si æqualis ægro spiritus erit, si mollia præcordia : sin aliter hæc erunt, ea potiora, quæ supra comprehensa sunt. Et, quod ad somnum quidem pertinet, commodissima hæc ratio est. Medendi autem causa, caput radendum ; deinde posca fovendum est, in qua laurus, aut ruta decocta sit : altero die imponendum castoreum, aut ruta ex aceto contrita, aut lauri baccæ, aut hedera cum rosa et aceto. Præcipueque proficit, et ad excitandum hominem, naribus admotum, et ad morbum ipsum depellendum, capiti frontive impositum sinapi. Gestatio

surtout de la nourriture donnée à propos, c'est-à-dire lorsque la rémission est le plus marquée. Le gruau convient très-bien jusqu'au moment où la maladie commence à décroître; s'il vient chaque jour un accès grave, on en donne tous les jours; s'il ne vient que de deux jours l'un, on prescrit du gruau après le plus intense, et de l'eau miellée après le plus léger. Le vin donné avec les aliments pris en temps opportun, est aussi un secours qui n'est pas à dédaigner. Si cette espèce de torpeur se déclare à la suite d'une longue fièvre, on observera les mêmes règles : mais trois ou quatre heures avant l'accès, on donnera du castoréum mêlé avec de la scammonée, si le ventre est resserré; s'il ne l'est pas, on le fera prendre simplement avec de l'eau. Si les hypochondres sont souples, il convient d'user d'une alimentation un peu substantielle; s'ils sont durs, on s'en tient au gruau, et l'on applique sur les hypochondres, des topiques astringents et émollients (4).

CHAPITRE XXI.

Des hydropiques.

La maladie dont je viens de parler, est aiguë; mais celle qui consiste dans un épanchement d'eau sous le tégument, peut être de longue durée, si on ne la guérit pas dès les premiers jours. Il en existe trois espèces : tantôt le ventre fortement tendu, est le siége d'un bruit intérieur fréquent produit par le mouvement d'un gaz : tantôt le corps offre des inégalités provenant de tuméfactions de grosseur dif-

etiam in hoc morbo prodest; maximeque opportune cibus datus, id est in remissione, quanta maxima inveniri poterit. Aptissima autem sorbitio est, donec morbus decrescere incipiat : sic, ut si quotidie gravis accessio est, hæc quotidie detur; si alternis, post graviorem sorbitio, post leviorem mulsa aqua. Vinum quoque cum tempestivo cibo datum non mediocriter adjuvat. Quod si post longas febres ejusmodi torpor accessit, cetera eadem servanda sunt : ante accessionem autem, tribus quatuorve horis castoreum, si venter adstrictus est, mixtum cum scammonia; si non est, per se ipsum cum aqua dandum est. Si præcordia mollia sunt, cibis utendum est plenioribus; si dura, in iisdem sorbitionibus subsistendum; imponendumque præcordiis, quod simul et reprimat, et emolliat.

CAPUT XXI.

De hydropicis.

Sed hic quidem acutus est morbus. Longus vero fieri potest eorum, quos aqua inter cutem male habet; nisi primis diebus discussus est (*a*). Atque ejus tres species sunt. Nam modo, ventre vehementer intento, creber intus ex motu spiritus sonus est : modo

férente développées sur toute sa surface : tantôt de l'eau est accumulée dans l'abdomen, et suit les mouvements du corps de manière à laisser voir les oscillations du liquide. Les Grecs ont appelé la première espèce τυμπανίτης, la seconde λευκοφλεγματιά ou ὑπὸσάρκα, la troisième ἀσκίτης. Un caractère commun à toutes ces hydropisies, c'est la surabondance des humeurs, ce qui, chez ces sortes de malades, rend difficile la guérison des ulcères (1). Cette maladie est souvent spontanée; souvent aussi elle se déclare à la suite d'une autre maladie chronique, surtout après une fièvre quarte. On en triomphe plus aisément chez les esclaves que chez les personnes libres : parce qu'elle nécessite l'abstention des aliments, des boissons, mille autres ennuis et une longue patience, médication plus aisée à faire suivre à ceux à qui on peut l'imposer, qu'à ceux qui jouissent d'une liberté nuisible. Mais ceux-là même qui vivent dans la sujétion de quelqu'un, n'obtiennent pas la guérison, s'ils sont incapables de s'abstenir de toute nourriture. C'est ainsi qu'un médecin renommé, disciple de Chrysippe et attaché à la cour du roi Antigone, affirma qu'un ami du roi, bien connu par son intempérance et atteint d'une hydropisie de peu de gravité, ne guérirait pas; et comme un autre médecin, Philippe d'Epire, promettait la guérison, il répondit que Philippe considérait la maladie, et lui, le caractère du malade. L'événement ne le trompa point, car le malade, quoique surveillé avec le plus grand soin, non-seulement par le médecin, mais même par le roi, hâta lui-même sa mort en dévorant ses cataplasmes, et en buvant son urine. Cependant, au début (2), la guérison n'est pas difficile, si l'on fait observer le repos, la diète de boisson et d'aliments; mais si le mal est invétéré, ce n'est qu'avec beau-

corpus inæquale est, tumoribus aliter aliterque per totum orientibus : modo intus in uterum aqua contrahitur, et moto corpore ita movetur, ut impetus ejus conspici possit. Primum τυμπανίτην, secundum λευκοφλεγματίαν, vel ὑποσάρκα, tertium ἀσκίτην Græci nominarunt. Communis tamen omnium est humoris nimia abundantia : ob quam ne ulcera quidem in his ægris facile sanescunt. Sæpe vero hoc malum per se incipit; sæpe alteri vetusto morbo, maximeque quartanæ, supervenit. Facilius in servis, quam in liberis tollitur : quia, quum desideret famem, sitim, mille alia tædia, longamque patientiam, promptius iis succuritur, qui facile coguntur, quam quibus inutilis libertas est. Sed ne ii quidem, qui sub alio sunt, si ex toto cibi temperare non possunt, ad salutem perducuntur. Ideoque non ignobilis medicus, Chrysippi discipulus, apud Antigonum regem, amicum quemdam ejus, notæ intemperantiæ, mediocriter eo morbo implicitum, negavit posse sanari. Quumque alter medicus Epirotes Philippus se sanaturum polliceretur; respondit, illum ad morbum ægri respicere; se, ad animum. Neque eum res fefellit. Ille enim quum summa diligentia non medici tantummodo, sed etiam regis custodiretur, tamen malagmata sua devorando, bibendoque suam urinam, in exitium se præcipitavit. Inter initia tamen non difficilis curatio est, si imperata sunt quies, sitis, inedia; at si malum inveterarit, nonnisi magna mole discutitur.

coup de peine qu'on en vient à bout. On rapporte que Métrodore, disciple d'Epicure, étant affecté de cette maladie, et supportant à contre-cœur la soif nécessaire, avait coutume de boire, après s'être longtemps contenu, puis de se faire vomir. Si l'on rend tout ce que l'on a ingéré, on diminue beaucoup le malaise, mais si l'estomac retient quelque chose, la maladie s'en trouve augmentée : aussi cette pratique ne doit-elle pas être tentée chez tout le monde. S'il y a de la fièvre, il faut, dès le début, en débarrasser le malade par les moyens proposés comme capables de la guérir ; s'il n'y en a pas, on en vient à ceux qui s'emploient d'ordinaire contre la maladie elle-même. L'hydropisie, quelle qu'elle soit, qui n'a pas encore fait trop de progrès, requiert le même mode de traitement : comme se promener beaucoup, courir un peu, faire des frictions, surtout sur les parties supérieures, en retenant son souffle (3), provoquer la sueur, non-seulement par l'exercice, mais encore en se mettant dans du sable chaud, dans le laconicum (4), le clibanum (5), ou d'autres milieux semblables (6). Les étuves naturelles et sèches sont surtout utiles (7). Le bain et tout ce qui est humide, sont contraires. A jeun, on donne utilement des catapotes (8), faits avec deux parties d'absinthe et une de myrrhe. Les aliments doivent être de la classe moyenne, mais de l'espèce un peu dure : quant à la boisson, on n'en prescrira que pour entretenir la vie ; la meilleure est celle qui pousse aux urines ; pour obtenir cet effet, il vaut mieux avoir recours aux aliments qu'aux médicaments. Cependant, s'il y a urgence, on fera bouillir un des remèdes qui possèdent cette propriété, et l'on donnera à boire de l'eau de cette décoction. Les substances qui passent pour diurétiques sont l'iris, le

Metrodorum tamen, Epicuri discipulum, ferunt, quum hoc morbo tentaretur, nec æquo animo necessariam sitim sustineret, ubi diu abstinuerat, bibere solitum, deinde evomere. Quod si redditur quidquid receptum est, multum tædio demit; si a stomacho retentum est, morbum auget: ideoque in quolibet tentandum non est. Sed si febris quoque est, hæc in primis submovenda est per eas rationes, per quas huic succurri posse propositum est: si sine febre æger est, tum demum ad ea veniendum est, quæ ipsi morbo mederi solent. Atque hic quoque quæcumque species est, si nondum nimis occupavit, iisdem auxiliis opus est: multum ambulandum, currendum aliquid est; superiores maxime partes sic perfricandæ, ut spiritum ipse contineat; avocandus est sudor, non per excitationem tantum, sed etiam in arena calido, vel laconico, vel clibano, similibusque aliis; maximeque utiles naturales et siccæ sudationes sunt (b). Balneum, atque omnis humor alienus est. Jejuno recte catapotia dantur, facta ex absinthii duabus, myrrhæ tertia parte. Cibus esse debet ex media quidem materia, sed tamen generis durioris: potio non ultra danda est, quam ut vitam sustineat; optimaque est, quæ urinam movet Sed id ipsum tamen moliri cibo, quam medicamento melius est Si tamen res coget, ex iisdem aliquid, quæ id præstant, erit decoquendum, eaque aqua potui danda Videntur autem hanc facultatem habere iris, nardum, crocum, cinnamum,

nard, le safran, le cinnamome, l'amome, le casia, la myrrhe, le baume, le galbanum, le ladanum, l'œnanthe, le panais, le cardamome, l'ébène, la graine de cyprès, la staphisaigre que les Grecs appellent σταφὶς ἀγρία l'aurone, les feuilles de roses, l'acore, les amandes amères, le thym-tragorigan, le styrax, le costus, les graines du jonc carré et rond ; les Grecs nomment celui-là κύπειρος et celui-ci σχοῖνος. Toutes les fois que je parlerai de ces substances (9), j'aurai en vue, non celles qui naissent dans nos contrées, mais celles qui nous arrivent avec les aromates. Il faut d'abord essayer les plus légères, c'est-à-dire, les feuilles de roses ou l'épi de nard. Le vin austère est utile également, pourvu qu'il soit très-léger. Il convient aussi de mesurer chaque jour le ventre avec un fil ; d'en marquer la grosseur, et, le lendemain, de voir s'il est plus gros ou plus petit : s'il est plus petit, c'est une preuve que les remèdes ont agi. Il n'est pas mauvais non plus de jauger la boisson et l'urine ; car, si le malade sécrète plus de liquide qu'il n'en prend, il y a espoir de guérison. Asclépiade rapporte que chez une personne atteinte d'hydropisie à la suite d'une fièvre quarte, il employa pendant deux jours la diète et la friction, et que le troisième jour, le malade étant déjà délivré de la fièvre et de l'eau, il donna des aliments et du vin.

On peut établir jusqu'ici une médication commune pour toutes les hydropisies : mais si la maladie acquiert de l'intensité, les méthodes de traitement doivent être distinctes. Si donc il y a du ballonnement accompagné d'une douleur vive, il est utile de se faire vomir chaque jour ou de deux jours l'un, après le repas, et d'user de fomentations sèches et chaudes. Si la douleur ne cède pas à ces moyens, il

amomum, casia, myrrha, balsamum, galbanum, ladanum, œnanthe, panaces, cardamomum, hebenus, cupressi semen, uva taminia, quam σταφίδα ἀγρίαν Græci nominant, abrotonum, rosæ folia, acorum, amaræ nuces, tragoriganum, styrax, costum, junci quadrati et rotundi semen ; illum κύπειρον, hunc σχοῖνον Græci vocant : quæ quoties posuero, non quæ hic nascuntur, sed quæ inter aromata afferuntur, significabo. Primo tamen, quæ levissima ex his sunt, id est rosæ folia, vel nardi spica, tentanda sunt. Vinum quoque utile est austerum, sed quam tenuisssimum. Commodum est etiam, lino quotidie ventrem metiri, et, qua comprehendit alvum, notam imponere ; posteroque die videre, plenius corpus sit, an extenuetur : id enim, quod extenuatur, medicinam sentit. Neque alienum est metiri et potionem ejus, et urinam ; nam si plus humoris excernitur, quam assumitur, ita demum secundæ valetudinis spes est. Asclepiades in eo, qui ex quartana in hydropa deciderat, se abstinentia bidui, et frictione usum ; tertio die, jam et febre et aqua liberato, cibum et vinum dedisse, memoriæ prodidit.

Hactenus communiter de omni specie præcipi potest : si vehementius malum est, diducenda ratio curandi est. Ergo si inflatio, et ex ea dolor creber est, utilis quotidianus, aut altero quoque die post cibum, vomitus est : fomentis siccis calidisque utendum est. Si per hæc dolor non finitur, necessariæ sunt sine ferro cucurbitulæ ; si ne per

est nécessaire d'appliquer des ventouses sans scarifications ; si celles-ci ne dissipent pas les tourments, il faut scarifier la peau, puis se servir des ventouses. Une dernière ressource, quand les ventouses n'ont pas réussi, consiste à injecter en lavement une grande quantité d'eau chaude et à la laisser retomber (10). De plus, on doit, trois ou quatre fois par jour, faire une forte friction avec de l'huile et des caléfiants, mais s'abstenir de frictionner le ventre ; sur celui-ci, on appliquera fréquemment de la moutarde jusqu'à ce qu'il survienne des érosions sur le tégument ; et, à l'aide de cautères incandescents, on déterminera sur plusieurs points de l'abdomen, des ulcères que l'on entretiendra assez longtemps. Il est utile aussi de sucer de la scille cuite. Mais longtemps après ces ballonnements, il est indispensable de s'abstenir de tous les flatueux.

Si l'on a affaire à la maladie désignée sous le nom de λευκοφλεγματία, il faut exposer au soleil les parties tuméfiées ; mais non pas trop longtemps de peur d'allumer une petite fièvre. Si le soleil est trop ardent, on voile la tête, et l'on fait une friction avec les mains simplement mouillées d'eau, additionnée de sel, de natron et d'un peu d'huile. Cette friction doit être pratiquée par des mains d'enfant ou de femme pour que le contact en soit plus doux ; et, si les forces le permettent, pendant une heure entière avant midi, et une demi-heure après midi. Les cataplasmes astringents sont utiles, surtout si la constitution du sujet est délicate. Il est bon aussi de faire une incision à quatre doigts environ au-dessus de la malléole interne, pour permettre, pendant plusieurs jours, l'écoulement au dehors d'une grande quantité d'humeur (11). Il importe également d'inciser profondément les

has quidem tormentum tollitur, incidenda cutis est, et tum his utendum. Ultimum auxilium est, si cucurbitulæ nihil profuerunt, per alvum infundere copiosam aquam calidam, eamque recipere. Quin etiam quotidie ter quaterve opus est uti frictione vehementi cum oleo et quibusdam calefacientibus : sed in hac frictione a ventre abstinendum est. Imponendum vero in eum crebrius sinapi, donec cutem erodat ; ferramentisque candentibus pluribus locis venter exulcerandus est, et servenda ulcera diutius. Utiliter etiam scilla cocta delingitur. Sed diu post has inflationes abstinendum est ab omnibus inflantibus.

At si id vitium est, cui λευκοφλεγματία nomen est, eas partes, quæ tument, subjicere soli oportet ; sed non nimium, ne febriculam accendat : si is vehementior est, caput velandum est : utendumque frictione, madefactis tantum manibus aqua, cui sal et nitrum et olei paulum sit adjectum ; sic, ut aut pueriles aut muliebres manus adhibeantur, quo mollior earum tactus sit : idque, si vires patiuntur, ante meridiem tota hora, post meridiem semihora fieri oportet. Utilia etiam sunt cataplasmata, quæ reprimunt ; maximeque si corpora teneriora sunt. Incidendum quoque est super talum, quatuor fere digitis, ex parte interiore, qua per aliquot dies frequens humor feratur ; atque ipsos tumores incidere altis plagis oportet : concutiendumque multa gestatione corpus est :

parties tuméfiées, de soumettre le malade à une gestation fréquente, et, dès que les plaies sont cicatrisées, d'augmenter l'exercice et l'alimentation jusqu'à ce que le corps soit revenu à son état normal. Les aliments doivent être substantiels et glutineux, surtout la viande; le vin, si l'estomac en permet l'usage, un peu doux; mais chaque deux ou trois jours, il faut boire alternativement de l'eau ou du vin. La graine de laitue marine (12), donnée en boisson avec de l'eau, produit aussi des effets salutaires. Si le malade est vigoureux, on lui fait sucer de la scille cuite, comme je l'ai dit plus haut. Bon nombre d'auteurs conseillent de frapper les tumeurs avec des vessies peines d'air (13).

Si l'hydropisie est de l'espèce qui est caractérisée par la collection d'une grande quantité d'eau dans le ventre, il faut se promener, mais avec plus de modération; tenir appliqué sur le ventre un malagme résolutif; mettre par-dessus un linge plié en triple, et fixer le tout avec une bande légèrement serrée. Je remarque que cette pratique introduite par Tharrias, est observée par plusieurs médecins. Si le foie ou la rate sont manifestement altérés, on y applique des figues grasses broyées, auxquelles on ajoute du miel. Si, malgré ces remèdes, le liquide abdominal, au lieu de se tarir, reste toujours abondant, on a recours à un moyen plus expéditif, qui consiste à lui donner issue à travers la paroi du ventre. Je n'ignore pas qu'Erasistrate désapprouvait cette méthode curative, parce qu'il considérait cette hydropisie comme dépendant d'une maladie de foie; c'est donc cet organe, disait-il, qu'il faut guérir, et c'est vainement qu'on fait écouler l'eau, puisqu'elle se reproduit tout aussitôt, sous l'influence de l'altération

atque, ubi inductæ vulneribus cicatrices sunt, adjiciendum et exercitationibus est, et cibis, donec corpus ad pristinum habitum revertatur. Cibus valens esse debet, et glutinosus, maximeque caro · vinum, si per stomachum licet, dulcius; sed ita, ut invicem biduo triduove, modo aqua, modo id bibatur. Prodest etiam lactucæ marinæ (c) semen cum aqua potui datum. Si valens est, qui id accipit, et scilla cocta, sicut supra dixi, delingitur. Auctoresque multi sunt, inflatis vesicis pulsandos tumores esse.

Si vero id morbi genus est, quo in uterum multa aqua contrahitur, ambulare, sed magis modice oportet; malagma, quod digerat, impositum habere; idque ipsum superimposito triplici panno, fascia, non nimium tamen vehementer adstringere: quod a Tharria profectum, servatum esse a pluribus video. Si jecur, aut lienem affectum esse manifestum est, ficum pinguem contusam, adjecto melle, superponere; si per talia auxilia venter non siccatur, sed humor nihilominus abundat, celeriori via succurrere, ut is per ventrem ipsum emittatur. Neque ignoro Erasistrato displicuisse hanc curandi viam: morbum enim hunc jecinoris putavit: ita illud esse sanandum; frustraque aquam emitti, quæ, vitatio illo, subinde nascatur. Sed primum non hujus visceris unius hoc vitium est: nam et liene affecto, et in totius corporis malo habitu fit. Deinde, ut inde cœperit, tamen aqua nisi emittitur, quæ contra naturam ibi substitit, et jeci-

viscérale. Mais d'abord, cette maladie n'est pas sous la dépendance exclusive de ce viscère, car elle se montre à la suite des affections de la rate et d'une mauvaise disposition du corps. Puis, en supposant qu'elle ait commencé par là, si l'on n'évacue pas l'eau qui séjourne d'une manière anormale dans la cavité abdominale, ce liquide nuira au foie et aux autres parties intérieures. Il convient néanmoins de ne pas négliger le traitement de l'organe malade; en effet, si l'émission de l'humeur au dehors ne guérit pas, elle permet l'action de la médecine, qui se trouve empêchée par la présence de cette humeur intérieure. Il n'y a pas lieu de discuter si toutes les personnes atteintes d'hydropisie peuvent être ainsi traitées : mais les jeunes gens robustes, absolument sans fièvre, ou ayant de franches intermissions doivent l'être. Ceux dont l'estomac est altéré; ceux chez qui cet état provient de l'atrabile, ou dont la constitution est mauvaise, ne sont pas dans des conditions favorables pour ce traitement. La nourriture est inutile le jour où l'on a évacué de l'humeur pour la première fois, à moins que les forces ne manquent. Les jours suivants, on doit donner des aliments et du vin presque pur, mais en petite quantité, et ramener par degrés le malade aux exercices, aux frictions, à l'exposition au soleil, aux sudations, à la navigation (14) et à une alimentation convenable, jusqu'à son rétablissement complet. Dans ce cas, on se trouve bien du bain rare, et des vomissements fréquents à jeun. En été, il est bon de prendre des bains de mer. Après la guérison, les plaisirs vénériens sont longtemps contraires.

nori et ceteris interioribus partibus nocet. Convenitque corpus nihilominus esse curandum. Neque enim sanat emissus humor, sed medicinæ locum facit, quam intus inclusus impedit. Ac ne illud quidem in controversiam venit, quin non omnes in hoc morbo sic curari possint; sed juvenes robusti, qui vel ex toto carent febre, vel certe satis liberales intermissiones habent. Nam quorum stomachus corruptus est, quive ex atra bile huc deciderunt, quive malum corporis habitum habent, idonei huic curationi non sunt. Cibos autem, quo die primum humor emissus est, supervacuus est, nisi si vires desunt: insequentibus diebus, et is, et vinum meracius quidem, sed non ita multum dari debet, paulatimque evocandus æger est ad exercitationes, frictiones, solem, sudationes, navigationes, et idoneos cibos, donec ex toto convalescat. Balneum rarum res amat; frequentiorem in jejuno vomitum. Si æstas est, in mari natare commodum est. Ubi convaluit aliquis, diu tamen alienus ei veneris usus est.

CHAPITRE XXII.

De la consomption et de ses espèces.

Plus longue et plus dangereuse pour les malades qu'elle atteint, est souvent la consomption. Il y en a aussi plusieurs espèces. La première est celle dans laquelle le corps ne se nourrit pas ; comme alors les pertes continuelles qu'il éprouve naturellement ne sont réparées par aucune acquisition, il se produit une émaciation extrême qui enlève le malade, si l'on n'y remédie pas. C'est l'espèce que les Grecs appellent ἀτροφία. Elle se manifeste, d'ordinaire, sous l'influence de deux causes : quand, par excès de crainte, on ne prend pas assez de nourriture ; et quand, par gloutonnerie, on en prend trop ; de là, faiblesse s'il y a défaut ; corruption, s'il y a excès. La seconde espèce, que les Grecs appellent καχεξια, est celle où il existe une mauvaise disposition du corps, qui fait que tous les aliments se corrompent. Cette consomption se manifeste, d'ordinaire, lorsque le corps altéré par une longue maladie, ne se restaure pas, quoique celle-ci ait cessé ; ou qu'il a été affaibli par de mauvais médicaments ; ou qu'il a longtemps manqué du nécessaire ; ou qu'on a pris des aliments inusités et nuisibles ; ou qu'il est arrivé quelque chose d'analogue. Dans cette maladie, indépendamment de la consomption, la peau est quelquefois irritée par des pustules continuelles ou par des ulcères ; ou bien des tumeurs apparaissent sur quelques parties du corps. La troisième espèce, de beaucoup la plus dangereuse,

CAPUT XXII.

De tabe, ejusque speciebus.

Diutius sæpe et periculosius tabes eos male habet, quos invasit. Atque hujus quoque plures species sunt. Una est, qua corpus non alitur, et naturaliter semper aliquibus decedentibus, nullis vero in eorum locum subeuntibus, summa macies oritur : et, nisi occurritur, tollit. Ἀτροφίαν hanc Græci vocant. Ea duabus fere de causis incidere consuevit. Aut enim nimio timore aliquid minus, aut aviditate nimia plus quam debet, assumit : ita vel, quod deest, infirmat ; vel, quod superat, corrumpitur. Altera species est, quam Græci καχεξίαν appellant, ubi malus corporis habitus est ; ideoque omnia alimenta corrumpuntur. Quod fere fit, quum longo morbo vitiata corpora, etiamsi illo vacant, refectionem tamen non accipiunt ; aut quum malis medicamentis corpus affectum est ; aut quum diu necessaria defuerunt ; aut quum inusitatos et inutiles cibos aliquis assumsit, aliquidve simile incidit. Huic, præter tabem, illud quoque nonnunquam accedere solet, ut per assiduas pusulas, aut ulcera, summa cutis exasperetur, vel aliquæ corporis partes intumescant. Tertia est, longeque periculosissima species,

est celle qui a reçu des Grecs le nom de φθίσις. D'ordinaire, elle commence par la tête et se porte de là sur le poumon, où se forme une exulcération; celle-ci donne naissance à une petite fièvre légère, qui se calme, puis reprend; il y a de plus une toux fréquente et une expectoration purulente, quelquefois même sanguinolente. Si l'on met les crachats sur le feu, il se dégage une mauvaise odeur; c'est là un signe dont se servent les personnes qui ont des doutes sur l'existence de cette maladie (1).

Puisqu'il y a trois espèces de consomptions, il faut d'abord examiner quelle est celle dont le malade est atteint; puis, s'il semble que le corps ne soit pas suffisamment nourri, en rechercher la cause, et, si l'on a pris moins d'aliments que le nécessaire, en ajouter mais peu à peu de peur d'entraver la digestion en chargeant l'estomac, qui n'y est pas habitué, d'une trop grande quantité d'aliments à la fois. Si, au contraire, on a coutume d'en prendre plus qu'on ne doit, il faut faire diète un jour, puis commencer par une nourriture légère, à laquelle on ajoute chaque jour quelque chose, jusqu'à ce qu'on soit arrivé à une juste mesure. Il convient, en outre, de se promener dans des endroits qui soient le moins froids possible, en évitant le soleil; de se livrer à des exercices manuels, et si l'on est trop faible, d'user de la gestation, de l'onction et de la friction, qu'on pratique surtout soi-même, si on le peut, et souvent dans la même journée, avant et après le repas; on doit même ajouter de temps en temps à l'huile quelques substances caléfiantes jusqu'à ce que la sueur apparaisse. Il est bon aussi, étant à jeun, de saisir et d'attirer le tégument en plusieurs endroits pour l'assouplir; ou de faire de temps en temps la même opération avec de la résine, qu'on applique et qu'on retire vivement (2). Le bain est quel-

quam Græci φθίσιν nominarunt. Oritur fere a capite; inde in pulmonem destillat; huic exulceratio accedit; ex hac febricula levis fit, quæ etiam quum quievit, tamen repetit; frequens tussis est; pus exscreatur; interdum cruentum aliquid. Quidquid exscreatum est, si in ignem impositum est, mali odoris est: itaque, qui de morbo dubitant, hac nota utuntur.

Quum hæc genera tabis sint, animadvertere primum oportet, quid sit in quo laboretur; deinde, si tantum non ali corpus apparet, causam ejus attendere; et si cibi minus aliquis, quam debet, assumsit, adjicere, sed paulatim; ne si corpus insuetum subita multitudine oneraverit, concoctionem impediat. Si vero plus justo quis assumere solitus est, abstinere uno die; deinde ab exiguo cibo incipere; quotidie adjicere, donec ad justum modum perveniat. Præter hæc convenit ambulare locis quam minime frigidis, sole vitato; per manus quoque exerceri: si infirmior est, gestari, ungi, perfricari, si potest, maxime per se ipsum, sæpius eodem die et ante cibum, et post eum, sic ut interdum oleo quædam adjiciantur calefacientia, donec insudet. Prodestque jejuno prehendere per multas partes cutem et attrahere, ut relaxetur; aut, imposita resina et

quefois utile, mais après un léger repas. On prend avec avantage de la nourriture, dans le bain même, ou si l'on ne fait qu'une friction sans prendre de bain, immédiatement après cette dernière. Les aliments doivent être choisis parmi ceux qui se digèrent facilement et qui nourrissent le plus. Aussi, l'usage du vin est-il nécessaire, mais il doit être austère. Il faut également exciter la sécrétion urinaire.

Existe-t-il une mauvaise disposition du corps ? il faut d'abord prescrire la diète, puis des lavements, ensuite donner petit à petit de la nourriture et ajouter les exercices, les onctions et les frictions. Le bain fréquent est assez utile à ces sortes de malades; mais on doit le prendre à jeun, et y rester jusqu'à l'apparition de la sueur. On a besoin d'aliments copieux, variés, de bon suc, qui se corrompent difficilement, et de vin austère. Si rien ne réussit, il faut tirer du sang, mais par petites quantités et quotidiennement pendant plusieurs jours, sans préjudice des autres prescriptions déjà recommandées.

Si le mal est plus grave et constitue une vraie phthisie, il est nécessaire d'y remédier dès le début, car on n'en triomphe pas facilement lorsqu'il est invétéré. Il faut, si les forces le permettent, entreprendre une longue navigation; changer de climat et en chercher un où l'air soit plus dense que dans celui que l'on quitte. Voilà pourquoi on se trouve très-bien d'aller en Italie et à Alexandrie (3). C'est d'ordinaire dans les commencements, qu'on doit être en état de supporter ce voyage, puisque cette maladie se déclare surtout dans l'âge où l'on est le plus vigoureux, c'est-à-dire, de dix-huit à trente-cinq ans (4). Si la faiblesse ne le permet pas, il est très-avantageux, néanmoins, de naviguer dans le voisinage; ou, s'il y a quelque empêchement, de soumettre le corps à l'exercice de la litière ou à tout autre

abducta, subinde idem facere. Utile est etiam interdum balneum, sed post cibum exiguum. Atque in ipso solio recte cibi aliquid assumitur; aut, si sine hoc frictio fuit, post eam protinus. Cibi vero esse debent ex iis, qui facile concoquuntur, qui maxime alunt. Ergo vini quoque, sed austeri, necessarius usus est. Movenda urina.

At si malus corporis habitus est, primum abstinendum est; deinde alvus ducenda; tum paulatim cibi dandi, adjectis exercitationibus, unctionibus, frictionibus. Utilius his frequens balneum est, sed jejunis; etiam usque sudorem. Cibis vero opus est copiosis, variis, boni succi, quique etiam minus facile corrumpantur, vino austero. Si nihil reliqua proficiunt, sanguis mittendus est; sed paulatim, quotidieque pluribus diebus, cum eo, ut cetera quoque eodem modo serventur.

Quod si mali plus est, et vera phthisis est, inter initia protinus occurrere necessarium est : neque enim facile is morbus, quum inveteravit, evincitur. Opus est, si vires patiuntur, longa navigatione, cœli mutatione, sic ut densius quam id est, ex quo discedit æger, petatur : ideoque aptissime Alexandriam ex Italia itur. Fereque id posse inter principia corpus pati debet, quum hic morbus ætate firmissima maxime oriatur, id est ab anno duodevicesimo ad annum quintum et tricesimum. Si id imbecillitas non

mode de gestation. Il convient aussi de s'abstenir d'affaires et de tout ce qui peut inquiéter l'esprit ; de s'abandonner volontiers au sommeil, de prendre garde aux rhumes de peur qu'ils ne raniment ce que les soins ont calmé, et, pour la même raison, d'éviter les indigestions, le soleil et le froid ; il faut aussi se voiler le visage, se couvrir la gorge, dissiper la petite toux par des remèdes appropriés, traiter la petite fièvre pendant toute sa durée, tantôt par la diète, tantôt par des aliments pris à-propos, et ne boire que de l'eau. Le lait qui, dans les douleurs de tête, les fièvres aiguës, la soif excessive que celles-ci engendrent, et les cas d'engorgement des hypochondres, d'urine bilieuse ou de flux de sang, agit comme un poison, peut être utilement donné dans la phthisie, ainsi que dans toutes les fièvres longues et rebelles (5). Si la fièvre n'est pas encore venue, ou si elle est déjà calmée, on a recours à des exercices modérés, surtout aux promenades et aux frictions douces. Le bain est contraire. Les aliments doivent d'abord être âcres comme l'ail, le poireau simple et celui qui est conservé dans du vinaigre, la chicorée, le basilic et la laitue conservés dans le même liquide ; puis doux comme la décoction de ptisane, d'alica ou d'amidon additionné de lait : le riz et, à défaut d'autre substance, le far, agissent de la même manière. On fait alternativement usage, tantôt des uns, tantôt des autres, et l'on ajoute quelques aliments de la classe moyenne comme de la cervelle, de menus poissons et autres aliments semblables. La farine mêlée avec du suif de brebis ou de chèvre, puis cuite, sert aussi de remède. Le vin que l'on prend doit être léger et austère (6). Jusque-là, on lutte contre la maladie sans grande difficulté ; mais si son intensité est plus grande, si le mouvement fébrile et la toux ne se calment pas et que le corps semble s'affaiblir, il est nécessaire

sinit, nave tamen non longe gestari commodissimum est : si navigationem aliqua res prohibet, lectica, vel alio modo corpus dimovendum est. Tum a negotiis abstinendum est, omnibusque rebus, quæ sollicitare animum possunt ; somno indulgendum ; cavendæ destillationes, ne, si quid cura levarit, exasperent ; et ob id vitanda cruditas, simulque et sol, et frigus ; os obtegendum, fauces velandæ, tussicula suis remediis finienda : et, quamdiu quidem febricula incursat, huic interdum abstinentia, interdum etiam tempestivis cibis medendum ; eoque tempore bibenda aqua. Lac quoque, quod in capitis doloribus, et in acutis febribus, et per eas facta nimia siti, ac, sive præcordia tument, sive biliosa urina est, sive sanguis fluxit, pro veneno est ; in phthisi tamen, sicut in omnibus longis difficilibusque febriculis, recte dari potest. Quod si febris aut nondum incursat, aut jam remisit, decurrendum est ad modicas exercitationes, maximeque ambulationes ; item lenes frictiones. Balneum alienum est. Cibus esse debet primo acer, ut allium, porrum, idque ipsum ex aceto, vel ex eodem intubus, ocimum, lactuca : deinde lenis, ut sorbitio ex ptisana, vel ex alica, vel ex amylo, lacte adjecto. Idem oryza quoque, et, si nihil aliud est, far præstat. Tum invicem modo his cibis, modo illis utendum est ; adjiciendaque quædam ex media materia, præcipueque (a)

de recourir à des moyens plus énergiques. Il faut, à l'aide d'un fer incandescent, produire un foyer de suppuration sous le menton, un autre à la gorge, deux vers les seins et au bas des os scapulaires, et ne pas laisser guérir ces ulcères avant la disparition de la toux, qui exige évidemment une médication spéciale. On doit donc, trois ou quatre fois par jour, frictionner vivement les extrémités, masser légèrement le thorax, et, une heure après le repas, frotter de nouveau les jambes et les bras. Dix jours après, le malade sera mis dans un bain d'eau et d'huile chaudes ; les jours suivants il ne boira que de l'eau ; enfin, on donnera pour boisson du vin froid, s'il n'y a point de toux ; tiède, s'il en existe. Il est utile aussi de donner chaque jour des aliments pendant les rémissions ; d'user des frictions et de la gestation comme on l'a indiqué ; de revenir aux aliments âcres, le quatrième ou le cinquième jour, et de prendre de temps en temps de la renouée ou du plantain préparés avec du vinaigre. On peut encore employer comme médicament, le suc de plantain seul, ou le suc de marrube mêlé avec du miel ; on absorbe du premier, un cyathe, et l'on suce peu à peu du second, une cuillerée ; ou bien on avale un mélange d'une demi-partie de résine du térébinthe et d'une demi-partie de beurre et de miel. Il faut surtout éviter la diarrhée (7). Le vomissement fréquent, et, en particulier, celui de sang, sont pernicieux dans cette maladie (8). Dès qu'on commence à se trouver un peu mieux, on doit augmenter les exercices, les frictions et les aliments ; puis se frotter soi-même en retenant son haleine (9), et s'abstenir longtemps de vin, de bain et des plaisirs de l'amour.

cerebellum, vel pisciculus, et his similia. Farina etiam cum sevo ovillo caprinove mixta, deinde incocta pro medicamento est. Vinum assumi debet leve, austerum. Hactenus non magna mole pugnatur : si vehementior noxa est, ac neque febricula, neque tussis quiescit, tenuarique corpus apparet, validioribus auxiliis opus est. Exulcerandum est ferro candenti, uno loco sub mento, altero in gutture, duobus ad mammam utramque ; item sub imis ossibus scapularum (*b*), sic, ne sanescere ulcera sinamus, nisi tussi finita : cui per se quoque medendum esse manifestum est. Tunc ter quaterve die vehementer extremæ partes perfricandæ, thorax levi manu pertractandus, post cibum intermittenda hora, et perfricanda crura brachiaque : interpositis denis diebus, demittendus est æger in solium, in quo sit aqua calida et oleum ; ceteris diebus bibenda aqua ; tum et vinum, si tussis non est, potui frigidum dandum ; si est, egelidum. Utile est etiam cibos in remissionibus quotidie dari : frictiones gestationesque similiter adhiberi : eadem acria quarto aut quinto die sumere : interdum herbam sanguinalem ex aceto, vel plantaginem esse. Medicamentum est etiam vel plantaginis succus per se, vel marrubii cum melle incoctus ; ita ut illius cyathus sorbeatur, hujus cochleare plenum paulatim delingatur ; vel inter se mixta, et incocta resinæ terebinthinæ pars dimidia, butyri et mellis pars altera (*c*). Alvus cita utique vitanda est. Vomitus in hoc morbo frequens, perniciosus est, maximeque sanguinis. Qui meliusculus esse cœpit, adjicere debet exercitationes, frictiones, cibos : deinde ipse se, suppresso spiritu, perfricare ; diu abstinere a vino, balneo, venere.

CHAPITRE XXIII.

Du mal comitial (épilepsie) (1).

Une maladie des plus connues, est celle qu'on appelle le mal comitial ou le haut mal. Le malade tombe tout-à-coup; rend de l'écume par la bouche; puis, au bout d'un certain temps, revient à lui et se relève de lui-même. Ce mal attaque plus souvent les hommes que les femmes. D'ordinaire, il se prolonge jusqu'à la mort et ne met pas la vie en péril; quelquefois, quand il est récent, il tue le patient; souvent, si les remèdes ne le guérissent pas, il cède, chez les garçons, aux premiers rapprochements sexuels (2), et, chez les jeunes filles, aux premières menstrues. La chute s'accompagne ou non de convulsions. Il est des médecins qui s'efforcent d'exciter les épileptiques par les moyens qu'on emploie pour les léthargiques : pratique tout à fait inutile : d'une part, parce que ces moyens ne guérissent pas même un léthargique; de l'autre, parce que, tandis que ce dernier pourrait ne jamais s'éveiller et mourir de faim, l'épileptique, au contraire, revient toujours à lui. Dès qu'une personne est tombée du haut mal, s'il n'y a pas de convulsions, la saignée est généralement nécessaire; s'il y en a, on ne la fera que si l'on y est déterminé par des indications spéciales. Mais on doit donner des lavements, ou purger avec de l'éllébore noir, ou faire les deux si les forces le permettent; puis raser la tête, la frotter avec de l'huile et du vinaigre, et accorder

CAPUT XXIII.

De Comitiali morbo.

Inter notissimos morbos est etiam is, qui comitialis, vel major nominatur. Homo subito concidit; ex ore spumæ moventur; deinde interposito tempore ad se redit, et per se ipse consurgit. Id genus sæpius viros, quam feminas occupat. Ac solet quidem etiam longum esse, usque ad mortis diem, et vitæ non periculosum; interdum tamen, quum recens est, hominem consumit : et sæpe eum, si remedia non sustulerunt, in pueris veneris, in puellis menstruorum initium tollit. Modo cum distentione nervorum prolabitur aliquis, modo sine illa. Quidam hos quoque iisdem, quibus lethargicos, excitare conantur : quod admodum supervacuum est; et quia ne lethargicus quidem his sanatur; et quia, quum possit ille nunquam expergisci, atque ita fame interire, hic ad se utique revertitur. Ubi concidit aliquis, si nulla nervorum distentio accessit, utique sanguis mitti debet : si accessit, non utique mittendus est, nisi alia quoque hortantur. Necessarium autem est ducere alvum, vel nigro veratro purgare, vel utrumque facere, si vires patiuntur : tunc caput tondere, oleoque et aceto perungere :

des aliments après le troisième jour, dès que l'heure où le malade a coutume de tomber, est passée. Ni les décoctions farineuses, ni les aliments doux et de facile digestion, ni la viande et encore moins celle de porc, ne conviennent; ce sont les aliments de la classe moyenne qu'il faut, car ces malades ont besoin d'acquérir de la force et de se prémunir contre les indigestions. Ils devront en outre éviter le soleil; le bain, le feu, tous les échauffants, ainsi que le froid, le vin, les plaisirs de l'amour, l'aspect des précipices et de tous les objets effrayants, le vomissement, la fatigue, les inquiétudes et le souci des affaires. Après avoir donné de la nourriture le troisième jour, on l'interrompt, le quatrième, et ainsi de suite de deux jours l'un, en observant la même heure pour la nourriture jusqu'à ce que le quatorzième jour soit écoulé. Dès que la maladie a dépassé ce terme, elle est dépouillée de son acuité; si elle persiste, on la traitera comme une maladie chronique. Si le médecin n'est pas venu le jour où l'accident est arrivé pour la première fois, et qu'il ait accepté en traitement un malade déjà habitué aux attaques épileptiques, il prescrira sur-le-champ le régime recommandé précédemment, en attendant le jour ordinaire de l'accès, et emploiera alors soit la saignée, soit les lavements, soit l'éllébore noir, comme cela a été indiqué; les jours suivants il nourrira le malade avec les aliments que j'ai proposés, et aura soin d'éloigner tout ce que j'ai recommandé d'éviter. Si la maladie ne cède pas à ces moyens, il est opportun d'en venir à l'ellébore blanc et d'en donner trois ou quatre fois à peu de jours d'intervalle; toutefois le patient n'en prendra jamais sans nouvelle attaque. Pendant les jours intermédiaires, on soutiendra ses forces, et l'on ajoutera quelque chose aux moyens re-

cibum post diem tertium, simul transiit hora qua concidit, dare. Neque sorbitiones autem his, aliique molles et faciles cibi, neque caro, minimeque suilla convenit; sed mediæ materiæ : nam et viribus opus est, et cruditates cavendæ sunt. Cum quibus fugere oportet solem, balneum, ignem, omniaque calefacientia; item frigus, vinum, venerem, loci præcipitis conspectum, omniumque terrentium, vomitum, lassitudinem, sollicitudines, negotia omnia; ubi tertio die cibus datus est, intermittere quartum, et invicem alterum quemque, eadem hora cibi servata, donec quatuordecim dies transeant. Quos ubi morbus excessit, acuti vim deposuit : ac, si manet, curandus jam ut longus est. Quod si, non quo die primum id incidit, medicus accessit, sed is, qui cadere consuevit, ei traditus est; protinus eo genere victus habito, qui supra comprehensus est, exspectandus est dies, quo prolabatur; utendumque tum vel sanguinis missione, vel ductione alvi, vel nigro veratro, sicut præceptum est : insequentibus deinde diebus per eos cibos, quos proposui, vitatis omnibus, quæ cavenda dixi, nutriendus. Si per hæc morbus finitus non fuerit, confugiendum erit ad album veratrum; ac ter quoque aut quater eo utendum, non ita multis interpositis diebus; sic tamen, ne iterum unquam sumat, nisi conciderit. Mediis autem diebus vires ejus erunt nutriendæ; quibusdam, præter ea, quæ supra scripta sunt, adjectis. Ubi mane experrectus est,

commandés plus haut. Le matin, dès que le malade est éveillé, on l'oint légèrement avec de l'huile vieille, sans toucher à la tête et au ventre ; puis on le fait promener le plus longtemps possible en ligne droite ; après la promenade, on le frotte dans une pièce un peu chaude, fortement, longtemps et pas moins de deux cents fois, à moins qu'il ne soit trop faible ; il faut ensuite lui arroser la tête avec beaucoup d'eau froide, lui faire prendre un peu de nourriture et du repos, le faire promener de nouveau avant la nuit, le frictionner avec force une seconde fois, sans toucher au ventre et à la tête, puis le faire souper, et, trois ou quatre jours après, lui donner des aliments âcres pendant un ou deux jours. Si ces moyens ne le guérissent pas, on rase la tête ; on l'oint de vieille huile additionnée de vinaigre et de natron ; on l'arrose d'eau salée ; on donne à boire à jeun du castoréum dans de l'eau, et on ne permet, pour boisson, que de l'eau bouillie. Il en est qui se sont guéris en buvant du sang encore chaud d'un gladiateur qu'on vient d'égorger (3) ; triste remède, qu'un mal plus triste encore pouvait seul faire supporter. Quant au médecin, il a une dernière ressource, c'est de tirer un peu de sang à chaque jambe, près de la malléole (interne) ; d'appliquer à l'occiput des ventouses scarifiées, et, avec un fer incandescent, de pratiquer à l'occiput et un peu au-dessous, à l'endroit où la première vertèbre s'unit à la tête, une brûlure pour procurer une issue à l'humeur pernicieuse. Si le mal résiste à cette médication, il est à craindre qu'il ne soit incurable. Comme moyen palliatif, on emploie seulement les exercices fréquents, les frictions et les aliments dont il a été question plus haut : on doit éviter surtout les choses contre lesquelles nous avons recommandé de se tenir en garde.

corpus ejus leniter ex oleo vetere, cum capite excepto ventre, permulceatur : tum ambulatione quam maxime longa et recta utatur : post ambulationem loco tepido vehementer et diu, ac non minus ducenties, nisi infirmus erit, perfricetur : deinde per caput multa aqua frigida perfundatur ; paulum cibi assumat ; conquiescat ; rursus ante noctem ambulatione utatur ; iterum vehementer perfricetur, sic ut neque venter, neque caput contingatur ; post hæc cœnet ; interpositisque tribus aut quatuor diebus, uno aut altero acria assumat. Si ne per hæc quidem fuerit liberatus, caput radat ; ungatur oleo vetere, adjecto aceto et nitro ; perfundatur aqua salsa ; bibat jejunus ex aqua castoreum ; nulla aqua, nisi decocta, potionis causa utatur. Quidam jugulati gladiatoris calido sanguine epoto tali morbo se liberarunt : apud quos miserum auxilium tolerabile miserius malum fecit. Quod ad medicum vero pertinet, ultimum est, juxta talum ex utroque crure paulum sanguinis mittere ; occipitium incidere, et cucurbitulas admovere ; ferro candenti in occipitio, et infra quoque, qua summa vertebra cum capite committitur, adurere duobus locis, ut per ea perniciosus humor evadat. Quibus si finitum malum non fuerit, prope est, ut perpetuum sit. Ad levandum id, tantummodo utendum erit exercitatione multa, frictione, cibisque iis, qui supra comprehensi sunt : præcipueque vitanda omnia, quæ, ne fierent, excepimus.

CHAPITRE XXIV.

Du mal royal (ictère).

Une maladie également très-connue, est celle qu'on appelle tantôt *mal arqué,* tantôt *mal royal.* Au rapport d'Hippocrate (1), lorsque cette maladie se montre chez un fébricitant après le septième jour, il n'y a pas de danger, pourvu que les hypochondres restent souples. Dioclès soutient, sans restriction, que si elle se déclare après la fièvre, elle est même salutaire; tandis que si la fièvre lui succède, elle est mortelle. Le symptôme qui révèle cette maladie, c'est la couleur, surtout celle des yeux dont le blanc devient jaune. D'ordinaire, il survient de la soif, de la céphalalgie, un hoquet fréquent, de la dureté à l'hypochondre droit, et, dès que le corps fait un mouvement violent, de la dyspnée et une résolution des membres : enfin, quand cette maladie dure un certain temps, tout le corps revêt une pâleur particulière. Le malade doit, le premier jour, faire diète, et le second, prendre un lavement; s'il y a alors de la fièvre, on la dissipe à l'aide du régime; s'il n'y en a pas, on donne en boisson de la scammonée ou de la bette blanche et un tout petit peu d'anis avec de l'eau miellée. Asclépiade forçait le malade à boire de l'eau salée pendant deux jours pour le purger, et rejetait les diurétiques. Quelques médecins négligent les premiers moyens, et prétendent obtenir la guérison avec les diurétiques et les aliments atténuants. Pour ma part, si les forces sont suffisantes,

CAPUT XXIV.

De Regio morbo.

Æque notus est morbus, quem interdum arquatum, interdum regium nominant. Quem Hippocrates ait, si post septimum diem febricitante ægro supervenit, tutum esse, mollibus tantummodo præcordiis substantibus : Diocles ex toto, si post febrem oritur, etiam prodesse; si post hunc febris, occidere. Color autem eum morbum detegit, maxime oculorum, in quibus, quod album esse debet, fit luteum. Soletque accedere et sitis, et dolor capitis, et frequens singultus, et præcordiorum dextra parte durities, et, ubi corporis vehemens motus est, spiritus difficultas, membrorumque resolutio : atque, ubi diutius manet morbus, totum corpus cum pallore quodam inalbescit. Primo die abstinere ægrum oportet; secundo ducere alvum : tum, si febris est, eam victus genere discutere; si non est, scammoniam potui dare, vel cum aqua betam albam contritam, vel cum aqua mulsa nuces amaras, absinthium, anisum, sic ut pars hujus minima sit. Asclepiades aquam quoque salsam, et quidem per biduum, purgationis causa bibere cogebat, iis, quæ urinam movent, rejectis. Quidam, superioribus omissis, per hæc, et

je préfère les remèdes énergiques ; si elles sont faibles, ceux qui sont peu actifs. Si le malade a été purgé, il convient qu'après la purgation, il prenne, pendant les trois premiers jours, un peu de nourriture de la classe moyenne, et qu'il boive du vin grec salé (2) pour tenir le ventre libre ; les trois jours suivants, il passera à des aliments plus substantiels; mangera aussi un peu de viande et ne boira que de l'eau : puis il reviendra à son premier régime, mais mangera davantage et mettra de côté le vin grec pour boire du vin pur et austère (3) ; toutefois, il variera son alimentation, tantôt en y mêlant des aliments âcres, tantôt en revenant au vin salé. Pendant tout ce temps, il usera de l'exercice, de la friction, du bain chaud en hiver et froid en été ; il aura un lit et une chambre ornés avec goût, et se livrera aux divertissements, aux jeux, aux amusements et aux plaisirs qui procurent à l'esprit des distractions agréables ; voilà pourquoi cette maladie semble avoir été surnommée royale (4). Un malagme résolutif, appliqué sur les hypochondres, produit aussi de bons effets ; ou bien des figues sèches en topique sur cette région, si le foie ou la rate sont affectés.

CHAPITRE XXV.

De l'éléphantiasis.

Une maladie presque inconnue en Italie, mais très-connue dans certains pays, est celle que les Grecs appellent ἐλεφαντίασις, et que l'on range parmi les maladies chroniques. Tout le corps est affecté au

per eos cibos, qui extenuant, idem se consequi dicunt. Ego ubique (*a*), si satis virium est, validiora ; si parum, imbecilliora auxilia præfero. Si purgatio fuit, post eam triduo primo modice cibum oportet assumere ex media materia, et vinum bibere græcum salsum, ut resolutio ventris maneat : tum altero triduo validiores cibos, et carnis quoque aliquid esse, intra aquam manere : deinde ad superius genus victus reverti, cum eo, ut magis satietur ; omisso græco vino, bibere integrum, austerum ; atque ita per hæc variare, ut interdum acres quoque cibos interponat, interdum ad salsum vinum redeat. Per omne vero tempus utendum est exercitatione, frictione ; si hiems est, balneo : si æstas, frigidis natationibus ; lecto etiam, et conclavi cultiore, lusu, joco, ludis, lascivia, per quæ mens exhilaretur : ob quæ regius morbus dictus videtur. Malagma quoque, quod digerat, super præcordia datum prodest ; vel arida ibi ficus superimposita (*b*), si jecur aut lienis affectus est.

CAPUT XXV.

De Elephantia.

Ignotus autem pæne in Italia, frequentissimus in quibusdam regionibus is morbus est, quem ἐλεφαντίασιν Græci vocant : isque longis annumeratur. Totum corpus

point que les os eux-mêmes sont, dit-on, altérés, et sa surface couverte de taches et detumeur nombreuses, dont la couleur rouge devient peu à peu noire : la peau inégalement épaisse, mince, dure et molle, est hérissée d'espèces de squames; le corps est amaigri; le visage, les jambes et les pieds sont tuméfiés. Lorsque la maladie est ancienne, les doigts et les orteils sont cachés par la tuméfaction, et il se déclare une petite fièvre qui emporte souvent le malheureux accablé de tant de maux. Dès le début, on doit saigner deux jours de suite ou relâcher le ventre avec de l'ellébore noir; imposer une diète aussi rigoureuse qu'on pourra la supporter; puis réparer un peu les forces et donner des lavements; ensuite, quand le malade a obtenu du soulagement, prescrire l'exercice, surtout la course; provoquer la sueur, d'abord par un travail corporel, puis par des étuves sèches; employer les frictions, et mettre en tout cela de la modération pour ménager les forces. On usera rarement du bain; les aliments ne seront ni gras, ni glutineux, ni flatueux; il est bon de donner du vin, excepté les premiers jours. Le plantain broyé et employé en frictions, passe pour un excellent moyen préservatif.

CHAPITRE XXVI.

Des personnes frappées de stupeur.

Il est rare aussi de voir des personnes tombées sans connaissance, et dont le corps et l'esprit sont frappés de stupeur. Cet état résulte tantôt

afficitur ita, ut ossa quoque vitiari dicantur. Summa pars corporis crebras maculas crebrosque tumores habet; rubor earum paulatim in atrum colorem convertitur, summa cutis inæqualiter crassa, tenuis, dura, mollisque, quasi squamis quibusdam exasperatur; corpus emacrescit; os, suræ, pedes intumescunt : ubi vetus morbus est, digiti in manibus pedibusque sub tumore conduntur, febricula oritur, quæ facile tot malis obrutum hominem consumit. Protinus ergo inter initia sanguis per biduum mitti debet, aut nigro veratro venter solvi : adhibenda tum, quanta sustineri potest, inedia est : paulum deinde vires reficiendæ, et ducenda alvus : post hæc, ubi corpus levatum est, utendum est exercitatione, præcipueque cursu : sudor primum labore ipsius corporis, deinde etiam siccis sudationibus evocandus : frictio adhibenda : moderandumque inter hæc, ut vires conserventur. Balneum rarum esse debet; cibus sine pinguibus, sine glutinosis, sine inflantibus : vinum præterquam primis diebus, recte datur. Corpus contrita plantago et illita optime tueri videtur.

CAPUT XXVI.

De Attonitis.

Attonitos quoque raro videmus, quorum et corpus et mens stupet. Fit interdum ictu fulminis, interdum morbo (*a*). His sanguis mittendus est : veratro quoque albo, vel

d'un coup de foudre, tantôt d'une maladie. Il convient, chez ces malades, de tirer du sang et de donner de l'ellébore blanc ou des lavements; puis de prescrire des frictions, des aliments de la classe moyenne dépourvus de graisse, quelques aliments âcres et la diète de vin.

CHAPITRE XXVII.

De la résolution des nerfs (apoplexie).

§ 1.—La résolution des nerfs, au contraire, est une maladie fréquente en tous pays; mais elle est tantôt générale, tantôt locale. Les anciens appelaient celle-là ἀποπληξία, celle-ci παράλυσις : je remarque qu'on désigne maintenant l'une et l'autre sous le nom de παράλυσις. Ceux qui sont attaqués d'une résolution générale et violente, sont promptement enlevés : s'ils ne le sont pas, ils vivent assez longtemps, mais recouvrent rarement la santé, et traînent le plus souvent une existence misérable, après avoir perdu la mémoire (1). Quand la maladie est locale, elle n'est jamais aiguë, mais souvent chronique et ordinairement incurable. Est-elle générale et intense? une soustraction de sang guérit ou tue; toute autre médication ne rétablit presque jamais la santé : elle ne fait souvent que différer la mort et rendre l'existence pénible. Après la saignée, si le mouvement et la connaissance ne reviennent pas, tout espoir est perdu; s'ils reviennent, la guérison est possible. La maladie est-elle locale? il faut, selon l'état des forces et l'intensité du mal, tirer du sang ou donner des lavements. Quant au reste du

alvi ductione utendum. Tum adhibendæ frictiones, et ex media materia minime pingues cibi; quidam etiam acres; a vino abstinendum.

CAPUT XXVII.

De resolutione nervorum.

1. At resolutio nervorum frequens ubique morbus est : sed interdum tota corpora, interdum partes infestat. Veteres auctores illud ἀποπληξίαν, hoc παράλυσιν nominaverunt : nunc utrumque παράλυσιν appellari video. Solent autem, qui per omnia membra vehementer resoluti sunt, celeriter rapi : ac si correpti non sunt, diutius quidem vivunt; sed raro tamen ad sanitatem perveniunt, et plerumque miserum spiritum trahunt, memoria quoque amissa. In partibus vero nunquam acutus, sæpe longus, fere insanabilis morbus est. Si omnia membra vehementer resoluta sunt, sanguinis detractio vel liberat, vel occidit : aliud curationis genus vix unquam sanitatem restituit, sæpe mortem tantum differt, vitam interim infestat. Post sanguinis missionem, si non redit et motus et mens, nihil spei superest; si redit, sanitas quoque prospicitur. At ubi pars resoluta est, pro vi et mali et corporis, vel sanguis mittendus, vel alvus

traitement, il est le même dans les deux cas : il convient surtout d'éviter le froid, de reprendre graduellement les exercices et de marcher immédiatement, si c'est possible ; si la faiblesse des jambes ne le permet pas, on se fait porter ou bercer dans un lit ; si le membre débilité est susceptible de faire des mouvements, on lui en fait exécuter ; dans le cas contraire, on lui en communique avec l'autre membre, en usant même d'une certaine force pour le ramener à son état habituel. Il est bon aussi d'irriter le tégument du membre engourdi, soit en le flagellant avec des orties, soit en le recouvrant de moutarde, en ayant soin, dès que la rougeur commence à se montrer, d'arrêter l'emploi de ces moyens. On applique aussi avec avantage, de la scille et des bulbes pilés avec de l'encens. Il n'est pas mauvais de tirailler de deux jours l'un, pendant quelque temps, le tégument avec de la poix (2) ; et, quelquefois même, d'appliquer des ventouses sans scarifications. La vieille huile ou bien le natron mêlé à l'huile et au vinaigre, conviennent très-bien pour les onctions. Il est indispensable aussi de faire des fomentations avec de l'eau de mer chaude ; si l'on n'en a pas, avec de l'eau salée. S'il existe quelque part des bains naturels ou artificiels de cette espèce d'eau, on en usera de préférence ; on ne manquera pas surtout d'exercer, dans ces bains, les membres les plus faibles ; à défaut de cette ressource, le bain ordinaire rend des services. Les aliments doivent être de la classe moyenne et consister principalement en gibier ; la boisson sera de l'eau chaude sans vin : cependant, si la maladie est ancienne, on peut, tous les quatre ou cinq jours, ajouter du vin grec salé pour purger (3). Après le souper, il est utile de se faire vomir.

ducenda. Cetera eadem in utroque casu facienda sunt : siquidem vitare præcipue convenit frigus : paulatimque ad exercitationes revertendum est, sic ut ingrediatur ipse protinus, si potest : si id crurum imbecillitas prohibet, vel gestetur, vel motu lecti concutiatur : tum id membrum, quod deficit, si potest, per se ; sin minus, per alium moveatur, et vi quadam ad consuetudinem redeat. Prodest etiam torpentis membri summam cutem exasperasse, vel urticis cæsam, vel imposito sinapi, sic ut, ubi rubere cœperit corpus, hæc removeantur. Scilla quoque contrita, bulbique contriti cum ture recte imponuntur. Neque alienum est, resina cutem tertio quoque die diutius vellere, pluribus etiam locis ; aliquando sine ferro cucurbitulas admovere. Unctioni vero aptissimum est vetus oleum, vel nitrum aceto et oleo mixtum. Quin etiam fovere aqua calida marina, vel, si ea non est, tamen salsa, magnopere necessarium est. Ac si quo loco vel naturales, vel etiam manu factæ tales natationes sunt, iis potissimum utendum est ; præcipueque in his agitanda membra, quæ maxime deficiunt : si id non est, balneum tamen prodest. Cibus esse debet ex media materia, maximeque ex venatione ; potio sine vino aquæ calidæ : si tamen vetus morbus est, interponi quarto vel quinto die purgationis causa vinum græcum salsum potest. Post cœnam utilis vomitus est.

§ 2. *Des douleurs de nerfs.* — Il survient quelquefois des douleurs de nerfs. Dans ce cas, ni le vomissement, ni les remèdes diurétiques, ni la transpiration provoquée par l'exercice, moyens conseillés par quelques médecins, ne conviennent. Ce qu'il faut, c'est de boire de l'eau ; c'est, deux fois par jour, de se frotter légèrement le corps assez longtemps sur un petit lit en retenant son souffle ; c'est d'exercer plus particulièrement les parties supérieures ; c'est d'user rarement du bain, et d'entreprendre de temps en temps des voyages lointains pour changer d'air. Quand la douleur se fait sentir, on doit frotter la partie avec de l'eau contenant du natron en solution sans huile, puis l'envelopper et l'exposer, au-dessus d'un petit brasier, à des vapeurs de soufre ; opération que l'on réitère pendant quelque temps, mais seulement lorsque le malade est à jeun et que la digestion est bien faite. Il faut aussi appliquer fréquemment des ventouses sur la partie douloureuse, et la frapper légèrement avec des vessies de bœuf remplies d'air. Il est utile également de faire un mélange, à quantités égales, de suif, de graines de jusquiame et d'orties broyées ; de l'appliquer sur la partie (4) et de la bassiner avec de l'eau dans laquelle on a fait bouillir du soufre. On se trouve bien aussi de la recouvrir de petites outres pleines d'eau chaude ou de bitume mêlé avec de la farine d'orge. Pendant la douleur même, ce qu'il y a de mieux, c'est d'employer une gestation violente : moyen qui, dans les autres douleurs, est très-pernicieux.

§ 3. *Du tremblement nerveux.* — Les vomissements et les remèdes diurétiques augmentent également le tremblement nerveux. Les bains

2. Interdum vero etiam nervorum dolor oriri solet. In hoc casu non vomere, non medicamentis urinam movere, non exercitatione sudorem, ut quidam præcipiunt, expedit. Bibenda aqua est : bis die in lectulo leniter satis diu corpus perfricandum est, deinde retento spiritu : ab ipsa exercitatione potius superiores partes movendæ : balneo raro utendum : mutandum subinde peregrinationibus cœlum. Si dolor est, ea ipsa pars sine oleo, nitro ex aqua perungenda est ; deinde involvenda, et subjicienda pruna lenis, et sulphur, atque ita id suffumigandum ; idque aliquamdiu faciendum, sed jejuno, quum bene jam concoxerit. Cucurbitulæ quoque sæpe dolenti parti admovendæ sunt, pulsandusque leniter inflatis vesicis bubulis is locus est. Utile est etiam sevum miscere cum hyoscyami et urticæ contritis seminibus, sic ut omnium par modus sit, idque imponere : fovere aqua, in qua sulphur decoctum sit. Utriculi quoque recte imponuntur aqua calida repleti, aut bitumen cum hordeacea farina mixtum. Atque in ipso potissimum dolore utendum gestatione vehementi est : quod in aliis doloribus pessimum est.

3. Tremor autem nervorum æque vomitu medicamentisque urinam moventibus intenditur. Inimica etiam habet balnea, assasque sudationes. Bibenda aqua est ; acri ambu-

et les étuves sèches lui sont aussi contraires. Il faut boire de l'eau, se promener vivement, faire usage de l'onction et de la friction et surtout les pratiquer soi-même ; exercer les parties supérieures, en jouant à la balle ou à des divertissements semblables ; prendre une nourriture quelconque, pourvu qu'elle se prête à la digestion ; s'abstenir de tout souci après le repas et ne goûter que très-rarement les plaisirs de l'amour. Si, par hasard, on s'y est livré, on doit se faire frotter doucement et longtemps sur un lit avec de l'huile, et plutôt par des mains d'enfant que d'homme.

§ 4. *Des suppurations internes.* — Quant aux suppurations qui naissent dans quelque partie intérieure, dès qu'elles ont commencé, il faut d'abord chercher, à l'aide de cataplasmes astringents, à empêcher la formation d'un dépôt de matière nuisible ; si ce moyen échoue, on fait usage de malagmes résolutifs et discussifs. Si l'on ne réussit pas, il ne reste que la ressource des remèdes attractifs, et enfin, des maturatifs. La vomique arrive ainsi à son terme et éclate ; on a la preuve de cette terminaison, s'il sort du pus par le fondement ou par la bouche. On ne doit rien faire qui puisse empêcher tout le pus de sortir, et il convient de s'en tenir au gruau et à l'eau chaude. Dès que le pus a cessé de couler, on passe à des aliments de digestion facile mais un peu substantiels et froids, ainsi qu'à l'eau froide ; toutefois, on commence par les prendre tièdes. Il faut d'abord manger quelques aliments tels que des pignons, des amandes ou des noisettes avec du miel : puis retrancher le miel pour hâter la cicatrisation. Un médicament qu'il est bon de prendre à cette période de l'ulcère, c'est du suc

latione utendum ; itemque unctionibus frictionibusque, maxime per se ipsum ; pila, similibusque superiores partes dimovendæ ; cibo quolibet utendum, dummodo concoctioni utique studeatur ; secundum cibum, curis abstinendum ; rarissima Venere utendum est. Si quando quis in eam prolapsus est, tum oleo leniter diuque in lectulo perfricari manibus puerilibus potius, quam virilibus, debet.

4. Suppurationes autem, quæ in aliqua interiori parte oriuntur, ubi natæ fuerint, primum id agere oportet per ea cataplasmata, quæ reprimunt, ne coitus inutilis materiæ fiat ; deinde, si hæc victa sunt, per ea malagmata, quæ digerunt (*a*), dissipentur. Quod si consequuti non sumus, sequitur ut evocetur : deinde ut maturescat. Omnis tum vomicæ finis est, ut rumpatur : indiciumque est pus vel alvo vel ore redditum. Sed nihil facere oportet, quominus quidquid est, puris excedat. Utendum maxime sorbitionibus est, et aqua calida. Ubi pus ferri desiit, transeundum ad faciles quidem, sed tamen validiores et frigidos cibos, frigidamque aquam, sic, ut ab egelidis tamen initium fiat. Primoque cum melle quædam edenda, ut nuclei pinei, vel græcæ nuces, vel avellanæ (*b*) : postea submovendum id ipsum, quo maturius induci cicatrix

de poireau ou de marrube, et même du poireau qu'on ajoute à tous les aliments. Il sera utile aussi de frictionner les parties qui ne sont pas affectées; de faire des promenades douces et d'éviter les jeux, la course et les autres divertissements susceptibles d'irriter les ulcères en voie de guérison ; car le vomissement de sang est pernicieux dans cette maladie; aussi faut-il absolument s'en garantir.

possit. Medicamentum eo tempore ulceri est succus assumtus vel porri vel marrubii, et omni cibo porrum ipsum adjectum. Oportebit autem uti in iis partibus, quæ non afficientur, frictionibus ; item ambulationibus lenibus ; vitandumque erit, ne vel luctando, vel currendo, vel alia ratione sanescentia ulcera exasperentur. In hoc enim morbo perniciosus, ideoque omni modo cavendus sanguinis vomitus est.

A. C. CELSE.

NEUVIÈME LIVRE DES ARTS

ET

QUATRIÈME DE LA MÉDECINE.

CHAPITRE I.

Des parties intérieures du corps humain.

Il a été question, jusqu'à présent, des maladies qui affectent le corps en totalité, sans qu'on puisse leur assigner un siége déterminé : je vais m'occuper maintenant de celles qui sont particulières à chaque partie. Mais pour faciliter la connaissance des maladies de tous les organes internes et du traitement qui leur convient, j'indiquerai d'abord la place respective de ces organes. La tête et les parties contenues dans

A. C. CELSI

ARTIUM LIBER NONUS,

IDEM MEDICINÆ QUARTUS.

CAPUT I.

De humani corporis interioribus partibus

Hactenus reperiuntur ea genera morborum, quæ in totis corporibus ita sunt, ut iis certæ sedes assignari non possint : nunc de iis dicam, quæ sunt in partibus. Facilius autem omnium interiorum morbi curationesque in notitiam venient, si prius eorum sedes breviter ostendero. Caput igitur, eaque, quæ in ore sunt, non lingua tantum

la bouche, ne sont pas bornées à la langue et au palais : elles comprennent encore tout ce que nos yeux peuvent voir. A droite et à gauche, autour de la gorge, de grosses veines, appelées σφαγίτιδες, et de grosses artères, nommées καρωτίδες, se dirigent en haut et arrivent au-delà des oreilles. Dans la région cervicale même, sont situées de petites glandes qui, quelquefois, se tuméfient et deviennent douloureuses. Puis commencent deux conduits, dont l'un s'appelle *trachée-artère*, l'autre *œsophage* (1). La trachée-artère, qui est plus extérieure, se porte vers le poumon; l'œsophage, qui est plus intérieur, vers l'estomac; celle-là livre passage à l'air; celui-ci, aux aliments. Comme ces conduits ont une destination différente, il existe à l'endroit où ils se réunissent, au-dessous même de la gorge et sur la trachée-artère, une languette qui se dresse au moment de la déglutition des aliments et des boissons. La trachée est dure, cartilagineuse, saillante à la gorge (2), et déprimée dans les autres points. Formée d'espèces d'anneaux disposés comme ceux des vertèbres de l'épine, elle est inégale à l'extérieur, lisse comme l'œsophage à l'intérieur, descend dans la poitrine et s'unit avec le poumon. Celui-ci est spongieux, par conséquent, susceptible de contenir de l'air ; en arrière, il est uni à l'épine, et se divise en deux lobes comme un pied de bœuf. A cet organe est attaché le cœur, qui est de nature musculeuse, et situé dans la poitrine, au-dessous du sein gauche; il possède deux espèces de ventricules. Au-dessous du cœur et du poumon, se trouve une cloison transversale (3) ; c'est une membrane résistante, placée entre le ventre et la poitrine, de nature nerveuse, parcourue en tous sens par un grand nombre de vaisseaux, et qui sépare non-seulement

modo palatoque terminantur ; sed etiam quatenus oculis nostris exposita sunt. In dextra sinistraque circa guttur venæ grandes, quæ σφαγίτιδες nominantur; itemque arteriæ, quas καρωτίδας vocant, sursum procedentes ultra aures feruntur. At in ipsis cervicibus glandulæ positæ sunt, quæ interdum cum dolore intumescunt. Deinde duo itinera incipiunt: alterum *asperiam arteriam* nominant; alterum *stomachum*. Arteria exterior ad pulmonem : stomachus interior ad ventriculum fertur : illa spiritum ; hic cibum recipit. Quibus quum diversæ viæ sint, qua coeunt, exigua in arteria sub ipsis faucibus lingua est, quæ, quum spiramus, attollitur; quum cibum potionemque assumimus, arteriam claudit. Ipsa autem arteria dura et cartilaginosa in gutture assurgit ; ceteris partibus resedit. Constat ex circulis quibusdam compositis ad imaginem earum vertebrarum, quæ in spina sunt: ita tamen, ut ex parte exteriore aspera, ex interiore, stomachi modo lævis sit: eaque descendens ad præcordia cum pulmone committitur. Is spongiosus, ideoque spiritus capax, et a tergo spinæ ipsi junctus, in duas fibras ungulæ bubulæ modo dividitur. Huic cor annexum est, natura musculosum, in pectore sub sinisteriore mamma situm ; duosque quasi ventriculos habet. At sub corde atque pulmone transversum ex valida membrana septum est, quod a præcordiis uterum diducit ; idque nervosum, multis etiam venis per id discurrentibus,

les intestins mais encore le foie et la rate, des parties supérieures. Ces derniers viscères sont situés très-près, mais au-dessous de la cloison : l'un à gauche, l'autre à droite. Le foie prend naissance du côté droit, au-dessous de la poitrine et dans le voisinage même de la cloison : il est concave intérieurement et convexe extérieurement ; il envoie un prolongement qui appuie légèrement sur l'estomac, et se divise en quatre lobes. La vésicule du fiel adhère à sa partie inférieure. La rate, située à gauche, est attachée, non à la cloison mais à l'intestin ; elle a une texture molle et rare, une longueur et une largeur médiocres, et s'avance dans le ventre en s'éloignant un peu des côtes, au-dessous desquelles elle est en grande partie cachée. Ces organes sont réunies ensemble. Les reins, au contraire, sont distants l'un de l'autre et fixés aux lombes au-dessous des dernières côtes, en regard desquelles ils sont arrondis mais évidés du côté opposé ; ces organes sont vasculaires, pourvus de ventricules et enveloppés dans des tuniques. Telle est la position de ces viscères. L'œsophage, qui est le commencement des intestins, est nerveux ; il a son origine au niveau de la septième vertèbre de l'épine, et s'unit à l'estomac dans la région épigastrique. L'estomac, réceptacle des aliments, se compose de deux tuniques ; il est situé entre la rate et le foie, qui, l'un et l'autre, le recouvrent en partie. Des membranules minces unissent entre eux ces trois organes, ainsi qu'à la cloison que j'ai dit être transversale. De là, la partie inférieure de l'estomac, dirigée un peu à droite, se rétrécit à son union avec l'extrémité supérieure de l'intestin (4). Les Grecs nomment ce point de jonction πυλωρος, parce qu'à la manière d'une porte, il laisse passer les matières qui doivent être rendues par les selles. A partir de

a superiore parte, non solum intestina, sed jecur quoque lienemque discernit. Hæc viscera proxime, sed infra tamen posita, dextra sinistraque sunt. Jecur a dextra parte sub præcordiis ab ipso septo orsum, intrinsecus cavum, extrinsecus gibbum : quod prominens leviter ventriculo insidet, et in quatuor fibras dividitur. Ex inferiore vero parte ei fel inhæret. At lienis sinistra, non eidem septo, sed intestino innexus est, natura mollis et rarus, longitudinis crassitudinisque modicæ ; isque paulum a costarum regione in uterum excedens, ex maxima parte sub his conditur. Atque hæc quidem juncta sunt. Renes vero diversi ; qui lumbis sub imis costis inhærent, a parte earum rotundi, ab altera resimi ; qui et venosi sunt, et ventriculos habent, et tunicis superconteguntur. — Ac viscerum quidem hæ sedes sunt. Stomachus vero, qui intestinorum principium est, nervosus a septima spinæ vertebra incipit ; circa præcordia cum ventriculo committitur. Ventriculus autem, qui receptaculum cibi est, constat ex duobus tergoribus ; isque inter lienem et jecur positus est, utroque ex his paulum super eum ingrediente. Suntque etiam membranulæ tenues, per quas inter se tria ista connectuntur, junguntur que ei septo, quod transversum esse supra posui. Inde ima ventriculi pars paulum in dexteriorem partem conversa, in summum intestinum coartatur. Hanc juncturam πυλωρὸν Græci vocant, quoniam portæ modo in inferiores partes ea, quæ excreturi sumus,

là, commence le jéjunum qui n'a point de circonvolutions, et dont le nom lui vient de ce qu'il ne garde jamais ce qu'il reçoit, mais le transmet immédiatement aux parties inférieures. Puis vient l'intestin grêle, dont les circonvolutions nombreuses sont jointes avec les inférieures par l'intermédiaire de petites membranes; ces circonvolutions, qui se portent du côté droit et se terminent dans la région de l'os coxal droit, tiennent plus de place en haut qu'en bas. Cet intestin s'unit ensuite avec un autre plus épais et transverce qui, commençant du côté droit, est percé et long à gauche : disposition qui n'existe pas à droite; de là lui vient le nom de cœcum. Celui-ci, dans sa partie ouverte, est volumineux, sinueux et moins nerveux que les intestins supérieurs; il offre çà et là des bosselures; occupe plus particulièrement les côtés gauche et inférieurs de l'abdomen et touche au foie et à l'estomac : ensuite il est retenu par des espèces de membranules qui viennent du rein gauche; de là, il se dévie à droite et se redresse inférieurement, à l'endroit où il expulse les matières fécales; voilà pourquoi cette dernière portion à reçu le nom d'intestin droit (rectum). Tous ces organes sont recouverts par l'épiploon, qui est lisse et serré à la partie inférieure, plus mou à la partie supérieure et dans lequel se forme de la graisse qui, comme le cerveau et la moelle, est privée de sensibilité. Des vaisseaux particuliers de couleur blanche s'étendent des reins à la vessie; les Grecs les appellent οὐρητῆρες parce qu'ils croient que c'est par eux que l'urine descend goutte à goutte des reins dans la vessie. La vessie nerveuse et double dans la portion qui forme cavité, pleine et charnue au col, est unie par des vaisseaux à l'intestin et à l'os qui est sous le pubis; elle est par elle-même lâche, assez libre et placée différemment chez

emittit. Ab ea jejunum intestinum incipit, non ita implicitum : cui tale vocabulum est, quia nunquam, quod accipit, continet; sed protinus in inferiores partes transmittit. Inde tenuius intestinum est, in sinus vehementer implicitum : orbes vero ejus per membranulas singuli cum inferioribus connectuntur; qui in dexteriorem partem conversi, et e regione dexterioris coxæ finiti, superiores tamen partes magis complent. Deinde id intestinum cum crassiore altero transverso committitur, quod a dextra parte incipiens, in sinisteriorem pervium et longum est, in dexteriorem non est; ideoque *cæcum* nominatur. At id, quod pervium est, late fusum atque sinuatum, minusque quam superiora intestina nervosum, ab utraque parte huc atque illuc volutum, magis tamen sinisteriores inferioresque partes tenens, contingit jecur atque ventriculum : deinde cum quibusdam membranulis a sinistro rene venientibus jungitur; atque hinc dextra recurvatum in imo dirigitur, qua excernit; ideoque id ibi *rectum intestinum* nominatur. Contegit vero universa hæc omentum, ex inferiore parte læve et strictum, ex superiore mollius; cui adeps quoque innascitur; quæ sensu, sicut cerebrum quoque et medulla, caret. At a renibus singulæ venæ, colore albæ, ad vesicam feruntur; οὐρητῆρας Græci vocant, quod per eas inde descendentem urinam in vesicam destillare concipiunt. Vesica autem in ipso sinu nervosa et duplex, cervice plena atque

l'homme et chez la femme. Chez l'homme, elle est en rapport avec le rectum et légèrement déviée à gauche; chez la femme, elle est située au-dessus des organes génitaux, sans attaches supérieurement et soutenue par la matrice elle-même. Chez l'homme, l'urèthre est plus long, plus étroit et descend du col de la vessie à la verge; chez la femme, il est plus court, plus large et se montre au-dessus de l'orifice de la vulve. La matrice est très-petite chez les filles vierges; chez les femmes qui ne sont pas enceintes, elle n'excède guère la capacité de la main. Elle commence à l'axe du ventre, par un col droit et étroit appelé vagin; de là, elle se dirige un peu vers la hanche droite, puis remonte au-dessus du rectum et se fixe, par ses côtés, sur les os des îles. Ceux-ci sont situés au bas-ventre, entre les hanches et le pubis. De ces os et du pubis, l'abdomen arrive en haut vers les hypochondres, enveloppé extérieurement par un tégument qui est apparent, et intérieurement par une membrane lisse qui s'unit à l'épiploon, et que les Grecs appellent περιτόναιον.

CHAPITRE II (1).

Du traitement des maladies de la tête.

Après avoir, pour ainsi dire, mis sous les yeux tout ce que le médecin a besoin de connaître, je vais exposer le traitement de chaque partie malade en commençant par la tête. Sous ce nom, j'entends

carnosa, jungitur per venas cum intestino, eoque osse, quod pubi subest : ipsa soluta atque liberior est : aliter in viris atque in feminis posita. Nam in viris juxta rectum intestinum est, potius in sinistram partem inclinata; in feminis super genitale earum sita est, superque elapsa, ab ipsa vulva sustinetur. Tum in masculis iter urinæ spatiosius et compressius a cervice hujus descendit ad colem : in feminis brevius et plenius, super vulvæ cervicem se ostendit. Vulva autem in virginibus quidem admodum exigua est : in mulieribus vero, nisi ubi gravidæ sunt, non multo major, quam ut manu comprehendatur. Ea recta tenuataque cervice, quem canalem vocant, contra mediam alvum orsa, inde paulum ad dexteriorem coxam convertitur; deinde super rectum intestinum progressa, iliis feminæ latera sua innectit. Ipsa autem ilia inter coxas et pubem imo ventre posita sunt. A quibus ac pube abdomen sursum versus ad præcordia pervenit; ab exteriore parte evidenti cute; ab interiore lævi membrana inclusum, quæ omento jungitur; περιτόναιον autem a Græcis nominatur.

CAPUT II.

De curationibus morborum capitis.

His veluti in conspectum quemdam, quatenus scire curanti necessarium est, adductis, remedia singularum laborantium partium exequar, orsus a capite : sub quo nomine

maintenant cette partie qui est recouverte par le cuir chevelu, car pour les douleurs des yeux, des oreilles, des dents et autres indispositions semblables, j'en parlerai ailleurs. La tête est quelquefois le siége d'une maladie aiguë, très-dangereuse dont les symptômes sont : un frisson violent, la résolution des nerfs, l'obscurcissement de la vue, le délire, le vomissement et la suppression de la voix ; ou bien un écoulement de sang par le nez, suivi du refroidissement du corps et de la perte de connaissance : phénomènes auxquels s'ajoute une douleur intolérable qui se fait surtout sentir dans la région des tempes et de l'occiput. Parfois aussi la tête est atteinte d'une débilité chronique qui n'est ni intense ni dangereuse, mais qui dure toute la vie : d'autres fois elle est en proie à une douleur un peu vive mais courte et exempte de danger, causée par le vin, une indigestion, le froid, la chaleur du feu ou celle du soleil. Toutes ces douleurs sont avec ou sans fièvre; occupent toute la tête ou une partie seulement, et, parfois même, affectent cruellement la partie voisine de la face. On observe, en outre, dans cette région une maladie qui peut être de longue durée : ici, le tégument soulevé par une humeur, est tuméfié et cède à la pression du doigt : c'est l'ὑδροκέφαλος des Grecs (2). Parmi ces affections, celle dont j'ai parlé en second lieu, doit être traitée, tant qu'elle est légère, par la méthode que j'ai indiquée en exposant ce que devaient faire les personnes bien portantes qui ont un organe faible. Quant aux remèdes pour la douleur de tête accompagnée de fièvre, il en a été question au chapitre consacré au traitement des fièvres. Passons maintenant aux autres douleurs. Celle qui est aiguë; qui acquiert une intensité extraordinaire et provient d'une cause subite, bien que n'étant

nunc significo eam partem, quæ capillo tegitur : nam oculorum, aurium, dentium dolor, et si quis similis est, alias erit explicandus. In capite autem interdum acutus et pestifer morbus est (a) : cujus notæ sunt, horror validus, nervorum resolutio, oculorum caligo, mentis alienatio, vomitus, sic ut vox supprimatur; vel sanguinis ex naribus cursus, sicut corpus frigescat, anima deficiat : præter hæc, dolor intolerabilis, maxime circa tempora, vel occipitium. Interdum autem in capite longa imbecillitas, sed neque gravis, neque periculosa per hominis ætatem est : interdum gravior dolor, sed brevis, neque tamen mortiferus; qui vel vino, vel cruditate, vel frigore, vel igne, aut sole contrahitur. Hique omnes dolores modo cum febre, modo sine hac sunt; modo in toto capite, modo in parte; interdum sic, ut oris quoque proximam partem excrucient. Præter hæc etiamnum invenitur genus, quod potest longum esse; ubi humor cutem inflat, eaque intumescit, et prementi digito cedit : ὑδροκέφαλον Græci appellant. Ex his id, quod secundo loco positum est, dum leve est, qua sit ratione curandum, dixi, quum persequerer ea, quæ sani homines in imbecillitate partis alicujus facere deberent. Quæ vero auxilia sint capitis, ubi cum febre dolor est, eo loco explicitum est, quo febrium curatio exposita est. Nunc de ceteris dicendum est. Ex quibus id, quod acutum est, et id, quod supra consuetudinem intenditur,

pas mortelle, est cependant violente et exige, avant tout, une saignée. Mais celle-ci est inutile, si la douleur n'est pas insupportable; il suffit alors de s'abstenir d'aliments et, s'il se peut, de boisson : sinon, de boire de l'eau. Le lendemain, si la douleur persiste, il faut prendre des lavements, provoquer l'éternument et ne boire que de l'eau. Ainsi traitée, la douleur se dissipe souvent au bout d'un ou deux jours, surtout si elle provient d'un excès de vin ou d'une indigestion. Résiste-t-elle? on rase la tête de près et l'on examine quelle peut en être la cause. Est-ce la chaleur? il convient d'arroser la tête avec beaucoup d'eau froide; de la couvrir d'une éponge concave qu'on trempe de temps en temps dans de l'eau froide; de l'oindre d'huile rosat et de vinaigre, ou mieux de l'envelopper de laine en suint imprégnée de ces liquides, ou de cataplasmes réfrigérants. Est-ce le froid? il est bon de verser sur la tête de l'eau de mer, de l'eau salée ou de la décoction de laurier chaude, puis de la frictionner vivement, ensuite de l'arroser de beaucoup d'huile chaude et de la couvrir. Il en est même qui l'entourent de liens; d'autres se procurent du soulagement avec des cataplasmes chauds. Mais si la cause est inconnue, on examine lequel des agents réfrigérants ou caléfiants, calme le plus; et l'on emploie celui que l'expérience a fait reconnaître le meilleur. La cause du mal est-elle difficile à pénétrer; il faut d'abord répandre sur la tête, comme on vient de le prescrire, de l'eau chaude salée ou une décoction chaude de laurier, puis de l'oxycrat froid. Voici les moyens qui s'emploient communément dans toutes les douleurs de tête invétérées : il faut exciter l'éternument; frictionner vigoureusement les parties inférieures; faire gargariser avec des sialagogues; appliquer des ventouses

idque quod ex subita causa, etsi non pestiferum, tamen vehemens est, primam curationem habet, qua sanguis mittatur. Sed id, nisi intolerabilis dolor est, supervacuum est : satiusque est abstinere a cibo, si fieri potest, etiam a potione; si non potest, aquam bibere. Si postero die dolor remanet, alvum ducere, sternumenta evocare, nihil assumere, nisi aquam. Sæpe enim dies unus aut alter totum dolorem hac ratione discutit; utique si ex vino vel cruditate origo est. Si vero in his auxilii parum est, tonderi oportet ad cutem : deinde considerandum est, quæ causa dolorem excitarit. Si calor, aqua frigida multa perfundere caput expedit : spongiam concavam imponere subinde in aqua frigida expressam : ungere rosa et aceto, vel potius his tinctam lanam succidam imponere, aliave refrigerantia cataplasmata. At si frigus nocuit, caput oportet perfundere aqua calida marina, vel certe salsa, aut in qua laurus decocta sit; tum caput vehementer perfricare; deinde calido oleo implere et veste velare. Quidam etiam id devinciunt; alii cervicalibus vestimentisque onerant, et sic levantur; alios calida cataplasmata adjuvant. Ergo etiam ubi causa incognita est, videre oportet, refrigerantia magis, an calefacientia leniant, et iis uti, quæ experimentum approbarit. At si parum causa discernitur, perfundere caput primum aqua calida, sicut supra præceptum est, vel salsa, vel ex lauro decocta; tum frigida posca. Illa in omni vetusto

aux tempes et à l'occiput; soustraire du sang par les narines; exercer de temps en temps des tractions sur les tempes avec de la résine; produire des exulcérations sur les parties douloureuses avec des sinapismes, sous lesquels on met un petit linge pour les empêcher de causer une trop forte érosion. On doit aussi établir des ulcères à l'endroit douloureux, avec des fers rouges; prendre très-peu d'aliments; boire de l'eau et, dès que la douleur est apaisée, se rendre au bain, où l'on se fait arroser la tête avec beaucoup d'eau, d'abord chaude puis froide; ensuite, quand la douleur a complétement disparu, on revient au vin; mais plus tard, il faut toujours boire de l'eau avant autre chose. Différente est l'espèce de maladie qui détermine une collection d'humeur dans la tête. Ici, il est nécessaire de raser le cuir chevelu de très-près, puis d'appliquer un sinapisme pour exulcérer le tégument; si ce moyen ne réussit pas, on a recours au scalpel (3). Il convient aussi, comme chez les hydropiques, que le malade s'exerce, sue, soit fortement frictionné et prenne des aliments et des boissons diurétiques.

CHAPITRE III (II, 2).

D'une maladie qui naît à la face.

Il se manifeste à la face une maladie que les Grecs appellent κυνικός σπασμος (1). Cette maladie se déclare ordinairement dans le cours d'une fièvre aiguë; la bouche est contournée et grimaçante; le visage et le

capitis dolore communia sunt : sternumenta excitare; inferiores partes vehementer perfricare; gargarizare iis quæ salivam movent; cucurbitulas temporibus et occipitio admovere; sanguinem ex naribus detrahere; resina subinde tempora pervellere, et imposito sinapi exulcerare ea, quæ male habent, ante linteolo subjecto, ne vehementer arrodat; candentibus ferramentis, ubi dolor est, ulcera excitare; cibum permodicum cum aqua sumere : ubi levatus est dolor, in balneum ire, ibi multa aqua prius calida, deinde frigida per caput perfundi : si discussus ex toto dolor est, etiam ad vinum reverti; sed postea semper, antequam quidquam aliud, aquam bibere. Dissimile est id genus, quod humorem in caput contrahit. In hoc tonderi ad cutem necessarium est; deinde imponere sinapi, sic ut exulceret; si id parum profuit, scalpello utendum est. Illa cum hydropicis communia sunt, ut exerceatur, insudet, vehementer perfricetur, cibis potionibusque utatur urinam præcipue moventibus.

CAPUT III [2].

De morbo qui circa faciem nascitur.

Circa faciem vero morbus innascitur, quem Græci κυνικὸν σπασμὸν nominant. Isque cum acuta fere febre oritur; os cum motu quodam pervertitur (a); accedit crebra coloris in facie totoque corpore mutatio; somnus in promptu est. In hoc sanguinem mittere

corps sont sujets à de fréquents changements de couleur, et la tendance au sommeil est incessante. Dans ce cas, ce qu'il y a de mieux à faire, c'est de saigner ; si le mal ne cède pas à ce moyen, on donne des lavements ; s'il résiste encore, on provoque le vomissement avec de l'ellébore blanc. Il est nécessaire, en outre, d'éviter le soleil, la fatigue et le vin. Si ces moyens sont impuissants, on a recours à la course, à une friction douce et longue sur l'endroit malade ; plus courte, mais forte sur les autres parties. On se trouve bien aussi d'exciter l'éternument ; de raser la tête ; d'y faire des ablutions d'eau de mer ou d'eau salée chaude, additionnée de soufre, et, après ces ablutions, de recommencer les frictions ; de mâcher de la moutarde et, en même temps, d'appliquer sur les parties affectées du visage, du cérat ; et sur celles qui sont saines, un sinapisme qu'on laisse jusqu'à ce qu'il ait produit une érosion. Les aliments de la classe moyenne sont les plus convenables.

CHAPITRE IV (II, 3).

De la résolution de la langue (paralysie).

Si la langue est paralysée, ce qui arrive tantôt spontanément, tantôt à la suite d'une maladie, et qu'on soit dans l'impossibilité d'articuler les mots, il faut se gargariser avec une décoction de thym, d'hyssope ou de cataire ; boire de l'eau ; se frictionner fortement la tête, la bouche, les parties qui sont sous le menton, et le cou ; enduire la langue de laser ; mâcher des substances très-âcres, telles que la mou-

optimum est : si finitum eo malum non est, ducere alvum : si ne sic quidem discussum est, albo veratro vomitum movere. Præter hæc necessarium est vitare solem, lassitudinem, vinum. Si discussum his non est, utendum est cursu ; frictione in eo, quod læsum est, leni et multa ; in reliquis partibus breviore, sed vehementi. Prodest etiam movere sternumenta ; caput radere ; idque perfundere aqua calida (*b*) marina, vel certe salsa, sic ut ei sulphur quoque adjiciatur ; post perfusionem iterum perfricare ; sinapi manducare ; eodemque tempore affectis oris partibus ceratum, integris idem sinapi, donec arrodat, imponere. Cibus aptissimus ex media materia est.

CAPUT IV [2].

De resolutione linguæ.

At si lingua resoluta est, quod interdum per se, interdum ex morbo aliquo fit, sic ut sermo hominis non explicetur, oportet gargarizare ex aqua, in qua vel thymum, vel hyssopum, vel nepeta decocta sit ; aquam bibere ; caput, et os, et ea, quæ sub mento sunt, et cervicem vehementer perfricare ; lasere linguam ipsam linere ; manducare,

tarde, l'ail et l'oignon ; faire de grands efforts pour articuler des mots ; s'exercer en retenant son souffle (1) ; répandre souvent de l'eau froide sur la tête ; manger quelquefois beaucoup de radis, puis se faire vomir.

CHAPITRE V (II, 4).

Du rhume et de l'enchifrènement.

Quelquefois une humeur distille de la tête dans les narines : ce n'est qu'une indisposition ; quelquefois dans la gorge : le cas est alors plus grave ; quelquefois même dans le poumon, ce qui est très-grave. Est-ce dans les narines qu'elle tombe ? il s'en écoule une pituite ténue ; la tête est un peu douloureuse, lourde et les éternuments fréquents ; est-ce dans la gorge ? elle y cause de l'irritation et excite de la toux ; est-ce dans le poumon ? outre les éternuments et la toux, il y a de la pesanteur de tête, de la lassitude, de la soif, de la chaleur et des urines bilieuses. Une autre affection qui ne diffère guère de la précédente, est l'enchifrènement. Celui-ci obstrue les narines, obscurcit la voix, provoque une toux sèche, communique un goût salé à la salive, cause des tintements d'oreilles, des pulsations vasculaires dans la tête et rend l'urine trouble. Hippocrate appelle κορύζαι toutes ces affections (1); je remarque que les Grecs réservent maintenant ce nom pour l'enchifrènement, et nomment le rhume κατασταγμός. Ces indispositions sont de courte durée; mais négligées elles passent, d'ordinaire, à l'état chroni-

quæ sunt acerrima, id est sinapi, allium, cepam ; magna vi luctari, ut verba exprimantur ; exerceri retento spiritu ; caput sæpe aqua frigida perfundere ; nonnunquam multam esse radiculam, deinde vomere.

CAPUT V [2].

De destillatione ac gravedine.

Destillat autem humor de capite interdum in nares, quod leve est ; interdum in fauces, quod pejus est ; interdum etiam in pulmonem, quod pessimum est. Si in nares destillat, tenuis per has pituita profluit, caput leviter dolet, gravitas ejus sentitur, frequentia sternumenta sunt ; si in fauces, has exasperat, tussiculam movet ; si in pulmonem, præter sternumenta et tussim, est etiam capitis gravitas, lassitudo, sitis, æstus, biliosa urina. Aliud autem, quamvis non multum distans, malum, gravedo est. Hæc nares claudit, vocem obtundit, tussim siccam movet : sub eadem salsa est saliva, sonant aures, venæ moventur in capite, turbida urina est. Hæc omnia κορύζας Hippocrates nominat : nunc video apud Græcos in gravedine hoc nomen servari ; destillationem καταστάγμόν appellari. Hæc autem et brevia, et si neglecta sunt, longa esse consuerunt. Nihil pesti-

que. Elles n'ont rien de dangereux quand elles n'ulcèrent point le poumon. Dès qu'on se sent pris de la sorte, on doit sur-le-champ éviter le soleil et s'abstenir de bain, de vin et des plaisirs vénériens, tout en continuant l'usage des onctions et de sa nourriture habituelle. Il faut se promener avec rapidité, mais à couvert; puis se frictionner la tête et le visage plus de cinquante fois. Il est rare qu'en nous ménageant pendant deux ou trois jours, ce mal ne s'apaise pas. Quand ce résultat est obtenu, si, dans le rhume, la pituite s'est épaissie, ou si, dans l'enchifrènement, les narines sont devenues plus libres, il convient d'user du bain, de se bassiner le visage et la tête avec beaucoup d'eau, d'abord chaude puis froide; ensuite de boire du vin et de prendre en même temps des aliments substantiels. Mais si, le quatrième jour, la pituite est encore ténue et que les narines paraissent toujours bouchées, il faut prendre du vin d'aminée austère (2), puis de l'eau pendant deux jours; après quoi l'on revient au bain et à son genre de vie ordinaire. Les jours mêmes où l'on est obligé de négliger quelque chose, il n'y a pas utilité à vivre en malade : il faut au contraire agir comme une personne bien portante, à moins qu'on ne soit affligé depuis longtemps et violemment de ces incommodités : cas dans lequel il est nécessaire de s'observer plus attentivement. Dans cette circonstance, si l'humeur se porte sur les narines ou dans la gorge, on doit, indépendamment de ce que j'ai recommandé plus haut, se promener beaucoup dès les premiers jours ; se frictionner fortement les parties inférieures mais plus légèrement le thorax, le visage et la tête; retrancher la moitié de sa nourriture habituelle; manger des œufs, de l'amidon et les aliments semblables qui épaississent la pituite, et lutter, le plus possible,

ferum est, nisi quod pulmonem exulcerat. Ubi aliquid ejusmodi sentimus, protinus abstinere a sole, balneo, vino, venere debemus : inter quæ unctione, et assueto cibo nihilominus uti licet. Ambulatione tantum acri, sed tecta utendum est, et post eam caput atque os supra quinquagies perfricandum. Raroque fit, ut, si biduo, vel certe triduo nobis temperavimus, id vitium non levetur. Quo levato, si in destillatione crassa facta pituita est, vel in gravedine nares magis patent, balneo utendum est, multaque aqua prius calida, post egelida, fovendum os caputque; deinde cum cibo pleniore vinum bibendum. At si æque tenuis quarto die pituita est, vel nares æque clausæ videntur, assumendum est vinum amineum austerum; deinde rursus biduo aqua; post quæ ad balneum, et ad consuetudinem revertendum est. Neque tamen illis ipsis diebus, quibus aliqua omittenda sunt, expedit tamquam ægros agere; sed cetera omnia quasi sanis facienda sunt, præterquam si diutius aliquem et vehementius ista sollicitare consuerunt : huic enim quædam curiosior observatio necessaria est. Igitur huic, si in nares vel in fauces destillat, præter ea, quæ supra retuli, protinus primis diebus multum ambulandum est; perfricandæ vehementer inferiores partes; lenior frictio adhibenda thoraci, ori, capiti ; demenda assueto cibo pars dimidia; sumenda ova, amyum, similiaque, quæ pituitam faciunt crassiorem; siti contra, quanta maxima

contre la soif. Dès que, par ces moyens, on s'est mis en état de faire usage des bains, et qu'on en a déjà pris, on ajoute à ses aliments du menu poisson ou de la viande, sans cependant en arriver immédiatement à sa quantité ordinaire de nourriture, et l'on boit du vin pur en abondance. Si l'humeur distille également dans le poumon, la promenade et la friction sont beaucoup plus nécessaires; il faut aussi faire usage des mêmes aliments, et, s'ils ne produisent pas d'assez bons effets, en prendre de l'espèce âcre; satisfaire plus complétement le besoin de dormir; s'abstenir de toute affaire et essayer quelquefois du bain, mais plus tard. Dans l'enchifrènement, il convient, le premier jour, de rester couché sans manger ni boire; de se couvrir la tête et d'entourer la gorge avec de la laine; le second jour, de se lever, de s'abstenir de boisson ou, s'il y a urgence absolue, de ne pas boire plus d'une hémine d'eau, et le troisième jour, de manger un peu de mie de pain avec un petit poisson ou un peu de viande légère et de boire de l'eau. Si l'on n'a pas pu s'empêcher de prendre trop de nourriture, on se fait vomir : dès qu'on est arrivé au bain, on se bassine la tête et le visage avec beaucoup d'eau chaude jusqu'à ce que la sueur arrive; puis on revient au vin. Après avoir suivi ces prescriptions, il est presque impossible que cette incommodité persiste au même degré; si elle se maintenait, on userait d'aliments froids, secs, légers, de très-peu de boisson, et l'on continuerait les frictions et les exercices qui, du reste, sont nécessaires dans toutes les indispositions de ce genre.

sustineri potest, pugnandum. Ubi per hæc idoneus aliquis balneo factus, eoque usus est, adjiciendus est cibo pisciculus, aut caro, sic tamen, ne protinus justus modus cibi sumatur : vino meraco copiosius utendum est. At si in pulmonem quoque destillat, multo magis et ambulatione et frictione opus est; eademque adhibita ratione in cibis, si non satis illi proficiunt, acrioribus utendum est; magis somno indulgendum, abstinendumque a negotiis omnibus; aliquando, sed serius, balneum tentandum. In gravedine autem, primo die quiescere, neque esse, neque bibere, caput velare, fauces lana circumdare : postero die surgere, abstinere a potione, aut, si res coegerit, non ultra heminam aquæ assumere : tertio die panis non ita multum ex parte interiore cum pisciculo, vel levi carne sumere, aquam bibere : si quis sibi temperare non potuerit, quominus pleniore victu utatur, vomere : ubi in balneum ventum est, multa calida aqua caput et os fovere usque ad sudorem : tum ad vinum redire. Post quæ vix fieri potest, ut idem incommodum maneat : sed si manserit, utendum erit cibis frigidis, aridis, levibus, humore quam minimo, servatis frictionibus exercitationibusque, quæ in omni ali genere valetudinis necessariæ sunt.

CHAPITRE VI (III).

Des maladies du cou.

De la tête, passons au cou, qui est sujet à des maladies extrêmement graves. Il n'en est pas de plus pénible et de plus aiguë que cette sorte de rigidité des nerfs (1) qui tient tantôt la tête renversée vers les épaules, tantôt le menton incliné vers la poitrine, tantôt le cou droit et immobile. Les Grecs appellent la première ὀπισθότονος, la seconde ἐμπροσθότονος, la dernière τέτανος; quelques médecins moins subtils, emploient ces mots indistinctement. Ces affections tuent souvent en quatre jours; ce terme dépassé, elles sont sans danger (2). On les traite toutes de la même manière; sur ce point, il y a accord. Toutefois, Asclépiade croyait qu'il faut toujours saigner; pratique que d'autres ont condamnée parce que le corps a, surtout alors, besoin de chaleur et que celle-ci réside dans le sang. Cette opinion est fausse, car le sang n'est pas naturellement chaud, mais, de tous les éléments du corps, c'est celui qui se réchauffe ou se refroidit le plus vite (3). Quand est-il opportun d'en tirer? C'est ce qu'on peut comprendre d'après les préceptes qui ont été établis dans le chapitre de la saignée (4). Généralement, on donne avec avantage du castoréum seul ou mêlé avec du poivre ou du laser : il est nécessaire de faire ensuite des fomentations humides et chaudes : voilà pourquoi la plupart des médecins versent de temps en temps beaucoup d'eau chaude sur le cou. Ce moyen soulage

CAPUT VI [3].

De cervicis morbis.

A capite transitus ad cervicem est; quæ gravibus admodum morbis obnoxia est. Neque tamen alius importunior acutiorque morbus est, quam is, qui quodam rigore nervorum, modo caput scapulis, modo mentum pectori adnectit, modo rectam et immobilem cervicem intendit. Priorem Græci ὀπισθότονον, insequentem ἐμπροσθότονον, ultimum τέτανον appellant : quamvis minus subtiliter quidam indiscretis his nominibus utuntur. Ea sæpe intra quartum diem tollunt : si hunc evaserunt, sine periculo sunt. Eadem omnia ratione curantur; idque convenit. Sed Asclepiades utique mittendum sanguinem credidit : quod quidam vitandum esse dixerunt, eo quod maxime tum corpus calore egeret; isque esset in sanguine. Verum hoc quidem falsum est. Neque enim natura sanguinis est, utique caleat; sed ex iis quæ in homine sunt, hic celerrime vel calescit, vel refrigescit. Mitti vero nec ne debeat, ex iis intelligi potest, quæ de sanguinis missione præcepta sunt. Utique autem recte datur castoreum, et cum hoc piper, vel laser : deinde opus est fomento humido et calido : itaque plerique aqua calida multa

pour le moment, mais il rend les nerfs plus impressionnables au froid, qu'il faut éviter à tout prix. Il vaut mieux oindre d'abord le cou avec du cérat liquide ; puis appliquer des vessies de bœuf ou de petites outres pleines d'huile chaude, ou un cataplasme chaud de farine ou de poivre rond écrasé avec des figues. Ce qui est préférable, c'est une fomentation de sel humide ; j'ai déjà indiqué la manière de la faire (5). Après l'emploi de l'un de ces moyens, il importe de mettre le patient près du feu ou au soleil en été, et de lui frotter le cou, les épaules et l'épine avec de vieille huile ; si l'on n'en a pas, avec de l'huile de Syrie ; à défaut de cette dernière, avec de la graisse très-vieille. La friction, utile sur toutes les vertèbres, l'est principalement sur celles du cou. Par conséquent, il faut nuit et jour, mais par intervalles, user de ce moyen, et, pendant l'interruption, appliquer un malagme caléfiant. On prendra surtout des mesures contre le froid ; dans ce but, on devra, dans la chambre où couchera le malade, entretenir sans cesse du feu, notamment avant le jour, moment où le froid se fait le plus vivement sentir. Il ne sera pas inutile de tenir la tête rasée, de l'oindre avec de l'huile d'iris ou de troëme chaude, et de la couvrir d'un piléus (6) ; quelquefois même de se mettre en entier dans un bain d'huile chaude, ou d'eau chaude dans laquelle on aura fait bouillir du fenugrec et ajouté un tiers d'huile. Les lavements fréquents dégagent aussi les parties supérieures. La douleur a-t-elle acquis plus d'intensité? on applique derrière le cou des ventouses scarifiées, et l'on cautérise cette région avec un fer rouge ou de la moutarde. Dès que la douleur est apaisée et que le cou commence à se mouvoir, c'est signe que la mala-

cervices subinde perfunduut. Id in præsentia levat ; sed oportuniores nervos frigori reddit : quod utique vitandum est. Utilius igitur est cerato liquido primum cervicem perungere ; deinde admovere vesicas bubulas, vel utriculos oleo calido repletos, vel ex farina calidum cataplasma, vel piper rotundum cum ficu contusum. Utilissimum tamen est humido sale fovere : quod quomodo fieret jam ostendi. Ubi eorum aliquid factum est, admovere ad ignem, vel, si æstas est, in sole ægrum oportet ; maximeque oleo vetere ; si id non est, syriaco ; si ne id quidem est, adipe quam vetustissima cervicem et scapulas et spinam perfricare. Frictio quum omnibus in homine vertebris utilis sit, tum iis præcipue quæ in collo sunt. Ergo die nocteque, interpositis tamen quibusdam temporibus, hoc remedio utendum est ; dum id intermittitur, imponendum malagma aliquod ex calefacientibus. Cavendum vero præcipue frigus ; ideoque in eo conclavi, quo cubabit æger, ignis continuus esse debebit, maximeque tempore antelucano, quo præcipue frigus intenditur. Neque inutile erit caput attonsum habere, idque irino vel cyprino calido madefacere, et superimposito pileo velare ; nonnunquam etiam in calidum oleum totum descendere, vel in aquam calidam, in qua fœnum græcum decoctum sit, et adjecta olei pars tertia. Alvus quoque ducta sæpe superiores partes resolvit. Si vero etiam vehementius dolor crevit, admovendæ cervicibus cucurbitulæ sunt, sic ut cutis incidatur : eadem aut ferramentis, aut sinapi adurenda. Ubi levatus est dolor,

die cède à la médication. Mais, pendant longtemps, il importe d'éviter les aliments qui nécessitent la mastication, et de se borner aux gruaux, aux œufs sorbiles ou mous et à quelques bouillons. Si ce régime réussit et que le cou paraisse tout à fait en bon état, on commence à prendre de la panade bien humectée. Toutefois, on se remettra plutôt à l'usage du pain qu'à celui du vin ; car ce dernier est particulièrement dangereux : aussi faut-il l'ajourner à une époque plus éloignée.

CHAPITRE VII (IV, 1).

Des maux de gorge, et surtout de l'angine.

Si ce genre de maladie (1) affecte toute la région cervicale, il en est un autre aussi dangereux et aussi aigu qui siége dans la gorge. Nos auteurs l'appellent angine : chez les Grecs, son nom varie suivant les espèces. En effet, quelquefois il n'y a ni rougeur ni tuméfaction apparente, mais la peau est sèche, la respiration difficile et les membres dans la résolution : c'est l'espèce appelée συνάγχη. D'autres fois, la langue et la gorge sont rouges et tuméfiées, la voix éteinte, les yeux tournés, le visage pâle, et il y a du hoquet : c'est le κυνάγχη. Les symptômes communs sont l'impossibilité d'avaler ni aliments ni boissons, et de respirer. Le mal est plus léger s'il existe seulement de la tuméfaction et de la rougeur, sans le cortége des autres symptômes : c'est alors le παρασυνάγχη. Quelle que soit l'espèce, il faut

moverique cervix cœpit, scire licet cedere remediis morbum. Sed diu vitandus cibus quisquis madendus est. Sorbitionibus utendum, itemque ovis sorbilibus, aut mollibus ; jus aliquod assumendum. Id si bene processerit, jamque ex toto recte se habere cervices videbuntur, incipiendum erit a pulticula, vel intrita bene madida. Celerius tamen etiam panis mandendus, quam vinum gustandum : siquidem hujus usus præcipue periculosus ; ideoque in longius tempus differendus est.

CAPUT VII (IV, I).

De faucium morbis : et primum de angina.

Ut hoc autem morbi genus circa totam cervicem, sic alterum, æque pestiferum acutumque, in faucibus esse consuevit. Nostri *anginam* vocant : apud Græcos nomen prout species est. Interdum enim neque rubor, neque tumor ullus apparet ; sed corpus aridum est, vix spiritus trahitur, membra solvuntur : id συνάγχην vocant. Interdum lingua faucesque cum rubore intumescunt, vox nihil significa, oculi vertuntur, facies pallet, singultusque est : id κυνάγχην vocant. Illa communia sunt : æger non cibum devorare, non potionem potest ; spiritus ejus intercluditur. Levius est, ubi tumor tantummodo ruborque est, cætera non sequuntur : id παρασυνάγχην appellant. Quid-

tirer du sang, si les forces le comportent, puis administrer des lavements ; il est bon aussi d'appliquer une ventouse au-dessous du menton et dans les environs de la gorge, pour attirer la matière qui cause l'étouffement, puis d'employer des fomentations humides ; car sèches, elles empêchent de respirer. On appliquera donc des éponges, qu'il vaut mieux tremper de temps en tremps dans de l'huile chaude, que dans de l'eau chaude ; le suc chaud de sel est ici également très-efficace (2). Il y a avantage aussi à faire une décoction d'hyssope, de cataire, de thym, d'absinthe, ou même de son ou de figues sèches dans de l'eau miellée, et de l'employer en gargarisme, puis d'oindre le palais avec du fiel de taureau, ou le médicament qui se fait avec des mûres (3) ; il est bon également de le saupoudrer de poivre. Ces moyens produisent-ils peu d'effet? il reste une dernière ressource, c'est de pratiquer des scarifications assez profondes au haut du cou, au-dessous de la mâchoire inférieure, ainsi qu'au palais, en deçà de la luette, ou de saigner les veines sub-linguales, afin d'expulser, par ces plaies, le principe morbide. Si cette médication échoue, on peut être sûr que la maladie a pris le dessus ; mais si le patient éprouve du soulagement, et si la gorge permet déjà le passage de l'air et des aliments, la santé se rétablit facilement. La nature vient quelquefois aussi en aide à la guérison, si le mal passe d'un siége plus étroit, dans un autre plus spacieux ; ainsi, survient-il de la rougeur et de la tuméfaction à la poitrine? c'est signe que la gorge se dégage (4). De quelque manière que le mal de gorge se soit calmé, il faut commencer par des substances humectantes, surtout par de l'eau miellée bouillie, puis prendre des aliments mous et exemps d'âcreté, jusqu'à ce que la gorge soit revenue

quid est, si vires patiuntur, sanguis mittendus est : secundum est dulcere alvum. Cucurbitula quoque recte sub mento, et circa fauces admovetur, ut id quod strangulat, evocet. Opus est deinde fomentis humidis : nam sicca spiritum elidunt. Ergo admovere spongias oportet ; quæ melius in calidum oleum, quam in calidam aquam subinde demittuntur ; efficacissimusque est hic quoque salis calidus succus. Tum commodum est, hyssopum, vel nepatam, vel thymum, vel absinthium, vel etiam furfures, aut ficus aridas cum mulsa aqua decoquere, eaque gargarizare : post hæc palatum ungere vel felle taurino, vel eo medicamento, quod est moris est. Polline etiam piperis id recte respergitur. Si per hæc parum proficitur, ultimum est incidere satis altis plagis sub ipsis maxillis supra collum, et in palato citra (a) uvam, vel eas venas, quæ sub lingua sunt ; ut per ea ulcera morbus erumpat. Quibus si non fuerit æger adjectus, scire licet malo victum esse. Si vero his morbus levatus est, jamque fauces et cibum et spiritum capiunt, facilis ad bonam valetudinem recursus est. Atque interdum natura quoque adjuvat, si ex angustiore sede vitium transit in latiorem : itaque rubore et tumore in præcordiis orto, scire licet fauces liberari. Quidquid autem eas levarit, incipiendum est ab humidis, maximeque aqua mulsa decocta : deinde assumendi molles et non acres cibi sunt, donec fauces ad pristinum habitum revertantur. Vulgo audio, si quis

à son état normal. C'est une opinion vulgaire qu'on se préserve de l'angine pendant toute l'année en mangeant un petit d'hirondelle (5) ; et que ce même oiseau conservé dans du sel, réduit en charbon au feu, puis pulvérisé et pris en potion dans de l'eau miellée, est utile quand on est atteint de cette maladie. Comme ce remède est recommandé par des personnes estimables du peuple, et qu'il ne peut avoir aucun inconvénient, j'ai cru devoir l'insérer dans mon ouvrage, quoique je n'aie rien lu à ce sujet, dans les écrits des médecins (6).

CHAPITRE VIII (IV, 2).

De la difficulté de respirer.

La gorge est encore sujette à un autre mal, que les Grecs désignent sous un nom ou sous un autre, selon son intensité. Il consiste essentiellement dans la difficulté de respirer; si cette difficulté est modérée et n'entraîne point une suffocation complète, on l'appelle δύσπνοια; si elle est assez violente pour rendre l'inspiration bruyante et hâletante, elle prend le nom d'ἆσθμα : s'il arrive, de plus, qu'on ne puisse aspirer l'air qu'en tenant le cou redressé, c'est l'ὀρθόπνοια. De ces espèces de maladies, la première peut traîner en longueur ; les deux autres sont ordinairement aiguës. Elles ont cela de commun que, par suite de l'étroitesse du passage par où le souffle s'échappe, il se produit un sifflement ; que la poitrine, les hypochondres, parfois même les épaules sont

pullum hirundinis ederit, angina toto anno non periclitari ; servatumque eum ex sale, quum is morbus urget, comburi, carbonemque ejus contritum in aquam mulsam, quæ potui detur, infriari, et prodesse. Id quum idoneos auctores ex populo habeat, neque habere quidquam periculi possit, quamvis in monumentis medicorum non legerim, tamen inserendum huic operi meo credidi.

CAPUT VIII [IV, 2.]

De difficultate spirandi.

Est etiam circa fauces malum, quod apud Græcos aliud aliudque nomen habet, prout se intendit. Omne in difficultate spirandi consistit : sed hæc dum modica est, neque ex toto strangulat, δύσπνοια appellatur : quum vehementior est, ut spirare æger sine sono et anhelatione non possit, ἆσθμα : quum accessit id quoque, ne nisi recta cervice spiritus trahatur, ὀρθόπνοια. Ex quibus id, quod primum est, potest diu trahi ; duo insequentia acuta esse consuerunt. His communia sunt : quod propter angustias, per quas spiritus evadit, sibilium edit, dolor in pectore præcordiisque est, interdum etiam in scapulis, isque modo decedit, modo revertitur ; ad hæc tussicula accedit.

le siége d'une douleur qui tantôt disparaît, tantôt se reproduit; et qu'il y a de plus une petite toux. Un moyen de traitement consiste, sauf empêchement, à tirer du sang. Ce n'est pas assez : il faut encore relâcher le ventre avec du lait, purger, parfois même administrer des lavements; de cette manière, le corps maigrit et la respiration commence à s'effectuer plus librement. Il importe aussi de tenir la tête du patient élevée dans le lit; d'entretenir sur sa poitrine des fomentations et des cataplasmes chauds, secs ou humides, puis d'appliquer un malagme, du cérat d'huile de troëne ou de l'onguent d'iris. Ensuite, on donne à jeun pour boisson de l'eau miellée dans laquelle on a fait bouillir de l'hyssope ou de la racine de câprier broyée. Il est bon aussi de sucer du natron, du cresson ou de l'ail frit, puis pilé et mêlé avec du miel; de faire cuire ensemble du miel, du galbanum, de la résine du térébinthe, et dès que le mélange est un peu homogène, d'en faire fondre chaque jour sous la langue, gros comme une fève; ou bien de broyer :

soufre qui n'a pas subi l'action du feu........... P.)-(. =.
aurone.................................. P.)-(.

dans un cyathe de vin, qu'on boit tiède. Ce n'est pas une opinion futile que celle qui prescrit de faire dessécher un foie de renard, puis de le piler et d'en verser la poudre dans une boisson; ou bien de manger le poumon de cet animal tout récemment rôti, mais cuit dans un vase qui n'est pas en fer. Il faut, en outre, prendre des gruaux et des aliments doux, de temps en temps du vin léger et austère, et parfois se faire vomir. Les diurétiques, quels qu'ils soient, sont encore utiles; mais rien ne l'est davantage qu'une promenade lente, poussée presque jusqu'à la fatigue, et des frictions prolongées, notamment sur les par-

Auxilium est, nisi aliquid prohibet, in sanguinis detractione. Neque id satis est, sed lacte quoque venter solvendus est : liquanda alvus, interdum etiam ducenda, quibus extenuatum corpus incipit spiritum trahere commodius. Caput autem etiam in lecto sublime habendum est; thorax fomentis, cataplasmatique calidis, aut siccis, aut etiam humidis adjuvandus est; et postea vel malagma superimponendum, vel certe ceratum ex cyprino, vel irino unguento. Sumenda deinde jejuno potui mulsa aqua, cum qua vel hyssopus cocta, vel contrita capparis radix sit. Delingitur etiam utiliter aut nitrum, aut nasturtium, aut allium frictum, deinde contritum et cum melle mixtum : simulque coquuntur mel, galbanum, resina terebinthina, et ubi coierunt, ex his quod fabæ magnitudinem habet, quotidie sub lingua liquatur : aut sulphuris ignem non experti p.)-(. = . abrotoni p.)-(. in vini cyatho teruntur, idque tepefactum sorbetur. Est etiam non vana opinio, vulpinum jecur, ubi siccum et aridum factum est, contundi oportere, polentamque ex eo potioni aspergi : vel ejusdem pulmonem quam recentissimum assum, sed sine ferro coctum (a), edendum esse. Præter hæc sorbitionibus et lenibus cibis utendum est; interdum vino tenui, austero; nonnunquam

ties inférieures, pratiquées par le malade lui-même ou par d'autres personnes, au soleil ou près d'un feu, et continuées jusqu'à ce que la sueur se produise.

CHAPITRE IX (IV, 3).

Des ulcères de la gorge.

Il se forme parfois des ulcères dans l'intérieur de la gorge. Dans ce cas, la plupart des médecins appliquent à l'extérieur des cataplasmes chauds et des fomentations humides, et veulent même que le patient reçoive de la vapeur chaude dans la bouche : d'autres soutiennent que ces moyens ramollissent les parties malades, et les disposent davantage à l'affection déjà existante. Si l'on est en mesure de bien éviter le froid, leur emploi est sans inconvénient ; si le froid est à craindre, ils sont intempestifs. Il est toujours dangereux de frictionner la gorge : car cela cause des ulcères. Les diurétiques ne sont pas utiles, parce qu'en passant, ils peuvent atténuer la pituite qu'il vaut mieux arrêter. Asclépiade, auteur estimé de beaucoup de conseils que nous avons nous-mêmes suivis, recommande de boire du vinaigre très-concentré, qui réprime les ulcères sans causer aucun mal. Ce liquide peut, il est vrai, arrêter une hémorrhagie, mais non guérir les ulcères. Pour ceux-ci, il est mieux d'employer du lycium, que ce médecin approuve également ; du suc de poireau ou de marrube, des noix grecques

vomitu. Prosunt etiam quæcumque urinam movent : sed nihil magis quam ambulatio lenta pæne usque ad lassitudinem ; frictio multa, præcipue inferiorum partium, vel in sole, vel ad ignem, et per se ipsum, et per alios, usque ad sudorem.

CAPUT IX [IV, 3].

De faucium exulceratione.

In interiore vero faucium parte interdum exulceratio esse consuevit. In hac plerique extrinsecus cataplasmatis calidis, fomentisque humidis utuntur : volunt etiam vaporem calidum ore recipi : per quæ molliores alii partes eas fieri dicunt, opportunioresque vitio jam hærenti. Sed, si bene vitari frigus potest, tuta illa præsidia ; si metus ejus est, supervacua sunt. Utique autem perfricare fauces periculosum est : exulcerat enim. Neque utilia sunt, quæ urinæ movendæ sunt ; quia possunt, dum transeunt, ibi quoque pituitam extenuare, quam supprimi melius est. Asclepiades multarum rerum, quas ipsi quoque sequuti sumus, auctor bonus, acetum ait quam acerrimum esse sorbendum : hoc enim sine ulla noxa comprimi ulcera. Sed id supprimere sanguinem potest, ulcera ipsa sanare non potest. Melius huic rei lycium est ; quod idem quoque æque probat : vel porri, vel marrubii succus, vel nuces græcæ cum tragacantho contritæ et cum

pilées avec de la gomme adragant et mêlées avec du passum, ou de la farine de graines de lin mêlée avec du vin doux. L'exercice de la promenade et de la course est également nécessaire, ainsi qu'une forte friction sur toute la partie inférieure du corps, à partir de la poitrine. Les aliments ne doivent être ni trop âcres ni acerbes; on chosira le miel, les lentilles, le tragum, le lait, la ptisane, la viande grasse, surtout le poireau et tous les mets avec lesquels il est mêlé. Il est bon de ne prendre que très-peu de boisson. On peut donner de l'eau pure ou de l'eau dans laquelle on a fait bouillir un coing ou des dattes. Les gargarismes émollients, et s'ils produisent peu d'effet, les gargarismes astringents, sont également utiles. Cette maladie n'est pas aiguë et peut ne pas être chronique; elle demande à être traitée de bonne heure pour ne pas acquérir plus de violence et de durée.

CHAPITRE X (IV, 4).

De la toux.

La toux est généralement incommode à cause de l'ulcération de la gorge; affection qui se contracte de plusieurs manières. Il suit de cette complication que, la gorge guérie, la toux se dissipe. Quelquefois la toux se développe spontanément; si elle devient chronique, la guérison en est rare. La toux est tantôt sèche, et tantôt provoque un écoulement de pituite. Il faut, de deux jours l'un, boire de l'hys-

passo mixtæ, vel lini semen contritum et cum dulci vino mixtum. Exercitatio quoque ambulandi currendique necessaria est : frictio a pectore vehemens toti inferiori parti adhibenda. Cibi vero esse debent neque nimium acres, neque asperi; mel, lenticula, tragum, lac, ptisana, pinguis caro, præcipueque porrum, et quidquid cum hoc mixtum est. Potionis quam minimum esse convenit. Aqua dari potest vel pura, vel in qua malum cotoneum, palmulæve decoctæ sint. Gargarizationes quoque lenes : sin hæc parum proficiunt, reprimentes utiles sunt. Hoc genus neque acutum est, et potest esse non longum, curationem tamen maturam, ne vehementer et diu lædat, desiderat.

CAPUT X [IV, 4].

De tussi.

Tussis vero fere propter faucium exulcerationem molesta est; quæ multis modis contrahitur. Itaque illis restitutis ipsa finitur. Solet tamen interdum per se quoque male habere; et vix, quum vetus facta est, eliditur. Ac modo arida est, modo pituitam citat. Oportet hyssopum altero quoque die bibere; spiritu retento currere, sed minime in pulvere : ac lectione uti vehementi, quæ primo impeditur a tussi, post eam

sope ; courir en retenant son souffle dans un endroit sans poussière ; lire à haute voix, exercice d'abord empêché par la toux, mais qui en triomphe ensuite ; on doit aussi se promener ; faire des exercices de mains ; se frotter longtemps la poitrine et manger trois onces de figues très-grasses, cuites sur la braise. En outre, si la toux est humide, il est bon de faire de fortes frictions avec des substances caléfiantes ; de frotter en même temps la tête avec vigueur ; d'appliquer des ventouses sur la poitrine et des sinapismes sur la partie extérieure de la gorge, qu'on y laisse jusqu'à ce qu'ils aient produit une légère ulcération ; de prendre en potion de la menthe, des noix grecques et de l'amidon, et, pour nourriture, d'abord du pain sec, puis quelque aliment doux. Si la toux est sèche, on se trouve bien, lorsqu'elle est très-violente, de boire un cyathe de vin austère, mais trois ou quatre fois seulement et en mettant un certain laps de temps entre chaque prise ; il est nécessaire aussi d'avaler un peu de laser et du meilleur ; de prendre du suc de poireau ou de marrube ; de sucer de la scille ; de boire du vinaigre scillitique, du vinaigre concentré ou deux cyathes de vin dans lequel on a pilé une gousse d'ail. Dans toutes sortes de toux, les voyages lointains, les longues navigations (1), le séjour près de la mer et la natation sont utiles, ainsi que les aliments tantôt doux, comme la mauve et l'ortie, tantôt âcres, comme le lait dans lequel on a fait bouillir de l'ail, les gruaux additionnés de laser ou dans lesquels on a fait fondre du poireau par l'ébullition, et les œufs sorbiles additionnés de soufre ; quant à la boisson, il est bon de prendre d'abord de l'eau chaude, puis, alternativement, de l'eau un jour et l'autre du vin.

vincit : tum ambulare : deinde per manus quoque exerceri, et pectus diu perfricare : post hæc quam pinguissimæ ficus uncias tres super prunam incoctas, esse. Præter hæc, si humida est, prosunt frictiones validæ cum quibusdam calefacientibus, sic ut caput quoque simul vehementer perfricetur : item cucurbitulæ pectori admotæ ; sinapi ex parte exteriore faucibus impositum, donec leviter exulceret ; potio ex menta, nucibusque græcis et amylo ; primoque assumtus panis aridus, deinde aliquis cibus lenis. At si sicca tussis est, quum ea vehementissime urget, adjuvat vini austeri cyathus assumtus, dum ne amplius id, interposito tempore aliquo, quam ter aut quater fiat : item laseris quam optimi paulum devorare opus est ; porri vel marrubii succum assumere ; scillam delingere ; acetum ex ea, vel certe acre sorbere, aut cum spica allii contriti duos vini cyathos. Utilis etiam in omni tussi est peregrinatio, navigatio longa, loca maritima, natationes : cibus interdum mollis, ut malva, ut urtica ; interdum acer, ut lac cum allio coctum ; sorbitiones quibus laser sit adjectum, aut in quibus porrum incoctum tabuerit ; ovum sorbile sulphure adjecto ; potui primum aqua calida, deinde invicem aliis diebus hæc, aliis vinum.

CHAPITRE XI (IV, 5).

Du crachement de sang.

On doit plutôt s'effrayer de cracher du sang ; cet accident est plus ou moins dangereux. Le sang vient tantôt des gencives, tantôt de la bouche : et, dans ce dernier cas, parfois en abondance, sans qu'il n'y ait ni toux, ni ulcères, ni altération des gencives, ni la moindre expectoration ; de sorte qu'il jaillit de la bouche comme il le fait quelquefois du nez. C'est tantôt du sang, tantôt un liquide semblable à de la lavure de chair fraîche qui s'écoule. Quelquefois le sang vient de l'arrière-gorge, qu'elle soit exulcérée ou non ; mais alors, c'est de la bouche de quelque veine mise à nu, ou de quelques tubercules nés en cet endroit, qu'il s'échappe. Dans ce cas, la boisson et les aliments n'irritent pas et il n'y a pas d'expectoration comme quand le sang provient d'ulcères. Mais quelquefois, si la gorge et la trachée-artère sont ulcérées, la fréquence de la toux provoque aussi un écoulement de sang ; parfois même l'hémorrhagie a sa source dans le poumon, dans la poitrine, dans le côté ou dans le foie ; souvent les femmes chez qui les menstrues se sont arrêtées, crachent du sang. Les médecins soutiennent que le sang vient de l'érosion ou de la rupture de quelque partie, ou de l'orifice de quelque veine resté béant. Ils appellent le premier cas διάβρωσισ, le second ῥῆξις, le troisième ἀναστόμωσις. Le dernier est le moins dangereux; le premier est le plus grave. Souvent même, du pus arrive avec le sang (1). Quelquefois,

CAPUT XI [IV,5].

De sanguinis sputu.

Magis terreri potest aliquis, quum sanguinem exspuit : sed id modo minus, modo plus periculi habet. Exit modo ex gingivis, modo ex ore : et quidem ex hoc interdum etiam copiose, sed sine tussi, sine ulcere, sine gingivarum ullo vitio ; ita ut nihil exscreetur : verum ut ex naribus, sic ex ore aliquando prorumpit. Atque interdum sanguis profluit, interdum simile aquæ quiddam, in qua caro recens lota est. Nonnunquam autem is a summis faucibus fertur, modo exulcerata ea parte, modo non exulcerata ; sed aut ore venæ alicujus adaperto, aut tuberculis quibusdam natis, exque his sanguine erumpente. Quod ubi incidit, neque lædit potio aut cibus, neque quidquam ut ex ulcere exscreatur. Aliquando vero, gutture et arteriis exulceratis, frequens tussis sanguinem quoque extundit : interdum etiam fieri solet, ut aut ex pulmone, aut ex pectore, aut ex latere, aut ex jecinore feratur : sæpe feminæ, quibus sanguis per menstrua non respondet, hunc exspuunt. Auctoresque medici sunt, vel exesa parte aliqua sanguinem exire, vel rupta, vel ore alicujus venæ patefacto. Primam διάβρωσιν, secundam ῥῆξιν, tertiam ἀναστόμωσιν appellant. Ultima minime nocet ; prima gravis-

en arrêtant le sang, on procure la guérison. Mais s'il s'est formé des ulcères et s'il y a du pus et de la toux, il se produit des maladies plus ou moins variées et dangereuses, selon le siége qu'elles occupent. S'il s'écoule seulement du sang, la médication est plus aisée et la terminaison plus prompte. Il ne faut pas ignorer que si l'on est accoutumé aux hémorrhagies, ou sujet à des douleurs de l'épine ou des hanches après une course ou une promenade violente, un léger crachement de sang n'a pas d'inconvénient, pourvu qu'on n'ait point de fièvre ; que du sang rendu par les urines dissipe la lassitude ; qu'il n'y a même pas lieu de s'effrayer d'un crachement de sang à la suite d'une chute d'un lieu élevé, s'il n'est rien survenu de nouveau dans les urines ; qu'un vomissement de sang n'offre pas de danger, lors même qu'il se renouvelle, si l'on a eu le temps de se fortifier et de se restaurer auparavant, et qu'il n'a rien de nuisible chez une personne robuste, pourvu qu'il ne soit pas trop abondant et qu'il ne cause ni toux ni chaleur. Voilà les observations générales ; j'arrive maintenant aux siéges particuliers dont il a été questisn. Le sang vient-il des gencives? il suffit de mâcher de l'euphorbe péplis : vient-il de la bouche? on la rince avec du vin pur et, s'il est sans effet, avec du vinaigre. Si, néanmoins, le sang s'échappe avec violence, comme il peut emporter le malade, il est très-avantageux d'en détourner le cours avec une ventouse scarifiée, appliquée à l'occiput ; si cet accident se produit chez une femme dont les règles se sont arrêtées, c'est aux aines qu'on mettra la ventouse. Mais s'il a sa source dans la gorge ou dans les parties intérieures, le cas impose plus de crainte et d'attention. Il est nécessaire de saigner ; si l'hémorrhagie continue par la bouche, on le fait

sime. Ac sæpe quidem evenit, ut sanguinem pus sequatur. Interdum autem, qui sanguinem ipsum suppressit, satis ad valetudinem profuit. Sed si sequuta ulcera sunt, si pus, si tussis est, prout sedes ipsa est, ita varia et periculosa genera morborum sunt. Si vero sanguis tantum fluit, expeditius et remedium et finis est. Neque ignorari oportet, iis quibus fluere sanguis solet, aut quibus dolet spina, coxæve, aut post cursum vehementem, vel ambulationem, dum febris absit, non esse inutile sanguinis mediocre profluvium : idque per urinam redditum ipsam quoque lassitudinem solvere : ac ne in eo quidem terribile esse, qui ex superiore loco decidit, si tamen in ejus urina nihil novavit : neque vomitum hujus afferre periculum, etiam quum repetit, si ante confirmare et implere corpus licuit : et ex toto nullum nocere qui in corpore robusto, neque nimius est, neque tussim aut calorem movet. Hæc pertinent ad universum : nunc ad ea loca, quæ proposui, veniam. Si ex gingivis exit, portulacam manducasse satis est; si ex ore, continuisse eo merum vinum : si parum id proficit, acetum. Si inter hæc quoque graviter erumpit, quia consumere hominem potest, commodissimum est, impetum ejus, admota occipitio cucurbitula, sic ut cutis quoque incidatur, avertere : si id mulieri, cui menstrua non feruntur, evenit, eamdem cucurbitulam incisis inguinibus ejus admovere. At si ex faucibus, interioribusve partibus processit, et metus major est,

une seconde, une troisième fois et même on tire un peu de sang chaque jour. Il faut aussi faire boire immédiatement du vinaigre, du suc de poireau ou de plaintain avec de l'encens : placer à l'extérieur, sur l'endroit douloureux, de la laine en suint trempée dans du vinaigre, et rafraîchir de temps en temps cet appareil avec une éponge. Erasistrate appliquait également dans ces cas, plusieurs ligatures aux jambes, aux cuisses et aux bras; cette pratique, suivant Asclépiade, est non-seulement inutile mais dangereuse (2) ; cependant l'expérience témoigne qu'elle est souvent salutaire. Toutefois, il n'est pas nécessaire de faire plusieurs ligatures : il suffit d'en mettre au-dessous des aines et au-dessus des malléoles, à l'extrémité supérieure des bras et aux avant-bras. Alors, s'il y a de la fièvre, on donne du gruau et, pour boisson, de l'eau dans laquelle on a fait bouillir une substance astringente ; s'il n'y en a pas, on peut accorder de l'alica lavée ou du pain trempé dans de l'eau froide et un œuf mollet, et pour boisson celle qui a été indiquée plus haut, du vin doux ou de l'eau fraîche. Au sujet de la boisson, on n'oubliera pas que la soif est utile dans cette maladie, et que le repos, la tranquillité d'esprit et le silence sont indispensables. La tête du patient doit aussi être tenue élevée au lit, rasée de près, et son visage souvent lavé avec de l'eau fraîche. Mais ce qui est contraire, c'est le vin, le bain, les plaisirs de l'amour, l'huile dans les aliments, toutes les substances âcres, les fomentations chaudes, une chambre chaude et close, trop de vêtements sur le corps et même les frictions; il faut attendre pour celles-ci que le sang soit bien arrêté. On commence alors par les avant-bras et les jambes sans toucher à la poitrine. Dans ce cas, il convient d'habiter près de la mer en hiver, et l'intérieur des terres en été (3).

et cura major adhibenda. Sanguis mittendus est; et si nihilominus ex ore processit, iterum tertioque, et quotidie paulum aliquid : protinus autem debet sorbere vel acetum, vel cum ture plantaginis aut porri succum; inponendaque extrinsecus supra id quod dolet, lana succida ex aceto est, et id spongia subinde refrigerandum. Erasistratus horum crura quoque et femora brachiaque pluribus locis deligabat. Id Asclepiades, adeo non prodesse, etiam inimicum esse proposuit. Sed id sæpe commode respondere experimenta testantur. Neque tamen pluribus locis deligari necesse est : sed satis est infra inguina, et super talos, summosque humeros, etiam brachia. Tum, si febris urget, danda est sorbitio, et potui aqua, in qua aliquid ex iis, quæ alvum adstringunt, decoctum sit : at si abest febris, vel elota alica, vel panis ex aqua frigida, et molle quoque ovum dari potest; potui vel idem quod supra scriptum est, vel vinum dulce, vel aqua frigada. Sed sic bibendum erit, ut sciamus huic morbo sitim prodesse. Præter hæc necessaria sunt quies, securitas, silentium. Caput hujus quoque cubantis sublime esse debet; recteque tondetur. Facies sæpe aqua frigida fovenda est. At inimica sunt vinum, balneum, venus, in cibo oleum, acria omnia, item calida fomenta, conclave calidum et inclusum, multa vestimenta corpori injecta, etiam frictiones; ubi bene sanguis conquievit. Tum vero incipiendum est a brachiis, cruribusque; a thorace abstinendum. In hoc casu per hiemem locis maritimis; per æstatem mediterraneis opus est.

CHAPITRE XII (V).

Des maladies de l'estomac.

Au-dessous de la gorge, se trouve l'estomac (1), qui est sujet à plusieurs maladies chroniques. En effet, c'est tantôt une chaleur intense, tantôt une distension gazeuse, tantôt une inflammation ou une exulcération qui l'affectent ; parfois c'est de la pituite ou de la bile qu'il engendre ; mais sa maladie la plus habituelle, est le relâchement ; il n'est rien qui l'impressionne davantage et dont le corps ait plus à souffrir. Le traitement varie comme les états morbides dont il est le siége. Cet organe est-il en proie à une chaleur brûlante? On le bassine de temps en temps à l'extérieur avec du vinaigre et de l'huile rosat, et on le recouvre de poussière délayée dans de l'huile et de cataplasmes à la fois résolutifs et émollients. Pour toute boisson, on donnera, si rien ne s'y oppose, de l'eau glacée. Y a-t-il une distension gazeuse? les ventouses sont utiles ; mais il n'est pas nécessaire de les scarifier : les fomentations sèches et chaudes mais énergiques, rendent aussi des services. Il faut ensuite observer la diète ; boire à jeun de l'hyssope, de l'absinthe ou de la rue ; faire des exercices, d'abord doux, puis plus forts, surtout ceux qui mettent en mouvement les parties supérieures : ce qui est salutaire pour toutes les affections de l'estomac. Après l'exercice, il faut une onction et une friction ; quelquefois mais plus rarement un bain ; parfois un lavement ; ensuite des aliments chauds et non fla-

CAPUT XII [V].

De stomachi morbis.

Faucibus subest stomachus ; in quo plura longa vitia incidere consuerunt. Nam modo ingens calor, modo inflatio hunc, modo inflammatio, modo exulceratio afficit ; interdum pituita, interdum bilis oritur ; frequentissimumque ejus malum est, quo resolvitur ; neque ulla re magis aut afficitur, aut corpus afficit. Diversa autem, ut vitia ejus, sic etiam remedia sunt. Ubi exæstuat, aceto cum rosa extrinsecus subinde fovendus est ; imponendusque pulvis cum oleo, et ea cataplasmata, quæ simul et reprimunt, et emolliunt. Potui, nisi quid obstat, gelida aqua præstanda. Si inflatio est, prosunt admotæ cucurbitulæ ; neque incidere cutem necesse est : prosunt sicca et calida fomenta, sed non vehementissima. Interponenda abstinentia est. Utilis in jejuno potio est absinthii, vel hyssopi, aut rutæ. Exercitatio primo lenis, deinde major adhibenda est ; maximeque quæ superiores partes moveat : quod genus in omnibus stomachi vitiis aptissimum est. Post exercitationem opus est unctione, frictione ; balneo quoque nonnunquam, sed rarius ; interdum alvi ductione ; cibis deinde calidis, neque inflantibus ;

tueux ; des boissons chaudes également non flatueuses ; de l'eau d'abord, puis, dès que le ballonnement est affaissé, du vin austère. On doit aussi, dans toutes les affections d'estomac, prescrire au malade de continuer en santé la médication qui lui a procuré la guérison ; car la débilité de cet organe se reproduit, si l'on ne protége pas la convalescence par les moyens qui ont servi à l'obtenir. Mais y a-t-il de l'inflammation? accident qu'accompagnent, d'ordinaire, la douleur et la tuméfaction, les premiers remèdes à employer sont : le repos, la diète, une ceinture de laine soufrée, et de l'absinthe à jeun. Si l'estomac est en proie à une chaleur ardente, il faut le fomenter de temps en temps avec du vinaigre et de l'huile rosat ; puis donner des aliments en petite quantité ; appliquer extérieurement des substances à la fois résolutives et émollientes ; les remplacer ensuite par des cataplasmes de farine pour dissiper les restes de chaleur : administrer de temps en temps des lavements, et prescrire de l'exercice et une alimentation substantielle. Si cet organe est le siége d'un ulcère, on doit suivre à peu près le traitement indiqué pour les ulcères de la gorge : faire de l'exercice; frictionner les parties inférieures ; prendre des aliments doux et glutineux, mais avec modération ; rejeter toutes les substances âcres et acides ; boire du vin doux, s'il n'y a pas de fièvre, ou, s'il cause des flatuosités, du vin léger ni trop froid ni trop chaud. Si l'estomac est rempli de pituite, le vomissement tantôt à jeun, tantôt après le repas, est nécessaire ; l'exercice, la gestation, la navigation et la friction sont utiles ; on ne doit boire et manger que chaud, et éviter tout ce qui produit de la pituite. Le cas est plus grave quand l'estomac est rendu malade par la bile. Les personnes ainsi affectées éprou-

eodemque modo calidis potionibus, primo aquæ, post, ubi resedit inflatio, vini austeri. Illud quoque in omnibus stomachi vitiis præcipiendum est, ut quo modo se quisque æger refecerit, eo sanus utatur : nam redit huic imbecillitas sua, nisi iisdem defenditur bona valetudo, quibus reddita est. At si inflammatio aliqua est, quam fere tumor et dolor sequitur, prima sunt, quies, abstinentia, lana sulphurata circumdata, in jejuno absinthium. Si ardor stomachum urget, aceto cum rosa subinde fovendus est : deinde cibis quidem utendum est modicis ; imponenda vero extrinsecus quæ simul et reprimunt, et emolliunt : deinde, his detractis, utendum calidis ex farina cataplasmatis, quæ reliquas digerant : interdum alvus ducenda : adhibenda exercitatio, et cibus plenior. At si exulceratio stomachum infestat, eadem fere facienda sunt, quæ in faucibus exulceratis præcepta sunt. Exercitatio, frictio inferiorum partium adhibenda ; adhibendi lenes et glutinosi cibi, sed citra satietatem ; omnia acria atque acida removenda ; vino, si febris non est, dulci, aut, si id inflat, certe leni utendum ; sed neque præfrigido, neque nimis calido. Si vero pituita stomachus impletur, necessarius modo in jejuno, modo post cibum vomitus est : utilis exercitatio, gestatio, navigatio, frictio : nihil edendum bibendumque, nisi calidum ; vitatis tantum iis quæ pituitam contrahere consuerunt. Molestius est, si stomachus bile vitiosus est Solent autem ii, qui sic

vent ordinairement, au bout de quelques jours, des vomissements de bile et même, ce qui est pire, d'atrabile. On donne avec avantage à ces malades, des lavements et des boissons avec de l'absinthe ; la gestation et la navigation leur sont nécessaires, ainsi que le mal de mer, s'il peut amener le vomissement. On doit éviter les crudités ; prendre des aliments de digestion facile non contraires à l'estomac, et du vin austère. La maladie la plus commune et la plus grave de l'estomac, c'est le relâchement, c'est-à-dire l'état dans lequel cet organe ne retient pas les aliments, et où le corps, cessant de se nourrir, s'épuise de consomption. Dans ce cas, le bain est tout à fait inutile; mais la lecture, les exercices des parties supérieures, les onctions et les frictions sont nécessaires. Les ablutions froides, la natation dans l'eau froide, les douches froides sur l'estomac, et de préférence du côté des épaules à l'opposite de l'estomac, les bains de sources minérales froides, comme celles de Cutilies ou de Simbrunie (2), sont également salutaires. Les aliments doivent être froids, et plutôt difficiles à digérer que faciles à se corrompre. Voilà pourquoi la plupart des personnes qui ne peuvent rien digérer, digèrent cependant de la viande de bœuf. On comprend, d'après cela, qu'il ne faut donner ni oiseau, ni gibier, ni poisson qui ne soient de l'espèce très-dure. La boisson la plus convenable est le vin froid ou le vin pur très-chaud : de préférence celui de Rhétie, des Allobroges (3) ou tout autre vin austère rendu résineux, et, s'il n'y en a pas, du vin très-âpre, surtout celui de Signia (4). Si les aliments ne sont pas retenus, il faut donner de l'eau, provoquer des vomissements un peu copieux, et donner de nouveau à manger : puis appliquer des ventouses à deux doigts au-

tentantur, interpositis quibusdam diebus, hanc, et quidem, quod pessimum est, atram vomere. His recte alvus ducitur; potiones ex absinthio dantur; necessaria gestatio, navigatio est; si fieri potest, ex nausea vomitus; vitanda cruditas; sumendi cibi faciles et stomacho non alieni, vinum austerum. Vulgatissimum vero pessimumque stomachi vitium est resolutio, id est quum cibi non tenax est, soletque desinere ali corpus, ac sic tabe consumi. Huic generi inutilissimum balneum est; lectiones, exercitationesque superioris partis necessariæ : item unctiones frictionesque. His perfundi frigida, atque in eadem natare; canalibus ejusdem subjicere et stomachum ipsum, et magis etiam a scapulis id quod contra stomachum est; consistere in frigidis medicatisque fontibus, quales Cutiliarum Simbrinarumque (*a*) sunt, salutare est. Cibi quoque assumendi sunt frigidi, qui potius difficulter concoquuntur, quam facile vitiantur. Ergo plerique, qui nihil aliud concoquere possunt, bubulam concoquunt. Ex quo colligi potest, neque avem, neque venationem, neque piscem dari debere, nisi generis durioris. Potui quidem aptissimum est vinum frigidum, vel certe bene calidum, meracum, potissimum rheticum, vel allobrogicum, aliudve, quod et austerum et resina conditum sit : si id non est, quam asperrimum, maximeque signinum. Si cibus non continetur, danda aqua, et eliciendus plenior vomitus est, iterumque dandus cibus; et tum admovendæ duobus

dessous de l'estomac, et les y maintenir pendant deux ou trois heures. S'il y a simultanément des vomissements et de la douleur, on mettra sur l'estomac de la laine grasse, une éponge imprégnée de vinaigre ou un cataplasme réfrigérant, et l'on frottera, non pas longtemps mais fortement, les avant-bras et les jambes pour les réchauffer. Si la douleur est plus intense, on place une ventouse à quatre doigts au-dessous de la région précordiale, et l'on fait prendre sur-le-champ du pain trempé dans de l'oxycrat froid : si le pain n'est pas conservé, on donne, après le vomissement, un des aliments légers qui ne sont pas contraires à l'estomac : cet aliment est-il rejeté à son tour? on prescrit de boire d'heure en heure un cyathe de vin jusqu'à ce que l'estomac cesse de se soulever. Un puissant remède, c'est le suc de radis : un plus puissant encore, c'est le suc de grenade acide, avec parties égales de suc de grenade douce, additionné de suc de chicorée et de menthe ; mais ces derniers en très-petite proportion ; et le tout, mêlé avec autant d'eau froide de la meilleure qualité ; cette boisson a plus d'efficacité que le vin pour mettre fin au vomissement. Un vomissement qui vient de lui-même et qui s'accompagne de nausées, doit être arrêté. Si les aliments se sont aigris ou corrompus dans le corps, accidents que l'on reconnaît par les éructations, il faut les expulser ; et aussitôt après, restaurer l'estomac avec les aliments dont je viens de parler. Le danger passé, on revient aux prescriptions faites précédemment.

infra stomachum digitis cucurbitulæ, ibique duabus aut tribus horis continendæ sunt. Si simul et vomitus et dolor est, imponenda supra stomachum est lana succida, vel spongia ex aceto, vel cataplasma, quod refrigeret : perfricanda vero non diu, sed vehementer brachia et crura, et calefacienda. Si plus doloris est, infra præcordia quatuor digitis cucurbitula utendum est ; et protinus dandus panis ex posca frigida : si non continuit, post vomitum leve aliquid ex iis, quæ non aliena stomacho sint : si ne id quidem tenuit, singuli cyathi vini, singulis interpositis horis, donec stomachus consistat. Valens etiam medicamentum est radiculæ succus : valentius, acidi punici mali, cum pari modo succi, qui ex dulci punico malo est, adjecto etiam intubi succo, et mentæ, sed hujus minima parte, quibus tantumdem, quantum in his omnibus est, aquæ frigidæ quam optimæ miscetur ; id enim plus quam vinum ad comprimendum stomachum potest. Supprimendus autem vomitus est, qui per se venit, et si nausea est. Sed si coacuit intus cibus, aut computruit, quorum utrumlibet ructus ostendit, ejiciendus est ; protinusque, cibis assumtis iisdem, quos proxime posui, stomachus restituendus. Ubi sublatus est præsens metus, ad ea redeundum est, quæ supra præcepta sunt.

CHAPITRE XIII (VI).

De la douleur de côté (pleurésie).

L'estomac est ceint par les côtés : ceux-ci sont sujets à des douleurs violentes qui proviennent soit du froid, soit d'un coup, soit d'une course trop rapide, soit d'une maladie. Mais, tantôt le mal se borne à une douleur qui se dissipe plus ou moins vite; tantôt il acquiert beaucoup de gravité, et donne lieu à une maladie que les Grecs nomment πλευρῖτις. A cette douleur de côté, se joignent la fièvre et une toux qui fait expectorer de la pituite dans les cas moyens, et du sang dans les cas graves. Quelquefois la toux est sèche et n'amène rien ; ce qui est plus grave que le premier cas, et moins grave que le second. Le remède d'une douleur de côté intense et récente, est la saignée. Mais, si le mal est léger ou ancien, ce moyen est inutile ou tardif; il faut alors se contenter des ventouses scarifiées. Il est bon aussi d'appliquer sur la poitrine de la moutarde délayée dans du vinaigre, jusqu'à ce qu'il survienne des ulcères et des pustules, puis un médicament pour attirer l'humeur en ce point. Il faut, en outre, entourer d'abord le côté d'une pièce de laine soufrée ; puis, quand l'inflammation est un peu calmée, employer des fomentations sèches et chaudes, et passer ensuite aux malagmes. Si la douleur est ancienne et persistante, on la dissipe, en dernier lieu, par une appliquation de résine. Il convient de faire usage

CAPUT XIII [VI].

De laterum doloribus.

Stomachus lateribus cingitur ; atque in his quoque vehementes dolores esse consuerunt. (*a*) Initium vel ex frigore, vel ex ictu, vel ex nimio cursu, vel ex morbo est : sed interdum malum intra dolorem est, isque modo tarde, modo celeriter solvitur ; interdum ad perniciem quoque procedit, oriturque acutus morbus, qui πλευρῖτις (*b*) a Græcis nominatur. Huic dolori lateris febris et tussis accedit : et per hanc exscreatur, si tolerabilis morbus est, pituita ; si gravis, sanguis. Interdum etiam sicca tussis est, quæ nihil emolitur : idque primo vitio gravius, secundo tolerabilius est. Remedium vero est magni et recentis doloris, sanguis missus. At, sive levior, sive vetustior casus est, vel supervacuum, vel serum id auxilium est ; confugiendumque ad cucurbitulas est, ante summa cute incisa. Recte etiam sinapi ex aceto super pectus imponitur, donec ulcera pusulasque excitet ; et tum medicamentum, quod humorem illuc citet. Præter hæc circumdare primum oportet latus hapso lanæ sulphuratæ ; deinde, quum paulum inflammatio se remisit, siccis et calidis fomentis uti. Ab his transitus ad malag-

de boissons et d'aliments chauds, et d'éviter le froid. Pendant ce traitement, il n'est pas mauvais de se frotter les extrémités avec de l'huile et du soufre, et, dès que la toux est apaisée, de lire à voix basse, de prendre des aliments âcres et du vin presque pur. Telles sont les règles établies par les médecins, mais nos paysans, sans s'y astreindre, se guérissent en buvant tout simplement de la tisane de trixago. Voilà ce qui se fait communément dans toute douleur de côté : le traitement est plus compliqué si cette maladie est devenue aiguë. Dans ce cas, outre ce qui a été prescrit plus haut, il faut veiller à ce que les aliments soient extrêmement légers et doux ; qu'ils consistent principalement en gruau, et de préférence en gruau de ptisane, ou bien en un bouillon de poulet dans lequel on a fait bouillir du poireau ; il faut aussi ne donner à manger que de deux jours l'un, si les forces le permettent, et n'accorder pour boisson que de l'eau miellée, dans laquelle on a fait bouillir de l'hyssope ou de la rue. Le moment opportun de donner ces substances, sera déterminé par l'état d'apaisement de la fièvre ; c'est dire qu'on n'en fera prendre que dans le temps de la plus grande rémission ; observons, en outre, que dans cette espèce de toux, il importe de ne pas laisser la gorge se dessécher, car si l'on n'a rien à expectorer, la toux continue souvent sans interruption et cause de la suffocation. Voilà pourquoi j'ai dit que la toux sans expectoration est plus mauvaise que celle qui provoque une évacuation de pituite. Ici la maladie ne comporte pas l'usage du vin, comme nous l'avons prescrit plus haut ; à sa place, on prend de la crême de ptisane. Tels sont les moyens à l'aide desquels on doit soutenir le patient pendant le paroxysme de la maladie ; dès qu'il y a un peu de rémission, on peut donner des

mata est. Si vetustior dolor remanet, novissime resina imposita discutitur. Utendum cibis potionibusque calidis ; vitandum frigus : inter hæc tamen non alienum est extremas partes oleo et sulphure perfricare ; si levata tussis est, leni lectione uti ; jamque et acres cibos, et vinum meracius assumere. Quæ ita a medicis præcipiuntur, ut tamen sine his rusticos nostros epota ex aqua herba trixago satis adjuvet. Hæc in omni lateris dolore communia sunt : plus negotii est, si acutus quoque morbus is factus est. In hoc præter ea, quæ supra posita sunt, hæc adnimadvertenda sunt : ut cibus sit quam maxime tenuis et lenis, præcipueque sorbitio, eaque ex ptisana potissimum, aut jus in quo porrus cum pullo gallinaceo coctus sit ; idque non nisi tertio quoque die detur, si tamen per vires licebit ; potui vero aqua mulsa, in qua hyssopum, aut ruta decocta sit. Quæ quibus temporibus danda sint (*c*), ex ratione levatæ febris apparebit ; sic, ut in remissione quam maxima dentur : cum eo tamen, ut sciamus non esse ejus generis tussi aridas fauces committendas : sæpe enim, ubi nihil est quod exscreetur, continuatur, et strangulat. Ob quam causam dixi etiam pejus id genus esse tussis, quod nihil, quam quod pituitam moveret. Sed hic vinum sorbere, ut supra præcepimus, morbus ipse non patitur : in vicem ejus cremor ptisanæ sumendus est. Ut his autem in ipso morbi fervore sustinendus æger est : sic, ubi paulum is se remisit, alimenta

aliments plus substantiels et un peu de vin, mais rien qui soit de nature à refroidir le corps ou à dessécher la gorge. La toux persiste-t-elle pendant le rétablissement? On fait diète un jour, et, le lendemain, on prend un peu plus de vin avec les aliments. Cependant, au début de la toux, il sera bon de boire aussi quelques cyathes de vin, comme on l'a conseillé plus haut (1); mais dans ce genre de maladie, le vin doux ou léger convient mieux. Si le mal est invétéré, on fortifie le corps en le soumettant au régime des athlètes (2).

CHAPITRE XIV (VII).

Des maladies des viscères, et, premièrement, de celle du poumon (pleuro-pneumonie).

De la trame du corps, passons aux viscères, et commençons d'abord par le poumon, qui est sujet à une maladie aiguë et grave, appelée par les Grecs περιπνευμονιαν. Voici en quoi elle consiste : tout le poumon est affecté; ce trouble morbide est immédiatement suivi de toux, d'une expectoration de bile et de pus, de pesanteur dans les hypochondres et dans toute la poitrine, de dyspnée, de fièvre intense, d'insomnie continuelle, de dégoût pour les aliments et de dépérissement. Cette maladie expose à plus de danger que de douleur. Il faut, si les forces sont suffisantes, tirer du sang; si elles ne le sont pas, appliquer des ventouses sèches sur les hypochondres; puis, si le malade est assez fort,

pleniora, et vini quoque aliquid dari potest : dum nihil detur, quod aut refrigeret corpus, aut fauces asperet. Si in refectione quoque manserit tussis, intermittere oportebit uno die; posteroque cum cibo vini paulo plus assumere. Atque incipiente quoque tussi, tum non erit alienum, ut supra quoque positum est, vini cyathos sorbere : sed in hoc genere valetudinis dulce, vel certe lene commodius est. Si malum inveteravit, athletico victu corpus firmandum est.

CAPUT XIV [VII].

De viscerum morbis, et primo de pulmone.

A compagine corporis ad viscera transeundum est; et in primis ad pulmonem veniendum; ex quo vehemens et acutus morbus oritur, quem περιπνευμονιαν Græci vocant. Ejus hæc conditio est : pulmo totus afficitur : hunc ejus casum subsequitur tussis, bilem vel pus trahens, præcordiorum totiusque pectoris gravitas, spiritus difficultas, magnæ febres, continua vigilia, cibi fastidium, tabes. Id genus morbi plus periculi, quam doloris habet. Oportet, si satis validæ vires sunt, sanguinem mittere : si minores, cucurbitulas sine ferro præcordiis admovere;

le distraire par la gestation ; s'il est trop faible, le faire exercer chez lui ; lui donner à boire de l'hyssope bouillie avec des figues sèches, ou de l'eau miellée dans laquelle on a fait bouillir de l'hyssope ou de la rue ; frictionner très-longtemps les épaules ; presque autant les avant-bras, les pieds et les jambes; légèrement la partie qui est vis-à-vis du poumon et réitérer cette opération deux fois par jour. Pour ce qui est des aliments, il n'en faut ici ni de salés, ni d'âcres, ni d'amers, ni qui resserrent le ventre, mais de très-adoucissants. On donnera donc pendant les premiers jours, du gruau de ptisane ou de riz dans lequel on a fait cuire de la graisse fraîche, et, avec ce gruau, un œuf sorbile, des pignons incorporés à du miel, du pain ou de l'alica délayé dans de l'eau miellée ; et, pour boisson, non-seulement de l'eau pure, mais encore de l'eau miellée tiède, et même froide en été, à moins d'empêchement. Voilà ce qu'il suffit de donner, un jour entre autre, pendant la période d'augment de la maladie; mais, dès que celle-ci a atteint son plus grand développement, il est bon, autant que le comporte la situation, de s'abstenir de tout, excepté d'eau tiède. Si les forces manquent, on les soutient avec de l'eau miellée. On se trouve bien contre les douleurs, d'appliquer des fomentations chaudes ou des remèdes à la fois astringents et émollients ; on met aussi avec avantage sur la poitrine, du sel bien pilé et mêlé avec du cérat, parce qu'il produit à la peau une légère érosion et qu'il détourne, en ce point, l'afflux de matière qui incommode le poumon. Un malagme attractif est également utile (1). Il n'est pas mauvais, pendant le paroxysme de la maladie, de tenir le patient avec les fenêtres fermées ; et, dès qu'il éprouve un peu de soulagement, de les entr'ouvrir trois ou quatre fois par jour, pour qu'il

tum, si satis valet, gestando ægrum digerere : si parum, intra domum tamen dimovere ; potionem autem hyssopi dare, cum quo ficus arida sit incocta ; aut aquam mulsam, in qua vel hyssopum, vel ruta decocta sit ; frictione uti diutissime in scapulis, proxime ab his in brachiis et pedibus et cruribus, leniter contra pulmonem ; idque bis quotidie facere. Quod ad cibum vero pertinet, huic nec salsis opus est, neque acribus, neque amaris, neque alvum adstringentibus, sed paulo lenioribus. Ergo primis diebus danda est sorbitio ptisanæ, vel alicæ, vel oryzæ, cum qua recens adeps cocta sit : cum hac sorbile ovum, nuclei pinei ex melle, panis vel elota alica ex aqua mulsa : potui deinde non solum pura aqua, sed etiam mulsa egelida, aut, si æstas est, etiam frigida ; nisi quid obstat. Hæc autem altero quoque die, increscente morbo, dare satis est ; ubi in incremento constitit, quantum res patitur, ab omnibus abstinendum est, præterquam aqua egelida. Si vires desunt, adjuvandæ sunt aqua mulsa. Prosuntque adversus dolores imposita calida fomenta, vel ea, quæ simul et reprimunt, et emolliunt : prodest impositus super pectus sal bene contritus, cum cerato mixtus ; quia leviter cutem erodit, eoque impetum materiæ, quo pulmo vexatur, evocat. Utile etiam aliquod malagma est ex iis, quæ materiam trahunt. Neque alienum est, dum premit morbus, clausis fenestris ægrum continere : ubi paulum levatus est, ter aut quater die, fenes-

respire un peu d'air. Dans le cours du rétablissement, il s'abstiendra de vin pendant plusieurs jours; il usera de la gestation et de la friction; il ajoutera, comme légume, aux gruaux et aux aliments précédents, du poireau; comme viande, des pieds et des ongles de porcs, de petits poissons, et ne prendra pendant longtemps qu'une nourriture molle et légère.

CHAPITRE XV (VIII).

De l'hépaticis (hépatite).

La maladie d'un autre viscère, c'est-à-dire du foie, est également tantôt aiguë et tantôt chronique; les Grecs l'appellent ἡπατῖτις. L'hypochondre droit est le siége d'une vive douleur qui s'étend jusqu'au côté droit (de la poitrine), à la clavicule et à l'épaule du même côté; quelquefois la main droite éprouve des sensations pénibles; il y a un frisson violent, et, si la maladie est grave, des vomissements de bile, parfois même un hoquet presque suffoquant. Tels sont les symptômes de la maladie à l'état aigu. Ceux de l'état chronique se montrent dès que la suppuration est établie dans le foie; alors la douleur tantôt cesse et tantôt acquiert plus d'intensité; l'hypochondre droit est dur et tuméfié; la dyspnée augmente après le repas, et il survient une sorte de résolution des machoires. Quand le mal est invétéré, le ventre, les jambes et les pieds enflent; la poitrine, les épaules et les régions

tris aliquantum apertis, parvum (*a*) æerem recipere. Deinde in refectione pluribus diebus a vino abstinere; gestatione, frictione uti; sorbitionibus et prioribus cibis adjicere, ex oleribus porrum, ex carne ungulas, et summa trunculorum atque pisciculos sic, ut diu nihil nisi molle et lene sumatur,

CAPUT XV [VIII].

De hepaticis.

Alterius quoque visceris morbus, id est jecinoris, æque modo longus, modo acutus esse consuevit: ἡπατιτὶν Græci vocant. Dextra parte sub præcordiis vehemens dolor est; idemque ad latus dextrum, et ad jugulum, humerumque partis ejusdem pervenit; nonnunquam manus quoque dextra torquetur; horror validus est; ubi male est, bilis evomitur; interdum singultus prope strangulat. Et hæc quidem acuti morbi sunt. Longioris vero, ubi suppuratio in jecinore est; dolorque modo finitur, modo intenditur; dextra parte præcordia dura sunt, et tument; post cibum major spiritus difficultas est; accedit maxillarum quædam resolutio. Ubi inveteravit malum, venter et crura pedesque intumescunt; pectus atque humeri, circaque jugulum utrumque extenuatur. Initio

claviculaires maigrissent. Au commencement, le mieux est de tirer du sang; ensuite de tenir le ventre libre, même en employant de l'ellébore noir, si l'on ne réussit pas autrement; de mettre à l'extérieur des cataplasmes d'abord résolutifs, puis chauds et discussifs, auxquels on ajoute utilement de l'iris ou de l'absinthe, et d'en venir enfin aux malagmes. Il est nécessaire aussi de donner des gruaux, des aliments chauds et faiblement nutritifs : de ceux qui conviennent pour la douleur du poumon, et en outre des aliments et des boissons diurétiques. Dans cette maladie, le thym, la sarriette, l'hyssope, la cataire, l'anis, le sésame, les baies de laurier, les fleurs de pin (1), la renouée, la menthe, la pulpe de coing, le foie de colombe frais et cru, sont utiles. De ces substances, quelques-unes peuvent être mangées seules; d'autres mêlées à du gruau ou à des boissons; mais elles doivent être prises avec modération. Il n'est pas mauvais d'avaler, chaque jour, une catapote composée d'absinthe broyée, de miel et de poivre. Il faut, surtout, s'abstenir de tout ce qui est froid, rien n'étant plus nuisible au foie; employer les frictions sur les extrémités; éviter tout travail, tout mouvement trop violent, et ne pas même retenir un instant son souffle (2). La colère, la trépidation, les fardeaux, l'action de jeter (3) et la course, sont contraires. Une affusion sur le corps avec beaucoup d'eau chaude en hiver, tiède en été, est utile; ainsi que l'onction et la sueur au bain. Mais, si le foie est affecté d'une vomique, on doit faire ce qui a été prescrit pour les suppurations internes. Il en est même (4) qui pratiquent avec le scalpel une ouverture vis-à-vis du foie, et qui cautérisent ensuite la vomique.

sanguinem mittere optimum est; tum venter solvendus est, si non potest aliter, per nigrum veratrum : imponenda extrinsecus cataplasmata, primum quæ reprimant, deinde calida, quæ diducant; quibus recte iris vel absinthium adjicitur : post hæc malagma. Dandæ vero sorbitiones sunt, omnesque cibi et calidi, et qui non multum alunt, et fere qui pulmonis quoque dolori conveniunt; præterque eos, qui urinam movent, potionesque ad id efficaces. Utilia in hoc morbo sunt thymum, satureia, hyssopum, nepeta, anisum, sesamum, lauri baccæ, pini flos, herba sanguinalis, menta, ex malo cotoneo medium, colombæ jecur recens et crudum : ex quidus quædam per se esse, quædam adjicere vel sorbitioni, vel potioni licet; sic tamen, ut parce assumantur. Neque alienum est, absinthium contritum ex melle et pipere, ejusque catapotium quotidie devorare. Abstinendum utique est ab omnibus frigidis : neque enim res ulla magis jecur lædit. Frictionibus utendum in extremis partibus; vitandus omnis labor, omnis vehementior motus; ne spiritus quidem diutius continendus est. Ira, trepidatio, pondus, jactus, cursus inimica sunt. Perfusio corporis multa prodest ex aqua, si hiems est, calida; si æstas, tepida : item liberalis unctio, et in balneo sudor. Si vero jecur vomica laborat, eadem facienda sunt, quæ in ceteris interioribus suppurationibus. Quidam etiam contra id scalpello aperiunt, et ipsam vomicam adurunt.

CHAPITRE XVI (IX).

De ceux qui ont la rate malade.

Dès que la rate est malade, elle se gonfle ainsi que le côté gauche; celui-ci est dur et rénitent à la pression, le ventre tendu, les jambes un peu tuméfiées; les ulcères ne guérissent point ou se cicatrisent difficilement (1); une promenade rapide et la course causent de la douleur et une certaine gêne. Le repos augmente ce mal; voilà pourquoi l'exercice et le travail sont nécessaires, pourvu qu'on ait soin de ne pas les pousser trop loin, de peur qu'ils ne causent de la fièvre. Il faut pratiquer des onctions, des frictions, et provoquer la sueur. Tous les aliments doux sont contraires, ainsi que le lait et le fromage; les acides conviennent très-bien. On boira donc du vinaigre concentré, pur et, de préférence, du vinaigre scillitique, et l'on mangera des salaisons ou des olives conservées dans de la saumure, de la laitue et de la chicorée trempées dans du vinaigre, de la bette assaisonnée de moutarde, des asperges, des raves sauvages, du panais, des pieds et des têtes d'animal, des oiseaux maigres, et du gibier de la même espèce. Pour boisson, on prendra à jeun une décoction d'absinthe, et, après le repas, de l'eau de forgeron où, de temps en temps, a trempé un fer rouge (2); cette eau a la propriété spéciale de resserrer la rate, car il est d'observation que les animaux qui vivent chez ces ouvriers

CAPUT XVI (IX).

De lienosis.

At lienis, ubi affectus est, intumescit, simulque cum eo pars sinistra; eaque dura est, et prementi renititur; venter intentus est; aliquis etiam in cruribus tumor est; ulcera aut omnino non sanescunt, aut certe cicatricem vix recipiunt; in intenta ambulatione, cursuque dolor et quædam difficultas est. Hoc vitium quies auget: itaque exercitatione et labore opus est; habita tamen ratione, ne febrem ista, si nimium processerint, excitent. Unctiones, frictionesque, et sudores necessarii sunt. Dulcia omnia inimica sunt; item lac et caseus: acida autem maxime conveniunt. Ergo acetum acre per se sorbere, et magis etiam, quod scilla conditum est, expedit. Edenda sunt salsamenta, vel oleæ ex muria dura; tinctæ in aceto lactuæ intubique ex eodem (*a*), betæ ex sinapi, asparagus, armoracia, pastinaca, ungulæ, rostra, aves macræ, ejusdem generis venatio. Potui vero jejuno dari debet absinthium incoctum: at post cibum aqua a ferrario fabro, in qua candens ferrum subinde tinctum sit: hæc enim vel precipue lienem coercet. Quod animadversum est in iis animalibus, quæ apud hos fabros educata exiguos lienes habent. Potest etiam dari vinum tenue, austerum; omniaque in

ont la rate petite. On peut donner aussi du vin ténu, austère, tous les aliments et toutes les boissons qui poussent aux urines. Les substances principalement douées de cette propriété, sont la graine de trèfle, le cumin, l'ache, le serpolet, le cytise, le pourpier, la cataire, le thym, l'hyssope, la sarriette : et elles paraissent, en effet, très-propres à provoquer par là l'évacuation de l'humeur. Il est utile également de faire manger au malade de la rate de bœuf. La roquette et le cresson réduisent la rate d'une manière toute particulière. Il faut aussi appliquer extérieurement des remèdes adoucissants. On en fait avec de l'onguent et des dattes; avec des graines de lin et de cresson auxquelles on ajoute du vin et de l'huile; avec du cyprès vert et des figues sèches; avec de la moutarde additionnée d'une quatrième partie de suif de bouc pris autour des reins, broyé au soleil et appliqué sur-le-champ. Les câpres conviennent sous plusieurs formes pour cette maladie; il est avantageux d'en manger avec les aliments, et d'en boire la saumure avec du vinaigre. Il est même utile d'appliquer à l'extérieur de la racine ou de l'écorce de câprier broyée avec du son, ou la câpre elle-même broyée dans du miel. Les malagmes produisent également de bons effets.

CHAPITRE XVII (X).

Des maladies des reins.

Quand les reins sont affectés, ils restent longtemps malades. Le cas est plus grave, s'il se complique de fréquents vomissements de bile. Il

cibis et potionibus, quæ urinæ movendæ sunt. Precipueque ad id valet vel trifolii semen, vel cuminum, vel apium, vel serpyllum, vel cytisus, vel portulaca, vel nepeta, vel thymum, vel hyssopum, vel satureia: hæc enim inde commodissime videntur humorem educere. Lienis quoque bubulus utiliter esui datur: præcipueque eruca et nasturtium lienem extenuant. Imponenda quoque extrinsecus sunt, quæ levent. Fit ex unguento et palmulis (*b*); fit ex lini et narturtii semine, quo vinum et oleum adjicitur: fit ex cupresso viridi et arida ficu: fit ex sinapi, cui sevi hircini a renibus quarta pars ponderis ajicitur, teriturque in sole, et protinus imponitur. Multisque modis huic rei cappari aptum est: nam et ipsum cum cibo assumere, et muriam ejus cum aceto sorbere commodum est. Quin etiam extrinsecus radicem contritam, vel corticem ejus cum furfuribus, aut ipsum cappari cum melle contritum imponere expedit. Malagmata quoque huic rei aptantur.

CAPUT XVII (X).

De Renum morbis.

At renes ubi affecti sunt, diu male habent. Pejus est, si frequens biliosus vomitus accedit. Oportet conquiescere; cubare molliter; solvere alvum; si aliter non respondet,

faut garder le repos ; coucher sur un lit mou ; relâcher le ventre, et, au besoin, recourir aux lavements ; se mettre souvent dans un bain de siége chaud ; ne prendre ni boissons ni aliments froids ; s'abstenir de tout ce qui est salé, âcre, acide ainsi que des fruits ; boire copieusement et ajouter tantôt aux aliments, tantôt à la boisson, du poivre, du poireau, de la fécule et du pavot blanc, substances qui jouissent particulièrement de la propriété d'exciter la sécrétion urinaire. Si les reins sont ulcérés, et si les ulcères ne sont pas encore détergés, on se trouve bien de prendre soixante graines de concombre dépouillées de leur écorce, douze pignons de pin sauvage, une pincée d'anis avec trois doigts et un peu de safran : le tout pilé et divisé dans deux portions de vin miellé. S'il ne s'agit que de calmer la douleur, on donne à boire, pilés dans du lait : trente graines de concombre, vingt pignons du même pin, cinq noix grecques et un peu de safran. Il est bon aussi d'appliquer certains malagmes, surtout ceux qui ont des propriétés attractives.

CHAPITRE XVIII (XI).

Des maladies des intestins, et d'abord du choléra.

Des viscères passons aux intestins, qui sont sujets à des maladies aiguës et chroniques. Et, d'abord, parlons du choléra (nostras), maladie qui peut être considérée comme commune à l'estomac et aux intestins : car il y a en même temps des déjections alvines, des vomisse-

etiam ducere ; sæpe desidere in aqua calida ; neque cibum, neque potionem frigidam assumere ; abstinere ab omnibus salsis, acribus, acidis, pomis ; bibere liberaliter ; adjicere modo cibo, modo potioni piper, porrum, ferulam, alvum papaver, quæ maxime inde urinam movere consuerunt. Auxilio quoque his exulceratis sunt, si adhuc ulcera purganda sunt, cucumeris semina detractis corticibus sexaginta, nuclei ex pinu sylvestri duodecim, anisi quod tribus digitis sumi possit, croci paulum, contrita et in duas mulsi potiones divisa. Si vero dolor tantum levandus est, ejusdem cucumeris semina triginta, iidem nuclei viginti, nuces græcæ quinque, croci paululum, contrita et cum lacte potui data. Ac super quoque recte quædam malagmata injiciuntur ; maximeque ea, quæ humori extrahendo sunt.

CAPUT XVIII [XI].

De intestinorum morbis, et primo de cholera.

A visceribus ad intestina veniendum est, quæ sunt et acutis et longis morbis obnoxia. Primoque facienda mentio est choleræ (*cholera nostras*) ; quia commune id stomachi atque intestinorum vitium videri potest ; nam simul et dejectio et vomitus est ; præter-

ments, et, de plus, du ballonnement, des trachées intestinales et des évacuations par le haut et par le bas d'une bile, d'abord semblable à de l'eau, puis à de la lavure de chair fraîche, et de couleur tantôt blanche, tantôt noire ou variée. Outre les symptômes que nous venons d'exposer, il y a souvent des crampes aux jambes et aux mains, une soif vive et des défaillances ; avec ce concours de phénomènes, il n'est pas étonnant que le patient meure subitement : cependant il n'est point de maladie à laquelle on remédie en moins de temps. Il faut donc, dès le début, boire le plus d'eau tiède possible et se faire vomir. Il est très-rare que le vomissement ne vienne pas ainsi ; quand même il n'arriverait pas, il y a avantage à avoir mêlé une matière nouvelle à celle qui est corrompue ; d'ailleurs, la cessation du vomissement est déjà un commencement de guérison. S'il se produit, on doit, sur-le-champ, interdire toute boisson ; s'il y a des tranchées, on fait, sur l'estomac, des fomentations humides et froides, ou tièdes si le ventre est douloureux, afin qu'il profite, lui aussi, du soulagement que procurent les topiques réchauffants. Si les vomissements et les déjections sont considérables, la soif pressante et les matières vomies encore un peu crues, le moment n'est pas encore opportun pour le vin ; il faut donner de l'eau, non pas froide mais tiède, et approcher des narines du pouliot trempé dans du vinaigre, de la polenta arrosée de vin, ou de la menthe en nature. Lorsqu'il n'y a plus de crudités, c'est à ce moment que la syncope est le plus à craindre. Il convient alors de recourir au vin. Celui-ci doit être léger, parfumé (1), coupé d'eau froide et additionné de polenta ou de morceaux de pain ; le pain lui-même est avantageux comme aliment. Toutes les fois que l'estomac ou le ventre ont évacué

que hæc inflatio est, intestina torquentur, bilis supra infraque erumpit, primum aquæ similis, deinde ut in ea recens caro lota esse videatur, interdum alba, nonnunquam nigra, vel varia (*a*). Præter ea vero, quæ supra comprehensa sunt, sæpe etiam crura manusque contrahuntur, urget sitis, anima deficit : quibus concurrentibus non mirum est, si subito quis moritur. Neque tamen ulli morbo minori momento succurritur. Protinus ergo, ubi ista cæperunt, aquæ tepidæ quam plurimum bibere oportet, et vomere. Vix unquam sic non vomitus sequitur ; sed etiam si non incidit, miscuisse tamen novam materiam corruptæ prodest ; parsque sanitatis est, vomitum esse suppressum. Si id incidit, protinus ab omni (*b*) potione abstinendum est. Si vero tormina sunt, oportet frigidis et humidis fomentis stomachum fovere : vel si venter dolet, iisdem egelidis sic ut, venter ipse mediocriter calentibus juvetur. Quod si vehementer et vomitus, et dejectio, et sitis vexant, et adhuc subcruda sunt quæ vomuntur, nondum vino maturum tempus est : aqua, neque ea ipsa frigida, sed potius egelida danda est : admovendumque naribus est pulegium ex aceto ; vel polenta vino adspersa, vel menta secundum naturam est. At quum discussa cruditas est, tum magis verendum est, ne anima deficiat. Ergo tum confugiendum est ad vinum. Id esse oportet tenue, odoratum, cum aqua frigida mixtum ; vel polenta adjecta, vel infracto pane, quem ipsum quoque

quelque chose, c'est par ces moyens qu'on restaure les forces. Erasistrate dit qu'il faut d'abord verser de trois à cinq gouttes de vin dans une potion, puis ajouter du vin pur à dose progressive (2). Si, dès le commencement, il donnait du vin par crainte de la crudité, ce n'est pas sans raison qu'il le faisait; mais s'il espérait, avec trois gouttes de ce liquide, remédier à une grande faiblesse, il était dans l'erreur. Si le malade est à jeun et qu'il ait des crampes aux jambes, il faut, de temps en temps, donner une potion d'absinthe. Si les extrémités du corps sont froides, on doit les oindre avec de l'huile chaude, additionnée d'un peu de cire, et y entretenir des fomentations chaudes. Si ces moyens ne procurent pas du soulagement, on applique à l'extérieur, sur la région de l'estomac, une ventouse ou un sinapisme. Dès que le malade est remis, il doit se livrer au sommeil; le lendemain, s'abstenir de toute boisson et éviter la fatigue et le froid; le troisième jour, aller au bain et se restaurer peu à peu avec des aliments.

CHAPITRE XIX (XII).

De la maladie cœliaque de l'estomac.

La maladie dont il vient d'être question est aiguë, et intéresse si bien les intestins et l'estomac à la fois, qu'il est très-difficile de dire sur lequel de ces organes elle siége particulièrement; mais celle qui occupe l'orifice de l'estomac est ordinairement chronique, et a reçu des Grecs

assumere expedit; quotiesque aliquid aut stomachus, aut venter effudit, toties per hæc vires restituere. Erasistratus primo tribus vini guttis, aut quinis aspergendam potionem esse dixit; deinde paulatim merum adjiciendum. Is, si et ab initio vinum dedit, et metum cruditatis sequutus est, non sine causa fecit : si vehementem infirmitatem adjuvari posse tribus guttis putavit, erravit. At si inanis est homo, et crura ejus contrahuntur, interponenda potio absinthii est. Si extremæ partes corporis frigent, ungendæ sunt calido oleo, cui ceræ paulum sit adjectum, calidisque fomentis nutriendæ. Si ne sub his quidem quies facta est, extrinsecus contra ventriculum ipsum cucurbitula admovenda est, aut sinapi superimponendum. Ubi is constitit, dormire oportet : postero die utique a potione abstinere : itemque lassitudine et frigore (c), die tertio in balneum ire : paulatim se cibo reficere. Si post suppressam choleram febricula manet, alvum duci necessarium est : tum cibis, vinoque utendum est.

CAPUT XIX [XII].

De cœliaco ventriculi morbo.

Sed hic quidem morbus et acutus est, et inter intestina stomachumque versatur sic, ut, cujus potissimum partis sit, non facile dici possit; in ipsius vero ventriculi porta

le nom de κοιλιακός. Dans cette maladie, le ventre est dur et douloureux ; il ne rend aucune matière et n'exhale même pas de vents ; les extrémités sont froides et la respiration difficile. Il est très-bon, au début, de recouvrir l'abdomen de cataplasmes chauds pour calmer la douleur ; de faire vomir après le repas et de tenir le ventre libre ; puis, les jours suivants, d'appliquer des ventouses sans les scarifier, sur l'abdomen et les hanches ; de dégager le ventre avec du lait et du vin salé froid, et, si la saison le comporte, avec des figues vertes ; de ne donner ni beaucoup d'aliments ni beaucoup de boisson à la fois, mais seulement par degrés. Il suffit donc de prendre par intervalles deux ou trois cyathes de boisson, et de la nourriture en proportion. Un cyathe de lait mêlé avec un cyathe d'eau, donné ainsi, fait du bien ; les aliments flatueux et âcres sont très-utiles ; aussi ajoute-t-on avec avantage de l'ail pilé au lait. Au bout de quelque temps, il est nécessaire d'employer la gestation et surtout les voyages sur mer ; les frictions, trois ou quatre fois par jour, avec de l'huile additionnée de natron ; les ablutions d'eau chaude, après le repas ; puis des sinapismes sur tout le corps, la tête exceptée, jusqu'à ce qu'il survienne de l'érosion et de la rubéfaction, principalement si l'on a affaire à une personne robuste et du sexe masculin ; on passe ensuite graduellement aux remèdes qui resserrent le ventre. Il faut donner de la viande rôtie, substantielle et qui ne se corrompe pas facilement, et, pour boisson, de l'eau pluviale bouillie, à la dose de deux ou trois cyathes. Si la maladie est ancienne, il convient d'avaler, gros comme un grain de poivre, du meilleur laser ; de boire du vin tous les deux jours ;

consistit is, qui longus esse consuevit : κοιλιακός a Græcis nominatur. Sub hoc venter induréscit, dolorque ejus est : alvus nihil reddit, ac ne spiritum quidem transmittit : extremæ partes frigescunt, difficulter spiritus redditur. Commodissimum est inter initia calida cataplasmata toto ventri imponere, ut dolorem leniant : post cibum vomere, atque ita ventrem exinanire : proximis deinde diebus cucurbitulas sine ferro ventri et coxis admovere : ventrem ipsum liquare dato lacte, et vino salso, frigido ; si tempus anni patitur, etiam viridibus ficis : sic tamen, ne quis aut cibus, aut humor universus detur, sed paulatim. Ergo per intervalla temporis sat est cyathos binos ternosve sumere, et cibum pro portione hujus : commodeque facit cyatho lactis cyathus aquæ mixtus, et sic datus : cibique inflantes et acres utiliores sunt ; adeo ut lacti quoque recte contritum allium adjiciatur. Procedente vero tempore, opus est gestari ; maximeque navigare ; perfricari ter aut quater die sic, ut nitrum oleo adjiciatur ; perfundi aqua calida post cibum ; deinde sinapi imponere per omnia membra, excepto capite, donec arrodantur et rubeant ; maximeque si corpus durum et virile est : paulatim deinde faciendus est transitus ad ea, quæ ventrem comprimunt. Assa caro danda, valens et quæ non facile corrumpatur : potui vero pluvialis aqua decocta, sed quæ per binos ternosve cyathos bibatur. Si vetus vitium est, oportet laser quam optimum ad piperis magnitudinem devorare : altero quoque die vinum bibere (a) : interdum inter-

de prendre de temps en temps un cyathe de vin entre chaque repas, et d'injecter, par le bas, de l'eau pluviale tiède, surtout s'il subsiste de la douleur dans les parties inférieures (du ventre).

CHAPITRE XX (XIII).

De la maladie de l'intestin grêle.

Les intestins sont sujets à deux maladies, dont l'une affecte l'intestin grêle ; l'autre, le gros intestin. La première est aiguë ; la seconde peut être chronique. Dioclès de Caryste, a appelé χόρδαψος, la maladie de l'intestin grêle, et εἰλεός, celle du gros intestin. Mais je vois aujourd'hui la plupart des médecins nommer celle-là εἰλεός, et celle-ci κολικόσ. La première excite de la douleur tantôt au-dessus, tantôt au-dessous de l'ombilic. Il survient de l'inflammation dans l'un et l'autre endroit, et il ne sort, par le bas, ni selles ni vents. Est-ce la partie supérieure qui est affectée? ce sont des aliments qui sont vomis ; est-ce la partie inférieure? ce sont des matières fécales ; dans les deux cas, la maladie est ancienne. Le danger augmente, si les matières vomies sont bilieuses, fétides, de couleur variée ou noires. La médication consiste à tirer du sang, à appliquer des ventouses en plusieurs endroits sans les scarifier toutes ; il suffit de le faire pour deux ou trois, et d'attirer de l'air dans les autres. On recherche alors le siége du mal, qui se révèle ordinairement par de la tuméfaction. Est-il au-dessus de l'ombilic; les lavements sont inutiles : est-il au-dessous? ils sont très-

posito cibo singulos vini cyathos sorbere : ex inferiori parte infundere pluviatilem egelidam aquam, maximeque si dolor in imis partibus remanet.

CAPUT XX (XIII).

De tenuioris intestini morbo.

Intra ipsa vero intestina consistunt duo morbi, quorum alter in tenuiore, alter in pleniore est. Prior acutus est ; insequens esse longus potest. Diocles Carystius tenuioris intestini morbum χόρδαψον, plenioris εἰλεόν nominavit. A plerisque video nunc illum priorem εἰλεόν, hunc κολικόν nominari. Sed prior modo supra umbilicum, modo sub umbilico dolorem movet. Fit alterutro loco inflammatio : nec alvus, nec spiritus infra transmittitur : si superior pars affecta est, cibus ; si inferior, stercus per os redditur : si utrumlibet vetus est. Adjicit periculo vomitus biliosus, mali odoris, aut varius, aut niger. Remedium est sanguinem mittere ; vel cucurbitulas pluribus locis admovere, non ubique cute incisa : id enim duobus aut tribus locis satis est : ex ceteris spiritum evocare abunde est. Tum animadvertere oportet, quo loco malum sit : solet

avantageux, selon Erasistrate; et, souvent, ce seul remède suffit (1). Les lavements se font avec de la crême de ptisane filtrée et additionnée d'huile et de miel, sans rien de plus. S'il n'y a pas de tuméfaction, il faut appliquer les deux mains sur la partie culminante du ventre, et, de là, les diriger en bas graduellement; c'est ainsi qu'on découvrira le siége du mal, qui est nécessairement rénitent, et, d'après ce siége, on pourra apprécier, si le lavement est ou non indiqué. Les remèdes communs consistent à appliquer des cataplasmes chauds depuis les seins jusqu'aux aines et à l'épine, et à les renouveler souvent; à frictionner les bras et les jambes; à plonger le malade dans de l'huile chaude, et, si la douleur ne se calme pas, à donner en lavements trois ou quatre cyathes d'huile chaude. Dès que ces moyens ont procuré l'expulsion des vents par le bas, on offre en boisson du vin miellé tiède en petite quantité; car on doit, avec le plus grand soin, empêcher le malade de boire quoique ce soit auparavant. Si les choses se passent bien, on ajoute du gruau; dès que la douleur et la petite fièvre sont calmées, on peut enfin donner des aliments plus substantiels, mais qui ne soient ni flatueux, ni durs, ni forts parce qu'ils incommoderaient les intestins encore débiles; pour boisson, on prescrira de l'eau pure seulement, car tout ce qui est vineux ou acide est contraire à cette maladie. Plus tard, il faut aussi s'abstenir du bain, de la promenade, de la gestation et des autres exercices du corps. Ce mal, en effet, récidive facilement et se reproduit à l'occasion du froid ou d'un mouvement violent, si les intestins ne sont pas encore bien affermis.

enim contra id tumere. Et si supra umbilicum est, alvi ductio utilis non est : si infra est, alvum ducere, ut Erasistrato placuit, optimum est; et sæpe id auxilii satis est. Ducitur autem percolato ptisanæ cremore, cum oleo et melle sic, ut præterea nihil adjiciatur. Si nihil tumet, duas manus imponere oportet supra summum ventrem, paulatimque deducere : invenietur enim mali locus, qui necesse est renitatur; et ex deliberari poterit, ducenda, nec ne alvus sit. Illa communia sunt : calida cataplasmata admovere, eaque imponere a mammis usque ad inguina et spinam, ac sæpe mutare : brachia cruraque perfricare : demittere totum hominem in calidum oleum : si dolor non quiescit, etiam in alvum ex parte inferiore tres aut quatuor cyathos calidi olei dare; ubi per hæc consequuti sumus, ut jam ex inferiore parte spiritus transmittatur, offerre potui mulsum tepidum non multum : nam ante magna cura vitandum est, ne quid bibat; si id commode cessit, adjicere sorbitionem; ubi dolor et febricula quierunt, tum demum uti cibo pleniore; sed neque inflante, neque duro, neque valido, ne intestina adhuc imbecilla lædantur; potui vero nihil, præterquam puram aquam; nam sive quid vinolentum, sive acidum est, id huic morbo alienum est. Ac postea quoque vitare oportet balneum, ambulationem, gestationem, ceterosque corporis motus. Nam facile id malum redire consuevit; et sive quum (a) frigus subit, sive aliqua jactatio, nisi bene jam confirmatis intestinis, revertitur.

CHAPITRE XXI (XIV).

De la maladie du gros intestin (1).

La maladie du gros intestin siége principalement dans cette portion que j'ai dit être fermée d'un côté. Il y a un ballonnement considérable, des douleurs intenses, surtout du côté droit : l'intestin, qui semble tordu, coupe presque la respiration. Cette affection se déclare le plus souvent à la suite du froid et des indigestions, puis s'apaise : dans le cours de la vie, elle revient fréquemment et cause des tourments, sans diminuer la durée de l'existence. Dès que la douleur commence, il faut appliquer des fomentations sèches et chaudes, d'abord adoucissantes, puis plus fortes, et attirer en même temps, à l'aide des frictions, la matière morbide vers les extrémités, c'est-à-dire aux jambes et aux bras; si la douleur ne se dissipe pas, on met sur l'endroit douloureux des ventouses sans scarifications. Il existe même pour cette maladie, un médicament spécial, que Cassius (2) se vantait d'avoir découvert. Ce médicament est plus efficace en boisson; mais appliqué à l'extérieur, il calme la douleur en dissipant les vents. Tant que les tourments ne sont point passés, il est bon de ne prendre ni aliments ni boissons. J'ai déjà indiqué le régime que doivent suivre les personnes atteintes de ce mal (3).

CAPUT XXI [XIV].

De morbo intestini plenioris.

Is autem morbus, qui in intestino pleniore est, in ea maxime parte est, quam cæcam esse proposui. Vehemens fit inflatio, vehementes dolores, dextra magis parte : intestinum, quod verti videtur, prope spiritum elidit. In plerisque post frigora cruditatesque oritur, deinde quiescit; et per ætatem sæpe repetens sic cruciat, ut vitæ spatio nihil demat. Ubi is dolor cœpit, admovere sicca et calida fomenta oportet; sed primo lenia, deinde validiora; simulque frictione ad extremas partes, id est crura brachiaque materiam evocare : si discussus non est, qua dolet, cucurbitulas sine ferro defigere. Est etiam medicamentum ejus rei causa comparatum. Id se reperisse Cassius gloriabatur. Magis prodest potui datum : sed impositum quoque extrinsecus, digerendo spiritum, dolorem levat. Nisi finito vero tormento, recte neque cibus, neque potio assumitur. Quo victu sit utendum iis, qui hoc genere tentantur, jam mihi dictum est.

CHAPITRE XXII (XV).

Des tranchées (de la dyssenterie).

Parmi les affections intestinales, les plus voisines des dernières sont les tranchées. Les intestins sont ulcérés à l'intérieur; il s'en écoule du sang qui est tantôt excrété avec quelques matières fécales toujours liquides, tantôt avec des espèces de mucosités; quelquefois il sort en même temps comme des lambeaux de chair (1); on éprouve une envie fréquente d'aller à la selle et de la douleur au fondement; douleur qui s'accompagne de l'émission de très peu de matières et de l'exacerbation des tranchées, qui se calment au bout de quelque temps; le repos est de courte durée; le sommeil interrompu; une petite fièvre se déclare, et, après une longue période de temps, ce mal, devenu chronique, emporte le malade, ou, quoique terminé, lui cause encore des tourments. Il faut d'abord garder le repos: car toute agitation produit des exulcérations; puis boire à jeun un cyathe de vin additionné de racine de quintefeuille pilée; appliquer sur le ventre des cataplasmes résolutifs, qui sont inutiles dans les maladies dont il vient d'être question; il faut aussi, à chaque selle, se laver le fondement avec une décoction chaude de verveines, et manger du pourpier cuit ou ayant macéré dans la saumure forte. Si la maladie est un peu ancienne, on injecte par le bas de la crême de ptisane chaude, du lait, de la graisse fondue, de la moëlle de cerf,

CAPUT XXII [XV].

De torminibus.

Proxima his inter intestinorum mala tormina esse consueverunt (*a*). Intus intestina exulcerantur : ex his cruor manat; iisque modo cum stercore aliquo semper liquido, modo cum quibusdam quasi mucosis excernitur : interdum simul quædam carnosa descendunt : frequens dejiciendi cupiditas, dolorque in ano est : cum eodem dolore exiguum aliquid emittitur : atque eo quoque tormentum intenditur : idque post tempus aliquod levatur; exiguaque requies est : somnus interpellatur : febricula oritur : longoque tempore id malum, quum inveteraverit, aut tollit hominem, aut, etiamsi finitur, excruciat. Oportet in primis conquiescere; siquidem omnis agitatio exulcerat : deinde jejunum sorbere vini cyathum, cui contrita radix quinquefolii sit adjecta : imponere cataplasmata super ventrem, quæ reprimant; quod in superioribus ventris morbis non expedit : quotiesque desedit, subluere aqua calida in qua decoctæ verbenæ sint : portulacam vel coctam, vel ex dura muria edisse (*b*). Si vetustior morbus est, ex inferioribus

de l'huile, du beurre avec de l'huile rosat, des blancs d'œufs crus avec là même huile, une décoction de graines de lin, ou, s'il y a absence de sommeil, des jaunes d'œufs dans une décoction de feuilles de rose; ces substances calment la douleur et adoucissent les ulcères; elles sont surtout utiles, quand il y a aussi du dégoût pour les aliments. Thémison soutient qu'on doit, dans ce cas, faire usage de saumure forte et très-âcre. Pour aliments, on prescrit ceux qui resserrent le ventre. Quant aux diurétiques, ils sont utiles, s'ils font couler les urines, en détournant l'humeur sur une autre partie; s'ils ne produisent pas cet effet, ils augmentent la maladie; aussi ne doit-on les faire prendre qu'aux personnes chez qui leur action est généralement prompte. S'il y a un peu de fièvre, on donne pour boisson de l'eau pure chaude ou une eau astringente; s'il n'y en a pas, du vin léger et austère. Si, après plusieurs jours, aucun remède ne réussit, et que le mal soit déjà ancien, l'eau bien froide prise en boisson, resserre les ulcères et détermine un commencement de guérison. Mais, dès que les selles sont arrêtées, il faut revenir immédiatement à la boisson chaude. Il sort quelquefois par le bas, une sanie putride et de très-mauvaise odeur; d'autrefois, du sang pur. Dans le premier cas, il convient de donner en lavement de l'eau miellée, puis d'injecter les substances dont il a été question plus haut. Mais, s'il s'écoule du sang, les aliments et les boissons doivent être astringents.

partibus tepidum infundere vel ptisanæ cremorem, vel lac, vel adipem liquatam, vel medullam cervinam, vel oleum, vel cum rosa butyrum, vel cum eadem album crudum ex ovis, vel aquam in qua lini semen decoctum sit; vel, si somnus non accedit, vitellos cum aqua in qua rosæ floris folia cocta sint. Levant enim dolorem hæc, et mitiora ulcera efficiunt; maximeque utilia sunt, si cibi quoque sequutum fastidium est. Temison muria dura quam asperrima sic utendum memoriæ prodidit. Cibi vero esse debent, qui leniter ventrem adstringant. At ea, quæ urinam movent, si id consequuta sunt, in aliam partem humorem avertendo, prosunt; si non sunt consequuta, noxam augent: itaque nisi in quibus prompte id facere consuerunt, non sunt adhibenda. Potui, si febricula est, aqua pura calida, vel ea quæ ipsa quoque adstringat, dari debet: si non est, vinum leve, austerum. Si pluribus diebus nihil remedia alia juverunt, vetusque jam vitium est, aquæ bene frigidæ potio assumta ulcera adstringit, et initium secundæ valetudinis facit. Sed ubi venter suppressus est, protinus ad calidam potionem revertendum est. Solet autem interdum etiam putris sanies, pessimique odoris descendere: solet purus sanguis profluere. Si superius vitium est, alvus aqua mulsa duci debet; tum deinde eadem infundi, quæ supra comprehensa sunt (c). At si sanguis profluit, cibi potionesque esse debent, quæ adstringant.

CHAPITRE XXIII (XVI.)

De l'état glissant des intestins (lienterie). (1).

Les tranchées donnent quelquefois naissance à un état glissant des intestins, maladie dans laquelle ces organes ne pouvant rien retenir, rendent immédiatement et mal digéré tout ce qu'on a pris. Cette affection tantôt traîne en longueur, et tantôt emporte promptement les malades. Pour la combattre, il faut surtout employer des astringents, afin de rendre aux intestins la force de mieux retenir quelque aliment. On doit donc mettre des sinapismes sur la poitrine, et, quand la peau est ulcérée, des malagmes pour détourner l'humeur, faire prendre des bains de siége de décoction de verveine, des aliments et des boissons qui resserrent le ventre, et prescrire l'usage des ablutions froides. On aura soin, toutefois, de ne pas employer tous ces remèdes en même temps, de peur qu'il ne survienne un mal contraire, occasionné par une distention gazeuze excessive. Il conviendra donc de fortifier graduellement les intestins, en ajoutant chaque jour quelque chose au traitement. Comme dans tous les cours du ventre, il est nécessaire, ici surtout, non d'aller à la selle toutes les fois qu'on en éprouve le besoin, mais chaque fois que c'est indispensable, afin d'accoutumer, par ce retard même, les intestins à supporter le poid des matières. Une autre recommandation, applicable également à toutes les affections semblables, et qu'on doit observer particulièrement dans ce cas, c'est,

CAPUT XXIII (XVI).

De lævitate intestinorum.

Ex torminibus interdum intestinorum lævitas oritur; qua continere nihil possunt, et quidquid assumtum est, imperfectum protinus reddunt. Id interdum ægros trahit interdum præcipitat. In hoc utique adhibere oportet comprimentia; quo facilius tenendi aliquid intestinis vis sit. Ergo et super pectus ponatur sinapi; exulcerataque cute, malagma quod humorem evocet: et ex verbenis decocta in aqua desideat: et cibos potionesque assumat, quæ alvum adstringant: et frigidis utatur perfusionibus. Oportet tamen prospicere, ne, simul his omnibus admotis, vitium contrarium per immodicas inflamtiones oriatur. Paulatim ergo firmari intestina debebunt, aliquibus quotidie adjectis. Et quum in omni fluore ventris, tum in hoc præcipue necessarium est, non quoties libet desidere, sed quoties necesse est; ut hœc ipsa mora in consuetudinem ferendi oneris intestina deducat. Alterum quoque, quod æque ad omnes similes affectus pertinet, in hoc maxime servandum est; ut, quum pleraque utilia insuavia sint, qualis

eu égard au goût désagréable de la plupart des remèdes utiles, tels que le plantain, les ronces et tout ce qui se prépare avec l'écorce de grenade, de donner de préférence ceux que le malade aime le mieux; si tout le dégoûte, on excite son appétit en accordant de temps en temps, un aliment moins utile, mais plus agréable. Les exercices et les frictions sont également nécessaires dans cette maladie, ainsi que le soleil, le feu, le bain et le vomissement, qu'Hippocrate (2) conseille même de provoquer avec de l'ellébore blanc, si les autres moyens produisent peu d'effet.

CHAPITRE XXIV (XVII.)

Des vers qui séjournent dans le ventre.

Des vers séjournent quelquefois dans le ventre, et sont tantôt expulsés par le bas, tantôt, ce qui est plus dégoûtant, par la bouche. Nous observons que ces vers sont parfois plats: ce sont les plus mauvais, et parfois ronds. S'ils sont plats, on donne en boisson de l'eau dans laquelle on a fait bouillir du lupin ou de l'écorce de mûrier; on y ajoute de l'hyssope pilé et un acétabule de poivre, ou un peu de scammonée; ou bien, la veille, on fait vomir le malade après une copieuse ingestion d'ail; le lendemain, on cueille une poignée de petites racines de grenadiers, qu'on pile et qu'on soumet à l'ébullition dans trois setiers d'eau jusqu'à ce qu'il n'en reste que le tiers; on ajoute un peu

est plantago et rubi et quidquid malicorio mixtum est, ea potissimum ex his dentur, quæ maxime æger volet : deinde, si omnia ista fastidiet, ad excitandam cibi cupiditatem, interponatur aliquid minus utile, sed magis gratum. Exercitationes et frictiones huic quoque morbo necessariæ sunt; et cum his sol, ignis, balneum, vomitus, ut Hippocrati visum est, etiam albo veratro, si cetera parum pcoficient, evocatus.

CAPUT XXIV [XVII].

De lumbricis alvum occupantibus.

Nonnunquam autem lumbrici quoque occupant alvum; hique modo ex inferioribus partibus, modo fœdius ore redduntur : atque interdum latos eos, qui pejores sunt, interdum teretes videmus. Si lati sunt, aqua potui dari debet, in qua lupinum, aut cortex mori decoctus sit; aut cui adjectum sit contritum vel hyssopum, vel piperis acetabulum, vel scammoniæ paulum; vel etiam pridie, quum multum allium ederit, vomat : posteroque die mali punici tenues radiculas colligat, quantum manu comprehendet; eas contusas in aquæ tribus sextariis decoquat, donec tertia pars supersit; huc adjiciat nitri paulum, et jejunus bibat. Interpositis deinde tribus horis, duas

de natron, et l'on fait boire cette décoction à jeun. Trois heures après, le malade doit prendre deux potions d'eau (de mer?) ou de saumure forte, puis s'asseoir sur un bassin rempli d'eau chaude. Si les vers sont ronds, comme cela arrive surtout chez les enfants, on peut prescrire les mêmes remèdes, ainsi que de plus doux, tels que de la graine d'ortie, de chou ou de cumin pilée dans de l'eau, de la menthe dans le même liquide, une décoction d'absinthe ou d'hyssope dans de l'eau miellée, ou de la graine de cresson pilée dans du vinaigre. On se trouve bien également de manger du lupin et de l'ail, ou de prendre des lavements huileux.

CHAPITRE XXV (XVIII).

Du ténesme (1).

Une autre affection plus légère que toutes celles dont on vient de parler, est celle que les Grecs appellent τεινεςμός. Celle-ci ne doit être rangée ni parmi les maladies aiguës, ni parmi les maladies chroniques, puisqu'on en triomphe facilement, et que, par elle-même, elle n'est jamais mortelle. Ici, comme dans les tranchées, on éprouve une envie fréquente d'aller à la selle; il y a également de la douleur, dès qu'on excrète quelque chose. Il sort des matières semblables à de la pituite et à des mucosités, parfois même légèrement sanguinolentes: mais, au milieu de ces matières, il s'en trouve qui viennent des aliments et qui sont bien liées. Il faut prendre des bains dans de l'eau chaude et panser

potiones sumat. At aquæ marinæ (*a*), vel muriæ duræ sit adjecta : tum desideat subjecta calida aqua in pelve. Si vero teretes sunt, qui pueros maxime exercent, et eadem dari possunt, et quædam leviora; ut contritum semen urticæ, aut brassicæ, aut cumini cum aqua, vel menta cum eadem, vel absinthium decoctum, vel hyssopum ex aqua mulsa, vel nasturtii semen cum aceto contritum. Edisse etiam et lupinum, et allium prodest; vel in alvum oleum subter dedisse.

CAPUT XXV [XVIII].

De tenesmo.

Est autem aliud levius omnibus proximis, de quibus supra dictum est, quod τεινεσμόν Græci vocant. Id neque acutis, neque longis morbis annumerari debet; quum et facile tollatur, neque unquam per se juguiet. In hoc æque atque in torminibus frequens desidendi cupiditas est; æque dolor ubi aliquid excernitur. Descendunt autem pituitæ mucisque similia, interdum etiam leviter subcruenta : sed his interponuntur nonnunquam ex cibo quoque recte coacta. Desidere oportet in aqua calida; sæpiusque

souvent l'anus ; plusieurs médicaments conviennent pour cet objet : le beurre avec l'huile rosat ; l'acacia délayé dans du vinaigre ; l'emplâtre que les Grecs appellent τετραφάρμακον, délayé dans de l'huile rosat ; l'alun qu'on applique entouré de laine. En lavement, on donne les mêmes substances que pour les tranchées ; et en fomentations sur les parties inférieures, les mêmes décoctions de verveines. On doit boire alternativement de l'eau un jour, et l'autre du vin léger et austère. La boisson sera tiède, presque froide, et le régime comme celui que nous avons prescrit pour la tranchée.

CHAPITRE XXVI (XIX).

Du flux de ventre.

Un mal encore plus léger, lorsqu'il est récent, c'est la diarrhée ; dans cette affection les selles sont liquides, plus fréquentes que de coutume, et accompagnées d'une douleur tantôt supportable, tantôt des plus vives ; mais alors le cas est plus grave. Il est souvent utile pour la santé que le ventre soit relâché pendant un jour et même pendrnt plusieurs jours, pourvu qu'il n'y ait pas de fièvre ; et que ce dérangement s'arrête dans les sept jours. C'est ainsi que le corps se purge, et que les matières intérieures qui l'auraient incommodé, sont utilement évacuées. Mais il est dangereux que ce flux se prolonge, parce qu'il excite quelquefois des tranchées, de la fièvre et consume les forces. Le premier jour, il

ipsum anum nutrire ; cui plura medicamenta idonea sunt : butyrum cum rosa ; acacia ex aceto liquata ; emplastrum id quod τετραφάρμακον Græci vocant, rosa liquatum ; alumen lana circumdatum, et ita appositum ; eademque ex inferiore parte indita, quæ torminum auxilia sunt ; eædem verbenæ decoctæ, ut inferiores partes foveantur. Alternis vero diebus aqua, alternis leve et austerum vinum bibendum est. Potio esse debet egelida et frigidæ propior ; ratio victus talis, qualem in torminibus (a) supra præcepimus.

CAPUT XXVI [XIX].

De ventris fluxu.

Levior etiam, dum recens, dejectio est ; ubi et liquida alvus, et sæpius quam ex consuetudine fertur, atque interdum tolerabilis dolor est, interdum gravissimus ; idque pejus est. Sed uno die fluere alvum sæpe pro valetudine est : atque etiam pluribus, dum febris absit, et intra septimum diem id conquiescat. Purgatur enim corpus, et quod intus læsurum erat, utiliter effunditur. Verum spatium periculosum est : interdum enim tormina ac febriculas excitat, viresque consumit. Primo die quiescere satis est ; neque impetum ventris prohibere ; si per se desiit, balneo uti, paulum cibi capere : si mansit, abstinere

suffit de garder le repos, sans entraver le cours du ventre ; s'il cesse de lui-même, on prend un bain et un peu de nourriture; s'il persiste, on s'abstient non-seulement de manger, mais même de boire; le second jour, si les selles continuent à être liquides, il faut également rester en repos et prendre un peu de nourriture astringente ; le troisième jour on doit aller au bain ; frictionner fortement tout le corps, excepté le ventre ; approcher du feu le haut et le bas du dos ; user d'aliments astringents et boire du vin pur en petite quantité. Le lendemain, si la diarrhée persiste, on mangera davantage, mais on se fera vomir, et, jusqu'à ce qu'elle soit arrêtée, on la combattra par la faim, la soif et les vomitifs. Il est presque impossible que ces soins n'amènent pas le resserrement du ventre. Il existe une autre manière de faire cesser le flux diarrhéique : c'est de souper puis de se faire vomir ; de rester au lit le lendemain ; de s'oindre légèrement le soir ; de manger ensuite environ une demi-livre de pain trempé dans du vin aminéen pur, puis quelque aliment rôti et surtout un oiseau ; enfin de boire de ce même vin coupé d'eau de pluie ; de suivre ce régime jusqu'au cinquième jour, et de se faire vomir de nouveau. Contrairement à l'opinion de ses devanciers, Asclépiade soutenait que la boisson devait être constamment froide, et même aussi froide que possible. Pour moi, j'estime que chacun doit s'en rapporter à sa propre expérience, pour régler s'il convient de boire chaud ou froid. Il arrive quelquefois que cette affection, pour avoir été négligée pendant plusieurs jours, est plus difficile à guérir. Il faut commencer par se faire vomir ; le lendemain au soir, on se fait oindre dans une pièce chaude ; on prend un peu de nourriture, du vin pur très-âpre, et l'on tient sur le ventre,

non solum a cibo, sed etiam a potione ; postero die, si nihilominus liquida alvus est, æque conquiescere ; paulum adstringentis cibi sumere ; tertio die in balneum ire ; vehementer omnia præter ventrem perfricare ; ad ignem lumbos, scapulasque admovere ; cibis uti, sed ventrem contrahentibus ; vino non multo, meraco ; si postero quoque die fluet, plus edisse, sed vomere ; et ex toto, donec conquiescat, contra siti, fame, vomitu niti. Vix enim fieri potest, ut, post hanc animadversionem, alvus non contrahatur. Alia via est ubi velis supprimere : cœnare, deinde vomere : postero die in lecto conquiescere ; vespere ungi, sed leniter ; deinde panis circa selibram ex vino amineo mero sumere ; tum assum aliquid, maximeque avem ; et postea vinum idem bibere aqua pluviatili mixtum : idque usque quintum diem facere, iterumque vomere. Frigidam autem assidue potionem esse debere, contra priores auctores Asclepiades affirmavit, et quidem quam frigidissimam. Ego experimentis quemque in se credere debere existimo, calida potius, an frigida utatur. Interdum autem evenit, ut id pluribus diebus neglectum, curari difficilius possit. A vomitu oportet incipere : deinde postero die vespere tepido loco ungi ; cibum modicum assumere, vinum meracum quam asperrimum ; impositam super ventrem habere cum cerato rutam. In hoc autem affectu corporis neque ambulatione, neque frictione opus est : vehiculo sedisse, vel magis etiam equo, prodest : neque enim

de la rue et du cérat. Dans cette affection, il n'est besoin ni de promenade ni de friction ; on se trouve bien d'aller en voiture, et mieux encore à cheval : rien ne fortifie davantage les intestins que cet exercice. Si les médicaments deviennent utiles, le meilleur est celui qui se prépare avec des fruits. A l'époque des vendanges, on met dans un grand vase des poires et des pommes sauvages, et, à défaut de ces fruits, des poires vertes de Tarente ou de Signia, des pommes de Scandie ou d'Amérie et des poires myrapias (1) ; on y ajoute des coings, des grenades avec leur écorce, des sorbes ordinaires et des sorbes torminales, de manière que tous ces fruits occupent le tiers du vase, puis on le remplit de moût, et l'on fait bouillir jusqu'à ce que ces ingrédients soient fondus et forment un tout homogène. Cette préparation n'est pas désagréable au goût ; prise avec modération, chaque fois qu'il en est besoin, elle arrête le flux de ventre sans déranger l'estomac ; deux ou trois cuillerées par jour suffisent. Voici un autre remède plus énergique : on cueille des baies de myrte dont on exprime le vin qu'on fait bouillir jusqu'à ce qu'il n'en reste que le dixième, et l'on en boit un cyathe. Voici un troisième remède qu'on peut préparer en tout temps : on creuse une grenade, et, après en avoir ôté toutes les graines, on remet en place les membranes qui les séparaient ; puis on y verse des œufs crus qu'on mêle avec une spatule ; on met ensuite, sur de la braise, la grenade qui ne brûle pas tant qu'elle renferme du liquide : dès qu'elle commence à se dessécher, on l'éloigne ; on extrait avec une cuiller ce qui est dedans, et on le mange. Ce remède additionné de quelques substances, acquiert encore plus de puissance : voilà pourquoi on l'incorpore à une préparation poivrée, et on le mêle avec du sel et du

ulla res magis intestina confirmat. Si vero etiam medicamentis utendum est, aptissimum est id quod ex pomis fit. Vindemiæ tempore in grande vas conjicienda sunt pira atque mala sylvestria : si ea non sunt, pira tarentina (*a*) viridia, vel signina, mala scandiana, vel amerina, myrapia ; hisque adjicienda sunt cotonea, et cum ipsis corticibus suis punica, sorba, et quibus magis utimur, et torminalia, sic, ut hæc tertiam ollæ partem teneant : tum deinde ea musto implenda est ; coquendumque id, donec omnia quæ indita sunt, liquata, in unitatem quamdam coeant. Id gustui non insuave est ; et, quandocumque opus est, assumtum leniter, sine ulla stomachi noxa, ventrem tenet. Duo aut tria cochlearia uno die sumsisse, satis est. Alterum valentius genus : myrti baccas legere, ex his vinum exprimere, id decoquere, ut decima pars remaneat, ejusque cyathum sorbere. Tertium, quod quandocumque fieri potest : malum punicum excavare, exemptisque omnibus seminibus, membranas quæ inter ea fuerunt, iterum conjicere : tum infundere cruda ova, rudiculaque miscere : deinde malum ipsum super prunam imponere ; quod, dum humor intus est, non aduritur : ubi siccum esse cœpit, removere oportet, extractumque cochleari, quod intus est, edisse. Aliquibus adjectis, majus momentum habet : itaque etiam in piperatum conjicitur, miscetur que cum sale et pipere, atque ex his edendum est. Pulticula etiam, cum qua paulum ex favo vetere

poivre pour le manger, ainsi accommodé. La bouillie dans laquelle on a fait cuire un morceau de vieux rayon de miel, les lentilles bouillies avec de l'écorce de grenadier, et les sommités de ronces bouillies dans de l'eau et prises avec de l'huile et du vinaigre, ont ausssi de l'efficacité, ainsi que l'eau dans laquelle on a fait bouillir des dattes, des coings, des sorbes sèches ou des ronces : c'est cette préparation que j'ai en vue, toutes les fois que je recommande de donner une potion astringente. On fait également bouillir une hémine de froment dans du vin d'aminée austère ; on donne ce froment au malade quand il est à jeun et qu'il a soif, puis on lui fait boire le vin par-dessus : ce médicament peut être rangé à bon droit parmi les plus énergiques. On donne aussi à boire du vin de Signia ou un vin résineux austère quelconque. On broie encore une grenade avec son écorce et ses graines ; on la mêle avec cette espèce de vin, puis on boit ce mélange pur ou coupé d'eau. Mais l'usage des médicaments, sauf le cas de maladies intenses, est inutile.

CHAPITRE XXVII. (XX.)

De la maladie de la matrice. (Hystérie.)

§ 1. — Chez les femmes, la matrice est sujette à une maladie violente : cet organe est après l'estomac, le plus disposé à s'affecter ou à affecter le corps. Ce mal ôte quelquefois la connaissance et cause la chute, comme l'épilepsie. Il diffère de celle-ci, en ce qu'il n'y a ni

coctum sit, et lenticula cum malicorio cocta, rubique cacumina in aqua decocta, et ex oleo atque aceto assumta, efficacia sunt : atque ea aqua in qua vel palmulæ, vel malum cotoneum, vel arida sorba, vel rubi decocti sint (*b*) ; quod genus significo, quoties potionem dandam esse dico, quæ adstringat. Tritici quoque hemina in vino amineo austero decoquitur ; idque triticum jejuno ac sitienti datur ; superque id vinum id sorbetur : quod jure valentissimis medicamentis annumerari potest. Atque etiam potui datur vinum signinum, vel resinatum austerum, vel quodlibet austerum. Contunditurque cum corticibus seminibusque suis punicum malum, vinoque tali miscetur : idque vel merum sorbet aliquis, vel bibit mixtum. Sed medicamentis uti, nisi in vehementibus malis, supervacuum est.

CAPUT XVII [XX].

De vulvæ morbo.

1. Ex vulva quoque feminis vehemens malum nascitur : proximeque ab stomacho vel afficitur hæc, vel corpus afficit. Interdum etiam sic exanimat, ut tamquam comitiali morbo prosternat. Distat tamen hic casus, eo quod neque oculi vertuntur, nec spumæ

renversement des yeux, ni écume à la bouche, ni convulsions, mais seulement assoupissement profond. Chez quelques femmes, il revient fréquemment et dure toute la vie. Lorsqu'il se déclare, on se trouve bien, si les forces le permettent, d'une émission sanguine; dans le cas contraire, on applique des ventouses aux aines. Si la patiente reste ou a l'habitude de rester longtemps étendue (sans connaissance), il faut, pour la ranimer, approcher de ses narines la mèche d'une lampe récemment éteinte, ou une des substances de mauvaise odeur dont j'ai parlé. (1) Une aspersion d'eau froide produit le même effet. Il est bon aussi d'appliquer sur les parties naturelles jusqu'au pubis, de la rue broyée avec du miel, du cérat d'huile de troëne, ou un cataplasme chaud et humide quelconque. On doit, en outre, frictionner les hanches et les jarrets. Dès que la femme est revenue à elle, il faut lui interdire le vin pendant toute l'année, quand même cet acccident ne se renouvellerait pas; frictionner chaque jour tout le corps, surtout le ventre et les jarrets; donner des aliments de la classe moyenne; et appliquer, tous les trois ou quatre jours, un sinapisme sur le bas ventre, jusqu'à ce qu'il produise de la rubéfaction.... (2) S'il reste de la dureté, le solanum trempé dans du lait puis broyé, passe pour être très propre à la ramollir, ainsi que la cire blanche et la moëlle de cerf mêlées avec de l'huile d'iris, ou le suif de taureau ou de chèvre mêlé avec de l'huile rosat. Il faut même donner en potion du castoréum, de la nielle ou de l'aneth. Si le corps n'est pas pur, on le purge avec du jonc carré. Si la matrice est ulcérée, on mêle ensemble du cérat d'huile rosat, de la graisse de porc récente et des blancs d'œufs, puis on applique ce remède : ou bien on mêle un blanc d'œuf

profluunt, nec nervi distenduntur : sopor tantum est. Idque quibusdam feminis crebro revertens perpetuum fit. Ubi incidit, si satis virium est, sanguis missus adjuvat : si parum (a), cucurbitulæ tamen defigendæ sunt in inguinibus. Si diutius aut jacet, aut alioqui jacere consuevit, admovere oportet naribus exstinctum ex lucerna linamentum, vel aliud ex iis, quæ fædioris esse odoris retuli, quod mulierem excitet. Idemque aquæ quoque frigidæ perfusio efficit. Adjuvatque ruta contrita cum melle, vel ex cyprino ceratum, vel quodlibet calidum et humidum cataplasma naturalibus pube tenus impositum. Inter hæc etiam perfricare coxas et poplites oportet. Deinde, ubi ad se rediit, circumcidendum vinum est in totum annum, etiamsi casus idem non revertitur : frictione quotidie utendum totius quidem corporis, præcipue vero ventris et poplitum : cibus ex media materia dandus : sinapi super imum ventrem tertio quoque aut quarto die imponendum, donec corpus rubeat. . . . . Si durities manet, mollire commode videtur solanum in lac demissum, deinde contritum ; et cera alba atque medulla cervina cum irino, aut sevum taurinum vel caprinum cum rosa mixtum. Dandum etiam potui vel castoreum est, vel gith, vel anethum. Si parum pura est, purgetur junco quadrato. Si vero vulva exulcerata est, ceratum ex rosa, et recens suilla adeps, et ex ovis album misceatur, idque apponatur ; vel album ex ovo cum rosa mixtum,

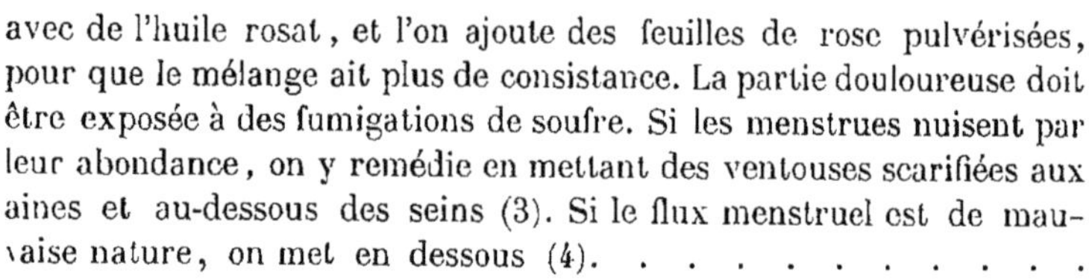

avec de l'huile rosat, et l'on ajoute des feuilles de rose pulvérisées, pour que le mélange ait plus de consistance. La partie douloureuse doit être exposée à des fumigations de soufre. Si les menstrues nuisent par leur abondance, on y remédie en mettant des ventouses scarifiées aux aines et au-dessous des seins (3). Si le flux menstruel est de mauvaise nature, on met en dessous (4). . . . .
. . . .
. . . . . des adhésifs. Les substances qui remplissent aussi ce but, sont : les olives blanches, le pavot noir pris avec du miel, la gomme dissoute avec de la graine d'ache pilée, qu'on donne dans un cyathe de passum. Les potions qui se font avec des substances aromatiques, telles que l'épi de nard, le safran, le cinnamome, le casia et autres semblables, conviennent également dans toutes les douleurs de la vessie; la décoction de lentisque produit le même effet. Si la douleur est intolérable et qu'il y ait de l'hémorrhagie, une saignée est indiquée ou, du moins, une application de ventouses scarifiées sur les hanches.

§ 2. — *De la profusion de l'urine (Polyurie.)* Quand l'urine excède la quantité de boisson ; qu'elle fait maigrir le malade et le met en danger, quoiqu'elle soit excrétée sans douleur, il faut, si elle est ténue, s'exercer et se frictionner, surtout au soleil ou près d'un feu ; user rarement du bain et y rester peu de temps ; prendre des aliments astringents, du vin austère et pur, froid en été, tiède en hiver, et en aussi petite quantité que possible. On doit aussi user de lavements ou se purger avec du lait. Si l'urine est épaisse, il est bon de faire des

adjecto, quo facilius consistat, contritæ rosæ pulvere. Dolens vero ea sulphure suffumigari debet. At si purgatio nimia mulieri nocet, remedio sunt cucurbitulæ, cute incisa, inguinibus vel etiam sub mammis admotæ. Si maligna purgatio est, subjicienda sunt. . . . .
. . . .
. . . . coeuntia. Id faciunt etiam albæ olivæ, et nigrum papaver cum melle assumtum, et gummi cum trito semine apii liquatum, et cum cyatho passi datum. Præter hæc in omnibus vesicæ doloribus idoneæ potiones sunt, quæ ex odoribus fiunt, id est spica nardi, croco, cinnamo, casia, similibusque : idemque etiam decocta lentiscus præstat. Si tamen intolerabilis dolor est, et sanguis profluit, etiam sanguinis detractio apta est ; aut certe coxis admotæ cucurbitulæ cute incisa.

2. At quum urina super potionum modum etiam sine dolore profluens maciem et periculum facit, si tenuis est, opus est exercitatione et frictione, maximeque in sole, vel ad ignem : balneum rarum esse debet, neque longa in eo mora : cibus comprimens : vinum austerum meracum, per æstatem frigidum, per hiemem egelidum ; sed tantum, quantum minimum sit. Alvus quoque vel ducenda, vel lacte purganda est. Si crassa urina est, vehementior esse debet et exercitatio, et frictio : longior in balneo mora :

exercices et des frictions plus énergiques; de rester plus longtemps dans le bain et de prendre des aliments tendres et le même vin. Dans l'un et l'autre cas, il importe d'éviter tout ce qui pousse aux urines.

CHAPITRE XXVIII. (XXI.)

De l'écoulement trop abondant de semence par les parties naturelles.

La région des parties naturelles est encore sujette à une maladie : c'est un flux de semence qui, sans excitation vénérienne et sans illusions nocturnes, sort en telle abondance qu'il fait périr le patient de consomption au bout de quelque temps. Dans cette affection, les frictions énergiques, les affusions d'eau très froide et la natation dans de l'eau également très froide, sont salutaires; les aliments et la boisson ne doivent être pris que froids. Il faut éviter tous les aliments indigestes et flatueux ; ne rien prendre de ce qui passe pour produire de la semence, comme le siligo, le similago, les œufs, l'alica, l'amidon, les chairs glutineuses, le poivre, la roquette, les bulbes et les pignons. Il n'est pas mauvais de bassiner les parties inférieures avec de la décoction de verveine astringente, d'entourer le bas-ventre et les aines de cataplasmes faits avec la même plante, surtout avec de la rue trempée dans du vinaigre, et d'empêcher le malade de dormir sur le dos.

cibis opus est teneris : vino eodem. In utroque morbo vitanda omnia sunt, quæ urinam movere consuerunt.

CAPUT XXVIII [XXI].

De Seminis nimia ex naturalibus profusione.

Est etiam circa naturalia vitium, nimia profusio seminis, quod sine venere, sine nocturnis imaginibus sic fertur, ut, interposito spatio, tabe hominem consumat. In hoc affectu salutares sunt vehementes frictiones, perfusiones, natationesque quam frigidissimæ : neque cibi, nec potio, nisi frigida assumta. Vitare autem oportet cruditates et omnia inflantia : nihil ex iis assumere, quæ contrahere semen videntur; qualia sunt siligo, simila, ova, alica, amylum, omnis caro glutinosa, piper, eruca, bulbi, nuclei pinei. Neque alienum est fovere inferiores partes aqua decocta ex verbenis reprimentibus (*a*) : ex iisdem aliqua cataplasmata imo ventri inguinibusque circumdare; præcipueque ex aceto rutam : vitare etiam ne supinus obdormiat.

CHAPITRE XXIX. (XXII.)

Des maladies des hanches (Coxalgie.)

Il me reste à parler des extrémités du corps qui sont réunies entre elles par des articulations. Je commencerai par les hanches. La douleur y est ordinairement intense; elle rend souvent le patient infirme, et même n'abandonne jamais certains malades. Cette affection guérit difficilement, parce que c'est, d'ordinaire, à la suite de longues maladies que le principe morbide s'est porté sur ce point, et qu'après avoir abandonné les autres, il s'est concentré sur une partie déjà affectée elle-même. Il faut d'abord faire des fomentations avec de l'eau chaude, puis employer des cataplasmes chauds. Les remèdes qui passent pour être très utiles sont l'écorce de câprier concassée, mêlée avec de la farine d'orge ou des figues bouillies dans de l'eau; ou bien la farine d'ivraie bouillie dans du vin coupé d'eau et mêlée avec de la lie de vin desséchée; comme ces topiques se refroidissent, il est préférable, pour la nuit, de les remplacer par des malagmes chauds. La racine d'aunée broyée, puis bouillie dans du vin austère et appliquée sur toute la hanche, est un remède des plus puissants. Si ces moyens échouent, on a recours au sel chaud et humide. Si la douleur ne cesse pas ou s'il survient de la tuméfaction, il faut mettre des ventouses scarifiées, exciter les urines et adminis-

CAPUT XXIX [XXII].

De Coxarum morbis.

Superest ut ad extremas partes corporis veniam, quæ articulis inter se conseruntur. Initium a coxis faciam. Harum ingens dolor esse consuevit : isque hominem sæpe debilitat : et quosdam non dimittit. Eoque id genus difficillime curatur, quod fere post longos morbos vis pestifera huc se inclinat : quæ ut alias partes liberat, sic hanc jam ipsam quoque affectam prehendit. Fovendum primum aqua calida est : deinde utendum calidis cataplasmatis. Maxime prodesse videtur aut cum hordeacea farina, aut cum ficu ex aqua decocta mixtus capparis cortex concisus; vel lolii farina ex vino diluto cocta, et mixta cum arida fæce : quæ quia refrigescunt, imponere noctu malagmata commodius est. Inulæ quoque radix contusa, et ex vino austero postea cocta, et late super coxam imposita, inter valentissima auxilia est. Si ista non solverunt, sale calido et humido utendum est. Si ne sic quidem finitus dolor est, aut tumor ei accedit, incisa cute admovendæ sunt cucurbitulæ; movenda urina; alvus, si compressa est, ducenda. Ultimum est, et in veteribus quoque morbis efficacissimum, tribus aut quatuor locis

trer des lavements, si le ventre est resserré. Il est une dernière ressource qui s'emploie avec beaucoup de succès dans les maladies chroniques : c'est d'ulcérer le tégument de la hanche en trois ou quatre endroits, avec des cautères incandescents. On doit aussi pratiquer des frictions, surtout au soleil et souvent dans la même journée, afin de faciliter la résolution des matières nuisibles qui sont réunies en dépôt : cette friction sera faite, s'il n'y a point d'ulcération, sur les hanches mêmes ; s'il y en a, sur les autres parties. Lorsqu'on doit produire de fréquentes ulcérations avec le fer rouge pour attirer une matière nuisible, il est de règle de ne pas guérir, dès qu'on le peut, ces sortes d'ulcères, mais de les entretenir jusqu'à ce que le mal auquel nous nous proposons de remédier par ce moyen, soit arrêté.

CHAPITRE XXX (XXIII).

De la douleur des genoux.

Après les hanches viennent les genoux ; ces organes sont quelquefois aussi le siége d'une douleur. Le traitement consiste à appliquer les mêmes cataplasmes et les mêmes ventouses ; ces moyens sont également indiqués, lorsque la douleur s'est déclarée aux épaules ou dans d'autres jointures. De tous les exercices, celui du cheval est, pour les personnes affectées de douleur aux genoux, le plus nuisible. Quand les douleurs de cette nature sont invétérées, il est presque impossible d'en venir à bout sans cautérisation.

super coxam, cutem candentibus ferramentis exulcerare. Sed frictione quoque utendum est, maxime in sole, et eodem die sæpius ; quo facilius ea, quæ coeundo nocuerunt, digerantur : eaque, si nulla exulceratio est, etiam ipsis coxis ; si est, ceteris partibus adhibenda est. Quum vero sæpe aliquid exulcerandum candenti ferramento sit, ut materia inutilis evocetur, illud perpetuum est, non ut primum fieri potest, hujus generis ulcera sanare ; sed ea trahere, donec id vitium, cui per hæc opitulamur, conquiescat.

CAPUT XXX [XXIII].

De Genuum dolore.

Coxis proxima genua sunt, in quibus ipsis nonnunquam dolor esse consuevit. In iisdem autem cataplasmatis cucurbitulisque præsidium est : sicut etiam quum in humeris, aliisve commissuris dolor aliquis exortus est. Equitare ei, cui genua dolent, inimicissimum omnium est. Omnes autem ejusmodi dolores, ubi inveteraverunt, vix citra ustionem finiuntur.

CHAPITRE XXXI (XXIV).

Des affections articulaires des mains et des pieds.

Les affections articulaires des mains et des pieds sont plus fréquentes et plus longues; elles s'observent, d'ordinaire, chez les personnes atteintes de podagre et de chiragre; rarement chez les eunuques ou chez les garçons avant les rapports sexuels, ou chez les femmes avant la suppression des règles (1). Dès les premières sensations du mal, il faut saigner; cette opération pratiquée au début, garantit souvent une bonne santé pour une année; quelquefois pour toujours. Il en est qui en buvant du lait d'ânesse pour se purger, se sont débarrassés de ce mal pour toute la vie. D'autres en se modérant pendant toute une année pour le vin, le vin miellé et les plaisirs de l'amour, ont obtenu le repos de toute leur existence. Et, cette modération, il faut toujours l'observer après la première douleur, lors même qu'elle est apaisée. Quand l'accoutumance de ce mal est établie, on peut être moins circonspect quand la douleur est calmée; mais, dès qu'elle revient, on doit redoubler de soin : ce qui a lieu, d'ordinaire, au printemps ou en automne (2). Quand la douleur arrive, on doit se faire porter (en litière), le matin, puis transporter dans un lieu de promenade; y faire de l'exercice, et, si l'on a la podagre, s'asseoir et marcher alternativement à de courts intervalles; ensuite, on se frictionne légèrement, avant le repas, dans une pièce chaude sans prendre de bain;

CAPUT XXXI]XXIV].

De manuum, pedum, articulorumque vitiis.

In manibus pedibusque articulorum vitia frequentiora longioraque sunt; quæ in podagris chiragrisve esse consuerunt (*a*). Ea raro vel castratos, vel pueros ante feminæ coitum, vel mulieres, nisi quibus menstrua suppressa sunt, tentant. Ubi sentiri cœperunt, sanguis mittendus est : id enim inter initia statim factum, sæpe annuam, nonnunquam perpetuam valetudinem bonam præstat. Quidam etiam, quum asinino lacte epoto sese eluissent, in perpetuum hoc malum evaserunt. Quidam quum toto anno a vino, mulso, venere sibi temperassent, securitatem totius vitæ consequuti sunt. Idque utique post primum dolorem servandum est, etiamsi quievit. Quod si jam consuetudo ejus facta est, potest quidem aliquis esse securior iis temporibus, quibus dolor se remisit : majorem vero curam adhibere debet iis quibus id revertitur; quod fere vere autumnove fieri solet. Quum vero dolor urget, mane gestari debet; deinde ferri in ambulationem, ibi se dimovere; et si podagra est, interpositis temporibus exiguis,

on s'y fait suer et l'on se fait arroser d'eau tiède ; puis on mange des aliments de la classe moyenne, auxquels on ajoute de temps en temps des diurétiques, et l'on provoque le vomissement chaque fois qu'il y a trop de plénitude. Lorsque la douleur est intense, il importe de savoir si elle est accompagnée de tuméfaction, celle-ci de chaleur et déjà même d'induration. S'il n'y a pas de tuméfaction, les fomentations chaudes sont nécessaires. On fait bouillir de l'eau de mer ou de la saumure forte, qu'on verse dans un bassin ; dès que le patient peut supporter le contact du liquide, il y enfonce les pieds qu'on recouvre d'une palla (3) et qu'on enveloppe d'une couverture ; ensuite on ajoute doucement et peu à peu, près du bord du vase, de la même eau pour que le liquide ne perde pas sa chaleur, et, pendant la nuit, on applique des cataplasmes réchauffants, surtout de la racine de mauve bouillie dans du vin (4).

Existe-t-il de le tuméfaction et de la chaleur? les réfrigérants sont plus utiles ; il est donc bon de tenir les articulations dans de l'eau très-froide, mais non pas chaque jour ni longtemps de crainte que les nerfs ne s'indurent. Il convient d'appliquer des cataplasmes rafraîchissants sans s'y tenir longtemps, puis de passer à ceux qui sont résolutifs et émollients. La douleur est-elle très-vive ? on fait bouillir des têtes de pavot dans du vin qu'on mêle avec du cérat d'huile rosat ; ou l'on fait fondre ensemble : parties égales de cire et de graisse de porc, puis on mêle le tout avec du vin ; dès que le topique employé est échauffé, on l'ôte pour lui en substituer aussitôt un autre. Les tuméfactions sont-elles dures et douloureuses? on procure du soulagement en mettant sur la partie une éponge qu'on trempe successivement dans

invicem modo sedere, modo ingredi ; tum antequam cibum capiat, sine balneo loco calido leniter perfricari, sudare, perfundi aqua egelida ; deinde cibum sumere ex media materia, interpositis rebus urinam moventibus ; quotiesque plenior est, evomere. Ubi dolor vehemens urget, interest sine tumore is sit, an tumor cum calore, an tumor jam etiam obcalluerit. Nam si tumor nullus est, calidis fomentis opus est. Aquam marinam, vel muriam duram fervefacere oportet, deinde in pelvem conjicere, et quum jam homo pati potest, pedes demittere, superque pallam dare, et vestimento tegere ; paulatim deinde juxta labrum ipsum ex eadem aqua leniter infundere, ne calor intus destituat ; ac deinde noctu cataplasmata calefacientia imponere, maximeque hibisci radicem ex vino coctam.

Si vero tumor calorque est, utiliora sunt refrigerantia, recteque in aqua quam frigidissima articuli continentur ; sed neque quotidie, neque diu, ne nervi indurescant. Imponendum vero est cataplasma quod refrigeret ; neque tamen in hoc ipso diu permanendum ; sed ad ea transeundum, quæ sic reprimunt, ut emolliant. Si major est dolor, papaveris cortices in vino coquendi, miscendique cum cerato sunt, quod ex rosa factum sit : vel ceræ et adipis suillæ tantumdem una liquandum, deinde his vinum miscendum, atque ubi quod ex eo impositum est, incaluit, detrahendum, et subinde aliud

de l'huile et du vinaigre, ou de l'eau froide ; ou bien un mélange en parties égales de poix, de cire et d'alun. Il existe encore bon nombre de malagmes utiles pour les mains et pour les pieds. Si la douleur ne permet de supporter aucun topique, il faut fomenter la partie qui n'est pas tuméfiée, avec une éponge trempée dans une décoction chaude d'écorce de pavot ou de racine de concombre sauvage, puis enduire les articulations de safran mêlé avec du suc de pavot ou du lait de brebis. Mais s'il y a de la tuméfaction, il convient de la bassiner avec une décoction tiède de lentisque ou de verveines astringentes, et de l'enduire d'un médicament fait avec des amandes amères pilées dans du vinaigre ; ou bien avec de la céruse additionnée de suc de pariétaire pilée. Il existe une pierre douée de la propriété de consumer les chairs, et que les Grecs appellent σαρκοφάγος (5). Cette pierre taillée de manière à embrasser les pieds, qu'on introduit et qu'on retient dans un creux pratiqué dans sa substance, calme ordinairement la douleur. Voilà pourquoi la pierre d'Assos est en faveur en Asie. Dès que la douleur et l'inflammation sont apaisées, ce qui arrive dans les quarante jours, si l'on ne commet pas d'imprudence, il faut se livrer à des exercices modérés, observer la diète et faire des onctions douces sur les jointures avec de l'acope ou du cérat liquide d'huile de troëne. L'équitation est contraire aux personnes atteintes de podagre. Celles chez qui la douleur articulaire reparaît à des époques fixes, doivent, avant ces retours, prévenir le dépôt dans le corps de matières nuisibles, par un régime attentif et l'usage fréquent des vomitifs, et, si l'état général inspire des inquiétudes, prendre des lavements ou se purger avec du lait. Erasistrate rejetait cette médication pour la podagre, de crainte

imponendum est. Si vero tumores etiam obcalluerunt, et dolent, levat spongia imposita, quæ subinde ex oleo et aceto, vel aqua frigida exprimitur ; aut pari portione inter se mixta pix, cera, alumen. Sunt etiam plura idonea manibus pedibusque malagmata. Quod si nihil superimponi dolor patitur, id, quod sine tumore est, fovere oportet spongia, quæ in aquam calidam demittatur, in qua vel papaveris cortices, vel cucumeris sylvestris radix decocta sit : tum inducere articulis crocum cum succo papaveris et ovillo lacte. At si tumor est, foveri quidem debet aqua egelida, in qua lentiscus, aliave verbena ex reprimentibus decocta sit : induci vero medicamentum ex nucibus amaris cum aceto tritis ; aut ex cerussa, cui contritæ herbæ muralis succus sit adjectus. Lapis etiam qui carnem exedit, quem σαρκοφάγον Græci vocant, excisus, sic, ut pedes capiat, demissos eos, quum dolent, retentosque ubi levare consuevit. Ex quo in Asia lapidi assio (*b*) gratia est. Ubi dolor et inflammatio se remiserunt quod intra dies quadraginta fit, nisi vitium hominis accessit, modicis exercitationibus, abstinentia, unctionibus lenibus utendum est, sic, ut etiam cum acopo, vel liquido cerato cyprino articuli perfricentur. Equitare podagricis quoque alienum est. Quibus vero articulorum dolor certis temporibus revertitur, hos ante et curioso victu cavere oportet, ne inutilis materia corpori supersit, et crebriore vomitu ; et, si quis ex corpore metus est, vel alvi

que les humeurs, dans leur cours vers les parties inférieures, ne se portassent sur les pieds; cependant il est évident que les purgations débarrassent les parties inférieures comme les supérieures.

CHAPITRE XXXII (XXV).

De la manière de restaurer un convalescent.

A quelque maladie que succède la convalescence, si celle-ci est lente à se confirmer, on doit s'éveiller au point du jour, et, néanmoins, rester en repos dans le lit; se frictionner doucement le corps vers la troisième heure avec les mains légèrement huilées; puis se promener pour se distraire, tant qu'on y prend du plaisir, et mettre de côté toute préoccupation sérieuse. Il faut aussi changer souvent de lieu, de ciel, de nourriture, et, après avoir bu du vin pendant trois ou quatre jours, se mettre à l'eau pendant un ou deux jours. Par ces moyens, le patient ne risque pas de tomber dans un état morbide capable d'amener la consomption, et répare promptement ses forces. Quand la santé est entièrement rétablie, il y aurait péril à changer subitement son genre de vie, et à se conduire sans méthode. Aussi est-ce progressivement qu'on doit négliger ces préceptes pour en arriver à vivre à sa fantaisie.

ductione uti, vel lacte purgari. Quod Erasistratus in podagricis expulit, ne in inferiores partes factus cursus pedes repleret: quum evidens sit, omni purgatione non superiora tantummodo, sed etiam inferiora exinaniri.

CAPUT XXXII [XXV].

De refectione convalentium a morbo.

Ex quocumque autem morbo quis convalescit, si tarde confirmatur, vigilare prima luce debet; nihilominus in lecto conquiescere : circa tertiam horam leniter unctis manibus corpus permulcere : deinde delectationis causa, quantum juvat, ambulare, circumcisa omni negotiosa cogitatione (*a*) : tum gestari diu : multa frictione uti : loca, cælum, cibos sæpe mutare : ubi triduo quatriduove vinum bibit, uno aut etiam altero die interponere aquam. Per hæc enim fiet, ne in vitia tabem inferentia incidat, et ut mature vires suas recipiat. Quum vero ex toto convaluerit, periculose vitæ genus subito mutabit, et inordinate aget. Paulatim ergo debebit, omissis his legibus, eo transire, ut arbitrio suo vivat.

A. C. CELSE.

DIXIÈME LIVRE DES ARTS

ET

CINQUIÈME DE LA MÉDECINE.

Des propriétés des médicaments.

Je viens de parler des maladies auxquelles on remédie principalement par le régime ; passons maintenant à cette partie de la médecine qui lutte plutôt à l'aide des médicaments. Les anciens médecins attribuaient à ces derniers une grande influence ; ainsi firent Erasistrate et ceux qui prirent le nom d'*Empiriques*, mais surtout Hérophile et ceux de son école, qui allaient jusqu'à ne traiter, sans leur secours, aucune maladie. Ces médecins ont même laissé sur les propriétés des médicaments de nombreux écrits : tels sont ceux de Zénon, d'Andréas et d'Apollonius

A. C. CELSI

ARTIUM LIBER DECIMUS,

IDEM MEDICINÆ QUINTUS.

De medicamentorum facultatibus.

Dixi de iis malis corporis, quibus victus ratio maxime subvenit : nunc transeundum est ad eam medicinæ partem, quæ magis medicamentis pugnat. His multum antiqui auctores tribuerunt, et Erasistratus, et ii qui se *Empiricos* nominaverunt ; præcipue tamen Herophilus, deductique ab illo viri ; adeo ut nullum morbi genus sine his curarent. Multaque etiam de facultatibus medicamentorum memoriæ prodiderunt, qualia sunt vel Zenonis, vel Andreæ, vel Apollonii qui Mys cognominatus est. Horum

surnommé Mys. Cependant Asclépiade, non sans raison, exclut en grande partie leur usage ; et, comme presque tous offensent l'estomac et sont de mauvais suc, c'est sur la diététique qu'il dirigea de préférence toute son attention. Mais si, dans la plupart des maladies, cette méthode est la plus utile, en revanche, notre corps est exposé à une foule d'accidents qui ne peuvent guérir sans médicaments. Il importe avant tout de savoir que toutes les parties de la médecine sont tellement liées entre elles qu'il est impossible de les séparer entièrement, et que chacune tire son nom du système curatif auquel elle demande le plus. Par exemple, celle qui traite par le régime, emploie quelquefois les médicaments ; de même, celle qui lutte à l'aide de ces derniers, doit aussi faire intervenir le régime, dont l'utilité est d'un grand secours dans tous les maux qui affligent le corps. Mais, comme les médicaments ont des propriétés spéciales, et qu'ils sont administrés tantôt seuls, tantôt mêlés entre eux, il ne paraît pas inopportun d'en exposer préalablement les noms, les vertus et les mélanges, afin d'abréger les recherches à ceux qui s'occupent du traitement même des maladies (1).

CHAPITRE I. (1).

Des remèdes hémostatiques.

Les hémostatiques sont : le noir de cordonnier que les Grecs appellent χάλκανθος, le chalcitis, l'acacia, le lycium dissous dans l'eau, l'encens, l'aloès, la gomme, le plomb brûlé, le poireau, la re-

autem usum ex magna parte Asclepiades non sine causa sustulit ; et, quum omnia fere medicamenta stomachum lædant, malique succi sint, ad ipsius victus rationem potius omnem curam suam transtulit. Verum, ut illud in plerisque morbis utilius est, sic multa admodum corporibus nostris incidere consuerunt, quæ sine medicamentis ad sanitatem pervenire non possunt. Illud ante omnia scire oportet, quod omnes medicinæ partes ita innexæ sunt, ut ex toto separari non possint ; sed ab eo nomen trahant, a quo plurimum petunt. Ergo ut illa, quæ victu curat, aliquando medicamentum adhibet, ita illa, quæ præcipue medicamentis pugnat, adhibere etiam rationem victus debet, quæ multum admodum in omnibus malis corporis proficit. Sed quum omnia medicamenta proprias facultates habeant, ac sæpe simplicia opitulentur, sæpe mixta ; non alienum videtur ante proponere et nomina, et vires, et mixturas eorum ; quo minor ipsas curationes exsequentibus mora sit.

CAPUT I.

De remediis quæ sanguinem supprimunt.

Sanguinem supprimunt atramentum sutorium, quod Græci χάλκανθον appellant, chalcitis, acacia, et ex aqua lycium, tus, aloe, gummi, plumbum combustum, porrum,

nouée, l'argile de potier ou la craie cimolienne, le misy, l'eau froide, le vin, le vinaigre, l'alun, le melinum et les battitures de fer et de cuivre ; il existe deux espèces de ces dernières : l'une est de cuivre ordinaire ; l'autre de cuivre rouge.

CHAPITRE II.

Des agglutinatifs des plaies, (et des astringents).

Les agglutinatifs des plaies sont : la myrrhe, l'encens, la gomme, surtout celle d'acanthe, le psyllium, la gomme adragant, le cardamome, les bulbes, la graine de lin, le cresson, le blanc d'œuf, la colle, l'icthyocolle, la vigne blanche, les escargots broyés avec leurs coques, le miel cuit, l'éponge imbibée d'eau froide, de vin ou de vinaigre, la laine grasse trempée dans ces mêmes liquides, et, si la plaie est légère, la toile d'araignée.

Les astringents sont : l'alun, soit scissile et qu'on appelle σχιστός, ou liquide, le mélinum, l'orpiment, le vert de gris, le chalcitis, le noir de cordonnier.

CHAPITRE III.

Des maturatifs et des suppuratifs.

Les maturatifs et les suppuratifs sont : le nard, la myrrhe, le costus, le baume, le galbanum, la propolis, le styrax, la suie et l'écorce de

herba sanguinalis, creta vel cimolia vel figularis, misy, frigida aqua, vinum, acetum, alumen, melinum, squama et ferri et æris, atque hujus quoque duæ species sunt, alia tantum æris, alia rubri æris.

CAPUT II.

Quæ vulnus glutinent.

Glutinant vulnus myrrha, tus, gummi, præcipueque acanthinum, psyllium, tragacantha, cardamomum, bulbi, lini semen, nasturtium, ovi album, gluten, ichthyocolla, vitis alba, contusæ cum testis suis cochleæ, mel coctum, spongia vel ex aqua frigida, vel ex vino, vel ex aceto expressa ; ex iisdem lana succida ; si levis plaga est, etiam aranea.

Reprimunt alumen et scissile, quod σχιστὸν vocatur, et liquidum, melinum, auripigmentum, ærugo, chalcitis, atramentum sutorium.

CAPUT III.

Quæ concoquant et moveant pus.

Concoquunt et movent pus nardum, myrrha, costum, balsamum, galbanum, propolis,

l'arbre à encens, le bitume, la poix, le soufre, la résine, le suif, la graisse, l'huile.

CHAPITRE IV.

Des apéritifs des bouches des vaisseaux.

Les médicaments qui ouvrent les espèces de bouches des vaisseaux (1) sont le cinnamome, le baume, l'opopanax, le jonc carré, le pouliot, la fleur de violette blanche, le bdellium, le galbanum, la résine du térébinthe et du pin, la propolis, la vieille huile, le poivre, le pyrèthre, le chamœpitys, la staphisaigre, le soufre, l'alun, la graine de rue.

CHAPITRE V.

Des détersifs.

Les détersifs sont le vert de gris, l'orpiment, les battitures de cuivre, la pierre ponce, l'iris, le baume, le styrax, l'encens, l'écorce de l'arbre à encens, la résine liquide du pin et du térébinthe, l'œnanthe, la fiente de lézard, le sang de colombe, de ramier et d'hirondelle, la gomme ammoniaque, le bdellium, l'aurone, la figue sèche, le coccus de Gnide, la sciure d'ivoire, le verjus, le radis, la présure, surtout celle de lièvre, le fiel, le jaune d'œuf cru, la corne de cerf, la colle de taureau, le miel cru, le misy, le chalcitis, le safran, la

styrax, turis et fuligo et cortex, bitumen, pix, sulphur, resina, sevum, adeps, oleum.

CAPUT IV.

Quæ aperiant ora in corporibus.

Aperiunt tamquam ora in corporibus, cinnamomum, balsamum, panaces, juncus quadratus, pulegium, flos albæ violæ, bdellium, galbanum, resina terebinthina et pinea, propolis, oleum vetus, piper, pyrethrum, chamæpitys, uva taminia, sulphur, alumen, rutæ semen.

CAPUT V.

Quæ purgent.

Purgant ærugo, auripigmentum (a), squama æris, pumex, iris, balsamum, styrax, tus, turis cortex, resina, et pinea, et terebinthina liquida, œnanthe, lacerti stercus, sanguis columbæ, et palumbi, et hirundinis, ammoniacum, bdellium, abrotonum, ficus arida, coccum gnidium, scobis eboris, omphacium, radicula, coagulum, sed maxime

staphysaigre, l'écume d'argent, la noix de galle, la pierre hématite, le minium, le costus, le soufre, la poix crue, le suif, la graisse, l'huile, la rue, le poireau, la lentille, l'ers.

CHAPITRE VI.

Des rongeants.

Les rongeants sont l'alun liquide surtout le rond, le vert de gris, le chalcitis, le misy, les battitures de cuivre, surtout de cuivre rouge, le cuivre brûlé, la sandaraque, le minium de Sinope, la noix de galle, le baume, la myrrhe, l'encens, l'écorce de l'arbre à encens, le galbanum, la résine du térébinthe liquide, les deux espèces de poivre, mais de préférence, le rond, le cardamome, l'orpiment, la chaux, le natron et l'écume de natron (1), la graine d'ache, la racine de narcisse, le verjus, l'alcyon, l'huile d'amandes amères, l'ail, le miel cru, le vin, le lentisque, les battitures de fer, le fiel de taureau, la scammonée, la staphisaigre, le cinnamome, le styrax, la graine de ciguë, la résine sèche, la graine de narcisse, le sel, les amandes amères, le noir de cordonnier, la chrysocolle, l'ellébore, la cendre.

leporinum, fel, vitellus crudus, cornu cervinum, gluten taurinum, mel crudum, misy, chalcitis, crocum, uva taminia, spuma argenti, galla, lapis hæmatites, minium, costum, sulphur, pix cruda, sevum, adeps, oleum, ruta, porrum, lenticula, ervum.

CAPUT VI.

Quæ rodant.

Rodunt alumen liquidum, sed magis rotundum, ærugo, chalcitis, misy, squama æris, sed magis rubri, æs combustum, sandaracha, minium sinopicum, galla, balsamum, myrrha, tus, turis cortex, galbanum, resina terebinthina humida, piper utrumque, sed rotundum magis, cardamomum, auripigmentum, calx, nitrum et spuma ejus, apii semen, narcissi radix, omphacium, alcyonium, oleum ex amaris nucibus, allium, mel crudum, vinum, lentiscus, squama ferri, fel taurinum, scammonia, uva taminia, cinnamomum, styrax, cicutæ semen, resina arida (*a*), narcissi semen, sal (*b*), nuces amaræ, atramentum sutorium, chrysocolla, veratrum, cinis.

CHAPITRE VII.

Des corrosifs.

Les corrosifs sont le suc d'acacia, l'ébène, le vert de gris, les battitures de cuivre, la chrysocolle, la cendre de Chypre, le natron, la cadmie, l'écume d'argent, l'hypociste, le diphryge, le sel, l'orpiment, le soufre, la ciguë, la sandaraque, la salamandre, l'alcyon, la fleur de cuivre, le chalcitis, le noir de cordonnier, l'ochre, la chaux, la noix de galle, l'alun, le lait de figuier sauvage ou de laitue marine, le fiel, la suie d'encens, le spodium, la lentille, le miel, les feuilles d'olivier, le marrube, la pierre hématite, phrygienne, assienne et scissile, le misy, le vin, le vinaigre.

CHAPITRE VIII.

Des caustiques.

Les caustiques sont l'orpiment, le noir de cordonnier, le chalcitis, le misy, le vert de gris, la chaux, le papier brûlé, le sel, les battitures de cuivre, la lie brûlée, la myrrhe, la fiente de lézard, de colombe, de ramier, d'hirondelle, le poivre, le coccus de Guide, l'ail, le diphryge, l'ellébore blanc et noir, les cantharides, le corail, le pyrèthre, l'encens, la salamandre, la roquette, la sandaraque, la staphisaigre, la chrysocolle, l'ochre, l'alun scissile, la fiente de brebis, l'œnanthe.

CAPUT VII.

Quæ exedant corpus.

Exedunt corpus acaciæ succus, hebenus, ærugo, squama æris, chrysocolla, cinis cypriûs, nitrum, cadmia, spuma argenti, hypocistis, diphryges, sal, auripigmentum, sulphur, cicuta (*a*), sandaracha, salamandra, alcyonium, æris flos, chalcitis, atramentum sutorium, ochra, calx (*b*), galla, alumen, lac caprifici, vel lactucæ marinæ (*c*), fel, turis fuligo, spodium, lenticula, mel, oleæ folia, marrubium, lapis hæmatites, et phrygius, et assius, et scissilis, misy, vinum, acetum.

CAPUT VIII.

Quæ adurant.

Adurunt auripigmentum, atramentum sutorium, chalcitis, misy, ærugo, calx, charta combusta, sal, squama æris, fæx combusta, myrrha, stercus et lacerti, et columbæ, et palumbi, et hirundinis, piper, coccum gnidium, allium, diphryges (*a*), veratrum et album et nigrum, cantharides, corallium, pyrethrum, tus, salamandra, eruca, sandaracha, uva taminia, chrysocolla, ochra, alumen scissile, ovillum stercus, œnanthe.

CHAPITRE IX.

Des escharotiques.

Ces mêmes remèdes produisent, pour la plupart, des eschares sur les ulcères, comme si on les cautérisait avec du feu : notamment le chalcitis, surtout bouilli, la fleur de cuivre, le vert de gris, l'orpiment, le misy ; ce dernier est plus actif encore quand il a bouilli.

CHAPITRE X.

Des remèdes qui détachent les eschares des ulcères.

Ceux qui détachent les eschares sont la farine de froment avec de la rue ou du poireau ; ou bien des lentilles additionnées d'un peu de miel.

CHAPITRE XI.

Des discussifs.

Les remèdes les plus propres à dissiper les dépôts qui se sont formés dans quelque partie du corps, sont l'aurone, l'aunée, la marjolaine, la violette blanche, le miel, le lis, le sampsuchus de Chypre (1), le lait, le mélilot, le serpolet, le cyprès, le cèdre, l'iris, la violette pourpre,

CAPUT IX.

Quæ crustas ulceribus inducant.

Eadem fere crustas ulceribus tamquam igne adustis inducunt, sed præcipue chalcitis, utique si cocta est, flos æris, ærugo, auripigmentum, misy, et id quoque magis coctum.

CAPUT X.

Quæ crustas ulceribus resolvant.

Crustas vero has resolvit farina triticea cum ruta, vel porro, aut lenticula, cui mellis aliquid adjectum sit.

CAPUT XI.

Quæ discutiant ea, quæ in aliqua parte corporis coierunt.

Ad discutienda vero ea, quæ in corporis parte aliqua coierunt, maxime possunt abrotonum, helenium, amaracus, alba viola, mel, lilium, sampsuchus cyprius, lac, sertula campana, serpyllum, cupressus, cedrus, iris, viola purpurea, narcissus, rosa.

le narcisse, la rose, le safran, le passum, le jonc carré, le nard, le cinnamome, le casia, la gomme ammoniaque, la cire, la résine, la staphisaigre, l'écume d'argent, le styrax, la figue sèche, le tragorigan, la graine de lin et de narcisse, le bitume, les crasses de gymnase, les pyrites, la pierre meulière, le jaune d'œuf cru, les amandes amères, le soufre.

CHAPITRE XII.

Des attractifs et des expulsifs.

Les attractifs et les expulsifs sont le ladanum, l'alun rond, l'ébène, la graine de lin, le verjus, le fiel, le chalcitis, le bdellium, les résines du térébinthe et du pin, la propolis, la figue sèche bouillie, la fiente de colombe, la pierre ponce, la farine d'ivraie, la figue avant sa maturité, bouillie dans de l'eau, l'élatérium, les baies de laurier, le natron, le sel.

CHAPITRE XIII.

Des lénitifs.

Ceux qui adoucissent les parties irritées sont la spode, l'ébène, la gomme, le blanc d'œuf, le lait, la gomme adragant.

crocum, passum, juncus quadratus, nardum, cinnamomum, casia, ammoniacum, cera, resina, uva taminia, spuma argenti, styrax, ficus arida, tragoriganus, lini et narcissi semen, bitumen, sordes ex gymnasio, pyrites lapis, aut molaris, crudus vitellus, amaræ nuces, sulphur.

CAPUT XII.

Quæ evocent et educant.

Evocat et educit ladanum, alumen rotundum, hebenus, lini semen, omphacium, fel, chalcitis, bdellium, resina terebinthina et pinea, propolis, ficus arida decocta, stercus columbæ, pumex, farina lolii, grossi in aqua cocti, elaterium, lauri baccæ, nitrum, sal.

CAPUT XIII.

Quæ exasperata lævent.

Lævat id quod exasperatum est, spodium, hebenus, gummi, ovi album, lac tragacanthum.

CHAPITRE XIV.

Des incarnatifs ou sarcotiques.

Ceux qui font renaître les chairs et comblent les ulcères sont la résine du pin, l'ochre Attique ou Astyrique (1), la cire, le beurre.

CHAPITRE XV.

Des émollients.

Les émollients sont le cuivre brûlé, la terre d'Erétrie, le natron, le suc de pavot, la gomme ammoniaque, le bdellium, la cire, le suif, la graisse, l'huile, la figue sèche, le sésame, le mélilot, la racine et la graine de narcisse, les feuilles de rose, la présure, le jaune d'œuf cru, les amandes amères, toutes les moëlles, l'antimoine, la poix, les escargots bouillis, la graine de ciguë, la crasse de plomb, l'opopanax, le cardamome, le galbanum, la résine, la staphisaigre, le styrax, l'iris, le baume, les crasses de gymnase, le soufre, le beurre, la rue.

CHAPITRE XVI.

Des détersifs de la peau.

Le miel nettoie la peau, surtout s'il est mêlé avec de la noix de galle, de l'ers, de la lentille, du marrube, de l'iris, de la rue, du natron et du vert de gris.

CAPUT XIV.

Quæ carnem nutriant ut ulcus impleant.

Carnem alit et ulcus implet resina pinea, ochra attica (*a*), vel astyrice, cera, butyrum.

CAPUT XV.

Quæ molliant.

Molliunt æs combustum, terra cretria, nitrum, papaveris lacrima, ammoniacum, bdellium, cera, sevum, adeps, oleum, ficus arida, sesamum, sertula campana, narcissi et radix et semen, rosæ folia, coagulum, vitellus crudus, amaræ nuces, medullæ omnis, stibi, pix, cochlea cocta, cicutæ semen, plumbi recrementum (*a*), panaces, cardamomum, galbanum, resina, uva taminia, styrax, iris, balsamum, sordes ex gymnasio, sulphur, butyrum, ruta.

CAPUT XVI.

Quæ cutem purgent.

Cutem purgat mel, sed magis si est cum galla, vel ervo, vel lenticula, vel marrubio, vel iride, vel ruta, vel nitro, vel ærugine.

CHAPITRE XVII.

Des mélanges des simples; de la valeur des poids.

§ 1. — Après cet exposé des propriétés des simples, il reste à parler de la manière de mêler ces médicaments, et des préparations qui résultent de ces mélanges. Ceux-ci varient et ne sont soumis à aucune règle, puisque tantôt on retranche, tantôt on ajoute des simples, et qu'en conservant les mêmes ingrédients, on peut changer leur poids relatif. Aussi, bien que le champ des facultés médicamenteuses ne soit pas très-étendu, celui des mélanges est innombrables; et, pourrait-on les embrasser tous, il serait oiseux de le faire, car les mêmes effets se répartissant sur un petit nombre de compositions, il est facile à chacun de varier celles-ci à volonté, quand on connaît bien les propriétés des simples. Je me bornerai donc aux mélanges qui me paraissent le plus accrédités. Dans ce chapitre, je parlerai de ceux dont on a pu regretter l'absence dans les chapitres précédents, ou qui ont trait aux médications que je vais exposer immédiatement; de manière toutefois à réunir ensemble ceux qui ont le plus d'analogie. Quant aux compositions destinées à des cures particulières, ou même à un petit groupe de cures, je les renverrai aux chapitres qui traitent de ces dernières. Mais il faut d'abord savoir qu'une once pèse sept deniers; puis, que j'ai divisé le denier en sixièmes; afin qu'un sixième (sextant) ait le même poids que l'ὀβολός des Grecs, qui, relativement à nos poids, équivaut à un peu plus d'un demi-scrupule (1).

CAPUT XVII.

De mixturis simplicium rerum, et de ratione ponderum.

1. Expositis simplicibus facultatibus, dicendum est quemadmodum misceantur, quæque ex his fiant. Miscentur autem varie, neque hujus ullus modus est; quum ex simplicibus alia demantur, alia adjiciantur; iisdemque servatis, ponderum ratio mutetur. Itaque quum facultatum materia non ita multiplex sit, innumerabilia mixturarum genera sunt: quæ comprehendi si possent, tamen esset supervacuum. Nam et iidem effectus intra paucas compositiones sunt, et mutare eas cuilibet, cognitis facultatibus, facile est. Itaque contentus iis ero, quas accepi velut nobilissimas. In hoc autem volumine eas explicabo, quæ vel desiderari in prioribus potuerunt, vel ad eas curationes pertinent, quas protinus hic comprehendam, sic ut tamen, quæ magis communia sunt, simul jungam. Si qua singulis, vel etiam paucis accommodata sunt, in ipsarum locum differam. Sed et ante sciri volo, in uncia pondus denariorum septem esse: unius deinde denarii pondus dividi a me in sextantes (*a*), ut idem in sextante denarii habeam, quod Græci habent in eo quem ὀβολὸν appellant. Id ad nostra pondera relatum paulo plus dimidio scripulo facit.

§ 2. *En quoi le malagme, l'emplâtre et la pastille diffèrent entre eux.* — Les malagmes, les emplâtres et les pastilles, que les Grecs appellent τροχίσκοι, bien qu'ayant entre eux beaucoup d'analogie, diffèrent en ce que les malagmes se font principalement avec des aromates et les plantes qui en produisent; les emplâtres et les pastilles, plutôt avec des substances métalliques. De plus, un simple broiement suffit pour donner aux malagmes le degré de mollesse nécessaire, puisqu'on les applique sur le tégument sain ; tandis qu'on doit piler avec le plus grand soin les substances dont se composent les emplâtres et les pastilles, pour qu'elles n'irritent pas les plaies sur lesquelles on les dépose. L'emplâtre diffère de la pastille, en ce qu'il renferme un élément tout à fait liquide: la pastille, au contraire, n'est qu'une simple liaison de remèdes secs au moyen d'un liquide. L'emplâtre se fait de la manière suivante : on broie séparément des remèdes secs, et, après les avoir mêlés, on verse goutte à goutte du vinaigre, ou s'il y a lieu, tout autre liquide dépourvu de graisse, à l'aide duquel on broie de nouveau ; alors les substances solubles, soumises à l'action du feu, se dissolvent en même temps : s'il y a nécessité d'ajouter un peu d'huile, c'est alors qu'on la verse : quelquefois on fait préalablement bouillir dans de l'huile quelque substance sèche. Dès qu'on a terminé les opérations partielles, on mêle le tout ensemble. Quant aux pastilles, voici leur mode de préparation : on lie des remèdes secs et broyés avec un liquide sans graisse, tel que le vin et le vinaigre, et ainsi liés on les fait dessécher. Pour s'en servir, on les dissout dans le même liquide. L'emplâtre s'emploie en application et la pastille en friction ; cette dernière peut également s'incorporer à une substance plus molle : le cérat, par exemple.

2. Malagmata vero, atque emplastra, pastillique, quos τροχίσκους Græci vocant (*b*), quum plurima eadem habeant, differunt eo, quod malagmata maxime ex odoribus eorumque etiam surculis, emplastra pastillique magis ex quibusdam metallicis fiunt. Deinde malagmata contusa abunde mollescunt : nam super integram cutem injiciuntur : laboriose vero conteruntur ea, ex quibus emplastra pastillique fiunt, ne lædant vulnera, quum imposita sunt. Inter emplastrum autem et pastillum hoc interest, quod emplastrum utique liquati aliquid accipit : in pastillo tantum arida medicamenta aliquo humore junguntur. Tum emplastrum hoc modo fit : arida medicamenta per se teruntur; deinde mixtis his instillatur aut acetum, aut si quis alius non pinguis humor accessurus est, et ea rursus ex eo teruntur : ea vero, quæ liquari possunt, ad ignem simul liquantur; et si quid olei misceri debet, tum infunditur : interdum etiam aridum aliquod ex oleo prius coquitur. Ubi facta sunt, quæ separatim fieri debuerunt, in unum omnia miscentur. At pastilli hæc ratio est : arida medicamenta contrita humore non pingui, ut vino, vel aceto, coguntur, et rursus coacta, inarescunt; atque, ubi utendum est, ejusdem generis humore diluuntur. Tum emplastrum imponitur, pastillus illinitur, aut alicui molliori ut cerato, miscetur.

CHAPITRE XVIII.

Des malagmes. (1)

§ 1.

Malagme contre la podagre.

Ces connaissances acquises, je vais, tout d'abord, parler des malagmes : en général, ce n'est pas pour rafraîchir, mais pour réchauffer qu'ils ont été inventés. Il en est un, cependant, doué de vertu rafraîchissante, qui convient à la podagre chaude. Il se compose de :

Noix de galle, mûre et non mûre..........	a. a. un acétabule.
Graine de coriandre......................	
Id. de ciguë.............................	
Suc aride................................	
Gomme....................................	
Cérat lavé que les Grecs appellent πεπλυμένος	une demi-livre.

Presque tous les autres malagmes réchauffent, mais quelques-uns dissipent la matière; d'autres, qu'on nomme ἐπισπαστικά, l'attirent; la plupart se préparent, de préférence, pour des parties déterminées des membres.

§ 2.

Malagme attractif.

S'il y a une matière à attirer au dehors, comme dans une douleur de côté, un commencement d'abcès et une suppuration modérée, on emploie avec avantage le malagme qui renferme :

Résine sèche........................	a. a. P.)-(. (2).
Natron..............................	
Gomme ammoniaque....................	
Galbanum............................	
Cire................................	P.)-(.

Ou bien celui dans lequel il entre :

Râclures de vert de gris............	a. a. P.)-(. II.
Encens..............................	
Sel ammoniac........................	P.)-(. VI.
Battitures de cuivre................	a. a. P.)-(. VIII.
Cire................................	

CAPUT XVIII.

De Malagmatis.

His cognitis, primum malagmata subjiciam, quæ fere non sunt refrigerandi, sed calefaciendi causa reperta. Est tamen, quod refrigerare possit, ad calidas podagras aptum. Habet gallæ et immaturæ et alterius, coriandri seminis, cicutæ, lacrimæ aridæ, gummis, sigulorum plenum acetabulum, cerati eloti, quod πεπλυμένον Græci vocant, selibram. Reliqua fere calefaciunt : sed quædam digerunt materiam, quædam extrahunt, quæ ἐπισπαστικά vocantur; pleraque certis magis partibus membrorum accommodata sunt.

2. Si materia extrahenda est (*a*), ut in lateris dolore, in incipiente abscessu, in suppuratione quoque mediocri, aptum est id quod habet resinæ aridæ, nitri, ammoniaci,

Résine sèche	P.)-(. XII.
Vinaigre	Un cyathe (3).

La farine de cumin avec du struthium et du miel agit de même.

§ 3.

Malagme contre la douleur de foie.

Si le foie est douloureux, on emploie le malagme qui se compose de :

Suc de baume	P.)-(. XII.
Costus	a. a. P.)-(. XVI.
Cinnamome	
Écorce de casia	
Myrrhe	
Safran	
Jonc rond	
Graine de baume	
Iris d'Illyrie	
Cardamome	
Amome	
Nard	

substances auxquelles on ajoute de l'onguent de nard jusqu'à consistance de cérat. On emploie ce malagme récemment préparé. Pour le conserver, on broie dans du vin doux :

Résine du térébinthe	P.)-(. XVI.
Cire	P.)-(. X.

qu'on mêle avec le malagme.

§ 4.

Malagme pour la rate.

Si la rate cause de vives douleurs on broie :

Écorce de gland que les Grecs appellent βάλανος μυρεψική	parties égales.
Natron	

que l'on humecte avec du vinaigre très-concentré. Dès que le mélange a acquis la consistance du cérat, on l'étend sur un linge préalablement trempé dans de l'eau fraîche, et on l'applique ainsi ; par dessus, on

galbani, singulurum p.)-(., ceræ p.)-(. Aut in quo hæc sunt : æruginis rasæ, turis, singulorum p.)-(. II. ammoniaci salis p.)-(. VI. squamæ æris, ceræ, singulorum p.)-(. VIII. resinæ aridæ p.)-(. XII. aceti cyathus. Idem præstat cumini farina cum struthio, et melle.

3. Si jecur dolet, id in quo est balsami lacrimæ p.)-(. XII. costi, cinnamomi, casiæ corticis, myrrhæ, croci, junci rotundi, balsami seminis, iridis illyricæ, cardamomi, amomi, nardi, singulorum p.)-(. XVI. quibus adjicitur nardinum unguentum, donec cerati crassitudo sit. Et hujus quidem recentis usus est : si vero servandum est, resinæ terebinthinæ p.)-(. XVI. ceræ p.)-(. X. ex vino leni contunduntur, tum eo miscentur.

4. At si lienis torquet, glandis, quam βάλανον μυρεψικὴν Græci vocant, cortex et nitrum paribus portionibus contunduntur, resperguntur que aceto quam acerrimo :

met de la farine d'orge; ce malagme ne doit pas rester plus de six heures en place, de crainte qu'il ne consume la rate. Il est plus prudent de le rappliquer deux ou trois fois.

§ 5.

Du Malagme de Lysias commun à plusieurs affections.

Pour les affections communes au foie et à la rate, Lysias a composé un malagme avec :

Opopanax	a. a. P.)-(. II.
Styrax	
Galbanum	
Résine	
Gomme ammoniaque	P.)-(. IV.
Bdellium	
Cire	
Suif de taureau	
Poudre d'iris	
Graines de romarin	Un acétabule.
Grains de poivre	Quarante.

Le tout broyé et adouci avec de l'onguent d'iris.

§ 6.

Malagme d'Apollophane contre les douleurs de côté.

Contre les douleurs de côté, voici la composition d'Apollophane :

Résine du térébinthe	a. a. P.)-(. IV.
Suie d'encens	
Bdellium	
Gomme ammoniaque	
Iris	
Suif de veau ou de chèvre pris du côté des reins.	
Gui	

Ce même remède apaise toutes les douleurs, ramollit les indurations et réchauffe modérément (4).

ubi cerati crassitudinem habet, linteo ante in aqua frigida madefacto illinitur, et sic imponitur; supraque farina hordeacea injicitur : sed manere ibi non amplius sex horis debet, ne lienem consumat ; satiusque est id bis, aut ter fieri.

5. Commune autem jecinori, et lieni (*b*), Lysias composuit ex his : opopanacis, styracis, galbani, resinæ, singulorum p.)-(. II. ammoniaci, bdellii, ceræ, sevi taurini, iridis aridæ p.)-(. IV. cachryos acetabulo, piperis granis quadraginta : quæ contrita irino unguento temperantur.

6. Ad laterum autem dolores compositio est Apollophanis : in qua sunt resinæ terebinthinæ, turis fuliginis, singulorum p.)-(. IV. bdellii, ammoniaci, iridis, sevi vitulini, aut caprini a renibus, visci, singulorum p.)-(. IV. Hæc autem eadem omnem dolorem levant, dura emolliunt, mediocriter calefaciunt.

§ 7.

Malagme d'Andréas contre la même affection.

Il existe aussi contre la même affection le malagme d'Andréas. Ce malagme est de plus résolutif, expulsif, maturatif, et, lorsque le pus est à maturité, rompt la peau et conduit à cicatrisation. On l'applique avec avantage sur les grands et petits abcès, sur les articulations et, par conséquent, sur les hanches et les pieds douloureux. De même, s'il existe dans le corps quelque contusion, il y remédie; si la région épigastrique est dure et ballonnée, il la ramollit; il extrait les os; enfin, il est efficace dans tous les cas qui réclament de la chaleur. Ce malagme contient :

Cire	P.)-(. XI.
Gui Suc de sycamin (5)	a. a. P.)-(. I.
Poivre rond et long Gomme ammoniaque Bdellium Iris d'Illyrie Cardamome Amome Baume Encens mâle Myrrhe Racine sèche	a. a. P.)-(. X.
Pyrèthre Coccus de Gnide Écume de natron Sel ammoniac Aristoloche de Crète Racine de concombre sauvage Résine liquide du térébinthe	a. a. P.)-(. XX.

On y ajoute quantité suffisante d'onguent d'iris pour ramollir et lier ces substances (6).

§ 8.

Malagme résolutif, émollient et digestif de Polyarque.

Le principal malagme pour amener le relâchement des parties res-

7. Ad idem Andreæ quoque malagma est; quod etiam resolvit, humorem educit, pus maturat, ubi id maturum est, cutem rumpit, ad cicatricem perducit. Prodest impositum minutis majoribusque abcessibus; item articulis, ideoque et coxis, et pedibus dolentibus; item, si quid in corpore collisum est, reficit; præcordia quoque dura et inflata emollit; ossa extrahit : ad omnia denique valet, quæ adjuvare calor potest. Id habet ceræ p.)-(. XI. visci, sycamini (c) lacrimæ, singulorum p.)-(. I piperis et rotundi, et longi, ammoniaci thymiamatis, bdellii, iridis illyricæ, cardamomi, amomi, xylobalsami, turis masculi, myrrhæ, resinæ aridæ, singulorum p.)-(X. pyrethri, cocci gnidii, spumæ nitri, salis ammoniaci, aristolochiæ creticæ, radicis ex cucumere agresti, resinæ terebinthinæ liquidæ, singulorum p.)-(. XX. quibus adjicitur unguenti irini, quantum satis est ad ea mollienda atque cogenda.

8. Præcipuum vero est ad resolvenda quæ adstricta sunt, mollienda quæ dura sunt,

serrées, ramollir les duretés et résoudre les dépôts, est celui dont on attribue l'invention à Polyarque; il renferme :

Jonc carré	parties égales.
Cardamome	
Suie d'encens	
Amome	
Cire	
Résine liquide	

§ 9.

Malagme de Nilée pour le même objet.

Un autre malagme de Nilée remplit le même but. Il contient :

Crocomagma	P.)-(. IV (7).
Gomme ammoniaque	a. a. P.)-(. XX.
Cire	

On broie les deux premières substances dans du vinaigre; on délaie la cire dans de l'huile rosat, puis on réunit le tout ensemble (8).

§ 10.

Malagme émollient de Moschus.

Celui dont Moschus est, dit-on, l'inventeur, ramollit les indurations d'une manière spéciale ; il contient :

Galbanum	une once
Suie d'encens	P. Z.
Cire	a. a. un tiers de livre.
Gomme ammoniaque	
Poix sèche	P. II.
Vinaigre	Trois hémines (9).

§ 11.

Malagme Digestif de Médius.

Pour résoudre les dépôts, il existe un malagme dont Médius passe pour être l'inventeur; il renferme :

dirigenda quæ coeunt, id quod ad Polyarchum auctorem refertur. Habet junci quadrati, cardamomi, turis fuliginis, amomi, ceræ, resinæ liquidæ pares portiones.

9. Aliud ad eadem Nilei : crocomagmatis (*d*) p.)-(. IV. ammoniaci thymiamatis, ceræ, singulorum p.)-(. XX. ex quibus duo priora ex aceto teruntur, cera cum rosa liquatur, et tum omnia junguntur.

10. Proprie etiam dura emollit id, quod Moschi esse dicitur. Habet galbani unciam, turis fuliginis p. Z. ceræ, ammoniaci thymiamatis trientes, picis aridæ p. II. aceti heminas tres.

11. Fertur etiam ad digerenda quæ coeunt, sub auctore Medio, quod habet ceræ p. Z. panacis p.)-(. S. squamæ æris, aluminis rotundi, item scissilis, singulorum p.)-(. I. plumbi combusti p.)-(. I. S.

Cire	P. Z.
Opopanax	P.)-). S.
Battiture de cuivre	a. a. P.)-(. I.
Alun rond	
Id. scissile	
Plomb brûlé	P.)-(. I. S.

§ 12.

Malagme de Panthémus pour le même objet.

Pour la même affection, Panthémus se servait de :

Chaux	P. S.
Moutarde pilée	a. a. P. I.
Fœnu-Grec	
Alun	
Suif de bœuf	P. II. S.

§ 13.

Malagme d'Andréas contre les strumes.

Contre les strumes, je trouve une foule de malagmes ; ce qui tient, je crois, à ce que ce mal étant de nature opiniâtre et rebelle, on en a essayé plusieurs qui, selon les sujets, ont produit des effets différents. Andréas recommande de faire le mélange suivant :

Graines d'ortie	P.)-(. I.
Poivre rond	a. a. P.)-(IV.
Bdellium	
Galbanum	
Gomme ammoniaque	
Résine sèche	
Résine liquide	a. a. parties égales.
Cire	
Pyrèthre	
Poivre long	
Graines de laitue marine	
Soufre vierge de l'action du feu	

§ 14.

Malagme de Nicon contre les strumes.

Voici celui de Nicon :

12. Ad eadem Panthemus utebatur calcis p. s. sinapis contriti, item fœni græci, aluminis, singulorum p. I. sevi bubuli p. II. s.

13. Ad strumam multa malagmata invenio. Credo autem, quo pejus id malum est, minusque facile discutitur, eo plura esse tentata; quæ in personis varie responderunt. Andreas auctor est, ut hæc misceantur : urticæ seminis p.)-(. I. piperis rotundi, bdellii, galbani, ammoniaci thymiamatis, resinæ aridæ, singulorum p.)-(. IV. resinæ liquidæ, ceræ, pyrethri, piperis longi, lactucæ marinæ seminis, sulphuris ignem non experti (c), pares portiones.

14. Hoc autem quod Niconis est : fæcis aridæ, aceti, spumæ nitri, salis ammoniaci, sinapis, cardamomi, radicis ex cucumere silvestri, resinæ, singulorum p.)-(. VIII. quæ ex leni vino contunduntur.

Lie desséchée de vinaigre	a. a. P.)-(. VIII.
Écume de natron	
Sel ammoniac	
Moutarde	
Cardamome	
Racine de concombre sauvage	
Résine	

substances qu'on broie dans du vin doux (10).

§ 15.

Autre malagme contre la même affection.

Contre la même effection, on prépare plus promptement celui qui contient :

Gui	parties égales.
Fiente de... (11)	
Résine	
Soufre vierge de l'action du feu	

ainsi que celui dans lequel il entre :

Soufre	P.)-(. I.
Pierre appelée pyrite	P.)-(. IV.
Cumin	un acétabule.

et cet autre qui est composé de :

Cette même pierre (pyrite)	une partie.
Soufre	deux parties.
Résine du térébinthe	trois parties.

§ 16.

Malagme d'un arabe contre les strumes et les tubercules.

Il existe contre les strumes et les tubercules naissants, un malagme d'un certain arabe qui résout ces affections. Il contient :

Myrrhe	a. a. P.)-(. I.
Sel ammoniac	
Encens	
Résine liquide et sèche	
Marc de Safran	
Cire	
Pierre appelée pyrite	P.)-). IV.

substances auxquelles quelques-uns ajoutent :

Soufre	P.)-(. II.

15. Expeditius (*f*) ad idem fit, quod habet visci ', (seminis) stercoris, resinæ, sulphuris ignem non experti pares portiones. Et in quo est sulphuris p.)-(. I. lapidis, quem pyriten vocant, p.)-(. IV. cumini acetabulum. Item in quo est lapidis ejusdem pars una, sulphuris duæ partes, resinæ terebinthinæ partes tres.

16. Arabis autem cujusdam est ad strumam, et orientia tubercula (*g*), quod hæc digerit. Habet myrrhæ, salis ammoniaci, turis, resinæ et liquidæ et aridæ, crocomagmatis, ceræ, singulorum p.)-(. I. lapidis ejus, quem pyriten vocant, p.)-(. IV. quibus quidam adjiciunt sulphuris p.)-(. II.

§ 17.

Autre malagme contre les strumes et les excroissances.

Un malagme efficace contre les strumes et les excroissances qui arrivent difficilement à maturité, et contre celles qu'on nomme carcinomes, se compose de :

Soufre.................................... P.)-(. II.
Natron.................................... P.)-(. IV.
Myrrhe.................................... P.)-(. VI.
Suie d'encens............................. P. S.
Sel ammonia............................... P. Z.
Cire...................................... P. I.

§ 18.

Malagme de Protarque contre les parotides (παρατίδες).

Contre les parotides (παρωτιδες), les tubercules appelés κηρία et les ulcères malins, Protarque mêlait :

Pierre ponce...........................
Résine liquide du pin..................
Suie d'encens.......................... a. a. P.)-(. VIII.
Écume de natron........................
Iris...................................

avec :

Cire.................................... P.)-(. IX.

et ajoutait à ces ingrédients :

Huile.................................... un cyathe et demi.

§ 19.

Malagme contre le panus et le phyma.

Contre le panus qui commence à poindre et que les Grecs appellent φύγεθλον, et contre toute espèce de tubercules, on mêle :

Ochre Attique............................ une partie.

avec :

Fleur de farine.......................... deux parties.

Et, en broyant ces substances, on verse peu à peu du miel jusqu'à consistance de malagme.

17. Est etiam proficiens in struma, et in iis tuberibus, quæ difficiliter concoquuntur, et in iis, quæ καρκινώδη vocantur, quod ex his constat : sulphuris p.)-(. II. nitri p.)-(. IV. myrrhæ p.)-(. VI. fuliginis turis p. s. salis ammoniaci p. z. ceræ p. I.

18. Protarchus autem ad παρωτίδας, eaque tubercula, quæ κηρία (h) nominantur, item mala ulcera, pumicis, resinæ pineæ liquidæ, turis fuliginis, spumæ nitri, iridis, singulorum p.)-(. VIII. cum ceræ p.)-(. IX. miscebat, hisque olei cyathum et dimidium adjiciebat.

19. At adversus panum (i) tum primum orientem, quod φύγεθλον Græci vocant, et omne tuberculum, miscetur ochra, quæ Attice nominatur, cum duabus partibus similæ, hisque, dum contunduntur, subinde mel instillatur, donec malagmatis crassitudo sit.

§ 20.

Malagme contre toute espèce de tubercules.

Un malagme qui résout toute espèce de tubercules, est celui qui contient :

Chaux.	a. a. P.)-(. I.
Ecume de natron.	a. a. P.)-(. I.
Poivre long.	a. a. P.)-(. I.
Galbanum.	P.)-(. II.
Sel.	P.)-(. IV.

qu'on incorpore à du cérat d'huile rosat.

§ 21.

Malagme pour arrêter la suppuration.

Un malagme pour arrêter tout ce qui s'abcède, se fait avec :

Galbanum.	a. a. P.)-(. I.
Fèves concassées.	a. a. P.)-(. I.
Myrrhe.	a. a. P.)-(. IV.
Encens.	a. a. P.)-(. IV.
Ecorce de racine de câprier.	a. a. P.)-(. IV.

Un bon digestif contre tout dépôt d'humeur, c'est le murex bien broyé qu'on additionne peu à peu de vinaigre.

§ 22.

Malagme pour arrêter le sang.

Si du sang coule en certaine abondance, on applique avec avantage ce malagme, qui a aussi de l'action contre les phymas. Il renferme :

Bdellium.	a. a. P.)-(. II.
Styrax.	a. a. P.)-(. II.
Gomme ammoniaque.	a. a. P.)-(. II.
Galbanum.	a. a. P.)-(. II.
Résine sèche et liquide du pin.	a. a. P.)-(. II.
Id. du lentisque.	a. a. P.)-(. II.
Encens.	a. a. P.)-(. II.
Iris.	a. a. P.)-(. II.

20. Discutit etiam omne tuberculum, id quod habet calcis, nitri spumæ, piperis rotundi, singulorum p.)-(. I. galbani p.)-(. II. salis p.)-(. IV. quæ excipiuntur cerato ex rosa facto.

21. Supprimitque omne, quod abscedit, id in quo est galbani, fabæ fresæ, singulorum p.)-(. I. myrrhæ, turis, ex radice capparis corticis, singulorum p.)-(. IV. Satisque omnia abscedentia digerit murex combustus, et bene contritus, aceto subinde adjecto.

22. At si satis sanguis subit, recte imponitur, quod adversus phymata quoque potest. Constat ex his : bdellii, styracis, ammoniaci, galbani, resinæ et aridæ et liquidæ pineæ, item ex lentisco, turis, iridis, singulorum p.)-(. II.

§ 23.

Malagme pour calmer les carcinomes.

On calme aisément les carcinomes avec :

Galbannum	a. a. P.)-(. I.
Gui	a. a. P.)-(. I.
Gomme ammoniaque	a. a. P.)-(. I.
Résine du térébinthe	a. a. P.)-(. I.
Suif de taureau	P. S.
Lie brûlée	le plus possible, pourvu qu'elle ne dessèche pas trop ce mélange, qui est destiné à servir de malagme.

§ 24.

Malagme contre les meurtrissures du visage qui résultent de contusions.

Si une meurtrissure sanguinolente se produit après une contusion du visage, la composition suivante appliquée nuit et jour la dissipe :

Aristoloche	a. a. P.)-(. II.
Thapsia	a. a. P.)-(. II.
Bdellium	a. a. P.)-(. IV.
Styrax	a. a. P.)-(. IV.
Gomme ammoniaque	a. a. P.)-(. IV.
Galbanum	a. a. P.)-(. IV.
Résine sèche	a. a. P.)-(. IV.
Id. liquide du lentisque	a. a. P.)-(. IV.
Encens mâle	a. a. P.)-(. IV.
Iris de l'Illyrie	a. a. P.)-(. IV.
Cire	a. a. P.)-(. IV.

Une application de fèves produit aussi le même effet.

§ 25.

Malagme anastomotiques (ἀναστομωτικά) (apéritifs).

Il existe aussi certains malagmes que les Grecs appellent αναςτομωτικά (12), parce qu'ils sont doués de propriétés apéritives. Tel est celui qui se compose de :

23. Καρκινώδη vero commode his leniuntur : galbani, visci, ammoniaci, resinæ terebinthinæ, singulorum p.)-(. I. sevi taurini p. s. fæcis combustæ quam maxima portione, dum id siccius non faciat, quam esse malagma oportet.

24. Quod si facie contusa livor subcruentus est, hæc compositio nocte et die imposita tollit. Aristolochiæ, thapsiæ, singulorum p.)-(. II. bdellii, styracis, ammoniaci thymiamatis, galbani, resinæ aridæ, et ex lentisco liquidæ, turis masculi, iridis illyricæ, ceræ, singulorum p.)-(. IV. Idem faba quoque imposita proficit.

25. Sunt etiam quædam malagmata, quæ ἀναστομωτικά Græci vocant (j), quoniam aperiendi vim habent. Quale est, quod ex his constat : piperis longi, spumæ nitri, singulorum p.)-(. II. erysimi p.)-(. IV. quæ cum melle miscentur. Idoneaque etiam strumæ aperiendæ sunt. Ejus generis, vehementiusque ex his est id, quod habet calcis

Poivre long. } Écume de natron }	a. a. P.)-(. II.
Erysimum	P.)-(. IV.

qu'on mèle avec du miel. Ces malagmes sont également propres à ouvrir les strumes. Un des plus énergiques en ce genre est celui qui contient :

Chaux	P.)-(. IV.
Grains de poivre	six.
Natron } Cire }	a. a. P.)-(. X.
Miel	P. Z.
Huile	une hémine.

§ 26.

Malagme résolutif de Nicon.

Le malagme de Nicon à la fois résolutif, apéritif et détersif renferme :

Alcyon } Soufre } Natron } Pierre ponce }	parties égales.

auxquels on ajoute tout juste assez de poix et de cire pour donner au mélange la consistance du cérat.

§ 27.

Malagme d'Aristogène pour les épaississements.

Celui d'Aristogène pour les épaississements, se fait avec :

Soufre	P.)-(. I.
Résine de térébinthe } Écume de natron } Partie intérieure d'une scille } Plomb lavé }	a. a. P.)-(. II.
Suie d'encens	P.)-(. VIII.

Dans un autre il y a :

Figue sèche, la plus grasse possible } Suif de taureau }	a. a. P.)-(. VIII.
Cire	P.)-(. XII.
Iris de Macédoine	P.)-(. VI.
Pois frits	un acétabule.

p.)-(. IV. piperis grana sex, nitri, ceræ, singulorum p.)-(. X. mellis p. z. olei heminam.

26. Niconis quoque est quod resolvit, aperit, purgat. Habet alcyonium, sulphur, nitrum, pumicem, paribus portionibus, quibus tantum picis, et ceræ adjicitur, ut fiat cerati crassitudo.

27. Ad spissa (*k*) autem Aristogenis fit ex his : sulphuris p.)-(. I. residæ terebinthinæ, nitri spumæ, et ex scilla partis interioris, plumbi eloti, singulorum p.)-(. II. turis fuliginis p.)-(. VIII. In alio (*l*) ficus aridæ quam pinguissimæ, sevi taurini, singulorum p.)-(. VIII. ceræ p.)-(. XII. iridis macedonicæ p.)-(. VI. sesami fricti acetabulum.

§ 28.

Malagme d'Euthyclès pour les articulations et toute espèce de douleurs.

Les malagmes conviennent surtout pour les nerfs et pour les jointures. Aussi celui d'Euthyclès s'emploi-t-il pour les articulations et pour toute espèce de douleurs, sans excepter les douleurs de la vessie et les rétractions articulaires produites par une cicatrice récente. Il se compose de :

Suie d'encens	un acétabule.
Résine	même quantité.
Galbanum sans tige	une demi-once.
Gomme ammoniaque Bdellium	a. a. P. Z.
Cire	P. S.

Pour les mêmes affections des doigts, on emploie :

Iris Gomme ammoniaque Galbanum Natron	a. a. P.)-(. XIV.
Résine liquide	P.)-(. VI.
Cire	P.)-(. XVI.

§ 29.

Malagme de Sosagoras contre les douleurs articulaires.

Contre les douleurs articulaires voici celui de Sosagoras :

Plomb lavé Suc de pavot Écorce de jusquiame Styrax Peucédanum Suif Résine Cire	parties égales.

§ 30.

Malagme de Chrysippe contre la même affection.

Voici celui de Chrysippe :

Résine liquide Sandaraque Poivre	P.)-(. XII.

auxquels on ajoute un peu de cire.

28. Maximeque nervis et articulis malagma convenit. Igitur Euthyclei est, et ad articulos, et ad omnem dolorem, et ad vesicæ, et ad recenti cicatrice contractos articulos, conveniens (*m*); quod habet fuliginis turis acetabulum, resinæ tantumdem, galbani sine surculis sescunciam, ammoniaci, bdellii, singulorum p. z. ceræ p. s. Ad eosdem digitos : iridis, ammoniaci, galbani, nitri, singulorum p.)-(. XIV. resinæ liquidæ p.)-(. VI. ceræ p.)-(. XVI.

29. Ad dolores articulorum, Sosagoræ; plumbi combusti, papaveris lacrimæ, corticis hyoscyami, styracis, peucedani, sevi, resinæ, ceræ pares portiones.

30. Chrysippi : resinæ liquidæ, sandarachæ, piperis, singulorum p.)-(. XII. quibus ceræ paululum adjicitur.

§ 31.

Malagme de Ctésiphon contre la même affection.

Voici celui de Ctésiphon :

Cire de Crète	a. a. P. S.
Résine du térébinthe	a. a. P. S.
Natron très-rouge	a. a. P. S.
Huile	trois cyathes.

Mais le natron, préalablement arrosé d'eau pendant trois jours, doit être broyé et bouilli avec un setier d'eau jusqu'à siccité. Cette composition peut aussi ramollir les parotides, les phymas, les strumes et tous les dépôts d'humeur (13).

§ 32.

Malagme pour les articulations.

Pour les articulations, il y en a qui appliquent aussi avec avantage une partie de figue sèche mêlée avec de la cataire, ou bien de la staphisaigre sans graines avec du pouliot.

§ 33.

Malagme d'Ariston contre la podagre.

Ces malagmes s'emploient utilement contre la podagre ; mais, pour cette affection, il en existe un spécial d'Ariston ; il renferme :

Nard	a. a. P.)-(. VIII.
Cinnamome	a. a. P.)-(. VIII.
Casia	a. a. P.)-(. VIII.
Carline	a. a. P.)-(. VIII.
Jonc rond	a. a. P.)-(. VIII.
Suif de chèvre fondu dans de l'onguent d'iris	P.)-(. XX.
Iris qui doit avoir macéré pendant vingt jours dans du vinaigre très-concentré	P.)-(. I.

Le même dissipe également le phyma récent et toutes les douleurs.

31. Ctesiphontis (*n*) : ceræ creticæ, resinæ terebinthinæ, nitri quam ruberrimi, singulorum p. s. olei cyathi tres. Sed id nitrum ante per triduum, instillata aqua, teritur, et cum sextario ejus incoquitur, donec omnis humor consumatur. Potest vero ea compositio etiam ad parotidas, phymata, strumam, omnemque coitum humoris emolliendum.

32. Ad articulos, fici quoque aridæ partem nepetæ mixtam ; vel uvam taminiam sine seminibus cum pulegio recte aliquis imponit.

33. Eadem podagræ præsidio sunt. Sed ad eam fit Aristonis quoque, quod habet nardi, cinnamomi, casiæ, chamæleontis, junci rotundi, singulorum p.)-(. VIII. sevi caprini ex irino liquati p.)-(. XX. iridis p.)-(. I. quæ in aceto quam acerrimo jacere per XX. dies debet. Idem autem etiam recentia phymata doloresque omnes discutit.

§ 34.

Malagme de Théoxène contre les douleurs de pieds.

Théoxène contre les douleurs des pieds, mêlait :

Suif des reins .... une partie.
Sel .... deux parties.

étendait ce mélange sur une petite membrane, l'appliquait sur ces organes, et mettait par dessus de la gomme ammoniaque délayée dans du vinaigre.

§ 35.

Malagme de Numénius contre la podagre.

Numénius ramollissait la podagre et les autres jointures indurées avec le malagme suivant :

Aurone .... Roses sèches .... Suc de pavot	a. a. P.)-(. III.
Résine du térébinthe	P.)-(. IV.
Encens .... Ecume de natron	a. a. P.)-(. VIII.
Iris .... Aristoloche	a. a. P.)-(. XII.
Cire	P.)-(. III.

Substances auxquelles on ajoute :

Huile de cèdre .... un cyathe.
id. de laurier .... trois cyathes.
id. rance .... un setier.

§ 36.

Malagme de Dexius contre les cals des articulations.

S'il se développe un cal dans les jointures, Dexius prescrit d'appliquer :

Chaux .... P.)-(. IV.
Céruse .... P.)-(. VIII.
Résine du pin .... P.)-(. XX.
Graines de poivre .... trente.
Cire .... P. Z.

Sur lesquelles on verse goutte à goutte, en les broyant, une hémine de vin doux.

34. At Theoxenus ad pedum dolores, sevi a renibus partem tertiam, salis partes duas miscebat, hisque membranulam illitam imponebat; tum superinjiciebat ammoniacum thymiama in aceto liquatum.

35. At Numenius podagram, ceterosque articulos induratos hoc molliebat : abrotoni, rosæ aridæ, papaveris lacrimæ, singulorum p.)-(. III. resinæ terebinthinæ p.)-(. IV. turis, spumæ nitri, singulorum p.)-(. VIII. iridis, aristolochiæ, singulorum p.)-(. XII. ceræ p. III. quibus adjicitur cedri cyathus unus, olei laurei cyathi tres, olei acerbi sextarius.

36. Si quando autem in articulis callus increvit, Dexius docuit imponere calcis p.)-(. IV. cerussæ p.)-(. VIII. resinæ pineæ p.)-(. XX. piperis grana XXX. ceræ p. Z. quibus, dum contunduntur, hemina vini lenis instillatur.

CHAPITRE XIX.

Des emplâtres (1).

Parmi les emplâtres, il n'en est pas de plus usités que ceux qui s'appliquent immédiatement sur les plaies saignantes, et que les Grecs appellent ἔναιμα. Ils arrêtent l'inflammation qui n'est pas trop intense; dans ce cas même, ils en modèrent la violence; agglutinent les plaies susceptibles de réunion, et en favorisent la cicatrisation. Ils sont formés d'ingrédients sans graisse; de là leur vient le vient le nom d'ἀλιπαίνα (2).

§ 1.

Emplâtre barbare noir qu'on applique sur les plaies saignantes

Le meilleur est l'emplâtre appelé *barbare*. Il contient :

Râclures de vert de gris........................ P.)-(. XII.
Écume d'argent.............................. P.)-(. XX.
Poix sèche.................................. } a. a. P.)-(. I.
Résine sèche du pin......................... }

auxquels on ajoute :

Huile.. } a. a. une hémine (3).
Vinaigre..................................... }

§ 2.

Emplâtre Coacon pour les mêmes.

Pour les mêmes plaies un autre emplâtre appelé κωακόν renferme :

Ecume d'argent.............................. P.)-(. C.
Résine...................................... même quantité.

Mais on fait d'abord bouillir l'écume dans trois hémines d'huile.

La couleur de ces deux emplâtres est noire; ils la doivent presque

CAPUT XIX.

De Emplastris.

Ex emplastris autem nulla majorem usum præstant, quam quæ cruentis protinus vulneribus injiciuntur : ἔναιμα Græci vocant. Hæc enim reprimunt inflammationem, nisi magna vis eam cogit, atque illius quoque impetum minuunt, tum glutinant vulnera quæ id patiuntur, cicatricem iisdem inducunt. Constant autem ex medicamentis non pinguibus; ideoque alipenæ (*a*) nominantur.

1. Optimum ex his est, quod barbarum vocatur. Habet æruginis rasæ p.)-(. XII. spumæ argenti p.)-(. XX. aluminis, picis aridæ, resinæ pineæ aridæ, singulorum p.)-(. I. quibus adjiciuntur olei et aceti singulæ heminæ.

2. Alterum ad idem, quod κωακόν vocant, habet spumæ argenti p.)-(. C. resinæ

exclusivement à la poix et à la résine; le bitume la rend très noire; le vert de gris ou les battitures de cuivre, verte; le minium, rouge; la céruse, blanche.

§ 3.

Emplâtre basilicon noir pour les mêmes.

Il est très peu de compositions dans lesquelles la variété du mélange change quelque chose à la couleur. Aussi l'emplâtre que l'on nomme βασιλικόν (4) est-il généralement noir. Il y entre :

Opopanax	P.)-(. I.
Galbanum	P.)-(. II.
Poix / Résine	a. a. P.)-(. X.
Huile	un demi-cyathe.

§ 4.

Emplâtre smaragdin pour les mêmes.

L'emplâtre appelé smaragdin parce qu'il est très vert, se compose de :

Résine du pin	P.)-(. III.
Cire	P.)-(. I.
Vert de gris	P. S.
Suie d'encens	P. Z.
Huile et vinaigre	autant, pour lier ensemble la suie et le vert de gris (5).

§ 5.

Emplâtre roux pour les mêmes.

Il existe un emplâtre de couleur roussâtre qui semble hâter la cicatrisation des plaies.

Il y entre :

Encens	P.)-(. I.
Résine	P.)-(. II.
Battitures de cuivre	P.)-(. IV.
Ecume d'argent	P.)-(. XX.
Cire	P.)-(. C.
Huile	une hémine.

aridæ tantumdem : sed spuma prius ex tribus olei heminis coquitur. His duobus emplastris color niger est, qui fere talis fit ex pice atque resina : at ex bitumine nigerrimus; ex ærugine, aut æris squama, viridis; ex minio ruber; ex cerussa albus.

3. Paucæ admodum compositiones sunt, in quibus aliquid mixturæ varietas novat. Ergo id quoque nigrum est, quod βασιλικόν nominatur. Habet opopanacis p.)-(. I. galbani p.)-(. II. picis, et resinæ, singulorum p.)-(. X. olei dimidium cyathum.

4. At quia perviride est smaragdinum appellatur, in quo sunt resinæ pineæ. p.)-(. III. ceræ p.)-(I. æruginis p. s. turis fuliginis p. z. olei tantumdem, aceti, quo fuligo et ærugo in unum cogantur.

5. Est etiam coloris fere rufi, quod celeriter ad cicatricem vulnera perducere videtur. Habet turis p.)-(. I. resinæ p.)-(. II. squamæ æris p.)-(. IV. spumæ argenti p.)-(. XX. ceræ p.)-(. C. olei heminam.

§ 6.

Emplâtre agglutinatif pour les mêmes.

Il en est encore un qui tire son nom, (ῥάπτουσα), de ses propriétés agglutinatives. Il se compose de :

Bitume. / Alun scissile.	P.)-(. IV.
Écume d'argent.	P.)-(. XL.
Vieille huile.	une hémine.

§ 7.

Emplâtre céphalique de Philotas.

Il y a de plus certains emplâtres de même espèce, qui conviennent surtout pour les fractures du crâne; de là, le nom de κεφαλικά que les Grecs leur ont donné. La composition de Philotas (6) contient :

Terre d'Erétrie. / Chalcitis.	a. a. P.)-(. IV.
Myrrhe. / Cuivre brûlé.	a. a. P.)-(. X.
Ichthyocolle.	P.)-(. VI.
Râclures de vert de gris. / Alun rond. / Misy cru. / Aristoloche.	a. a. P.)-(. VIII.
Battitures de cuivre.	P.)-(. X.
Encens mâle.	P.)-(. II.
Cire.	P.)-(. I.
Huile rosat. / Huile rance.	a. a. trois cyathes.
Vinaigre.	quantité suffisante pour y broyer ces substances encore sèches.

§ 8.

Emplâtre vert pour les mêmes.

Un autre pour les mêmes est vert. Il y entre :

Cuivre brûlé. / Battitures de cuivre. / Myrrhe. / Ichthyocolle.	a. a. P.)-). VI.

6. Præterea est, quam ῥάπτουσαν a glutinando vocant. Constat ex his : bituminis, aluminis scissilis, p.)-(. IV. spumæ argenti p.)-(. XL. olei veteris hemina.

7. Preterea sunt quædam generis ejusdem, quæ, quia capitibus fractis maxime conveniunt, κεφαλικά a Græcis nominantur. Philotæ compositio habet terræ eretriæ, chalcitidis, singulorum p.)-(. IV. myrrhæ, aeris combusti, singulorum p.)-(. X. ichthyocollæ p.)-(. VI. æruginis rasæ, aluminis rotundi, misy crudi, aristolochiæ, singulorum p.)-(. VIII. squamæ æris p.)-(. X. turis masculi p.)-(. II. ceræ p.)-(. I. rosæ, et olei acerbi ternos cyathos, aceti quantum satis est, dum arida ex eo conteruntur.

8. Aliud ad idem viride : æris combusti, squamæ æris, myrrhæ, ichthyocollæ, sin-

Misy cru.	a. a. P.)-(. VIII.
Râclures de vert de gris.	
Aristoloche.	
Alun rond.	
Cire.	P.)-(. I.
Huile.	une hémine.
Vinaigre.	quantité suffisante (7).

§ 9.

Emplâtre tétrapharmaque suppuratif.

Pour provoquer la suppuration, il n'est pas d'emplâtre meilleur et plus commode que celui que les Grecs appellent τετραφάρμακον. Il se compose de :

Cire.	parties égales.
Poix.	
Résine.	
Suif de taureau, et à défaut de celui-ci, de veau.	

§ 10.

Emplâtre ennéapharmaque suppuratif.

Un autre emplâtre suppuratif appelé ἐννεαφάρμακον, est plus détersif. Il se fait avec ces neuf substances :

Cire.	qu'on mélange en parties égales (8).
Miel.	
Suif.	
Résine.	
Myrrhe.	
Rose.	
Moelle de cerf, de veau ou de bœuf.	
Suint de laine.	
Beurre.	

§ 11.

Autres emplâtres suppuratifs et détersifs.

Il existe des emplâtres qui sont doués de ces deux propriétés à la fois : si l'on ne peut s'en procurer qu'un seul, ce sont les meilleurs ;

gulorum p.)-(. VI. mysi crudi, æruginis rasæ, aristolochiæ, aluminis rotundi, singulorum p.)-(. VIII. ceræ p.)-(. I. olei hemina, aceti quod satis sit.

9. Puri autem movendo non aliud melius, quam quod expeditissimum est : τετραφάρμακον a Græcis nominatur. Habet pares portiones ceræ, picis, resinæ, sevi taurini ; si id non est, vitulini.

10. Alterum ad idem, ἐννεαφάρμακον nominatur ; quod magis purgat. Constat ex novem rebus, cera, melle, sevo, resina, myrrha, rosa, medulla vel cervina vel vitulina vel bubula, œsypo, butiro : quorum ipsorum quoque pondera paria miscentur.

11. Sunt autem quædam emplastra, quibus utriusque rei facultas est : quæ, si singula habenda sunt, meliora sunt ; sed in copia rejicienda sunt ; iis potius adhibitis,

si l'on peut en avoir plusieurs, on les rejettera : mieux vaut employer ceux qui remplissent spécialement l'indication du moment. J'en proposerai deux pour exemple. Celui d'Attale pour les plaies, se compose de : (9)

Battitures de cuivre	P.)-(. XVI.
Suie d'encens	P.)-(. XV.
Gomme ammoniaque	même quantité.
Résine liquide du térébinthe	P.)-(. XXV.
Suif de taureau	même quantité.
Vinaigre	trois hémines.
Huile	un setier.

Mais, parmi ceux qui se préparent pour les fractures du crâne, on recommande celui qu'on attribua à un Juif (10). Il contient :

Sel	P.)-(. IV.
Battitures de cuivre rouge	a. a. P.)-(. XII.
Cuivre brûlé	
Gomme ammoniaque	
Suie d'encens	a. a. P.)-(. XVI.
Résine sèche	
Résine de Colophon	
Cire	a. a. P.)-(. XX.
Suif de veau préparé	
Vinaigre	un demi-cyathe.
Huile	moins d'un cyathe.

On appelle suif préparé, celui qu'on a débarrassé avec soin de toutes les petites membranes.

§ 12.

Emplâtres épispastiques. (ἐπισπαστικά).

Il existe certains emplâtres renommés comme extractifs, que l'on appelle aussi ἐπισπαστικά (11). Tel est celui qui porte le nom de διὰ δαφνίδων parce qu'il contient des baies de laurier. Il y entre :

Résine du térébinthe	P.)-(. X.
Natron	
Poix sèche	a. a. P.)-(. XX.
Baies de laurier	
Un peu d'huile.	

quæ proprie id quod eo tempore opus est, consequuntur. Exempli causa duo proponam. Est igitur ad vulnera Attalum ; quod habet squamæ æris p.)-(. XVI. turis fuliginis p.)-(. XV. ammoniaci tantumdem, resinæ terebinthinæ liquidæ p.)-(. XXV. sevi taurini tantumdem, aceti heminas tres, olei sextarium. At inter ea, quæ fracto capiti accommodantur, habent quidam id, quod ad auctorem Judæum refertur. Constat ex his : salis p.)-(. IV. squamæ æris rubri, æris combusti, singulorum p.)-(. XII. ammoniaci thymiamatis, turis fuliginis, resinæ aridæ, singulorum p.)-(. XVI. resinæ colophoniacæ, ceræ, sevi vitulini curati, singulorum p.)-(. XX. aceti sesquicyathus (*b*), olei minus cyatho. Curata vocant (*c*), quum ex sevo, puta, omnes membranulæ diligenter exemptæ sunt.

12. Sunt etiam quædam emplastra nobilia ad extrahendum, quæ ipsa, quoque ἐπισπαστικά nominantur (*d*) : quale est quod, quia lauri baccas habet, διὰ δαφνίδων appel-

Toutes les fois que je mentionnerai des baies, des amandes ou autres fruits semblables, on n'oubliera pas, avant de s'en servir, de les dépouiller de leur pellicule superficielle.

§ 13.

Autre emplâtre ayant la même vertu.

Un autre emplâtre de même nom et également doué de vertus suppuratives, renferme :

Suif de veau	parties égales.
Gomme ammoniaque	
Poix	
Cire	
Natron	
Baies de laurier	
Résine sèche	
Aristoloche	
Pyrèthre	

§ 14.

Emplâtre extractif de Philocrate.

Il y a, en outre, celui de Philocrate qui contient :

Sel ammoniac	P.)-(. VII.
Aristoloche	P.)-(. VIII.
Cire	a. a. P.)-(. XV.
Résine du térébinthe	
Suie d'encens	
Écume d'argent	P.)-(. XXXII.

Afin de rendre ces substances suppuratives, on y ajoute :

Iris	P.)-(. IV.
Galbanum	P.)-(. VI.

§ 15.

Emplâtre ῥυπῶδες extractif.

Cependant, le meilleur emplâtre extractif est celui que les Grecs

latur. In eo est, resinæ terebinthinæ p.)-(x. nitri, ceræ, picis aridæ, baccarum lauri, singulorum p.)-(. xx. olei paulum. Quoties aut baccam, aut nucem, aut simile aliquid posuero, scire oportebit, antequam expendatur, ei summam pelliculam esse demendam.

13. Aliud eodem nomine, quod puri quoque movendo est. Sevi vitulini, ammoniaci thymiamatis, picis, ceræ, nitri, baccarum lauri, resinæ aridæ, aristolochiæ, pyrethri pares portiones.

14. Præter hæc est Philocratis, quod habet salis ammoniaci p.)-(vii. aristolochiæ p.)-(. viii. ceræ, resinæ terebinthinæ, fuliginis turis, singulorum p.)-(. xv. spumæ argenti p.)-(. xxxii. Quibus, ut pus quoque moveant, iridis p.)-(. iv. et galbani p.)-(. vi. adjiciuntur.

15. Optimum tamen ad extrahendum est id, quod a similitudine sordium ῥυπῶδες

appellent ῥυπῶδες (12), à cause de sa ressemblance avec les ordures. Il y entre :

Myrrhe	
Safran	
Iris	
Propolis	
Bdellium	
Têtes de grenades	
Alun scissile et rond	a. a. P.)-(. IV.
Misy	
Chalcitis	
Noir cuit de cordonnier	
Opopanax	
Sel ammoniac	
Gui	
Aristoloche	P.)-(. VIII.
Battitures de cuivre	P.)-(. XVI.
Résine du térébinthe	P.)-(. LXXV.
Cire	a. a. P.)-(. C.
Suif de taureau ou de bouc	

§ 16.

Emplâtre d'Hécatée pour le même objet.

Un emplâtre du même genre inventé par Hécatée, se fait avec :

Galbanum	P.)-(. II.
Suie d'encens	P.)-(. IV.
Poix	P.)-(. VI.
Cire	a. a. P.)-(. VIII.
Résine du térébinthe	

auxquels on ajoute un peu d'onguent d'iris.

§ 17.

Emplâtre vert Alexandrin pour le même objet.

On peut aussi se servir, dans le même but, de l'emplâtre vert d'Alexandrie. Il se compose de :

Alun scissile	P.)-(. VIII.
Sel ammoniac	P.)-(. VIII. Z.
Battitures de cuivre	P.)-(. XVI.
Myrrhe	a. a. P.)-(. XVIII.
Encens	

Græci appellant. Habet myrrhæ, croci, iridis, propolis, bdellii, capitulorum punici mali, aluminis et scissilis et rotundi, misy, chalcitidis, atramenti sutorii cocti, opopanacis, salis ammoniaci, visci, singulorum p.)-(. IV. aristolochiæ p.)-(. VIII. squamæ æris p.)-(. XVI. resinæ terebinthinæ p.)-(. LXXV. ceræ, et sevi vel taurini vel hircini, singulorum p.)-(. C.

16. Hecatæo quoque auctore emplastrum generis ejusdem fit ex his : galbani p.)-(. II. fuliginis turis p.)-(. IV. picis p.)-(. VI. ceræ, et resinæ terebinthinæ, singulorum p.)-(. VIII. quibus paulum irini unguenti miscetur.

17. Valensque ad idem emplastrum viride alexandrinum est. Habet aluminis scissilis p.)-(. VIII. salis ammoniaci p.)-(VIII. Z. squamæ æris p.)-(. XVI. myrrhæ,

Cire.. P.)-(. CL.
Résine de colophon ou du pin.................. P.)-(. CC.
Huile.. une hémine.
Vinaigre..................................... un setier.

§ 18.

Emplâtre rongeant.

Il y a des emplâtres rongeants que les Grecs appellent ϛηπτά. Tel est celui qui renferme :

Résine du térébinthe. } a. a. P. Z.
Suie d'encens. }
Battitures de cuivre.......................... P.)-(. I.
Ladanum...................................... P.)-(. II.
Alun... même quantité.
Écume d'argent............................... P.)-(. IV.

§ 19.

Emplâtre qui corrode les chairs et dissout les os.

Un emplâtre qui corrode les chairs, dissout les os et réprime les chairs exubérantes, se fait avec :

Écume d'argent. } a. a. une once.
Battitures de cuivre. }
Natron vierge de l'action du feu. } a. a. un sextant.
Pierre d'Assos. }
Aristoloche. }
Cire. } P. S.
Résine du térébinthe. }
Encens. }
Vieille huile. }
Noir de cordonnier. }
Sel ammoniac. }
Râclures de vert de gris...................... P. un bes.
Vinaigre scillitique.......................... une hémine.
Vin d'aminée.................................. même quantité.

§ 20.

Emplâtre noir de Diogène contre les morsures et les blessures.

Il existe quelques préparations contre les morsures : tel est l'emplâtre noir de Diogène qui contient :

turis, singulorum p.)-(. XVIII. ceræ p.)-(. CL. resinæ colophoniacæ aut pineæ p.)-(. CC. olei heminam, aceti sextarium.

18. Quædam autem sunt emplastra exedentia, quæ σηπτά Græci vocant; quale est id, quod habet resinæ terebinthinæ, fuliginis turis, singulorum p. Z. squamæ æris p.)-(. I. ladani p.)-(. II. aluminis tantumdem, spumæ argenti p.)-(. IV.

19. Exest etiam vehementer corpus, atque ossa quoque resolvit, et supercrescentem carnem coercet id, quod habet spumæ argenti, squamæ æris uncias singulas, nitri ignem non experti, lapidis assii, aristolochiæ p. sextantes, ceræ, resinæ terebinthinæ, turis, olei veteris, atramenti sutorii, salis ammoniaci p. s. æruginis rasæ p. bessem, aceti scillitici heminam, vini aminei tantumdem.

20. Sunt etiam adversus morsus quædam accommodata; quale est Diogenis nigrum,

Bitume	a. a. P.)-(. XX.
Cire	
Résine du pin sèche	
Écume d'argent	P.)-(. C.
Huile	un setier.

Ou celui dans lequel se trouvent :

Battitures de cuivre	P.)-(. IV.
Céruse	a. a. P.)-(. XXV.
Râclures de vert de gris	
Sel ammoniac	P.)-(. XII.
Cire	a. a. P.)-(. XXV.
Résine du pin	
Écume d'argent	P.)-(. C.
Huile	un setier.

Ou bien celui dans lequel il entre :

Battitures de cuivre	P.)-(. XIV.
Galbanum	P.)-(. VI.
Céruse	a. a. P.)-(. VIII.
Râclures de vert de gris	
Sel ammoniac	P.)-(. XII.
Cire	a. a. P.)-(. XXXV.
Résine du pin	

§ 21.

Emplâtre rouge d'Ephèse.

Un emplâtre rouge appelé emplâtre d'Ephèse, convient également dans ce cas ; il renferme :

Résine du térébinthe	P.)-(. II.
Galbanum	P.)-(. IV.
Minium de Sinope	P.)-(. VI.
Suie d'encens	P.)-(. VI.
Cire	P.)-(. VIII.
Écume d'argent	P.)-(. XXXVI.
Vieille huile	une hémine.

§ 22.

Emplâtre efficace dans le même cas

Il en est de même de celui qui se compose de :

quod habet bituminis, ceræ, resinæ pineæ aridæ, singulorum p.)-(. xx. spumæ argenti p.)-(. c. olei sextarium. Aut in quo sunt squamæ æris p.)-(. iv. cerussæ et æruginis rasæ, singulorum p.)-(. viii. ammoniaci p.)-(. xii. ceræ, resinæ, pineæ, singulorum p.)-(. xxv. spumæ argenti p.)-(. c. olei sextarium. Aut in quo sunt squamæ æris p.)-(. xiv. galbani p.)-(. vi. cerussæ, et æruginis rosæ, singulorum p.)-(. viii. ammoniaci p.)-(. xii. ceræ, resinæ pineæ, singulorum p.)-(. xxxv (e).

21. Rubrum quoque emplastrum, quod Ephesium vocatur, huc aptum est. Habet resinæ terebinthinæ p.)-(. ii. galbani p.)-(. iv. minii sinopici p.)-(. vi. turis fuliginis p.)-(. vi. ceræ p.)-(. viii. spumæ argenti p.)-(. xxxvi. olei veteris heminam.

22. Item id, quod ex his constat : squamæ æris, turis fuliginis, singulorum p.)-(.

Battitures de cuivre.	a. a. P.)-(. IV.
Suie d'encens.	
Galbanum.	P.)-(. VI.
Sel ammoniac.	P.)-(. XII.
Cire.	P.)-(. XXV.
Huile.	trois hémines.

Ces emplâtres s'appliquent utilement aussi dans les cas de blessures ré-centes.

§ 23.

Emplâtres blancs.

Il y a des emplâtres blancs (13), appelés λευκά par les Grecs, qui sont généralement destinés aux plaies sans gravité, surtout à celles des vieillards. Tel est celui qui se compose de :

Céruse.	P.)-(. XXXII.
Suif de veau préparé.	a. a. P.)-(. XLVIII.
Cire.	
Huile.	trois hémines.

On fait bouillir la céruse dans cette dernière.

§ 24.

Emplâtre d'éléphant.

Un autre renferme :

Céruse.	P.)-(. XX.
Cire.	P.)-(. XXXV.
Huile.	une hémine.
Eau.	un setier.

Chaque fois qu'on y ajoute ces substances à de la céruse ou à de l'écume d'argent, il est bon de savoir qu'on doit les faire bouillir ensemble. Cette composition est d'une blancheur parfaite, voilà pourquoi on la nomme éléphantine.

IV. galbani p.)-(. VI. salis ammoniaci p.)-(. XII. z. ceræ p.)-(. XXV. olei tribus heminis. Hæc autem aliis quoque recentioribus vulneribus recte imponuntur.

23. Sunt etiam alba, λευκά Græci vocant (f); fere non gravibus vulneribus accomodata, præcipueque senilibus : quale est quod habet cerussæ p.)-(. XXXII. sevi vitulini curati, et ceræ, singulorum p.)-(. XLVIII. olei heminas tres, ex quibus cerussa coquitur.

24. Aliud, quod habet cerussæ p.)-(. XX. ceræ p.)-(. XXXV. olei heminam, aquæ sextarium. Quæ quoties adjiciuntur cerussæ vel spumæ argenti, scire licet illa ex his coquenda esse. Est autem ea percandida compositio (g) ideoque elephantine nominatur.

§ 25.

Emplâtres lénitifs.

Il y a aussi des emplâtres lénitifs que les Grecs appellent λιπαράι. Tel est celui qui renferme :

Minium	P.)-(. IV.
Écume d'argent	P.)-(. XXV.
Cire, Graisse de porc	a. a. P.)-(. XXXVII.
Jaunes d'œufs	IV.

§ 26.

Autre emplâtre doué des mêmes propriétés.

Une autre composition de cette espèce, renferme :

Cire, Résine du térébinthe	a. a. P.)-(. VI.
Céruse	P.)-(. VIII.
Écume d'argent, Crasse de plomb	a. a. P.)-(. XX.
Huile du cici, Huile de myrte	a. a. une hémine.

§ 27.

Emplâtre d'Archagathe doué de la même vertu.

Un troisième que l'on attribue à Archagathe contient :

Misy bouilli, Cuivre brûlé	a. a. P.)-(. IV.
Céruse bouillie	P.)-(. VIII.
Résine du térébinthe	P.)-(. X.
Écume d'argent	P.)-(. VI.

§ 28.

Emplâtres lénitifs.

Du même genre, est encore l'emplâtre composé de :

Écume d'argent, Cire, Graisse de porc	a. a. P.)-(. XXVII.
Jaunes d'œufs cuits	IV.
Huile rosat	une hémine.

25. Lenia quoque quædam emplastra sunt, quas λιπαρὰς fere Græci nominant ; ut id quod habet minii p.)-(. IV. spumæ argenti p.)-(. XXV. ceræ, et adipis suillæ, singulorum p.)-(. XXXVII. vitellos quatuor.

26. Alia compositio generis ejusdem : ceræ, resinæ terebinthinæ, singulorum p.)-(. VI. cerussæ p.)-(. VIII. spumæ argenti, plumbi recrementi, singulorum p.)-(. XX. cicini olei et murtei singulæ heminæ.

27. Tertia, quæ ad auctorem Archagathum refertur : misy cocti, æris combusti, singulorum p.)-(. IV. cerussæ coctæ p.)-(. VIII. resinæ terebinthinæ p.)-(. X. spumæ argenti p.)-(. VI.

28. Etiamnum generis ejusdem : spumæ argenti, ceræ, adipis suilllæ, singulorum

Ou celui qui contient :

Cérat d'huile de myrte	trois parties.
Graisse de porc	une partie.
Crasse de plomb	une petite quantité.

Ou bien :

Écume d'argent	une demi-livre.
Huile	une hémine.
Eau de mer	une hémine.

Bouillies jusqu'à siccité et additionnées d'un peu de cire;
Ou bien :

Cire	parties égales.
Suif	
Antimoine	
Ecume d'argent	
Céruse	

CHAPITRE XX.

Des pastilles.

§ 1.

Pastille pour les plaies récentes.

Les pastilles possèdent aussi des propriétés diverses. Il en est qui conviennent pour réunir et guérir les plaies récentes. Telle est celle qui renferme :

Chalcitis	a. a. P.)-(. I.
Misy	
Ecume de natron	
Fleurs de cuivre	
Noix de galle	
Alun scissile légèrement bouilli	
Cuivre brûlé	a. a. P.)-(. III.
Capitules de grenade	

On délaie cette pastille dans du vinaigre, et on en enduit la plaie au moment de réunir. Si la région est nerveuse ou musculeuse, il est plus

p.)-(. XXVII. vitelli cocti quatuor, rosæ hemina. Aut cerati ex oleo murteo facti partes tres, adipis suillæ pars quarta, paulum ex plumbi recremento. Aut, spumæ argenti selibra, ex olei hemina, et aquæ marinæ altera, cocta, donec bullire desierit, cui paulum ceræ sit adjectum. Aut, pares portiones ceræ, sevi, stibis, spumæ argenti, cerussæ.

CAPUT XX.

De pastillis.

1. Pastilli quoque facultates diversas habent. Sunt enim ad recentia vulnera glutinanda sanandaque apti : qualis est, qui habet chalcitidis, misy, spumæ nitri, floris æris, gallæ, aluminis scissilis modice cocti, singulorum p.)-(. I. æris combusti,

avantageux de faire un mélange avec du cérat, dans la proportion de huit parties de ces substances pour une de ce dernier.

Une autre pastille pour le même objet, se compose de :

Bitume.	a. a. P.)-(. I.
Alun scissile.	
Airain brûlé.	P.)-(. IV.
Ecume d'argent.	P.)-(. XI.
Huile.	un setier.

§ 2.

Pastille σφραγίς de Polyide.

Mais la pastille de Polyide est de beaucoup la plus célèbre ; on l'appelle σφραγίς. Elle se compose de :

Alun scissile.	P.)-(. IS.
Noir de cordonnier.	P.)-(. II.
Myrrhe.	P.)-(. V.
Aloès.	même quantité.
Capitules de grenade.	a. a. P.)-(. VI.
Fiel de taureau.	

qu'on broie, puis qu'on incopore à du vin austère (1).

§ 3.

Pastille contre les ulcères sordides.

Contre les ulcères sordides et l'état morbide qui communique une couleur noire aux oreilles, au nez et aux parties honteuses, et contre les inflammations de ces organes, on mêle :

Chrysocolle.	P.)-(. I.
Noir de cordonnier.	a. a. P.)-(. II.
Alun de scissile.	
Ecorce d'alkékenge.	P.)-(. IV.
Minium.	P.)-(. VI.
Ecume d'argent.	P.)-(. XII.
Céruse.	P.)-(. XVI.

Au moment de se servir de ce mélange, on le malaxe et on le délaie dans du vinaigre.

capitulorum mali punici, singulorum p.)-(. III. Hunc oportet diluere aceto, ac sic, ubi vulnus glutinandum est, illinire (a). At, si nervosus aut musculosus is locus est, commodius est, cerato miscere, sic, ut illius octo partes, nona hujus sit.

Alius ad idem constat ex his : bituminis, aluminis scissilis, singulorum p.)-(. I. æris combusti p.)-(. IV. spumæ argenti p.)-(. XI. olei sextario.

2. Sed longe Polyidæ celeberrimus est, σφραγίς autem nominatur : qui habet aluminis scissilis p.)-(. I. S. atramenti sutorii p.)-(. II. myrrhæ p.)-(. V. aloes tantumdem, capitulorum punici mali, fellis taurini, singulorum p.)-(. VI. quæ contrita vino austero excipiuntur.

3. Ad ulcera sordida, et nigritiem in auribus, naribus, obscenis partibus, inflammationesque eorum : chrysocollæ p.)-(. I. atramenti sutorii, aluminis scissilis, singulorum p.)-(. II. halicaccabi corticis p.)-(. IV. minii p.)-(. VI. spumæ argenti p.)-(. XII. cerussæ p.)-(. XVI. quæ ex aceto et coguntur, et, ubi utendum est, diluuntur.

§ 4.

Pastille d'Andron contre l'inflammation de la luette.

La pastille d'Andron contre l'inflammation de la luette et les ulcères sordides des parties naturelles, même envahies par la gangrène, contient :

Noix de galle Noir de cordonnier Myrrhe	a. a. P.)-(. I.
Aristoloche Alun scissile	a. a. P.)-(. II.
Capitules de grenade	P.)-(. XXV.

On malaxe ces substances dans du passum, et, au besoin, on les délaie dans du vinaigre ou du vin, selon que le mal est plus ou moins intense (2).

§ 5.

Pastille pour les fissures de l'anus.

Il existe une pastille particulière pour les fissures de l'anus et pour le flux sanguinolent des orifices veineux de cette région. Il y entre :

Vert de gris	P.)-(. II.
Myrrhe	P.)-(. XII.
Antimoine Suc de pavot Acacia	a. a. P.)-(. XVI.

qu'on broie dans du vin et qu'on délaie, pour l'usage, dans le même liquide (3).

§ 6.

Pastille pour expulser les calculs.

La composition suivante passe pour jouir de la propriété d'expulser les calculs de la vessie en même temps que l'urine :

Casse Safran Myrrhe Costus Nard Cinnamome Radis doux Baume Hypéricon	parties égales.

4. Andronis vero est ad uvam inflammatam, ad naturalia sordida, etiam cancro laborantia : gallæ, atramenti sutorii, myrrhæ, singulorum p.)-(. I. aristolochiæ, aluminis scissilis, singulorum p.)-(. II. capitulorum punici mali p)-(. XXV. ex passo coacta, et, quum usus exigit, aceto vel vino diluta, prout valentius aut levius vitium est, cui medendum est.

5. Propriæ autem ad ani fissa, vel ora venarum fundentia sanguinem (b), æruginis p.)-(. II. myrrhæ p.)-(. XII. stibis, lacrimæ papaveris, acaciæ, singulorum p.)-(. XVI. quæ ex vino et teruntur, et in ipso usu deliquantur.

6. Expellere autem ex vesica cum urina calculum videtur hæc compositio : casiæ,

On broie ces substances, puis on verse goutte à goutte du vin doux, et l'on fait des pastilles pesant chacune : P.)-(. Z. On en donne une, à jeun, chaque matin.

CHAPITRE XXI.

Des pessaires (1).

Les trois espèces de compositions précédentes sont d'un usage très-étendu, et surtout varié ; il en est d'autres qui ont aussi leur utilité : par exemple celles que les femmes s'appliquent à l'intérieur et que les Grecs appellent πεσσόι. Voici les particularités qui les concernent : après avoir composé ces remèdes, on les étend sur de la laine douce, qu'on introduit dans les parties naturelles.

§ 1.

Pessaire pour provoquer les menstrues.

Pour provoquer les menstrues, on ajoute à deux figues sèches :

Natron. . . . . P.)-(. I.

Ou l'on broie de la graine d'ail à laquelle on ajoute un peu de myrrhe, et qu'on mêle avec de l'onguent de lys ; ou bien on délaie l'intérieur d'un concombre sauvage dans du lait de femme.

§ 2.

Pastille émolliente.

Pour calmer la matrice, on mêle ensemble un jaune d'œuf, du fenugrec, de l'huile rosat et du safran. Ou bien on incorpore à du miel :

croci, myrrhæ, costi, nardi, cinnamomi, dulcis radicis, balsami, hyperici pares portiones conteruntur ; deinde vinum lene instillatur, et pastilli fiunt, qui singuli habeant p.)-(. z. hique singuli quotidie mane jejuno dantur.

CAPUT XXI.

De pessis.

Hæc tria compositionum genera (a), maximum præcipueque varium usum præstant. Sed alia quoque utilia sunt ; ut ea quæ feminis subjiciuntur : πεσσούς Græci vocant. Eorum hæc proprietas est : medicamenta composita molli lana excipiuntur, eaque lana naturalibus conditur.

1. Ad sanguinem autem evocandum, cauneis duabus adjicitur nitri p.)-(. I. aut allii semen conteritur, adjicitur myrrhæ paululum, et unguento susino miscetur : aut cucumeris silvestris pars interior ex lacte muliebri diluitur.

2. Ad vulvam molliendam ovi vitellus, et fœnum græcum, et rosa, et crocum tem-

Elatérium.................................. P.)-(. Z.
Sel. .... même quantité.
Staphisaigre................................. P.)-(. VI.

§ 3.

Pastille de Béothus.

Ou l'on emploie le pessaire suivant de Béothus :

Safran. ....} a. a. P.)-(. IV.
Résine du térébinthe.....................}
Myrrhe..................................... P.)-(. ZZ.
Huile rosat................................ P.)-(. I.
Suif de veau............................... P.)-(. I. Z.
Cire........ .... P.)-(. II.
Mêlés ensemble.

§ 4.

Pastille de Numénius contre les inflammations de la matrice.

Une excellente composition de Numénius contre les inflammations de la matrice contient :

Safran............. .... P.)-(. Z.
Cire.. P.)-(. I.
Beurre...................................... P.)-(. VIII.
Graisse d'oie............................... P.)-(. XII.
Jaunes d'œufs cuits......................... deux.
Huile rosat.................................. moins d'un cyathe.

§ 5.

Pastille pour expulser l'enfant mort (dans la matrice).

Si l'enfant est mort dans la matrice, on en facilite l'expulsion, avec de l'écorce de grenadier broyée dans de l'eau.

§ 6.

Pastille pour les femmes sujettes à des descentes de matrice consécutives à un vice de cet organe.

Quand une femme est sujette à des descentes de matrice provenant d'un vice de cet organe, on brûle et l'on broie des escargots avec leur coque, puis on ajoute du miel.

perantur. Aut elaterii p.)-(. z. salis tantumdem, uvæ taminiæ p.)-(. vi. melle excipiuntur.

3. Aut Bœtho auctore : croci, resinæ terebinthinæ, singulorum p.)-(. iv. myrrhæ p.)-(. zz. rosæ p.)-(. i. sevi vitulini p.)-(. i. z. ceræ p.)-(. ii. misceantur.

4. Optima autem adversus inflammationes vulvæ Numenii compositio est, quæ habet croci p.)-(. z. ceræ p.)-(. i. butyri p.)-(. viii. adipis anserinæ p.)-(. xii. vitellos coctos duos, rosæ minus cyatho.

5. Si vero infans intus decessit, quo facilius ejiciatur, malicorium ex aqua terendum, coque utendum est.

6. Si concidere vitio locorum mulier solet, cochleæ cum testis suis comburendæ conterendæque, deinde his mel adjiciendum est.

§ 7.

Pastille pour les femmes stériles.

Si une femme est stérile, on emploie de la graisse de lion ramollie dans de l'huile rosat.

CHAPITRE XXII.

Des médicaments dont on se sert sous forme sèche.

§ 1.

Mixture sèche pour les chairs exubérantes.

Il est des mixtures médicamenteuses dont on se sert à l'état sec et sans liaison pour soupoudrer, ou qu'on allie à un liquide pour faire des frictions (1). Telle est celle qui est destinée à détruire les chairs exubérantes. Elle se compose de :

Battitures de cuivre.......................... } Suie d'encens............................. }	a. a. P.)-(. I.
Vert de gris................................	P.)-(. II.

Ces mêmes substances avec du miel, purgent les ulcères ; avec de la cire, les remplissent. Le misy et la noix de galle mêlés en parties égales, consument les chairs. On peut les répandre secs ou les employer en friction avec de la cadmie pour excipient.

§ 2.

Mixture sèche pour la pourriture des chairs.

Pour arrêter la pourriture des chairs, l'empêcher de s'étendre de proche en proche, et consumer lentement, on prend du miel auquel on incorpore des lentilles, du marrube ou des feuilles d'olivier préalable-

7. Si non comprehendit, adeps leonina ex rosa mollienda est.

CAPUT XXII.

De medicamentis quibus aridi utimur.

1. Quædam autem mixturæ medicamentorum sunt, quibus aridis neque coactis utimur sic, ut inspergamus, aut cum aliquo liquido mixta illinamus : quale est ad carnem supercrescentem exedendam, quod habet squamæ æris, fuliginis turis, singulorum p.)-(. I. æruginis p.)-(. II. Hæc autem eadem cum melle purgant ulcera; cum cera, implent. Misy quoque et galla, si paribus portionibus misceantur, corpus consumunt : eaque vel arida inspergere licet, vel excepta cadmia illinere.

2. Putrem vero carnem continet, neque ultra serpere patitur, et leniter exest, mel vel cum lenticula, vel cum marrubio, vel cum oleæ foliis, ante ex vino decoctis : item sertula campana in mulso cocta, deinde contrita : aut calx cum cerato : aut amaræ nuces cum allio sic, ut hujus pars tertia sit, paulumque his croci adjiciatur : aut quod

ment bouillies dans du vin ; ou bien du mélilot bouilli dans du vin miellé, puis broyé ; ou de la chaux avec du cérat ; ou des amandes amères avec de l'ail dans la proportion d'un tiers, et additionnées ensuite d'un peu de safran ; ou la mixture dans laquelle il entre :

Ecume d'argent	P.)-(. VI.
Corne de bœuf brûlée	P.)-(. XII.
Huile de myrte Vin	a. a. trois cyathes.

ou celle qui se compose de :

Fleurs de grenadier (balaustes) Noir de cordonnier Aloès	a. a. P.)-(. II.
Alun scissile Encens	a. a. P.)-(. IV.
Noix de galle	P.)-(. VIII.
Aristoloche	P.)-(. X.

On produit plus énergiquement le même effet, et, de plus, une cautérisation, à l'aide de l'orpiment mêlé au chalcitis ; ou bien avec du natron, de la chaux ou du papyrus à écrire brûlé, ainsi qu'avec du sel dans du vinaigre ; ou avec la composition qui est formée de :

Chalcitis Capitules de grenade Aloès	a. a. P.)-(. II.
Alun scissile Encens	a. a. P.)-(. IV.
Noix de galle	P.)-(. VIII.
Aristoloche	P.)-(. X.
Miel	quantité suffisante pour lier.

ou bien avec :

Cantharides	P.)-(. I.
Soufre	P.)-(. I.
Ivraie	P.)-(. III.

auxquels on ajoute :

Poix liquide	quantité suffisante pour lier.

ou bien avec du diphryge mêlé à de la résine.

habet spumæ argenti p.)-(. VI. cornu bubuli combusti p.)-(. XII. olei murtei, et vini cyathos ternos : aut quod ex his constat : floris punici mali, atramenti sutorii, aloes, singulorum p.)-(. II. aluminis scissilis, turis, singulorum p.)-(. IV. gallæ p.)-(. VIII. aristolochiæ p.)-(. X. Vehementius idem facit, etiam adurendo, auripigmentum cum chalcitide, et aut nitro, aut calce, aut charta combusta : item sal cum aceto ; vel ea compositio, quæ habet chalcitidis, capitulorum punici mali, aloes, singulorum p.)-(. II. aluminis scissilis, turis, singulorum p.)-(. IV. gallæ p.)-(. VIII. aristolochiæ p.)-(. X. mellis quantum satis sit ad ea cogenda : vel cantharides p.)-(. I. sulphuris p.)-(. I. lolii p.)-(. III quibus adjicitur picis liquidæ quantum satis est ad jungendum : vel chalcitis quoque cum resina et ruta mixta ; aut cum eadem resina diphryges : aut uva taminia cum pice liquida. Idem vero possunt fæcis vini combustæ

ou bien avec de la staphisaigre et de la poix liquide.

On obtient le même résultat avec :

Lie de vin brûlée	parties égales.
Chaux	
Natron	

ou bien avec :

Alun scissile	P.)-(. ZZ.
Encens	a. a. P.)-(. I.
Sandaraque	
Natron	
Noix de galle	P.)-(. VIII.
Aristoloche	P.)-(. X.
Miel	quantité suffisante.

§ 3.

Composition d'Héras.

Il y a aussi une composition d'Héras qui renferme :

Myrrhe	a. a. P.)-(. II.
Chalcitis	
Aloès	a. a. P.)-(. IV.
Encens	
Alun scissile	
Aristoloche	a. a. P.)-(. VIII.
Noix de galle verte	
Écorce de grenadier pilée	P.)-(. X.

§ 4.

Composition d'un juif.

Dans celle d'un juif, il entre :

Chaux	deux parties.
Natron le plus rouge possible	une partie.

qu'on malaxe dans de l'urine d'enfant impubère jusqu'à consistance de pâte. Mais il faut que l'endroit sur lequel doit se faire la friction, soit, de temps en temps, humecté.

et chalcis, et nitri pares portiones : vel aluminis scissilis p.)-(. zz. turis sandarachæ, nitri, singulorum p.)-(. I. gallæ p.)-(. VIII. aristolochiæ p.)-(. X. mellis quantum satis est.

3. Est etiam Heræ compositio, quæ habet myrrhæ, chalcitidis, singulorum p.)-(. II. aloes, turis, aluminis scissilis, singulorum p.)-(. IV. aristolochiæ, gallæ immaturæ, singulorum p.)-(. VIII. malicorii contriti p.)-(. X.

4. Est Judæi, in qua sunt calcis partes duæ, nitri quam ruberrimi pars tertia : quæ urina impuberis pueri coguntur, donec strigmenti crassitudo sit. Sed subinde is locus, cui id illinitur, madefaciendus est.

§ 5.

Composition de Jollas.

Jollas mêlait :

Papyrus à écrire brûlé	a. a. P.)-(. I.
Sandaraque	
Chaux	P.)-(. II.
Orpiment	même quantité.

§ 6.

Composition pour les flux de sang.

S'il s'écoule du sang de la membrane qui est sur le cerveau, on la soupoudre d'un jaune d'œuf brûlé et pilé. Si l'hémorrhagie a sa source autre part, on mêle :

Orpiment	a. a. P.)-(. I.
Battitures de cuivre	
Sandaraque	P.)-(. II.
Marbre cuit	P.)-). IV.

Les mêmes substances s'opposent aux progrès de la gangrène. Pour favoriser la cicatrisation, il faut :

Battitures de cuivre	a. a. P.)-(. II.
Suie d'encens	
Chaux	P.)-(. IV.

La même composition réprime les chairs exubérantes.

§ 7.

Composition de Timée contre le feu sacré.

Contre le feu sacré, Timée se servait de :

Myrrhe	P.)-(. II.
Encens	a. a. P.)-(. III.
Noir de cordonnier	
Sandaraque	a. a. P.)-(. IV.
Orpiment	
Battitures de cuivre	
Noix de galle	P.)-(. VI.
Céruse brûlée	P.)-(. VIII.

Cette composition employée à l'état purulent, ou incorporée à du miel, a la même action.

5. At Jollas, chartæ combustæ, sandarachæ, singulorum p.)-(. I. calcis p.)-(. II. auripigmenti tantumdem miscebat.

6. Si vero ex membrana, quæ super cerebrum est, profluit sanguis, vitellus combustus et contritus inspergi debet : si alio loco sanguinis profluvium est, auripigmenti, squamæ æris, singulorum p.)-(. I. sandarachæ p.)-(. II. marmoris cocti p.)-(. IV. Eadem cancro quoque obsistunt. Ad inducendam cicatricem, squamæ æris, turis fuliginis, singulorum p.)-(. II. calcis p.)-(. IV. Eadem increscentem quoque carnem coercent.

7. Timæus autem ad ignem sacrum et his utebatur : myrrhæ p.)-(. II. turis, atramenti sutorii, singulorum p.)-(. III. sandarachæ, auripigmenti, squamæ æris, singulorum p.)-(. IV. gallæ p.)-(. VI. cerussæ combustæ p.)-(. VIII. Ea vel arida inspersa, vel melle excepta idem præstant.

§ 8.

Composition pour provoquer l'éternument.

On provoque l'éternument avec de l'ellébore blanc ou du struthium projeté dans les narines ; ou avec un mélange des substances suivantes :

Poivre. .... Ellébore blanc.	a. a. P.)-(. Z.
Castoréum.	P.)-(. I.
Écume de natron.	P.)-(. I.
Struthium.	P.)-(. IV.

§ 9.

Manière de faire les gargarismes.

Les gargarismes sont calmants, astringents ou attractifs. Les gargarismes calmants se font avec du lait, de la crème de ptisane ou du son ; les astringents, avec des lentilles, de l'huile rosat, des ronces, du coing ou des dattes bouillies dans de l'eau ; les attractifs, avec de la moutarde ou du poivre.

CHAPITRE XXIII.

Des antidotes (1), et à quels maux ils remédient.

Les antidotes sont rarement nécessaires ; néanmoins ils le sont quelquefois au premier chef, parce qu'ils remédient à des accidents extrêmement graves. On les donne utilement dans les contusions violentes, consécutives à des coups ou à des chutes d'un lieu élevé ; ou bien dans les douleurs des viscères, de côté, de la gorge et des organes internes : mais ils sont surtout indispensables contre les poisons qui se sont intro-

8. Sternumenta vero vel albo veratro, vel struthio conjecto in nares excitantur, vel his mixtis : piperis, veratri albi, singulorum p.)-(. z. castorei p.)-(. I. spumæ nitri p.)-(. I. struthii p.)-(. IV.

9. Gargarizationes autem aut lævandi causa fiunt, aut reprimendi, aut evocandi. Lævant lac, cremor vel ptisanæ, vel furfurum : reprimit aqua, in qua vel lenticula, vel rosa, vel rubus, vel cotoneum malum, vel palmulæ decoctæ sint : evocant sinapi, piper.

CAPUT XXIII.

De antidotis, et quibus malis opitulentur.

Antidota raro, sed præcipue interdum necessaria sunt, quia gravissimis casibus opitulantur. Ea recte quidem dantur collisis corporibus vel per ictus, vel ubi ex alto deciderunt, vel in viscerum, laterum, faucium, interiorumque partium doloribus :

duits dans notre corps par les morsures, les aliments ou les boissons.

§ 1.

Composition d'un antidote.

Il existe un antidote qui contient :

Suc de pavot	P.)-(. ZZ.
Acore	
Malabathrum	a. a. P.)-(. V.
Iris d'Illyrie	
Gomme	a. a. P.)-(. II.
Anis	P.)-(. III.
Nard des Gaules	
Feuilles de roses sèches	a. a. P.)-(. IV.
Cardamome	
Persil	P.)-(. IV. ZZ.
Casse noire	
Séséli	
Bdellium	a. a. P.)-(. V. ZZ.
Graines de baume	
Poivre blanc	
Styrax	P.)-(. V. ZZ.
Myrrhe	
Opopanax	
Nard de Syrie	a. a. P.)-(. VI.
Encens mâle	
Suc d'hypociste	
Castoréum	P.)-(. VI.
Costus	
Poivre blanc	
Galbanum	
Résine du térébinthe	a. a. P.)-(. VI. ZZ.
Safran	
Fleurs de jonc carré	
Radis doux	P.)-(. VIII. ZZ.

qu'on incorpore à du miel ou à du passum.

§ 2.

Antidote d'ambroisie.

Un autre que Zopyre composa, dit-on, pour le roi Ptolémée et qu'il appela ambroisie, se compose de :

maxime autem desideranda sunt adversus venena, vel per morsus, vel per cibos, aut potiones nostris corporibus inserta.

1. Unum est, quod habet lacrimæ papaveris p.)-(. zz. acori, malabathri (*a*) p. (-). v. iridis illyricæ, gumni, singulorum p.)-(. II. anisi p.)-(. III. nardi gallici, foliorum rosæ aridorum, cardamomi, singulorum p.)-(. IV. petroselini p.)-(. IV. zz. (*b*) casiæ nigræ, silis, bdellii, balsami seminis, piperis albi, singulorum p.)-(. V. zz. styracis p.)-(. V. zz. myrrhæ, opopanacis, nardi syri, turis masculi, hypocistidis succi, singulorum p.)-(. VI. castorei p.)-(. VI. costi, piperis albi, galbani, resinæ terebinthinæ, croci, floris junci rotundi, singulorum p.)-(. VI. zz. dulcis radicis p.)-(. VIII. zz. quæ vel melle vel passo excipiuntur.

2. Alterum quod Zopyrus regi Ptolemæo dicitur composuisse, atque AMBROSIAM nominasse, ex his constat : costi, turis masculi, singulorum p.)-(. V. piperis albi p.

Costus.	a. a. P.)-(. V.
Encens mâle.	
Poivre blanc.	P.)-(. Z.
Fleurs de jonc rond.	P.)-(. II.
Cinnamome.	P.)-(. III.
Casse noire.	P.)-(. IV.
Safran de Cilicie.	P.)-(. IV. Z.
Myrrhe appelée στακτή.	P.)-(. V.
Nard de l'Inde.	P.)-(. V. Z.

Ces substances sont pilées à part et incorporées à du miel cuit ; puis, au moment de s'en servir, on dissout de cet antidote, gros comme une fève d'Egypte, dans une potion de vin (2).

§ 3.

Antidote de Mithridate.

Le plus renommé est celui de Mithridate (3) ; en le prenant tous les jours, ce roi, dit-on, se mit à l'abri du danger des poisons. Il y entre :

Costus.	P.)-(. Z.
Acore.	P.)-(V.
Hypéricum.	a. a. P.)-(. II.
Gomme.	
Sagapénum.	
Suc d'acacia.	
Iris d'Illyrie.	
Cardamome.	
Anis.	P.)-(. III.
Nard des Gaules.	a. a. P.)-(IV.
Racine de gentiane.	
Feuilles de roses sèches.	
Suc de pavot.	a. a. P.)-(. IV. Z.
Persil.	
Casse.	a. a. P.)-(. VI.
Séséli.	
Polium.	
Poivre long.	
Styrax.	P.)-(. V. Z
Castoréum.	a. a. P.)-(. IV.
Encens.	
Suc d'hypociste.	
Myrrhe.	
Opopanax.	
Malabathrum.	P.)-(. VI.

)-(. z. floris junci rotundi p.)-(. II. cinnamomi p.)-(. III. casiæ nigræ p.)-(. IV. croci cilicii p.)-(. IV. z. myrrhæ, quam στακτὴν nominant, p.)-(. V. nardi indici p.)-(. V. z. quæ singula contrita melle cocto excipiuntur ; deinde. ubi utendum est, id quod ægyptiæ fabæ magnitudinem impleat, in potione vini diluitur.

3. Nobilissimum autem est Mithridatis, quod quotidie sumendo rex ille dicitur adversus venenorum pericula tutum corpus suum reddidisse : in quo hæc sunt : costi p.)-(. z. acori p.)-(. V. hyperici, gummis, sagapeni, acaciæ succi, iridis illyricæ, cardamomi, singulorum p.)-(. II. anisi p.)-(. III. nardi gallici, gentianæ radicis, aridorum rosæ foliorum, singulorum p.)-(. IV. papaveris lacrimæ, petroselini, singulorum p.)-(. IV. z. casiæ, silis, polii, piperis longi, singulorum p.)-(. VI. styracis p.)-(. V. Z. castorei, turis, hypocistidis succi, myrrhæ, opopanacis, singulorum p.)-(. VI. mala-

Feuilles de jonc rond Résine du térébinthe Galbanum Graines de carottes de Crête	a. a. P.)-(. VI. Z.
Thlaspis	P.)-(. V. ZZ.
Radis du Pont	P.)-(. VII.
Safran Gingembre Cinnamome	a. a. P.)-(. VIII.

On broie ces substances et on les incopore à du miel; comme contre-poison, on en donne gros comme une noix grecque, délayé dans du vin. Mais dans les autres affections, il suffit, selon leur intensité, d'un morceau gros comme une fève d'Egypte ou comme une graine d'ers.

CHAPITRE XXIV.

Des acopes (1).

§ 1.

Acopes pour les nerfs.

Les acopes sont utiles pour les nerfs. Tel est celui qui se compose de :

Fleurs de jonc rond	P.)-(. II. ZZ
Costus Jonc carré Baies de laurier Gomme ammoniaque Cardamome	a. a. P.)-(. IV, Z.
Myrrhe Cuivre brûlé	a. a. P.)-(. VII.
Iris d'Illyrie Cire	a. a. P.)-(. XIV.
Roseau d'Alexandrie (canne aromatique) Jonc rond Aspalath Baumier	a. a. P.)-(. XXVIII.
Suif	P. I.
Onguent d'iris	un cyathe.

bathri (c) p.)-(. vi. floris junci rotundi, resinæ terebinthinæ, galbani, dauci cretici seminis, singulorum p.)-(. vi. z. nardi, opobalsami, singulorum p.)-(. vi. z. thlaspis p.)-(. v. zz. radicis ponticæ p.)-(. vii. croci, zingiberis, cinnamomi, singulorum p.)-(. viii. Hæc contrita melle excipiuntur, et adversus venenum, quod magnitudinem nucis græcæ impleat, ex vino datur : in ceteris autem affectibus corporis pro modo eorum, vel quod ægyptiæ fabæ, vel quod ervi magnitudinem impleat, satis est.

CAPUT XXIV.

De acopis.

1. Acopa quoque utilia nervis sunt : quale est quod habet floris junci rotundi p.)-(. ii. zz. costi, junci quadrati, lauri baccarum, ammoniaci, cardamomi, singulorum p.)-(. iv. z. myrrhæ, æris combusti, singulorum p.)-(. vii. iridis illyricæ, ceræ, singulorum p.)-(. xiv. alexandrini calami, junci rotundi, aspalathi, xilobalsami, singulorum p.)-(. xxviii. sevi p. i. ungenti irini cyathum.

§ 2.

Acope εὐώδης utile pour les mêmes.

Un autre acope appelé εὐώδης, se prépare en faisant cuire ensemble :

Cire	P. Z.
Huile	même quantité.
Résine du térébinthe	gros comme une noix.

qu'on broie dans un mortier, puis on verse goutte à goutte :

Excellent miel	un acétabule.

ensuite :

Onguent d'iris	a. a. trois cyathes.
Huile rosat	

§ 3.

Acope ἔγχριττα.

Les Grecs appellent ἔγχριστα, les liquides avec lesquels se font les onctions. Tel est celui qu'on prépare pour purger et combler les ulcères, surtout ceux qui sont situés entre les nerfs. Cet acope se compose d'un mélange de :

Beurre	parties égales.
Moëlle de veau	
Suif de veau	
Graisse d'oie	
Cire	
Miel	
Résine du térébinthe	
Huile rosat	
Huile de ricin	

Toutes ces substances sont fondues séparément, puis mélangées liquides, ensuite pilées ensemble. Ce remède est plutôt détersif ; mais il devient plus émollient, si, au lieu d'huile rosat, on verse de l'huile de troène.

2. Alterum quod εὐώδες vocant, hoc modo fit : ceræ p. z. olei tantumdem, resinæ terebinthinæ ad nucis juglandis magnitudinem, simul incoquuntur ; deinde in mortario teruntur, instillaturque subinde quam optimi mellis acetabulum, tum irini unguenti, et rosæ terni cyathi.

3. Ἔγχριττα autem Græci vocant liquida, quæ illinuntur : quale est quod fit ad ulcera purganda et implenda, maxime inter nervos, paribus portionibus inter se mixtis, butyri, medullæ vitulinæ, sevi vitulini, adipis anserinæ, ceræ, mellis, resinæ terebinthinæ, rosæ, olei cicini : quæ separatim omnia liquantur, deinde liquida miscentur, et tum simul teruntur. Et hoc quidem magis purgat : magis vero emollit, si pro rosa cyprus infunditur.

§ 4.

Acope contre le feu sacré.

Contre le feu sacré, on broie :

Ecume d'argent	P.)-(. VI.
Corne de bœuf brûlée	P.)-(. XII.

Puis on ajoute alternativement du vin et de l'huile de myrte, jusqu'à ce qu'on ait versé trois cyathes de chacun.

CHAPITRE XXV.

Des catapotes (1).

§ 1.

Catapotes ἀνώδυνα (anodins).

Les catapotes sont également nombreux et se préparent pour différents cas. On appelle ἀνώδυνα, ceux qui calment la douleur par le sommeil ; il y a inconvénient à s'en servir sans nécessité urgente ; car ces sortes de médicaments sont violents et contraires à l'estomac. Cependant un catapote susceptible de favoriser la coction, est celui dans lequel il entre :

Suc de Pavot Galbanum	a. a. P.)-(. I.
Myrrhe Castoréum Poivre	a. a. P.)-(. II.

Dont il suffit d'avaler gros comme une graine d'ers.

§ 2.

Catapote pour procurer le sommeil.

Un autre, plus mauvais pour l'estomac et plus puissant pour procurer le sommeil, se fait avec :

4. Ad sacrum ignem : spumæ argenti p.)-(. VI. cornu bubuli combusti p.)-(. XII. conteruntur, adjiciturque invicem vinum (*a*), et murteum, donec utriusque terni cyathi conjiciantur (*b*).

CAPUT XXV.

De Catapotiis.

1. Catapotia quoque multa sunt, variisque de causis fiunt, Ἀνώδυνα vocant, quæ somno dolorem levant : quibus uti, nisi nimia necessitas urget, alienum est. Sunt enim ex vehementibus medicamentis, et stomacho alienis Potest tamen etiam ad concoquendum, quod habet papaveris lacrimæ, galbani, singulorum p.)-(. I. myrrhæ, castorei, piperis, singulorum p.)-(. II. ex quibus, quod ervi magnitudinem habet, satis est devorasse.

2. Alterum stomacho pejus, ad somnum valentius, ex his fit : mandragoræ p.)-(. z.

Mandragore .... P. Z.
Graines d'ache.. .... } a. a. P.)-(. IV.
id. de Jusquiame. .... }

qu'on broie dans du vin. Il suffit d'en prendre gros comme on l'a indiqué plus haut.

§ 3.

Catapote pour calmer les douleurs.

Qu'il y ait douleur de tête, ulcères, lippitude, dyspnée, tranchées intestinales, inflammation de la matrice, douleurs poignantes aux hanches, au foie, à la rate, au côté ou bien chute du corps et perte de la parole par suite d'un vice local (2), le catapote suivant calme la douleur en procurant du repos :

Séséli .... }
Acore. .... } a. a. P.)-(. I.
Graines de rue sauvage. .... }
Castoréum. .... } a. a. P.)-(. II.
Cinnamome. .... }
Suc de pavot. .... }
Racine de panais opopanax. .... } a. a. P.)-(. III.
Pomme sèche de mandragore.............. }
Fleurs de jonc carré. .... }
Grains de poivre. .... LVI.

On broie ces substances séparément, puis de nouveau toutes ensemble, en versant peu à peu du passum jusqu'à consistance de pâte. On avale un peu de ce remède, ou bien on le donne en boisson délayé dans de l'eau.

§ 4.

Autre catapote à effets divers.

Mettez encore dans un vase une poignée de pavots sauvages assez mûrs pour qu'on puisse en recueillir le suc, et, par dessus, versez de l'eau de manière à couvrir la plante, puis faites bouillir : dès que celle-ci est bien cuite, jettez-la, après l'avoir exprimée sur place ; mêlez à ce

apii seminis, item hyoscyami seminis, singulorum p.)-(. IV. quæ ex vino teruntur. Unum autem ejusdem magnitudinis, quæ supra posita est, abunde est sumsisse.

3. Sive autem capitis dolores, sive ulcera, sive lippitudo (*a*), sive spiritus difficultas, sive intestinorum tormenta, sive inflammatio vulvæ est, sive coxa, sive jecur, aut lienis, aut latus torquet, sive vitio locorum aliquo prolabitur et obmutescit, occurrit dolori per quietem ejusmodi catapotium. Silis, acori, rutæ silvestris seminis, singulorum p.)-(. I. castorei, cinnamomi, singulorum p.)-(. II. papaveris lacrimæ, panacis radicis, mandragoræ, malorum aridorum, junci rotundi floris, singulorum p.)-(. III. piperis grana LVI. Hæc per se contrita, rursus iustillato subinde passo simul omnia teruntur, donec crassitudo sordium fiat. Ex eo paulum aut devoratur, aut aqua diluitur, et potui datur.

4. Quin etiam silvestris papaveris, quum jam ad excipiendam lacrimam maturum est, manipulus (*b*) in vas demittitur, et superinfunditur aqua, quæ id contegat, atque

liquide la même quantité de passum, et faites bouillir jusqu'à consistance pâteuse. Quand le mélange est refroidi, on en fait des catapotes de la grosseur d'une de nos fèves et pour des usages divers. Pris en substance ou donnés dans de l'eau, ils procurent le sommeil : additionnés d'une très-petite quantité de suc de rue et de passum, ils calment les douleurs d'oreille ; dissous dans du vin, ils dissipent les tranchées ; mélangés avec du cérat d'huile rosat et un peu de safran, ils répriment l'inflammation de la matrice ; appliqués sur le front, en dissolution dans de l'eau, ils empêchent le cours de la pituite vers les yeux.

§ 5.

Catapote pour procurer le sommeil empêché par des douleurs de matrice.

Dans les cas d'insomnie occasionnée par des douleurs de matrice, on mêle :

Safran	P.)-). ZZ.
Anis. / Myrrhe	a. a. P.)-(. I.
Suc de pavot	P.)-(. III.
Graines de ciguë	P.)-(. VIII.

qu'on incorpore à du vin vieux, et dont on délaie, gros comme un lupin, dans trois cyathes d'eau. Cependant il y a du danger à donner ce remède dans le cours de la fièvre.

§ 6.

Catapote pour guérir le foie.

Pour guérir le foie, on incorpore à du miel :

Natron	P.)-(. Z.
Safran. / Myrrhe / Nard des Gaules	a. a. P.)-(. I.

et l'on en fait prendre, gros comme une fève d'Egypte.

ita coquitur. Ubi jam bene manipulus is coctus est, ibidem expressus projicitur, et cum eo humore passum pari mensura miscetur, infervetque, donec crassitudinem sordium habeat. Quum infrixit, catapotia ex eo fiunt ad nostræ fabæ magnitudinem, habentque usum multiplicem. Nam et somnum faciunt, vel per se assumta, vel ex aqua data : et aurium dolores levant, adjectis (c) exiguo modo rutæ succi, ac passo : et tormina suppriment ex vino liquata : et inflammationem vulvæ coercent, mixta cerato ex rosa facto, cum paulum his croci quoque accessit : et ex aqua fronti inducta, pituitam in oculos decurrentem tenent.

5. Item, si vulva dolens somnum prohibet : croci p.)-(. zz. anisi, myrrhæ, singulorum p.)-(. I. papaveris lacrimæ p.)-(. III. cicutæ seminis p.)-(. VIII. miscentur excipiunturque vino vetere, et quod lupini magnitudinem habet, in tribus cyathis aquæ diluitur. Id tamen in febre periculose datur.

6. Ad sanandum jecur : nitri p.)-(. z. croci, myrrhæ, nardi gallici, singulorum p.)-(. I. melle excipiuntur, daturque, quod ægyptiæ fabæ magnitudinem habeat.

§ 7.

Catapote pour dissiper les douleurs de côté.

Pour dissiper les douleurs de côté, on emploie :

Poivre	parties égales.
Aristoloche	
Nard	
Myrrhe	

§ 8.

Catapote contre les douleurs de poitrine.

Pour les douleurs de poitrine, on fait usage de :

Nard	P.)-(. I.
Encens	a. a. P.)-(. III.
Casse	
Myrrhe	a. a. P.)-(. VI.
Cinnamome	
Safran	P.)-(. VIIIr
Résine du térébinthe	un quadrant.
Miel	trois hémines.

§ 9.

Catapote d'Athénion contre la toux.

Le catapote d'Athénion contre la toux, se compose de :

Myrrhe	a. a. P.)-(. I.
Poivre	
Castoréum	a. a. P.)-(. I.
Suc de pavot	

On pile séparément ces substances ; puis on les mêle ensemble, et l'on en fait des catapotes de la grosseur d'une de nos fèves. On en donne deux, matin et soir, pour procurer le sommeil.

§ 10.

Catapote d'Héraclide de Tarente contre la toux.

Si la toux cause de l'insomnie, le catapote suivant d'Héraclide de Tarente remédie à l'une et à l'autre :

7. Ad lateris dolores finiendos, piperis, aristolochiæ, nardi, myrrhæ pares portiones.

8. Ad thoracis : nardi p.)-(. I. turis, casiæ, singulorum p.)-(. III. myrrhæ, cinnamomi, singulorum p.)-(. VI. croci p.)-(. VIII. resinæ terebinthinæ quadrans, mellis heminæ tres.

9. Ad tussim Athenionis : myrrhæ, piperis, singulorum p.)-(. I. castorei, papaveris lacrimæ, singulorum p.)-(. I. quæ separatim contusa postea junguntur, et ad magnitudinem fabæ nostræ, bina catapotia mane, bina noctu dormituro dantur.

10. Si tussis somnum prohibet, ad utrumque Heraclidis Tarentini : croci p.)-(. z.

Safran	P.)-(. Z.
Myrrhe	a. a, P.)-(. Z.
Poivre long	
Costus	
Galbanum	
Cinnamome	a. a. P.).-(. I.
Castoréum	
Suc de pavot	

§ 11.

Catapote pour déterger les ulcères de la gorge.

Pour déterger les ulcères de la gorge chez ceux qui toussent, on broie :

Opopanax	a. a. P. une once.
Myrrhe	
Résine du térébinthe	
Galbanum	P.)-(. Z.
Hyssope	P.)-(. ZS.

On ajoute :

Miel	une hémine.

et l'on fait avaler de cette composition, ce qu'on en peut prendre avec le bout du doigt.

§ 12.

Catapote colice de Cassius (3).

Le colice de Cassius se compose de :

Safran	a. a. P.)-(. III.
Anis	
Castoréum	
Persil	P.)-(. IV.
Poivre long	a. a. P.)-(. V.
Id. rond	
Suc de pavot	a. a. P.)-(. VI.
Jonc rond	
Myrrhe	
Nard	

qu'on incorpore à du miel. On peut prendre ce remède en nature ou dans de l'eau chaude.

§ 13.

Catapote pour expulser l'enfant mort (dans la matrice).

Une potion d'eau à laquelle on ajoute :

---

myrrhæ, piperis longi, costi, galbani, singulorum p.)-(. z. cinnamomi, castorei, papaveris lacrimæ, singulorum p.)-(. I.

11. Quod si purganda ulcera in faucibus tussientibus sunt, panacis, myrrhæ, resinæ terebinthinæ, singulorum p. uncia, galbani p.)-(. z. hyssopi p.)-(. z. s. conterenda sunt, hisque hemina mellis adjicienda, et quod digito excipi potest, devorandum est.

12. Colice vero Cassii ex his constat : croci, anisi, castorei, singulorum p.)-(. III. petroselini p.)-(. IV. piperis et longi et rotundi, singulorum p.)-(. V. papaveris lacrimæ, junci rotundi, myrrhæ, nardi, singulorum p.)-(. VI. quæ melle excipiuntur. Id autem et devorari potest, et ex aqua calida sumi.

13. Infantem vero mortuum, aut secundas expellit aquæ potio, cui salis ammoniaci p.)-(. I. aut cui dictami cretici p.)-(. I. adjectum est.

Sel ammoniac.... .... P.)-(. I.

Ou :

Dictame de Crète............................ P.)-(. I.

expulse l'enfant mort, ainsi que les secondines.

§ 14.

Ce qu'il faut donner aux femmes en travail d'enfant.

Aux femmes en travail d'enfant, il faut donner à jeun de l'érysimum dans du vin tiède.

§ 15.

Pour fortifier la voix.

Pour fortifier la voix, on donne :

Encens.................................... P.)-(. I.

dans

Vin...................................... deux cyathes.

§ 16.

Contre la dysurie.

Contre la dysurie, on mêle :

Poivre long	a. a. une once.
Castoréum	
Myrrhe	
Galbanum	
Suc de pavot	
Safran	
Costus	
Styrax	a. a. un sextant.
Résine du térébinthe	
Raisins secs	un cyathe

On donne de cette composition, gros comme une fève d'Egypte, le matin et après le souper.

§ 17.

Artériace.

L'artériace se fait de la manière suivante ; on prend :

14. Ex partu laboranti erysimum ex vino tepido jejunæ dari debet.

15. Vocem adjuvat turis p.)-(. I. in duobus cyathis vini datum.

16. Adversus urinæ difficultatem : piperis longi, castorei, myrrhæ, galbani, papaveris lacrimæ, croci, costi, unciæ singulæ, styracis, resinæ terebinthinæ, pondo sextantes, melampsithii cyathus : ex quibus ad magnitudinem fabæ ægyptiæ et mane et cœnato dari debet.

17. Arteriace vero hoc modo fit : casiæ, iridis, cinnamomi, nardi, myrrhæ, turis, singulorum p.)-(. I. croci p.)-(. I. Z., piperis grana XXX ex passi tribus sextariis decoquuntur, donec mellis crassitudo his fiat ; aut croci, myrrhæ, turis, singulorum p.)-(. I. conjiciuntur in passi eumdem modum, eodemque mado decoquuntur : aut

Casse. Iris. Cinnamome. Nard. Myrrhe. Encens.	a. a. P.)-(. I.
Safran.	P.)-(. I. Z.
Poivre.	grains XXX.

qu'on soumet à l'ébullition dans :

Passum.	trois setiers.

jusqu'à consistance de miel.

Ou bien :

Safran. Myrrhe. Encens.	a. a. P.)-(. I.

qu'on met dans la même quantité de passum, et qu'on fait bouillir de la même manière.

Ou bien on fait bouillir trois hémines de passum, jusqu'à ce que les gouttes qu'on en retire se figent, et l'on ajoute :

Casia broyé.	P.)-(. I.

CHAPITRE XXVI.

Des cinq espèces de troubles morbides auxquels le corps est sujet ; et, premièrement, des blessures.

Après cet exposé des propriétés des médicaments, je vais parler des espèces de troubles morbides auxquels le corps est sujet. Il en existe cinq : tantôt il y a lésion par cause externe, comme dans les blessures ; tantôt altération par cause interne, comme dans le cancer ; tantôt production d'un corps étranger, comme dans le calcul vésical ; tantôt excès, quand, par exemple, une veine tuméfiée tourne en varice ; tantôt défaut, comme lorsqu'un organe est trop court. Parmi ces trou-

ejusdem passi heminæ tres usque eo coquuntur, donec extracta inde gutta indurescat ; eo adjicitur tritæ casiæ p.)-(. I.

CAPUT XXVI.

De quinque generibus noxarum corporis et primo de vulneribus.

Quum facultates medicamentorum proposuerim, genera in quibus noxa corpori est, proponam. Ea quinque sunt : quum quid extrinsecus læsit, ut in vulneribus ; quum quid intra seipsum corruptum est, ut in cancro ; quum quid innatum est, ut in vesica calculus ; quum quid increvit, ut vena, quæ intumescens in varicem convertitur ; quum quid deest, ut quum curta pars aliqua est. Ex his alia sunt in quibus medicamenta,

bles morbides, les uns guérissent mieux par les médicaments, les autres par les opérations chirurgicales. Je réserve, pour un autre livre, ceux qui réclament plus spécialement le secours du scalpel et de la main ; pour le moment, je parlerai de ceux qui nécessitent surtout l'emploi des médicaments. De plus, je diviserai cette partie de l'art de guérir comme la première, c'est-à-dire que je traiterai d'abord des affections qui se manifestent sur une région quelconque du corps, puis de celles qui ont un siége déterminé. Commençons par les blessures.

§ 1.

Des blessures en général.

Dans les cas de blessures, le médecin recherchera, avant tout, si la lésion est incurable, d'une guérison facile ou difficile. Car un homme prudent de ne doit point toucher à ceux qui ne peuvent guérir, de peur de passer pour le meurtrier de celui qui succombe, victime de son propre sort (1). De plus, s'il existe de graves sujets de crainte, sans que la situation soit entièrement désespérée, le médecin doit déclarer aux parents que la position du blessé laisse peu d'espoir, afin de n'être accusé ni d'ignorance ni d'imposture, si l'art vient à échouer devant le mal. Mais si ces réserves conviennent à l'homme prudent, il n'appartient qu'à un charlatan d'exagérer la gravité d'un mal insignifiant pour se donner plus d'importance. Il est même loyal de se lier par la promesse d'une prompte solution, pour s'astreindre à plus de circonspection et ne pas laisser un cas léger en lui-même, s'aggraver par la négligence de celui qui le traite.

alia in quibus plus manus proficit. Ego, dilatis iis quæ præcipue scalpellum et manum postulant, nunc de iis dicam quæ maxime medicamentis egent. Dividam autem hanc quoque curandi partem, sicut priorem ; et ante dicam de iis quæ in quamlibet partem corporis incidunt ; tum de iis quæ certas partes infestant. Incipiam a vulneribus.

1. In his autem ante omnia scire medicus debet, quæ insanabilia sint, quæ difficilem curationem habeant, quæ promtiorem. Est enim prudentis hominis, primum eum, qui servari non potest, non attingere, nec subire speciem ejus ut occisi, quem sors ipsius interemit : deinde, ubi gravis metus sine certa tamen desperatione est, indicare necessariis periclitantis in difficili spem esse (a) ; ne, si victa ars malo fuerit, vel ignorasse, vel fefellisse videatur. Sed ut hæc prudenti viro conveniunt, sic rursus histrionis est, parvam rem attollere, quo plus præstitisse videatur. Obligarique æquum est confessione promtæ rei, quo curiosus etiam circumspiciat, ne, quod per se exiguum est, majus curantis negligentia fiat.

§ 2.

Des blessures incurables.

La guérison est impossible si la base du cerveau, le cœur, l'œsophage, la veine porte, la moelle épinière ont été atteints; si la plaie intéresse la partie moyenne du poumon, le jéjunum, l'intestin grêle, l'estomac, les reins, et si les grandes veines ou les grandes artères qui entourent la gorge, ont été divisées (2).

§ 3.

Des blessures difficiles à guérir.

La guérison est presque impossible chez ceux dont le poumon, le parenchyme du foie, la membrane qui contient le cerveau, la rate, la matrice, la vessie, un des intestins ou le septum tranverse, ont été blessés sur un point quelconque. Le danger est pressant, quand la pointe de l'arme est parvenue jusqu'aux grands vaisseaux cachés dans la profondeur de l'aisselle ou du creux poplité. Il y a péril également dans les blessures de toutes les régions pourvues de gros vaisseaux; car une perte excessive de sang peut épuiser le malade. Cet accident n'est pas seulement à redouter à l'aisselle et au jarret, mais encore dans les plaies des vaisseaux qui se rendent à l'anus et aux testicules. En outre, toute blessure qui atteint l'aisselle, l'aine, les cavités, les articulations ou les commissures des doigts, est fâcheuse; il en est de même de celle qui a lésé un muscle, un nerf, une artère, une membrane, un os ou un cartilage (3). Les plus rassurantes sont celles qui pénètrent dans les chairs.

2. Servari non potest, cui basis cerebri, cui cor, cui stomachus, cui jecinoris portæ, cui in spina medulla percussa est; cuive aut pulmo medius, aut jejunum, aut tenuis intestinum, aut ventriculus, aut renes vulnerati sunt; cuive circa fauces grandes venæ, vel arteriæ præcisæ sunt.

3. Vix autem ad sanitatem perveniunt, quibus ulla parte aut pulmo, aut jecinoris crassum, aut membrana, quæ continet cerebrum, aut lienis, aut vulva, aut vesica, aut ullum intestinum, aut septum transversum vulneratum est. Ii quoque in præcipiti sunt, in quibus usque ad grandes intusque conditas venas in alis, vel poplitibus mucro desedit. Periculosa etiam vulnera sunt, ubicumque venæ majores sunt, quoniam exhaurire hominem profusione sanguinis possunt: idque evenit non in alis tantum atque poplitibus, sed etiam in iis venis quæ ad anum testiculosque perveniunt. Præter hæc malum vulnus est, quodcumque in alis, vel feminibus, vel inanibus locis, vel in articulis, vel inter digitos est: item quodcumque musculum, aut nervum, aut arteriam aut membranam, aut os, aut cartilaginem læsit. Tutissimum omnium, quod in carne est.

§ 4.

Des blessures dont la guérison est plus sûre.

Ces blessures, suivant leur siége, sont plus ou moins graves. Toutefois, la grande étendue d'une plaie constitue un danger.

§ 5.

De l'influence du genre et de la forme des blessures.

Le genre et la forme des blessures ont aussi de l'influence. Une plaie contuse, par exemple, est plus fâcheuse qu'une simple division des chairs; aussi vaut-il mieux être blessé par un trait pointu que mousse. Une blessure avec perte de substance ou avec un lambeau de chair détaché d'un côté et flottant de l'autre, est également plus grave. Les plaies circulaires (4) sont les plus mauvaises; les droites, les moins dangereuses: et, selon qu'elles se rapprochent plus ou moins de l'une ou de l'autre de ces formes, elles sont plus inquiétantes ou plus bénignes.

§ 6.

De l'influence de l'âge, de la constitution, du genre de vie et de la saison.

L'âge, la constitution, le genre de vie et la saison exercent également une certaine influence. Ainsi, la guérison est plus facile dans l'enfance ou l'adolescence qu'à un âge plus avancé; chez un sujet fort que chez un sujet faible; si le sujet n'est ni trop frêle ni trop replet que s'il se trouve dans ces conditions; si la constitution est saine que si elle est viciée; si la personne est active que si elle est oisive; si elle est sobre et continente que si elle est adonnée au vin et aux femmes. La saison la plus favorable à la guérison est le printemps,

4. Et hæc quidem loco vel pejora, vel meliora sunt. Modo vero periculum facit quodcumque magnum est.

5. Aliquid etiam in vulneris genere figuraque est. Nam pejus est, quod etiam collisum, quam quod tantum discissum est: adeo ut acuto quoque, quam retuso telo, vulnerari commodius sit. Pejus etiam vulnus est, ex quo aliquid excisum est; ex quove caro alia parte abscissa, alia dependet. Pessimaque plaga in orbem est; tutissima, quæ lineæ modo recta est. Quo deinde propius huic illive figuræ vulnus est, eo vel deterius vel tolerabilius est.

6. Quin etiam confert aliquid et ætas, et corpus, et vitæ propositum, et anni tempus: quia facilius sanescit puer vel adolescens, quam senior; valens, quam infirmus; neque nimis tenuis, neque nimis plenus, quam si alterum ex his est; integri habitus, quam corrupti; exercitatus, quam iners; sobrius et temperans, quam vino venerique deditus. Opportunissimumque curationi tempus vernum est, aut certe neque fervens, neque

ou, du moins, celle qui n'est ni chaude ni froide : car l'extrême chaleur et le froid excessif, mais surtout les variations de température, sont nuisibles aux blessures ; aussi l'automne est-il très-funeste.

§ 7.

Signes des blessures internes.

La plupart des blessures sont accessibles à la vue : quelquefois le siége même qu'elles occupent indique l'organe blessé. Quant aux organes, nous avons décrit leur situation dans un autre chapitre, en exposant la position des parties internes du corps (5). Cependant, comme quelques organes sont voisins, et qu'il importe de savoir si la blessure est superficielle ou profonde, il est nécessaire de mettre sous les yeux du lecteur les signes qui font reconnaître la lésion de telle ou telle partie intérieure, et qui engendrent la crainte ou l'espérance.

§ 8.

Signes des blessures du cœur.

Ainsi, dans les blessures du cœur, le sang sort en abondance ; le pouls faiblit ; la pâleur est excessive ; des sueurs froides et de mauvaise odeur inondent tout le corps, et la mort arrive promptement, dès que les extrémités se refroidissent.

§ 9.

Signes des plaies du poumon.

Dans les plaies du poumon, il y a de la dyspnée ; le sang sort écumeux de la bouche, rouge de la blessure, et, en même temps, la respiration est bruyante. On aime à se pencher du côté de la plaie ; quelques

frigidum : siquidem vulnera et nimius calor et nimium frigus infestant ; maxime tamen horum varietas : ideoque perniciosissimus autumnus est.

7. Sed pleraque ex vulneribus oculis subjecta sunt : quorumdam ipsæ sedes indices sunt ; quas alio loco demonstravimus, quum positus interiorum partium ostendimus. Verumtamen, quia quædam vicina sunt, interestque, vulnus in summa parte sit, an penitus penetraverit, necessarium est notas subjicere, per quas quid intus ictum sit, scire possimus ; et ex quibus vel spes, vel desperatio oriatur.

8. Igitur, corde percusso, sanguis multus fertur, venæ elanguescunt, color pallidissimus, sudores frigidi, malique odoris, tamquam irrorato corpore oriuntur : extremisque partibus frigidis matura mors sequitur.

9. Pulmone vero icto, spirandi difficultas est ; sanguis ex ore spumans, ex plaga rubet (*b*), simulque etiam spiritus cum sono fertur ; in vulnus inclinari juvat : quidam

blessés se dressent sans raison ; un grand nombre ne parlent qu'inclinés du côté de la blessure, et perdent l'usage de la parole dans une autre attitude.

§ 10.

Signes des blessures du foie.

Voici les signes des blessures du foie : une grande quantité de sang s'écoule de l'hypochondre droit ; l'épigastre est rétracté vers l'épine ; le décubitus sur le ventre procure du soulagement ; des élancements et des douleurs s'étendent jusqu'à la clavicule et à l'os large des épaules avec lequel elle est unie. A ces signes, se joignent quelquefois des vomissements de bile.

§ 11.

Signes de la lésion des reins.

Dans la lésion des reins, la douleur descend vers les aines et les testicules ; l'urine sort difficilement, et elle est sanguinolente ou sanguine.

§ 12.

Signes des blessures de la rate.

Dans les blessures de la rate, du sang noir s'échappe de l'hypochondre gauche, qui devient dur ainsi que l'estomac ; une soif intense se déclare, et la douleur s'étend jusqu'à la clavicule, comme dans les blessures du foie.

§ 13.

Signes de la lésion de la matrice.

Quand la matrice est blessée, il y a de la douleur aux aines, aux hanches et aux cuisses ; une partie du sang s'écoule par la plaie ; l'au-

sine ratione consurgunt : multi si in ipsum vulnus inclinati sunt, loquuntur ; si in aliam partem, obmutescunt.

10. Jecinoris autem vulnerati notæ sunt : multus sub dextra parte præcordiorum profusus sanguis ; ad spinam reducta præcordia ; in ventrem cubandi dulcedo ; punctiones, doloresque usque ad jugulum, junctumque ei latum scapularum os, intenti : quibus nonnunquam etiam bilis vomitus accedit.

11. Renibus vero percussis, dolor ad inguina testiculosque descendit ; difficulter urina redditur ; eaque aut est cruenta, aut cruor fertur.

12. At liene icto, sanguis niger a sinistra parte prorumpit ; præcordia cum ventriculo ab eadem parte indurescunt ; sitis ingens oritur ; dolor ad jugulum, sicut jecinore vulnerato, venit.

13. At quum vulva percussa est, dolor in inguinibus, et coxis, et feminibus est : sanguinis pars per vulnus, pars per naturale descendit ; vomitus (c) bilis insequitur :

tre par les organes génitaux ; il survient un vomissement de bile ; quelques femmes perdent l'usage de la parole ; d'autres tombent sans connaissance ; d'autres, qui conservent leurs sens, accusent de vives douleurs aux nerfs et aux yeux, et leur mort s'accompagne des accidents qui s'observent dans les blessures du cœur.

§ 14.

Signes de la blessure du cerveau.

Si le cerveau ou la membrane qui l'entoure a été blessé, le sang sort par le nez, quelquefois même par les oreilles ; il se produit ordinairement des vomissements de bile ; les sens sont parfois engourdis et ne répondent pas aux excitations ; quelques blessés ont le regard menaçant ; d'autres, vague et comme abattu. Le délire survient, en général, le troisième ou le cinquième jour ; beaucoup ont des convulsions ; et, la plupart, avant de mourir, déchirent les bandes qui entourent leur tête, découvrent leur plaie et l'exposent au froid.

§ 15.

Signes des blessures de l'estomac.

Les blessures de l'estomac sont suivies de hoquet et de vomissements de bile ; les aliments et les boissons sont immédiatement rejetés ; le pouls se ralentit, et il survient de légères sueurs qui amènent le refroidissement des extrémités.

§ 16.

Signes des blessures de l'estomac et des intestins.

Les blessures du jéjunum et de l'estomac ont des signes communs : les aliments et les boissons sortent par la plaie ; les hipochondres

quædam obmutescunt ; quædam mente labuntur ; quædam, sui compotes, nervorum oculorumque dolore urgeri se confitentur ; morientesque eadem, quæ corde vulnerato patiuntur.

14. Sin cerebrum membranave ejus vulnus accepit, sanguis per nares, quibusbam etiam per aures exit ; fereque bilis vomitus insequitur ; quorumdam sensus obtunduntur, appellatique ignorant ; quorumdam trux vultus est ; quorumdam oculi, quasi resoluti, huc atque illuc moventur ; fereque tertio, vel quinto die delirium accedit ; multorum etiam nervi distenduntur : ante mortem autem plerique fascias, quibus caput deligatum est, lacerant, ac nudum vulnus frigori objiciunt.

15. Ubi stomachus autem percussus est, singultus, et bilis vomitus insequitur ; si quid cibi vel potionis assumtum est, id redditur cito (*d*) ; venarum motus clanguescunt ; sudores tenues oriuntur, per quos extremæ partes frigescunt.

16. Communes vero jejuni intestini et ventriculi vulnerati notæ sunt : nam cibus et

deviennent durs; la bile est quelquefois expulsée par la bouche. Si l'intestin grêle est blessé, la plaie a son siége plus bas. Les blessures des autres intestins donnent issue à des matières ou à des exhalaisons stercorales.

§ 17.

Signes de la blessure de la moelle épinière.

Dans les solutions de continuité de la moelle épinière, il y a résolution ou distension des nerfs, perte de la sensibilité, et, au bout d'un certain temps, excrétion involontaire de sperme, d'urine ou de matière fécale par les parties inférieures.

§ 18.

Signes de la blessure du septum transverse.

Si le septum transverse a été atteint, les hypochondres se soulèvent; la colonne vertébrale est douloureuse, la respiration rare, et le sang sort en écumant.

§ 19.

Signes des plaies de la vessie.

Dans les plaies de la vessie, il y a de la douleur aux aines et de la tension au-dessus du pubis; au lieu d'urine, il sort du sang par l'urèthre, mais l'urine s'écoule par la plaie même; l'estomac est affecté; de là des vomissements de bile, le hoquet, le refroidissement, puis la mort.

§ 20.

Du sang, de la sanie, du pus et de leur caractère.

Indépendamment de ces connaissances, il y en a d'autres encore à acquérir concernant les plaies et les ulcères dont nous avons à parler.

potio per vulnus exeunt; præcordia indurescunt; nonnunquam bilis per os redditur: intestino tantum sedes inferior est. Cetera intestina icta vel stercus, vel odorem ejus exhibent.

17. Medulla vero, quæ in spina est, discissa (e), nervi resolvuntur, aut distenduntur; sensus intercidit; interposito tempore aliquo sine voluntate inferiores partes vel semen, vel urinam, vel etiam stercus excernunt.

18. At si septum transversum percussum est, præcordia sursum contrahuntur; spina dolet; spiritus rarus est; sanguis spumans fertur.

19. Vesica vero vulnerata, dolent inguina; quod super pubem est, intenditur; pro urina, sanguis; at ex ipso vulnere urina descendit; stomachus afficitur; itaque aut bilem vomunt, aut singultiunt; frigus, et ex eo mors sequitur.

20. His cognitis, etiamnum quædam alia noscenda sunt, ad omnia vulnera ulcera-

Des ulcères et des plaies s'écoulent du sang, de la sanie et du pus. Tout le monde connaît le sang; la sanie est plus ténue, plus ou moins épaisse, gluante et colorée; le pus est très-épais, très-blanc et plus gluant que le sang et la sanie. Le sang sort d'une plaie récente ou en voie de guérison; la sanie, d'une plaie de date intermédiaire à ces deux périodes; le pus, d'un ulcère qui tend vers la guérison. La sanie et le pus offrent des variétés qui se distinguent par les noms que les Grecs leur ont donnés. Il existe une sanie appelée ἰχώρ; une autre nommée mélitère, et une espèce de pus appelée ἐλαιῶδες. L'ἰχώρ est ténue, blanchâtre et provient d'un ulcère de mauvaise nature, surtout compliqué d'une lésion du tissu nerveux avec inflammation. Le mélitère est plus épais, plus gluant, blanchâtre et semblable à du miel blanc. Il provient également des ulcères de mauvaise nature qui affectent les tissus nerveux péri-articulaires, surtout celui du genou. L'ἐλαιῶδες, ténu, blanchâtre, presque onctueux, ne diffère pas de l'huile blanche par sa couleur et son aspect graisseux, et se montre dans les grands ulcères en voie de guérison. Le sang de mauvaise qualité est ou trop ténu ou trop épais, de couleur livide ou noire, mêlé de pituite ou marbré; le meilleur est chaud, vermeil, de consistance moyenne et non gluant. Aussi, une blessure guérit-elle plus aisément et plus vite, s'il en sort un sang de bon, aloi; de même doit-on, plus tard, augurer favorablement des lésions qui laissent échapper des humeurs de bonne nature. La mauvaise sanie est copieuse, trop ténue et livide, ou pâle, noire, gluante et fétide, ou cause des érosions sur l'ulcère même et sur la peau du voisinage. La meilleure est peu abondante, peu épaisse, rosée ou blanchâtre. Le mauvais

que, de quibus dicturi sumus, pertinentia. Ex his autem exit sanguis, sanies, pus. Sanguis omnibus notus est; sanies est tenuior hoc, varie crassa et glutinosa et colorata; pus crassissimum albidissimumque, glutinosius et sanguine et sanie (*f*). Exit autem sanguis ex vulnere recenti, aut jam sanescente; sanies inter utrumque tempus; pus ex ulcere jam ad sanitatem spectante. Rursus et sanies et pus quasdam species græcis nominibus distinctas habent. Est enim quædam sanies, quæ vel ἰχώρ, vel melitera (*g*) nominatur: est pus, quod ἐλαιῶδες appellatur. Ἰχώρ tenuis, subalbidus, ex malo ulcere exit, maximeque ubi nervo læso, inflammatio sequuta est. Melitera crassior est, glutinosior, subalbida, mellique albo subsimilis. Fertur hæc quoque ex malis ulceribus, ubi nervi circa articulos læsi sunt; et inter hæc loca, maxime ex genibus. Ἐλαιῶδες tenue, subalbidum, quasi unctum, colore atque pinguitudine oleo albo non dissimile apparet in magnis ulceribus sanescentibus. Malus autem est sanguis nimium aut tenuis, aut crassus, colore vel lividus, vel niger, aut pituita mixtus, aut varius: optimus calidus, ruber, modice crassus, non glutinosus. Itaque protinus ejus vulneris expedita magis curatio est, ex quo sanguis bonus fluxit: itemque postea spes in iis major est, ex quibus melioris generis quæque proveniunt. Sanies igitur mala est multa, nimis tenuis, livida, aut pallida, aut nigra, aut glutinosa, aut mali odoris, aut

ἰχώρ est abondant, épais, un peu livide ou un peu pâle, gluant, âcre, chaud et fétide ; l'ἰχώρ passable est blanchâtre et offre des caractères contraires aux précédents. Le mélitère abondant et très-épais est mauvais ; un peu ténu et moins copieux, il est meilleur. De ces humeurs, la plus louable est le pus ; mais, s'il est abondant, ténu et délayé, il est également de mauvaise nature ; tel, dès le début, il est pire encore ; il en est de même si, par la couleur, il ressemble à du sérum ; s'il est pâle, livide, bourbeux ; si, de plus, il exhale une odeur désagréable, à moins que la région ne la lui communique. Le pus est d'autant plus louable qu'il est moins copieux, plus épais, plus blanc, doux au toucher, exempt d'odeur et homogène. Du reste, comme quantité, il doit être en rapport avec l'étendue et l'ancienneté de la plaie ; celle qui est un peu grande et encore enflammée en fournissant naturellement davantage. L'ἐλαιῶδες abondant et peu onctueux est mauvais ; il est d'autant meilleur qu'il est moins copieux et plus gras.

§ 21.

De la manière d'arrêter l'hémorrhagie dans les plaies.

Ces recherches étant faites, quand une personne a reçu une blessure susceptible de guérir, il faut veiller immédiatement à ce que ni l'hémorrhagie ni l'inflammation ne l'emportent. Y a-t-il crainte d'hémorrhagie? (ce qu'on peut préjuger d'après le siége, l'étendue de la blessure et la violence du jet de sang), on doit remplir la plaie de charpie sèche, mettre par-dessus une éponge imbibée d'eau froide, et appuyer dessus avec la main. Si le sang ne s'arrête pas, on renouvelle souvent la

quæ et ipsum ulcus, et junctam ei cutem erodit : melior est non multa, modice crassa, subrubicunda, aut subalbida. Ἰχώρ autem pejor est multus, crassus, sublividus aut subpallidus, glutinosus, acer (*h*), calidus, mali odoris : tolerabilior est subalbidus, qui cetera omnia contraria prioribus habet. Melitera autem mala est multa et percrassa : melior quæ et tenuior et minus copiosa est. Pus inter hæc optimum est. Sed id quoque pejus est multum, tenue, dilutum ; magisque si ab initio tale est : itemque si colore sero simile, si pallidum, si lividum, si fæculentum est : præter hæc si male olet ; nisi tamen locus hunc odorem excitat. Melius est, quo minus est, quo crassius, quo albidius : itemque si læve est, si nihil olet, si æquale est. Modo tamen convenire et magnitudini vulneris, et tempori debet : nam plus ex majore, plus nondum solutis inflammationibus naturaliter fertur. Ἐλαιῶδες quoque pejus est multum, et parum pingue : quo minus ejus, quoque id ipsum pinguius, eo melius est.

21. Quibus exploratis, ubi aliquis ictus est, qui servari potest, protinus prospicienda duo sunt : ne sanguinis profusio, neve inflammatio interimat. Si profusionem timemus (quod ex sede vulneris, et ex magnitudine ejus, et ex impetu ruentis sanguinis intelligi potest) ; siccis linamentis vulnus implendum est, supraque imponenda spongia

charpie, et, s'il ne suffit pas de l'employer sèche, on l'humecte de vinaigre, qui est un liquide énergique pour réprimer les hémorrhagies; aussi certains médecins en versent-ils sur la plaie elle-même. Mais, d'un autre côté, il est à craindre qu'une rétention trop exacte du sang en ce point, ne cause dans la suite une inflammation intense; voilà pourquoi l'emploi des corrosifs et des caustiques, qui, comme tels, produisent des eschares, doit être banni quoique la plupart arrêtent le sang : si l'on y a recours, on choisira de préférence ceux qui ont une action semblable, mais plus douce. Si l'hémorrhagie résiste, il faut saisir les vaisseaux qui fournissent le sang; les lier en deux endroits autour de la plaie, et les couper dans l'intervalle, afin qu'ils se rétractent, tout en ayant leurs orifices fermés (6). Quand les circonstances ne comportent pas cette opération, on peut les cautériser avec un fer rouge. Et même, pour arrêter une hémorrhagie un peu abondante dans une région dépourvue de nerfs et de muscles, comme au front ou au sommet de la tête, le plus simple est d'appliquer une ventouse sur une partie éloignée, pour y dériver le cours du sang.

§ 22.

Traitement contre l'inflammation.

Telles sont les ressources dont on dispose contre l'hémorrhagie; mais contre l'inflammation, l'hémorrhagie elle-même est un remède. Elle est à craindre quand un os, un nerf, un cartilage ou un muscle a été lésé ou que l'écoulement de sang est léger, eu égard à l'étendue de la blessure. Aussi, en pareil cas, au lieu de se hâter d'ar-

ex aqua frigida expressa, ac manu super comprimenda. Si parum sic sanguis conquiescit, sæpius linamenta mutanda sunt; et, si sicca parum valent, aceto madefacienda sunt. Id vehemens ad sanguinem supprimendum est; ideoque quidam id vulneri infundunt. Sed alius rursus metus subest; ne, nimis valenter ibi retenta materia, magnam inflammationem postea moveat. Quæ res efficit, ut neque rodentibus medicamentis, neque adurentibus, et ob id ipsum inducentibus crustam, sit utendum; quamvis pleraque ex his sanguinem supprimunt : sed, si semel ad ea decurritur, iis potius, quæ mitius idem efficiunt. Quod si illa quoque profluvio vincuntur, venæ quæ sanguinem fundunt, apprehendendæ, circaque id quod ictum est, duobus locis deligandæ, intercidendæque sunt, ut et in se ipsæ coeant, et nihilominus ora præclusa habeant. Ubi ne id quidem res patitur, possunt ferro candenti aduri. Sed etiam satis multo sanguine effuso ex eo loco quo neque nervus, neque musculus est, ut, puta, in fronte, vel superiore capitis parte, commodissimum tamen est cucurbitulam admovere a diversa (i) parte, ut illuc sanguinis cursus revocetur.

22. Et adversus profusionem quidem in his auxilium est : adversus inflammationem autem in ipso sanguinis cursu. Ea timeri potest, ubi læsum est vel os, vel nervus, vel cartilago, vel musculus; aut ubi parum sanguinis pro modo vulneris fluxit. Ergo

rêter le sang, doit-on le laisser couler dans les limites de la prudence; et même, si le flux sanguin semble insuffisant, saigner au bras, surtout si le sujet est jeune, robuste et actif; à plus forte raison, quand l'ivresse a précédé la blessure. Si un muscle paraît endommagé, il faut le diviser : car s'il est fortement atteint, le cas est mortel; tandis qu'entièrement coupé, la guérison est possible.

§ 23.

De la réunion des plaies.

Qu'on ait arrêté le sang, s'il jaillissait avec trop d'abondance; ou qu'on en ait tiré, s'il ne coulait pas assez de lui-même; ce qu'il y a de mieux à faire, c'est de réunir la plaie. On le peut, quand celle-ci intéresse la peau, ou même la chair, s'il n'y a point de complication. On le peut aussi, lorsque la chair est pendante d'un côté et adhérente de l'autre, pourvu qu'elle soit encore saine et entretenue chaude par son union avec le corps. Pour la réunion des plaies, il y a deux procédés. La suture est indiquée, si la lésion siége sur une partie molle, surtout si elle affecte le lobe de l'oreille ou du nez, le front, la bouche, la paupière, la lèvre, la peau de la région de la gorge, ou le ventre. Mais si elle pénètre dans les chairs; si elle est béante, et que les bords arrivent difficilement au contact, la suture est contraire; dans ce cas, il faut appliquer les fibules, appelées en grec ἀγκτῆρες, qui ont pour but d'attirer un peu les bords, afin que la cicatrice ait plus tard moins d'étendue. On peut juger d'après ces données, quand les chairs pendent d'un côté et adhèrent de l'autre,

quoties quid tale erit, sanguinem mature supprimere non oportebit; sed pati fluere, dum tutum erit, adeo ut si parum fluxisse videbitur, mitti quoque ex brachio debeat; utique si corpus juvenile et robustum et exercitatum est : multoque magis, si id vulnus ebrietas præcessit. Quod si musculus læsus videditur, præcidendus erit : nam percussus, mortiferus est; præcisus, sanitatem recipit.

23. Sanguine autem vel suppresso, si nimius erumpit; vel exhausto, si per se parum fluxit; longe optimum est vulnus glutinari. Potest autem id quod vel in cute, vel etiam in carne est, si nihil ei præterea mali accedit : potest caro alia parte dependens, alia inhærens; si tamen etiamnum integra est, et conjunctione corporis fovetur. In iis vero quæ glutinantur, duplex curatio est. Nam si plaga in molli parte est, sui debet; maximeque, si discissa auris ima est, vel imus nasus, vel frons, vel bucca, vel palpebra, vel labrum, vel circa guttur cutis, vel venter. Si vero in carne vulnus est, hiatque, neque in unum oræ facile attrahuntur, sutura quidem aliena est; imponendæ vero fibulæ sunt : ἀγκτῆρας Græci nominant; quæ oras, paulum tamen contrahant, quo minus lata postea cicatrix sit. Ex his autem colligi potest, id quoque quod alia parte dependens, alia inhærebit, si alienatum adhuc non est, suturam, an fibulam postulet. Ex quibus neutra ante debet imponi, quam intus vulnus purgatum est; ne

sans avoir encore perdu leur vitalité, si le cas réclame la suture ou la fibule. Ni l'une ni l'autre ne doit être employée avant qu'on n'ait nettoyé l'intérieur de la plaie, pour qu'il n'y reste point de caillot sanguin; car il se change en pus, suscite de l'inflammation, et met obstacle à l'agglutination. On n'y laissera pas même la charpie qu'on a introduite pour arrêter le sang, parce qu'elle aussi cause de l'inflammation. Il faut que la suture ou la fibule comprenne non-seulement la peau, mais encore une portion de la chair sous-jacente, s'il y en a, pour que l'union soit plus solide, et ne déchire pas le tégument. Qu'on emploie l'une ou l'autre, la meilleure s'obtient avec un fil souple (7), et non trop tordu, afin qu'il pénètre dans les tissus avec plus de douceur. Pour les deux, les points ne doivent être ni trop éloignés ni trop rapprochés; dans le premier cas, ils n'exercent pas de contention; dans le second, ils causent une vive douleur : car plus le passage de l'aiguille se renouvelle et plus les étreintes du lien sont nombreuses, plus l'inflammation est intense : surtout en été. Aucun de ces deux modes de réunion ne demande de la violence; ils ne sont même utiles, qu'autant que le tégument suit, pour ainsi dire, de lui-même la traction qu'on exerce sur lui. Les fibules laissent ordinairement une certaine largeur à la plaie; la suture réunit les bords qui, toutefois, ne doivent pas se toucher complétement, afin que, s'il se forme un dépôt d'humeur à l'intérieur, il puisse trouver une issue. Les plaies qui ne reçoivent ni l'une ni l'autre, n'en doivent pas moins être nettoyées. Dans toute blessure, il faut d'abord appliquer une éponge imbibée de vinaigre; si un blessé ne pouvait pas supporter la force de ce liquide, on se servirait de vin. Une plaie légère se trouve bien également du contact d'une éponge imbibée d'eau froide. De quelque façon

quid ibi concreti sanguinis relinquatur. Id enim et in pus vertitur, et inflammationem movet, et glutinari vulnus prohibet. Ne linamentum quidem, quod supprimendi sanguinis causa inditum est, ibi relinquendum est : nam id quoque inflammat. Comprehendi vero sutura, vel fibula, non cutem tantum, sed aliquid etiam ex carne, ubi suberit hæc, oportebit : quo valentius hæreat, neque cutem abrumpat. Utraque optima est ex acia molli, non nimis torta, quo mitius corpori insidat. Utraque neque nimis rara, neque nimis crebra injicienda. Si nimis rara est, non continet : si nimis crebra est, vehementer afficit : quia, quo sæpius acus corpus transsuit, quoque plura loca injectum vinculum mordet, eo majores inflammationes oriuntur; magisque æstate. Neutra etiam vim ullam desiderat; sed eatenus utilis est, qua cutis ducentem quasi sua sponte subsequitur. Fere tamen fibulæ latius vulnus esse patiuntur : sutura oras jungit, quæ ne ipsæ quidem inter se contingere ex toto debent, ut si quid intus humoris concreverit, sit qua emanet. Si quod vulnus neutrum horum recipit, id tamen purgari debet. Deinde omni vulneri primo imponenda est spongia ex aceto expressa : si sustinere aliquis aceti vim non potest, vino utendum est. Levius plaga juvatur etiam, si ex aqua frigida expressa spongia imponitur. Sed ea, quocumque modo imposita est, dum

qu'on emploie l'éponge, elle est utile pourvu qu'elle soit humide : aussi doit-on l'empêcher de se sécher. On peut donc panser les plaies sans médicaments étrangers, recherchés et composés. Si cette manière de procéder n'inspire pas assez de confiance, on appliquera un des médicaments sans suif, que j'ai conseillés pour les plaies saignantes : si la chair est lésée, on emploiera surtout l'emplâtre *barbare;* si ce sont des tendons, des cartilages ou quelques parties saillantes, comme les oreilles ou les lèvres, le *sphragis de Polyide* (8). L'emplâtre vert d'Alexandrie (9) convient aussi aux plaies des tendons, et la préparation appelée par les Grecs ῥάπτουσα (10), aux parties saillantes. Dans les contusions, la peau est ordinairement divisée sur une petite étendue. En pareil cas, il y a avantage à agrandir la plaie avec le scalpel, à moins qu'il n'y ait, dans le voisinage, des muscles ou des nerfs qu'il importe de ne pas blesser. Dès que la plaie est suffisamment débridée, on la recouvre du médicament. Mais, si elle est contuse, bien que peu étendue, elle ne doit pas être élargie à cause des nerfs ou des muscles; il faut alors recourir aux attractifs doux, surtout à celui que j'ai proposé d'appeler ῥυπῶδης (11). Il n'est même pas mauvais, quand une blessure offre de la gravité, de mettre par-dessus le topique approprié, une couche de laine grasse imprégnée d'huile et de vinaigre, ou, si la partie lésée est de texture molle, un cataplasme légèrement astringent ; si elle est nerveuse et musculeuse, émollient.

§ 24.

De la manière de bander les plaies.

Pour la déligation des plaies, la bande de lin est la meilleure ; elle

madet, prodest : itaque, ut inarescat, non est committendum. Licetque sine peregrinis, et conquisitis, et compositis medicamentis vulnus curare. Sed si quis huic parum confidit, imponere medicamentum debet, quod sine sevo compositum sit ex iis, quæ cruentis vulneribus apta esse proposui ; maximeque si caro est, barbarum ; si nervi, vel cartilago, vel aliquid ex eminentibus, quales aures, vel labra sunt, Polyidæ sphragidem. Alexandrinum quoque viride nervis idoneum est : eminentibusque partibus ea quam Græci ῥάπτουσαν vocant. Solet etiam, colliso corpore, exigua parte findi cutis. Quod ubi incidit, non alienum est scalpello latius aperire ; nisi musculi, nervique juxta sunt, quos incidi non expedit : ubi satis diductum est, medicamentum imponendum est. At si id quod collisum est, quamvis parum diductum est, latius tamen aperiri propter nervos aut musculos non licet, adhibenda sunt ea quæ humorem leniter extrahant ; præcipueque ex his id, quod ῥυπῶδες vocari proposui. Non alienum est etiam, ubicumque vulnus grave est, imposito quo id juvetur, insuper circumdare lanam succidam ex aceto et oleo : vel cataplasma, si mollis is locus est, quod leniter reprimat ; si nervosus, aut musculosus, quod emolliat.

24. Fascia vero ad vulnus deligandum lintea aptissima est ; eaque lata esse debet, ut

doit être assez large pour qu'un seul jet recouvre non-seulement la surface traumatique, mais en dépasse même un peu les limites. Si la chair est plus retirée d'un côté, c'est par là qu'il vaut mieux attirer la bande : si l'écartement est égal de part et d'autre, la bande embrassera transversalement les bords; mais si le genre de blessure ne le comporte pas, on l'appliqura d'abord au milieu de la plaie, puis on la dirigera de chaque côté. Le bandage sera contentif et non compressif; car ce qui n'est pas contenu se déplace ; ce qui l'est trop est menacé de gangrène. Les tours de bande doivent être plus nombreux en hiver, et ne pas excéder, en été, le nécessaire. Il faut fixer le bout de la bande, en dessous, par un point de couture parce qu'un nœud offenserait la plaie, s'il n'était à distance. Ce serait une erreur de croire que les viscères dont j'ai parlé plus haut réclament un traitement spécial. Quant à la plaie extérieure elle-même, elle doit être traitée par la suture ou par un autre genre de médication. Du côté des viscères, il n'y a rien à entreprendre, si ce n'est de couper la portion de foie, de rate ou même du sommet du poumon qui viendrait à pendre. Du reste, les blessures internes guériront à l'aide du régime et des médicaments que, dans le chapitre précédent, j'ai dit convenir à chaque viscère en particulier.

§ 25.

Hygiène du blessé.

Les choses ainsi disposées le premier jour, le blessé sera placé sur un lit; si la lésion est grave, il devra, avant l'inflammation, s'abstenir

semel injecta non vulnus tantum, sed paulum utrimque etiam oras ejus comprehendat. Si ab altera parte caro magis recessit, ab ea melius attrahitur : si æque ab utraque, transversa comprehendere oras debet ; aut si id vulneris ratio non patitur, media primum injicienda est; ut tum in utramque partem ducatur. Sic autem deliganda est, ut et contineat, neque adstringat : quod non continetur, elabitur; quod nimis adstrictum est, cancro periclitatur. Hieme sæpius fascia circumire debet : æstate quoties necesse est. Tum extrema pars ejus inferioribus acu assuenda est : nam nodus vulnus lædit, nisi tamen longe est. Illo neminem decipi decet, ut propriam viscera curationem requirant, de quibus supra posui. Nam plaga ipsa curanda extrinsecus vel sutura, vel alio medicinæ genere est. In visceribus nihil movendum est; nisi, ut si quid aut ex jecinore, aut liene, aut pulmone dumtaxat extremo dependet, præcidatur. Alioquin vulnus interius ea victus ratio, eaque medicamenta sanabunt, quæ cuique visceri convenire superiore libro proposui.

25. His ita primo die ordinatis, homo in lecto collocandus est; isque, si grave vulnus est, abstinere, quantum vires patiuntur, ante inflammationem, cibo debet (j) ; bibere, donec sitim finiat, aquam calidam, vel, si æstas est, ac neque febris, neque dolor est, etiam frigidam. Adeo tamen nihil perpetuum est, sed semper pro vi corpo-

d'aliments, dans la mesure de ses forces, et boire, jusqu'à cessation de la soif, de l'eau chaude, ou même en été, s'il n'a ni fièvre ni douleur, de l'eau fraîche. Ces prescriptions, cependant, n'ont rien d'absolu, et l'on tiendra toujours compte de l'état des forces : car la débilité peut même rendre nécessaire une prompte alimentation ; légère, toutefois, et juste suffisante pour sustenter le corps. Il est même beaucoup de blessés qui, tombés sans connaissance par suite d'une hémorrhagie abondante, doivent, avant tout traitement, se restaurer avec du vin, bien que cette boisson exerce sur les plaies une influence des plus fâcheuses.

§ 26.

Séméiotique des plaies.

Dans toute plaie, une tuméfaction trop considérable annonce du danger ; l'absence de tuméfaction, un danger extrême (12) : le premier état est l'indice d'une inflammation intense ; le second, d'une mortification. On peut immédiatement, si le blessé conserve sa connaissance, et s'il ne se produit aucun mouvement fébrile, pronostiquer une prompte guérison. La fièvre même n'a rien d'effrayant, si, dans un grand traumatisme, elle persiste pendant l'inflammation. Elle est dangereuse, si, survenant après une plaie légère, elle dure au delà de la période inflammatoire; si elle provoque du délire ou ne dissipe pas les rigidités et les convulsions nerveuses, nées de la blessure (13). Un vomissement involontaire de bile, qui se déclare aussitôt après une blessure ou qui subsiste pendant l'inflammation, est également un mauvais signe ; du moins, quand des nerfs ou même des régions nerveuses ont été lésés. Cependant le vomissement volontaire n'est pas nuisible, surtout chez ceux qui en ont l'ha-

ris æstimandum, ut imbecillitas etiam cibum protinus facere necessarium possit; tenuem scilicet, et exiguum, qui tantum sustineat. Multique etiam ex profluvio sanguinis intermorientes ante ullam curationem vino reficiendi sunt : quod alioqui inimicissimum vulneri est.

26. Nimis vero intumescere vulnus, periculosum ; nihil intumescere, periculosissimum est : illud indicium est magnæ inflammationis; hoc emortui corporis. Protinusque si mens homini consistit, si nulla febris accessit, scire licet mature vulnus sanum fore. Ac ne febris quidem terrere debet, si in magno vulnere, dum inflammatio est, permanet. Illa perniciosa est, quæ vel levi vulneri supervenit, vel ultra tempus inflammationis durat, vel delirium movet : vel si nervorum rigor, aut distentio, quæ ex vulnere orta est, ea non finitur. Vomitus quoque biliosus non voluntarius, vel protinus ut percussus est aliquis, vel dum inflammatio manet, malum signum est in iis dumtaxat, quorum vel nervi, vel etiam nervosi loci vulnerati sunt. Sponte tamen vomere, non

bitude, pourvu que ce ne soit ni aussitôt après le repas, ni dès que l'inflammation s'est manifestée, ni dans les cas de blessure des parties supérieures.

§ 27.

Du pansement des plaies.

Après avoir laissé la plaie ainsi pansée pendant deux jours, il faut, le troisième, la découvrir, absterger la sanie avec de l'eau fraîche et renouveler le même pansement. Le cinquième jour, l'inflammation se montre déjà avec toute l'intensité qu'elle doit avoir. Ce jour-là, on découvre de nouveau la plaie pour en examiner la couleur. Est-elle livide, pâle, marbrée ou noire? c'est signe qu'elle est en mauvais état. Toutes les fois qu'on observe ces nuances, on peut avoir de graves appréhensions. Si elle est blanche ou vermeille, elle se trouve dans d'excellentes conditions. De même, une peau dure, épaisse, endolorie, annonce du danger ; si elle est indolente, mince et souple, c'est bon signe. Si la plaie est réunie ou légèrement tuméfiée, on appliquera les mêmes topiques que le premier jour : si l'inflammation est intense, et qu'il n'y ait plus d'espoir de réunion, des suppuratifs. C'est alors que l'usage de l'eau chaude devient nécessaire pour résoudre l'engorgement, ramollir l'induration et activer la formation du pus. L'eau doit être à une température qui procure à la main une sensation agréable ; on en continue l'emploi jusqu'à ce qu'elle paraisse avoir diminué le gonflement, et restitué à l'ulcère une couleur plus naturelle. Après cette fomentation, il faut, si la plaie a peu d'étendue, appliquer immédiatement un emplâtre, surtout, si elle est considéra-

alienum est ; præcipue iis, quibus in consuetudine fuit : sed neque protinus post cibum, neque jam inflammatione orta, neque quum in superioribus partibus plaga est.

27. Biduo sic vulnere habito, tertio die id aperiendum, tergendaque (*k*) sanies ex aqua frigida est, eademque rursus injicienda sunt. Quinto jam die, quanta inflammatio futura est, se ostendit. Quo die, rursus detecto vulnere, considerandus color est : qui si lividus, aut pallidus, aut varius, aut niger est, scire licet malum vulnus esse ; idque quandocumque animadversum est, terrere nos potest. Album, aut rubicundum esse (*l*), commodissimum est. Item cutis dura, crassa, dolens, periculum ostendit : bona signa sunt, ubi hæc sine dolore, tenuis et mollis est. Sed si glutinatur vulnus, aut leviter intumuit, eadem sunt imponenda quæ primo fuerunt ; si gravis inflammatio est, neque glutinandi spes est, ea quæ pus moveant. Jamque aquæ quoque calidæ necessarius usus est, ut et materiam digerat, et duritiam emolliat, et pus citet. Ea sic temperanda est, ut manu contingenti jucunda sit ; et usque eo adhibenda, donec aliquid ex tumore minuisse, coloremque ulceri magis naturalem reddidisse videatur. Post id fomentum, si late plaga non patet, imponi protinus emplastrum debet ; maximeque, si grande vulnus est, tetrapharmacum ; si in articulis, digitis, locis cartilaginosis, rhypodes : at si latius

ble, le *tétrapharmaque* (14); si elle intéresse les articulations, les doigts et les régions cartilagineuses, le *Rhypode* (15) : mais si elle est largement béante, on fait fondre ce même emplâtre avec de l'onguent d'iris, et on en enduit de la charpie qu'on dispose sur la plaie; par-dessus, on met un autre emplâtre, et, sur ce dernier, de la laine grasse ; on a soin aussi de moins serrer les bandes qu'en premier lieu.

§ 28.

Traitement particulier des articulations.

Il y a, pour ce qui concerne les articulations, certaines particularités à considérer. Si les nerfs qui les maintiennent ont été coupés, il survient une débilité de la partie; si leur section est douteuse et que la plaie ait été faite par un trait acéré, mieux vaut que celle-ci soit transversale. Si l'arme est mousse et pesante, la forme de la lésion est indifférente; mais il faut examiner si le pus naît au-dessus ou au-dessous de l'articulation. Est-ce au-dessus, et le pus s'écoule-t-il longtemps blanc et épais? il est présumable qu'un nerf a été coupé; et d'autant plus, que la douleur et l'inflammation sont plus vives, et se sont déclarées plus tôt. Mais, quoiqu'il n'y ait pas de division de nerfs, si le pourtour de la plaie reste longtemps dur et gonflé, il s'établit nécessairement un ulcère chronique, qui aura pour effet de retarder l'extension ou la flexion du membre. Cependant, il faut plus de temps pour étendre un membre dont l'articulation était fléchie pendant le traitement, que pour fléchir celui qui était dans la rectitude. On doit aussi placer le membre blessé dans une position déterminée : si l'on cherche la réunion, il sera tenu élevé ; s'il est en proie à l'inflam-

hiat, idem illud emplastrum liquari ex irino unguento oportet, eoque illita linamenta disponi per plagam; deinde emplastrum supra dari, et super id succidam lanam : minusque etiam quam primo, fasciæ adstringendæ sunt.

28. Propriæ quædam in articulis visenda sunt. In quibus si præcisi nervi sunt, qui continebant, debilitas ejus partis sequitur. Si id dubium est, et ex acuto telo plaga est, ea transversa commodior est : si ex retuso et gravi, nullum in figura discrimen est; sed videndum est, pus supra articulum, an infra nascatur. Si sub eo nascitur, albumque et crassum diu fertur, nervum præcisum esse credibile est; magisque, quo majores dolores inflammationesque, et quo maturius excitatæ sunt. Quamvis autem non abscissus nervus est; tamen, si circa tumor durus diu permanet, necesse est et diuturnum ulcus esse, et, sano quoque eo, tumorem permanere : futurumque est, ut tarde membrum id vel extendatur, vel contrahatur. Major tamen in extendendo mora est, ubi recurvato articulo curatio adhibita est; quam in recurvando eo quod rectum continuerimus. Collocari quoque membrum quod ictum est, ratione certa debet : si glutinandum est, ut superius sit; si in inflammatione est, ut in neutram partem inclinatum sit;

mation, de manière qu'il ne penche d'aucun côté; s'il existe déjà un écoulement de pus, dans une position inclinée. Le meilleur remède est assurément le repos : car le mouvement et la promenade, si l'on n'est bien portant, sont nuisibles. Cependant, si la plaie est à la tête ou au bras, il y a moins de danger que si elle siége aux parties inférieures. La promenade ne convient nullement dans les lésions de la cuisse, de la jambe ou du pied. La température du local où couche le blessé, doit être tiède. Le bain, tant que la plaie n'est pas encore détergée, est aussi très préjudiciable, parce qu'il la rend boursoufflée et sordide, conditions qui la font ordinairement dégénérer en gangrène. Une légère friction est salutaire, mais on doit la faire sur des parties un peu éloignées de la plaie.

§ 29.

De la manière de déterger les plaies.

Dès que l'inflammation est dissipée, il faut déterger la plaie. On y réussit très bien avec de la charpie enduite de miel, qu'on recouvre du même emplâtre, ou bien de l'emplâtre *ennéapharmaque* (16). Enfin, l'ulcère est pur lorsqu'il a une teinte rosée, et qu'il n'est ni trop sec, ni trop humide. Mais celui qui est dépourvu de sensibilité, ou dont la sensibilité est anormale; celui qui est trop aride, trop humide, blanchâtre, pâle, livide ou noir, est impur.

§ 30.

De la manière d'incarner les plaies.

Dès que la plaie est détergée, il reste à la combler. L'eau chaude ne

si jam pus profluit, ut devexum sit. Optimum etiam medicamentum quies est : moveri, ambulare, nisi sanis, alienum est. Minus tamen iis periculosum, qui in capite vel brachiis, quam qui in inferioribus partibus vulnerati sunt. Minimeque ambulatio convenit, femine, aut crure, aut pede laborante. Locus in quo cubabit, tepidus esse debebit. Balneum quoque, dum parum vulnus purum est, inter res infestissimas est : nam id et tumidum et sordidum reddit : ex quibus ad cancrum transitus esse consuevit. Lenis frictio recte adhibetur; sed iis partibus quæ longius absunt a vulnere.

29. Inflammatione finita, vulnus purgandum est. Id optime faciunt tincta in melle linamenta; supraque idem emplastrum, vel enneapharmacum dandum est. Tum demum vero purum est, quum rubet, ac nimium neque siccum, neque humidum est. At quodcumque sensu caret, quod non naturaliter sentit, quod nimium aut aridum, aut humidum est, quod aut albidum, aut pallidum, aut lividum, aut nigrum est, id purum non est.

30. Purgato, sequitur ut impleatur. Jamque calida aqua eatenus necessaria est, ut

sert déjà plus qu'à entraîner la sanie. La laine grasse n'est plus nécessaire; lavée, elle enveloppe mieux la plaie (17). Certains médicaments sont utiles pour combler les plaies : il est bon de les employer; tels sont : le beurre avec de l'huile rosat et un peu de miel, l'emplâtre *tétrapharmaque* avec la même huile, la charpie trempée dans de l'huile rosat; cependant on retire plus de profit du bain pris à de rares intervalles et des aliments de bon suc, à l'exclusion de ceux qui sont âcres; mais il les faut déjà un peu substantiels. Ainsi, on peut donner des oiseaux, du gibier et du porc bouilli. Le vin, pendant la fièvre et l'inflammation, est contraire à tous les blessés; il l'est également jusqu'à la cicatrisation, si des nerfs ou des muscles ont été lésés, et si la chair a été atteinte profondément. Mais si la plaie est moins grave et superficielle, le vin qui n'est pas très vieux, donné avec modération, peut contribuer à la remplir. S'il y a indication de ramollir, ce qui est nécessaire dans les régions nerveuses et musculeuses, il faut étendre du cérat sur la plaie. Si la chair devient fougueuse, on la réprime doucement avec de la charpie; plus énergiquement avec des battitures de cuivre. S'il y a nécessité d'en enlever davantage, on a recours à des remèdes un peu puissants de la classe des rongeants. Après l'emploi de tous ces moyens, on facilite beaucoup la cicatrisation à l'aide du lycium délayé dans du passum ou dans du lait; ou même avec une simple application de charpie sèche.

§ 31.

Des ulcères qui surviennent aux plaies sous l'influence d'une cause externe.

Telle est la marche d'une cure heureuse; mais il survient souvent

sanies removeatur. Lanæ succidæ supervacuus usus est : lota melius circumdatur. Ad implendum autem vulnus proficiunt quidem etiam medicamenta aliqua : itaque ea adhiberi non alienum est; ut butyrum cum rosa, et exigua mellis parte; aut cum eadem rosa tetrapharmacum; aut ex rosa linamenta. Plus tamen proficit balneum rarum, cibi boni succi, vitatis omnibus acribus; sed jam pleniores. Nam et avis, et venatio, et suilla elixa dari potest. Vinum omnibus, dum febris, dum inflammatio est, alienum est : itemque usque ad cicatricem, si nervi, musculive vulnerati sunt; etiam si alte caro. At si plaga in summa cute generis tutioris est, potest non pervetus, modice tamen datum, ad implendum quoque proficere. Si quid molliendum est, quod in nervosis locis, musculosisque necessarium est, cerato quoque super vulnus utendum est. At si caro supercrevit, modice reprimit siccum linamentum; vehementius squama æris. Si plus est, quod tolli opus est, adhibenda sunt etiamnum vehementiora, quæ corpus exedant. Cicatricem post omnia hæc commode inducit lycium ex passo aut lacte dilutum; vel etiam per se impositum siccum linamentum.

31. Hic ordo felicis curationis est : sed quædam tamen periculosa (*m*) incidere con-

des complications dangereuses. Parfois, en effet, l'ulcère passe à l'état chronique, se couvre de callosités, et ses bords deviennent épais et livides : contre ces accidents, toute application médicamenteuse a peu de succès; c'est ce qui arrive ordinairement aux ulcères négligés. Quelquefois, par suite d'une inflammation trop intense, d'une chaleur immodérée, d'un froid excessif, d'une striction trop grande de la blessure, de la sénilité du corps, ou d'une mauvaise constitution, l'ulcère est envahi par la gangrène (18). Les Grecs ont divisé ce genre d'affection en plusieurs espèces; mais nôtre langue manque de mots pour les spécifier. Toute gangrène corrompt non seulement la partie qu'elle envahit, mais même s'étend de proche en proche; elle se distingue à des signes variés. Ainsi, outre l'inflammation, tantôt l'ulcère est entouré d'une rougeur qui progresse avec la douleur : c'est l'espèce appellée par les Grecs ἐρυσίπελας; tantôt il est noir parce que la chair en est corrompue, et cette teinte augmente rapidement avec les progrès de la putréfaction, quand la plaie est humide et que l'ulcère noir fournit une humeur pâle et d'une odeur fétide; de plus, des carnosités altérées, parfois même des nerfs et des membranes, tombent en putrilage, et une sonde introduite dans l'ulcère descend sur le côté ou en bas : souvent même, ce mal attaque les os. Tantôt il survient l'espèce de complication que les Grecs appellent γάγγραινα. Tandis que les précédentes se produisent sur une région quelconque du corps, celle-ci s'observe aux extrémités, c'est-à-dire depuis les ongles jusqu'à l'aisselle et à l'aine, et, ordinairement, chez les vieillards et les personnes d'une mauvaise constitution. Dans cet ulcère, la chair est noire ou livide, mais sèche et aride; la peau contiguë est le plus souvent cou-

suerunt. Interdum enim vetustas ulcus occupat, induciturque ei callus, et circum oræ crassæ livent : post quæ, quidquid medicamentorum ingeritur, parum proficit : quod fere negligenter curato ulceri supervenit. Interdum vel ex nimia inflammatione, vel ob æstus immodicos, vel ob nimia frigora, vel quia nimis vulnus adstrictum est, vel quia corpus aut senile, aut mali habitus est, cancer occupat. Id genus a Græcis diductum in species est; nostris vocabulis non est. Omnis autem cancer non solum id corrumpit, quod occupavit, sed etiam serpit : deinde aliis aliisque signis discernitur. Nam modo super inflammationem rubor ulcus ambit, isque cum dolore procedit; ἐρυσίπελας Græci nominant. Modo ulcus nigrum est, quia caro ejus corrupta est : idque vehementius etiam putrescendo intenditur, ubi vulnus humidum est, et ex nigro ulcere humor pallidus fertur, malique odoris est; carunculæque corruptæ, interdum etiam nervi ac membranæ resolvuntur; specillumque demissum descendit aut in latus, aut deorsum : eoque vitio nonnunquam os quoque afficitur. Modo oritur ea quam Græci γάγγραιναν appellant. Priora in qualibet parte corporis fiunt, hoc in prominentibus membris, id est inter ungues, et alas, vel inguina; fereque in senibus, vel in iis quorum corpus mali habitus est. Caro in ulcere vel nigra, vel livida est, sed sicca et arida; proximaque cutis plerumque subnigris pusulis impletur : deinde ei proxima vel pallida,

verte de pustules noirâtres; au-delà, elle est pâle, livide et, généralement, rugueuse et insensible; plus loin, elle est en proie à l'inflammation, et tous ces phénomènes gagnent à la fois: l'ulcère, la région des pustules; celles-ci, la zône pâle ou livide; la pâleur ou la lividité, la zône enflammée; l'inflammation, les parties saines. En même temps, il se déclare une fièvre aiguë et une soif intense; quelques malades sont même pris de délire; d'autres, bien que conservant leur raison, peuvent à peine, en balbutiant, rendre compte de leurs sensations: l'estomac commence à s'affecter et l'haleine devient fétide. Cependant, au début, ce mal est susceptible de guérison : mais, s'il a pénétré profondément, il est incurable; le plus souvent, la mort arrive au milieu d'une sueur froide.

§ 32.

Traitement des ulcères invétérés.

Tels sont les dangers auxquels les plaies sont exposées. Quant aux ulcères invétérés, il faut les taillader avec un scalpel, en exciser les bords, et, au-dessus, scarifier tout ce qui est livide. Si l'ulcère renferme une petite varice qui entrave la guérison, celle-ci doit être excisée. Dès que le sang est écoulé et que l'ulcère est rafraîchi, on applique le pansement déjà recommandé pour les plaies récentes. Si l'on répugne à se servir du scalpel, on peut panser l'ulcère avec l'emplâtre de ladanum, et, après avoir détruit l'ulcère, avec un emplâtre cicatrisant (19).

vel livida, fereque rugosa et sine sensu est; ulterior in inflammatione est; omniaque ea simul serpunt, ulcus in locum pusulosum; pusulæ in eum qui palletaut livet; pallor aut livor in id quod inflammatum est; inflammatio in id quod integrum est, transit. Inter hæc deinde febris acuta oritur, ingensque sitis : quibusdam etiam delirium (n) : alii, quamvis mentis suæ compotes sunt, balbutiendo tamen vix sensus suos explicant: incipit affici stomachus: fit fœdi spiritus ipse odoris. Atque initium quidem ejus mali recipit curationem : ubi vero penitus insedit, insanabile est; plurimique sub frigido sudore moriuntur.

32. Ac pericula quidem vulnerum hæc sunt. Vetus autem ulcus scalpello concidendum est, excidendæque ejus oræ, et quidquid super eas livet æque incidendum. Si varicula intus est, quæ id sanari prohibet, ea quoque excidenda. Deinde ubi sanguis emissus, novatumque vuinus est, eadem curatio adhibenda, quæ in recentibus vulneribus exposita est. Si scapello aliquis uti non vult, potest sanare id emplastrum, quod ex ladano fit : et quum ulcus sub eo exesum est, id quo cicatrix inducitur.

§ 33.

Traitement de l'érysipèle.

L'affection désignée, comme je l'ai dit, sous le nom d'ἐρυσίπελας, se produit non-seulement sur les plaies (20), mais se manifeste aussi sans ces dernières (21) : elle est quelquefois très-dangereuse, surtout quand elle siége au cou ou à la tête. Il faut, si les forces le permettent, tirer du sang : puis appliquer en même temps des résolutifs et des réfrigérants ; principalement de la céruse incorporée à du suc de morelle, de la craie du mont Cimole délayée dans de l'eau pluviale, de la farine pétrie dans cette même eau additionnée de cyprès, ou, si la complexion du malade est délicate, des lentilles. Quel que soit le topique, on le recouvrira d'une feuille de bette, et l'on mettra par-dessus un linge imbibé d'eau fraîche. Si les réfrigérants seuls produisent peu d'effet, on fera usage du mélange suivant :

Soufre	P.)-(. I.
Céruse } Safran }	a. o. P.)-(. XII. S.

On broie ces substances avec du vin, et l'on en enduit la partie. Si celle-ci offre un peu d'induration, on mêle des feuilles de solanum broyées, avec de la graisse de porc, et, après avoir étendu le mélange sur un linge, on en recouvre l'endroit malade.

Existe-t-il une couleur noire qui ne soit pas encore serpigineuse ? on applique les remèdes qui détruisent doucement les chairs putrides ; et, l'ulcère détergé, on le panse comme les autres. Si la putridité est plus prononcée ; si elle s'étend déjà et gagne de proche en proche, on a recours

33. Id autem, quod ἐρυσίπελας vocari dixi, non solum vulneri supervenire, sed sine hoc quoque oriri consuevit : atque interdum periculum majus (*o*) affert ; utique si circa cervices aut caput constitit. Oportet, si vires patiuntur, sanguinem mittere : deinde imponere simul reprimentia et refrigerantia ; maximeque cerussam solani succo, aut cimoliam cretam aqua pluviali exceptam, aut ex eadem aqua subactam farinam, cupresso adjecta, aut, si tenerius corpus est, lenticulam (*p*). Quidquid impositum est, betæ folio contegendum est, et super linteolum frigida aqua madens imponendum. Si per se refrigerantia parum proderunt, miscenda erunt hoc modo : sulphuris p.)-(. I. cerussæ et croci, singulorum p.)-(. XII. s. eaque cum vinum conterenda sunt, et id his illinedum. At si durior locus est, solani folia contrita suillæ adipi miscenda sunt, et illita linteolo superinjicienda.

At si nigrities est, nequedum serpit, imponenda sunt, quæ carnem putrem lenius exedant : repurgatumque ulcus sic ut cetera, nutriendum est. Si magis putre est, jamque procedit ac serpit, opus est vehementius erodentibus. Si ne hæc quidem evincunt, aduri locus debet, donec ex eo nullus humor feratur : nam quod sanum est, siccum est

à des caustiques plus énergiques. Si ces derniers eux-mêmes sont impuissants, on cautérise la partie jusqu'à ce qu'il n'en sorte plus d'humeur : car ce ce qui est sain devient sec sous l'action du cautère. Après l'ustion de l'ulcère putride, on applique des médicaments pour détacher les eschares des parties vivantes. Dès qu'elles sont tombées, on purge l'ulcère, surtout avec du miel et de la résine; on peut aussi employer, dans le même but, les autres remèdes en usage pour panser les surfaces suppurantes; puis on le conduit à guérison de la même manière.

§ 34.

Traitement de la gangrène.

Si la gangrène, au lieu d'être tout à fait établie (22), ne fait que commencer, la cure n'en est pas très-difficile; surtout chez une personne jeune : à plus forte raison si les muscles sont intacts, les nerfs exempts de lésions ou légèrement affectés; si aucune grande articulation n'est ouverte; si la région est peu charnue et, par conséquent, peu pourvue de matière putrescible, et si le mal s'y est localisé, ce qui peut arriver surtout aux doigts. Dans ce cas, si les forces le permettent, il faut d'abord tirer du sang, puis taillader jusque dans la partie saine, tout ce qui est sec et ce qui, dans le voisinage, offre une tension de mauvais aloi. Tant que le mal s'étend, on n'emploiera aucun remède suppuratif; pas même de l'eau chaude. Les remèdes lourds, quoique répercussifs, sont également contraires : il en faut de très-légers; pour les endroits enflammés, on se sert de réfrigérants. Si le mal résiste, on cautérise entre le mort et le vif. Ici, surtout, il importe de faire appel non-seulement aux médicaments, mais encore au régime : car cette affection n'existe pas sans que la constitution ne soit corrompue ou viciée. Ainsi, à moins que la faiblesse n'y mette d'obstacle, il

quum aduritur. Post ustionem putris ulceris, superponenda sunt quæ crustas a vivo resolvant (q). Ubi eæ exciderunt, purgandum ulcus maxime melle et resina est : sed aliis quoque purgari potest, quibus purulenta curantur; eodemque modo ad sanitatem perducendum est.

34. Gangrænam vero, si nondum plane tenet, sed adhuc incipit, curare non difficillimum est; utique in corpore juvenili : et magis etiam si musculi integri sunt; si nervi vel læsi non sunt, vel leviter affecti sunt; neque ullus magnus articulus nudatus est; aut carnis in eo loco paulum est, ideoque non multum, quod putresceret, fuit; consistitque eo loco vitium, quod maxime fieri in digito potest. In ejusmodi casu primum est, si vires patiuntur, sanguinem mittere : deinde quidquid aridum est, et intentione quadam proximum quoque locum male habet, usque sanum corpus concidere. Medicamenta vero, dum malum serpit, adhibenda nulla sunt, quæ pus movere consuerunt; ideoque ne aqua quidem calida. Gravia quoque, quamvis reprimentia, aliena sunt; sed

faut prescrire la diète, puis des aliments ou des boissons doués de la propriété de resserrer le ventre, et, par cela même, le corps; toutefois ils doivent être légers. Ensuite, si le mal s'arrête, on applique sur la plaie les remèdes qu'on a recommandés pour l'ulcère putride. On pourra alors user des aliments un peu substantiels de la classe moyenne, mais seulement de ceux qui dessèchent le ventre et le corps, et l'on boira de l'eau pluviale froide. Le bain, si le rétablissement n'est déjà certain, est contraire : car l'eau ramollit la plaie et favorise le prompt retour du mal. Ces moyens échouent quelquefois, et la gangrène continue à s'étendre : en pareille circonstance, on n'a qu'une triste mais unique ressource pour conserver le reste du corps, c'est d'amputer le membre qui se meurt peu à peu.

§ 35.

Traitement des plaies compliquées de contusion, de broiement ou de corps étranger,

Tels sont les moyens de traitement des plaies les plus graves. Mais on ne doit pas négliger celles où, bien que la peau reste intacte, les parties intérieures sont endommagées; celles qui sont compliquées d'écorchure, de broiement ou de la présence d'une écharde, et celles qui sont étroites, mais profondes. Dans le premiers cas, on se trouve bien de faire bouillir une écorce de grenade dans du vin; d'en broyer la partie intérieure; de la mêler avec du cérat d'huile rosat, et de l'étendre sur la partie lésée; puis, dès que la peau est irritée, on l'enduit

his quam levissimis opus est: superque ea, quæ inflammata sunt, utendum est refrigerantibus. Si nihilo magis malum constitit, uri id quod est inter integrum ac vitiatum locum debet. Præcipueque in hoc casu petendum, non a medicamentis solum, sed etiam a victus ratione præsidium est : neque enim id malum, nisi corrupti vitiosique corporis est. Ergo primo, nisi imbecillitas prohibet, abstinentia utendum; deinde danda, quæ per cibum potionemque alvum, ideoque etiam corpus, adstringant; sed ea levia. Postea, si vitium constitit, imponi super vulnus eadem debent, quæ in putri ulcere præscripta sunt. Ac tum quoque plenioribus cibis uti (r) licebit ex media materia; sed tamen non nisi alvum, corpusque siccantibus; aqua vero pluviali frigida. Balneum, nisi jam certa fiducia redditæ sanitatis est, alienum est : siquidem emollitum in eo vulnus cito rursus eodem malo afficitur. Solent vero nonnunquam nihil omnia auxilia proficere, ac nihilo minus serpere is cancer : inter quæ miserum, sed unicum auxilium est, ut cetera pars corporis tuta sit, membrum, quod paulatim emoritur, abscindere.

35. Hæ gravissimorum vulnerum curationes sunt. Sed ne illa quidem negligenda, ubi integra cute interior pars collisa est; aut ubi derasum, attritumve aliquid est; aut ubi surculus corpori infixus est; aut ubi tenue, sed altum vulnus insedit. In primo casu commodissimum est malicorum ex vino coquere, interioremque ejus partem contenere, et cerato miscere ex rosa facto, idque superponere : deinde, ubi cutis ipsa exasperata

d'un médicament adoucissant, tel qu'un emplâtre gras. S'il y a écorchure ou broiement, on applique l'emplâtre tétrapharmaque (23), on diminue la nourriture, et l'on supprime le vin. Mais de ce qu'une plaie n'est pas profonde, il faut bien se garder de n'en pas tenir compte : car les gangrènes se manifestent souvent à la suite de ces sortes d'accidents. Si elle est légère et peu étendue, on pourra se contenter du même remède adoucissant. Quand à l'écharde, on doit, si c'est possible, l'extraire avec la main, ou même à l'aide d'un instrument. Si elle est brisée, ou si elle a pénétré trop profondément pour être ôtée de cette manière, il faut l'attirer avec un médicament. Un excellent topique extractif, c'est la racine de roseau broyée, séance tenante, si elle est tendre ; et, si elle est dure, préalablement bouillie dans du vin miellé, auquel on ajoute toujours du miel ; ou l'aristoloche également bouilli avec le même miel. De toutes les échardes, la plus mauvaise est celle du roseau, à cause de ses aspérités ; celle de fougère est tout aussi dangereuse. Mais l'expérience a appris, que l'une sert de remède à l'autre, si on l'applique broyée sur la partie blessée (24). Pour toutes les échardes, un médicament extractif quelconque produit le même effet. Le même médicament convient très-bien pour les blessures profondes et étroites. Pour les premières, le meilleur est surtout l'emplâtre de Philocrate (25) ; pour les dernières, celui d'Hécatée (26).

§ 36.

De la manière de conduire les plaies à cicatrisation.

Dès que le moment est venu de cicatriser une plaie quelconque, ce qu'il est opportun de faire quand les ulcères sont bien détergés et

est, inducere lene medicamentum, quale (s) lipara est. Deraso vero, detritoque imponendum est emplastrum tetrapharmacum, minuendusque cibus, et vinum sudtrahendum. Neque id, quia non habebit altiores ictus, contemnendum erit : siquidem ex ejusmodi casibus sæpe cancri fiunt. Quod si levius id erit, et in parte exigua, contenti esse poterimus eodem leni medicamento. Surculum vero, si fieri potest, oportet vel manu vel etiam ferramento ejicere. Si vel præfactus est, vel altius descendit quam ut id ita fieri possit, medicamento evocandus est. Optime autem educit superimposita arundinis radix, si tenera est, protinus contrita ; si jam durior, ante in mulso decocta ; cui semper mel adjiciendum est : aut aristolochia cum eodem melle. Pessima ex surculis arundo est, quia aspera est : eademque offensa etiam in filice est. Sed usu cognitum est, utramque adversus alteram medicamentum esse, si contrita ac superimposita est. Facit autem idem in omnibus surculis, quodcumque medicamentum extrahendi vim habet. Idem altis tenuibusque vulneribus aptissimum est. Priori rei Philocratis ; huic Hecatiæ emplastrum maxime convenit.

36. Ubi vero in quolibet vulnere ventum ad inducendam cicatricem est, quod per-

comblés, il faut d'abord appliquer de la charpie trempée dans de l'eau froide, pendant que la chair se régénère; puis sèche, tant que celle-ci a besoin d'être contenue, jusqu'à ce que la cicatrice soit formée. On fixe ensuite, par-dessus, une lame de plomb pour réprimer la cicatrice, et surtout pour lui faire prendre la couleur naturelle du tégument. La racine de concombre sauvage produit le même effet, ainsi que la composition qui renferme :

Elatérium.................................... P.)-(. I.
Ecume d'argent.............................. P.)-(. II.
Onguent....................................... P.)-(. IV.

qu'on incorpore à de la résine du térébinthe, jusqu'à ce que le tout ait pris la consistance d'un emplâtre. Quant aux cicatrices noires, on les purge sans violence avec un mélange de :

Vert de gris.............................. } parties égales.
Plomb lavé................................ }

liés avec la même résine, et qu'on étend sur la cicatrice, ce qui peut se faire au visage; ou qu'on applique sous forme d'emplâtre, ce qui est plus aisé pour les autres régions. Mais si la cicatrice est saillante ou déprimée, il serait insensé d'affronter de nouveau la douleur et une médication, dans un but de beauté : pour tout autre motif, on peut intervenir dans les deux cas. Ces deux sortes de cicatrices, en effet, peuvent être rafraîchies avec le scalpel; si l'on préfère un médicament, les compositions qui rongent les chairs, agissent de même. Lorsque le tégument a été avivé, on applique sur les chairs proéminentes, des caustiques, et, sur celles qui sont déprimées, des incarnatifs, jusqu'à ce que ces deux ulcères soient de niveau avec la peau saine : puis on fait cicatriser.

purgatis jam, repletisque ulceribus necessarium est, primum ex aqua frigida linamentum, dum caro alitur; deinde quum jam continenda est, siccum imponendum est, donec cicatrix inducatur : tum deligari super album plumbum oportet, quo et reprimitur cicatrix, et colorem maxime sano corpori similem accipit. Idem radix silvestris cucumeris præstat : idem compositio, quæ habet elaterii p.)-(. I spumæ argenti p.)-(. II. unguenti p.)-(. IV. (*t*) quæ excipiuntur resina terebinthina, donec emplastri crassitudo ex omnibus fiat. Ac nigras quoque cicatrices leniter purgant paribus portionibus mixta ærugo et plumbum elotum, eademque resina coacta; sive ungitur cicatrix, quod in facie potest; sive id ut emplastrum imponitur, quod in aliis partibus commodius est. At si vel excrevit cicatrix, vel concava est, stultum est decoris causa rursus et dolorem et medicinam sustinere : alioquin res utrique succurri patitur. Siquidem utraque cicatrix exulcerari scalpello potest : si medicamentum aliquis mavult, idem efficiunt compositiones eæ, quæ corpus exedunt. Cute exulcerata, super eminentem carnem excedentia medicamenta conjicienda sunt; super concavam, implentia; donec utrumque ulcus sanæ cuti æquatur : et tum cicatrix inducatur.

CHAPITRE XXVII.

Du traitement des plaies qui proviennent de morsures.

§ 1.

Des diverses espèces de morsures.

Après avoir parlé des plaies qui sont surtout causées par les traits, je vais m'occuper de celles qui proviennent des morsures soit de l'homme (1), soit du singe, souvent du chien, quelquefois des bêtes féroces ou des serpents. Presque toutes les morsures recèlent un venin; aussi, quand la blessure est grave, faut-il appliquer une ventouse : si elle est légère, la recouvrir immédiatement d'un emplâtre, surtout celui de Diogène (2); à défaut de ce dernier, de l'un de ceux que j'ai conseillés contre les morsures; si on n'en a point, de l'emplâtre vert d'Alexandrie (3); si celui-ci manque, de l'un de ceux qu'on prépare pour les blessures récentes, pourvu qu'il ne soit pas gras. Le sel devient aussi un remède contre ces lésions, principalement contre les morsures du chien, si appliqué sur la plaie, on le frappe avec deux doigts : car il fait couler la sanie. Une substance salée quelconque, fixée sur la blessure avec un bandage, est également utile.

§ 2.

Traitement contre la morsure du chien enragé.

En tout cas, si le chien était enragé, il faut extraire le virus avec une ventouse ; puis, si la région n'est ni nerveuse ni musculeuse, cau-

CAPUT XXVII.

De curatione vulnerum, quæ per morsus inferuntur.

1. Dixi de iis vulneribus, quæ maxime per tela inferuntur : sequitur, ut de iis dicam, quæ morsu fiunt, interdum hominis, interdum simiæ, sæpe canis, nonnunquam ferorum animalium, aut serpentium. Omnis autem fere morsus habet quoddam virus. Itaque si vehemens vulnus est, cucurbitula admovenda est : si levius, protinus emplastrum injiciendum, præcipueque Diogenis; si id non est, quodlibet ex iis, quæ adversus morsus proposui ; si ea non sunt, viride alexandrinum ; si ne id quidem est, quodlibet non pingue ex iis, quæ recentibus vulneribus accomodantur. Sal quoque his, præcipueque ei, quod canis fecit, medicamentum est, si (*a*) vulneri imponitur, superque id duobus digitis verberatur : exsaniat enim. Ac salsamentum quoque recte super id vulnus deligatur.

2 Utique autem, si rabiosus canis fuit, cucurbitula virus ejus extrahendum est. Deinde, si locus neque nervosus, neque musculosus est, vulnus id adurendum est : si

tériser la plaie; si la cautérisation n'est pas possible, il n'est pas mauvais de tirer du sang. On applique ensuite sur la plaie cautérisée les topiques en usage pour les autres brûlures; et, sur celle qui n'a pas subi l'action du feu, des corrosifs énergiques. Cela fait, on n'a nul besoin d'un nouveau traitement; celui qui a été indiqué plus haut, suffit pour incarner la plaie et la conduire à guérison. Certains envoient immédiatement au bain, celui qui a été mordu par un chien enragé; l'y font suer, tant que ses forces le permettent; tiennent la plaie ouverte afin que le virus s'en égoutte plus aisément; puis lui font prendre, au retour du bain, beaucoup de vin pur : antidote de tous les poisons. Ce traitement, suivi pendant trois jours, semble mettre le malade à l'abri du danger.

Lorsque cette plaie n'a pas été traitée avec succès, elle donne ordinairement naissance à une horreur de l'eau : les Grecs appellent ὑδραφόβοι (4), ceux qui en sont atteints : maladie des plus tristes, dans laquelle le malade est à la fois tourmenté par la soif et la crainte de boire, et où il ne reste qu'un faible espoir au malheureux blessé. Il existe un remède unique : c'est de précipiter à l'improviste le patient dans une piscine qu'il n'a pas vue, et, s'il ne sait pas nager, de le laisser tantôt boire sous l'eau, tantôt remonter; s'il sait le faire, de l'enfoncer de temps en temps, pour qu'il se rassasie d'eau malgré lui. C'est ainsi qu'on triomphe en même temps et de la soif, et de la peur de l'eau. Mais, ici, s'offre un autre danger : on doit craindre qu'un blessé débile, saisi par l'eau froide, ne soit emporté par des convulsions. Pour éviter ce malheur il faut plonger immédiatement le malade, au sortir de la piscine, dans de l'huile chaude. Cependant l'antidote le plus efficace, est celui que j'ai indiqué en premier lieu (5);

uri non potest, sanguinem homini mitti non alienum est. Tum usto quidem vulneri superimponenda quæ ceteris ustis sunt : ei vero quod expertum ignem non est, ea medicamenta, quæ vehementer exedunt. Post quæ nullo novo magisterio, sed jam supra posito vulnus erit implendum, et ad sanitatem perducendum. Quidam post rabiosi canis morsum protinus in balneum mittunt, ibique patiuntur desudare, dum vires corporis sinunt, vulnere adaperto, quo magis ex eo quoque virus destillet : deinde multo meracoque vino excipiunt, quod omnibus venenis contrarium est. Idque quum ita per triduum factum est, tutus esse homo a periculo videtur.

Solet autem ex eo vulnere, ubi parum occursum est, aquæ timor nasci : ὑδροφόβους Græci appellant. Miserrimum genus morbi, in quo simul æger et siti et aquæ metu cruciatur : quo oppressis in angusto spes est. Sed unicum tamen remedium est, nec opinantem in piscinam non ante ei provisam projicere, et, si natandi scientiam non habet, modo mersum bibere pati, modo attollere; si habet, interdum deprimere, ut invitus quoque aqua satietur : sic enim simul et sitis et aquæ metus tollitur. Sed aliud periculum excipit, ne infirmum corpus in aqua frigida vexatum nervorum distentio absumat. Id ne incidat, a piscina protinus in oleum calidum demittendus est. Antido-

à son défaut, si le malade n'a pas encore horreur de l'eau, on en donne un autre à boire dans ce liquide ; si l'amertume lui répugne, on ajoute du miel : si la maladie est déjà établie, on peut le faire prendre en catapotes.

§ 3.

Traitement général contre les morsures de serpents.

Les morsures de serpents ne demandent pas des traitements très-différents, quoique les anciens aient beaucoup varié sur ce sujet : au point même que, pour chaque espèce de serpent, chacun prescrivait une médication particulière. Pourtant, la même réussit parfaitement dans tous les cas. Il faut donc, tout d'abord, lier le membre au-dessus de la blessure : pas trop fort, cependant, de peur qu'il ne s'engourdisse ; puis extraire le venin. Une ventouse remplit très-bien cet office. Il est bon d'inciser préalablement le pourtour de la plaie avec un scalpel, afin de faire écouler plus de sang vicié. A défaut de ventouse, cas à peine admissible, on se sert d'un vase quelconque de forme analogue, avec lequel on puisse produire le même effet ; si cette ressource manque également, on a recours à une personne pour sucer la plaie. Ce n'est certes pas une science particulière, que possèdent ceux qu'on appelle *Psylles* (6) ; c'est seulement une pratique hardie, confirmée par l'expérience. Car le venin du serpent, de même que certains poisons dont les Gaulois (7), surtout, se servent pour leurs armes de chasse, est malfaisant, non au goût, mais dans une blessure. Aussi, mange-t-on impunément un serpent dont la piqûre serait mortelle. Et, quand il est engourdi, état où les jongleurs le plongent à

tum autem, præcipue id, quod primo loco posui ; ubi id non est, aliud, si nondum æger aquam horret, potui ex aqua dandum est : et si amaritudine offendit, mel adjiciendum est : si jam is morbus occupavit, per catapotia sumi potest.

3. Serpentium quoque morsus non nimium distantem curationem desiderant : quamvis in ea multum antiqui variarunt ; ut in singula genera anguium singula medendi genera præciperent ; aliique alia. Sed in omnibus eadem maxime proficiunt. Igitur in primis super vulnus id membrum deligandum est ; non tamen nimium vehementer, ne torpeat : dein venenum extrahendum est. Id cucurbitula optime facit : neque alienum est, ante scalpello circa vulnus incidere, quo plus vitiati jam sanguinis extrahatur. Si cucurbitula non est, quod tamen vix incidere potest, tum quodlibet simile vas, quod idem possit : si ne id quidem est, homo adhibendus est, qui id vulnus exsugat. Neque hercules scientiam præcipuam habent ii, qui Psylli nominantur ; sed audaciam usu ipso confirmatam. Nam venenum serpentis, ut quædam etiam venatoria venena, quibus Galli præcipue utuntur, non gustu, sed in vulnere nocent. Ideoque colubra ipsa tuto estur ; ictus ejus occidit. Et si stupente ea, quod per quædam medicamenta circulatores faciunt, in os digitum quis indidit, neque percussus est, nulla in ea saliva noxa est. Ergo quisquis, exemplum Psylli sequutus, id vulnus exsuxerit, et

l'aide de certaines drogues, si l'on introduit un doigt dans sa gueule sans être mordu, sa salive ne cause aucun mal. Par conséquent, celui qui, à l'exemple d'un *Psylle*, sucera cette sorte de blessure, ne courra aucun risque, et sauvera la vie à un homme. Mais, pour ne pas s'exposer lui-même, il devra auparavant s'assurer qu'il n'a d'ulcères ni aux gencives, ni au palais, ni sur toute autre partie de la bouche. Après l'opération, il faut placer le blessé dans une pièce chaude, de manière que l'endroit lésé soit dans une position déclive. Si l'on n'a personne pour sucer la plaie, et qu'on n'ait pas de ventouse, le patient avalera du bouillon d'oie, de brebis ou de veau, et se fera vomir; ou bien on divisera par le milieu un petit poulet vivant, qu'on appliquera sur le champ et tout chaud sur la plaie, de façon à en mettre l'intérieur en contact avec elle. On obtient le même résultat avec un chevreau ou un agneau qu'on ouvre, et dont on met sur le champ la chair encore chaude sur la plaie; ainsi qu'avec les emplâtres indiqués plus haut. Le meilleur est celui d'Éphèse (8) ou celui qui vient après. On a aussi une ressource immédiate, dans un antidote quelconque. A défaut d'antidote, il est nécesssaire d'avaler une potion de vin pur avec du poivre, ou toute autre boisson capable de provoquer la chaleur, et d'empêcher l'humeur de former un dépôt à l'intérieur: car la plupart poisons tuent par le froid. Tous les diurétiques, en atténuant la matière, sont également utiles.

§ 4.

Traitement particulier contre les morsures de serpents, et, d'abord, contre celles de l'aspic.

Tels sont les moyens curatifs communs contre toutes les morsures: toutefois l'expérience a appris qu'une personne blessée par un aspic,

ipse tutus erit, et tutum hominem præstabit. Illud, ne intereat (*b*), ante debebit attendere, ne quod in gingivis, palatove, aliave parte oris ulcus habeat. Post hæc is homo loco calido collocandus est sic, ut id, quod percussum erit, in inferiorem partem inclinetur. Si neque qui exsugat, neque cucurbitula est, sorbere oportet jus anserinum, vel ovillum, vel vitulinum, et vomere: vivum autem gallinaceum pullum per medium dividere, et protinus calidum super vulnus imponere sic, ut pars interior corpori jungatur. Facit id etiam hœdus agnusve discissus, et calida ejus caro statim super vulnus imposita: emplastra quoque, quæ supra comprehensa sunt; aptissimumque est vel Ephesium, vel id quod ei subjectum est. Præsensque in aliquo antidoto præsidium est. Si id non est, necessarium est exsorbere potionem meri vini cum pipere, vel quidlibet aliud, quod calori movendo est, nec humorem intus coire patitur: nam maxima pars venenorum frigore interimit. Omnia etiam urinam moventia, quia materiam extenuant utilia sunt.

4. Hæc adversus omnes ictus communia sunt: usus tamen ipse docuit, cum, quem

doit plutôt boire du vinaigre. Cet enseignement résulte, dit-on, d'un accident arrivé à un enfant, qui, mordu par un serpent et accablé de soif, tant à cause de sa blessure que de la chaleur excessive, et ne trouvant point d'autre liquide dans ces lieux arides, but du vinaigre qu'il avait par hasard sur lui, et guérit. Cela tient, ce me semble, à ce que le vinaigre, quoique rafraîchissant, possède aussi une propriété dissolvante; de là vient que la terre qui en est arrosée, produit de l'écume. Il est donc vraisemblable, qu'en vertu de cette même force, le vinaigre dissout également l'humeur intérieure du corps humain, en train de s'épaissir, et procure ainsi la guérison.

§ 5.

Traitement contre la piqûre du scorpion.

Il existe aussi contre les blessures produites par quelques autres serpents, des remèdes sûrs et assez connus. Le scorpion, par exemple, est contre sa propre piqûre, le remède par excellence. Il en est qui le boivent broyé dans du vin; d'autres l'appliquent sur la plaie, broyé de la même manière; quelques-uns le mettent sur de la braise, en fumigent la blessure, après l'avoir enveloppée de couvertures pour empêcher la vapeur de s'échapper, puis attachent sur la plaie le résidu charbonneux de l'insecte. Cependant, il faut boire une macération vineuse de graines de l'herbe du soleil, que les Grecs appellent ἡλιοτρόπιον, ou, du moins, de la feuille de cette plante. Sur la blessure même, on met avec avantage du son délayé dans du vinaigre, de la rue sauvage, ou du sel grillé avec du miel. J'ai cependant connu des médecins qui, dans les cas de piqûre de scorpion, se bornaient à saigner au bras.

aspis percussit, acetum potius bibere debere. Quod demonstrasse dicitur casus cujusdam pueri, qui quum ab hac ictus esset, et partim ob ipsum vulnus, partim ob immodicos æstus siti premeretur, ac locis siccis alium non reperiret, acetum, quod forte secum habebat, ebibit, et liberatus est. Credo quoniam id, quamvis refrigerandi vim habet, tamen habet etiam dissipandi. Quo fit, ut terra respersa eo spumet. Eadem ergo vi verisimile est spissescentem quoque intus humorem hominis ab eo discuti, et sic dari sanitatem.

5. In quibusdam etiam aliis serpentibus certa quædam auxilia satis nota sunt. Nam scorpio sibi ipse pulcherrimum medicamentum est. Quidam contritum cum vino bibunt: quidam eodem modo contritum super vulnus imponunt: quidam super prunam eo imposito vulnus suffumigant, undique veste circumdata, ne his fumus dilabatur: tum carbonem ejus super vulnus deligant. Bibere autem oportet herbæ solaris, quam ἡλιοτρόπιον Græci vocant, semen, vel certe folia ex vino. Super vulnus vero etiam furfures ex aceto, vel ruta silvatica recte imponitur, vel cum melle sal tostus. Cognovi tamen medicos, qui ab scorpione ictis nihil aliud, quam ex brachio sanguinem miserunt.

§ 6.

Traitement contre la piqûre de l'araignée et du scorpion.

Contre la piqûre du scorpion et de l'araignée, on mêle utilement de l'ail avec de la rue, et l'on applique ces substances, après les avoir broyées dans de l'huile.

§ 7.

Traitement contre la piqûre du céraste, du dipsas et de l'hémorrhoïs.

Si l'on a été blessé par un céraste, un dipsas ou un hémorrhoïs, il faut diviser pour deux potions, gros comme une fève d'Egypte de polium desséché, et y ajouter un peu de rue. Le trèfle, la menthe sauvage et l'opopanax avec du vinaigre, produisent également de bons effets. On prend aussi en potion avec succès, du costus, du casia et du cinnamome.

§ 8.

Traitement contre la piqûre du chélydre.

Contre la piqûre du chélydre, il faut prendre de l'opopanax, du laser, ou du suc de poireau dans une hémine de vin ; manger beaucoup de sarriette ; mettre sur la blessure de la fiente de chèvre malaxée avec du vinaigre, de la farine d'orge préparée de même, de la rue ou de la cataire, broyée avec du sel et additionnée de miel. Ce remède a la même efficacité contre la piqûre du céraste.

6. Et ad scorpionis autem at aranei ictum, allium cum ruta recte miscetur, ex oleoque contritum superimponitur.

7. At si cerastes, aut dipsas, aut hæmorrhois percussit, polii, quod ægyptiæ fabæ magnitudinem æquet, arefactum, in duas potiones dividendum est sic, ut ei rutaæ paulum adjiciatur. Trifolium quoque et mentrastrum, et cum aceto panaces æque proficiunt. Costumque, et casia, et cinnamomum recte per potionem assumuntur.

8. Adversus chelydri vero ictum, panaces, aut laser vel porri succus cum hemina vini sumendus est, et edenda multa satureia. Imponendum autem super vulnus stercus caprinum ex aceto coactum (c); aut ex eodem hordeacea farina ; aut ruta, vel nepeta cum sale contrita, melle adjecto. Quod in eo quoque vulnere, quod cerastes fecit, æque valet.

§ 9.

Traitement contre la piqûre de la tarentule.

Quand on a été piqué par une tarentule, il faut, indépendamment du traitement chirurgical, faire prendre des bains fréquents, et donner :

Myrrhe.................................. } parties égales.
Staphisaigre............................ }

dans une hémine de passum ; ou de la graine de radis ou de la racine de polium dans du vin ; mettre sur la blessure du son cuit dans du vinaigre, et ordonner le repos.

§ 10.

Traitement contre les morsures du serpent d'Italie.

Les serpents dont je viens de parler sont étrangers, un peu plus dangereux que ceux de nos pays, et naissent principalement dans les pays très-chauds. L'Italie et les régions plus froides sont privilégiées sous ce rapport, puisqu'elles produisent des serpents moins terribles. Contre ces derniers, la bétoine, l'herbe des Cantabres, la centaurée, l'argémone, la germandrée, la bardane, le panais maritime, triturés séparément ou deux à deux, donnés en boisson dans du vin et appliqués sur la blessure, suffisent. On ne doit pas ignorer que la morsure d'un serpent quelconque à jeun, est plus nuisible chez une personne également à jeun : aussi les reptiles sont-ils plus dangereux pendant l'incubation ; il est donc très-prudent, lorsqu'on a à craindre des serpents, de ne se mettre en route qu'après avoir pris de la nourriture.

9. Ubi vero phalangium nocuit, præter eam curationem, quæ manu redditur, sæpe homo demittendus in solium est, dandusque ei myrrhæ et uvæ taminiæ par modus ex passi hemina ; vel radiculæ semen, aut polii radix ex vino ; et super vulnus furfures ex aceto cocti, imperandumque, ut is conquiescat.

10. Verum hæc genera serpentium et peregrina, et aliquanto magis pestifera sunt ; maximeque æstuosis locis gignuntur. Italia frigidioresque regiones hac quoque parte salubritatem habent, quod minus terribiles angues edunt. Adversus quod satis proficit herba vettonica, vel cantabrica, vel centaurion, vel argemonia, vel trixago, vel personata, vel marina pastinaca, singulæ binæve tritæ, et cum vino potui datæ, et super vulnus impositæ. Illud ignorari non oportet, omnis serpentis ictum et jejuni et jejuno magis nocere : ideoque perniciosissimi sunt quum incubant ; utilissimumque est, ubi ex anguibus metus est, non ante progredi, quam quis aliquid assumsit.

§ 11.

Traitement général contre tous les poisons pris dans les aliments ou dans les boissons.

Il n'est pas aussi facile de porter secours à ceux qui ont avalé du poison dans les aliments ou dans les boissons ; d'abord, parce qu'on ne le sent pas sur-le-champ, comme une piqûre de serpent, ce qui ne permet pas de se soigner immédiatement ; ensuite, parce que le mal ne commence pas sur le tégument, mais à l'intérieur. Il est cependant très-avantageux, dès la première sensation, de boire aussitôt beaucoup d'huile pour se faire vomir ; puis, quand l'estomac est vide, de prendre un antidote, et, si l'on n'en a pas, du vin pur.

§ 12.

Remèdes spéciaux contre certains poisons.

Il existe toutefois des remèdes spéciaux contre certains poisons, surtout contre ceux qui ont peu d'activité. Par exemple, sont-ce des cantharides qu'une personne a avalées ? on donne de l'opopanax broyé dans du lait, ou du galbanum additionné de vin, ou simplement du lait. Eest-ce de la ciguë ? on fait absorber le plus possible de vin pur chaud avec de la rue ; puis on pousse au vomissement ; ensuite on donne du laser dans du vin, et, si le blessé n'a pas de fièvre, on l'envoie au bain chaud ; s'il en a, on lui fait des onctions avec des caléfiants, après quoi, le repos est nécessaire. Est-ce de la jusquiame ? on fait boire du vin miellé très-chaud, ou un lait quelconque, mais, de préférence, celui d'ânesse. Est-ce de la céruse ? le suc de mauve ou des noix broyées

11. Non tam facile iis opitulari est, qui venenum vel in cibo, vel in potione sumserunt : primum, quia non protinus sentiunt, ut ab angue icti ; ita ne succurrere quidem statim sibi possunt : deinde quia noxa non a cute, sed ab interioribus partibus incipit. Commodissimum est tamen, ubi primum sensit aliquis, protinus oleo multo epoto vomere : deinde, ubi præcordia exhausit, bibere antidotum ; si id non est, vel merum vinum.

12. Sunt tamen quædam remedia propria adversus quædam venena, maximeque leviora. Nam si cantharidas aliquis ebibit, panaces cum lacte contusa, vel galbanum vino adjecto dari, vel lac per se debet. Si cicutam, vinum merum calidum cum ruta quamplurimum ingerendum est, deinde is vomere cogendus ; posteaque laser ex vino dandum : isque, si febre vacat, in calidum balneum mittendus ; si non vacat, ungendus ex calefacientibus est : post quæ quies ei necessaria est. Si hyoscyamum, fervens mulsum bibendum est, aut quodlibet lac, maxime tamen asininum. Si cerussam, jus malvæ, vel juglandes ex vino contritæ, maxime prosunt. Si sanguisuga epota est, acetum cum sale bibendum est. Si lac intus coiit, aut passum, aut coagulum, aut cum

dans du vin, sont très-efficaces. Si l'on a avalé une sangsue, il faut boire du vinaigre salé. Si du lait s'est caillé dans l'estomac, on donne du passum, de la présure, ou du laser avec du vinaigre. Mais on peut, à l'aspect seul, distinguer les mauvais champignons des bons, et même les rendre comestibles à l'aide d'un certain mode de cuisson ; car bouillis dans de l'huile ou avec une pousse de poirier, ils perdent leurs propriétés nuisibles.

§ 13.

Des brûlures et de leur traitement.

Comme les brûlures proviennent aussi d'une violence extérieure, il semble à-propos d'en parler ici. On les guérit très-bien avec des feuilde lis, de cynoglosse ou de bette, bouillies dans du vin vieux ou dans de l'huile : ces feuilles, quelles que soient celles que l'on emploie, appliquées immédiatement après l'accident, procurent la guérison. Mais la médication peut se diviser en remèdes légèrement rongeants et astringents, pour réprimer d'abord les pustules et détruire la pellicule superficielle ; puis lénitifs, pour conduire à guérison. Parmi les premiers, on compte la farine de lentille broyée et malaxée dans du miel, la myrrhe dans du vin, la craie cimolienne avec l'écorce de l'arbre à encens dans de l'eau, et, si le cas l'exige, délayée dans du vinaigre ; au nombre des seconds, se trouvent les emplâtres gras ; le meilleur de tous est celui qui renferme de la crasse de plomb ou des jaunes d'œufs. Le traitement des brûlures consiste à tenir appliqués, pendant la période d'état de l'inflammation, des lentilles avec du miel ; dès que l'inflammation est à son déclin, de la farine avec de la rue, du poi-

aceto laser. Si fungos inutiles quis assumsit, radicula aut e posca, aut cum sale et aceto edenda est. Ipsi vero hi et specie quidem discerni possunt ab utilibus, et cocturæ genere idonei fieri. Nam sive ex oleo inferbuerunt, sive piri surculus cum his inferbuit, omni noxa vacant.

13. Adustis quoque locis extrinsecus vis infertur : itaque sequi videtur, ut de his dicam. Hæc autem optime curantur foliis aut lilii, aut linguæ caninæ, aut betæ in vetere vino oleoque decoctis : quorum quidlibet protinus impositum ad sanitatem perducit. Sed dividi quoque curatio potest in ea, quæ mediocriter exedentia reprimentiaque, primo et pusulas prohibeant, et summam pelliculam exasperent : deinde ea quæ lenia ad sanitatem perducant. Ex prioribus est lenticulæ cum melle farina, vel myrrha cum vino, vel creta cimolia cum turis cortice contrita et aqua coacta, atque ubi usus necessitas incidit, aceto diluta : ex insequentibus, quælibet lipara ; sed idonea maxime est, quæ vel plumbi recrementum, vel vitellos habet. Est etiam illa adustorum curatio, dum inflammatio est, impositam habere cum melle lenticulam : ubi ea declinavit, farinam cum ruta, vel porro, vel marrubio, donec crustæ cadant : tum ervum cum

reau ou du marrube, jusqu'à la chute des eschares; puis de l'ers avec du miel, de l'iris, ou de la résine du térébinthe, jusqu'à ce que l'ulcère soit pur; et, en dernier lieu, de la charpie sèche.

CHAPITRE XXVIII.

Des ulcères qui proviennent d'un vice interne du corps.

§ 1.

Du charbon. (1).

Des lésions de cause externe, nous allons passer à celles qui naissent à l'intérieur par suite de la corruption de quelque partie du corps. La pire de toutes, est le charbon. En voici les symptômes : il existe une rougeur sur laquelle proéminent légèrement des pustules, le plus souvent noires, quelquefois un peu livides ou pâles, qui semblent contenir de la sanie; au-dessous, la couleur est noire; la chair elle-même est aride et plus dure qu'à l'état normal; à l'entour, se trouve une espèce de croûte, cernée par l'inflammation; la peau, en ce point, ne peut pas être soulevée, mais elle est comme adhérente à la chair sous-jacente; le besoin de dormir est incessant, et tantôt il survient des frissons ou de la fièvre, tantôt les deux à la fois. Ce mal, comme s'il était pourvu de racines profondes, s'étend tantôt avec rapidité, tantôt avec lenteur; dans sa marche, il revêt une teinte blanchâtre, puis devient livide, et, à l'entour s'élèvent de petites pustules; s'il se déclare dans les environs du pharynx ou de la gorge, il détermine souvent une suffocation subite. Ce qu'il y a de mieux à faire, c'est d'appliquer sur-le-champ un caustique; ce qui n'a rien de pénible, car, la chair étant morte, la

melle, aut irim, aut resinam terebinthinam, donec ulcus parum sit : novissime siccum linamentum.

CAPUT XXVIII.

De interioribus ulceribus, quæ aliqua corporum parte corrupta nascuntur.

1. Ab his quæ extrinsecus incidunt, ad ea veniendum est, quæ interius, corrupta aliqua corporum parte, nascuntur. Ex quibus non aliud carbunculo pejus est. Ejus hæ notæ sunt : rubor est, superque eum non nimium pusulæ eminent, maxime nigræ, interdum sublividæ, aut pallidæ; in his sanies esse videtur; infra color niger est; ipsum corpus aridum et durius, quam naturaliter oportet; circaque quasi crusta est eaque inflammatione cingitur; neque in eo loco levari cutis potest, sed inferiori carni quasi affixa est; somnus urget; nonnunquam horror, aut febris oritur, aut utrumque. Idque vitium subteractis quasi quibusdam radicibus serpit, interdum celerius, interdum

partie est insensible. On met fin à l'ustion, dès que la douleur se fait sentir de toutes parts; puis on panse la plaie comme les autres brûlures. Sous l'action des remèdes corrosifs, il se forme une eschare qui, en se séparant de tous côtés de la chair vive, entraîne avec elle tout ce qui est corrompu; la dépression qu'elle laisse est déjà pure, et peut être pansée avec des incarnatifs. Si le mal est superficiel, on peut y remédier avec de simples rongeants ou même des caustiques, dont on proportionne la force à son intensité. Quel que soit le médicament employé, il réussit, s'il sépare à l'instant même le mort du vif; en général, on peut être certain que toute la chair viciée se détachera de toutes parts. Si ce résultat n'est pas obtenu, et que le mal l'emporte sur le remède, il faut, de toute nécessité, se hâter de recourir au fer rouge. Mais, dans ce cas, on doit s'abstenir de nourriture et de vin : en revanche, il convient de boire de l'eau en abondance : ces prescriptions seront observées d'une manière plus rigoureuse, s'il survient une petite fièvre.

§ 2.

Du carcinome (cancer).

Le carcinome n'expose pas au même danger, s'il n'est pas imprudemment tourmenté par le médecin. Ce mal se manifeste principalement sur les parties supérieures, aux régions du visage, du nez, de l'oreille, des lèvres, et des seins chez les femmes. Des espèces d'élancements se font sentir autour de l'endroit malade, qui est immobile, inégalement tuméfié, parfois même engourdi. Les veines du voisinage

tardius : supra quoque procedens inalbescit; dein lividum fit, circumque exiguæ pusulæ oriuntur : et si circa stomachum faucesve incidit, subito spiritum sæpe elidit. Nihil melius est, quam protinus adurere. Neque id grave est : nam non sentit; quoniam ea caro mortua est. Finisque adurendi est, dum ex omni parte sensus doloris est. Tum deinde vulnus, sicut cetera adusta, curandum est. Sequitur enim sub medicamentis erodentibus crusta, undique a viva carne diducta, quæ trahit secum quidquid corruptum erat; purusque jam sinus curari potest implentibus. At si in summa cute vitium est, possunt succurrere quædam vel exedentia tantum, vel etiam adurentia : vis pro magnitudine adhibenda est. Quodcumque vero medicamentum impositum est, si satis proficiet, protinus a viva corruptam partem resolvit; certaque esse fiducia potest fere ut undique vitiosa caro excidat (*a*). Si id non fit, medicamentumque malo vincitur, utique ad ustionem properandum est. Sed in ejusmodi casu abstinendum a cibo, a vino est : aquam liberaliter bibere expedit : magisque ea servanda sunt, si febricula quoque accessit.

2. Non idem periculum carcinoma affert, nisi imprudentia curantis agitatum est. Id vitium fit maxime in superioribus partibus, circa faciem, nares, aures, labra, mammas feminarum. Circa locum aliqua quasi puncta sentiuntur; isque immobilis, inæqualis

sont engorgées, comme flexueuses, pâles ou livides; quelquefois même, chez certains malades, elles sont invisibles: au toucher, la partie est douloureuse chez les uns, insensible chez les autres, et, parfois, bien que non ulcérée, plus dure ou plus molle qu'à l'état normal. D'autres fois, il survient, en outre, un ulcère qui tantôt n'offre rien de particulier, et tantôt ressemble à ceux que les Grecs appellent κονδυλώματα, à cause de ses aspérités et de son volume : sa couleur est rouge et semblable à celle des lentilles. Ce n'est pas impunément qu'on enlève cet ulcère, car il se déclare aussitôt de la paralysie ou des convulsions. Souvent le malade, comme foudroyé, tombe sans parole et sans connaissance. Chez quelques-uns même, quand on presse l'endroit affecté, les parties ambiantes se tendent et se tuméfient. Pour toutes ces raisons, cette affection est des plus graves. En général, il se produit d'abord ce que les Grecs appellent un κακόηθες; puis il naît un carcinome sans ulcère; ensuite un ulcère, et, de ce dernier, un thymion. Aucune de ces affections, excepté le cacoéthès, ne peut être détruite; le traitement irrite les autres, et d'autant plus, que les moyens employés sont plus violents. Certains médecins se servent de caustiques; d'autres du cautère actuel; quelques-uns pratiquent l'ablation avec le scalpel; mais aucune médication n'a jamais réussi : la cautérisation surexcite immédiatement le mal, qui fait des progrès et finit par emporter le patient; l'ablation, même après la formation de la cicatrice, n'empêche pas la récidive, qui est une cause de mort. La plupart des malades, sans recourir à aucun de ces moyens énergiques avec lequels on essaie de guérir le mal, et en usant simplement de topiques lénitifs comme pour l'adoucir, n'en ont pas moins atteint une extrême vieillesse. Mais distinguer le cacoéthès susceptible de guérison, du carcinome qui ne

tumet; interdum etiam torpet. Circa eum inflatæ venæ quasi recurvantur, hæque pallent, aut livent; nonnunquam etiam in quibusdam delitescunt : tactusque is locus aliis dolorem affert, in aliis cum non habet : et nonnunquam sine ulcere durior aut mollior est, quam esse naturaliter debet; nonnunquam iisdem omnibus ulcus accedit : interdumque nullam habet proprietatem; interdum simile iis est, quæ Græci vocant κονδυλώματα, aspredine quadam et magnitudine sua : colorque ejus ruber est, aut lenticulæ similis; neque tuto aufertur : nam protinus aut resolutio nervorum, aut distentio insequitur. Sæpe homo ictus obmutescit, atque ejus anima deficit. Quibusdam etiam, si id ipsum pressum est, quæ circa sunt intenduntur et intumescunt. Ob quæ pessimum id genus est. Fereque primum id fit, quod κακόηθες a Græcis nominatur; deinde ex eo id carcinoma quod sine ulcere est : deinde ulcus; ex eo thymium. Tolli nihil, nisi cacœthes potest : reliqua curationibus irritantur; et quo major vis adhibita est, eo magis. Quidam usi sunt medicamentis adurentibus; quidam ferro adusserunt; quidam scalpello exciderunt : neque ulli (b) unquam medicina profecit : sed adusta protinus concitata sunt, et increverunt, donec occiderent; excisa etiam post inductam cicatricem, tamen reverterunt, et causam mortis attulerunt : quum interim plerique

l'est pas, personne ne le peut sûrement ; le temps et l'expérience seuls l'apprennent. Aussi, dès qu'on a reconnu la première affection, doit-on recourir aux caustiques. Le mal s'apaise-t-il, et la gravité des symptômes s'affaiblit-elle? on peut en venir au scalpel et à l'ustion : s'il s'irrite, on en conclut aussitôt que c'est déjà un carcimone; en conséquence, il faut proscrire tous les remèdes âcres et violents. Mais, si la partie est dure et non ulcérée, il suffit d'appliquer de la figue très-grasse ou l'emplâtre rhypode (2). Si l'ulcère est uni, on le recouvre de cérat d'huile rosat, additionné de la poussière du vase dans lequel les forgerons ont coutume de tremper le fer rouge. S'il bourgeonne trop, on essaie, jusqu'à la destruction de tout ce qui proémine, les battitures de cuivre, le plus doux des caustiques, et l'on continue ainsi, s'il ne survient pas d'exacerbation : dans le cas contraire, on se contente du cérat précité.

§ 3.

Du thériôme.

Il existe encore un ulcère que les Grecs appellent θηρίωμα. Celui-ci naît spontanément, ou succède à un ulcère provenant d'une autre cause. Il est de couleur livide ou noire, d'une odeur fétide ; l'humeur en est abondante et semblable à du mucus; il est insensible au toucher, ainsi qu'au contact des médicaments, et seulement susceptible de démangeaison. Mais, au pourtour, il y a de la douleur et de l'inflammation; parfois même il survient de la fièvre : quelquefois du sang s'échappe de l'ulcère. Ce mal est aussi de nature serpigineuse. Tous ces symptômes ac-

nullam vim adhibendo, qua tollere id malum tentent, sed imponendo tantum lenia medicamenta, quæ quasi blandiantur, quominus ad ultimam senectutem perveniant, non prohibeantur. Discernere autem cacœthes, quod curationem recipit, a carcinomate, quod non recipit, nemo scire (c) potest, sed tempore et experimento. Ergo ubi primum id vitium notatum est, imponi debent medicamenta adurentia. Si levatur malum, minuunturque ejus indicia, procedere curatio potest et ad scalpellum, et ad ustionem : si protinus irritatum est, scire licet jam carcinoma esse; removendaque sunt omnia acria, omnia vehementia. Sed si sine ulcere is locus durus est, imponi ficum quam pinguissimam, aut rhypodes emplastrum satis est. Si ulcus æquale est, ceratum ex rosa injiciendum est, adjiciendusque ei pulvis ex contrita testa, ex qua faber ferrarius tingere candens ferrum solitus est. Si id nimium supercrevit, tentanda squama æris est, quæ lenissima ex adurentibus est, catenus, ne quid eminere patiatur : sed ita, si nihil exacerbabit : sin minus, eodem cerato contenti esse debebimus.

3. Est etiam ulcus, quod θηρίωμα Græci vocant. Id et per se nascitur, et interdum ulceri ex alia causa facto supervenit. Color est vel lividus, vel niger; odor fœdus; multus, et muco similis humor : ipsum ulcus neque tactum, neque medicamentum sentit; prurigine tantum movetur : at circa dolor est, et inflammatio ; interdum etiam

quièrent souvent une grande intensité, et alors se manifeste l'ulcère que les Grecs appellent φαγέδαινα, parce que dans sa marche rapide, il pénètre jusqu'aux os en dévorant les chairs. Cet ulcère est inégal, d'un aspect boueux; il renferme une humeur copieuse et gluante d'une odeur insupportable, et il est le siége d'une inflammation considérable, eu égard à son étendue. Ces deux affections, ainsi que toutes les gangrènes, se manifestent principalement chez les vieillards ou chez les personnes d'un mauvaise constitution. Le traitement de l'une et de l'autre est le même, mais il est nécessaire d'en proportionner l'énergie à l'intensité du mal. Et d'abord, il importe de régler le régime : on prescrit le repos au lit, la diète pendant les premiers jours, l'usage de l'eau en abondance, et des lavements; l'inflammation passée, on donne des aliments de bon suc, en évitant ceux qui sont âcres; de la boisson à discrétion, mais de manière que le malade se contente d'eau pendant le jour, et d'un peu de vin austère au souper. La diète ne doit pas être aussi sévère pour les personnes en proie à l'ulcère phagédénique, que pour celles qui n'ont encore qu'un thériôme. Tel est le régime approprié à la circonstance. Quant à l'ulcère, il faut le soupoudrer d'œnanthe desséchée, et, si elle produit peu d'effet, de chalcitis. Si quelque nerf a été mis à nu par l'érosion des chairs, on le recouvrira préalablement d'un linge pour le soustraire à l'action caustique du médicament. Si l'on a besoin de remèdes plus énergiques, on en viendra aux compositions qui cautérisent avec plus de force. Pour répandre un remède pulvérulent, quel qu'il soit, on se sert de la partie large d'une sonde (3). Par-dessus ce remède, on met de la charpie avec du miel, ou des feuilles d'olivier ou de marrube bouillies dans du vin; on re-

febris oritur; nonnunquam ex ulcere sanguis erumpit : atque id quoque malum serpit. Quæ omnia sæpe intenduntur; fitque ex his ulcus, quod φαγέδαιναν Græci vocant, quia celeriter serpendo, penetrandoque usque ossa, corpus vorat. Id ulcus inæquale est, cœno simile; inestque multus humor glutinosus, odor intolerabilis, majorque quam pro modo ulceris inflammatio. Utrumque, sicut omnis cancer, fit maxime in senibus, vel iis quorum corpora mali habitus sunt. Curatio utriusque eadem est; sed in majore malo major vis necessaria. Ac primum a victus ratione ordiendum est : ut quiescat in lectulo : ut primis diebus a cibo abstineat, aquam quam plurimam assumat : alvus quoque ei ducatur : dein post inflammationem cibum boni succi capiat, vitatis omnibus acribus; potionis quantum volet sic, ut interdiu quidem aqua contentus sit; in cœna vero etiam vini austeri aliquid bibat. Non æque tamen fame in iis, quos φαγέδαινα urgebit, atque in iis, qui θηρίωμα adhuc habebunt, utendum erit. Et victus quidem talis necessarius est. Super ulcus vero inspergenda arida œnanthe (*d*) est, et, si parum proficiet, chalcitis. Ac si quis nervus exesa carne nudatus est, contegendus ante linteolo est, ne sub eo medicamento aduratur. Si validioribus etiamnum remediis opus est, ad eas compositiones veniendum est, quæ vehementius adurunt. Quidquid autem inspergitur, averso specillo infundi debet. Superdanda cum melle sunt vel linamenta,

couvre ces substances d'un linge trempé dans de l'eau froide, bien exprimé, et, sur les parties voisines tuméfiées par l'inflammation, on applique des cataplasmes résolutifs. Si ces moyens sont insuffisants, on cautérise l'ulcère avec un fer rouge, en ayant soin de protéger les nerfs, s'il s'en présente. Qu'il ait été cautérisé avec un médicament ou avec le feu, il faut d'abord le déterger, puis le remplir ; c'est ce que chacun comprendra d'après ce qui précède.

§ 4.

Du feu sacré (4).

Le feu sacré doit être également rangé parmi les mauvais ulcères ; on en reconnaît deux espèces. L'un est rougeâtre ou mêlé de rougeur et de pâleur, et hérissé de pustules confluentes dont aucune ne dépasse l'autre, mais qui sont très-nombreuses et très-petites. Ces pustules contiennent presque toujours du pus, et la rougeur s'accompagne souvent de chaleur. Ce mal s'étend tantôt, pendant que la partie primitivement atteinte, est en voie de guérison ; tantôt lorsqu'elle est encore ulcérée, et que les pustules, après s'être rompues, ne forment plus qu'une ulcère continu, d'où s'écoule une humeur qui semble tenir de la sanie et du pus. Cet ulcère se forme principalement à la poitrine, sur les côtés, sur les parties saillantes : surtout aux pieds. L'autre consiste en une exulcération de la peau, mais sans profondeur, large, d'une teinte un peu livide et inégale, qui guérit au centre pendant qu'elle s'étend à la périphérie ; souvent même l'endroit qui paraissait déjà sain, s'ulcère de nouveau ; mais, à l'entour, le tégument sur le point

vel oleæ folia ex vino decocta, vel marrubium : eaque linteolo contegenda in aqua frigida madefacto, dein bene expresso : circaque, qua tumor ex inflammatione est, imponenda, quæ reprimant, cataplasmata. Si sub his nihil proficitur, ferro locus aduri debet, diligenter nervis, si qui apparent, ante contectis. Adustum vel medicamentis, vel ferro corpus, primum purgandum, deinde implendum esse, apparere cuilibet ex prioribus potest.

4. Sacer quoque ignis malis ulceribus annumerari debet. Ejus duæ species sunt. Alterum est subrubicundum, aut mixtum rubore atque pallore, exasperatumque per pusulas continuas, quarum nulla altera major est, sed plurimæ perexiguæ. In his semper fere pus, et sæpe rubor cum calore est : serpitque id nonnunquam sanescente eo, quod primum vitiatum est : nonnunquam etiam exulcerato, ubi ruptis pusulis ulcus continuatur, humorque exit, qui esse inter saniem et pus videri potest. Fit maxime in pectore, aut lateribus, aut eminentibus partibus, præcipueque in plantis. Alterum autem est in summæ cutis exulceratione, sed sine altitudine, latum, sublividum, inæqualiter tamen ; mediumque sanescit, extremis procedentibus : ac sæpe id, quod jam sanum videbatur, iterum exulceratur : at circa proxima cutis, quæ vitium receptura est, tumidior et durior est, colo-

d'être envahi, est un peu engorgé, dur et d'une couleur rouge tirant sur le noir. En général, ce mal attaque de préférence les personnes avancées en âge, et celles dont la constitution est mauvaise; il affecte surtout les jambes. Tout feu sacré, bien qu'étant le moins dangereux des ulcères serpigineux, est cependant un des plus difficiles à guérir. Un remède fortuit de ce mal est une fièvre d'un jour, qui emporte toute l'humeur nuisible. Plus le pus est épais et blanc, moins il y a de danger. Il est bon aussi de faire une incision au-dessous de l'orifice de l'ulcère pour évacuer plus de pus, et extraire le principe qui corrompt la chair en ce point (5). Mais, s'il est survenu une petite fièvre, la diète, le repos au lit et des lavements sont nécessaires. Dans tout feu sacré, on ne doit faire usage ni d'aliments adoucissants et glutineux, ni d'aliments salés et âcres, mais de ceux qui participent des uns et des autres : tels que le pain sans levain, le poisson, le chevreau, les oiseaux, et, en général, le gibier, excepté le sanglier. S'il n'y a pas de petite fièvre, la gestation, la promenade, le vin austère et le bain, sont utiles. Dans cette affection, la boisson doit être plus copieuse que la nourriture. Quant aux ulcères mêmes, s'ils sont peu serpigineux, on les fomente avec de l'eau chaude; s'ils le sont beaucoup, avec du vin chaud; puis on ouvre avec une aiguille les pustules, quel qu'en soit le nombre, et l'on applique des remèdes rongeants sur la chair putride. Dès que l'inflammation est dissipée et que l'ulcère est détergé, on met un lénitif. Dans la seconde espèce, on peut employer utilement des coings cuits et broyés dans du vin, ainsi que l'emplâtre d'Héras ou le tétrapharmaque (6), additionné d'une cinquième partie d'encens ; le lierre noir, bouilli dans

remque habet ex rubro subnigrum. Atque hoc quoque malo fere corpora seniora tentantur, aut quæ mali habitus sunt; sed in cruribus maxime. Omnis autem sacer ignis, ut minimum periculum habet ex iis, quæ serpunt; sic prope difficillime tollitur. Medicamentum ejus fortuitum est, uno die febris, quæ humorem noxium absumat. Pus, quo crassius et albidius est, eo periculi minus est. Prodest etiam infra os ulcerum lædi (c), quo plus puris exeat; et id, quo ibi corruptum corpus est, extrahatur. Sed tamen, si febricula accessit, abstinentia, lectulo, alvi ductione opus est. In omni vero sacro igni, neque lenibus et glutinosis cibis, neque salsis et acribus utendum est; sed iis, qui inter utrumque sunt : qualis est panis sine fermento, piscis, hœdus, avis, exceptoque apro, omnis fere venatio. Si non est febricula, et gestatio utilis est et ambulatio et vinum austerum et balneum. Atque in hoc quoque genere potio magis liberalis esse, quam cibus, debet. Ipsa autem ulcera, si mediocriter serpunt, aqua calida; si vehementius, vino calido fovenda sunt : deinde acu pusulæ, quæcumque sunt, aperiendæ : tum imponenda ea, quæ putrem carnem exedunt. Ubi inflammatio sublata, ulcusque purgatum est, imponi lene medicamentum debet. In altero autem genere possunt proficere mala cotonea in vino cocta atque contrita : potest emplastrum vel Heræ, vel tetrapharmacum, cui quinta pars turis adjecta sit : potest nigra hedera ex vino austero cocta ; ac, si celeriter malum

du vin austère, est également avantageux ; et même, si les progrès du mal sont rapides, rien n'est plus efficace. Quand l'ulcère que j'ai dit être superficiel, est détergé, les mêmes médicaments adoucissants suffisent pour le guérir.

§ 5.

De l'ulcère chironien (7).

L'ulcère chironien est ainsi appelé, parce qu'il est volumineux et que les bords en sont durs, calleux et tuméfiés. Il en sort une sanie, non pas abondante, mais ténue ; ni l'ulcère ni l'humeur qui en découle, n'exhale de mauvaise odeur. L'inflammation est nulle et la douleur modérée ; ce mal n'a rien de serpigineux ; aussi n'expose-t-il à aucun danger ; mais il ne guérit pas facilement. Quelquefois il se revêt d'une cicatrice mince, qui se rompt ensuite : ce qui le fait récidiver. Il affecte surtout les pieds et les jambes. On doit appliquer dessus un remède à la fois doux, énergique et astringent ; tel est celui qu'on fait dans ce but avec :

Battitures de cuivre .... Plomb brûlé et lavé	a. a. P.)-(. IV.
Cadmie .... Cire	a. a. P.)-(. VIII.
Huile rosat	quantité suffisante pour ramollir la cire avec ces substances.

§ 6.

Des ulcères des pieds et des mains, causés par le froid.

Le froid de l'hiver détermine aussi des ulcères, surtout chez les enfants, notamment aux pieds et aux orteils, quelquefois même aux mains. Ces ulcères son accompagnés de rougeur et d'une légère inflammatisn : dans certains cas, il naît des pustules, puis une exulcération :

serpit, non aliud magis proficit. Purgato ulcere, quod in summa cute esse proposui, satis ad sanitatem eadem lenia medicamenta proficient.

5. Chironium autem ulcus appellatur, quod et magnum est, et habet oras duras, callosas, tumentes. Exit sanies non multa, sed tenuis ; odor malus neque in ulcere, neque in ejus humore est ; nulla inflammatio, dolor modicus est ; nihil serpit : ideoque nullum periculum adfert : sed non facile sanescit. Interdum tenuis cicatrix inducitur, deinde iterum rumpitur, ulcusque renovatur. Fit maxime in pedibus et cruribus. Super id imponi debet, quod et lene aliquid, et vehemens, et reprimens habeat ; quale ejus rei causa fit ex his : squamæ æris, plumbi eloti combusti, singulorum p.)-(. IV. cadmiæ, ceræ, singulorum p.)-(. VIII. rosæ quantum satis sit ad ceram simul cum eis molliendam.

6. Fiunt etiam ex frigore hiberno ulcera, maxime in pueris, et præcipue in pedibus digitisque eorum, nonnunquam etiam in manibus. Rubor cum inflammatione mediocri

la douleur est modérée, la demangeaison assez vive : il s'en écoule parfois, en petite quantité, une humeur qui ressemble à du pus ou à de la sanie. Au début, il faut fomenter avec beaucoup d'eau chaude, dans laquelle on a fait bouillir des raves, et, à leur défaut, quelques verveines astringentes. Si l'ulcère n'est pas encore ouvert, on le recouvre de cuivre aussi chaud que le malade peut le supporter. S'il est déjà exulcéré, on doit appliquer dessus de l'alun broyé avec une égale quantité d'encens, et ajouter du vin ou une écorce de grenade bouillie dans de l'eau, puis écrasée. Si l'épiderme est enlevé, il vaut mieux, ici également, s'en tenir aux remèdes adoucissants.

§ 7.

Des strumes.

Les strumes sont aussi des tumeurs, dans lesquelles naissent des concrétions de pus et de sang qui ressemblent à de petites glandes, et causent ordinairement aux médecins de grands ennuis : parce qu'elles provoquent de la fièvre, qu'elles n'arrivent jamais à maturité, et, que traitées par le fer ou par les remèdes, elles se reproduisent, pour la plupart, dans le voisinage des cicatrices. Cette récidive a surtout lieu après l'emploi des médicaments ; ajoutons encore que ces glandules ont une longue durée. Elles se forment de préférence au cou ; mais il en naît aussi à l'aisselle et à l'aine. Mégès prétend en avoir également trouvé dans les seins, chez les femmes. Pour combattre cette affection, on donne utilement de l'ellébore blanc, et même à plusieurs reprises, jusqu'à ce que ces tumeurs se résolvent ; sur celle-ci, on applique un des médicaments attractifs et résolutifs, dont on a fait mention plus

est : interdum pusulæ oriuntur, deinde exulcerationes : dolor autem modicus ; prurigo major est : nonnunquam humor exit, sed non multus, qui referre vel pus, vel saniem videtur. In primis multa calida aqua fovendum est, in qua rapa decocta sint ; aut si ea non sunt, aliquæ verbenæ ex reprimentibus. Si nondum adapertum ulcus est, æs, quam maxime calidum quis pati potest, admovendum est. Si jam exulceratio est, imponi debet alumen æqua portione cum ture contritum, vino adjecto, aut malicorium in aqua coctum, deinde contritum. Si summa detracta pellicula est, hic quoque melius lenia medicamenta proficiunt.

7. Struma quoque est tumor, in quo subter concreta quædam ex pure et sanguine quasi glandulæ oriuntur : quæ vel præcipue fatigare medicos solent ; quoniam et febres movent, nec unquam facile maturescunt ; et sive ferro, sive medicamentis curantur, plerumque iterum juxta cicatrices ipsas resurgunt ; multoque post medicamenta sæpius : quibus id quoque accedit, quod longo spatio detinent. Nascuntur maxime in cervice ; sed etiam in alis et inguinibus (f). In mammis quoque feminarum se reperisse, Meges auctor est. Propter hæc et album veratrum recte datur, atque etiam sæpius, donec ea digerantur : et medicamenta imponuntur, quæ humorem vel

haut. Il en est qui emploient aussi des caustiques, pour consumer la partie et la réduire en eschare, puis qui la pansent comme un ulcère. Quel que soit le mode de traitement, il faut, dès que l'ulcère est détergé, exercer et alimenter le corps, jusqu'à ce que la cicatrice soit formée. Voilà ce qu'enseignent les médecins; mais on sait par l'expérience des gens la campagne, que celui qui a le malheur d'être affecté de strumes, s'en débarrasser en mangeant un serpent.

§ 8.

Du furoncle.

Le furoncle est un tubercule acuminé, accompagné d'inflammation et de douleur, surtout au moment où la suppuration s'établit. Dès qu'il est ouvert, et que le pus s'est écoulé, on voit apparaître une chair, en partie convertie en pus, en partie corrompue, blanchâtre et rougeâtre; voilà ce que quelques-uns appellent le ventricule du furoncle (8). Ce tubercule n'offre aucun danger, même en l'absence de tout traitement; car il mûrit et s'ouvre de lui-même. Cependant, comme il cause de la douleur, mieux vaut recourir à une médication pour hâter la guérison. Le remède spécifique de cette affection est le galbanum; mais d'autres ont été également indiqués plus haut. A défaut d'autres médicaments, on doit d'abord appliquer un emplâtre sans graisse, pour faire avorter le mal; s'il échoue, un suppuratif quelconque; en l'absence de ce dernier, de la résine ou du levain. Le pus une fois évacué, aucune médication n'est plus nécessaire.

educant, vel dissipent; quorum supra mentio facta est. Adurentibus quoque quidam utuntur, quæ exedant, crustaque eum locum adstringant : tum vero ut ulcus curant. Quæcumque autem ratio curandi est, corpus, puro ulcere, exercendum atque alendum est, donec ad cicatricem perveniat. Quæ quum medici doceant, quorumdam rusticorum experimento cognitum, quem struma male habet, eum si anguem edit, liberari.

8. Furunculus vero est tuberculum acutum cum inflammatione et dolore; maximeque ubi jam in pus vertitur. Qui ubi adapertus est, et exiit pus, superapparet (*g*) pars carnis in pus versa, pars corrupta, subalbida, subrubra; quem ventriculum quidam furunculi nominant. In eo nullum periculum est, etiamsi nulla curatio adhibeatur : maturescit enim per se, atque erumpit. Sed dolor efficit, ut potior medicina sit, quæ maturius liberet. Proprium ejus medicamentum galbanum est : sed alia quoque supra comprehensa sunt. Si cetera desunt, imponi debet primum non pingue emplastrum, ut id reprimat : deinde, si non repressit, quodlibet puri movendo accommodatum : si ne id quidem est, vel resina, vel fermentum. Expresso pure, nulla ultra curatio necessaria est.

§ 9.

Du phyma (9).

On appelle phyma un tubercule qui ressemble au furoncle; mais il est plus rond, plus plat, souvent même plus gros que ce dernier. Le furoncle, en effet, atteint rarement le volume de la moitié d'un œuf, et ne l'excède jamais; le phyma, au contraire, est ordinairement plus étendu, mais cause moins d'inflammation et de douleur. Dès qu'il est ouvert, le pus apparaît également; mais on ne trouve pas de ventricule comme dans le furoncle, car toute la chair corrompue est changée en pus. C'est dans l'enfance qu'il se produit le plus souvent et qu'il guérit le plus facilement; dans l'adolescence, il est plus rare et d'une cure plus difficile; dans un âge plus avancé, il ne se montre même plus. Nous avons établi plus haut avec quels moyens il faut le combattre.

§ 10.

Du phygethlon (φύγεθλον) (10).

Le phygethlon est une tumeur peu élevée, large, qui a de l'analogie avec une pustule. La douleur et la tension y sont considérables, eu égard au volume de la tumeur; parfois même, il y a un peu de fièvre: il arrive lentement à maturité, et ne se convertit en pus qu'en partie. Ce mal se développe principalement au cou, à l'aisselle et à l'aine; on l'appelle chez nous *panus* (11) à cause de sa forme. J'ai exposé ci-dessus avec quel remède on peut le guérir (12).

9. Phyma vero nominatur tuberculum furunculo simile, sed rotundius et planius, sæpe etiam majus. Nam furunculus ovi dimidii magnitudinem raro explet, nunquam excedit : phyma etiam latius patere consuevit; sed inflammatio dolorque sub eo minores sunt. Ubi divisum est, pus eodem modo apparet : ventriculus, ut in furunculo, non invenitur : verum omnis corrupta caro in pus vertitur. Id autem in pueris et sæpius nascitur et facilius tollitur : in juvenibus rarius oritur, et difficilius curatur : libi ætas induravit, ne nascitur quidem. Quibus vero medicamentis discuteretur, supra propositum est.

10. Φύγεθλον autem est tumor, non altus, latus, in quo quiddam pusulæ simile est Dolor distentioque vehemens est, et major quam pro magnitudine tumoris; interdum etiam febricula : idque tarde maturescit, neque magnopere in pus convertitur. Fit maxime aut in cervice, aut in alis, aut in inguinibus. Panum a similitudine figuræ nostri vocant. Atque id ipsum quo medicamento tolleretur, supra demonstravi.

§ 11.

Des abcès.

Quoique toutes ces affections ne soient que de petits abcès, cependant le mot *abcès* s'applique généralement à un mal plus étendu, qui tend à suppurer. L'abcès se manifeste ordinairement à la suite des fièvres, ou des douleurs locales, surtout celles qui ont tourmenté les entrailles. Il est le plus souvent visible à l'extérieur : c'est une tuméfaction d'une certaine étendue, ressemblant à l'affection que j'ai dit s'appeler *phyma*, qui s'accompagne de rougeur, de chaleur, bientôt après d'une induration, source d'une gêne plus douloureuse, et provoque de la soif et de l'insomnie. Quelquefois aucun de ces caractères n'est appréciable sur le tégument, surtout quand le pus se forme un peu profondément ; mais alors on éprouve de la soif, de l'insomnie et des élancements intérieurs. Mieux vaut que l'induration ne se manifeste pas subitement, et que, sans être rouge, la couleur de la partie soit néanmoins changée. Ces signes se montrent au moment de la naissance du pus ; la tumeur et la rougeur commencent bien avant. Si la région est molle, il faut détourner l'afflux de matière avec des cataplasmes à la fois astringents et rafraîchissants, comme ceux que j'ai proposés ailleurs et tout récemment contre l'érysipèle. Si elle est déjà un peu dure, on doit en venir aux fondants et aux résolutifs, tels que la figue sèche écrasée, la lie de vin mêlée à du cérat et malaxée avec de l'axonge, ou la racine de concombre (13) additionnée de deux parties de farine préalablement bouillie dans du vin miellé. On peut aussi mêler :

11. Sed quum omnes hi nihil nisi minuti abscessus sint, generale nomen trahit latius vitium ad suppurationem spectans. Idque fere fit aut post febres aut post dolores partis alicujus maximeque eos, qui ventrem infestarunt. Sæpiusque oculis expositum est; si quidem latius aliquid intumescit ad similitudinem ejus, quod phyma vocari proposui, rubetque cum calore, et paulo post etiam cum duritia, magisque inde nocenter (*h*) indolescit, et sitim vigiliamque exprimit. Interdum tamen nihil horum in cute deprehendi potest; maximeque ubi altius pus movetur : sed cum siti vigiliaque sentiuntur intus aliquæ punctiones. Et quod de subito durius non est, melius est; et quamvis non rubet, coloris tamen aliter mutati est. Quæ signa jam pure oriente nascuntur ; tumor ruborque multo ante incipiunt. Sed si locus mollis est, avertendus materiæ aditus est per cataplasmata, quæ simul et repriment, et refrigerant : qualia et alias et paulo ante in erysipelate proposui. Si jam durior est, ad ea veniendum est, quæ digerant et resolvant : qualis est ficus arida contusa ; aut fæx mixta cum cerato, quod ex adipe suilla coactum sit ; aut cucumeris radix, cui ex farina duæ partes adjectæ sint, ante ex mulso decoctæ. Licet etiam miscere æquis portionibus ammoniacum, galbanum, propolim, viscum ; pondusque adjicere myrrhæ dimidio minus, quam in prioribus singulis erit. Atque emplastra quoque et malagmata idem efficiunt, quæ supra explicui. Quod per

Gomme ammoniaque	parties égales.
Galbanum	
Propolis	
Gui	

et ajouter de la myrrhe à dose moitié moindre que celle des substances précédentes. Les emplâtres et les malagmes, dont j'ai précédemment donné la composition (14), produisent le même effet. Ce que ces remèdes ne dissipent pas, arrive nécessairement à maturité. On accélère ce résultat en appliquant une décoction de farine d'orge, dans laquelle il est bon de mêler *** (15). Ces mêmes remèdes s'emploient utilement aussi pour les petits abcès, dont j'ai énuméré plus haut les noms et les caractères. Le traitement est le même pour tous ; il ne diffère que par la quantité du médicament. Dans la période de crudité, il y a des pulsations vasculaires assez intenses, accompagnées de pesanteur, d'ardeur, de tension, de douleur, de rougeur et d'induration ; si l'abcès est un peu volumineux, il y a du frisson ou même une petite fièvre en permanence ; quand la suppuration est profonde, au lieu des signes qui se sont montrés ailleurs sur le tégument, il existe des élancements. Dès que ces symptômes sont apaisés ; que la partie est déjà le siége de démangeaisons, et qu'elle est un peu livide ou blanchâtre, le pus est à maturité ; et, lorsqu'il a été mis à découvert par les médicaments ou par le fer, on doit l'évacuer. Alors, si le mal est dans l'aisselle ou dans l'aine, on le panse sans charpie. Partout ailleurs, si la plaie est petite, la suppuration médiocre et peu profonde, s'il n'y a point de fièvre et que la constitution soit bonne, la charpie est également inutile : dans les autres cas, on en applique avec modération, et, seulement, si la plaie est considérable. On met avec avantage sur la partie ou au-dessus, de la charpie, ou même sans charpie, des len-

hæc discussum non est necesse est maturescat. Idque quo celerius fiat, imponenda est farina hordeacea ex aqua cocta ***recte miscetur. Eadem autem hæc in minoribus quoque abscessibus, quorum nomina proprietatesque supra reddidi, recte fiunt. Eademque omnium curatio : tantum modo distat. Crudum est autem, in quo major quasi venarum motus est et gravitas et ardor et distentio et dolor et rubor et durities; et, si major abscessus est, horror, aut etiam febricula permanet : penitusque condita suppuratione, si pro his, quæ alibi cutis ostendit, punctiones sunt. Ubi ista se remiserunt, jamque is locus prurit, et aut sublividus, aut subalbidus est, matur suppuratio est : eaque, ubi vel per ipsa medicamenta, vel etiam ferro aperta est, pus debet emitti. Tum si qua in alis, vel inguinibus sunt, sine linamento nutrienda sunt. In ceteris quoque partibus, si (*i*) plaga exigua est, si mediocris suppuratio fuit, si non alte penetravit, si febris non est, si valet corpus, æque linamenta supervacua sunt : in reliquis parce tamen, nec, nisi magna plaga est, imponi debent. Commode vero vel super linamenta, vel sine his imponitur lenticula ex melle, aut malicorium ex vino coctum : quæ et per se et mixta idonea sunt. Si qua circa duriora sunt, ad ea mollienda vel malva contrita,

tilles bouillies dans du miel, ou de l'écorce de grenade bouillie dans du vin, substances qui, seules ou mêlées ensemble, produisent de bons effets. S'il y a de l'induration dans le voisinage, on la ramollit, en appliquant de la mauve écrasée ou de la graine de fenu-grec ou de lin bouillie dans du passum; puis, quel que soit le topique, on le fixe modérément avec un bandage, et sans serrer. Il ne faut pas commettre la faute d'employer du cérat dans ce genre d'affection. Quant à la manière de déterger l'ulcère, de l'incarner et de former la cicatrice, on a recours aux remèdes dont il a été question au sujet des blessures (16).

§ 12.

Des fistules.

Quelquefois, de ces sortes d'abcès et d'autres espèces d'ulcères, il naît des fistules : nom qui s'applique à un ulcère profond, étroit et calleux. Il s'en produit dans presque toutes les parties du corps, et, dans chacune, elles ont des caractères particuliers. Parlons d'abord de ce qu'elles ont de commun. Il y a plusieurs sortes de fistules : les unes sont courtes, les autres profondes; celles-ci se dirigent directement vers l'intérieur; celles-là, et c'est le plus grand nombre, sont transversales; il en est de simples; d'autres, commençant par un seul orifice, sont doubles ou triples, ou même se divisent en plusieurs trajets; quelques-unes sont droites, d'autres courbes et sinueuses; les unes se terminent dans les chairs; d'autres pénètrent jusqu'aux os ou aux cartilages, ou, s'il n'y a ni os ni cartilage, parviennent dans l'intérieur ; on en voit dont la cure est facile, d'autres où elle est difficile;

vel fœni græci linive semen ex passo coctum superdandum est. Quidquid deinde impositum est, non adstringi, sed modice deligari debet. Illo neminem decipi decet, ut in hoc genere cerato utatur. Cetera, quæ pertinent ad purgandum ulcus, ad implendum, ad cicatricem inducendam, conveniunt quæ in vulneribus exposita sunt.

12. Nonnunquam autem ex ejusmodi abscessibus, et ex aliis ulcerum generibus fistulæ oriuntur. Id nomen est ulceri alto, angusto, calloso. Fit in omni fere parte corporis; habetque quædam in singulis locis propria. Prius de communibus dicam. Genera igitur fistularum plura sunt : siquidem aliæ breves sunt, aliæ altius penetrant ; aliæ recte (j) intus feruntur, aliæ multoque plures transversæ ; aliæ simplices sunt, aliæ duplices triplicesve, ab uno ore orsæ, aut etiam in plures sinus dividuntur : aliæ rectæ, aliæ flexæ et tortuosæ sunt ; aliæ intra carnem desinunt, aliæ ad ossa aut cartilaginem penetrant, aut, ubi neutrum horum subest, ad interiora perveniunt; aliæ deinde facile, aliæ cum difficultate curantur, atque etiam quædam insanabiles reperiuntur. Expedita curatio est in fistula simplici recenti, intra carnem : adjuvatque ipsam corpus, si juvenile, si firmum est. Inimica contraria his sunt : itemque, si fistula os, vel cartilaginem, vel nervum, vel musculum læsit ; si articulum occupavit ; si vel ad vesi-

il s'en rencontre même d'incurables. La cure est aisée, si la fistule est simple, récente et bornée aux chairs; plus facile encore, si le sujet est jeune et vigoureux. Les conditions contraires sont défavorables : il en est de même si la fistule a lésé un os, un cartilage, un nerf ou un muscle, envahi une articulation, pénétré dans la vessie, le poumon, le vagin, les grandes veines ou artères, ou dans des espaces vides, tel que la gorge, l'œsophage ou le thorax. Quand elle se dirige vers les intestins, le cas est toujours dangereux; souvent mortel. La situation est plus grave encore, si la personne est malade, âgée ou cachectique. Il convient, avant tout, d'introduire une sonde dans la fistule, pour en reconnaître la direction et la profondeur, et s'assurer en même temps et tout de suite, de son état d'humidité ou de sécheresse : ce qui se voit dès que la sonde est retirée. Existe-t-il un os dans le voisinage? on peut aussi savoir si la fistule l'a déjà atteint, et jusqu'où elle a porté ses ravages; car si le point que touche l'extrémité de la sonde est mou, le mal est encore limité aux chairs : s'il offre un peu de résistance, c'est qu'il est arrivé à l'os. Une fois là, si la sonde glisse, il n'y a point encore de carie; si elle ne glisse pas, mais qu'elle appuie sur une surface unie, la carie existe sans doute, mais elle est encore légère; si la partie sous-jacente est inégale et rugueuse, l'érosion de l'os est plus avancée. Le siége même de la fistule apprend s'il y a un cartilage au-dessous; la résistance dénonce s'il est atteint. De ces caractères, on déduit le siége et l'étendue des fistules, ainsi que les dégâts qu'elles ont causés. On peut reconnaître, d'après la quantité de pus, si elles sont simples ou multiples; car plus abondante que le comporte une simple fistule, c'est une preuve qu'il existe plusieurs tra-

cam, vel ad pulmonem, vel ad vulvam, vel ad grandes venas arteriasve, vel ad inania, ut guttur, stomahcum, thoracem penetravit. Ad intestina quoque eam tendere, semper periculosum, sæpe pestiferum est. Quibus multum mali accedit, si corpus vel ægrum, vel senile, vel mali habitus est. Ante omnia autem demitti specillum in fistulam convenit, ut quo tendat, et quam alte perveniat, scire possimus; simul etiam protinus humida, an siccior sit : quod extracto specillo patet. Si vero os in vicino est, id quoque disci potest si jam nec ne eo fistula penetraverit (*k*), et quatenus nocuerit; nam si molle est quod ultimo specillo contingitur, intra carnem adhuc vitium est : si magis id renititur, ad os ventum est. Ibi deinde si labitur specillum, nondum caries est : si non labitur, sed æquali innititur, caries quidem, verum adhuc levis est : si inæquale quoque et asperum subest, vehementius os exesum est. At cartilago ubi subsit, ipsa sedes docet; perventumque esse ad eam ex renisu patet. Et ex his quidem colliguntur fistularum sedes, spatia, noxæ. Simplices vero ea sint, an in plures partes diducantur, cognosci potest ex modo puris; cujus si plus fertur, quam quod simplici spatio convenit, plures sinus esse manifestum est. Quumque fere juxta sint caro, et nervus, et aliqua nervosa, quales fere tunicæ membranæque sunt, genus quoque puris docebit, num plures sinus intus diversa corporis genera perroserint. Siquidem ex carne pus

jets. Et, comme dans le voisinage, il y a ordinairement de la chair, des nerfs et des tissus nerveux, tels que tuniques et membranes, la nature du pus apprend également si les trajets sillonnent différentes parties du corps. En effet, le pus qui vient de la chair est onctueux, blanc, plus abondant; celui d'une région nerveuse a la même couleur, mais il est plus ténu et moins abondant; celui d'un nerf est gras et diffère peu de l'huile. Enfin la manière dont le corps est incliné, fait connaître si les fistules ont plusieurs directions; car, souvent, lorsque le malade change de position au lit, et met le membre dans une autre situation, le pus qui ne coulait déjà plus, recommence à sortir : preuve non-seulement qu'il existe un autre trajet, d'où il descend, mais encore que ce trajet se dirige vers une autre partie du corps. Si la fistule réside dans les chairs; si elle est récente, simple, sans rugosités; qu'elle ne siége ni dans une cavité ni dans une articulation, mais dans un organe immobile par lui-même, et qui ne participe qu'au mouvement de totalité du corps, l'emplâtre en usage pour les plaies récentes suffit, pourvu qu'il renferme du sel, de l'alun, des battitures de cuivre, du vert-de-gris, ou une préparation métallique quelconque. Avec cet emplâtre, on fait un collyre (17) un peu effilé d'un côté, et un peu plus épais de l'autre, qu'on introduit dans la fistule par l'extrémité la plus déliée, jusqu'à ce que du sang pur apparaisse; ce précepte est constant pour tous les collyres destinés aux fistules. Il faut ensuite appliquer ce même emplâtre étendu sur un linge, mettre par-dessus une éponge préalablement trempée dans du vinaigre, et ne lever ce pansement que le cinquième jour. Quant au régime, on prescrit celui que j'ai recommandé pour régénérer les chairs. Si la fistule est à quelque distance de la poitrine,

læve, album, copiosius fertur : at ex nervoso loco, coloris quidem ejusdem, sed tenuius et minus (*l*) : ex nervo, pingue et oleo non dissimile. Denique etiam corporis inclinato docet, num in plures partes fistulæ penetrarint; quia sæpe, quum quis aliter decubuit, aliterque membrum collocavit, pus ferri, quod jam desierat, iterum incipit : testaturque, non solum alium sinum esse, ex quo descendat, sed etiam in aliam corporis partem eum tendere. Sed si et in carne et recens et simplex est, ac neque rugosa neque cava sede, neque in articulo, sed in eo membro, quod per se immobile, non nisi cum toto corpore movetur; satis proficiet emplastrum, quod recentibus vulneribus imponitur, dum habeat, vel salem, vel alumen, vel squamam æris, vel æruginem, vel ex metallicis aliquid : exque eo collyrium fieri debet altera parte tenuius, altera paulo plenius, idque ea parte, qua tenuius est, antecedente demitti oportet in fistulam, donec purus sanguis se ostendat : quæ in omnibus fistularum collyris perpetua sunt. Idem deinde emplastrum in linteolo superimponendum, supraque injicienda spongia est in acetum ante demissa : solvique quinto die satis est. Genusque victus adhibendum est, quo carnem ali docui. Ac si longius a præcordiis fistula est, ex intervallo jejunum radiculas esse, deinde vomere, necessarium est. Vetustate callosa fit fistula. Callus

il est nécessaire de manger de temps en temps des radis à jeun, puis de se faire vomir (18). Avec le temps, la fistule devient calleuse. Personne ne peut méconnaître une callosité à sa dureté, et à sa couleur blanche ou pâle. Il faut alors des médicaments énergiques; tel est celui qui contient :

Suc de pavot	P.)-(. I.
Gomme	P.)-(. III. Z.
Cadmie	P.)-(. IV.
Noir de cordonnier	P.)-(. VIII.

dont on fait un collyre, après avoir malaxé ces substances dans de l'eau ; ou bien celui dans lequel il entre :

Noix de Galle	P.)-(. Z.
Vert de gris } Sandaraque } Alun d'Egypte }	a. a. P.)-(. I.
Noir de cordonnier	P.)-(. II.

ou celui qui se compose de chalcitis et de pierre à chaux, auxquels on ajoute de l'orpiment en quantité moitié moindre, et qu'on incorpore à du miel bouilli. Il est très à-propos, selon Mégès, de broyer :

Râclures de vert-de-gris	P.)-(. II.

puis de dissoudre :

Gomme ammoniaque	P.)-(. II.

dans du vinaigre, et, celui-ci une fois versé, d'y incorporer le vert-de-gris : ce remède est un des plus efficaces. Ces préparations ont sans doute de très-grandes propriétés. Si on ne les a pas sous la main, il est facile de détruire les callosités avec un caustique quelconque : il suffit d'en enduire du papyrus roulé, ou un morceau de linge disposé en forme de collyre. La scille bouillie et mêlée avec de la chaux, les détruit également. Mais si la fistule est un peu longue et transversale, il est beaucoup plus simple, après avoir introduit une sonde, de pratiquer une contre-ouverture vis-à-vis du bout de l'instrument, et

autem neminem fallit, quia durus est, et aut albus, aut pallidus. Sed tum validioribus medicamentis opus est : quale est, quod habet papaveris lacrimæ p.)-(. I. gummis p.)-(. III. z. cadmiæ p.)-(. IV. atramenti sutorii p.)-(. VIII. ex quibus acta coactis collyrium fit : aut in quo sunt gallæ p.)-(. z æruginis, sandarachæ, aluminis ægyptii, singulorum p.)-(. I. atramenti sutorii combusti p.)-(. II. aut quod constat ex chalcitide, et saxo calcis; quibus auripigmenti dimidio minus, quam in singulis prioribus est, adjicitur, eaque melle cocto excipiuntur. Expeditissimum autem est ex præcepto Megetis, æruginis rasæ p.)-(. II. conterere, deinde ammoniaci thymiamatis p.)-(. II. aceto liquare, eoque infuso æruginem cogere : id quoque ex primis medicamentis est. Sed ut hæc maxime effectus sunt, si cui ista non adsunt, facile tamen est callum quibuslibet adurentibus medicamentis erodere :

d'introduire un collyre des deux côtés. Toutefois, si nous estimons que la fistule est double ou multiple, quoique courte et bornée à la chair, on ne doit pas se servir de collyre, parce qu'il guérit une partie sans toucher aux autres ; il faut alors introduire les mêmes remèdes réduits en poudre dans un roseau à écrire qu'on adapte à l'orifice de la fistule, et les insuffler dans les trajets fistuleux : ou bien les dissoudre dans du vin ; ou, si la fistule est un peu sordide, dans du vin miellé ; si elle est un peu calleuse, dans du vinaigre, et injecter ce liquide dans le sinus. Quel que soit le médicament introduit, il convient d'appliquer des réfrigérants et des astringents, car, d'ordinaire, les parties voisines sont un peu enflammées. Il est bon aussi, au lever de l'appareil et avant de faire une nouvelle injection médicamenteuse, de laver la fistule à l'aide d'un clystère à oreille ; s'il s'écoule beaucoup de pus, on le fait avec du vin ; si les callosités sont un peu dures, avec du vinaigre ; si la fistule est déjà détergée, avec du vin doux ou de l'eau dans laquelle on a fait bouillir de l'ers et ajouté un peu de miel. Il arrive ordinairement que la tunique située entre le conduit fistuleux et la chair saine, cédant à l'action des remèdes, se détache en totalité, et que l'ulcère sous-jacent reste pur. Dès que ce résultat est obtenu, on applique des agglutinatifs ; surtout une éponge enduite de miel bouilli. Je n'ignore pas que beaucoup de médecins introduisent volontiers un linge disposé en forme de collyre, et trempé dans du miel ; mais cet ulcère est plus prompt à s'agglutiner qu'à se remplir. Du reste, on n'a pas à craindre que deux parties détergées, affrontées ensemble, ne se réunissent pas avec le secours des médicaments appropriés à cet objet, puisque sou-

satisque est vel papyrum intortum, vel aliquid ex penicillo in modum collyrii adstrictum eo illinere. Scilla quoque cocta et mixta cum calce, callum exest. Si quando vero longior et transversa fistula est, demisso specillo, contra principium hujus incidi commodissimum est, et collyrium utrimque demitti. At si duplicem esse fistulam aut multiplicem existimamus, sic tamen, ut brevis, intraque carnem sit, collyrio uti non debemus quod unam partem curet, reliquas omittat ; sed eadem medicamenta arida in calamum scriptorium conjicienda sunt, isque ori fistulæ aptandus, inspirandumque, ut ea medicamenta intus compellantur : aut eadem ex vino liquanda ; vel si sordidior fistula est, ex mulso ; si callosior, ex aceto sunt ; idque intus infundendum. Quidquid inditum est, superponenda sunt, quæ refrigerent et reprimant : nam fere, quæ circa fistulam sunt, habent aliquid inflammationis. Neque alienum est, ubi quis resolverit, antequam rursus alia medicamenta conjiciat, per oricularium clysterem fistulam eluere, si plus puris fertur, vino ; si callus durior est, aceto ; si jam purgatur, mulso, vel aqua, in qua ervum coctum sit, sic, ut huic mellis quoque paulum adjiciatur. Fere vero fit, ut ea tunica, quæ inter foramen et integram carnem est, victa medicamentis tota exeat, infraque ulcus parum sit. Quod ubi contigit, imponenda glutinantia sunt ; præcipueque spongia melle cocto illita. Neque ignoro multis placuisse, linamentum in modum collyrii compositum tinctum melle demitti : sed celerius id glutinatur,

vent les doigts ulcérés, si l'on n'y veille avec le plus grand soin, s'unissent l'un à l'autre pendant le travail de cicatrisation.

§ 13.

De l'ulcère que les Grecs appellent κηρίον.

Il existe une autre ulcère que les Grecs appellent κηρίον, à cause de sa ressemblance avec un rayon de miel : il se présente sous deux formes. Dans l'une, il est blanchâtre et ressemble au furoncle; mais il est plus gros et plus douloureux. Quand il est mûr, il est percé de trous par lesquels s'écoule une humeur gluante et purulente; toutefois, il n'arrive jamais à une maturité complète. Si on l'ouvre, la quantité de matière corrompue qu'il renferme, est beaucoup plus grande que dans le furoncle, et descend plus profondément. Il se produit rarement au cuir chevelu. Dans l'autre, l'ulcère est plus petit, proéminent, dur, large, verdâtre, un peu pâle, plus ulcéré; car, à chaque racine de poil, se trouvent des trous par lesquels sort une humeur gluante un peu pâle, qui rappelle la consistance du miel, de la glue et quelquefois de l'huile : l'incise-t-on? la chair intérieure apparaît verte. La douleur et l'inflammation ont ordinairement assez d'intensité pour provoquer une fièvre aiguë. Sur celui qui est moins criblé de trous, on met avec avantage des figues sèches, de la graine de lin bouillie dans du vin miellé, des emplâtres et des malagmes attractifs, ou ceux que j'ai indiqués précédemment comme spécifiques contre cette affection. Sur l'autre, on met les mêmes médicaments, de la farine bouillie dans du vin miellé, et mêlée avec moitié de résine du térébinthe, des

quam impletur. Neque verendum est, ne purum corpus puro corpori junctum non coeat; adjectis quoque medicamentis ad id efficacibus; quum sæpe exulceratio digitorum, nisi magna cura prospeximus, sanescendo in unum eos jungat.

13. Est etiam ulceris genus, quod a favi similitudine κηρίον a Græcis nominatur : idque duas species habet. Alterum est subalbidum, furunculo simile : sed majus, et cum dolore majore : quod ubi maturescit, habet foramina, per quæ fertur humor glutinosus et purulentus; neque tamen ad justam maturitatem pervenit. Si divisum est, multo plus intus corrupti, quam in furunculo, apparet, altiusque descendit. Raro fit (m) in capillis. Alterum est minus, super corpus eminens, durum, latum, subviride, subpallidum, magis exulceratum : siquidem ad singulorum pilorum radices foramina sunt, per quæ fertur humor glutinosus, subpallidus, crassitudinem mellis, aut visci referens, interdum olei : si inciditur, viridis intus caro apparet. Dolor autem et inflammatio ingens est, adeo ut acutam quoque febrem movere consuerint. Super id, quod minus crebris foraminibus exasperatum est, recte imponitur et ficus arida, et lini semen in mulso coctum, et emplastra ac malagmata materiam educentia, aut quæ proprie huc pertinentia supra posui. Super alterum et eadem medicamenta, et farina ex mulso cocta, sic, ut ei dimidium resinæ terebinthinæ misceatur; et ficus in mulso decocta, cui pau-

figues bouillies dans du vin miellé, additionné d'un peu d'hyssope broyée et de staphisaigre dans la proportion d'un quart. Si ces médicaments produisent peu d'effet dans l'un et l'autre cas, on emporte la totalité de l'ulcère jusqu'à la chair saine. L'ablation faite, on applique sur la plaie des médicaments d'abord suppuratifs, puis détersifs, enfin sarcotiques.

§ 14.

De l'acrochordon, du Thymion, des myrmécies et du clou (19).

Il existe certaines productions morbides qui ressemblent à des verrues, et dont les noms varient comme les caractères. Celle que les Grecs appellent ἀκροχορδών, est une excroissance sous-cutanée, un peu dure, parfois un peu granuleuse et de la couleur de la peau ; elle est grêle à la base, plus large au sommet, et d'un petit volume puisqu'elle excède rarement celui d'une fève. Il est très-rare de n'en voir qu'une à la fois ; d'ordinaire il en naît plusieurs, surtout chez les enfants. Tantôt elles se terminent brusquement, tantôt elles provoquent une légère inflammation que les change en pus. On appelle θύμιον une petite saillie verruqueuse, un peu large à la base, grêle au sommet, légèrement indurée et hérissée d'aspérités à la surface, dont la couleur rappelle celle de la fleur du thym ; d'où lui vient son nom. Cette surface se fendille et se teint facilement de sang ; quelquefois même elle est le siége d'une petite hémorrhagie ; le volume du θύμιον est généralement au-dessous de celui d'une fève d'Egypte, rarement au-dessus ; parfois il est très-petit. Il s'en produit tantôt un seul, tantôt plusieurs, soit à la paume des mains, soit à la plante des pieds. Les plus mauvais sont ceux des parties honteuses ; c'est là surtout qu'ils laissent fluer

lum hyssopi contriti sit adjectum ; et uvæ taminiæ pars quarta (*n*). Quod si parum in utrolibet genere medicamenta proficiunt, totum ulcus usque ad sanam carnem excidi oportebit (*o*). Ulcere ablato, super plagam medicamenta danda sunt, primum, quæ pus citent ; deinde, quæ purgent ; tum, quæ impleant.

14. Sunt vero quædam verrucis similia ; quorum diversa nomina, ut vitia sunt. Ἀκροχορδόνα Græci vocant, ubi sub cute coit aliquid durius, et interdum paulo asperius, coloris ejusdem, supra latius, ad cutem (*p*) tenue : idque modicum est, quia raro fabæ magnitudinem excedit. Vix unum tantum eodem tempore nascitur ; sed fere plura, maximeque in pueris : eaque nonnunquam subito desinunt, nonnunquam mediocrem inflammationem excitant ; sub qua etiam in pus convertuntur. — At θύμιον nominatur, quod super corpus quasi verrucula eminet, ad cutem latius, supra tenue, subdurum, et in summo perasperum : idque summum colorem floris thymi repræsentat, unde ei nomen est ; ibique facile finditur, et cruentatur ; nonnunquam aliquantum sanguinis fundit : fereque citra magnitudinem fabæ ægyptiæ est, raro majus, interdum perexiguum. Modo autem unum, modo plura nascuntur vel in palmis, vel in inferioribus

du sang. On appelle μυρμήκια, des excroissances plus petites et plus dures que le thymion, mais qui poussent des racines plus profondes, et provoquent une douleur plus vive ; ces excroissances sont larges à la base, étroites au sommet, laissent couler moins de sang, et n'excèdent presque jamais la grosseur d'un lupin. Elles se montrent également à la paume des mains et à la plante des pieds. Quant au clou, il naît quelquefois autre part ; mais c'est principalement aux pieds qu'il se produit, surtout à la suite d'une contusion, quoiqu'il provienne quelquefois d'autres causes. Il n'est douloureux que dans la marche. Parmi ces productions, l'acrochordon et le thymion guérissent souvent d'eux-mêmes ; et, d'autant mieux, qu'ils sont plus petits ; les myrmécies et les clous ne disparaissent presque jamais sans un traitement. Si l'on excise l'acrochordon, il ne reste aucune racine ; aussi n'y a-t-il point de récidive : mais après l'excision du thymion et du clou, il naît, en dessous, une racine ronde qui descend profondément dans les chairs, et qui, laissée en place, reproduit le même mal. Les myrmécies s'implantent par des racines très-étendues, qu'on ne peut même pas exciser, sans faire une grande plaie. Rien n'est plus aisé que de râcler le clou couche par couche ; on le ramollit ainsi sans violence, et, s'il s'écoule quelque peu de sang, le mal disparaît souvent sans retour. On le détruit également en le déchaussant tout autour, puis en mettant dessus de la résine mêlée avec un peu de pierre meulière pilée. Quant aux autres espèces, il faut les cautériser avec des médicaments ; il en est auxquels la lie de vin convient très-bien ; pour les myrmécies, le meilleur médicament est celui qui se compose d'alun et de sandaraque;

pedum partibus : pessima tamen in obscœnis sunt ; maximeque ibi sanguinem fundunt. — Μυρμήκια autem vocantur humiliora thymio durioraque : quæ radices altius exigunt, majoremque dolorem movent ; infra lata, supra autem tenuia ; minus sanguinis mittunt ; magnitudine vix unquam lupini modum excedunt. Nascuntur ea quoque aut in palmis, aut in inferioribus partibus pedum. — Clavus autem nonnunquam quidem etiam alibi, sed in pedibus tamen maxime nascitur, præcipue ex contuso ; quamvis interdum aliter : doloremque, etiamsi non alias, tamen ingredienti movet. Ex his acrochordon et thymium sæpe etiam per se finiuntur ; et quo minora sunt, eo magis : myrmecia et clavi sine curatione vix unquam desinunt. Acrochordon, si excisa est, nullam radiculam relinquit, ideoque ne renascitur quidem ; thymio clavoque excisis, subter rotunda radicula nascitur, quæ penitus descendit ad carnem ; eaque relicta idem rursus exigit : myrmecia latissimis radicibus inhærent ; ideoque ne excidi quidem sine magna exulceratione possunt. Clavum subinde radere commodissimum est : nam sine ulla vi sic mollescit ; ac, si sanguinis quoque aliquid emissum est, sæpe emoritur. Tollitur etiam, si quis eum circumpurgat, deinde imponit resinam, cui miscuit pulveris paulum, quem ex lapide molari contrito fecit. Cetera vero genera medicamentis adurenda sunt : aliisque id, quod ex fæce vini ; myrmeciis id, quod ex alumine et sandaracha fit, aptissimum est. Sed ea, quæ circa sunt, foliis contegi debent,

Toutefois, les parties voisines doivent être protégées avec des feuilles, pour ne pas être exulcérées ; puis on applique des lentilles. On détruit aussi le thymion avec une figue bouillie dans l'eau.

§ 15.

Des différentes espèces de pustules.

C'est surtout au printemps que les pustules se montrent. Il en existe plusieurs espèces. Tantôt, en effet, toute la surface du corps ou une partie seulement, se couvre d'aspérités semblables aux pustules qui proviennent des piqûres d'orties, ou de la sueur : les Grecs appellent cette éruption : ἐξάνθημα. Quant aux pustules, elles sont tantôt rouges, tantôt de la couleur du tégument. Quelquefois elles surviennent en grand nombre, et ressemblent à des boutons ; d'autres fois elles sont plus grosses, livides, pâles, noires, ou d'une autre couleur ; elles contiennent de l'humeur, et, après leur rupture, la chair paraît comme ulcérée : c'est l'ulcère que les Grecs appellent φλύκταινα. Ces pustules se forment sous l'influence du froid, du feu ou des médicaments. Le φλυζάκιον est une pustule un peu plus dure, blanchâtre, acuminée, qui, sous la pression, laisse sortir une sorte d'humeur. De ces pustules naissent quelquefois de petits ulcères secs ou humides, qui s'accompagnent tantôt de prurit seulement, tantôt d'inflammation et de douleur, et d'où s'écoule du pus et de la sanie, ou ces deux humeurs à la fois. Cette affection se manifeste surtout dans l'enfance ; c'est rarement sur le milieu du corps, mais aux extrémités qu'elle siége. La plus mauvaise pustule est celle qu'on appelle ἐπινυκτις (20).

ne ipsa quoque exulcerentur : deinde postea lenticula imponi. Tollit thymium etiam ficus in aqua cocta.

15. At pusulæ maxime vernis temporibus oriuntur. Earum plura genera sunt. Nam modo circa totum corpus partemve aspritudo quædam fit, similis iis pusulis, quæ ex urtica, vel ex sudore nascuntur : ἐξανθήματα Græci vocant. Eæque modo rubent, modo colorem cutis non excedunt. Nonnunquam plures, similes varis oriuntur ; nonnunquam majores (q), lividæ, aut pallidæ, aut nigræ, aut aliter naturali colore mutato : subestque iis humor ; ubi eæ ruptæ sunt, infra quasi exulcerata caro apparet ; φλύκταιναι græce nominantur. Fiunt vel ex frigore, vel ex igni, vel ex medicamentis. — Φλυζάκιον autem paulo durior pusula est, subalbida, acuta ; ex qua ipsa quod exprimitur humidum est. Ex pusulis vero nonnunquam etiam ulcuscula fiunt aut aridoria, aut humidiora ; et modo tantum cum prurigine, modo etiam cum inflammatione ac dolore ; exitque aut pus, aut sanies, aut utrumque. Maximeque id evenit in ætate puerili ; raro in medio corpore ; sæpe in eminentibus partibus. Pessima pusula est, quæ ἐπινυκτίς vocatur. Ea colore vel sublivida, vel nigra, vel alba esse consuevit : circa hanc autem vehemens inflammatio est ; et quum adaperta est, reperitur

Cette pustule est ordinairement de couleur un peu livide, noire ou blanche, et cernée par une inflammation violente; dès qu'on l'ouvre, on trouve à l'intérieur une ulcération muqueuse, d'une couleur semblable à celle de l'humeur qu'elle fournit. Elle cause une douleur intense, eu égard à son volume, qui n'exède pas celui d'une fève. Cette pustule se développe aussi sur les extrémités, et, particulièrement, la nuit; de là, le nom que les Grecs lui ont donné. Dans le traitement de toutes les pustules, il faut, avant tout, faire beaucoup de promenades et d'exercices, et, en cas d'empêchement, user de la gestation : puis diminuer les aliments, et s'abstenir de tous ceux qui sont âcres et débilitants. La nourrice devra s'astreindre à suivre ce régime, si l'enfant qu'elle allaite est atteint de cette affection. De plus, le sujet qui est déjà robuste, doit, si les pustules sont très-petites, se faire suer au bain, les soupoudrer en même temps de natron, se frotter avec un mélange de vin et d'huile, puis se mettre dans l'eau. Si ces moyens ne réussissent pas, ou si l'on a affaire à l'espèce de pustules plus grosses, il faut appliquer des lentilles, et, quand l'épiderme est enlevé, passer aux médicaments adoucissants.

§ 16.

De la gale (21).

La gale consiste dans une rudesse et une rougeur de la peau (22), avec apparition, sur cette dernière, de pustules plus ou moins sèches ou humides. Parmi ces pustules, il en est qui laissent suinter de la sanie et donnent lieu à une exulcération prurigineuse continue,

intus exulceratio mucosa, colore humori suo similis. Dolor ex ea supra magnitudinem ejus est : neque enim ea faba major est. Atque hæc quoque oritur in eminentibus partibus, et fere noctu ; unde nomen quoque a Græcis ei impositum est. In omnium vero pusularum curatione primum est, multum ambulare atque exerceri ; si quid ista prohibet, gestari : secundum est, cibum minuere ; abstinere ab omnibus acribus et extenuantibus : eademque nutrices facere oportet, si lactens puer ita affectus est. Præter hæc is qui jam robustus est, si pusulæ minutæ sunt, desudare in balneo debet ; simulque super eas nitrum inspergere, oleoque vinum miscere, et sic ungi ; tum descendere in solium. Si nihil sic proficitur, aut si majus pusularum genus occupavit, imponenda lenticula est ; detractaque summa pellicula, ad medicamenta lenia transeundum. Epinyctis post lenticulam recte herba quoque sanguinali, vel viridi coriandro curatur. Ulcera ex pusulis facta tollit spuma argenti cum semine fœni græci mixta, sic, ut his invicem rosa atque intubi succus adjiciatur, dum mellis crassitudo ei fiat (r). Proprie ad eas pusulas, quæ infantes male habent, lapidis, quem pyriten vocant, p.)-(. VIII. cum quinquaginta amaris nucibus miscetur, adjiciunturque olei cyathi tres. Sed prius ungi ex cerussa pusulæ debent, tum hoc illini.

16. Scabies vero est durior (s) cutis, rubicunda ; ex qua pusulæ oriuntur, quædam humidiores, quædam sicciores. Exit ex quibusdam sanies, fitque ex his continuata

qui parfois prend une extension rapide. Chez les uns, cette éruption disparaît sans retour ; chez d'autres, elle revient à une époque déterminée de l'année. Plus l'aspérité est grande et la démangeaison vive, plus la guérison est difficile. Aussi les Grecs appellent-ils ἀγρία, l'espèce qui présente ces caractères. Dans cette affection également, le régime recommandé ci-dessus, est nécessaire. Le remède qui convient pour la gale à son début, se fait avec :

Spode.	a. a. P.)-(. Z.
Safran.	
Vert de gris.	
Poivre blanc.	a. a. P.)-(. I.
Verjus.	
Cadmie.	P.)-(. VIII.

Mais, dès qu'il y a une exulcération, on se sert de la préparation suivante :

Soufre.	P.)-(. I.
Cire.	P.)-(. IV.
Poix liquide.	une hémine.
Huile.	deux setiers.

qu'on fait bouillir ensemble jusqu'à consistance de miel. Il existe aussi un remède attribué à Protarque, qui contient :

Farine de lupin.	un setier.
Natron.	quatre cyathes.
Poix liquide.	une hémine.
Résine liquide.	une demi-livre.
Vinaigre.	trois cyathes.

On mêle aussi très-utilement :

Safran.	parties égales.
Lycium.	
Vert de gris.	
Myrrhe.	
Cendre.	

qu'on malaxe dans du passum. Ce remède, en tous cas, arrête toute sorte de pituite. A défaut d'autre substance, du marc d'huile réduit au tiers par l'ébullition, ou un mélange de soufre ou de poix liquide,

exulceratio pruriens, serpitque in quibusdam cito. Atque in aliis quidem ex toto desinit, in aliis vero certo tempore anni revertitur. Quo asperior est, quoque prurit magis, eo difficilius tollitur. Itaque eam, quæ talis est, ἀγρίαν (*l*) Græci appellant. In hac quoque victus ratio eadem, quæ supra, necessaria est. Medicamentum autem ad incipientem hanc idoneum est quod fit ex spodii, croci, æruginis, singulorum p.)-(. z. piperis albi, omphacii, singulorum p.)-(. I. cadmiæ p.)-(. VIII. At ubi jam exulceratio est, id, quod fit ex sulphuris p.)-(. I. ceræ p.)-(. IV. picis liquidæ hemina, olei sextariis duobus : quæ simul incoquuntur, dum crassitudo mellis fiat. Est etiam, quod ad Protarchum auctorem refertur. Habet farinæ lupinorum sextarium, nitri cyathos quatuor, picis liquidæ heminam, resinæ humidæ selibram, aceti cyathos tres. Crocum quoque, lycium, ærugo, myrrha, cinis, æquis portionibus recte miscentur, et ex passo coguntur : idque omnem pituitam utique sustinet. Ac si nihil aliud est, amurca ad tertiam partem

comme je l'ai proposé pour les troupeaux (23), soulage également les personnes qui sont tourmentées par la gale.

§ 17.

Des formes de l'impétigo.

Il y a quatre espèces d'impétigo (24). La plus bénigne est celle qui ressemble à la gale ; elle s'en rapproche par la rougeur, la rudesse, l'exulcération et l'érosion, mais elle en diffère en ce que l'exulcération est plus étendue ; que les pustules ont l'apparence de petits boutons ; qu'elle paraît formée d'espèces de petites bulles, dont au bout de quelque temps, se détachent des squamules, et qu'elle revient à des époques plus précises. L'impétigo de la seconde espèce est plus dangereux ; il ressemble ordinairement aux papules ; mais il est plus rude, plus rouge et affecte des formes variées ; de petites squames se séparent de la surface de la peau ; l'érosion est plus grande ; la marche plus rapide et plus envahissante ; enfin, l'invasion et la terminaison ont plus de fixité que dans la première espèce. On lui a donné le surnom de rouge. Celui de la troisième espèce est pire encore ; car il y a plus d'épaisseur, de rudesse et de tuméfaction ; la surface de la peau est fendillée et l'érosion plus violente ; cette espèce est également squameuse, mais noire ; sa marche est diffuse et rapide ; l'époque où elle commence et celle où elle finit, est moins certaine; enfin la guérison n'est jamais complète. Cette variété porte le surnom de noire. L'impétigo de la quatrième espèce n'admet point de guérison, et diffère des autres par sa couleur blanchâtre qui ressemble à celle d'une cicatrice récente ; cet impétigo a des squamules pâles, blanchâtres, ou semblables à des len-

decocta, vel sulphur pici liquidæ mixtum, sicut in pecoribus proposui, hominibus quoque scabie laborantibus opitulantur.

17. Impetiginis vero species sunt quatuor. Minime mala est quæ similitudine scabiem repræsentat : nam et rubet, et durior est, et exulcerata est, et rodit. Distat autem ab ea, quod magis exulcerata est, et varis similes pusulas habet ; videnturque esse in ea quasi bullulæ quædam, ex quibus interposito tempore squamulæ resolvuntur ; certioribusque hæc temporibus revertitur. Alterum genus pejus est, simile papulæ fere, sed asperius rubicundiusque, figuras varias habens : squamulæ ex summa cute discedunt (*u*), rosio major est, celerius et latius procedit, certioribusque etiamnum, quam prior, temporibus et fit, et desinit. Rubra cognominatur. Tertia etiamnum deterior est : nam et crassior est, et durior, et magis tumet ; in summa cute finditur, et vehementius rodit ; ipsa quoque squamosa, sed nigra ; proceditque et late, nec tarde ; et minus errat in temporibus, quibus aut oritur, aut desinit ; neque ex toto tollitur. Nigræ cognomen est. Quartum genus est, quod curationem omnino non recipit, distans colore : nam subalbidum est, et recenti cicatrici simile ; squamulasque habet pallidas, quasdam subalbidas, quasdam lenticulæ similes; quibus demtis nonnunquam profluit sanguis.

tilles ; si on les enlève, il s'écoule quelquefois du sang. Du reste, l'humeur est blanchâtre, la peau rude, fendillée et la marche plus diffuse. Toutes ces espèces d'impétigo se manifestent principalement aux pieds et aux mains, et affectent aussi les ongles. Le meilleur remède est, comme je l'ai dit, celui que Protarque (25) a inventé pour la gale. Cependant Sérapion se servait de :

Natron.. P.)-(. II.
Soufre.. P.)-(. IV.

qu'il incorporait à beaucoup de résine.

§ 18.

Des papules.

Il y a deux sortes de papules. Dans l'une (26), la peau, hérissée de très-petites élevures, est rouge et légèrement excoriée. Cette éruption offre une partie centrale un peu plus lisse ; s'étend avec lenteur et affecte de préférence, dès le début, la forme circulaire, qu'elle conserve dans son évolution. Dans l'autre (27), que les Grecs apllent ἀγρία, la peau est pareillement, mais à un plus haut degré, couverte d'aspérités et excoriée ; l'érosion et la rougeur sont plus vives ; parfois même, il y a chute des poils. L'espèce où la forme circulaire est moins prononcée, guérit plus difficilement ; si on n'en vient pas à bout, elle se change en impétigo. Toutefois, si l'éruption est légère, on la dissipe en la frottant chaque jour, à jeun, avec de la salive ; si elle est plus considérable, on en triomphe plus aisément avec de la pariétaire, qu'on écrase sur les papules. Quant aux médicaments composés, celui de Protarque (28) est d'autant plus efficace que le mal est moins intense. En voici, contre la même affection, un autre de Myron (29) :

Alioquin vero humor ejus albidus est, cutis dura atque fissa est ; proceditque latius. Hæc vero omnia genera maxime oriuntur in pedibus et manibus ; atque ungues quoque infestant. Medicamentum non aliud valentius est, quam quod ad scabiem quoque pertinere sub auctore Protarcho retuli. Serapion autem, nitri p.)-(. II. sulphuris p.)-(. IV. excipiebat resina copiosa, eoque utebatur.

18. Papularum vero duo genera sunt. Alterum, in quo per minimas pusulas cutis exasperatur, et rubet, leviterque roditur ; medium habet pauxillo lævius ; tarde serpit : idque vitium maxime rotundum incipit, eademque ratione in orbem procedit. Altera autem est, quam ἀγρίαν Græci appellant : in qua similiter quidem, sed magis cutis exasperatur exulceraturque, ac vehementius et roditur, et rubet, et interdum etiam pilos remittit. Quæ minus rotunda est, difficilius sanescit : nisi sublata est, in impetiginem vertitur. Sed levis papula etiam, si jejuna saliva quotidie defricatur, sanescit : major, commodissime murali herba tollitur, si super eadem trita est. Ut vero ad composita medicamenta veniamus, idem illud Protarchi tanto valentius in his est, quanto minus in his vitii est. Alterum ad idem Myronis : nitri rubri, turis, singulorum

Natron rouge..... }	a. a. P.)-(. I.
Encens..... }	
Cantharides nettoyées.....	P.)-(. II.
Soufre vierge de l'action du feu.....	autant.
Résine du térébinthe liquide.....	P.)-(. XX.
Farine d'ivraie.....	un setier.
Nielle.....	trois cyathes.
Poix crue.....	un setier.

§ 19.

Des formes du vitiligo (30).

Le vitiligo, quoique n'offrant par lui-même aucun danger, a un aspect repoussant et provient d'une mauvaise disposition du corps. Il se présente sous trois aspects : on l'appelle ἀλφός, quand il est blanc, ordinairement rude, non continu et qu'il affecte la forme d'espèces de gouttes éparses çà et là ; quelquefois même il s'étend sur une assez grande surface, mais avec des intervalles sains. Le μέλας diffère du précédent par sa couleur noire qui rappelle celle de l'ombre ; les autres caractères sont les mêmes. Le λεύκη a de l'analogie avec l'alphos ; mais il est plus blanc, plus profond, et les poils de la partie atteinte, sont blancs et semblables à du duvet. Toutes ces affections sont serpigineuses : mais l'alphos et le mélas, dont la marche est rapide chez les uns, lente chez les autres, naissent et disparaissent à des époques variables ; le leucé, au contraire, n'abandonne pas aisément celui qu'il attaque. Les premières guérissent sans trop de difficulté ; la dernière, presque jamais ; et, cède-t-elle en partie, on ne parvient pas néanmoins à rendre tout à fait au tégument sa couleur naturelle. Quelle est de ces affections, celle qui est curable ou non ? il est facile de le savoir par une expérience. On fait à la peau une incision ou une piqûre avec une aiguille ; s'écoule-t-il du sang ? ce qui arrive ordinairement pour les deux premières, la cure est possible ; est-ce une humeur blanchâtre ? elle est impossible. Aussi,

p.)-(. I. cantharidum purgatarum p.)-(. II. sulphuris ignem non experti tantumdem, resinæ terebinthinæ liquidæ p.)-(. XX. farinæ lolii sext. I. git cyathos tres, picis crudæ sext. I.

19. Vitiligo quoque, quamvis per se nullum periculum adfert, tamen et fœda est, et ex malo corporis habitu fit. Ejus tres species sunt. — Ἀλφός vocatur, ubi color albus est, fere subasper et non continuus, ut quædam quasi guttæ dispersæ esse videantur : interdum etiam latius, et cum quibusdam intermissionibus serpit. — Μέλας colore ab hoc differt, quia niger est, et umbræ similis : cetera eadem sunt. — Λεύκη habet quiddam simile alpho, sed magis albida est, et altius descendit ; in eaque albi pili sunt, et lanugini similes. Omnia hæc serpunt : sed in aliis celerius, in aliis tardius alphos et melas in quibusdam variis temporibus et oriuntur et desinunt : leuce, quem occupavit, non facile dimittit. Priora curationem non difficillimam reci-

dans ce dernier cas, faut-il s'abstenir de tout traitement ; sur le mal qui est susceptible de guérison, on appliquera des lentilles mêlées avec du soufre et de l'encens, et écrasées dans du vinaigre. On attribue à Irénée, pour le même cas, un autre remède composé de :

Alcyon	parties égales.
Natron	
Cumin	
Feuilles sèches de figuier	

qu'on broie, après avoir ajouté du vinaigre. Avec ce mélange, on frotte le vitiligo au soleil, puis on lave la partie, quelques instants après, pour prévenir une trop grande érosion. Il en est qui, selon le conseil de Myron, frictionnent spécialement les parties affectées du mal, que j'ai dit s'appeler alphos, avec :

Soufre	P.)-(. Z.
Alun scissile	P.)-(. Z.
Natron	P.)-(. ZZ.
Myrte sec broyé	un acétabule.

On mêle ces substances ; puis, au bain, on en enduit le vitiligo, après l'avoir soupoudré de farine de fèves. Quant aux affections désignées, comme je l'ai dit, sous le nom de mélas, on les traite en broyant ensemble de l'alcyon, de l'encens, de l'orge et des fèves, dont on soupoudre les malades au bain, sans les oindre d'huile, et avant la transpiration ; puis on en frictionne cette espèce de vitiligo.

piunt : ultimum vix unquam sanescit ; ac, si quid ei vitio demtum est, tamen non ex toto sanus color redditur. Utrum autem aliquod horum sanabile sit, an non sit, experimento facile colligitur. Incidi enim cutis debet, aut acu pungi : si sanguis exit, quod fere fit in duobus prioribus, remedio locus est ; si humor albidus, sanari non potest. Itaque ab hoc quidem abstinendum est. Super id vero quod curationem recipit, imponenda lenticula mixta cum sulphure et ture, sic, ut ea contrita ex aceto sint. Aliud ad idem, quod ad Irenæum auctorem refertur. Alcyonium, nitrum, cuminum, fici folia arida paribus portionibus contunduntur, adjecto aceto. His in sole vitiligo perungitur ; deinde non ita multo post, ne nimis erodatur, eluitur. Proprie quidam, Myrone auctore, eos, quos alphos vocari dixi, hoc medicamento perungunt : sulphuris p.)-(. z. aluminis scissilis p.)-(. z. nitri p.)-(. zz. myrti aridæ contritæ acetabulum miscent ; deinde in balneo super vitiliginem inspergunt farinam ex faba, tum hæc inducunt. Ii vero, quos melanas vocari dixi, curantur, quum simul contrita sunt alcyonium, tus, hordeum, faba, eaque sine oleo in balneo ante sudorem insperguntur ; tum genus id vitiliginis defricatur.

A. C. CELSE.

ONZIÈME LIVRE DES ARTS

ET

SIXIÈME DE LA MÉDECINE.

CHAPITRE I.

Des affections de chaque partie du corps.

Après avoir parlé des affections qui se produisent sur tout le corps, et qui réclament le secours des médicaments, j'arrive à celles qui se manifestent d'ordinaire sur chaque organe en particulier, en commençant par la tête. On remédie surtout à la chute des cheveux, en rasant souvent la tête. Un auxiliaire d'une certaine puissance pour les raffermir, c'est le ladanum mêlé avec de l'huile. Je parle ici des cheveux qui tombent généralement après une maladie. Quant à la dénudation de la tête par l'effet de l'âge, il n'y a point de remède possible.

A. C. CELSI

ARTIUM LIBER UNDECIMUS,

IDEM MEDICINÆ SEXTUS.

CAPUT I.

De vitiis singularum corporis partium.

Dixi de iis vitiis, quæ, per totum corpus orientia, medicamentorum auxilia desiderant : nunc ad ea veniam, quæ non nisi in singulis partibus incidere consuerunt, orsus a capite. In hoc igitur capillis fluentibus maxime quidem sæpe radendo succurritur. Adjicit autem vim quamdam ad continendum ladanum cum oleo mixtum. Nunc de iis capillis loquor, qui post morbum fere fluunt. Nam, quo minus caput quibusdam ætate nudetur, succurri nullo modo potest.

CHAPITRE II.

Du porrigo (1).

Le porrigo consiste en espèces de squamules qui surgissent entre les poils, se détachent de la peau, et sont parfois humides, mais le plus souvent sèches. Ce mal arrive tantôt sans ulcère, tantôt sur une partie ulcérée, et s'accompagne ou non de mauvaise odeur. Il se montre ordinairement dans les cheveux, plus rarement dans la barbe, quelquefois même dans les sourcils, et ne vient que sous l'influence d'un vice de la constitution : aussi n'est-il pas sans utilité ; car une tête bien saine n'en est pas attaquée ; mais si un principe vicieux se porte sur cette partie, mieux vaut qu'il affecte de temps en temps le cuir chevelu, que de se jeter sur un organe plus nécessaire. Il convient donc mieux de se nettoyer fréquemment avec un peigne, que d'arrêter complétement le mal. Cependant, s'il est trop gênant, ce qui peut résulter de l'écoulement incessant de l'humeur, et plus encore de la mauvaise odeur qu'elle exhale, il faut souvent raser la tête, et seconder cette opération par des médicaments légèrement astringents, tels que du natron avec du vinaigre, du ladanum avec du myrte et du vin, ou du myrobalanum avec du vin. Ces remèdes produisent-ils peu d'effet? on peut en employer de plus énergiques, sans oublier que si l'affection est récente, ce secours est inutile.

CAPUT II.

De porrigine.

Porrigo autem est, ubi inter pilos quædam quasi squamulæ surgunt, eæque a cute resolvuntur ; et interdum madent, multo sæpius siccæ sunt. Idque evenit modo sine ulcere, modo exulcerato loco : huic quoque modo malo odore, modo nullo accedente. Fereque id in capillo fit, rarius in barba, aliquando etiam in supercilio : ac neque sine aliquo vitio corporis nascitur, neque ex toto inutile est. Nam bene integro capite non exit : ubi aliquod in eo vitium est, non incommodum est summam cutem potius subinde corrumpi, quam id, quod nocet, in aliam partem magis necessariam verti. Commodius est ergo subinde pectendo repurgare, quam id ex toto prohibere, Si tamen ea res nimium offendit, quod humore sequente fieri potest, magisque si is etiam mali odoris est, caput sæpe radendum est ; dein id superadjuvandum aliquibus ex leniter reprimentibus ; quale est nitrum cum aceto, vel ladanum cum murteo et vino, vel myrobalanum cum vino. Si parum per hæc proficitur, vehementioribus uti licet ; cum eo, ut sciamus, utique in recenti vitio id inutile esse.

CHAPITRE III.

Du sycosis.

Il est un autre ulcère, que les Grecs appellent σύκωσις, à cause de sa ressemblance avec une figue. C'est une excroissance de chair ; voilà son caractère général. Il se présente sous deux formes. Dans l'une, il est dur et rond (1) ; dans l'autre, humide et inégal (2). De l'ulcère dur, suinte une humeur en très-petite quantité et gluante ; de l'ulcère humide, une matière plus abondante et de mauvaise odeur. L'un et l'autre s'observent sur les parties recouvertes de poils ; mais l'ulcère calleux et rond siége surtout dans la barbe ; l'ulcère humide, plutôt dans les cheveux : sur l'un et sur l'autre, on doit appliquer de l'élatérium, de la graine de lin broyée et délayée dans de l'eau, des figues bouillies dans de l'eau, ou l'emplâtre tétrapharmaque malaxé dans du vinaigre. La terre d'Erétrie détrempée dans du vinaigre, est aussi avantageusement employée comme liniment.

CHAPITRE IV.

De l'aréa (1).

Il y a également deux espèces *d'aréa*. L'une et l'autre ont ceci de commun que la pellicule superficielle venant à mourir, les poils se dessèchent d'abord, puis tombent ; que si l'on pique la partie, il en

CAPUT III.

De Sycosi.

Est etiam ulcus, quod a fici similitudine σύκωσις a Græcis nominatur. Caro excrescit : et id quidem generale est. Sub eo vero duæ species sunt. Alterum ulcus durum et rotundum est : alterum humidum et inæquale. Ex duro exiguum quiddam et glutinosum exit : ex humido plus, et mali odoris. Fit utrumque in iis partibus, quæ pilis conteguntur : sed id quidem, quod callosum et rotundum est, maxime in barba ; id vero, quod humidum, præcipue in capillo. Super utrumque oportet imponere claterium, aut lini semen contritum et aqua coactum, aut ficum in aqua decoctam, aut emplastrum tetrapharmacum ex aceto subactum. Terra quoque eretria ex aceto liquata recte illinitur.

CAPUT IV.

De Areis.

Arearum quoque duo genera sunt. Commune utrique est, quod emortua summa pellicula pili primum extenuantur, deinde excidunt : ac, si ictus is locus est, sanguis exit

sort un sang liquide et de mauvaise odeur ; et que les progrès de l'une et de l'autre, sont tantôt lents, tantôt rapides. Plus mauvaise est celle qui rend la peau épaisse, légèrement onctueuse et entièrement glabre. L'espèce qu'on appelle ἀλωπεκία, s'étend sous n'importe quelle forme, et se montre dans les cheveux et dans la barbe. Celle qui tire son nom (ὀφίασισ) de sa ressemblance avec un serpent, débute par la nuque, n'excède pas la largeur de deux doigts, et envoie deux traînées qui rampent vers les oreilles, quelquefois même vers le front, jusqu'à ce qu'elles se réunissent en avant. La première variété se montre à tout âge ; la dernière, ordinairement dans l'enfance ; celle-là guérit très-rarement sans traitement ; celle-ci, souvent d'elle-même. Quelques-uns irritent ces sortes *d'aréa* avec le scalpel ; d'autres les frottent avec des caustiques délayés dans de l'huile : surtout avec du papyrus brûlé ; d'autres les enduisent de résine du térébinthe mêlée avec du thapsia. Le mieux est de raser chaque jour la partie malade, car en enlevant peu à peu la pellicule superficielle, les petites racines des poils sont ainsi mises à découvert. On ne s'arrêtera pas qu'on n'ait vu un grand nombre de poils prendre naissance. Il suffit, sur l'endroit qu'on rase quotidiennement, de faire une friction avec de l'encre à écrire.

CHAPITTE V.

Des boutons, lentilles et éphélides.

C'est presque une futilité de traiter boutons, lentilles et éphélides ; mais peut-on ravir aux femmes le soin de leur beauté ? Parmi ces affec-

liquidus, et mali odoris : increscitque utrumque in aliis celeriter, in aliis tarde. Pejus est, quod densam cutem, et subpinguem, et ex toto glabram fecit. — Sed ea, quæ ἀλωπεκία nominatur, sub qualibet figura dilatatur. Fit et in capillo, et in barba. — Id vero, quod a serpentis similitudine ὀφίασις appellatur, incipit ab occipitio ; duorum digitorum latitudinem non excedit ; ad aures duobus capitibus serpit ; quibusdam etiam ad frontem, donec se duo capita in priore parte committant. Illud vitium in qualibet ætate fit ; hoc fere in infantibus : illud vix unquam sine curatione, hoc per se sæpe finitur. Quidam hæc genera arearum scalpello exasperant : quidam illinunt adurentia ex oleo ; maximeque chartam combustam : quidam resinam terebinthinam cum thapsia inducunt. Sed nihil melius est, quam novacula quotidie radere : quia, quum paulatim summa pellicula excisa est, adaperiuntur pilorum radiculæ. Neque ante oportet desistere, quam frequentem pilum nasci apparuerit. Id autem, quod subinde raditur, illini atramento scriptorio satis est.

CAPUT V.

De varis, lenticulis et ephelidis.

Pæne ineptiæ sunt curare varos, et lenticulas, et ephelidas : sed eripi tamen feminis cura cultus sui non potest. Ex his autem (*a*), vari lenticulæque vulgo notæ sunt ;

tions, les boutons et les lentilles sont connus de tout le monde ; cependant, l'espèce appelée *sémion* (signe) par les Grecs, est plus rare ; c'est une lentille plus rouge et plus inégale. Peu de personnes connaissent l'éphélide, sorte d'aspérité et d'induration de mauvaise couleur. Les autres taches ne viennent qu'au visage ; la lentille se montre aussi parfois sur une autre partie du corps, et ne m'a pas paru mériter ailleurs une description particulière. On triomphe très-aisément des boutons en appliquant de la résine additionnée d'une égale quantité d'alun scissile et d'un peu de miel; et de la lentille avec du galbanum et natron en parties égales, broyés dans du vinaigre jusqu'à consistance de miel. On frotte la partie avec ces remèdes ; plusieurs heures après, on la lave le matin de bonne heure, puis on fait une onction légère avec de l'huile. L'éphélide se dissipe avec de la résine additionnée d'un tiers de sel gemme et d'un peu de miel. Pour toutes ces macules, et même pour donner de la couleur aux cicatrices, il existe une composition efficace, qu'on attribue à Tryphon le père. Elle contient :

Magmat de myrobalanum	parties égales.
Terre cimolée bleuâtre	
Amandes amères	
Farine d'orge	
Id. d'ers	
Saponaire blanche	
Graines de mélilot champêtre	

qu'on broie ensemble, et qu'on malaxe avec du miel le plus amer possible; on se frotte le soir avec ce mélange, et on se lave le matin.

quamvis rarior ea species est, quam *semion* (*b*) Græci vocant; quum sit ea lenticula rubicundior et inæqualior. Ephelis vero a plerisque ignoratur : quæ nihil est, nisi asperitas quædam et durities mali coloris. Cetera non nisi in facie : lenticula etiam in alia parte nonnunquam nasci solet ; de qua per se scribere alio loco visum operæ pretium non est. Sed vari commodissime tolluntur imposita resina, cui non minus quam ipsa est, aluminis scissilis, et paulum mellis adjectum sit. Lenticulam tollunt galbanum et nitrum, quum pares portiones habent, contritaque ex aceto sunt, donec ad mellis crassitudinem venerint. His corpus illinendum, et, interpositis pluribus horis, mane eluendum est, oleoque leniter ungendum. Ephelidem tollit resina, cui tertia pars salis fossilis et paulum mellis adjectum sit. Ad omnia vero ista, atque etiam ad colorandas cicatrices potest ea compositio, quæ ad Tryphonem patrem auctorem refertur. In ea pares portiones sunt myrobalani magmatis, cretæ cimoliæ subcæruleæ, nucum amararum, farinæ hordei atque ervi, struthii albi, sertulæ campanæ seminis : quæ omnia contrita, melle quam amarissimo coguntur, illitumque vespere, mane eluitur.

CHAPITRE VI.

Des maladies des yeux.

§ 1.

Des maladies des yeux en général.

Les affections précédentes sont de peu d'importance. Mais nos yeux sont sujets à des accidents graves et variés; comme ces organes entrent pour une grande part dans l'exercice et les agréments de la vie, il convient de les préserver avec le plus grand soin. Dès le début de la lippitude nous pouvons, à l'aide de certains signes, présumer quelle suite aura cette affection. Si le larmoiement, la tuméfaction et une pituite épaisse ont commencé simultanément; si cette pituite est mêlée de larmes; si celles-ci ne sont pas chaudes; que la pituite soit blanche, douce, et la tuméfaction sans induration, il n'y a pas à craindre une maladie de longue durée. Au contraire, si les larmes sont chaudes et abondantes, la pituite peu abondante, la tuméfaction médiocre, et, si un seul œil est affecté, la maladie sera longue mais sans danger. Cette espèce de lippitude est la moins douloureuse; toutefois elle se dissipe rarement avant le vingtième jour (1), et dure quelquefois deux mois entiers. Vers la fin, la pituite commence à devenir blanche, douce et à se mêler de larmes. Si les deux yeux sont pris en même temps, la durée peut être plus courte, mais il y a à craindre un ulcère. Une pituite sèche et aride,

CAPUT VI.

De oculorum morbis.

1. Sed hæc quidem mediocria sunt. Ingentibus vero et variis casibus oculi nostri patent : qui quum magnam partem ad vitæ simul et usum et dulcedinem conferant, summa cura tuendi sunt. Protinus autem orta lippitudine, quædam notæ sunt, ex quibus, quid eventurum sit, colligere possimus. Nam si simul et lacrima et tumor et crassa pituita cæperint; si ea pituita lacrimæ mixta est; neque lacrima calida est, pituita vero alba et mollis, tumor non durus, longæ valetudinis metus non est. At si lacrima multa et calida, pituitæ paulum, tumor modicus est, idque in uno oculo est; longum id, sed sine periculo, futurum est. Idque lippitudinis genus minime cum dolore est; sed vix ante vicesimum diem tollitur : nonnunquam per duos menses durat. Quandocumque finitur, pituita alba et mollis esse incipit, lacrimæque miscetur. At si simul ea utrumque oculum invaserunt, potest esse brevior, sed periculum ulcerum est. Pituita autem sicca et arida dolorem quidem movet, sed maturius desinit; nisi quid exulceravit. Tumor magnus, si sine dolore est, et siccus, sine ullo periculo est : si siccus qui-

provoque, il est vrai, de la douleur, mais s'arrête plus tôt, à moins qu'elle n'ait causé une exulcération. Une tuméfaction considérable, indolente et sèche, n'offre aucun danger ; sèche, mais douloureuse, elle entraîne ordinairement une exulcération, qui détermine parfois l'adhérence de la paupière avec le globe de l'œil. Cette exulcération à la paupière ou à l'œil (2) est à craindre quand, dans le cours de douleurs intenses, les larmes sortent chaudes et salées, et si, après la disparition de la tumeur, elles coulent longtemps mêlées avec de la pituite. Le cas est plus grave encore (3), si la pituite est pâle ou livide ; l'écoulement lacrymal, chaud et abondant ; la tête, brûlante ; si la douleur se dirige des tempes vers les yeux ; s'il y a insomnie nocturne ; car, alors, l'œil éclate le plus souvent, et il faut souhaiter qu'il reste seulement exulcéré. Si la rupture de l'œil est intérieure, une petite fièvre est un secours utile ; si la rupture existe déjà, et que l'organe fasse saillie au dehors, il n'y a plus de remède. Une partie qui, de noire qu'elle était, est devenue blanche, reste longtemps telle. Si elle est raboteuse et épaisse, elle laisse quelque trace, même après la guérison. Hippocrate, l'auteur le plus ancien, nous apprend qu'on guérit les yeux avec la saignée, un médicament (4) (purgatif), le bain et le vin. Mais il a donné peu de détails sur l'opportunité et les motifs de l'emploi de ces moyens ; notions capitales en médecine. La diète et les lavements sont souvent des auxiliaires non moins précieux. Les yeux sont souvent le siége d'une inflammation accompagnée de douleur et de tuméfaction, qui donne lieu à un écoulement de pituite, tantôt âcre et abondante, tantôt modérée sous ces deux rapports. En pareil cas, la première chose à obser-

dem, sed cum dolore est, fere exulcerat ; et nonnunquam ex eo casu fit, ut palpebra cum oculo glutinetur. Ejusdem exulcerationis timor in palpebris pupullisve est, ubi super magnum dolorem lacrimæ salsæ calidæque eunt ; aut etiam si, tumore jam finito, diu lacrima cum pituita profluit. Pejus etiamnum est, ubi pituita pallida aut livida est, lacrima calida et multa profluit, caput calet, a temporibus ad oculos dolor pervenit, nocturna vigilia urget : siquidem sub his oculus plerumque rumpitur ; votumque est, ut tantum exulceretur. Intus ruptum oculum febricula juvat : si foras jam ruptus procidit, sine auxilio est. Si de nigro aliquid albidum factum est, diu manet. At si asperum et crassum est, etiam post curationem vestigium aliquod relinquit. Curari vero oculos sanguinis detractione, medicamento, balneo, vino, vetustissimus auctor Hippocrates memoriæ prodidit. Sed eorum tempora et causas parum explicuit ; in quibus medicinæ summa est. Neque minus in abstinentia et alvi ductione sæpe auxilii est. Hos igitur interdum inflammatio occupat : ubi cum tumore in his dolor est ; sequiturque pituitæ cursus, nonnunquam copiosior vel acrior, nonnunquam utraque parte moderatior. In ejusmodi casu prima omnium sunt quies et abstinentia. Ergo primo die, loco obscuro cubare debet sic, ut a sermone quoque abstineat ; nullum cibum assumere ; si fieri potest, ne aquam quidem ; sin minus, certe quam minimum ejus. Quod si graves dolores sunt, commodius

ver, c'est le repos et la diète. Le malade doit, le premier jour, rester couché dans une pièce obscure; garder le silence; s'abstenir de tout aliment, d'eau même, si c'est possible, ou du moins n'en prendre que très-peu. Quand les douleurs sont intenses, il est plus avantageux de saigner le second jour; en cas d'urgence, on le fait même le premier, surtout si les veines du front sont gonflées, et si le sujet est vigoureux et pléthorique. Si le mal est moins violent, et s'il requiert un traitement moins énergique, on administre des lavements, mais seulement le second et le troisième jour. Une inflammation modérée ne demande aucun de ces moyens; le repos et la diète suffisent. Pour les chassieux, une diète prolongée n'est même pas nécessaire, de peur que la pituite ne devienne plus ténue et plus âcre. Ainsi, dès le deuxième jour, on doit donner, parmi les aliments doués de la propriété d'épaissir la pituite, ceux qui passent pour les plus légers, tels que les œufs sorbiles. Si le mal est moins intense, on permettra de la bouillie ou du pain au lait. Les jours suivants, à mesure que l'inflammation décroîtra, on ajoutera des aliments en quantité de plus en plus grande, mais de la même espèce; on ne prendra surtout rien de salé, d'âcre ou d'exténuant, et l'on ne boira que de l'eau. Ce régime est absolument nécessaire. En outre, dès le premier jour, il faut incorporer :

Safran.	P.)-(. I.
Farine blanche très fine	P.)-(. II.

à du blanc d'œuf jusqu'à consistance de miel; étendre ce mélange sur un linge et le coller au front, pour comprimer les vaisseaux et arrêter le cours impétueux de la pituite. A défaut de safran, on se sert d'encens. Que ce remède soit étendu sur un linge ou sur de la laine, peu importe. Pour les onctions oculaires, on prend :

Safran.	une pincés avec 3 doigts.
Myrrhe.	gros comme une fève.
Suc de pavot	comme une lentille.

secundo die; si tamen res urget, etiam primo sanguis mittendus est; utique si in fronte venæ tument, si firmo corpore materia superest. Si vero minor impetus minus acrem curationem requirit, alvum, sed nonnisi secundo tertiove die, duci oportet. At modica inflammatio neutrum ex his auxilium desiderat; satisque est uti quiete et abstinentia. Neque tamen (*a*) lippientibus longum jejunium necessarium est, ne pituita tenuior atque acrior fiat : sed secundo die dari debet id, quod levissimum videri potest ex iis, quæ pituitam faciunt crassiorem; qualia sunt ova sorbilia : si minor vis urget, pulticula quoque, aut panis ex lacte. Insequentibusque diebus, quantum inflammationi detrahetur, tantum adjici cibis poterit; sed generis ejusdem : utique ut nihil salsum, nihil acre, nihil ex iis, quæ extenuant, sumatur; nihil potui præter aquam. Et victus quidem ratio talis maxime necessaria est. Protinus autem primo die croci p.)-(. I. et

qu'on broie dans du passum, et, avec une sonde, on enduit l'œil de ce médicament. Voici un autre médicament pour le même objet :

Myrrhe		P.)-(. Z.
Suc de mandragore		P.)-(. I.
Suc de pavot		P.)-(. II.
Feuilles de roses	a. a.	P.)-(. III.
Graines de ciguë	a. a.	P.)-(. III.
Acacia		P.)-(. IV.
Gomme		P.)-(. VIII.

Ces remèdes sont employés le jour : mais la nuit, pour faciliter le sommeil, il n'est pas mauvais d'appliquer de la mie de pain blanc malaxée dans du vin : topique qui réprime la pituite, absorbe les larmes, s'il s'en écoule, et empêche l'œil de se coller. S'il paraît lourd et dur, eu égard à l'intensité de la douleur, il faut verser dans un vase, un blanc et un jaune d'œuf, ajouter un peu de vin miellé et mêler avec le doigt; dès que le mélange est homogène, on y trempe de la laine douce bien cardée qui s'en imprègne, et on l'étend sur l'œil. Ce remède est léger; il arrête la pituite par ses qualités rafraîchissantes, ne se dessèche pas, et empêche l'œil de se coller. On emploie aussi avec avantage de la farine bouillie, mêlée avec une pomme de coing également bouillie. Il n'est pas irrationnel de se servir d'un petit pinceau mouillé dans de l'eau, si la réaction est légère; dans de l'oxycrat, si elle est plus vive. Les premiers topiques doivent être fixés avec une bande, pour qu'ils ne tombent pas pendant le sommeil; pour le dernier, il suffit de l'appliquer tout simplement, parce que le malade peut aisément le remplacer lui-même et le mouiller de nouveau, dès qu'il est sec. Si le mal est assez grave pour empêcher de dormir, on a recours à un des médicaments que les Grecs

farinæ candidæ quam tenuissimæ p.)-(. II. excipere oportet ovi albo, donec mellis crassitudinem habeat : idque in linteolum illinere, et fronti agglutinare, ut, compressis venis, pituitæ impetum cohibeat. Si crocum non est, tus idem facit. Linteolo an lana excipiatur, nihil interest. Superinungi vero oculi debent sic, ut croci quantum tribus digitis comprehendi potest, sumatur, myrrhæ ad fabæ, papaveris lacrimæ ad lenticulæ magnitudinem, eaque cum passo conterantur, et specillo super oculum inducantur. Aliud ad idem : myrrhæ p.)-(. Z. mandragoræ succi p.)-(. I. papaveris lacrimæ p.)-(. II. foliorum rosæ, cicutæ seminis, singulorum p.)-(. III. acaciæ p.)-(IV. gummis p.)-(. VIII. Et hæc quidem interdiu : noctu vero, quo commodior quies veniat, non alienum est, superimponere candidi panis interiorem partem ex vino subactam : nam et pituitam reprimit, et, si quid lacrimæ processit, absorbet, et oculum glutinari non patitur. Si grave id et durum, propter magnum oculorum dolorem, videtur, ovi et album et vitellus in vas defundendum est; adjiciendumque eo mulsi paulum, idque digito permiscendnm : ubi facta unitas est, demitti debet lana mollis bene carpta, quæ id excipiat, superque oculos imponi. Ea res et levis est, et refrigerando pituitam coercet, et non exarescit, et glutinari oculum non patitur. Farina quoque hordeacea cocta, et cum malo cotoneo cocto mixta, commode imponitur. Neque ab ratione abhorret, etiam penicillo potissimum uti expresso, si levior impetus est, ex aqua ; si major, ex

appellent ἀνώδυνα; pour un enfant, il suffit d'en donner gros comme une graine d'ers ; pour un homme, gros comme une fève. Le premier jour, on ne doit rien injecter dans l'œil, à moins que l'inflammation ne soit modérée ; car, souvent, on excite ainsi la pituite au lieu de la diminuer. A partir du second jour, même dans le cas de lippitude grave, on se trouve très-bien des applications médicamenteuses, soit après la saignée, soit après les lavements, soit dès qu'on a reconnu l'inutilité de ces deux remèdes.

§ 2.

Des divers collyres pour les yeux.

Bon nombre de médecins ont préparé, pour les affections oculaires, une foule de collyres, qu'on peut, en outre, modifier par de nouveaux mélanges ; car il est facile d'y associer, en diverses proportions, des substances adoucissantes et légèrement astringentes. Pour moi, je parlerai des plus connus.

§ 3.

Collyre de Philon.

Celui de Philon renferme :

Céruse lavée.	a. a. P.)-(. I.
Spode.	
Gomme.	
Suc de pavot brûlé.	P.)-(. II.

Il est bon de savoir, à ce sujet, que tous les médicaments doivent d'abord être broyés à part, puis mêlés, broyés de nouveau et additionnés peu à peu d'eau ou de tout autre liquide ; et que la gomme, entre autres propriétés, a surtout celle d'assurer la cohésion et de prévenir la friabilité des collyres, qu'on a préparés et fait dessécher.

posca. Priora fascia deliganda sunt, ne per somnum cadant : at hoc superimponi satis est, quia et reponi ab ipso commode potest ; et quum inaruit, iterum madefaciendum est. Si tantum mali est, ut somnum diu prohibeat, eorum aliquid dandum est, quæ ἀνώδυνα Græci appellant : satisque est puero, quod ervi ; viro, quod fabæ magnitudinem impleat. In ipsum vero oculum primo die, nisi modica inflammatio est, nihil recte conjicitur ; sæpe enim potius concitatur eo pituita, quam minuitur. A secundo die, gravi quoque lippitudini per indita medicamenta recte succurritur, ubi vel jam sanguis missus, vel alvus ducta est, aut neutrum necessarium esse manifestum est.

2. Multa autem multorumque auctorum collyria ad id apta sunt ; novisque etiamnum mixturis temperari possunt ; quum lenia medicamenta, et modice reprimentia, facile et varie misceantur. Ego nobilissima exsequar.

3. Est igitur Philonis, quod habet cerussæ elotæ, spodii, gummis, singulorum p.)-(. I. papaveris lacrimæ combustæ p.)-(. II. Illud scire oportet hic quoque omnia medicamenta, singula primum per se teri, deinde mixta iterum, adjecta paulatim vel aqua, vel alio humore : gummis, quum quasdam alias facultates habeat, hoc maxime præstare, ut, ubi collyria facta inaruerunt, glutinata sint, neque frientur.

§ 4.

Collyre de Denys.

Le collyre de Denys contient :

Suc de pavot torréfié jusqu'à ce qu'il soit ramolli...	P.)-(. I.
Cuivre brûlé...	a. a. P.)-(. II.
Gomme...	
Spode...	P.)-(. IV.

§ 5.

Collyre de Cléon.

Le collyre de Cléon est très-renommé ; il se fait avec :

Suc de pavot grillé...	P.)-(. I.
Safran...	P.)-(. Z.
Gomme...	P.)-(. I.

substances auxquelles on ajoute du suc de roses, pendant qu'on les triture.

Autre collyre plus énergique du même auteur :

Battitures de cuivre appelées στόμωμα...	P.)-(. I.
Safran...	P.)-(. II.
Spode...	P.)-(. IV.
Plomb lavé et brûlé...	P.)-(. VI.
Gomme...	même quantité.

Le collyre d'Attale, qui s'emploie pour le même objet, est surtout efficace contre l'écoulement abondant de pituite ; il renferme :

Castoréum...	P.)-(. Z.
Aloès...	P.)-(. Z.
Safran...	P.)-(. I.
Myrrhe...	P.)-(. II.
Lycium...	P.)-(. III.
Cadmie préparée...	P.)-(. VIII.
Antimoine...	même quantité.
Suc d'acacia...	P.)-(. XII.

comme ce collyre ne contient pas de gomme, on le conserve liquide dans une petite capsule. Théodote a ajouté à cette composition :

4. Dionysii vero collyrium est : papaveris lacrimæ combustæ, donec tenerescat, p.)-(. I. æris combusti, gummis, singulorum p.)-(. II. spodii p.)-(. IV.

5. Cleonis nobile admodum : papaveris lacrimæ frictæ p.)-(. I. croci p.)-). Z. gummis p.)-). I. quibus, dum teruntur, adjicitur rosæ succus. Aliud ejusdem valentius : squamæ æris, quod στόμωμα appellant, p.)-(. I. croci p.)-(. II. spodii p.)-(. IV. plumbi eloti et combusti p.)-(. VI. gummis tantumdem. Attalium (*Attalicum ?*) quoque ad idem est, maxime ubi multa pituita profluit : castorei p.)-(. Z. aloes p.)-(. Z. croci p.)-(. I. myrrhæ p.)-(. II. lycii p.)-(. III. cadmiæ curatæ p.)-(. VIII. stibis tantumdem, acaciæ succi p.)-(. XII. Quod gummis hoc non habet, liquidum in pyxidicula servatur. Theodotus vero huic compositioni adjecit papaveris lacrimæ combustæ p.)-(. Z. æris combusti et eloti p.)-(. II. nucleos palmarum combustos numero XX. gummis p.)-(. XII.

Suc de pavot torréfié	P.)-(. Z.
Cuivre brûlé et lavé	P.)-(. II.
Noyaux de dattes brûlés	n° XX.
Gomme	P.)-(. XII.

§ 6.

Collyre de Théodote.

Celui de Théodote, que quelques-uns appellent ἀχάριστον, se compose de :

Castoréum	a. a. P.)-(. I.
Nard de l'Inde	
Lycium	P.)-(. Z.
Suc de pavot	même quantité.
Myrrhe	P.)-(. II.
Safran	a. a. P.)-(. III.
Céruse lavée	
Aloès	
Cadmie en grappe lavée	a. a. P.)-(. VIII.
Cuivre brûlé	
Gomme	P.)-(. XVIII.
Suc d'acacia	P.)-(. XX.
Antimoine	même quantité.

auxquels on ajoute de l'eau pluviale.

§ 7.

Collyre Cythion ou Téphrion.

Indépendamment de ces collyres, un des plus répandus est celui que les uns appellent Cythion, d'autres Téphrion, à cause de sa couleur cendrée. Il contient :

Amidon	a. a. P.)-(. I.
Gomme adragant	
Suc d'acacia	
Gomme	
Suc de pavot	P.)-(. II.
Céruse lavée	P.)-(. IV.
Écume d'argent lavée	P.)-(. VIII.

qu'on broie également dans de l'eau pluviale.

6. At ipsius Theodoti, quod a quibusdam ἀχάριστον nominatur, ejusmodi est : castorei, nardi indici, singulorum p.)-(. I. lycii p.)-(. Z. papaveris lacrimæ tantumdem, myrrhæ p.)-(. II. croci, cerussæ elotæ, aloes, singulorum p.)-(. III. cadmiæ botryitidis elotæ, æris combusti, singulorum p.)-(. VIII. gummis p.)-(. XVIII. acaciæ succi p.)-(. XX. stibis tantumdem; quibus aqua pluviatilis adjicitur.

7. Præter hæc, ex frequentissimis collyriis est, id quod quidam *cythion* (*b*), quidam a cinereo colore tephrion appellant : Amyli, tragacanthæ, acaciæ succi, gummis, singulorum p.)-(. I. papaveris lacrimæ p.)-(. II. cerussæ elotæ p.)-(. IV. spumæ argenti P.)-(. VIII. quæ æque ex aqua pluviatili conteruntur,

§ 8.

Collyre d'Evelpide, appelé trygode (5).

Evelpide, le plus grand médecin oculiste de notre époque, se servait de ce collyre, qu'il avait lui-même composé et appelé trygode :

Castoréum	P.)-(. ZZ.
Lycium Nard Suc de pavot	a. a. P.)-(. I.
Safran Myrrhe Aloès	a. a. P.)-(. IV.
Cuivre brûlé	P.)-(. VIII.
Cadmie Antimoine	a. a. P.)-(. XII.
Suc d'acacia	P.)-(. XXVI.
Gomme	même quantité.

Plus l'inflammation est intense, plus il est urgent d'adoucir le médicament en ajoutant du blanc d'œuf ou du lait de femme. A défaut de médecin ou de médicament, on peut, en versant fréquemment l'une de ces deux substances dans l'œil, à l'aide d'un pinceau destiné à cet usage, diminuer la violence du mal. Dès qu'on est soulagé, et que le cours de la pituite est arrêté, le bain et le vin dissipent les faibles traces qu'a pu laisser l'affection. On doit donc se laver, après s'être légèrement frotté avec de l'huile, mais plus longtemps aux jambes et aux cuisses ; se bassiner les yeux avec beaucoup d'eau chaude ; répandre sur la tête de l'eau d'abord chaude, puis froide ; avoir soin, en sortant du bain, de ne s'exposer ni au froid ni aux courants d'air ; user d'aliments un peu plus substantiels que d'habitude, en évitant ceux qui atténuent la pituite ; boire du vin léger un peu austère et modérément vieux, sans excès ni timidité : de manière à ne pas s'exposer à

8. Evelpides autem, qui ætate nostra maximus fuit ocularius medicus, utebatur eo, quod ipse composuerat : trygodes (*c*) nominabat : Castorei p.)-(. z z. lycii, nardi, papaveris lacrimæ, singulorum p.)-(. I. croci, myrrhæ, aloes, singulorum p.)-(. IV. æris combusti p.)-(. VIII. cadmiæ et stibis, singulorum p.)-(. XII. acaciæ succi p.)-(. XXVI. gummis tantumdem.

Quo gravior vero quæque inflammatio est, eo magis leniri medicamentum debet, adjecto vel albo ovi, vel muliebri lacte. Ac si neque medicus, neque medicamentum præsto est, sæpius utrumlibet horum in oculos penicillo ad id ipsum facto infusum, id malum lenit. Ubi vero aliquis relevatus est, jamque cursus pituitæ constitit, reliquias fortasse leviores futuras discutiunt balneum et vinum. Igitur lavari debet, leviter (*d*) ante ex oleo perfricatus, diutiusque in cruribus et feminibus ; multaque calida aqua fovere oculos ; deinde per caput prius calida, tum egelida perfundi : a balneo cavere ne quo frigore afflatuve lædatur : post hæc cibo paulo pleniore, quam ex (*e*) consuetudine, uti, vitatis tamen omnibus pituitam extenuantibus ; vinum bibere leve, subausterum, modice vetus, neque effuse, neque timide ; ut neque cruditas ex eo, et tamen somnus

une indigestion, à se procurer toutefois du sommeil, et à adoucir les âcretés intérieures. Si, dans le bain, on éprouve aux yeux une perturbation plus grande qu'avant d'y entrer, et cela arrive ordinairement aux personnes qui, ayant encore un écoulement de pituite, se sont trop hâtées de s'y rendre, il faut en sortir au plus vite; ne point boire de vin ce jour-là; prendre même moins d'aliments que la veille; puis, dès que la pituite est suffisamment arrêtée, revenir à l'usage du bain. Il arrive parfois que, par suite d'un dérangement du temps ou du corps, ni la douleur, ni l'inflammation, ni surtout l'écoulement de pituite ne s'arrêtent pendant plusieurs jours. Dans ce cas, comme le mal, par son ancienneté même, est à maturité, on a recours aux mêmes moyens, c'est-à-dire au bain et au vin. Car s'ils sont nuisibles dans les affections récentes, qu'ils peuvent surexciter et enflammer, ils ont d'ordinaire contre les affections invétérées et rebelles à tout traitement, une efficacité complète; c'est qu'ici, comme ailleurs, quand les médicaments favorables échouent, les contraires réussissent. Mais d'abord, il convient de se faire raser la tête de très près; puis de la bassiner ainsi que les yeux dans le bain, avec une grande quantité d'eau chaude; de nettoyer ces deux organes avec un pinceau; d'oindre le cuir chevelu avec de l'onguent d'iris, et de se tenir au lit jusqu'à ce que toute la chaleur se soit dissipée, et que la sueur, qui s'est nécessairement concentrée à la tête, ait disparu. Il faut alors en venir au genre d'aliment et de boisson déjà indiqué; avoir soin que le vin soit pur; se couvrir la tête et se livrer au repos. Souvent, en effet, après cette médication, un sommeil profond, la sueur, ou un cours de ventre, met fin à l'écoulement de pituite. Si le mal s'est

fiat, lenianturque intus latentia acria. Sed si quis in balneo sensit majorem oculorum perturbationem, quam attulerat; quod incidere iis solet, qui manente adhuc pituitæ cursu festinarunt; quamprimum discedere debet; nihil eo die vini assumere, cibi minus etiam, quam pridie: deinde quum primum satis pituita substitit, iterum ad usum balnei redire. Solet tamen evenire nonnunquam, sive tempestatum vitio, sive corporis, ut pluribus diebus neque dolor, neque inflammatio, et minime pituitæ cursus finiatur. Quod ubi incidit, jamque ipsa vetustate res matura est, ab iisdem auxilium petendum est, id est balneo ac vino. Hæc enim ut in recentibus malis aliena sunt, quia concitare ea possunt et accendere; sic in veteribus, quæ nullis auxiliis cesserunt, admodum efficacia esse consuerunt: videlicet hic quoque, ut alibi, quum secunda vana fuerint, contrariis adjuvantibus. Sed ante tonderi ad cutem convenit: deinde in balneo aqua calida quamplurima caput ante oculos fovere: tum utrumque penicillo detergere, et ungere caput irino; continereque in lectulo se, donec omnis calor, qui conceptus est, finiatur, desinatque sudor, qui necessario in capite collectus est: tum ad idem cibi vinique genus veniendum, sic, ut potiones meracæ sint; obtegendumque caput, et quiescendum. Sæpe enim post hæc gravis somnus, sæpe sudor, sæpe alvi dejectio pituitæ cursum finit. Si levatum malum est; quod aliquanto (f) sæpius fit; per plures

apaisé, cas le plus ordinaire, on suit le même régime pendant plusieurs jours, jusqu'à ce que la santé soit tout à fait rétablie. Si, pendant ce temps, il n'est point survenu d'évacuation alvine, on prend des lavements pour mieux dégager les parties supérieures.

L'inflammation éclate quelquefois avec une violence telle, que les yeux sont expulsés hors des orbites. Dans ce cas, si les forces le permettent, il est absolument nécessaire de tirer du sang; sinon, on ordonne des lavements et une diète prolongée. Les médicaments doivent être très-doux; aussi quelques médecins font-ils usage du premier des deux collyres de Cléon, indiqués précédemment. Mais celui de Nilée est meilleur. Il n'en est aucun au sujet duquel les auteurs s'accordent davantage.

§ 9.

Collyre de Nilée, le meilleur de tous.

Il se compose de :

Nard de l'Inde	a. a.	P. I.
Suc de pavot		
Gomme		P.)-(. I.
Safran		P.)-(. II.
Feuilles de roses fraîches		P.)-(. IV.

qu'on malaxe dans de l'eau de pluie, ou dans du vin léger un peu austère. Il n'est pas mauvais de faire bouillir de l'écorce de grenade ou du mélilot champêtre dans du vin, et de les piler ensuite : ou de mêler soit de la myrrhe noire avec des feuilles de roses; soit des feuilles de jusquiame avec un jaune d'œuf cuit; soit de la farine avec du suc d'acacia, du passum ou du vin miellé. Ces substances, par l'addition

dies idem fieri oportet, donec ex toto sanitas restituatur. Si diebus iisdem alvus nihil reddit, ducenda est, quo magis superiores partes leventur.

Nonnunquam autem ingens inflammatio tanto impetu erumpit, ut oculos sua sede propellat (*g*). His utique, si vires patiuntur, sanguinem mitti; si id fieri non potest, alvum duci, longioremque inediam indici, necessarium est. Opus autem lenissimis medicamentis est : ideoque Cleonis collyrio quidam, quod ex duobus ante positum est, utuntur. Sed optimum est Nilei; neque de ullo magis inter omnes auctores convenit.

9. Id habet nardi indici, papaveris lacrimæ, singulorum p.)-(. I (*h*) gummis p.)-(. I. croci p.)-(. II. foliorum rosæ recentium p.)-(. IV. quæ vel aqua pluviatili, vel vino levi, subaustero coguntur. Neque alienum est malicorium, vel sertulam campanam ex vino coquere, deinde conterere : aut murtam nigram cum rosæ foliis miscere; aut hyoscyami folia cum ovi cocti vitello; aut farinam cum acaciæ succo, vel passo, aut mulso : quibus si folia quoque papaveris adjiciuntur, aliquanto valentiora sunt. Horum aliquo præparato, penicillo fovere oculos oportet ex aqua calida expresso, in qua ante vel murti vel rosæ folia decocta sint : deinde ex illis aliquid imponi. Præter hæc ab occipitio, incisa cute, cucurbitula adhibenda est (*i*). Quod si per

de feuilles de pavot, acquièrent plus de puissance. Après avoir préparé l'un de ces remèdes, on fomente les yeux avec un pinceau imbibé de décoction chaude de feuilles de myrte ou de roses ; puis on applique un peu de ce médicament. De plus, on met à la nuque une ventouse scarifiée. Si, à l'aide de ces moyens, l'œil, au lieu de revenir à sa place, continue à rester saillant, on n'oubliera pas que la vue est perdue et que l'organe s'indurera ou se changera en pus. Si la suppuration (6) se montre, on incise l'œil du côté de l'angle temporal, afin que, par l'évacuation du pus, la douleur et l'inflammation cessent, et que les tuniques s'affaissent, ce qui rendra plus tard le visage moins disgracieux ; puis on se sert des mêmes collyres faits avec du lait, un œuf ou du safran, auquel on mêle un blanc d'œuf. Mais, si l'œil s'est induré et mortifié au point d'être incapable de suppurer, il faut exciser ce qui proémine d'une manière choquante. A cet effet, on saisit la tunique superficielle, et on coupe avec un scalpel ce qui est au-dessous ; puis on injecte les mêmes médicaments jusqu'à cessation complète de la douleur. On use aussi des mêmes médicaments pour l'œil qui faisait d'abord saillie, et qui s'est ensuite fendu sur plusieurs points.

§ 10.

Du petit charbon des yeux (7).

A la suite de l'inflammation, de petits charbons se forment quelquefois sur les yeux mêmes, quelquefois sur les paupières : et, sur ces dernières, tantôt à la face interne, tantôt à la face externe. Dans ce cas, il faut prescrire des lavements, diminuer les aliments et donner du lait pour boisson, afin d'adoucir les principes âcres qui ont causé le mal. Quant aux cataplasmes et aux médicaments,

hæc restitutus oculus in sedem suam non est, eodemque modo prolapsus permanet, scire oportet lumen esse amissum ; deinde futurum, ut aut indurescat is, aut in pus vertatur. Si suppuratio se ostendit, ab eo angulo, qui tempori propior est, incidi oculus debet ; ut, effuso pure, et inflammatio ac dolor finiatur, et intus tunicæ residant, quo minus fœda postea facies sit : utendum deinde vel iisdem collyriis est ex lacte aut ovo ; vel croco, cui album ovi misceatur. At si induruit, et sic emortuus est, ne in pus verteretur, quatenus fœde prominebit, excidendum erit sic, ut hamo summa tunica apprehendatur, infra id deinde scalpellus incidat : tum eadem medicamenta erunt conjicienda, donec omnis dolor finiatur. Iisdem medicamentis in eo quoque oculo utendum est, qui primum procidit, deinde per plura loca fissus est.

10. Solent etiam carbunculi ex inflammatione nasci, nonnunquam in ipsis oculis, nonnunquam in palpebris : et in his ipsis, modo ab interiore parte (j), modo ab exteriore. In hoc casu alvus ducenda est ; cibus minuendus ; lac potui dandum, ut acria, quæ læserunt, leniantur. Quod ad cataplasmata et medicamenta pertinet, iis utendum quæ adversus inflammationes proposita sunt : atque hic quoque Nilei collyrium opti-

on emploie ceux qui ont été proposés contre les inflammations ; et, ici encore, le collyre de Nilée est excellent. Cependant, si le petit charbon siége à la face externe de la paupière, le meilleur cataplasme est celui de graine de lin bouillie dans du vin miellé, ou, à défaut de graine de lin, de la farine de froment bouillie de la même manière.

§ 11.

Des pustules des yeux.

L'inflammation donne quelquefois aussi naissance à des pustules. Est-ce tout à fait au début qu'elles se montrent ? on doit se conformer avec plus de soin encore aux recommandations, que j'ai faites plus haut, concernant la saignée et le repos ; s'il est trop tard pour saigner, on prescrit un lavement : en cas d'empêchement, on fait simplement observer le régime. Ici, également, on a besoin de remèdes adoucissants, tels que les collyres de Nilée et de Cléon.

§ 12.

Collyre philalèthe pour les pustules des yeux.

Ce collyre, qu'on appelle phylalèthe, convient pour les pustules ; on prend :

Myrrhe Suc de pavot	a. a. P.)-(. I.
Plomb lavé Terre de Samos appelée ἀστήρ Gomme adragant	a. a. P.)-(. IV.
Antimoine bouilli Amidon	a. a. P.)-(. VI.
Spode lavée Céruse lavée	a. a. P. VIII.

qu'on délaye dans de l'eau de pluie. Ce collyre s'emploie avec un œuf ou du lait.

mum est. Si tamen carbunculus in exteriore palpebræ parte est, ad cataplasmata aptissimum est lini semen ex mulso coctum ; aut, si id non est, tritici farina eodem modo cocta.

11. Pusulæ quoque ex inflammatione interdum oriuntur. Quod si inter initia protinus incidit, magis etiam servanda sunt, quæ de sanguine et quiete supra proposui : sin serius quam ut sanguis mitti possit, alvus tamen ducenda est : si id quoque aliqua res inhibet (k), utique victus ratio servanda est. Medicamentis autem hic quoque lenibus opus est, quale Nilei, quale Cleonis est.

12. Id quoque, quod Philalethes (l) vocatur, huc (m) aptum est. Myrrhæ, papaveris lacrimæ, singulorum p.)-(. I. plumbi eloti, terræ samiæ, quæ ἀστήρ vocatur, tragacanthæ, singulorum p.)-(. IV. stibis cocti, amyli, singulorum p.)-(. VI. spodii eloti, cerussæ elotæ, singulorum p.)-(. VIII. quæ aqua pluviatili excipiuntur. Usus collyrii vel ex ovo, vel ex lacte est.

§ 13.

Des ulcères des yeux et du collyre dialiban.

Les pustules donnent quelquefois naissance à des ulcères; récents, on les panse avec des médicaments adoucissants, et ordinairement avec ceux que j'ai indiqués précédemment (8) pour les pustules. On fait aussi pour cette affection un collyre particulier, qu'on appelle διάλιβάνου. Il se compose de :

Cuivre brûlé et lavé......................	a. a. P.)-(. I.
Suc de pavot frit.	
Spode lavée.	a. a. P.)-(. II.
Encens..................................	
Antimoine brûlé et lavé.	
Myrrhe.	
Gomme..	

§ 14.

Du rétrécissement des yeux. (Phimosis des paupières.)

Il peut arriver qu'un œil, ou même les deux yeux, deviennent plus petits qu'ils ne doivent l'être naturellement. Cet état résulte tantôt d'un violent écoulement de pituite dans la lippitude, tantôt d'un larmoiement continuel, tantôt d'une plaie mal soignée. En pareil cas, il faut employer les mêmes remèdes adoucissants, mêlés avec du lait de femme; faire usage d'une alimentation propre surtout à nourrir le corps et à développer l'embonpoint; éviter absolument les sujets de larmes, ainsi que les soucis domestiques, et, s'il en arrive, en soustraire la connaissance au malade. Les médicaments et les aliments âcres ne nuisent, dans ces affections, qu'en excitant la sécrétion des larmes.

§ 15.

Des poux des paupières. (Phthiriasis des paupières.)

Il existe aussi un mal qui est caractérisé par la naissance de

13. Ex pusulis ulcera interdum fiunt; eaque recentia æque lenibus medicamentis nutrienda sunt, et iisdem fere, quæ supra in pusulis posui. Fit quoque proprie ad hæc, quod διὰ λιβάνου vocatur. Habet æris combusti et eloti, papaveris lacrimæ frictæ, singulorum p.)-(. I. spodii eloti, turis, stibis combusti et eloti, myrrhæ, gummis, singulorum p.)-(. II.

14. Evenit etiam, ut oculi, vel ambo, vel singuli, minores fiant, quam esse naturaliter debeant : idque et acer pituitæ cursus in lippitudine efficit, et continuati fletus, et ictus parum bene curati. In his quoque iisdem lenibus medicamentis ex muliebri lacte utendum est : cibis vero iis, qui maxime corpus alere et implere consuerunt : vitandaque omni modo causa, quæ lacrimas excitet, curaque domesticorum : quorum etiam si quid tale incidit, ejus notitiæ subtrahendum. Atque acria quoque medicamenta, et acres cibi non alio magis nomine his nocent, quam quod lacrimas movent.

15. Genus quoque vitii est, quo inter pilos palpebrarum pediculi nascuntur :

poux entre les cils; les Grecs l'appellent φθειριάσις. Comme cette affection provient d'un vice de la constitution, il est rare qu'elle ne prenne pas une certaine extension; aussi, au bout de quelque temps, survient-il ordinairement un écoulement très abondant de pituite, de violentes ulcérations aux yeux, et même une altération de la vue. Dans ce cas, il faut prendre des lavements; se faire raser la tête, et la frotter chaque jour et longtemps à jeun; se livrer assidûment à la promenade et aux autres exercices; se gargariser avec du vin miellé, dans lequel on a fait bouillir de la cataire ou des figues grasses; se bassiner souvent la tête dans le bain avec beaucoup d'eau chaude; éviter les aliments âcres; faire usage de lait et de vin généreux, et prendre plus de boisson que d'aliments. A l'intérieur, on donnera des médicaments adoucissants pour ne pas augmenter l'âcreté de la pituite; et sur les poux, on en mettra qui soient doués de la propriété de les détruire, et d'empêcher leur reproduction. A cet effet, on broie ensemble :

Ecume de natron	P.)-(. 1.
Sandaraque	P.)-(. 1.
Staphisaigre	P.)-(. 1.

Puis on ajoute parties égales de vieille huile et de vinaigre, jusqu'à consistance de miel.

§ 16.

Des maladies plus graves des yeux.

Jusqu'à présent, les maladies des yeux n'ont réclamé que des adoucissants; il en est d'autres qui demandent des traitements différents. Celles-ci viennent ordinairement à la suite de l'inflammation, mais subsistent après sa disparition. Dans quelques-unes, surtout, on ob-

φθειρίασιν Græci nominant. Quod quum ex malo corporis habitu fiat, raro non ultra procedit : sed fere tempore interposito pituitæ cursus acerrimus sequitur; exulceratisque vehementer oculis, aciem quoque ipsam corrumpit. His alvus ducenda est; caput ad cutem tondendum, diuque quotidie jejunis perfricandum; his ambulationibus aliisque exercitationibus diligenter utendum; gargarizandumque ex mulso, in quo nepeta et pinguis ficus decocta sit; sæpe in balneo multa calida aqua fovendum caput; vitandi acres cibi; lacte vinoque pingui utendum; bibendumque liberalius, quam edendum est. Medicamenta vero intus quidem lenia danda sunt, ne quid acrioris pituitæ concitent; super ipsos vero pediculos alia, quæ necare eos, et prohibere, ne similes nascantur, possint. Ad id ipsum spumæ nitri p.)-(1. sandarachæ p.)-(. 1. uvæ taminiæ p.)-(. 1. simul teruntur, adjiciturque vetus oleum pari portione, atque acetum, donec ei mellis crassitudo sit.

16. Hactenus oculorum morbi lenibus medicamentis nutriuntur. Genera deinde alia sunt, quæ diversam curationem desiderant; fereque ex inflammationibus nata, sed finitis quoque his manentia. Atque in primis in quibusdam perseverat tenuis pituitæ

serve un écoulement opiniâtre de pituite ténue; on doit alors provoquer des déjections par le bas, et diminuer la nourriture. Il est bon aussi d'oindre le front avec la composition d'Andréas, qui renferme :

Gomme	P.)-(. I.
Céruse / Antimoine	a. a. P.)-(. II.
Ecume d'argent bouillie et lavée	P.)-(. IV.

Mais cette écume doit être bouillie dans de l'eau de pluie, et les médicaments broyés secs dans du suc de myrte. Après une onction sur le front avec ce mélange, on applique un cataplasme de farine délayée dans de l'eau froide, additionnée de suc d'acacia ou de cyprès. Une ventouse scarifiée au vertex, produit aussi de bons effets, ainsi qu'une saignée aux tempes. On doit également faire des onctions avec ce remède qui contient :

Battitures de cuivre / Suc de pavot	a. a. P.)-(. I.
Corne de cerf brûlée et lavée / Plomb lavé / Gomme	a. a. P.)-(. IV.
Encens	P.)-(. XII.

On appelle ce collyre διά κέρατος, à cause de la présence de la corne. Toutes les fois que je n'indique pas l'espèce de liquide qu'il faut ajouter, j'entends parler de l'eau.

§ 17.

Du collyre d'Evelpide, appelé μεμιγμένος.

Pour le même objet, on a le collyre qu'Evelpide appelait μεμιγμένος. Il y entre :

Suc de pavot / Poivre blanc	a. a. une once.
Gomme	une livre.
Cuivre brûlé	P.)-(. I. S.

cursus. Quibus alvus inferiore parte evocanda est, demendumque aliquid ex cibo. Neque alienum est illini frontem compositione Andreæ : quæ habet gummis p.)-(. I. cerussæ, stibis singulorum p.)-(. II. spumæ argenti coctæ et elotæ p.)-(. IV. Sed ea (*u*) spuma ex aqua pluviatili coquitur, et arida hæc medicamenta ex succo myrti conteruntur. His illita fronte, cataplasma quoque superinjiciendum est ex farina, quæ frigida aqua coacta sit, cuique aut acaciæ succus, aut cupressus adjecta sit. Cucurbitula quoque, inciso vertice, recte accommodatur; aut ex temporibus sanguis mittitur. Inungi vero eo debet, quod habet squamæ æris, papaveris lacrimæ, singulorum p.)-(. I. cervini cornus combusti et eloti, plumbi eloti, gummis, singulorum p.)-(. IV. turis p.)-(. XII. Hoc collyrium, quia cornus (*o*) habet, διὰ κέρατος nominatur. Quotiescumque non adjicio, quod genus humoris adjiciendum sit, aquam intelligi volo.

17. At idem Evelpidis, quod μεμιγμένον nominabat. In eo papaveris lacrimæ, et albi piperis, singulæ unciæ sunt, gummis libra, æris combusti p.)-(. I. S. Inter has

Pendant la cure, et après une certaine interruption dans le traitement, le bain et le vin rendent des services. Si, chez tous les chassieux, il est nécessaire d'éviter les aliments atténuants, à plus forte raison doit-on le faire chez les personnes affectées depuis longtemps d'un écoulement ténu. Le malade éprouve-t-il déjà pour les aliments qui épaississent la pituite, le dégoût que soulève facilement ce genre de nourriture, on a recours à une alimentation qui resserre le ventre, ainsi que le corps.

§ 18

Des ulcères fongueux, sordides, creux et chroniques des yeux.

Les ulcères qui ne se terminent pas avec l'inflammation, deviennent ordinairement fongueux, sordides, creux ou, du moins, chroniques. On réprime très bien ceux qui sont fongueux, avec le collyre appelé μεμιγμένος. Les ulcères sordides se détergent et avec ce collyre, et avec celui qu'on appelle σμιλίον.

§ 19.

Collyre Smilion.

Il contient :

Vert de gris	P.)-(. IV.
Gomme	même quantité.
Gomme ammoniaque	a. a. P.)-(. XIV.
Minium de Sinope	

que les uns broient dans de l'eau ; les autres, pour leur donner plus d'énergie, dans du vinaigre.

§ 20.

Collyre Chiron d'Evelpide.

Celui qu'Evelpide appelait χείρον, est également utile dans ce cas ; il y entre :

autem curationes, post intermissionem aliquam, prosunt balneum et vinum. Quumque omnibus lippientibus vitandi cibi sint, qui extenuant; tum præcipue, quibus tenuis humor diu fertur. Quod si jam fastidium est eorum, quæ pituitam crassiorem reddunt, sicut in hoc genere materiæ maxime promtum est ; confugiendum est ad ea, quæ, quia ventrem, corpus quoque adstringunt.

18. At ulcera, si cum inflammatione finita non sunt, aut supercrescentia, aut sordida, aut cava, aut certe vetera esse consuerunt. Ex his supercrescentia collyrio, quod μεμιγμένον vocatur, optime reprimuntur. Sordida purgantur et eodem, et eo, quod σμιλίον nominatur.

19. Habet æruginis p.)-(. IV. gummis tantumdem, ammoniaci, minii sinopici, singulorum p.)-(. XVI. quæ quidam ex aqua, quidam, quo vehementiora sint, ex aceto terunt.

20. Id quoque Evelpidis, quod χείρωνα appellabat, huc utile est : Croci p.)-(. I.

Safran	P.)-(. I.
Suc de pavot Gomme	a. a. P.)-(. II.
Cuivre brûlé et lavé Myrrhe	a. a. P.)-(. IV.
Poivre blanc	P.)-(. VI.

Mais avant de s'en servir, on fait une onction avec un remède adoucissant.

§ 21.

Collyre Sphœrion d'Evelpide.

Celui du même auteur, appelé par lui σφαιρίον, est également efficace; en voici la composition :

Pierre hématite lavée	P.)-(. I. Z.
Poivre	six grains.
Cadmie lavée Myrrhe Suc de pavot	a. a. P.)-(. II.
Safran	P.)-(. IV.
Gomme	P.)-(. VIII.

qu'on broie dans du vin d'aminée.

§ 22.

Collyre liquide d'Evelpide.

Evelpide composait également pour la même affection, un médicament liquide dans lequel se trouvaient :

Vert de gris	P.)-(. Z.
Misy brûlé Noir de cordonnier Cinnamome	a. a. P.)-(. I.
Safran Nard Suc de pavot	a. a. P.)-(. I. Z.
Myrrhe	P.)-(. II.
Cuivre brûlé	P.)-(. III.
Cendres de substances odorantes	P.)-(. IV.
Poivre	grains, XX.

On broie ces substances dans du vin austère, puis on les fait bouillir

papaveris lacrimæ, gummis, singulorum p.)-(. II. æris combusti et cloti, myrrhæ, singulorum p.)-(. IV. piperis albi p.)-(. VI. Sed ante leni, tum hoc inungendum est.

21. Id quoque ejusdem, quod σφαιρίον nominabat, eodem valet : Lapidis hæmatitis eloti p.)-(. I. Z, piperis grana sex, cadmiæ elotæ, myrrhæ, papaveris lacrimæ, singulorum p.)-(. II. croci p.)-(. IV. gummi p.)-(. VIII. quæ cum vino amineo conteruntur.

22. Liquidum quoque medicamentum ad idem componebat, in quo erant hæc : æruginis p.)-(. Z. misy combusti, atramenti sutorii, cinnamomi, singulorum p.)-(. I. croci, nardi, papaveris lacrimæ, singulorum p.)-(. I. Z. myrrhæ p.)-(. II. æris combusti p.)-(. III. cineris ex odoribus p.)-(. IV. piperis grana XV. Hæc ex vino austero

dans trois hémines de passum, jusqu'à ce que le tout soit homogène; ce médicament acquiert plus d'efficacité en vieillissant.

§ 23.

Des ulcères creux des yeux.

Parmi les remèdes indiqués plus haut, le σφαίριον, et celui qu'on appelle *philalèthe*, comblent très-bien les ulcères creux. Le même σφαίριον est excellent pour les ulcères invétérés et rebelles à la cicatrisation.

§ 24.

Collyre d'Hermon.

Un autre collyre efficace dans différents cas, paraît principalement utile dans ces sortes d'ulcères. On l'attribue à Hermon. Il se compose de :

Poivre long	P.)-(. I. Z.
Poivre blanc	P.)-(. —
Cinnamome, Costus	a. a. P.)-(. I.
Noir de cordonnier, Nard, Casia, Castoreum	a. a. P.)-(. II.
Noix de galle	P.)-(. V.
Myrrhe, Safran, Encens, Lycium, Céruse	a. a. P.)-(. VIII.
Suc de pavot	P.)-(. XII.
Aloès, Cuivre brûlé, Cadmie	a. a. P.)-(. XVI.
Acacia, Antimoine, Gomme	a. a. P.)-(. XXV.

teruntur; deinde cum passi tribus heminis decoquuntur, donec corpus unum sit : idque medicamentum vetustate efficacius fit.

23. Cava vero ulcera commodissime implent ex iis, quæ supra posita sunt, σφαιρίον, et id, quod *philalethes* vocatur. Idem σφαιρίον vetustis ulceribus, et vix ad cicatricem venientibus optime succurrit.

24. Est etiam collyrium, quod quum ad plura valeat, plurimum tamen proficere in his ulceribus videtur : refertur ad Hermonem auctorem. Habet piperis longi p.)-(. I. Z. alipi p.)-(. —. cinnamomi, costi, singulorum p.)-(. I. atramenti sutorii, nardi, casiæ, castorei, singulorum p.)-(. II. gallæ p.)-(. V. myrrhæ, croci, turis, lycii, cerussæ, singulorum p.)-(. VIII. papaveris lacrimæ p.)-(. XII. aloes, æris combusti, cadmiæ, singulorum p.)-(. XVI. acaciæ, stibis, gummis, singulorum p.)-(. XXV.

§ 25.

Des cicatrices des yeux, et des collyres asclépios, canopite et pyxin.

Les cicatrices qui proviennent des ulcères sont exposées à deux dangers : s'excaver ou s'épaissir ; excavées, on peut les combler avec le collyre appelé, comme je l'ai dit, ςφαιρίον, ou avec celui qu'on nomme ασκλήπιος, qui contient :

Suc de pavot	P.)-(. II.
Sagapénum Opapanax	a. a. P.)-(. III.
Vert de gris	P.)-(. IV.
Gomme	P.)-(. VIII.
Poivre	P.)-(. XII.
Cadmie lavée Céruse	a. a.. P.)-(. XVI.

Epaissies, le σμιλίον les amincit, ou bien le collyre canopite, qui renferme :

Cinnamome Acacia	a. a. P.)-(. I.
Cadmie lavée Safran Myrrhe Suc de pavot Gomme	a. a. P.)-(. II.
Poivre blanc Encens	a. a. P.)-(. III.
Cuivre brûlé	P.)-(. VIII.

ou bien le pyxin d'Evelpide, qui se compose de :

Sel gemme	P.)-(. IV.
Gomme ammoniaque	P.)-(. VIII.
Suc de pavot	P.)-(. XII.
Céruse	P.)-(. XV.
Poivre blanc Safran de Sicile	a. a. P.)-(. XXXII.
Gomme	P.)-(. XIII.
Cadmie lavée	P.)-(. VIII.

Cependant, le collyre qui passe pour enlever le mieux les cicatrices, est celui dans lequel il entre :

25. Factæ vero ex ulceribus cicatrices duobus vitiis periclitantur ; ne aut cavæ, aut crassæ sint. Si cavæ sunt, potest eas implere id, quod σφαιρίον vocari dixi ; vel id, quod Ἀσκληπιὸς nominatur. Habet papaveris lacrimæ p.)-(. II. sagapeni, opopanacis, singulorum p.)-(. III. æruginis p.)-(. IV. gummis p.)-(. VIII. piperis p.)-(. XII. cadmiæ elotæ, cerussæ, singulorum p.)-(. XVI. At si crassæ cicatrices sunt, extenuat vel ςμιλίον, vel Canopitæ collyrium : quod habet cinnamomi, acaciæ, singulorum p.)-(. I. cadmiæ elotæ, croci, myrrhæ, papaveris lacrimæ, gummis, singulorum p.)-(. II. piperis albi, turis singulorum p.)-(. III. æris combusti p.)-(. VIII. Vel Evelpidis pyxinum, quod ex his constat : salis fossilis p.)-(. IV. ammoniaci thymiamatis p.)-(. VIII. papaveris lacrimæ p.)-(. XII. cerussæ p.)-(. XV. piperis albi, croci siculi, singulorum p.)-(. XXXII. gummis p.)-(. XIII. cadmiæ elotæ p.)-(.

Gomme .... P.)-(. Z.
Vert de gris .... P.)-(. I.
Marc de safran .... P.)-(. IV.

§ 26.

Autre espèce d'inflammation des yeux.

Il existe aussi une autre espèce d'inflammation dans laquelle, quand les yeux sont tuméfiés, tendus, douloureux, il est nécessaire de saigner au front, de bassiner la tête et les yeux avec beaucoup d'eau chaude, d'employer un gargarisme de décoction épaisse de lentilles ou de figues, et de faire des onctions avec les médicaments actifs indiqués plus haut, surtout avec celui qu'on nomme σφαιρίον. Cependant, on peut se servir utilement des médicaments propres à détruire les granulations, dont je vais m'occuper immédiatement.

§ 27.

Collyre Césarien.

Les granulations succèdent ordinairement à l'inflammation des yeux, et sont tantôt volumineuses, tantôt petites; elles donnent quelquefois naissance à la lippitude qui, de son côté, accroît ensuite les granulations. Leur durée courte chez les uns, longue chez les autres, est parfois presque interminable (9). Dans cette affection, il en est qui râclent les paupières, devenues dures et épaisses, avec une feuille de figuier ou avec une sonde rugueuse, quelquefois avec un scalpel, et qui les renversent chaque jour, pour les frotter légèrement avec des médicaments. Mais cette opération ne doit se faire que rarement, et seulement quand les granulations sont volu-

VIII. Maxime tamen tollere cicatricem videtur id, quod habet gummis p.)-(. z. æruginis p.)-(. I. crocomagmatis p.)-(. IV.

26, 27. Est etiam genus inflammationis, in qua, si cui tument ac distenduntur cum dolore oculi, sanguinem ex fronte mitti necessarium est; multaque aqua calida caput atque oculos fovere; gargarizare ex lenticula, vel ex fici cremore; inungi acribus medicamentis, quæ supra comprehensa sunt; maximeque eo, quod σφαιρίον nominatur (p). Atque alia quoque utilia sunt, quæ ad extenuendam aspritudinem fiunt; de qua protinus dicam.

Hæc autem inflammationem oculorum fere sequitur; interdum major, interdum levior. Nonnunquam etiam ex aspritudine lippitudo fit; ipsa deinde aspritudinem auget, fitque ea in aliis brevis, in aliis longa, et quæ vix unqnam finiatur. In hoc genere valetudinis quidam crassas durasque palpebras, et ficulneo folio, et asperato specillo, interdum scalpello eradunt; versasque quotidie medicamentis suffricant. Quæ neque nisi in magna vetustaque aspritudine, neque sæpe facienda sunt: nam melius eodem ratione victus et idoneis medicamentis pervenitur. Ergo exercitationibus utemur, et balneo frequentiore; multaque oculos aqua calida fovebimus; cibos ne autem sumemus acres et

mineuses et invétérées : car on réussit mieux avec le régime et des remèdes appropriés. Il faut donc faire de l'exercice ; se baigner souvent ; se bassiner les yeux avec beaucoup d'eau chaude ; prendre des aliments âcres et atténuants, et employer le médicament appelé Césarien, qui contient :

Noir de cordonnier	P.)-(. I.
Misy	P.)-(. I. Z.
Poivre blanc	P.)-(. ZZ.
Suc de pavot. } Gomme }	a. a. P.)-(. II.
Cadmie lavée	P.)-(. III.
Antimoine	P.)-(. VI.

Il est constant que ce collyre est efficace contre toutes sortes d'affections oculaires, à l'exception de celles qui exigent des remèdes adoucissants.

§ 28.

Collyre d'Hiérax.

Le collyre auquel on a donné le nom d'Hiérax, guérit également les granulations. Il renferme :

Myrrhe	P.)-(. I.
Gomme ammoniaque	P.)-(. I.
Râclures de vert de gris	P.)-(. IV.

Contre la même affection, on obtient aussi de bons effets des collyres qu'on appelle canopite, σμιλίον pyxin, et σφαιρίον. A défaut de médicaments composés, le foie de chèvre, ou d'excellent miel, dissipe assez facilement les granulations.

§ 29.

De la lippitude sèche.

On connaît encore une espèce de lippitude sèche, que les Grecs appellent ξηροφθαλμία (10). Les yeux ne sont ni gonflés ni fluents, mais seulement rouges, lourds, endoloris, et collés, pendant la nuit,

extenuantes; medicamentum id, quod cæsarianum vocatur. Habet atramenti sutorii p.)-(. I. misy p.)-(. I. Z. piperis albi p.)-(. Z Z. papaveris lacrimæ, gummis, singulorum p.)-(. II. cadmiæ elotæ p.)-(. III. stibis p.)-(. VI. Satisque constat hoc collyrium adversus omne genus oculorum valetudinis idoneum esse; exceptis iis, quæ lenibus nutriuntur.

28. Id quoque, quod Hieracis nominatur, ad aspritudinem potest. Habet myrrhæ p.)-(. I. ammoniaci thymiamatis p.)-(. I. æruginis rasæ p.)-(. IV. Ad idem idoneum est etiam id, quod Canopitæ est, et id quod σμιλίον vocatur, et id quod pyxinum, et id quod σφαιρίον. Si composita medicamenta non adsunt, felle caprino, vel quam optimo melle satis commode aspritudo curatur.

29. Est etiam genus aridæ lippitudinis : ξηροφθαλμίαν Græci appellant. Neque tument, neque fluunt oculi, sed rubent tantum, et cum dolore quodam graves sunt, et

par une pituite épaisse; moins cette affection est violente, moins sa guérison est aisée. Il est nécessaire, en pareil cas, de se promener et de s'exercer beaucoup; d'aller souvent au bain; d'y suer et de faire de nombreuses frictions. Quant aux aliments, il n'en faut ni de trop nourrissants ni de trop âcres, mais de ceux qui participent de ces deux qualités. Le matin, dès que la digestion est manifestement accomplie, il est bon de se gargariser avec de la moutarde, puis de se frotter longtemps la tête et le visage.

§ 30.

Collyre Rhinion.

Le collyre le plus efficace, est celui qu'on nomme ῥινιόν. Il y entre :

Myrrhe	P.)-(. Z.
Suc de pavot Suc d'acacia Poivre Gomme	a. a. P.)-(. I.
Pierre hématite Pierre de Phrygie Lycium Pierre scissile	a. a. P.)-(. II.
Cuivre brûlé	P.)-(. IV.

Le collyre pyxin sert aussi au même usage.

§ 31.

Collyre contre les rugosités des yeux (11).

Lorsque les yeux offrent des rugosités, et c'est surtout aux angles qu'elles se produisent d'ordinaire, le collyre ῥινίον peut être utile, ainsi que celui qui renferme :

Râclures de vert de gris Poivre long Suc de pavot	a. a. P.)-(. II.
Poivre blanc Gomme	a. a. P.)-(. IV.
Cadmie lavée Céruse	a. a. P.)-(. VI.

noctu præ gravi pituita inhærescunt : quantoque minor generis hujus impetus, tanto finis minus expeditus est. In hoc vitio multum ambulare, multum exerceri, lavari sæpe, ibique desudare, multaque frictione uti necessarium est. Cibi neque ii qui implent, neque nimium acres, apti sunt, sed inter hos medii. Mane, ubi concoxisse manifestum est, non est alienum ex sinapi gargarizare; tum deinde caput atque os diutius defricare (*q*).

30. Collyrium vero aptissimum est, quod ῥινίον vocatur. Habet myrrhæ p.)-(. z. papaveris lacrimæ, acaciæ succi, piperis, gummis, singulorum p.)-(. I. lapidis hæmatitis, lapidis phrygii, lycii, lapidis scissilis, singulorum p.)-(. II. æris combusti p.)-(. IV. Ac pyxinum quoque eodem accommodatum est.

31. Si vero scabri oculi sunt, quod maxime in angulis esse consuevit, potest prodesse (*r*) ῥινίον; potest similiter id quod habet æruginis rasæ, piperis longi,

Cependant, il n'en est pas de meilleur que celui qu'Evelpide appelait βασιλικός. Il contient :

Suc de pavot.	a. a. P.)-(. II.
Céruse.	
Pierre d'Asie.	
Gomme.	P.)-(. III.
Poivre blanc.	P.)-(. IV.
Safran.	P.)-(. VI.
Psoricon.	P.)-(. III.

A défaut de médicaments composés, le miel et le vin adoucissent les rugosités des angles oculaires; on y remédie également, ainsi qu'à la lippitude, en appliquant sur l'œil du pain délayé dans du vin. En effet, comme de l'humeur irrite d'ordinaire l'œil, les angles ou les paupières, ce topique absorbe la portion d'humeur qui s'écoule, et refoule celle qui est dans le voisinage.

§ 32.

De l'obscurcissement de la vue (Caligo).

L'obscurcissement de la vue est tantôt la suite d'une lippitude, tantôt, sans qu'il y ait eu lippitude, l'effet de l'âge ou d'une infirmité quelconque. Si le mal résulte d'un reste de lippitude, on y remédie au moyen du collyre appelé ασκληπίος, et de celui qui se fait avec du marc de safran.

§ 33.

Collyre διά κρόκου.

On compose même spécialement, pour cette affection, un collyre appelé διά κρόκου. Il contient :

papaveris lacrimæ, singulorum p.)-(. II. piperis albi, gummis, singulorum p.)-(. IV. cadmiæ elotæ, cerussæ, singulorum p.)-(. VI. Nullum tamen melius est quam Evelpidis, quod βασιλικόν nominabat. Habet papaveris lacrimæ, cerussæ, lapidis assii, singulorum p.)-(. II. gummis p.)-(. III. piperis albi p.)-(. IV. croci p.)-(. VI. psorici p.)-(. III. (s). (t). Verum de basilico quoque collyrio convenit, ad omnes affectus oculorum id esse idoneum, qui non lenibus medicamentis curantur. Ubi non sunt autem medicamenta composita, scabros angulos lævant et mel et vinum : succurritque et his et aridæ lippitudini, si quis panem ex vino subactum super oculum imponit. Nam quum fere sit humor aliquis, qui modo ipsum oculum, modo angulos, aut palpebras exasperat, sic, et si quid prodit humoris, extrahitur, et si quid juxta est, repellitur.

32. Caligare vero oculi nonnunquam ex lippitudine, nonnunquam etiam sine hæc propter senectutem imbecillitatemve aliam, consuerunt. Si ex reliquiis lippitudinis id vitium est, adjuvat collyrium, quod Ἀσκληπιός nominatur; adjuvat id, quod ex crocomagmate fit.

33. Proprie etiam ad id componitur, quod διὰ κρόκου vocant. Habet piperis p.)-(.

Poivre	P.)-(. I.
Safran de Cilicie Suc de pavot Céruse	a. a. P.)-(. II.
Psoricon Gomme	a. a. P.)-(. IV.

§ 34.

De l'obscurcissement de la vue qui provient de la vieillesse ou d'une autre infirmité.

Si l'obscurcissement de la vue provient de la vieillesse ou d'une autre infirmité, on peut faire utilement des onctions avec d'excellent miel, de l'huile de troène et de vieille huile. Cependant il est plus avantageux de mêler :

Baume	une partie.
Huile vieille ou huile de troène	deux parties.
Miel très-âcre	trois parties.

Sont utiles ici également, les médicaments dont il vient d'être question pour l'affaiblissement de la vue, et ceux dont on a parlé plus haut pour amincir les cicatrices. En tous cas, la personne dont la vue s'obscurcit, a besoin de faire des promenades, des exercices et de prendre fréquemment des bains; elle s'y frottera tout le corps, surtout la tête, avec de l'huile d'iris, jusqu'à ce que la sueur arrive; puis s'enveloppera et ne se découvrira chez elle que lorsque la sueur et la chaleur seront dissipées. Elle fera alors usage d'aliments âcres et exténuants, et, au bout de quelques jours, se gargarisera avec de la moutarde.

§ 35.

De la suffusion des yeux. (Cataracte.)

La suffusion des yeux, appelée par les Grecs ὑπόχυσις, met aussi quelquefois obstacle à l'exercice de la vision. Invétérée, cette affection

1. croci cilicii, papaveris lacrimæ, cerussæ, singulorum p.)-(. II. psorici, gummis, singulorum p.)-(. IV.

34. At si ex senectute aliave imbecillitate id est, recte inungi potest et melle quam optimo, et cyprino, et oleo vetere. Commodissimum tamen est balsami partem unam, et olei veteris, aut cyprini partes duas, mellis quam acerrimi partes tres miscere. Utilia huc quoque medicamenta sunt, quæ ad caliginem proxime, quæque ad extenuandas cicatrices supra comprehensa sunt. Cuicumque vero oculi caligabunt, huic opus erit multa ambulatione atque exercitatione; frequenti balneo; ubi totum quidem corpus perfricandum est, præcipue tamen caput, et quidem irino, donec insudet; velandumque postea, nec detegendum, antequam sudor et calor domi conquierint. Tum cibis utendum acribus et extenuantibus; interpositisque aliquibus diebus, ex sinapi gargarizandum.

35. Suffusio quoque, quam Græci ὑπόχυσιν nominant, interdum oculi potentiæ,

exige une opération ; mais au début, elle se dissipe parfois avec des soins particuliers. Il est bon de tirer du sang au front et aux narines, de cautériser les tempes, d'attirer la pituite avec des gargarismes, d'exposer les yeux à des fumigations, et de les oindre de remèdes âcres. Le meilleur régime est celui qui atténue la pituite.

§ 36.

De la résolution des yeux, (paralysie).

La résolution des yeux ne demande même pas d'autre régime ou d'autres médicaments. Il suffit de dire un mot de cette affection. Il arrive quelquefois, tantôt à un œil tantôt aux deux, qu'à la suite d'un coup, d'un accès d'épilepsie ou de convulsions, l'organe de la vue se trouve fortement ébranlé, de sorte qu'incapable de se fixer sur un point quelconque et de rester tout à fait en repos, il se meut çà et là sans motif ; ce qui l'empêche de conserver l'impression des objets (12).

§ 37.

De la mydriase des yeux.

L'affection à laquelle les Grecs ont donné le nom de *mydriase*, ne diffère pas beaucoup de la précédente : la pupille est relâchée, dilatée, et la vue affaiblie et presque entièrement perdue. C'est avec beaucoup de difficultés qu'on remédie à cette infirmité. Ces deux affections doivent être combattues par tous les moyens qui ont été prescrits contre l'obscurcissement de la vue (13), sauf quelques changements ; ainsi, pour la friction, on ajoute à l'huile d'iris, du vinaigre et du natron ; quant à l'onction, il suffit de la faire avec du miel. Il en est qui, pour la mydriase, ont fait usage des eaux thermales et se sont trouvés sou-

qua cernit, se opponit. Quod si inveteravit, manu curandum est : inter initia nonnunquam certis observationibus discutitur. Sanguinem ex fronte vel naribus mittere ; in temporibus venas adurere ; gargarizando pituitam evocare ; suffumigare ; oculos acribus medicamentis inungere, expedit. Victus optimus est, qui pituitam extenuat.

36. Ac ne resolutio quidem oculorum (*u*), alio victus modo, vel aliis medicamentis curanda est. Exposuisse tantum genus vitii satis est. Igitur interdum evenit, modo in altero oculo, modo in utroque, aut ex ictu aliquo, aut ex morbo comitiali, aut ex distentione nervorum, qua vehementer ipse oculus concussus est, ut is neque quoquam intendi possit, neque omnino consistat ; sed huc illucve sine ratione moveatur, ideoque ne conspectum quidem rerum præstet.

37. Non multum ab hoc malo distat id, quod μυδρίασιν Græci vocant. Pupilla funditur et dilatatur, aciesque ejus hebetescit, ac pæne (*v*). Difficillime genus id imbecillitatis eliditur. In utraque vero (*x*) pugnandum est per eadem omnia, quæ in caligine oculorum præcepta sunt, paucis tantum mutatis : siquidem ad caput irino interdum

lagés. Parmi ces derniers, des malades qui étaient depuis quelque temps privés de la vue, l'ont retrouvée soudainement à la suite d'un flux diarrhéique abondant. Il ne semble donc pas inutile, si le mal est récent, de provoquer de temps en temps des déjections alvines avec des médicaments, pour chasser toute la matière nuisible par les voies inférieures.

§ 38.

D'une autre infirmité des yeux (héméralopie).

Outre ces affections, il existe une infirmité oculaire qui consiste à voir assez bien de jour, et point du tout de nuit. Cette affection n'attaque pas les femmes réglées. Ceux qui en sont atteints, doivent faire des onctions avec du suc de foie, surtout de foie de bouc ou de chevreau (14) recueilli pendant qu'on le fait rôtir, et même manger de ce foie. Cependant on peut user, non sans utilité, des médicaments qui résolvent les cicatrices ou les granulations. Quelques-uns, après avoir broyé de la graine d'euphorbe péplis, y ajoutent du miel jusqu'à ce que le mélange ne tombe plus par gouttes de la sonde, et s'en servent en onction. L'exercice, le bain, les frictions, les gargarismes déjà recommandés, conviennent également dans cette circonstance.

§ 39.

Des suffusions sanguines des yeux qui proviennent de causes externes.

Les affections précédentes prennent naissance dans le corps même de la personne. Mais parfois, à la suite d'une violence extérieure exercée sur l'œil, il se produit dans cet organe un épanchement de sang.

acetum, interdum nitrum adjiciendum est; melle inungi satis est. Quidam in posteriore vitio calidis aquis usi relevatique: quidam sine ulla manifesta causa subito obcæcati sunt. Ex quibus nonnulli, quum aliquamdiu nihil vidissent, repentina profusione alvi lumen receperunt. Quo minus alienum videtur, et recenti re, et interposito tempore, medicamentis quoque moliri dejectiones, quæ omnem noxiam materiam in inferiora depellant.

38. Præter hæc imbecillitas oculorum est, ex qua quidam interdiu satis, noctu nihil cernunt: quod in feminam bene respondentibus menstruis non cadit. Sed sic laborantes inungi oportet sanie jecinoris, maxime hircini, sin minus caprini, ubi id assum coquitur, excepta: atque edi quoque ipsum jecur debet. Licet tamen etiam iisdem medicamentis non inutiliter uti, quæ vel cicatrices, vel aspritudinem extenuant. Quidam contrito semini portulacæ mel adjiciunt eatenus, ne id ex specillo destillet, eoque inungunt. Excitationibus, balneo, frictionibus, gargarizationibus iisdem his quoque utendum est.

39. Et hæc quidem in ipsis corporibus oriuntur. Extrinsecus vero interdum sic ictus oculum lædit, ut sanguis in eo suffundatur. Nihil commodius est, quam sanguine vel

Rien n'est plus avantageux que de se frotter avec du sang de colombe, de pigeon ramier ou d'hirondelle. Cette pratique n'est pas sans fondement, car lorsqu'un de ces oiseaux est blessé à l'œil, cet organe revient à son état normal, au bout d'un certain temps, et même très-promptement chez l'hirondelle. De là, la fable d'après laquelle le père et la mère emploient une herbe pour guérir leurs petits d'un mal qui se dissipe de lui-même (15). Le sang de ces oiseaux protége donc très-efficacement nos yeux contre les accidents extérieurs : observons toutefois que le sang d'hirondelle est le meilleur; celui de pigeon ramier moins bon; et celui de colombe le moins efficace et pour elle et pour nous. Cependant sur l'œil blessé, il n'est pas mauvais, pour calmer l'inflammation, d'appliquer aussi un cataplasme. On broie du sel ammoniac ou tout autre sel, le meilleur possible, auquel on ajoute peu à peu de l'huile jusqu'à consistance pâteuse; puis on mêle le tout avec de la farine d'orge bouillie dans du vin miellé. Après avoir pris connaissance de tout ce que les médecins ont publié, chacun comprendra facilement que, de tous les maux d'yeux décrits ci-dessus, il n'en est presque aucun qui ne puisse également céder à des remèdes simples et à la portée de tout le monde.

CHAPISRE VII.

Des maladies des oreilles.

§ 1.

De l'inflammation et de la douleur des oreilles.

Il a été question jusqu'ici, des maladies des yeux sur lesquelles les

columbæ, vel palumbi, vel hirundinis inungere. Neque id sine causa fit; quum horum acies extrinsecus læsa interposito tempore in antiquum statum redeat, celerrimeque hirundinis. Unde etiam locus fabulæ factus est, per parentes id herba restitui, quod per se sanescit. Eorum ergo sanguis nostros quoque oculos ab externo casu commodissime tuetur, hoc ordine, ut sit hirundinis optimus, deinde palumbi, minime efficax columbæ et illi ipsi, et nobis. Supra percussum vero oculum, ad inflammationem leniendam, non est alienum imponere etiam cataplasma. Sal ammoniacus, vel quilibet alius quam optimus teri debet, sic, ut ei paulatim oleum adjiciatur, donec crassitudo strigmenti fiat; id deinde miscendum est cum hordeacea farina, quæ ex mulso decocta sit. Facile autem, recognitis omnibus, quæ medici prodiderunt, apparere cuilibet potest vix ullum ex iis, quæ supra comprensa sunt, oculi vitium esse, quod non simplicibus quoque, et promtis remediis submoveri possit.

CAPUT VII.

De aurium morbis.

1. Hactenus in oculis ea reperiuntur, in quibus medicamentis plurimum possunt :

médicaments ont le plus d'action. Passons maintenant aux oreilles, organes qui, en utilité, viennent par loi de nature immédiatement après les yeux. Ici, le danger est plus grand, car les affections oculaires ne nuisent qu'aux yeux, tandis que les inflammations et les douleurs d'oreilles conduisent quelquefois au délire et à la mort (1). Il y a donc nécessité de porter un prompt secours, au début, pour prévenir un plus grand péril. Ainsi, dès la première sensation de douleur, on doit s'abstenir d'aliments et se ménager ; le lendemain, si le mal est plus violent, on fait raser la tête, on l'oint avec de l'onguent d'iris et on la tient couverte. Une douleur intense, accompagnée de fièvre et d'insomnie, exige, de plus, une saignée. S'il y a empêchement, on relâche le ventre. Les cataplasmes chauds, renouvelés de temps en temps, sont utiles ; il les faut de fenu-grec, de lin ou d'une autre farine bouillie dans du vin miellé. Il est bon aussi d'appliquer de temps en temps des éponges imbibées d'eau chaude. Quand la douleur est apaisée, on fait, autour de l'oreille, une onction avec du cérat d'huile d'iris ou de troène : cependant, chez quelques personnes, celui d'huile rosat réussit mieux. Si une inflammation violente empêche tout à fait le sommeil, on doit ajouter, par moitié, au cataplasme, des écorces de pavot frites et broyées, et faire bouillir ensemble ces substances, après y avoir mêlé du passum. Il faut aussi verser dans l'oreille quelque médicament, qu'il convient toujours de chauffer auparavant, et dont l'instillation se fait très-aisément avec un strigil (2). Dès que l'oreille est pleine, on met de la laine molle par dessus, pour retenir le liquide à l'intérieur. Telles sont les prescriptions générales. Pour médicament, on emploie l'huile rosat, le suc de racines de roseau, l'huile dans laquelle on a fait bouillir

ideoque ad aures transeundum est, quarum usum proximum a luminibus natura nobis dedit. Sed in his aliquanto majus periculum est : nam vitia oculorum intra ipsos nocent; aurium inflammationes doloresque interdum etiam ad dementiam mortemque præcipitant. Quo magis inter initia protinus succurrendum est, ne majori periculo locus sit. Ergo ubi primum dolorem aliquis sensit, abstinere et continere se debet. Postero die, si vehementius malum est, caput tondere, idque irino unguento calido perungere et operire. At magnus cum febre vigiliaque dolor exigit, ut sanguis quoque mittatur. Si id aliquæ causæ prohibent, alvus solvenda est. Cataplasmata quoque calida, subinde mutata, proficiunt; sive fœni græci, sive lini, sive alia farina ex mulso decocta est. Recte etiam subinde admoventur spongiæ ex aqua calida expressæ. Tum, levato dolore, ceratum circumdari debet ex irino, aut cyprino factum : in quibusdam tamen melius, quod ex rosa est, proficit. Si vehemens inflammatio somnum ex toto prohibet, adjici cataplasmati debent papaveris cortices fricti atque contriti, sic, ut ex his pars dimidia sit; eaque tum simul ex passo mixto decoquuntur. In aurem vero infundere aliquod medicamentum oportet; quod semper ante tepefieri convenit : commodissimeque per strigilem instillatur. Ubi auris repleta est, super lana mollis addenda est, quæ humorem intus contineat. Et hæc quidem communia sunt. Medicamentum

des lombrics, et le suc d'amandes amères ou de noyaux de pêches. Les préparations dont on se sert d'ordinaire pour calmer l'inflammation et la douleur, sont :

Castoréum	parties égales.
Suc de pavot	

qu'on broie ensemble, et auxquels on ajoute ensuite du passum; ou bien :

Suc de pavot	parties égales.
Safran	
Myrrhe	

qu'on broie en versant alternativement de l'huile rosat et du passum; ou bien, la partie amère d'une fève d'Egypte, pilée et additionnée d'huile rosat. Il en est qui ajoutent à ce mélange un peu de myrrhe, ou du suc de pavot ou de l'encens avec du lait de femme, ou bien du suc d'amandes amères avec de l'huile rosat, ou bien :

Castoréum	parties égales.
Myrrhe	
Suc de pavot	

avec du passum ; ou bien :

Safran	P.)-(. Z S.
Myrrhe	a. a. P.)-(. Z.
Alun scissile	

auxquels on mêle peu à peu, en les broyant, trois cyathes de passum et moins d'un cyathe de miel; c'est un des principaux médicaments; ou bien du suc de pavot dans du vinaigre.

On peut également faire usage de la composition de Thémison, qui renferme :

Castoréum	a. a. P.)-(. II.
Opopanax	
Suc de pavot	
Ecume de lycium	P.)-(. IV.

vero est et rosæ, et radicum arundinis succus, et oleum, in quo lumbrici cocti sint, et humor ex amaris nucibus, aut ex nucleo mali persici expressus. Composita vero ad inflammationem doloremque leniendum hæc fere sunt : castorei, papaveris lacrimæ pares portiones conteruntur, deinde adjicitur his passum : vel papaveris lacrimæ, croci, myrrhæ par modus sic teritur, ut invicem modo rosa, modo passum instilletur : vel id, quod amarum in ægyptia faba est, conteritur, rosa adjecta; quibus myrrhæ quoque paulum a quibusdam miscetur : vel papaveris lacrima, aut tus cum muliebri lacte : vel amararum nucum cum rosa succus : vel castorei, myrrhæ, papaveris lacrimæ pares portiones cum passo : vel croci p.)-(. z s. myrrhæ, aluminis scissilis, singulorum p.)-(. z. quibus, dum teruntur, paulatim miscentur passi cyathi tres, mellis minus cyatho; idque ex primis medicamentis est : vel papaveris lacrima ex aceto. Licet etiam compositione uti Themisonis; quæ habet castorei, opopanacis, papaveris lacrimæ, singulorum p.)-(. II. spumæ lycii p.)-(. IV. quæ contrita passo excipiuntur donec cerati crassitudinem habeant, atque ita reponuntur. Ubi usus requirit, rursus id

qu'on broie et qu'on incorpore à du passum jusqu'à consistance de cérat, et qu'on laisse ensuite reposer. Lorsqu'on doit s'en servir, on triture de nouveau ce médicament, après avoir ajouté du passum. Règle générale, toutes les fois qu'un médicament est trop épais pour être instillé dans l'oreille, on y ajoute une certaine quantité du liquide qui doit entrer dans sa composition, jusqu'à ce qu'il soit devenu assez fluide.

§ 2.

De la suppuration et de la mauvaise odeur des oreilles.

Si les oreilles contiennent du pus, on y verse avec avantage du lycium seul ou de l'onguent d'iris; ou bien du suc de poireau avec du miel; ou du suc de centaurée avec du passum; ou du suc de grenade douce qu'on a fait tiédir dans son enveloppe même, en l'additionnant d'un peu de myrrhe. On mêle utilement aussi :

Myrrhe appelée στακτὴ	P.)-(. I.
Safran	même quantité.
Amandes amères	XXV.
Miel	un demi-cyathe.

On broie ces substances et, au moment de s'en servir, on les fait tiédir dans une écorce de grenade. Les médicaments qui se préparent pour les ulcères de la bouche, guérissent pareillement ceux des oreilles. Si les ulcères sont invétérés et qu'il s'écoule beaucoup de sanie, on peut recourir à cette excellente composition, qu'on attribue à Erasistrate :

Poivre	P.)-(. Z.
Safran	P.)-(. Z. S.
Myrrhe }	a. a. P.)-(. I.
Misy cuit }	a. a. P.)-(. I.
Cuivre brûlé	P.)-(. II.

medicamentum, adjecto passo, teritur (*a*). Illud perpetuum est, quotiescumque crassius medicamentum est, quam ut in aurem instillari possit, adjiciendum eum esse humorem, ex quo id componi debet, donec satis liquidum sit.

2. Si vero pus quoque aures habent, recte lycium per se infunditur, aut irinum unguentum; aut porri succus cum melle; aut centaurii succus cum passo; aut dulcis mali punici succus in ipsius cortice tepefactus, adjecta myrrhæ exigua parte. Recte etiam miscentur myrrhæ, quam στακτὴν cognominant, p.)-(. I. croci tantumdem, nuces amaræ XXV. mellis sesquicyathus; quæ contrita, quum utendum est, in cortice mali punici tepefiunt. Ea quoque medicamenta, quæ oris exulcerati causa componuntur, æque ulcera aurium sanant. Quæ si vetustiora sunt, et multa sanies fluit, apta compositio est, quæ ad auctorem Erasistratum refertur : piperis p.)-(. z. croci p.)-(. zs. myrrhæ, mysi cocti, singulorum p.)-(. I. æris combusti p.)-(. II. Hæc ex vino teruntur : deinde ubi inaruerunt, adjiciuntur passi heminæ tres, et simul incoquuntur : quum utendum est, adjicitur his mel et vinum. Est etiam Ptolemæi chirurgi (*b*) medicamentum, quod habet lentisci p.

On broie ces substances dans du vin; dès qu'elles sont desséchées, on ajoute trois hémines de passum, et l'on fait bouillir le tout ensemble: au moment de s'en servir, on y ajoute du miel et du vin. Il existe aussi un médicament de Ptolémée, le chirurgien, qui contient :

Lentisque	P.)-(. Z.
Noix de galle	P.)-(. Z.
Verjus d'olive	P.)-(. I.
Suc de grenade.	

Un autre très efficace est celui de Ménophile. Il se compose de :

Poivre long	P.)-(. I.
Castoréum	P.)-(. II.
Myrrhe	a. a. P.)-(. IV.
Safran	
Suc de pavot	
Nard de Syrie	
Encens	
Ecorce de grenade	
Partie intérieure d'une fève d'Egypte	
Amandes amères	
Miel excellent	

auxquels on ajoute, en les broyant, du vinaigre très-concentré jusqu'à consistance de passum.

Voici celui de Craton :

Cinnamome	a. a. P.)-(. Z.
Casia	
Lycium	a. a. P.)-(. I.
Nard	
Myrrhe	
Aloès	P.)-(. II.
Miel	trois cyathes
Vin	un setier.

On fait d'abord bouillir le lycium dans le vin; puis on y mêle les autres ingrédients. Mais si le pus est abondant, et l'odeur fétide, on fait bouillir ensemble :

Râclures de vert de gris	a. a. P.)-(. II.
Encens	
Miel	deux cyathes.
Vinaigre	quatre cyathes.

)-(. z. gallæ p.)-(. z. omphacii p.)-(. I. succum punici mali. Est Menophili validum admodum, quod ex his constat : piperis longi p.)-(. I. castorei p.)-(. II. myrrhæ, croci, papaveris lacrimæ, nardi syriaci, turis, malicorii, ex ægyptia faba partis interioris, nucum amararum, mellis quam optimi, singulorum p.)-(. IV. quibus, dum teruntur, adjicitur acetum quam acerrimum, donec crassitudio in his passi fiat. Est Cratonis : cinnamomi, casiæ, singulorum p.)-(. z. lycii, nardi, myrrhæ, singulorum p.)-(. I. aloes p.)-(. II. mellis cyathi tres, vini sextarius : ex quibus lycium cum vino decoquitur, deinde his alia miscentur. At si multum puris, malusque odor est, æruginis rasæ, turis, singulorum p.)-(. II. mellis cyathi duo, aceti quatuor simul incoquuntur : ubi utendum est, dulce vinum miscetur. Aut aluminis scissilis, papaveris lacrimæ, acaciæ succi par pondus miscetur, hisque adjicitur hyosciami succi dimidio

et, au moment de s'en servir, on y ajoute du vin doux. Ou bien on mêle :

Alun scissile	parties égales.
Suc de pavot	
Suc d'acacia	

auxquels on ajoute une dose de jusquiame, moitié moindre que celle des substances précédentes; puis on triture le tout, et on le délaie dans du vin. Le suc de jusquiame est déjà par lui-même assez efficace.

§ 3.

Composition contre toutes les maladies des oreilles.

Un remède général et déjà consacré par l'expérience contre toutes les maladies d'oreilles, a été composé par Asclépiade. Il contient :

Cinnamome	a. a. P.)-(. I.
Casia	
Fleurs de jonc rond	a. a. P.)-(. II.
Castoréum	
Poivre blanc	
Poivre long	
Amome	
Myrobolanum	
Encens mâle	a. a. P.)-(. III.
Nard de Syrie	
Myrrhe grasse	
Safran	
Ecume de natron	

On broie séparément ces substances ; après les avoir mêlées, on les broie de nouveau dans du vinaigre, et on les met ainsi en réserve. Pour s'en servir, on les délaie dans du vinaigre. S'il y a à la fois écoulement de sanie et tumeur, il est bon de faire des lotions de vin mêlé d'eau, à l'aide d'un clystère auriculaire, puis de verser du vin austère mêlé avec de l'huile rosat, et additionné d'un peu de spode, ou du lycium avec du lait; ou du suc de renouée avec de l'huile rosat, ou du suc de grenade avec très peu de myrrhe.

minor, quam unius ex superioribus, portio ; eaque trita ex vino diluuntur. Per se quoque hyoscyami succus satis proficit.

3. Commune vero auxilium adversus omnes aurium casus, jamque usu comprobatum Asclepiades composuit. In eo sunt cinnamomi, casiæ, singulorum p.)-(. I. floris junci rotundi, castorei, albi piperis, longi amomi, myrobalani, singulorum p.)-(. II. turis masculi, nardi syriaci, myrrhæ pinguis, croci, spumæ nitri, singulorum p.)-(. III. quæ separatim contrita, rursus mixta, ex aceto conteruntur; atque ita condita, ubi utendum est, aceto diluuntur (c). Quod si et sanies profluit, et tumor est, non alienum est, mixto vino per auricularium clysterem eluere; et tum infundere vinum austerum cum rosa mixtum, cui spodii paulum sit adjectum, aut lycium cum lacte, aut herbæ sanguinalis succum cum rosa, aut mali punici succum cum exigua myrrhæ parte.

§ 4.

Contre l'ulcère sordide des oreilles.

Si les ulcères sont sordides, le mieux est de les laver avec du vin miellé, puis de verser un des médicaments décrits plus haut qui renferment du miel. Si l'écoulement de pus est abondant, il faut surtout se faire raser la tête, l'arroser avec beaucoup d'eau chaude, se gargariser, se promener jusqu'à la fatigue, et prendre peu d'aliments. Si du sang suinte des ulcères, on doit verser du lycium avec du lait, ou de l'eau dans laquelle on a fait bouillir des roses et ajouté du suc de renouée ou d'acacia. Si les ulcères se couvrent de fongosités, qui donnent lieu à un écoulement sanieux de mauvaise odeur, on les lave avec de l'eau tiède, puis on y verse du remède formé d'encens, de vert de gris, de vinaigre et de miel (3) ; ou du miel bouilli avec du vert de gris. On instille aussi avec avantage, à l'aide d'un tube, des battitures de cuivre pilées avec de la sandaraque.

§ 5.

Contre les vers des oreilles.

Quand des vers ont pris naissance dans l'oreille, s'ils sont à portée, on les retire avec une sonde auriculaire ; s'ils sont trop loin, on les détruit avec des médicaments, et l'on veille à ce qu'il ne s'en reproduise plus. L'ellébore blanc trituré avec du vinaigre, réussit dans les deux cas. Il est aussi indispensable de laver l'oreille avec du vin dans lequel on a fait bouillir du marrube. Les vers que ces remèdes ont fait mourir, tombent dans la première partie de l'oreille, d'où l'on peut les retirer très facilement.

4. Si sordida quoque ulcera sunt, melius mulso cluuntur; et tum aliquod ex iis, quæ supra scripta sunt, quod mel habeat, infunditur. Si magis pus profluit, et caput utique tondendum est. et multa calida aqua perfundendum, et gargarizandum, et usque ad lassitudinem ambulandum, et cibo modico utendum est. Si cruor quoque ex ulceribus apparuit, lycium cum lacte debet infundi; vel aqua, in qua rosa decocta sit, succo aut herbæ sanguinalis, aut acaciæ adjecto. Quod si super ulcera caro increvit, eaque mali odoris saniem fundit, aqua tepida elui debet; tum infundi id, quod ex ture et ærugine et aceto et melle fit; aut mel cum ærugine incoctum. Squama quoque æris cum sandaracha contrita per fistulam recte instillatur.

5. Ubi vero vermes orti sunt, si juxta sunt, protrahendi auriculario specillo sunt : si longius, medicamentis enecandi; cavendumque ne postea nascantur. Ad utrumque proficit album veratrum cum aceto contritum. Elui quoque aurem oportet vino, in quo marrubium decoctum sit. Sub his emortui vermes in primam auris partem prolabuntur, unde facillime educi possunt.

§ 6.

Contre l'obstruction du conduit auditif.

Si l'ouverture de l'oreille est obstruée, et s'il y a en dedans de la sanie épaisse, on introduit d'excellent miel. Si cette substance produit peu d'effet, on ajoute à un cyathe et demi de miel :

Râclures de vert de gris........................ P.)-(. II.

on fait bouillir, et l'on se sert de ce mélange. L'iris et le miel donnent également de bons résultats, ainsi que :

Galbanum.................................. P.)-(. II.
Myrrhe.............................. }
Fiel de taureau........................ } a. a. P.)-(. ZZ.
Vin.. quantité suffisante pour délayer la myrrhe.

§ 7.

De la dureté de l'ouïe (surdité).

Dès que quelqu'un commence à avoir l'ouïe un peu dure, ce qui arrive surtout après les douleurs de tête prolongées, on doit d'abord examiner l'oreille. car on apercevra ou une croûte semblable à celle qui se forme sur les ulcères, ou un amas de malpropretés. Est-ce une croûte? on verse de l'huile chaude, du vert de gris avec du miel, du suc de poireau, ou un peu de natron avec du vin miellé, et, dès qu'elle s'est détachée, on lave l'oreille avec de l'eau tiède; la croûte se dissout ainsi elle-même, et se laisse extraire plus aisément avec la sonde auriculaire. Sont-ce des malpropretés? on les enlève, si elles sont molles, avec le même instrument; si elles sont dures, on injecte du vinaigre additionné d'un peu de natron, et, dès

6. Sin foramen auris compressum est, et intus crassa sanies subest, mel quam optimum addendum est. Si id parum proficit, mellis cyatho et dimidio, æruginis rasæ p.)-(. II. adjiciendum est, incoquendumque, et eo utendum. Iris quoque cum melle idem proficit (*d*). Item galbani p.)-(. II. myrrhæ et fellis taurini, singulorum p.)-(. z z. vini quantum satis est ad myrrham diluendam.

7. Ubi vero gravius aliquis audire cæpit, quod maxime post longos capitis dolores evenire consuevit, in primis aurem ipsam considerare oportet : apparebit enim aut crusta, qualis super ulcera innascitur, aut sordium coitus. Si crusta est, infundendum est aut oleum calidum, aut cum melle ærugo, vel porri succus, aut cum mulso nitri paulum : atque ubi crusta a corpore jam recedit, eluenda auris aqua tepida est ; quo facilius ea per se diducta auriculario specillo protrahatur. Si sordes, eæque molles sunt, eodem specillo eximendæ sunt : at si duræ sunt, acetum et cum eo nitri paulum conjiciendum est ; quumque emollitæ sunt, eodem modo elui aurem purgarique oportet. Quod si capitis gravitas manet, attendendum idem, et leniter, sed diu perfricandum est, adjecto vel irino vel laureo oleo, sic, ut utrilibet paulum aceti misceatur ; tum diu

qu'elles sont ramollies, on lave et on nettoie l'oreille de la même manière. Si la tête reste lourde, on la fait raser et frotter légèrement, mais longtemps, avec de l'huile d'iris ou de laurier, en ajoutant à l'une et à l'autre un peu de vinaigre; il faut ensuite se promener longtemps, et, après une onction, se bassiner doucement la tête avec de l'eau chaude; choisir ses aliments parmi les plus légers de la classe moyenne; prendre des boissons coupées d'eau, et se gargariser de temps en temps. On verse aussi dans l'oreille du castoréum avec du vinaigre, de l'huile de laurier et du suc d'écorce de radis, ou du suc de concombre sauvage, auquel on ajoute des feuilles de roses pilées. Le jus de raisin encore vert, instillé avec de l'huile rosat, est également assez efficace contre la surdité.

§ 8.

Contre les bourdonnements d'oreilles.

Une autre affection consiste dans la production, à l'intérieur des oreilles, de bruits qui empêchent ceux du dehors d'être entendus. Très légère après un coryza, plus grave à la suite d'une maladie ou de céphalalgies prolongées, cette affection devient inquiétante, lorsqu'elle provient d'une grande maladie, surtout de l'épilepsie. Dépend-elle d'un coryza? il faut nettoyer l'oreille et retenir son souffle jusqu'à ce qu'il sorte un peu d'humeur écumeuse; résulte-t-elle d'une maladie ou d'une céphalalgie? on doit observer tout ce qui a été dit concernant les exercices, les frictions, les ablutions et les gargarismes; ne faire usage que d'aliments atténuants; verser dans l'oreille du suc de radis avec de l'huile rosat, ou du suc de racine de concombre sauvage, ou du castoréum avec du vinaigre et de l'huile de lau-

ambulandum, leniterque post unctionem aqua calida caput fovendum; cibisque utendum ex imbecillissima et media materia; magisque assumendæ dilutæ potiones: nonnunquam gargarizandum est. Infundendum autem in aurem castoreum cum aceto et laureo oleo et succo radiculæ corticis; aut cucumeris agrestis succus, adjectis contritis rosæ foliis. Immaturæ quoque uvæ succus cum rosa instillatus adversus surditatem satis proficit.

8. Aliud vitii genus est, ubi aures intra se ipsas sonant: atque hoc quoque fit, ne externum sonum accipiant. Levissimum est, ubi id ex gravedine est: pejus, ubi ex morbo, capitisve longis doloribus incidit; pessimum ubi, magnis morbis venientibus, maximeque comitiali, provenit. Si ex gravedine est, purgare aurem oportet, et spiritum continere, donec inde humor aliqui exspumet. Si ex morbo vel capitis dolore, quod ad exercitationem, frictionem, perfusionem, gargarizationemque pertinet, eadem facienda sunt: cibis non utendum nisi extenuantibus; in aurem dandus radiculæ succus cum rosa, vel cum succo radicis ex cucumere agresti: vel castoreum cum aceto et laureo oleo. Veratrum quoque ex aceto conteritur, deinde melle cocto excipitur, et inde collyrium facaurem demittitur. Si sine his cœpit, ideoque novo metu terret, in aurem dari debet tum in

rier. On broie aussi de l'ellébore dans du vinaigre, puis on l'incorpore à du miel, et on en fait un collyre qu'on introduit dans l'oreille. Si l'affection est étrangère aux causes indiquées plus haut, et que, pour ce motif, elle inspire une nouvelle crainte, il est nécessaire de verser dans l'oreille du castoréum avec du vinaigre, ou de l'huile d'iris ou de laurier, ou bien un mélange de castoréum et de laurier avec du suc d'amandes amères; ou bien de la myrrhe, ou du natron avec de l'huile rosat et du vinaigre. Cependant, ici encore, un régime réglé est plus profitable; on doit même observer les prescriptions indiquées plus haut avec plus d'attention, et s'abstenir en outre de vin, jusqu'à ce que les bourdonnements aient cessé. Si les bruits sont accompagnés d'inflammation, il suffit d'injecter de l'huile de laurier ou d'amandes amères, à laquelle certaines personnes mêlent du castoréum ou de la myrrhe.

§ 9.

De la manière d'extraire les corps étrangers de l'oreille.

Il tombe quelquefois dans l'oreille des corps étrangers, tels qu'un gravier ou un insecte. Est-ce une puce qui s'est introduite? on enfonce dans le conduit auditif un flocon de laine; l'insecte s'y insinue, et on le retire avec la laine. S'il ne vient pas, ou si l'on a affaire à un autre insecte, il faut plonger une sonde enroulée de laine dans de la résine très gluante, surtout dans celle du térébinthe; la pousser dans l'oreille et lui imprimer un mouvement de rotation : ce qui permet ordinairement de saisir l'insecte et de l'enlever. A-t-on affaire à un corps brut? on l'extrait avec une sonde à oreille, ou avec un crochet mousse légèrement recourbé. Si ce moyen échoue, on peut, comme dans le cas précédent, opérer l'extraction avec de la résine.

castoreum cum aceto, vel irino, aut laureo oleo; aut huic mixtum castoreum cum succo nucum amararum; aut myrrha et nitrum cum rosa et aceto. Plus tamen in hoc quoque proficit victus ratio : eademque facienda sunt, quæ supra comprehendi, cum majore quoque diligentia; et præterea, donec is sonus finiatur, a vino abstinendum. Quod si simul et sonus est, et inflammatio, laureum oleum conjecisse abunde est, aut id, quod ex amaris nucibus exprimitur; quibus quidam vel castoreum, vel myrrham miscent.

9. Solet etiam interdum in aurem aliquid incidere, ut calculus, aliquodve animal. Si pulex intus est, compellendum eo lanæ paulum est; quo ipse is subit, et simul extrahitur. Si non est sequutus, aliudve animal est, specillum lana involutum in resinam quam glutinosissimam, maximeque terebinthinam demittendum, idque in aurem conjiciendum, ibique vertendum est : utique enim comprehendet et eximet. Sin aliquid exanime est, specillo auriculario protrahendum est, aut hamulo retuso paulum recurvato : si ista nihil proficiunt, potest eodem modo resina protrahi. Sternumenta quoque admota id commode elidunt, aut auriculario clystere aqua vehementer intus compulsa. Tabula

Les sternutatoires provoquent également l'expulsion de ces corps, ainsi que des injections d'eau poussées avec force, à l'aide d'un clystère à oreille. On se sert aussi d'une table fixée par le centre, et dont les extrémités sont pendantes de tous côtés ; on y attache le patient tourné du côté malade, de façon qu'il ne dépasse pas la table, et l'on frappe avec un marteau l'extrémité de cette table qui supporte les pieds (du patient) ; l'oreille éprouve un tel ébranlement de ce choc, que l'objet qu'elle contenait, en sort.

CHAPITRE VIII.

Des maladies des fosses nasales.

§ 1.

Des ulcères des narines.

Quand les fosses nasales sont irritées, on les fomente avec de la vapeur d'eau chaude, ce qui se fait en approchant des narines une éponge exprimée, et en plaçant au-dessous un vase à goulot étroit, rempli d'eau chaude. Après cette fomentation, on enduit les ulcères de scorie de plomb, de céruse ou d'écume d'argent ; quelle que soit la substance, il faut, en la triturant, ajouter alternativement du vin et de l'huile de myrrhe jusqu'à consistance de miel. Mais, si ces ulcères sont situés dans le voisinage d'un os, s'ils sont couverts de croûtes et fétides, on doit savoir que le mal est presque incurable. On peut cependant tenter les moyens suivants : raser la tête, la frictionner avec assiduité et énergie, l'arroser avec beaucoup d'eau chaude, se pro-

quoque collocatur, media inhærens, capitibus utrimque pendentibus, superque eam homo deligatur in id latus versus, cujus auris eo modo laborat, sic, ut extra tabulam non emineat : tum malleo caput tabulæ, quod pedibus est, feritur ; atque ita concussa aure, id quod inest, excidit.

CAPUT VIII.

De narium morbis.

1. Nares vero exulceratas (*a*) fovere oportet vapore aquæ calidæ. Id et spongia expressa atque admota fit, et subjecto vase oris angusti, calida aqua repleto. Post id fomentum illinenda ulcera sunt aut plumbi recremento, aut cerussa, aut argenti spuma : quum quodlibet horum aliquis conterit, eique, dum teritur, invicem vinum et oleum murteum adjicit, donec mellis crassitudinem fecerit. Sin autem ea ulcera circa os sunt, pluresque crustas et odorem fœdum habent (*b*) ; sciri quidem debet vix ei malo posse succurri : nihilo minus tamen hæc tentari possunt, ut caput ad cutem tondeatur, assidueque vehementer perfricetur ; multa calida aqua perfundatur ; multa item

mener souvent, prendre peu d'aliments, éviter ceux qui sont âcres et trop substantiels, enfoncer dans la narine même du miel avec un peu de résine du térébinthe, ce qu'on fait à l'aide d'une sonde entourée de laine, et aspirer ce suc jusqu'à ce qu'on en sente le goût à la bouche. Ces moyens ont pour effet de détacher les croûtes, qui alors doivent être expulsées avec des sternutatoires. Lorsque les ulcères sont purs, il faut les exposer à de la vapeur d'eau chaude, puis appliquer du lycium dissous dans du vin, du marc d'huile, du verjus d'olive, du suc de menthe, du suc de marrube, du noir de cordonnier incandescent puis broyé, ou l'intérieur d'une scille pilée. A chacune de ces substances, on ajoute du miel en très faible proportion : au noir de cordonnier, juste assez pour que le mélange devienne liquide ; à la scille, une dose généralement plus grande. On doit ensuite entourer une sonde de laine trempée dans cette composition, et en remplir les ulcères ; puis rouler du linge sous une forme allongée ; l'enduire de ce médicament ; l'introduire dans la narine, et le fixer avec précaution par l'extrémité inférieure. Ce pansement sera renouvelé deux fois par jour, en hiver et au printemps ; trois fois en été et en automne.

§ 2.

Des productions charnues des oreilles.

On voit quelquefois, dans les narines, des caroncules qui ressemblent aux mamelons des femmes ; ces productions adhèrent à la partie inférieure du nez, qui est très charnue. Il est nécessaire pour les détruire entièrement de les traiter avec des caustiques. Le polype est une caroncule blanche ou rosée, implantée sur les os nasaux, qui se dirige

ambulatio sit ; cibus modicus, neque acer, neque valentissimus ; tum in narem ipsam mel cum exiguo modo resinæ terebinthinæ conjiciatur, quod specillo quoque involuto lana fit ; attrahaturque spiritu is succus, donec in ore gustus ejus sentiatur ; sub his enim crustæ resolvuntur, quæ tum per sternumenta elidi debent. Puris ulceribus vapor aquæ calidæ subjiciendus est : deinde adhibendum aut lycium ex vino dilutum, aut amurca, aut omphacium, aut mentæ, aut marrubii succus ; aut atramentum sutorium, quod candens factum, deinde contritum sit ; aut interior scillæ pars contrita, sic, ut horum cuilibet mel adjiciatur : cujus in ceteris admodum exigua pars esse debet ; in atramento sutorio tanta, ut ea mixtura liquida fiat ; cum scilla utique pars major. Involvendumque lana specillum est, et in eo medicamento tingendum, eoque ulcera implenda sunt : rursusque linamentum involutum et oblongum eodem medicamento illinendum, demittendumque in narem, et ab inferiore parte leniter deligandum. Idque per hiemen et ver bis die ; per æstatem et autumnum ter die fieri debet.

2. Interdum vero in naribus etiam carunculæ quædam similes muliebribus mammis nascuntur ; eæque imis partibus, quæ carnosissimæ sunt, inhærent. Has curare oportet medicamentis adurentibus, sub quibus ex toto consumuntur. Polypus vero est carun-

tantôt vers les lèvres et remplit la narine, tantôt en arrière, du côté de l'ouverture par où l'air descend des fosses nasales dans la gorge; il prend alors un tel développement qu'on peut l'apercevoir derrière la luette et qu'il suffoque le patient, surtout quand souffle l'auster ou l'eurus. Ordinairement mou, le polype est rarement dur; cette dernière espèce gêne davantage la respiration et dilate les narines. C'est d'ordinaire avec le fer qu'on traite cette autre espèce : cependant elle se dessèche quelquefois en introduisant dans la narine, à l'aide d'un linge ou d'un pinceau, la composition qui renferme :

Minium de Sinope	a. a. P.)-(. I.
Chalcitis	
Chaux	
Sandaraque	
Noir de cordonnier	P.)-(. II.

CHAPITRE IX.

Du mal de dents.

Dans le mal de dents, qu'on peut ranger parmi les plus atroces tourments, il faut s'interdire entièrement le vin ; s'abstenir d'abord d'aliments, puis n'en prendre qu'en petite quantité et de mous, pour ne pas irriter les dents par la mastication ; soumettre extérieurement la joue, par l'intermédiaire d'une éponge, à l'action de la vapeur d'eau chaude ; y appliquer du cérat d'huile de troène ou d'iris, qu'on maintient avec de la laine, et se couvrir la tête. Si la douleur est plus pénible, il est bon de prendre des lavements, d'entourer la mâchoire de cataplasmes chauds, et de se rincer la bouche avec un liquide médi-

cula modo alba, modo subrubra, quæ narium ossibus inhæret; ac modo ad labra tendens narem implet, modo retro per id foramen, quo spiritus a naribus ad fauces descendit, adeo increscit, uti post uvam conspici possit; strangulatque hominem, maxime austro aut euro flante : fereque mollis est, raro dura; eaque magis spiritum impedit, et nares dilatat (c). Illud aliud genus fere quidem ferro curatur; interdum tamen inarescit, si addita in narem per linamentum aut penicillum ea compositio est, quæ habet minii sinopici, chalcitidis, calcis, sandarachæ, singulorum p.)-(. I. atramenti sutorii p.)-(. II.

CAPUT IX.

De dentium dolore.

In dentium autem dolore, qui ipse quoque maximis tormentis annumerari potest, vinum ex toto circumcidendum est; a cibo quoque primo abstinendum, deinde eo modico mollique utendum, ne mandentis dentes irritet : tum extrinsecus admovendus per spongiam vapor aquæ calidæ, imponendumque ceratum ex cyprino aut irino factum,

camenteux et chaud, qu'on renouvelle souvent. A cet effet, on fait bouillir ou de la racine de quintefeuille dans du vin mêlé d'eau, ou de la racine de jusquiame dans de l'oxycrat ou du vin coupé d'eau, additionné d'un peu de sel, ou, dans le même liquide, de l'écorce de pavot qui ne soit pas trop sèche ou de la racine de mandragore. On évitera surtout d'avaler celui des trois derniers remèdes, qu'on aura introduit dans la bouche. On fait également bouillir avec avantage pour cet usage, de l'écorce blanche de racine de peuplier dans du vin coupé d'eau; des râclures de corne de cerf dans du vinaigre; du pouliot avec du pin gras, et de la figue grasse dans du vin miellé ou dans du vinaigre et du miel. Lorsque le liquide qui contient la figue a suffisamment bouilli, on le filtre. On peut aussi plonger une sonde entourée de laine dans de l'huile chaude, et fomenter la dent avec ce liquide. Il en est qui appliquent sur la dent même des espèces de cataplasmes : pour cela, on broie l'intérieur de l'écorce d'une grenade acide et sèche, avec parties égales de noix de galle et d'écorce de pin; on y ajoute du minium, et quand ces substances sont pilées, on les malaxe dans de l'eau de pluie : ou bien on triture parties égales d'opopanax, de suc de pavot, de peucédanum et de staphisaigre sans grains : ou bien on mêle trois parties de galbanum à une partie de suc de pavot.

Quel que soit le remède qu'on applique sur la dent, on n'en doit pas moins enduire la mâchoire du cérat dont j'ai parlé ci-dessus, et la recouvrir de laine. Il en est même qui étendent sur un linge, après les avoir broyées, les substances suivantes :

Myrrhe Cardamome	a. a. P.)-(. I.
Safran Pyrèthre Figues	a. a. P.)-(. IV.
Moutarde	P.)-(. VIII.

lanaque id comprehendendum, caputque velandum est. Quod si gravior is dolor est, utiliter et alvus ducitur, et calida cataplasmata super maxillas imponuntur, et ore humor calidus cum medicamentis aliquibus continetur, sæpiusque mutatur. Cujus rei causa et quinquefolii radix in vino mixto coquitur; et hyoscyami radix vel inposca, vel in vino mixto sic, ut paulum his salis adjiciatur; et papaveris non nimium aridi cortices, et mandragoræ radix eodem modo. Sed in his tribus utique vitandum est, ne, quod haustum erit, devoretur. Ex populo quoque alba cortex radicis in hunc usum in vino mixto recte coquitur; et in aceto cornus cervini ramentum; et nepeta cum teda pingui, ac ficus item pinguis vel in mulso, vel in aceto et melle, ex quibus quum ficus decocta est, is humor percolatur. Specillum quoque lana involutum in calidum oleum demittitur, eoque ipse dens fovetur. Quin etiam quædam quasi cataplasmata in dentem ipsum illinuntur : ad quem usum ex malo punico acido atque arido malicorii pars interior cum pari portione et gallæ et pinei corticis conteritur, misceturque his minium; eaque contrita aqua pluviatili coguntur : aut panacis, papa-

et qui appliquent ce mélange sur le bras du côté de la dent malade : vers l'omoplate, si c'est une dent du haut; vers la poitrine, si c'est une dent du bas; ce topique calme la douleur; celle-ci, une fois apaisée, on ôte immédiatement le remède. Si une dent est corrodée, on ne doit l'extraire que si le cas l'exige; alors, à toutes les fomentations indiquées plus haut, on ajoutera quelques compositions plus énergiques pour calmer la douleur ; telle est celle d'Héras, qui se compose de :

Suc de pavot.................................. P.)-(. I.
Poivre.................................. P.)-(. II.
Sory.................................. P.)-(. X.

Ces substances sont pulvérisées, incorporées à du galbanum et mises autour de la dent.

Ou bien celle de Ménmachus, surtout pour les dents molaires ; il y entre :

Safran.................................. P.)-(. I.
Cardamome..................................
Suie d'encens..................................
Parties de figues..................................
Pirèthre.................................. } a. a. P.)-(. IV.
Moutarde.................................. P.)-(. VIII.

D'autres mêlent :

Pyrèthre..................................
Poivre..................................
Elatérium.................................. } a. a. P.)-(. I.
Alun scissile..................................
Suc de pavot..................................
Staphisaigre..................................
Soufre qui n'a pas passé par le feu..................................
Bitume..................................
Baies de laurier..................................
Moutarde.................................. } a. a. P.)-(. II.

Si la douleur nécessite l'ablation de la dent, on introduit dans le creux, de la graine de poivre dépouillée de son écorce, ou des baies

veris lacrimæ, peucedani, uvæ taminiæ sine seminibus pares portiones conteruntur : aut galbani partes tres, papaveris lacrimæ pars quarta. Quidquid dentibus admotum est, nihilominus supra maxillas ceratum, quale supra posui, esse debet, lana obtectum. Quidam etiam myrrhæ, cardamomi, singulorum p.)-(. I. croci, pyrethri, ficorum partes (a), singulorum p.)-(. IV. sinapis p.)-(. VIII. contrita linteolo illinunt, imponuntque in humero partis ejus, qua dens dolet; si is superior est, a scapulis; si inferior, a pectore : idque dolorem levat; et, quum levavit, protinus submovendum est. Si vero exesus est dens, festinare ad eximendum eum, nisi res cogit, non est necesse : sed tum omnibus fomentis, quæ supra posita sunt, adjiciendæ quædam valentiores compositiones sunt, quæ dolorem levant; qualis Heræ est. Habet autem papaveris lacrimæ p.)-(. I. piperis p.)-(. II. soreos p.)-(. X. quæ contrita galbano excipiuntur, idque circumdatur. Aut Menemachi, maxime ad maxillares dentes; in qua sunt croci p.)-(. I. cardamomi, turis fuliginis, ficorum partes (b), pyrethri, singulorum p.)-(. IV. sinapis p.)-(. VIII. Quidam autem miscent pyrethri, piperis, elaterii, singulorum p.)-(. I. aluminis scissilis, papaveris lacrimæ, uvæ taminiæ, sulphuris ignem non experti, bituminis, lauri baccarum, sinapis, singulorum p.)-(. II. Quod si

de lierre préparées de la même façon, pour la faire éclater et tomber en morceaux. Le dard du poisson plat que nous appelons *pastenague*, et les Grecs τρυγών, torréfié, puis broyé, incorporé à de la résine et appliqué autour de la dent, l'ébranle; et l'alun scissile introduit dans le creux, en détermine la sortie. Il vaut mieux enfoncer cette dernière substance préalablement entourée d'un petit flocon de laine, parce qu'elle calme la douleur en conservant la dent. Tels sont les traitements admis par les médecins. Mais l'expérience des gens de la campagne a appris que si l'on éprouve un mal de dents, il faut arracher de la menthe sauvage avec ses racines; la mettre dans une bassine; verser de l'eau par dessus; faire asseoir le patient auprès et bien entouré de couvertures; puis jeter, dans le vase, des cailloux incandescents de manière que l'eau les recouvre, et que le malade enveloppé de toutes parts, comme on vient de le dire, reçoive la vapeur dans sa bouche ouverte. Il se produit alors une sueur abondante et un écoulement continu de pituite par la bouche, qui procurent souvent une guérison de longue durée, mais toujours d'une année au moins.

CHAPITRE X.

De l'inflammation des tonsilles.

Si les tonsilles se sont tuméfiées à la suite de l'inflammation, et qu'elles ne soient pas ulcérées, il faut se couvrir la tête; fomenter extérieurement la partie avec de la vapeur d'eau chaude; faire de fré-

dolor eximi cum cogit, et piperis semen cortice liberatum, et eodem modo bacca hederæ conjecta in id foramen dentem findit, isque per testas excidit: et plani piscis, quam pastinacam nostri, τρυγόνα Græci vocant, aculeus torretur, deinde conteritur, resinaque excipitur, quæ denti circumdata hunc solvit; et alumen scissile in id foramen conjectum dentem citat. Sed id tamen involutum lanula demitti commodius est, quia sic, dente servato, dolorem levat. Hæc a medicis accepta sunt. Sed agrestium experimento cognitum est, quum dens dolet, herbam mentastrum cum suis radicibus evelli debere, et in pelvem conjici, supraque aquam infundi, collocarique juxta sedentem hominem undique veste contectum; tum in pelvem candentes silices demitti sic, ut aqua tegantur, hominemque eum hiante ore vaporem excipere, ut supra dictum est, undique inclusum. Nam et sudor plurimus sequitur, et per os continens pituita defluit; idque sæpe longiorem, semper annuam valetudinem bonam præstat.

CAPUT X.

De tonsillarum inflammatione.

Si vero tonsillæ sine exulceratione per inflammationem intumuerunt, caput velandum est; extrinsecus is locus vapore calido fovendus; multa ambulatione utendum; caput

quentes promenades ; tenir la tête élevée dans le lit, et se gargariser avec des liquides astringents. La racine qu'on appelle douce (1), broyée et bouillie dans du passum ou du vin miellé, produit le même effet. Il est bon aussi, d'enduire légèrement les tonsilles de certains médicaments qui se préparent de la manière suivante : on exprime le suc d'une grenade douce; on en fait bouillir un setier à petit feu jusqu'à consistance de miel, puis on triture à part :

Safran	a. a. P.)-(. II.
Myrrhe	
Alun scissile	

et l'on ajoute peu à peu deux cyathes de vin léger et un de miel ; on mêle ensuite ces substances au suc précédent, et l'on soumet de nouveau le tout à une légère ébullition ; ou bien on fait bouillir de la même manière six setiers du même suc, et l'on ajoute après les avoir broyés :

Nard	P.)-(. — .
Verjus d'olive	P.)-(. I.
Cinnamome	a. a. P.)-(. I.
Myrrhe	
Casia	

Ces préparations conviennent aussi pour les suppurations des oreilles et des narines. Dans l'affection dont nous parlons, la nourriture doit être douce pour ne pas causer de l'irritation. Si l'inflammation est assez intense pour gêner la respiration, on doit garder le lit ; s'abstenir d'aliments et ne boire que de l'eau chaude ; prendre des lavements ; se gargariser avec une liqueur composée de figues et de vin miellé ; enduire la partie de miel avec du verjus d'olive, et l'exposer extérieurement, mais un peu plus longtemps, à de la vapeur chaude, jusqu'à ce que les tonsilles suppurent et s'ouvrent d'elles-mêmes. Si ces tumeurs ne cèdent pas à l'effort du pus sous-jacent, on les incise, puis on fait gargariser le malade avec du vin miellé chaud. Si la tumeur

in lecto sublime habendum ; gargarizandumque reprimentibus. Radix quoque ea, quam dulcem appellant, contusa et in passo mulsove decocta idem præstat. Leniterque quibusdam medicamentis eas illini non alienum est ; quæ hoc modo fiunt. Ex malo punico dulci succus exprimitur, et ejus sextarius leni igne coquitur (*a*), donec ei mellis crassido sit ; tum croci, myrrhæ, aluminis scissilis, singulorum p.)-(. II. per se conteruntur, paulatimque his adjiciuntur vini leni cyathi duo, mellis unus ; deinde priori succo ista miscentur, et rursus leniter incoquuntur : aut ejusdem succi sextarius eodem modo coquitur, atque eadem ratione trita hæc adjiciuntur ; nardi p.)-(. —. omphacii p.)-(. I. cinnamomi, myrrhæ, casiæ, singulorum p.)-(. I. Eadem autem hæc et auribus et naribus purulentis accommodata sunt. Cibus in hac quoque valetudine lenis esse debet, ne exasperet. Quod si tanta inflammatio est, ut spiritum impediat, in lecto conquiescendum ; a cibo abstinendum, neque assumendum quidquam præter aquam calidam est ; alvus quoque ducenda est ; gargarizandum ex fico et mulso ; illinendum mel cum omphacio ; extrinsecus admovendus, sed aliquanto diutius, vapor calidus,

est médiocre, mais ulcérée, il est nécessaire de se gargariser avec une décoction concentrée de vin additionnée d'un peu de miel, et d'enduire les tonsilles du médicament suivant : on réduit par l'ébullition trois hémines de passum très-doux à une seule ; on ajoute :

Encens.. P.)-(. 1.
Safran.................................. } a. a. P.)-(. — .
Myrrhe.................................. }

et l'on fait, de nouveau, bouillir légèrement le tout. Dès que les ulcères sont purs, on se gargarise également avec la même crême de son, ou avec du lait. Ici encore, on a besoin d'aliments adoucissants, auxquels on peut ajouter un peu de vin doux.

CHAPITRE XI.

Des ulcères de la bouche.

Les ulcères de la bouche accompagnés d'inflammation, mal détergés et rouges, guérissent très-bien à l'aide des médicaments préparés, comme on l'a indiqué plus haut, avec des grenades ; il faut aussi se rincer souvent la bouche avec une décoction astringente additionnée d'un peu de miel ; se promener et user d'aliments qui ne soient pas âcres. Dès que les ulcères commencent à être purs, on se lave la bouche avec un liquide doux, quelquefois même avec de très-bonne eau ; on se trouve bien de prendre du vin pur et une alimentation substantielle, mais sans âcreté ; les ulcères doivent être saupoudrés d'alun scissile, addi-

donec ea suppurent, et per se aperiantur. Si pure substante non rumpuntur hi tumores, incidendi sunt : deinde ex mulso calido gargarizandum. At si modicus quidem tumor, sed exulceratio est, furfurum cremori ad gargarizandum paulum mellis adjiciendum est, illinendaque ulcera hoc medicamento : passi quam dulcissimi tres heminæ ad unam coquuntur ; tum adjicitur turis p.)-(. I. croci, myrrhæ, singulorum p.)-(. — leniterque omnia rursus fervescunt. Ubi pura ulcera sunt, eodem furfurum cremore, vel lacte gargarizandum est. Atque hic quoque cibis lenibus opus est, quibus adjici dulce vinum potest.

CAPUT XI.

De oris ulceribus.

Ulcera autem oris, si cum inflammatione sunt, et parum pura ac rubicunda sunt, optime iis medicamentis curantur, quæ supra posita ex malis punicis fiunt : continendusque sæpe ore reprimens cremor est, cui paulum mellis sit adjectum. Utendum ambulationibus, et non acri cibo. Simul atque vero pura ulcera esse cœperunt, lenis humor, interdum etiam quam optima aqua ore continenda est : prodestque assumtum purum vinum, pleniorque cibus, dum acribus vacet : inspergique ulcera debent alumine scis-

tionné de plus de moitié de noix de galle verte. S'ils sont déjà recouverts de croûtes semblables à celles des brûlures, on applique les compositions suivantes, que les Grecs désignent sous le nom de ἀνθηραί :

Jonc carré	parties égales.
Myrrhe	
Sandaraque	
Alun	

ou bien :

Safran	a. a. P.)-(. II.
Myrrhe	
Iris	P.)-(. I.
Alun scissile	a. a. P.)-(. IV.
Sandaraque	
Jonc carré	P.)-(. VIII.

ou bien :

Noix de galle	a. a. P.)-(. I.
Myrrhe	
Alun scissile	P.)-(. II.
Feuilles de roses	P.)-(. IV.

Il en est qui mêlent :

Safran	P.)-(. Z.
Alun scissile	a. a. P.)-(. I.
Myrrhe	
Sandaraque	P.)-(. II.
Jonc carré	P.)-(. IV.

Les premières compositions, qui sont arides, s'emploient en poudre ; la dernière, en onction avec du miel, et, non-seulement sur les ulcères, mais même sur les tonsilles.

Beaucoup plus dangereux sont les ulcères que les Grecs nomment ἄφθαι ; surtout chez les enfants, qu'ils font souvent périr. Les hommes et les femmes ne courent pas le même péril. Ces ulcères commencent par les gencives, puis envahissent le palais et la bouche tout entière; alors, ils descendent vers la luette et la gorge ; quand ces dernières

sili, cui dimidio plus gallæ immaturæ sit adjectum. Si jam crustas habent, quales in adustis esse consuerunt, adhibendæ sunt eæ compositiones, quas Græci ἀνθηράς nominant. Junci quadrati, myrrhæ, sandarachæ, aluminis, pares portiones : aut croci, myrrhæ, singulorum p.)-(. II. iridis p.)-(. I. aluminis scissilis, sandarachæ singulorum p.)-(. IV. junci quadrati p.)-(. VIII. aut gallæ, myrrhæ, singulorum p.)-(. I. aluminis scissilis p.)-(. II. rosæ foliorum p.)-(. IV. Quidam autem croci p.)-(. Z. aluminis scissilis, myrrhæ, singulorum p.)-(. I. sandarachæ p.)-(II. junci quadrati p.)-(. IV. miscent. Priora arida insperguntur; hoc cum melle illinitur; neque ulceribus tantum, sed etiam tonsillis.

Verum ea longe periculosissima ulcera sunt, quas ἄφθας Græci appellant; sed in pueris : hos enim sæpe consumunt. In viris et mulieribus idem periculum non est. Hæc ulcera a gingivis incipiunt : deinde palatum, totumque os occupant : tum ad uvam faucesque descendunt; quibus obsessis, non facile fit ut puer convalescat. Ac eo (a) mi-

parties sont occupées, l'enfant ne se rétablit pas facilement. Le cas est plus grave encore pour l'enfant à la mamelle, parce qu'on a moins d'autorité pour lui faire prendre les remèdes. Il faut surtout imposer à la nourrice l'exercice, la promenade et les travaux qui l'obligent à mouvoir les parties supérieures; l'envoyer au bain en lui recommandant de répandre sur ses seins beaucoup d'eau chaude; la nourrir d'aliments doux et peu corruptibles; lui donner de l'eau pour boisson, si l'enfant a la fièvre; s'il est sans fièvre, du vin coupé d'eau. Si la nourrice a le ventre resserré, on lui fait prendre des lavements, et, si sa bouche se remplit de pituite, un vomitif. Quant aux ulcères eux-mêmes, on les enduit soit de miel auquel on ajoute du sumac appelé syriaque, ou des amandes amères; soit d'un mélange de feuilles de roses sèches, de pignons, de petites tiges de menthe et de miel; soit du médicament qui se prépare avec des mûres dont on fait bouillir le suc, comme celui de la grenade, jusqu'à consistance de miel, et auquel on associe de la même manière, du safran, de la myrrhe, de l'alun, du vin et du miel. Il importe de ne rien donner qui soit de nature à rappeler l'humeur. Si l'enfant est déjà un peu fort, il se gargarisera avec les remèdes indiqués plus haut; si les lénitifs ont peu d'effet, on emploiera les médicaments qui, en cautérisant, produisent des croûtes sur les ulcères; tels que l'alun scissile, le chalcitis ou le noir de cordonnier. La diète et l'abstinence la plus rigoureuse possible, sont aussi d'un utile secours. La nourriture doit être douce; cependant, pour déterger les ulcères, on donne quelquefois avec avantage un mélange de fromage et de miel.

serius etiam est, si lactans adhuc infans est, quo minus imperari remedium aliquod potest. Sed in primis nutrix cogenda est exerceri et ambulationibus, et iis operibus, quæ superiores partes movent : mittenda in balneum, jubendaque ibi calida aqua mammas perfundere : tum alenda cibis lenibus, et iis qui non facile corrumpuntur; potione, si febricitat puer, aquæ, si sine febre est, vini diluti. Ac si alvus nutrici substitit, ducenda est : si pituita in os ejus coiit, vomere debet. Tum ipsa ulcera perungenda sunt melle, cui rhus, quem syriacum vocant, aut amaræ nuces adjectæ sint : vel mixtis inter se rosæ foliis aridis, pineis nucleis, mentæ coliculo, melle : vel eo medicamento, quod ex moris fit; quorum succus eodem modo quo punici mali, ad mellis crassitudinem coquitur, eademque ratione ei crocum, myrrha, alumen, vinum, mel miscetur. Neque quidquam dandum, a quo humor evocari possit. Si vero jam firmior puer est, gargarizare debet iis fere, quæ supra comprehensa sunt : ac si lenia medicamenta in eo parum proficiunt, adhibenda sunt ea, quæ adurendo crustas ulceribus inducant, quale est scissile alumen, vel chalcitis, vel atramentum sutorium. Prodest etiam fames et abstinentia quanta maxima imperari potest. Cibus esse debet lenis : ad purganda tamen ulcera interdum caseus ex melle recte datur.

CHAPITRE XII.

Des ulcères de la langue.

Les ulcères de la langue ne réclament que les médicaments indiqués dans la première partie du chapitre précédent. Mais ceux qui naissent sur les bords de cet organe durent très longtemps. Il faut examiner s'il n'existe pas vis à vis quelque dent un peu pointue qui empêche souvent l'ulcère de guérir ; et, s'il y en a, on la lime.

CHAPITRE XIII.

Des parulies et des ulcères des gencives.

Il se produit quelquefois aussi, auprès des dents et sur les gencives, des tubercules douloureux, appelés par les Grecs παρουλίδες. Au début, on doit les frotter légèrement avec du sel pilé, ou avec un mélange de sel gemme décrépité, de cyprès et de cataire ; puis se laver la bouche avec une décoction concentrée de lentilles, et l'ouvrir de temps en temps pour faire écouler une quantité suffisante de pituite. Quand l'inflammation est plus intense, on se sert des médicaments indiqués ci-dessus pour les ulcères de la bouche (1). Il suffit de rouler un petit morceau de linge souple dans une des compositions, que j'ai dit s'appeler ἀνθηραί (2), et de l'engager entre la dent et la gencive. Si l'enflure ne permet pas de le faire, il faut exposer extérieurement

CAPUT XII.

De linguæ ulceribus.

Linguæ quoque ulcera non aliis medicamentis egent, quam quæ prima parte superioris capitis exposita sunt. Sed quæ in latere ejus nascuntur, diutissime durant. Videndumque est num contra dens aliquis acutior sit, qui sanescere sæpe ulcus eo loco non sinit ; ideoque limandus est.

CAPUT XIII.

De parulidibus et ulceribus gingivarum.

Solent etiam interdum juxta dentes in gingivis tubercula quædam oriri dolentia : παρουλίδας Græci appellant. Hæc initio leniter sale contrito perfricare oportet ; aut inter se mixtis sale fossili combusto, cupresso, nepeta ; deinde eluere os cremore lenticulæ, et inter hæc hiare, donec pituitæ satis profluat. In majore vero inflammatione iisdem medicamentis utendum est, quæ ad ulcera oris supra posita sunt : et mollis linamenti paulum involvendum aliqua compositione ex iis quas ἀνθηράς vocari dixi ;

la partie à de la vapeur d'eau chaude, au moyen d'une éponge, et appliquer du cérat. Si la suppuration se montre, on prolonge l'usage de cette vapeur, et l'on tient dans la bouche du vin miellé chaud dans lequel on a fait bouillir des figues; enfin, l'abcès doit être ouvert à la période de sub-crudité, de crainte que le pus, en séjournant trop longtemps en cet endroit, n'endommage l'os. Si cette tumeur est un peu volumineuse, mieux vaut l'exciser entièrement pour dégager la dent de tous côtés. Lorsque le pus est évacué, il suffit, si la plaie est petite, de se rincer la bouche avec de l'eau chaude, et de se fomenter extérieurement avec la même vapeur; si elle est un peu étendue, de se servir d'une crême de lentilles et des médicaments avec lesquels on traite les autres ulcères de la bouche. Les gencives sont, en outre, fréquemment affectées d'autres ulcères, auxquels on remédie avec les médicaments en usage pour ceux des autres parties de la cavité buccale; toutefois, il est bon de mâcher surtout du troène, et d'en retenir le suc dans la bouche. On observe même parfois, à la suite d'un ulcère de la gencive, qu'il y ait eu ou non παρουλίς, un écoulement chronique de pus qui, d'ordinaire, provient de l'altération d'une dent, d'une fracture, ou d'une autre lésion de l'os, et se manifeste généralement par une fistule. Il convient, dans ce cas, d'ouvrir la partie (3), d'enlever la dent, de retirer les fragments d'os qui peuvent être détachés, et, s'il existe quelque altération, de ruginer; après quoi, la conduite à tenir est implicitement comprise dans le traitement des autres ulcères. Si les gencives s'éloignent des dents, les mêmes *anthères* produisent de bons effets. Il est utile ausssi de mâcher des poires ou des pommes peu mûres, et d'en retenir le suc dans la bouche. Le vinaigre léger, conservé dans la cavité buccale, agit de même.

dimittendumque id inter dentem et gingivam. Quod si tumor id prohibebit, extrinsecus admovendus erit spongia vapor calidus, imponendumque ceratum. Si suppuratio se ostendet, diutius eo vapore utendum erit; et continendum ore calidum mulsum in quo ficus decocta sit : idque subcrudum incidendum, ne, si diutius ibi pus permanserit, os lædat. Quod si major is tumor est, commodius totus exciditur sic, ut ex utraque parte dens liberetur. Pure exemto, si levis plaga est, satis est ore calidam aquam continere, et extrinsecus fovere eodem vapore; si major est, lenticulæ cremore uti, iisdemque medicamentis, quibus cetera ulcera oris curantur. Alia quoque ulcera in gingivis plerumque oriuntur; quibus eadem, quæ in reliquo ore, succurrunt : maxime tamen mandere ligustrum oportet, succumque cum ore continere. Fit etiam interdum, ut ex gingivæ ulcere, sive παρουλίς fuit, sive non fuit, diutius pus feratur : quod aut corrupto dente, aut fracto, vel aliter vitiato osse : maximeque id per fistulam venire (a) consuevit. Ubi incidit, locus aperiendus; dens eximendus; testa ossis, si qua abscessit, recipienda est; si quid vitiosi est, radendum. Post quæ, quid fieri debeat, supra in aliorum ulcerum curatione comprehensum est. Si vero a dentibus gingivæ recedunt, eædem antheræ succurrunt. Utile est etiam pira aut mala non permatura mandere, et ore eum humorem continere. Idemque præstare non acre acetum in ore retentum potest.

CHAPITRE XIV.

Maladie de la luette.

Une violente inflammation de la luette doit également inspirer de l'inquiétude. Aussi, dans ce cas, la diète est-elle nécessaire, et la saignée bien indiquée; s'il y a empêchement, on provoque utilement des selles. Il faut de plus s'envelopper la tête, et la tenir un peu élevée; puis se gargariser avec une décoction de ronces et de lentilles. Quant à la luette elle-même, on l'enduit de verjus d'olive, de noix de galle ou d'alun scissile, en ajoutant du miel à celui des ingrédients que l'on emploie. Il existe cependant, pour cette affection, un médicament particulier appelé *Andronion*. Il se compose de :

Alun scissile,
Battitures de cuivre rouge,
Noir de cordonnier,
Noix de galle,
Myrrhe,
Misy.

On broie séparément ces substances, et, après les avoir mêlées, on les triture de nouveau en ajoutant peu à peu du vin austère jusqu'à consistance de miel. A peine a-t-on enduit la luette d'un de ces remèdes, que la pituite coule généralement avec abondance; lorsqu'elle est arrêtée, on se gargarise avec du vin chaud. Si l'inflammation est moins intense, il suffit de broyer du laser, d'y ajouter de l'eau fraîche, de recueillir cette eau dans une cuiller, et d'y baigner la luette. Quand la tuméfaction est médiocre, on la réprime également avec de l'eau fraîche, qu'on présente sous la luette de la même manière, et qui peut aussi servir en gargarisme.

CAPUT XIV.

De uvæ morbo.

Uvæ vehemens inflammatio terrere quoque debet. Itaque in hac et abstinentia necessaria est; et sanguis recte mittitur; et, si id aliqua res prohibet, alvus utiliter ducitur : caputque super hæc velandum, et sublimius habendum est : tum aqua gargarizandum, in qua simul rubus et lenticula decocta sit. Illinenda quoque ipsa uva vel omphacio, vel galla, vel alumine scissili, sic, ut cuilibet eorum mel adjiciatur. Est etiam medicamentum huic aptum, quod Andronium appellatur. Constat ex his : alumine scissili, squama æris rubri, atramento sutorio, galla, myrrha, misy : quæ per se contrita mixtaque, rursus paulatim adjecto vino austero teruntur, donec his mellis crassitudo sit. Ubi horum aliquo illita uva est, fere multa pituita decurrit : quumque ea quievit, ex vino calido gargarizandum est Quod si minor ea (*a*) inflammatio est, laser terere, eique adjicere frigidam aquam satis est, eamque aquam cochleari exceptam ipsi uvæ subjicere. Ac mediocriter eam tumentem aqua quoque frigida eodem modo subjecta reprimit. Ex eadem autem aqua gargarizandum quoque est (*b*).

CHAPITRE XV.

De la gangrène de la bouche.

Lorsque la gangrène a envahi les ulcères de la bouche, on examine d'abord si la constitution est mauvaise, afin de l'améliorer, s'il y a lieu; puis on s'occupe du traitement des ulcères. Si le mal est superficiel, il suffit de saupoudrer l'ulcère humide d'ἀνθηρά aride, et d'enduire celui qui est plus sec du même remède additionné d'un peu de miel; si le mal est un peu profond, on emploie deux parties de papyrus brûlé et une d'orpiment; s'il l'est beaucoup, trois parties de papyrus brûlé et une d'orpiment, ou parties égales de sel décrépité et d'iris grillé, ou parties égales de chalcitis, de choux et d'orpiment. Mais il est nécessaire de tremper un morceau de linge dans de l'huile rosat, et de l'appliquer sur ces caustiques, de crainte qu'ils n'endommagent les parties saines du voisinage. Quelques-uns versent, jusqu'à saturation, du sel décrépité dans une hémine de vinaigre concentré, qu'ils font bouillir jusqu'à siccité, et saupoudrent l'ulcère de ce sel pulvérisé. Chaque fois qu'on emploie un remède, il faut, avant et après, se rincer la bouche avec une décoction épaisse de lentilles, ou avec de l'eau dans laquelle on a fait bouillir de l'ers, des olives ou des verveines, en ayant soin de mêler un peu de miel à cette substance. Le vinaigre de scille retenu dans la bouche, est également assez efficace contre ces ulcères, ainsi que du vinaigre mêlé de nouveau avec du sel qui a déjà bouilli dans du vinaigre, comme on l'a indiqué ci-dessus. Mais il est

CAPUT XV.

De cancro oris.

Si quando autem ulcera oris cancer invasit, primum considerandum est, num malus corporis habitus sit, eique occurrendum; deinde ipsa ulcera curanda. Quod si in summa parte id vitium est, satis proficit ἀνθηρά, humido ulceri arida inspersa; sicciori, cum exigua parte mellis illita: si paulo altius, chartæ combustæ partes duæ, auripigmenti pars una: si penitus malum descendit, chartæ combustæ partes tres, auripigmenti pars quarta; aut pares portiones salis fricti, et iridis frictæ; aut item pares portiones chalcitidis, calcis, auripigmenti. Necessarium autem est linamentum in rosa tingere, et super adurentia medicamenta imponere: ne vicinum et sanum locum lædant. Quidam etiam in acris aceti heminam frictum salem conjiciunt, donec tabescere desinat; deinde id acetum coquunt, donec exsiccetur; eumque salem contritum inspergunt. Quoties autem medicamentum injicitur, et ante et post os eluendum est vel cremore lenticulæ, vel aqua, in qua aut ervum, aut oleæ, aut verbenæ decoctæ sint, sic, ut cuilibet eorum pau-

nécessaire de garder longtemps l'un ou l'autre dans la bouche, et d'en réitérer l'usage deux ou trois fois par jour, selon la violence du mal. Est-ce un enfant qui est atteint? on plonge une sonde entourée de laine dans le médicament, et on la tient sur l'ulcère de peur que, par imprudence, le malade n'avale le caustique. Si les gencives sont douloureuses et que des dents vacillent, celles-ci doivent être arrachées, parce qu'elles opposent un très-grand obstacle à la guérison. Si ces remèdes sont insuffisants, on cautérise les ulcères. Toutefois, aux lèvres, cette opération n'est pas nécessaire : l'excision est préférable. Que la partie ait été cautérisée ou excisée, on ne peut l'incarner, sans le secours d'un traitement manuel. Les os des gencives, qui ont peu de vitalité, restent toujours à nu après la cautérisation, la chair ne se régénèrant pas dans la suite. On n'en appliquera pas moins des lentilles sur la partie cautérisée, jusqu'à ce qu'elle soit arrivée au degré de guérison dont elle est susceptible.

CHAPITRE XVI.

Des parotides.

Telles sont les affections de la tête qui ont ordinairement besoin de médicaments. Mais, au-dessous même des oreilles, il se forme assez souvent des parotides ; et cela, tantôt en pleine santé, à la suite de l'inflammation de cette région, tantôt après des fièvres de longue durée, lorsque l'élément morbide s'est porté sur ce point. Cette affection

lum mellis misceatur. Acetum quoque ex scilla retentum ore satis adversus hæc ulcera proficit : et ex aceto cocto sali, sicut supra demonstratum est, rursus mixtum acetum. Sed et diu continere utrumlibet, et id bis aut ter die facere, prout vehemens malum est, necessarium est. Quod si puer est, cui id incidit, specillum lana involutum in medicamentum demittendum est, et super ulcus tenendum ; ne per imprudentiam adurentia devoret. Si dolor in gingivis est, moventurque aliqui dentes, refigi (a) eos oportet : nam curationem vehementer impediunt. Si nihil medicamenta proficient, ulcera erunt adurenda. Quod tamen in labris ideo non est necessarium, quoniam excidere commodius est. Et id quidem æque adustum atque excisum sine ea curatione, quæ manu adhibetur, impleri non potest. Gingivarum vero ossa, quæ hebetia sunt, in perpetuum ustione nudantur, neque enim postea caro increscit. Imponenda tamen adustis lenticula est, donec sanitatem, qualis esse potest, recipiant.

CAPUT XVI.

De parotidibus.

Hæc in capite fere medicamentis egent. Sub ipsis vero auribus oriri parotides solent ; modo in secunda valetudine, ibi inflammatione orta ; modo post longas febres, illuc

est une espèce d'abcès, qui ne demande par conséquent aucune médication nouvelle. Il n'y a qu'une remarque à faire : si la tumeur est venue sans maladie, on essaie d'abord les résolutifs ; si elle est l'effet d'un état morbide, ces derniers sont nuisibles ; mieux vaut hâter la maturité et ouvrir le plus tôt possible.

CHAPITRE XVII.

De la saillie de l'ombilic.

Dans les saillies de l'ombilic, pour éviter d'en venir à une opération et à l'emploi du cautère actuel, on doit d'abord essayer la diète, les lavements, et les applications sur l'ombilic d'un remède composé de :

Ciguë	} ã. a. P.)-(. I.
Suie	
Céruse lavée	P.)-(. IV.
Plomb lavé	P.)-(. VIII.
Œufs	deux.

substances auxquelles on ajoute aussi du suc de solanum. Il faut que ce remède reste appliqué un certain laps de temps, pendant lequel le patient gardera le repos, ne prendra que peu d'aliments, et s'abstiendra de tous les flatueux.

CHAPITRE XVIII.

Des affections des parties honteuses.

§ 1.

Des mots obscènes.

Les affections les plus voisines sont celles des parties honteuses.

impetu morbi converso. Id abscessus genus est : itaque nullam novam curationem desiderat. Animadversionem tantummodo hanc habet necessariam ; quia si sine morbo id intumuit, primum reprimentium experimentum est; si ex adversa valetudine, illud inimicum est, maturarique et quam primum aperiri commodius est.

CAPUT XVII.

De umbilico prominente.

Ad umbilicos vero prominentes, ne manu ferroque utendum sit, ante tentandum est ut abstineant; alvus his ducatur; imponatur super umbilicum id, quod ex his constat : cicutæ et fuliginis, singulorum p.)-(. I. cerussæ elotæ p.)-(. VI. (*a*) plumbi eloti p.)-(. VIII. ovis duobus; quibus etiam solani succus adjicitur. Hoc diutius impositum esse oportet : et interim conquiescere hominem ; cibo modico uti sic, ut vitentur omnia inflantia.

CAPUT XVIII.

De obscœnarum partium vitiis.

1. Proxima sunt ea, quæ ad partes obscœnas pertinent : quarum apud Græcos voca-

Les Grecs ont, pour ces dernières, des expressions assez convenables et déjà acceptées par l'usage, puisqu'on les trouve répétées dans presque tous les écrits et les conversations des médecins ; mais, chez nous, ces mots sont un peu choquants, et n'ont pas même l'excuse d'être employés par les personnes qui parlent avec une certaine retenue : de sorte qu'il est assez difficile d'exposer ce sujet, si l'on veut concilier la bienséance avec les préceptes de l'art. Toutefois, cette considération n'a pas dû me détourner d'écrire : d'abord, parce que je veux embrasser tout le cercle des connaissances que je considère comme salutaires ; ensuite, parce qu'il importe surtout de répandre dans le public, le traitement des affections que chacun ne montre à autrui qu'avec une extrême répugnance.

§ 2.

Des maladies de la verge (1).

Si la verge s'est tuméfiée à la suite d'une inflammation, et que le prépuce ne puisse pas être refoulé en arrière (phimosis), ou ramené en avant (paraphimosis), on fait sur la partie d'abondantes fomentations d'eau chaude. Mais, quand le gland est recouvert, il faut, de plus, avec un clystère à oreille, injecter de l'eau chaude entre cet organe et le prépuce. Si ce dernier, ainsi ramolli et aminci, obéit à la traction, le reste de la cure devient plus aisé ; si la tuméfaction résiste, on applique des lentilles, du marrube, ou des feuilles d'olivier bouillies dans du vin, en ajoutant, pendant la trituration, un peu de miel à substance employée ; puis on redresse la verge, et on la fixe sur le ventre avec un bandage ; ce qui doit se faire dans tout traitement de cet organe. Quant au malade, il doit garder le repos, s'abstenir de nourriture, et ne boire que de l'eau : simplement pour calmer

bula et tolerabilius se habent, et accepta jam usu sunt ; quum in omni fere medicorum volumine atque sermone jactentur : apud nos fœdiora verba, ne consuetudine quidem aliqua verecundius loquentium commendata sunt : ut difficilior hæc explanatio sit simul et pudorem et artis præcepta servantibus. Neque tamen ea res a scribendo deterrere me debuit : primum, ut omnia, quæ salutaria accepi, comprehenderem : dein, quia in vulgus eorum curatio etiam præcipue cognoscenda est, quæ invitissimus quisque alteri ostendit.

2. Igitur si ex inflammatione coles intumuit, reducique summa cutis, aut rursus induci non potest, multa calida aqua fovendus locus est. Ubi vero glans contecta est, auriculario quoque clystere inter eam cutemque aqua calida inserenda est. Si mollita sic et extenuata cutis ducenti paruit, expeditior reliqua curatio est : si tumor vicit, imponenda est vel lenticula, vel marrubium, vel oleæ folia ex vino cocta, sic, ut cuilibet eorum, dum teritur, mellis paulum adjiciatur : sursumque coles ad ventrem deligandus est, quod in omni curatione ejus necessarium est. Isque homo continere se, et absti-

la soif. Le lendemain, on renouvelle les mêmes fomentations, et l'on essaie, avec une certaine force, d'entraîner le prépuce; s'il ne cède pas, on le scarifie légèrement avec le scalpel; car la sanie une fois écoulée, la partie se dégorge, et le prépuce se prête mieux à la réduction. Que l'on ait ainsi vaincu sa résistance, ou qu'il n'en ait jamais opposé, on trouve sur l'autre côté du tégument (feuillet muqueux du prépuce), ou sur le gland, ou au-delà sur la verge, des ulcères qui sont nécessairement purs et secs, ou humides et en suppuration. Sont-ils secs? on les bassine avec de l'eau chaude, puis on applique du lycium qui a macéré dans du vin, ou du marc d'huile bouilli dans le même liquide, ou du beurre avec de l'huile rosat. L'humeur qu'ils sécrètent, est-elle ténue? on les lave avec du vin; puis on ajoute à du beurre et à de l'huile rosat, un peu de miel, un quart de résine du térébinthe, et l'on se sert de cette composition. S'en écoule-t-il du pus? il faut d'abord les laver avec du vin miellé chaud, puis les panser avec :

Poivre	P.)-(. I.
Myrrhe	P.)-(. I.
Safran }	a. a. P.)-(. II.
Misy cuit }	

qu'on fait bouillir dans du vin austère jusqu'à consistance de miel. Cette même composition convient pour les tonsilles, l'engorgement de la luette, les ulcères de la bouche et des narines. En voici un autre pour le même objet, on prend :

Poivre	P.)-(. Z.
Myrrhe	P.)-(. Z.
Safran	P.)-(. ZZ.
Misy cuit	P.)-(. I.
Cuivre brûlé	P.)-(. II.

qu'on broie d'abord dans du vin austère; dès que ces substances sont devenues sèches, on les triture de nouveau dans trois cyathes de pas-

nere a cibo debet, et potione aquæ tantum a siti vindicari. Postero die rursus adhibendum iisdem rationibus aquæ fomentum est, et cum vi quoque experiendum, an cutis sequatur: eaque, si non parebit, leviter summa scalpello concidenda erit: nam quum sanies profluxerit, extenuabitur is locus, et facilius cutis ducetur. Sive autem hoc modo victa erit, sive nunquam repugnaverit, ulcera vel in cutis ulteriore parte, vel in glande, ultrave eam in cole reperientur: quæ necesse est aut pura siccaque sint, aut humida et purulenta. Si sicca sunt, primum aqua calida fovenda sunt: deinde imponendum lycium ex vino est, aut amurca cocta cum eodem, aut cum rosa butyrum. Si levis iis humor inest, vino eluenda sunt: tum butyro et rosæ mellis paulum, et resinæ terebinthinæ pars quarta adjicienda est, eoque utendum. At si pus ex iis profluit, ante omnia elui mulso calido debent: tum imponi piperis p.)-(. I. myrrhæ p.)-(. I. croci, misy, cocti, singulorum p.)-(. II. quæ ex vino austero coquuntur, donec mellis crassitudinem habeant. Eadem cutem compositio tonsillis, uvæ madenti, oris nariumque ulceribus

sum, et l'on fait bouillir jusqu'à consistance visqueuse. Le vert-de-gris associé au miel cuit, ainsi que les médicaments indiqués plus haut pour les ulcères de la bouche, la composition d'Erasistrate et celle de Craton, sont aussi de bons topiques contre les suppurations des parties naturelles. On peut également faire bouillir des feuilles d'olivier dans neuf cyathes de vin; on y ajoute :

Alun scissile	P.)-(. IV.
Lycium	P.)-(. VIII.
Miel	un demi-cyathe.

et, s'il y a beaucoup de pus, on délaie ce médicament dans du miel; s'il y en a peu, dans du vin. Il est de règle, après le pansement et tant que l'inflammation persiste, d'entourer la partie d'un cataplasme, tel que celui dont on a parlé ci-dessus, et de panser chaque jour les ulcères de la même manière. Si le pus coule abondamment et commence à devenir fétide, on lave l'ulcère avec une décoction concentrée de lentilles, additionnée d'un peu de miel; ou bien on fait bouillir des feuilles d'olivier, de lentisque ou de marrube, et l'on emploie cette liqueur en lotion, mêlée avec du miel. Comme topique, on se sert des mêmes remèdes; de verjus d'olive avec du miel; du mélange de vert-de-gris et de miel qui se fait pour les oreilles; de la composition d'Andron, ou de l'ἀνθηρά additionnée d'un peu de miel. Il en est qui pansent tous les ulcères dont il a été question jusqu'à présent, avec du lycium délayé dans du vin. Si l'ulcère s'étend un peu en largeur et en profondeur, on doit le laver de la même manière, le recouvrir de vert-de-gris; de verjus d'olive mêlé avec du miel; de la composition d'Andron, ou de :

accommodata est Aliud ad eadem : piperis p.)-(. z. myrrhæ p.)-(. z. croci p.)-(. z z. misy cocti p.)-(. I. æris combusti p.)-(. II. quæ primum ex vino austero conteruntur; deinde, ubi inaruerunt, iterum teruntur ex passi tribus cyathis, et incoquuntur, donec visci crassitudinem habeant. Ærugo quoque cum cocto melle, et ea quæ ad oris ulcera supra comprehensa sunt (a); aut Erasistrati compositio, aut Cratonis recte super purulenta naturalia imponitur. Folia quoque oleæ ex novem cyathis vini coquuntur; his adjicitur aluminis scissilis p.)-(. IV. lycii p.)-(. VIII. mellis sesquicyathus : ac, si plus puris est, id medicamentum ex melle; si minus, ex vino diluitur. Illud perpetuum est, post curationem, dum inflammatio manet, quale supra positum est, cataplasma superdare, et quotidie ulcera eadem ratione curare. Quod si pus et multum, et cum malo odore cœpit profluere, elui cremore lenticulæ debet sic, ut ei mellis paulum adjiciatur : aut oleæ, vel lentisci folia, vel marrubium decoquendum est, eoque humore eodem modo cum melle utendum : imponendaque eadem; aut etiam omphacium cum melle; aut id, quod ex ærugine et melle ad aures fit; aut compositio Andronis; aut ἀνθηρὰ sic, ut ei paulum mellis adjiciatur. Quidam ulcera omnia, de quibus adhuc dictum est, lycio ex vino curant. Si vero ulcus latius atque altius serpit, eodem modo elui debet : imponi vero aut ærugo aut omphacium cum melle; aut Andro-

Marrube	a. a. P.)-(. I.
Myrrhe	
Safran	
Alun scissile cuit	
Feuilles de roses sèches	
Noix de galle	
Minium de Sinope	P.)-(. II.

On broie d'abord ces substances séparément, puis, après les avoir réunies, on les triture de nouveau en ajoutant du miel jusqu'à consistance de cérat liquide; on les fait bouillir alors à petit feu dans un vase de cuivre pour empêcher le mélange de déborder; lorsque les gouttes sont devenues dures, on éloigne le vase du feu et on liquéfie ce médicament, selon le besoin, avec du miel ou du vin. Employé seul, ce même remède est utile dans les fistules. L'ulcère descend quelquefois jusqu'aux nerfs; il s'écoule alors de la pituite en abondance, une sanie ténue, de mauvaise odeur, mal liée, ressemblant à de la lavure de chair fraîche, et la partie est le siége de douleurs et d'élancements. Cette affection, bien que de nature purulente, doit être traitée avec des lénitifs, comme l'emplâtre τετραφάρμακον délayé dans de l'huile rosat, et mélangé d'un peu d'encens; ou celui qui se compose de beurre, d'huile rosat, de résine et de miel, dont j'ai parlé plus haut. Il faut surtout fomenter cet ulcère avec beaucoup d'eau chaude, et le couvrir pour le soustraire à l'action du froid. Quelquefois les ulcères corrodent à tel point la verge au-dessous du prépuce, que le gland se détache. Dans ce cas, il convient de faire la circoncision du prépuce. Il est de règle, chaque fois que le gland ou une portion de verge s'est détaché ou a été retranché, de ne pas conserver le prépuce, de crainte qu'en s'affaissant, il ne se réunisse avec l'ulcère; qu'il ne puisse être plus tard ramené en arrière, et que peut-être même, il ne bouche le l'orifice de l'urèthre.

nis compositio; aut marrubii, myrrhæ, croci, aluminis scissilis cocti, rosæ foliorum aridorum, gallæ, singulorum p.)-(. I. minii sinopici p.)-(. II. quæ per se singula primum teruntur, deinde juncta iterum melle adjecto, donec liquidi cerati crassitudinem habeant: tum in æneo vase leniter coquuntur, ne superfluant; quum jam guttæ indurescunt, vas ab igne removetur: idque medicamentum, prout opus est, aut ex melle, aut ex vino liquatur. Idem autem per se etiam ad fistulas utile est. Solet etiam interdum ad nervos ulcus descendere; profluitque pituita multa, sanies tenuis malique odoris, non coacta, et aquæ similis, in qua caro recens lota est; doloresque is locus, et punctiones habet. Id genus quamvis inter purulenta est, tamen lenibus medicamentis curandum est; quale est emplastrum τετραφάρμακον ex rosa liquatum sic, ut turis quoque paulum ei misceatur; aut id, quod ex butyro, rosa, resina, melle fit; supra vero a me positum est. Præcipueque id ulcus multa calida aqua fovendum est, velandumque, neque frigori committendum. Interdum autem per ipsa ulcera coles sub cute exesus est sic, ut glans excidat. Sub quo casu cutis ipsa circumcidenda est. Perpetuumque est, quoties glans, aut ex cole aliquid vel excidit, vel abscinditur, hanc non

Des tubercules (2) que les Grecs appellent φύματα, se développent également autour du gland; on les cautérise avec des remèdes ou avec le fer, et, après la chute des eschares, on les saupoudre de battitures de cuivre, de peur qu'ils ne repoussent sur place.

§ 3.

De la gangrène de la verge.

Ces affections (3) sont étrangères à la gangrène qui infeste parfois les ulcères des autres parties du corps, mais plus spécialement ceux des organes génitaux. Celle-ci débute par une teinte noire; si cette teinte a envahi le prépuce, il faut immédiatement engager une sonde en dessous et le fendre; puis saisir les bords avec une pince, exciser tout ce qui est corrompu, en enlevant même un peu de tissu sain, et cautériser. Toutes les fois qu'une partie a été brûlée, il est de précepte d'appliquer dessus des lentilles, et, dès que les eschares sont tombées, de panser cet ulcère comme les autres. Si la gangrène a gagné la verge, il est nécessaire de la saupoudrer de quelques caustiques, surtout de celui qui se compose de chaux, de chalcitis et d'orpiment. Si les médicaments échouent, dans ce cas encore, on doit retrancher avec le scalpel tout ce qui est corrompu, et même ôter un peu de ce qui est sain. Il est aussi de règle, après l'excision d'une partie gangrenée, de brûler la plaie. Que l'on ait employé des médicaments ou le cautère actuel, si les eschares sont devenues calleuses, il est fort à craindre que leur chute ne soit suivie d'une hémorrhagie de la verge. En conséquence, un long repos et une immobilité presque complète sont de

esse servandam, ne considat, ulcerique agglutinetur, ac neque reduci possit postea, et fortasse fistulam quoque urinæ claudat.

Tubercula etiam, quæ φύματα Græci vocant, circa glandem oriuntur : quæ vel medicamentis, vel ferro aduruntur; et quum crustæ exciderunt, squama æris inspergitur, ne quid ibi rursus increscat.

3. Hæc citra cancrum sunt; qui quum in reliquis partibus, tum in his quoque vel præcipue ulcera infestat. Incipit a nigritie : quæ si autem occupavit, protinus specillum subjiciendum, eaque incidenda est; deinde oræ vulsella prehendendæ; tum, quidquid corruptum est, excidendum sic, ut ex integro quoque paulum dematur, idque adurendum. Quoties quid ustum est, id quoque sequitur, ut imponenda lenticula sit; deinde, ubi crustæ exciderunt, ulcera sicut alia curentur. At si cancer ipsum colem occupavit, inspergenda aliqua sunt ex adurentibus, maximeque id quod ex calce, chalcitide, auripigmento componitur. Si medicamenta vincuntur, hic quoque scalpello, quidquid corruptum est, sic, ut aliquid etiam integri trahat, præcidi debet. Illud quoque æque perpetuum est, exciso cancro vulnus esse adurendum. Sed sive ex medicamentis, sive ex ferro crustæ occallucrunt, magnum periculum est, ne his decidentibus, ex cole profusio sanguinis insequatur. Ergo longa quiete, et immobili pæne corpore opus est,

rigueur jusqu'à ce que, rendues libres par ces précautions, les escharres se détachent doucement. Si, dans une marche volontaire ou imprudente, le malade a causé leur chute prématurée, et qu'il s'écoule du sang, on applique de l'eau froide; si celle-ci produit peu d'effet, on a recours aux hémostatiques (4); si ces derniers n'ont pas plus de succès, on cautérise avec soin et modération, et on ne permet ensuite aucun mouvement, car il pourrait exposer au même danger.

§ 4.

Du phagédénisme de la verge.

Une espèce de gangrène, que les Grecs nomment φαγέδαινα, se déclare quelquefois sur la verge. Dans ce cas, il faut sur le champ cautériser avec les mêmes remèdes, et, s'ils échouent, avec le fer. Cette affection s'accompagne également d'une espèce de noirceur indolente, mais serpigineuse qui, si l'on n'y met obstacle, arrive jusqu'à la vessie et devient ensuite incurable. Si ce mal est situé au sommet du gland autour du méat urinaire, on doit d'abord introduire dans le canal une sonde déliée pour l'empêcher de s'oblitérer, puis, cautériser avec le fer; s'il a pénétré profondément, on retranche tout ce qui est envahi. Pour le reste, on agit comme dans les autres gangrènes.

§ 5.

De la callosité et du petit charbon de la verge.

Parfois aussi, il se produit une callosité (5) presque dépourvue de sensibilité, qu'on doit également exciser. Pour le charbon qui peut prendre naissance sur cet organe, il faut, dès son apparition, le laver

donec ex ipso pure (b) leniter resolvantur. At si vel volens aliquis, vel imprudens, dum ingreditur, immature crustas diduxit, et fluit sanguis, frigida aqua adhibenda est : si hæc parum valet, decurrendum est ad medicamenta, quæ sanguinem supprimunt : si ne hæc quidem succurrunt, aduri diligenter et timide debet : neque ullo postea motu dandus eidem periculo locus est.

4. Nonnunquam etiam id genus ibi cancri, quod φαγέδαινα a Græcis nominatur, oriri solet. In quo minime differendum, sed protinus iisdem medicamentis, et, si parum valent, ferro adurendum. Quædam etiam nigrities est, quæ non sentitur, sed serpit, ac, si sustinuimus, usque ad vesicam tendit; neque succurri postea potest. Si id in summa glande circa fistulam urinæ est, prius in eam tenue specillum demittendum est, ne claudatur; dende id ferro adurendum : si vero alte penetravit, quidquid occupatum est, præcidendum est. Cetera eadem, quæ in aliis cancris, facienda sunt.

5. Occallescit etiam in cole interdum aliquid; idque omni pæne sensu caret : quod ipsum quoque excidi debet. Carbunculus autem ibi natus, ut primum apparet, per auricularium clysterem eluendus est : deinde ipse quoque medicamentis urendus, maxime-

à l'aide d'un clystère auriculaire, puis le brûler avec des remèdes, surtout avec un mélange de chalcitis et de miel, ou de vert de gris et de miel cuit, ou de fiente de brebis frite et broyée et de miel. Dès que ce petit charbon est tombé, on se sert des médicaments liquides en usage pour les ulcères de la bouche.

§ 6.

Des maladies des testicules.

Dans les inflammations qui se manifestent aux testicules sans violence extérieure, on doit saigner au pied; s'abstenir de nourriture; appliquer de la farine de fève bouillie dans du vin miellé avec du cumin pilé et malaxé dans du miel; du cumin pilé avec du cérat d'huile rosat; de la graine de lin grillée, broyée et bouillie dans du vin miellé; de la farine de froment cuite dans du vin miellé avec du cyprès, ou de la racine de lis écrasée. Si les testicules sont indurés, on doit appliquer de la graine de lin ou de fenu grec bouillie dans du vin miellé; du cérat de souchet, ou de la fleur de farine broyée dans du vin et additionnée d'un peu de safran. Si l'induration est déjà ancienne, la racine de concombre sauvage cuite dans du vin miellé, puis broyée, réussit très bien. Si ces organes se sont tuméfiés à la suite d'un coup, il est nécessaire de saigner, surtout s'ils sont livides; il faut, en outre, appliquer un des médicaments renfermant du cumin, dont je viens de parler, ou bien la composition suivante qui contient :

Natron bouilli.................................. P.)-(. I.
Résine du pin.............................} a. a. P.)-(. II.
Cumin.......................................}
Staphisaigre sans les graines..................... P.)-(. IV.
Miel.................................... quantité suffisante pour lier ces substances.

que chalcitide cum melle, aut ærugine cum cocto melle, aut ovillo stercore fricto et contrito cum eodem melle. Ubi is excidit, liquidis medicamentis utendum est, quæ ad oris ulcera componuntur.

6. In testiculis vero, si qua inflammatio sine ictu orta est, sanguis ex talo mittendus est : a cibo abstinendum; imponenda ex faba farina ex mulso cocta cum cumino contrita et ex melle coacto; aut contritum cuminum cum cerato ex rosa facto; aut lini semen frictum, contritum, et in mulso coctum; aut tritici farina ex mulso cocta cum cupresso : aut lilii radix contrita. At si iidem induruerunt, imponi debet lini vel fœni græci semen ex mulso coctum; aut ex cyprino ceratum; aut simila ex vino contrita, cui paulum croci sit adjectum. Si vetustior jam durities est, maxime proficit cucumeris agrestis radix ex mulso cocta, deinde contrita. Si ex ictu tument, sanguinem mitti necessarium est; magisque, si etiam livent : imponendum vero utrumlibet ex iis, quæ cum cumino componuntur, supraque posita sunt : aut ea compositio, quæ habet nitri cocti p.)-(. I. resinæ pineæ, cumini, singulorum p.)-(. II. uvæ taminiæ sine semi-

Si, par suite d'une violence extérieure, un corps étranger est resté fixé sur les testicules, la suppuration devient d'ordinaire plus abondante; l'unique ressource consiste alors à ouvrir le scrotum, à donner issue au pus, et à emporter le testicule même.

§ 7.

Des maladies de l'anus. Des Rhagades.

L'anus est également sujet à des affections aussi nombreuses que gênantes, dont les traitements ne diffèrent guère entre eux. Et d'abord, le tégument s'y fendille souvent et en plusieurs endroits : les Grecs appellent ces fissures ῥαγάδια. Si le mal est récent, le patient doit garder le repos et prendre un bain de siége chaud. On fait ensuite cuire deux œufs de pigeon ; dès qu'ils sont durs, on en ôte la coque ; puis, pendant que l'un reste dans l'eau bien chaude, on fomente la partie malade avec l'autre qui est également chaud, et l'on se sert ainsi des deux alternativement. Il faut ensuite délayer l'emplâtre tétrapharmaque ou le rhypode dans de l'huile rosat; mêler du suint récent de laine avec du cérat liquide d'huile rosat; ajouter du plomb lavé à ce même cérat; de la myrrhe à de la résine du térébinthe, ou de vieille huile à de l'écume d'argent, et faire des onctions avec l'un de ces remèdes. Si l'endroit malade est tout à fait extérieur au lieu d'être caché en dedans, on met dessus un morceau de linge trempé dans ce même médicament, et l'on recouvre de cérat le topique qu'on vient d'appliquer. Dans ce cas, on doit faire usage d'aliments qui ne soient ni âcres, ni forts, ni astringents; ceux qui sont secs ne sont même pas utiles, si ce n'est en très petite quantité. Mieux vaut

nibus p.)-(. IV. mellis quantum satis sit ad ea cogenda. Quod si ex ictu testiculis aliquid hæsit, fere pus quoque increscit; neque aliter succurri potest, quam si, inciso scroto, et pus emissum, et ipse testiculus excisus est.

7. Anus quoque multa tædiique plena mala recipit, neque inter se multum abhorrentes curationes habet. Ac primum in eo sæpe, et quidem pluribus locis, cutis scinditur : ῥαγάδια Græci vocant. Id si recens est, quiescere homo debet, et in aqua calida desidere. Columbina quoque ova coquenda sunt, et, ubi induruerunt, purganda : deinde alterum jacere in aqua bene calida debet, altero calido foveri locus sic, ut invicem utroque aliquis utatur. Tum tetrapharmacum, aut rhypodes rosa diluendum est; aut œsypum recens miscendum cum cerato liquido ex rosa facto; aut eidem cerato plumbum elotum adjiciendum; aut resinæ terebinthinæ myrrha; aut spumæ argenti vetus oleum; et quolibet ex his id perungendum. Si quidquid læsum est, extra est, neque intus reconditum, eodem medicamento tinctum linamentum superdandum est, et quidquid ante adhibuimus, cerato contegendum. In hoc autem casu neque acribus cibis utendum neque asperis, nec alvum comprimentibus : ne aridum quidem quidquam satis utile est,

ceux qui sont liquides, doux, gras et glutineux. Rien n'empêche de boire du vin doux.

§ 8.

Des condylômes.

Le condylôme est un tubercule qui, d'ordinaire, naît à la suite de l'inflammation. Dès qu'il se montre, il faut, quant au repos, à la nourriture et aux boissons, observer les prescriptions qui viennent d'être faites. On peut même fomenter utilement ce tubercule avec les mêmes œufs (6), mais le malade doit, auparavant, prendre un bain de siége dans une décoction de verveines astringentes. On applique alors avec avantage des lentilles avec un peu de miel; du mélilot bouilli dans du vin; des feuilles de ronces triturées dans du cérat d'huile rosat; un coing broyé dans ce même cérat; la partie intérieure d'une écorce de grenade bouillie dans du vin, ou du chalcitis cuit et broyé, puis mêlé à du suint de laine et de l'huile rosat, ainsi que la composition qui contient :

Encens	P.)-(. I.
Alun scissile	P.)-(. II.
Céruse	P.)-(. III.
Ecume d'argent	P.)-(. V.

substances sur lesquelles, en les pilant, on verse alternativement et goutte à goutte de l'huile rosat et du vin. Pour cette région, le bandage consiste en un petit linge ou une compresse carrée, dont deux chefs portent chacun une boutonnière, et, les deux autres, une bandelette. On place ce bandage sous le siége, en tournant du côté du ventre les boutonnières dans lesquelles on introduit les bandelettes, qu'on a ramenées de la partie postérieure; puis, après les avoir serrées,

nisi admodum paulum. Liquida, lenia, pinguia, glutinosa meliora sunt. Vino leni uti nihil prohibet.

8. Condyloma autem est tuberculum, quod ex quadam inflammatione nasci solet. Id ubi ortum est, quod ad quietem cibos potionesque pertinet, eadem servari debent, quæ proxime scripta sunt. Iisdem etiam ovis recte tuberculum id fovetur : sed desidere ante homo in aqua debet, in qua verbenæ decoctæ sint ex reprimentibus. Tum recte imponitur et lenticula cum exigua mellis parte; et sertula campana ex vino cocta; et rubi folia contrita cum cerato ex rosa facto; et cum eodem cerato contritum vel cotoneum malum, vel malicorii ex vino cocti pars interior; et chalcitis cocta atque contrita, deinde œsypo ac rosa excepta ; et ex ea compositione, quæ habet turis p.)-(. I. aluminis scissilis p.)-(. II. cerussæ p.)-(. III. spumæ argenti p.)-(. V. quibus, dum teruntur, invicem rosa et vinum instillatur. Vinculum autem ei loco linteolum aut panniculus quadratus est, qui ad duo capita duas ansas, ad altera duo totidem fascias habet ; quumque subjectus est, ansis ad ventrem datis, a posteriore parte in eas adductæ fasciæ conjiciuntur, atque, ubi arctatæ sunt, dexterior sinistra, sinisterior dextra procedit, circumdatæque circa alvum inter se novissime deligantur. Sed si vetus con-

on fait passer celle de gauche à droite, et celle de droite à gauche. Si le condylôme est invétéré, déjà induré et qu'il ne s'affaisse pas sous l'action de cette médication, on peut le cautériser avec ce médicament qui se compose de :

Vert de gris	P.)-(. II.
Myrrhe	P.)-(. IV.
Gomme	P.)-(. VIII.
Encens	P.)-(. XII.
Antimoine	a. a. P.)-(. XVI.
Suc de pavot	
Suc d'acacia	

Quelques-uns même rafraîchissent avec ce médicament les ulcères dont j'ai parlé tout à l'heure. S'il produit peu d'effet sur le condylôme, on peut employer des caustiques plus énergiques. Dès que la tumeur est détruite, on passe aux adoucissants (7).

§ 9.

Des hémorrhoïdes.

Une troisième affection de l'anus, est celle dans laquelle les orifices des veines se dressent comme de petites têtes qui laissent souvent fluer du sang; les Grecs l'appellent αἱμοῤῥοΐδες. Elle se produit aussi chez les femmes à l'orifice de la vulve. Il est imprudent d'arrêter ce flux de sang chez ceux qui n'en sont pas affaiblis: car ils ont là un émonctoire, non une maladie. Aussi des personnes guéries de cette affection, ont-elles été attaquées soudainement de maladies très-graves, parce que, faute d'issue, le sang s'était porté sur la poitrine et sur les viscères. Toutefois, celui que ce flux incommode, doit prendre un bain de siége dans une décoction de verveines; appliquer surtout

dyloma jam induruit, neque sub his curationibus desidit, aduri medicamento potest, quod ex his constat : æruginis p.)-(. II. myrrhæ p.)-(. IV. gummis p.)-(. VIII. turis p.)-(. XII. stibis, papaveris lacrimæ, acaciæ, singulorum p.)-(. XVI. Quo medicamento quidam etiam ulcera, de quibus proxime dixi, renovant. Si hoc parum in condylomate proficit, adhiberi possunt etiam vehementius adurentia. Ubi consumtus est tumor, ad medicamenta lenia transeundum est.

9. Tertium vitium est, ora venarum tamquam capitulis quibusdam surgentia, quæ sæpe sanguinem fundunt : αἱμοῤῥοΐδας Græci vocant. Idque etiam in ore vulvæ feminarum incidere consuevit. Atque in quibusdam parum tuto supprimitur, qui sanguinis profluvio imbecilliores non fiunt : habent enim purgationem hanc, non morbum. Ideoque curati quidam, quum sanguis exitum non haberet, inclinata in præcordia ac viscera materia, subitis et gravissimis morbis correpti sunt. Si cui vero id nocet, is desidere in aqua ex verbenis debet · imponere maxime malicorium cum aridis rosæ foliis contritum; aut ex iis aliqua, quæ sanguinem supprimunt. Solet autem oriri inflammatio, maxime ubi dura alvus eum locum læsit. Tum in aqua dulci desidendum est, et id fovendum ovis : imponendi vitelli cum rosæ foliis ex passo subactis : idque,

de l'écorce de grenade broyée avec des feuilles de roses sèches, ou quelque autre remède hémostatique. D'ordinaire, il survient de l'inflammation, surtout quand des selles dures ont blessé la partie. Il faut alors prendre un bain de siége dans de l'eau douce, et fomenter le mal avec des œufs, dont on applique les jaunes avec des feuilles de roses malaxées dans du passum : si l'hémorroïde est intérieure, on l'enduit de ce remède avec le doigt ; si elle est extérieure, on met dessus un petit linge recouvert du médicament. Les remèdes recommandés pour les fissures récentes, conviennent ici également. Dans ce cas, on doit faire usage des mêmes aliments que dans les précédents. Si ces moyens échouent, on a coutume de détruire ces petites tumeurs avec des médicaments caustiques. Si celles-ci sont un peu anciennes, il convient, d'après Denys, de les saupoudrer de sandaraque, puis d'appliquer le remède suivant qui se compose de :

Battitures de cuivre.	a. a. P.)-(. V.
Orpiment.	
Pierre à chaux.	P.)-(. VIII.

et de les piquer le lendemain avec une aiguille. Après l'ustion des petites têtes, il se produit une cicatrice qui empêche le sang de couler. Afin de prévenir le danger qui pourrait résulter de cette suppression, il faut dissiper la matière par beaucoup d'exercice, et, en outre, saigner de temps en temps au bras les hommes, ainsi que les femmes qui ne sont pas menstruées.

§ 10.

Du traitement approprié à la chute de l'anus et de la matrice.

S'il y a chute de l'anus ou de l'orifice de la matrice, accident qui se produit aussi quelquefois, on examine si la partie renversée est pure ou couverte d'une humeur muqueuse. Est-elle pure? le malade doit se

si intus est, digito illinendum ; si extra, supercillitum panniculo imponendum est. Ea quoque medicamenta, quæ in recentibus scissuris posita sunt, huc idonea sunt. Cibis vero in hoc casu iisdem, quibus in prioribus, utendum est. Si ista parum juvant, solent imposita medicamenta adurentia ea capitula absumere. Ac si jam vetustiora sunt, sub auctore Dionysio inspergenda sandaracha est : deinde imponendum id, quod ex his constat : squamæ æris, auripigmenti, singulorum p.)-(. v. saxi calcis p.) (. VIII. postero die acu compungendum. Adustis (*adsutis* ?) capitulis fit cicatrix, quæ sanguinem fundi prohibet. Sed quoties is suppressus est, ne quid periculi afferat, multa exercitatione digerenda materia est ; prætereaque et viris, et feminis, quibus menstrua non proveniunt, interdum ex brachio sanguis mittendus est.

10. At si anus ipse, vel os vulvæ procidit, nam id quoque interdum fit, considerari debet, purum ne id sit, quod provolutum est, an humore mucoso circumdatum. Si purum est, in aqua desidere homo debet, aut salsa, aut cum verbenis vel malicorio

mettre dans un bain de siége d'eau salée, ou préparé avec une décoction de verveine ou d'écorce de grenade : est-elle humide? On la lave avec du vin austère, et on l'enduit de lie de vin calcinée. Après l'un ou l'autre de ces pansements, on fait rentrer l'organe, et l'on met dessus du plantain broyé, ou des feuilles de saule bouillies dans du vinaigre, puis un linge, et, par-dessus, de la laine; enfin on maintient le tout avec un bandage, après avoir attaché les jambes ensemble.

§ 11.

Du fongus de l'anus et de la matrice.

Il se forme aussi, au même endroit, un ulcère qui ressemble à un champignon. En hiver, il faut le bassiner avec de l'eau tiède; en toute autre saison, avec de l'eau froide : puis le saupoudrer de battitures de cuivre, et mettre par-dessus du cérat de myrte additionné d'un peu de battitures (de cuivre), de suie et de chaux. Si ces moyens ne le détruisent pas, on le cautérise avec des remèdes plus énergiques ou avec le fer.

CHAPITRE XIX.

Des ulcères des doigts (ongle incarné).

Les ulcères invétérés des doigts guérissent très-aisément avec du lycium ou du marc d'huile bouilli, additionné de vin. Sur ces mêmes organes, on voit souvent se détacher de l'ongle une petite chair qui cause une vive douleur, et que les Grecs appellent πτερύγιον. Il faut

incocta : si humidum, vino austero subluendum est, illinendumque fæce vini combusta. Ubi utrolibet modo curatum est, intus reponendum est; imponendaque plantago contrita, vel folia salicis in aceto cocta; tum linteolum et super lana : eaque deliganda sunt, cruribus inter se devinctis.

11. Fungo quoque simile ulcus in eadem sede nasci solet. Id, si hiems est, egelida; si aliud tempus, frigida aqua fovendum est : dein squama æris inspergenda, supraque ceratum ex murteo factum, cui paulum squamæ, fuliginis, calcis sit adjectum. Si hac ratione non tollitur, vel medicamentis vehementioribus, vel ferro adurendum est.

CAPUT XIX.

De digitorum ulceribus.

Digitorum autem vetera ulcera commodissime curantur aut lycio, aut amurca cocta, quum utrilibet vinum adjectum est. In iisdem recedere ab ungue caruncula cum

dissoudre de l'alun rond de Mélos dans de l'eau, jusqu'à consistance de miel ; puis verser autant de miel qu'il y avait d'alun sec ; mêler avec une spatule jusqu'à ce que la couleur ressemble à celle du safran, et faire une onction avec ce remède. Quelques-uns, pour le même usage, font bouillir de préférence un mélange à poids égal d'alun sec et de miel. Si ces petites chairs ne tombent pas de cette manière, on doit les exciser, puis fomenter les doigts avec de l'eau de verveine, et les recouvrir d'un médicament composé de chalcitis, d'écorce de grenade et de battitures de cuivre incorporés à des figues grasses, bouillies à petit feu dans du miel ; ou de parties égales de papyrus brûlé, d'orpiment et de soufre qui n'a pas subi l'action du feu, mêlés avec du cérat de myrte ; ou de :

Râclures de vert de gris. . . . . P.)-(. I.
Battitures de cuivre. . . . . P.)-(. II.

malaxées dans :

Miel. . . . . un cyathe.

ou d'un mélange, à parties égales, de pierre à chaux, de chalcitis et d'orpiment. Quelle que soit la composition, on la protégera avec un linge trempé dans de l'eau. Le troisième jour, on débande le doigt, et, s'il y a quelque partie desséchée, on en fait l'excision une seconde fois ; puis on panse de la même manière. Si le mal résiste, il faut le détruire avec le scalpel ; cautériser avec des fers déliés, et panser comme on le fait pour les autres brûlures. Quand les ongles sont raboteux, on les cerne par une incision à leur point de contact avec la chair, puis on les recouvre d'une petite quantité de la composition suivante :

magno dolore consuevit : πτερύγιον Græci appellant. Oportet alumen melinum rotundum in aqua liquare, donec mellis crassitudinem habeat : tum, quantum ejus aridi fuit, tantumdem mellis infundere, et rudicula miscere, donec similis croco colore fiat, eoque illinere. Quidam ad eumdem usum decoquere simul malunt, quum paria pondera aluminis aridi et mellis miscuerunt. Si hac ratione ea non exciderunt, excidenda sunt : deinde digiti fovendi aqua ex verbenis, imponendumque super medicamentum ita factum : chalcitis, malicorium, squama æris excipiuntur fico pingui leniter cocta ex melle ; aut chartæ combustæ, auripigmenti, sulphuris ignem non experti par modus cerato miscetur ex murteo facto : aut æruginis rasæ p.)-(. I. squamæ æris p.)-(. II. mellis cyatho coguntur : aut pares portiones miscentur saxi calcis, chalcitidis, auripigmenti. Quidquid horum impositum est, tegendum linteolo aqua madefacto est. Tertio die digitus resolvendus, et, si quid aridi est, iterum excidendum, similisque adhibenda curatio est. Si non vincitur, purgandum est scalpello ; tenuibusque ferramentis adurendum, et, sicut reliqua usta, curandum est. At, ubi scabri ungues sunt, circumaperiri debent, qua corpus contingunt : tum super eos ex hac compositione aliquid imponi :

Sandaraque.	a. a.	P.)-(. II.
Soufre..		
Natron.	a. a.	P.)-(. IV.
Orpiment.		
Résine liquide.		P.)-(. VIII.

Le troisième jour, on lève l'appareil ; sous l'influence de ce médicament, les ongles vicieux tombent, et, à leur place, il en vient de plus réguliers (1).

sandarachæ, sulphuris, singulorum p.)-(. II. nitri, auripigmenti, singulorum p.)-(. IV. resinæ liquidæ p.)-(. VIII. tertioque id die resolvendum est. Sub quo medicamento vitiosi ungues cadunt, et in eorum locum meliores renascuntur.

A. C. CELSE.

DOUZIÈME LIVRE DES ARTS

ET

SEPTIÈME DE LA MÉDECINE.

PRÉFACE.

De la chirurgie, de son histoire et des qualités d'un bon chirurgien.

La troisième partie de la médecine est celle qui guérit par le secours de la main ; tout le monde le sait, et je l'ai déjà établi (1). Elle ne répudie certes pas les médicaments et le régime, mais l'œuvre manuelle y est prépondérante, et ses résultats sont, parmi ceux de toutes les branches de l'art, les plus apparents. La fortune jouant en effet un grand rôle dans les maladies, et les remèdes étant tantôt salutaires, tantôt impuissants, on peut douter si le rétablissement de la santé est un bienfait de la médecine, ou de la constitution. Dans les maladies mêmes où nous comptons le plus sur les médicaments, quoique

A. C. CELSI

ARTIUM LIBER DUODECIMUS,

IDEM MEDICINÆ SEPTIMUS.

PRÆFATIO.

De chirurgia, ejusque historia, et de optimi Chirurgi qualitatibus.

Tertiam esse medicinæ partem, quæ manu curet, et vulgo notum, et a me propositum est. Ea non quidem medicamenta atque victus rationem omittit; sed manu tamen plurimum præstat : estque ejus affectus inter omnes medicinæ partes evidentissimus. Siquidem in morbis quum multum fortuna conferat, eademque sæpe salutaria, sæpe vana sint; potest dubitari secunda valetudo medicinæ, an corporis beneficio contigerit. In iis quoque, in quibus medicamentis maxime nitimur, quamvis profectus evidentior

l'efficacité de ceux-ci soit alors plus évidente, il est manifeste que souvent on leur demande en vain la guérison, et que souvent on l'obtient sans leur secours; c'est ce dont on peut juger dans les affections des yeux qui, longtemps tourmentés par les médecins, guérissent quelquefois sans eux. Mais en chirurgie, il est clair que tout succès, quoique aidé en partie par d'autres moyens, est surtout dû à l'œuvre de la main.

Cette branche, bien que la plus ancienne, fut cultivée par Hippocrate, ce père de toute la médecine, avec plus de soin que par ses devanciers; ensuite, dès que séparée des autres, elle commença à avoir ses maîtres particuliers, elle aussi fit des progrès en Egypte, dûs principalement aux travaux de Philoxène, qui l'exposa en plusieurs volumes avec beaucoup de talent. Gorgias, Sostrate, Héron, les deux Apollonius, Ammon d'Alexandrie et beaucoup d'autres hommes célèbres, l'enrichirent aussi chacun de quelques découvertes. A Rome également, des maîtres d'un mérite réel, et, dans ces derniers temps surtout, Tryphon le père, Evelpiste, et, comme on peut en juger d'après ses travaux, Mégès, le plus savant de tous, contribuèrent par des changements heureux, aux progrès de cette science.

Le chirurgien doit être jeune, ou du moins assez voisin de la jeunesse; il faut qu'il ait la main prompte, ferme, jamais tremblante; la gauche non moins habile que la droite; la vue nette et perçante; l'esprit hardi; le cœur assez compatissant pour vouloir la guérison de son malade, mais non au point de mettre, sous l'émotion de ses cris, plus de précipitation que la circonstance ne le comporte, ou de moins retrancher que le cas ne l'exige; en un mot, il doit tout faire comme si les gémissements du patient ne l'impressionnaient pas. Peut-être demandera-t-on,

est, tamen sanitatem et per hæc frustra quæri, et sine his reddi sæpe, manifestum est: sicut in oculis quoque deprehendi potest; qui a medicis diu vexati, sine his interdum sanescunt. At in ea parte, quæ manu curat, evidens est, omnem profectum, ut aliquid ab aliis adjuvetur, hinc tamen plurimum trahere.

Hæc autem pars, quum sit vetustissima, magis tamen ab illo parente omnis medicinæ Hippocrate, quam a prioribus exculta est: deinde, posteaquam diducta ab aliis habere professores suos cœpit, in Ægypto quoque increvit, Philoxeno maxime auctore, qui pluribus voluminibus hanc partem diligentissime comprehendit. Gorgias quoque et Sostratus et Heron et Apollonii duo et Ammonius Alexandrinus, multique alii celebres viri, singuli quædam repererunt. Ac Romæ quoque non mediocres professores, maximeque nuper Tryphon pater, et Evelpistus, et, ut ex scriptis ejus intelligi potest, horum eruditissimus Meges, quibusdam in melius mutatis, aliquantum ei disciplinæ adjecerunt.

Esse autem chirurgus debet adolescens, aut certe adolescentiæ propior; manu strenua, stabili, nec unquam intremiscente, eaque non minus sinistra, quam dextra promtus; acie oculorum acri claraque; animo intrepidus, misericors sic, ut sanari velit eum, quem accepit, non ut clamore ejus motus vel magis, quam res desiderat,

quel est le domaine propre de cette branche, puisque les chirurgiens revendiquent pour eux le traitement de beaucoup de plaies et d'ulcères dont j'ai parlé ailleurs (2). Pour ma part, je crois que le même homme peut suffire à tout ; et, puisqu'il y a des divisions, je loue celui qui en embrasse le plus. Toutefois, j'ai moi-même abandonné à la chirurgie les cas où le médecin pratique la plaie et ne la trouve pas toute faite, les blessures et les ulcères où le secours de la main me paraît plus utile que celui des remèdes ; enfin tout ce qui concerne les os. Je traiterai successivement ces questions, et réservant pour un autre livre (3) ce qui a rapport aux os, je développerai dans celui-ci les autres sujets ; puis, après avoir exposé les opérations qui se pratiquent sur une partie quelconque du corps, je passerai à celles qui se font sur des régions spéciales (4).

CHAPITRE I.

Des entorses (1).

L'entorse, quel qu'en soit le siége, doit être traitée de cette manière : on fait à l'endroit douloureux de nombreuses scarifications sur la peau, et l'on nettoie le sang qui s'écoule, avec le dos d'un scalpel. Intervient-on un peu tard, et y a-t-il déjà de la rougeur? c'est l'endroit rouge qu'on scarifie ; y a-t-il de plus de la tuméfaction? n'importe où elle existe, ce moyen est encore le meilleur. On applique ensuite des résolutifs,

properet, vel minus, quam necesse est, secet ; sed perinde faciat omnia, ac si nullus ex vagitibus alterius affectus oriatur. Potest autem requiri, quid huic parti proprie vindicandum sit : quia vulnerum quoque ulcerumque multorum curationes, quas alibi exsecutus sum, chirurgi sibi vindicant. Ego eumdem quidem hominem posse omnia ista præstare concipio : atque ubi se diviserunt, eum laudo, qui quamplurimum percipit. Ipse autem huic parti ea reliqui, in quibus vulnus facit medicus, non accipit ; et in quibus vulneribus ulceribusque plus profici manu, quam medicamento, credo : tum quidquid ad ossa pertinet Quæ deinceps exsequi aggrediar ; dilatisque in aliud volumen ossibus, in hoc cetera explicabo ; præpositisque iis, quæ in qualibet parte corporis fiunt, ad ea, quæ proprias sedes habent, transibo.

CAPUT I.

De luxatis.

Luxata igitur in quacumque parte corporis sunt, quamprimum sic curari debent, ut, qua dolor est, ea scalpello cutis crebro incidatur, detergeaturque eodem averso profluens sanguis. Quod si paulo tardius subvenitur, jamque etiam rubor est, qua rubet corpus ; si tumor quoque accessit, quacumque is est, id optimum auxilium est. Tum superdanda

surtout de la laine grasse, imprégnée de vinaigre et d'huile. Si l'accident est plus léger, ces mêmes topiques peuvent suffire, même sans le secours du scalpel ; à défaut d'autre chose, on emploie de la cendre, surtout celle de sarment ; si l'on n'en a pas, on se sert d'une cendre quelconque délayée dans du vinaigre, ou même dans de l'eau.

CHAPITRE II.

Des tumeurs spontanées ; manière de les ouvrir et de les guérir.

Ce traitement est peu de chose ; mais il est plus compliqué lorsque, sous l'influence d'un vice interne, il se produit des tumeurs spontanées qui tendent vers la suppuration. J'ai établi autre part (1), que toutes ces affections étaient des espèces d'abcès, et indiqué le traitement qui leur convenait. Il me reste maintenant à parler des opérations qu'elles nécessitent. Ainsi, avant l'induration, il faut scarifier la peau et appliquer des ventouses, pour soutirer le dépôt de matière altérée et corrompue; opération que l'on réitère utilement une seconde et une troisième fois, jusqu'à ce que toute trace d'inflammation ait disparu. Il n'est pas impossible cependant, que les ventouses soient sans effet ; car parfois, mais rarement, la collection purulente se trouve entourée d'une enveloppe spéciale, que les anciens appelaient *tunique*. Mégès conclut de la nature nerveuse de toute tunique, qu'il ne peut pas se former de nerf sous l'influence d'une affection qui détruit les chairs ; mais que, par suite de la présence un peu prolongée du pus dans les tissus, il se pro-

reprimentia sunt ; maximeque lana succida ex aceto et oleo. Quod si levior is casus est, possunt etiam sine scalpello, imposita eadem mederi : et, si nihil aliud est, cinis quoque, maxime ex sarmentis ; si is non est, quilibet alius ex aceto, vel etiam ex aqua coactus.

CAPUT II.

De his, quæ per se intumescunt, quomodo incidenda, et curanda sint.

Verum hoc quidem promtum est. In iis autem negotium majus est, quæ per se, vitio intus orto, intumescunt, et ad suppurationem spectant. Ea omnia genera abscessuum esse alias proposui, medicamentaque his idonea exsequutus sum : nunc superest, ut dicam, in iisdem quæ manu fieri debeant. Ergo, priusquam indurescant, cutem incidere et cucurbitulam accommodare oportet, quæ quidquid illuc malæ corruptæque materiæ coiit, extrahat : idque iterum, tertioque recte fit, donec omne indicium inflammationis excedat. Neque tamen fas non est, nihil cucurbitulam agere. Interdum enim fit, sed raro, ut quidquid abscedit, valemento suo includatur. Id antiqui tunicam nominabant. Meges, quia tunica omnis nervosa est, dixit non nasci sub eo vitio nervum, quo caro consumeretur, sed, subjecto jam vetustiore pure, callum circumdari. Quod ad cura-

duit, à l'entour, une callosité. Cette opinion n'importe en rien au traitement ; car, tunique ou callosité, la conduite du médecin est la même ; rien n'empêche d'ailleurs, quand même ce serait une callosité, de l'appeler tunique puisqu'elle sert d'enveloppe. Quelquefois celle-ci préexiste au pus, de sorte qu'on ne peut, avec une ventouse, retirer l'humeur qu'elle contient. On reconnaît aisément cette disposition, parce qu'une fois appliquée, la ventouse ne produit aucun changement. Que ce cas se présente ou qu'il y ait déjà de l'induration, ce moyen n'est d'aucun secours ; et, comme je l'ai indiqué autre part (2), il faut ou détourner la matière qui afflue en ce point, ou la faire résoudre, ou la conduire à maturité. Si les deux premiers cas se produisent, il ne reste plus rien à faire. Si le pus est à maturité, il est rarement nécessaire dans l'aisselle ou dans l'aine, de lui ouvrir une issue ; il en est de même si l'abcès, quel qu'en soit le siége, est de volume médiocre, et s'il est situé à la peau ou à la superficie des chairs, à moins que la faiblesse du patient n'impose de la diligence : il suffit de chercher, à l'aide de cataplasmes, à provoquer la sortie spontanée du pus : car une partie qui n'a pas subi l'action du feu, peut ne laisser aucune trace de cicatrice. Quand le mal est plus profond, on examine si la région est nerveuse ou non. Si elle ne l'est pas, on fait une ouverture avec le fer rouge ; ce procédé a l'avantage de ne produire qu'une plaie étroite, qui reste longtemps ouverte au passage du pus, et de ne laisser subsister qu'une petite cicatrice. S'il existe des nerfs dans le voisinage, le feu est contraire, parce qu'il pourrait causer des convulsions ou la paralysie : c'est le secours du scalpel qui est nécessaire. Mais les autres abcès, même à l'état du sub-crudité, peuvent être ouverts : s'ils sont au

tionis rationem nullo loco pertinet ; quia quidquid, si tunica est, idem, si callus est, fieri debet. Neque ulla res prohibet, etiamsi callus est, tamen, quia cingit, tunicam nominari. Tum pure quoque maturior (*a*) hæc interdum esse consuevit : ideoque, quod sub ea est, extrahi per cucurbitulam non potest. Sed facile id intelligitur, ubi nihil admota illa mutavit. Ergo, sive id incidit, sive jam durities est, in hac auxilii nihil est ; et, ut (*b*) alias scripsi, vel avertenda concurrens eo materia, vel digerenda, vel ad maturitatem perducenda est. Si priora contigerunt, nihil præterea necessarium est. Si pus maturuit, in alis quidem et inguinibus raro secandum est ; item ubicumque mediocris abscessus est ; item quoties in summa cute, vel etiam carne vitium est : nisi festinare cubantis imbecillitas cogit : satisque est cataplasmatis efficere, ut per se pus aperiatur. Nam fere sine cicatrice potest esse is locus, qui expertus ferrum non est. Si autem altius malum est, considerari debet, nervosusne is locus sit an non sit. Nam si sine nervis est, candenti ferramento aperiri debet : cujus hæc gratia est, quod exigua plaga diutius ad pus evocandum patet, parvaque postea cicatrix fit. At si nervi juxta sunt, ignis alienus est, ne vel distendantur hi, vel membrum debilitent : necessaria vero opera scalpelli est. Sed cetera etiam subcruda aperiri possunt : inter nervos ultima exspectanda maturitas est, quæ cutem extenuet, eique pus jungat, quo propius repe-

milieu de nerfs, il faut attendre leur maturité complète, qui amènera l'amincissement de la peau et le contact du pus avec le tégument; ce qui les rendra plus accessibles. D'autres veulent être ouverts en ligne droite : dans le panus (3), qui d'ordinaire amincit extrêmement la peau, tout le tégument superposé au pus doit être emporté. Quand on emploie le scalpel, il faut toujours restreindre le plus possible le nombre et l'étendue des incisions, tout en pourvoyant sous ce rapport aux exigences des cas (4). Par exemple, les foyers un peu considérables doivent être ouverts plus largement, parfois même en deux ou trois endroits. On aura soin de ménager une issue à la partie déclive de la cavité, de peur qu'un peu d'humeur ne reste à l'intérieur, et ne creuse par érosion les chairs voisines encore saines. Le cas nécessite quelquefois même le sacrifice d'une portion de tégument assez considérable. En effet, quand après une longue maladie, toute la constitution se trouve viciée; que le foyer se propage au loin, et que la peau sus-jacente est décolorée, il est bon de savoir que celle-ci est déjà sans vitalité, désormais inutile, et qu'il y a avantage à l'exciser, surtout si cet accident se produit autour des grandes articulations; si un flux diarrhéique épuise le malade, et si les aliments ne lui profitent pas. Mais l'excision doit être faite de façon à donner à la plaie la forme d'une feuille de myrte (5), pour faciliter la guérison. Ce précepte est de rigueur partout où le médecin doit pratiquer une excision à la peau, et quel qu'en soit le motif. Le pus une fois écoulé, il n'est pas besoin de charpie à l'aisselle ou à l'aine; il suffit d'appliquer une éponge trempée dans du vin. Dans les autres régions, si la charpie est inutile, on verse un peu de miel pour déterger, puis on applique des agglutinatifs : si elle est nécessaire, on doit aussi mettre par dessus une éponge trem-

riatur. Itemque (c) alia rectam plagam desiderant : in pano, quia fere vehementer cutem extenuat, tota ea super pus excidenda est. Semper autem, ubi scalpellus admovetur, id agendum est, ut et quam minimæ et quam paucissimæ plagæ sint : cum eo tamen, ut necessitati succurramus et in modo, et in numero. Nam majores sinus latius; interdum etiam duabus, aut tribus lineis incidendi sunt. Dandaque opera, ut imus sinus exitum habeat; ne quis humor intus subsidat, qui proxima et adhuc sana rodendo sinuet. Est etiam in rerum natura, ut cutis latius excidenda sit. Nam, ubi post longos morbos totus corporis habitus vitiatus est (d), lateque se sinus suffudit, et in eo jam cutis pallet; scire licet eam jam emortuam esse, et inutilem futuram : ideoque excidere commodius est; maxime, si circa articulos majores id evenit, cubantemque ægrum fluens alvus exhaurit, neque per alimenta quidquam corpori accedit. Sed excidi ita debet, ut plaga ad similitudinem myrtei folii fiat, quo facilius sanescat : idque perpetuum est, ubicumque medicus et quacumque de causa cutem excidit. Pure effuso, in alis vel inguinibus linamento opus non est; spongia ex vino imponenda est. In ceteris partibus, si æque linamenta supervacua sunt, purgationis causa paulum mellis infundendum; dein glutinantia superdanda : si illa necessaria sunt, super ea quoque

pée dans du vin. Quels sont les cas où la charpie est utile? quels sont ceux où elle ne l'est pas? Je l'ai dit ailleurs (6). Lorsqu'on a donné issue au pus par une incision, il faut, quant au reste, se conformer aux règles que j'ai déjà tracées pour les cas où la rupture a été procurée au moyen des médicaments (7).

CHAPITRE III.

Des bons et des mauvais signes de la suppuration.

On peut sur-le-champ, à l'aide de signes presque identiques à ceux qui ont été exposés pour les blessures (1), reconnaître ce qui résultera de la cure, et ce qu'il y a à espérer ou à craindre. Ceux de bon augure sont le sommeil, la respiration facile, l'absence de soif accablante et de dégoût pour les aliments, la cessation du mouvement fébrile, s'il a existé, la blancheur, l'état onctueux et la non fétidité du pus (2). Les mauvais sont l'insomnie, l'oppression, la soif, l'inappétence, la fièvre, un pus noir, bourbeux et fétide, l'hémorrhagie pendant le pansement, ou avant que le foyer ne soit rempli de chair, la production sur les bords, de bourgeons insensibles et sans consistance. Cependant, la défaillance avant ou après le pansement, est le pire de tous. Bien plus, soit que la maladie disparaisse tout à coup et que la suppuration se manifeste ensuite; soit qu'elle persiste après l'évacuation du pus, ce n'est pas à tort qu'on s'alarme. Il y a encore sujet de craindre, si la plaie est insensible à l'action des

similiter dari spongia eodem modo ex vino expressa debet. Quando autem linamentis opus sit, quando non sit, alias dictum est. Cetera eadem, incisa suppuratione, facienda sunt, quæ, ubi per medicamenta rupta est, facienda esse proposui.

CAPUT III.

De bonis, malisve signis suppurationum.

Protinus autem quantum curatio efficiat, quantumque aut sperari aut timeri debeat, ex quibusdam signis intelligi potest, ferеque iisdem, quæ in vulneribus exposita sunt. Nam bona signa sunt somnum capere; facile spirare; siti non confici; cibum non fastidire; si febricula fuit, ea vacare; itemque habere pus album, læve, non fœdi odoris. Mala sunt vigilia, spiritus gravitas, sitis, cibi fastidium, febris, pus nigrum, aut fœculentum, et fœdi odoris; item procedente curatione eruptio sanguinis; aut, si antequam sinus carne impleatur, oræ carnosæ fiunt, illa quoque ipsa carne hebete, nec firma. Deficere tamen animam, vel in ipsa curatione, vel postea pessimum omnium est. Quin etiam morbus ipse, sive subito solutus est, dein suppuratio exorta est; sive effuso pure permanet, non injuste terret. Estque inter causas timoris, si sensus in vulnere roden-

caustiques. De quelque côté que penche la fortune, le rôle du médecin est de chercher par tous les moyens, à rendre la santé (3). Ainsi à chaque pansement, s'il juge à propos de réprimer l'humeur, il lavera l'ulcère avec un mélange de vin et d'eau pluviale ou avec une décoction de lentilles, et s'il y a lieu de déterger, avec du vin miellé; puis il renouvellera les mêmes applications. Quand l'humeur semble arrêtée et que l'ulcère est pur, il convient de l'incarner, de le fomenter avec parties égales de vin et de miel, et d'appliquer dessus une éponge trempée dans du vin et de l'huile rosat. Les chairs se reproduisent sans doute, à l'aide de ces moyens; mais, comme je l'ai dit ailleurs (4), les soins hygiéniques contribuent plus puissamment encore à ce résultat. Ainsi, après la cessation de la fièvre et le retour de l'appétit, on usera de temps en temps du bain, d'une gestation quotidienne, mais douce, de boissons et d'aliments réparateurs. Toutes ces prescriptions sont également indiquées pour les abcès dont la rupture a été amenée par des médicaments. Mais, comme on ne peut guère espérer la guérison d'un grand dépôt sans le secours du fer, j'ai réservé ce sujet pour ce livre.

CHAPITRE IV.

Des fistules.

§ 1.

Des fistules en général.

Contre les fistules un peu profondes dont le fond est inaccessible aux collyres (1), et contre celles qui sont sinueuses ou multiples, il y a

tium non est. Sed ut hæc ipsa fortuna huc illucve discernit, sic medici partium est enit ad reperiendam sanitatem. Ergo quoties ulcus resolverit, eluere id, si reprimendus humor videbitur, vino ex aqua pluviatili mixto, vel aqua, in qua lenticula cocta sit, debebit; si purgandum erit, mulso; rursusque imponere eadem. Ubi jam repressus videbitur humor, ulcusque purum erit, produci carnem conveniet, et foveri (a) pari portione vini ac mellis, superque imponi spongiam ex vino et rosa tinctam. Per quæ quum caro producatur, plus tamen, ut alias quoque dixi, victus ratio eo confert; id est solutis jam febribus et cibi cupiditate reddita, balneum rarum; quotidiana, sed lenis gestatio; cibi potionesque corpori faciendo aptæ. Quæ omnia, per medicamenta quoque suppuratione rupta, sequuntur: sed, quia magno malo vix sine ferro mederi licet, in hunc locum reservata sunt.

CAPUT IV.

De fistulis.

1. Adversus fistulas quoque, si altius penetrant, ut ad ultimas demitti collyrium non possit, si tortuosæ sunt, si multiplices, majus in manu quam in medicamenti-

plus à espérer de la chirurgie que des médicaments; l'opération est plus simple, si elles cheminent horizontalement sous le tégument, que lorsqu'elles se portent directement dans les chairs. Si la fistule est sous-cutanée et horizontale, on y introduit une sonde sur laquelle on l'incise (2). Rencontre-t-on des sinuosités? on les poursuit avec la sonde et le fer, et l'on agit de même si plusieurs trajets se présentent sous la forme de petits rameaux. Arrivé aux limites de la fistule, on en emporte toutes les callosités, et par dessus la plaie on met des fibules et un médicament agglutinatif. Si la fistule se porte directement dans les chairs, on doit, après en avoir exploré la direction principale à l'aide d'une sonde, exciser le trajet, traverser ensuite les bords du tégument avec une fibule, et appliquer également des agglutinatifs; ou, si l'ulcère est corrompu, ce qui arrive quelquefois par suite de l'altération d'un os, recourir aux suppuratifs, dès qu'on a remédié à cette complication.

§ 2.

Des fistules thoraciques.

D'ordinaire, les fistules intercostales viennent de dessous l'os. Dans ce cas, il faut couper la côte à droite et à gauche de la fistule, et l'emporter pour ne rien laisser de corrompu en dedans. Quand elles dépassent les côtes, elles intéressent généralement le septum transverse qui sépare les intestins des viscères situés plus haut (3). On peut reconnaître la lésion de cet organe, au siége de la fistule, à l'intensité de la douleur, quelquefois à l'éruption, en ce point, d'un air mêlé à une sorte d'humeur écumeuse, surtout lorsque le malade retient son

præsidium est: minusque operæ est, si sub cute transversæ feruntur, quam si rectæ intus tendunt. Igitur, si sub cute transversa fistula est, demitti specillum debet, supraque id ea incidi. Si flexus reperiuntur, hi quoque simul specillo et ferro persequendi sunt: idemque faciendum, si plures se quasi ramuli ostendunt. Ubi ad fines fistulæ ventum est, excidendus ex ea totus callus est, superque fibulæ dandæ, et medicamentum, quo glutinetur. At si recta subter tendit, ubi, quo maxime ferat, specillo exploratum est, excidi is sinus debet: dein fibula oris cutis injicienda est, et æque glutinantia medicamenta superdanda sunt; aut, si corruptum ulcus est, quod interdum osse vitiato fit, ubi id quoque curantum est, pus moventia.

2. Solent autem inter costas fistulæ subter ire. Quod ubi incidit, eo loco costa ab utraque parte præcidenda et eximenda est, ne quid intus corruptum relinquatur. Solent, ubi costas transierunt, septum id, quod transversum a superioribus visceribus intestina discernit, violare. Quod intelligi et ex loco, et ex magnitudine doloris potest; et quia nonnunquam spiritus ea cum humore quasi bullante prorumpit; maximeque, si hunc ore ille continuit. In eo medicinæ locus nullus est. In ceteris vero, quæ circa costas

haleine. La médecine, dans ce cas, est tout à fait impuissante. Quant aux autres fistules voisines des côtes et curables, les médicaments gras leur sont contraires; on peut faire usage de ceux qui se préparent pour les blessures, cependant on applique très utilement de la charpie sèche, ou, s'il y a quelque point à déterger, trempée dans du miel.

§ 3.

Des fistules abdominales.

Il n'existe point d'os sous la paroi abdominale, mais il se produit dans cette région, des fistules extrêmement dangereuses, que Sostrate croyait même incurables. L'expérience a montré qu'il n'en est pas toujours ainsi. Et ce qui peut sembler très surprenant, c'est qu'une fistule située vis à vis du foie, de la rate et de l'estomac, est moins à craindre que placée vis à vis de l'intestin; non qu'elle soit ici plus pernicieuse, mais parce qu'elle expose à un autre danger. C'est là un fait dont certains auteurs avaient été frappés dans leur pratique, sans en avoir bien apprécié le mécanisme. Souvent, en effet, la paroi abdominale est percée par un trait, les intestins échappés sont remis en place, et les bords de la plaie sont embrassés par des sutures, d'après un procédé que je décrirai bientôt. Aussi, lorsqu'une petite fistule a ouvert l'abdomen, est-il permis de l'exciser et d'en réunir les bords par une suture. Mais si la fistule a quelque largeur, l'excision laisse nécessairement une ouverture d'une certaine étendue, qu'on ne parvient à coudre qu'à grand'peine, surtout à l'intérieur. De là vient que dès les premiers pas et les premiers mouvements, la suture se rompt et les intestins s'échappent; accident qui entraîne inévitablement la mort.

sanabilia sunt, pinguia medicamenta inimica sunt; celeris, quæ ad vulnera accommodantur, uti licet; optime tamen sicca linamenta, vel, si purgandum aliquid videtur, in melle tincta imponuntur.

3. Ventri nullum os subest; sed ibi perniciosæ admodum fistulæ fiunt; adeo ut Sostratus insanabiles esse crediderit. Id non ex toto ita se habere usus ostendit. Et quidem, quod maxime mirum videri potest, tutior fistula est contra jecur et lienem et ventriculum, quam contra intestina: non quo perniciosior ibi sit, sed quo alteri periculo locum faciat. Cujus experimento moti quidam auctores parum modum rei cognoverunt. Nam venter sæpe etiam telo perforatur, prolapsaque intestina conduntur et oras vulneris suturæ comprehendunt; quod, quemadmodum fiat, mox indicabo. Itaque etiam ubi tenuis fistula abdomen perrupit, excidere eam licet, suturaque oras conjungere. Si vero ea fistula latius patuit, excisa necesse est latius foramen relinquat: quod nisi magna vi, utique ab interiore parte, sui non potest (*a*). Ergo, ubi aliquis ingredi ac moveri cœpit, rumpitur illa sutura, atque intestina evolvuntur: quo fit, ut pereun-

Mais le cas n'est pas toujours aussi désespéré ; aussi doit-on entreprendre la cure des petites fistules.

§ 4.

Des fistules de l'anus.

Les fistules qui siégent à l'anus, demandent aussi des observations particulières (4). On introduit dans ces fistules une sonde, au bout de laquelle on incise la peau ; puis, par cette nouvelle ouverture, on retire l'instrument qui entraîne un fil passé dans un trou percé tout exprès à son autre extrémité. Il faut alors saisir et lier ensemble les deux bouts du fil, de manière à embrasser lâchement la peau sus-jacente à la fistule. Ce fil doit être écru, double ou triple, et tordu de façon à n'en faire qu'un seul. Pendant le traitement, le malade peut vaquer à ses affaires, se promener, prendre des bains et des aliments, comme une personne en parfaite santé. Seulement, deux fois par jour, on tire le fil, sans toucher au nœud, afin d'engager dans la fistule la portion qui était en dessous. Il faut veiller à ce que ce fil ne s'altère pas ; à cet effet, on doit, tous les deux jours, délier le nœud, attacher un second fil à l'extrémité du premier, et, après avoir retiré l'ancien, laisser le nouveau dans la fistule avec un nœud semblable. Ainsi se fait par degrés la section de la peau située au-dessus de la fistule ; si bien que la guérison de la portion de tégument abandonnée par le fil, et la division de celle qu'il étreint, sont simultanées. Ce procédé est lent, mais exempt de douleur(5). Si l'on est pressé, il faut serrer le tégument avec le fil pour hâter la section, et, pendant la nuit, introduire dans le trajet un petit lambeau de linge, afin d'amincir la peau en la

dum homini sit. Sed non omni modo res ea desperationem habet : ideoque tenuioribus fistulis adhibenda curatio est.

4. Propriam etiamnum animadversionem desiderant eæ, quæ in ano sunt. In has demisso specillo, ad ultimum ejus caput incidi cutis debet : dein novo foramine specillum educi lino sequente, quod in aliam ejus partem, ob id ipsum perforatam, conjectum sit. Ibi linum prehendendum vinciendumque cum altero capite est, ut laxe cutem, quæ super fistulam est, teneat : idque linum esse debet crudum, et duplex triplexve, sic tortum, ut unitas facta sit. Interim autem licet negotia gerere (*b*), ambulare, lavari, cibum capere perinde atque sanissimo. Tantummodo id linum bis die, salvo nodo, ducendum est sic, ut subeat fistulam pars quæ superior fuit. Neque committendum est, ut id linum putrescat : sed tertio quoque die nodus resolvendus est, et ad caput alterum recens linum alligandum, eductoque vetere, id in fistula cum simili nodo relinquendum. Sic enim id paulatim cutem, quæ supra fistulam, est, incidit : simulque et id sanescit, quod a lino relictum est ; et id, quod ab eo mordetur, inciditur. Hæc ratio curationis longa, sed sine dolore est. Qui festinant, adstringere cutem lino debent, quo celerius secent ; noctuque ex penicillo tenuia quædam intus demittere, ut cutis hoc(*c*) extenuetur, quo extenditur. Sed hæc dolorem movent. Adjicitur celeritati,

distendant. Ce moyen est douloureux ; un autre plus expéditif, mais aussi plus pénible, consiste à enduire le fil et le lambeau de linge d'un des médicaments que j'ai indiqués pour consumer les callosités (6). Il peut arriver que l'on soit contraint de recourir au scalpel, si la fistule est pénétrante et multiple. Dans ce cas, il faut introduire une sonde ; faire une double incision à la peau ; enlever entièrement la bandelette cutanée intermédiaire, afin d'empêcher les lèvres de se réunir immédiatement, et de ménager une petite place pour la charpie qu'on applique en très-petite quantité, puis faire tout ce qui a été indiqué pour les abcès (7). Si plusieurs trajets procèdent d'un seul orifice, on incise avec le scalpel la fistule droite ; de là, on embrasse avec un fil celles qui se montrent. Si l'une d'elles pénètre dans une partie intérieure, que le fer ne pourrait atteindre sans danger, on y introduit un collyre. En tous cas, que le traitement soit médical ou chirurgical, on prescrira une nourriture humectante, des boissons copieuses et l'usage prolongé de l'eau ; quand la chair commence à pousser, il faut prendre des bains, mais rarement, et faire usage d'aliments réparateurs.

CHAPITRE V.

De la manière d'extraire les traits du corps (1).

§ 1.

Des traits en général.

L'extraction des traits qui se sont fixés dans nos tissus, est souvent très-laborieuse (2). Les difficultés tiennent, les unes à l'espèce de

sicut tormento quoque, si et linum, et id quod ex penicillo est, aliquo medicamento illinitur ex iis, quibus callum exedi posui. Potest tamen fieri, ut ad scalpelli curationem etiam illo loco veniendum sit, si intus fistula fert, si multiplex est. Igitur in hæc genera demisso specillo, duabus lineis incidenda cutis est, ut media inter eas habenula tenuis admodum ejiciatur (*d*), ne protinus oræ coeant, sitque locus aliquis linamentis, quæ quam paucissima superinjicienda sunt : omniaque eodem modo facienda, quæ in abscessibus posita sunt. Si vero ab uno ore plures sinus erunt, recta fistula scalpello erit incidenda : ab eo ceteræ, quæ jam patebunt, lino excipiendæ. Si intus aliqua procedet, quo ferrum tuto pervenire non poterit, collyrium demittendum erit. Cibus autem in omnibus ejusmodi casibus, sive manu, sive medicamentis agitur, dari debet humidus ; potio liberalis, diuque aqua. Ubi jam caro increscit, tum demum et balneis raris utendum erit, et cibis corpus implentibus.

CAPUT V.

De telis e corpore extrahendis.

1. Tela quoque, quæ illata corporibus intus hæserunt, magno negotio sæpe ejiciuntur. Suntque quædam difficultates ex generibus eorum ; quædam ex iis sedibus, in quas illa

trait ; les autres à la nature des parties où il a pénétré. Tout trait peut être retiré par l'ouverture d'entrée ou par le côté vers lequel il se dirigeait ; dans le premier cas, il a lui-même frayé sa voie de retour ; dans le second, le scalpel la lui procure, puisqu'on incise les chairs vis-à-vis de la pointe. Mais s'il ne s'est pas enfoncé bien avant, et qu'il soit resté à la superficie des chairs, ou si l'on a la certitude qu'il n'a dépassé ni les gros vaisseaux ni les régions nerveuses, le mieux est de l'extraire par l'ouverture d'entrée. Toutefois, si le trajet de retour est plus long que ne le serait une voie artificielle, et que le projectile ait déjà franchi les vaisseaux et les nerfs, il est plus avantageux d'inciser ce qui lui restait à parcourir et de l'arracher par là ; l'arme est ainsi plus accessible, et se laisse extraire plus sûrement. De plus, dans un membre volumineux, si la pointe du trait en a franchi la partie moyenne, la guérison est plus facile quand l'organe est percé de part en part, parce que les fomentations médicamenteuses peuvent se faire des deux côtés. Mais si le trait doit être retiré à reculons, il faut agrandir la plaie avec le scalpel, pour qu'il suive plus aisément et que l'inflammation soit moindre ; car celle-ci acquiert plus d'intensité si le trait lui-même lacère les chairs en rétrogradant. De même, si l'on pratique une contre-ouverture, on la fera assez étendue pour que l'arme en passant ensuite, ne l'élargisse pas. Que l'on emploie l'un ou l'autre procédé, on mettra tous ses soins à ne blesser ni nerf, ni veine volumineuse, ni artère. Dès qu'un de ces organes est mis à découvert, il faut le saisir avec un crochet mousse et l'éloigner du scalpel. Quand le débridement est suffisant, on enlève le projectile, mais toujours avec prudence et ménagement pour ne pas léser, pendant l'extraction, un des organes que j'ai recommandé de ménager.

penetrarunt. Omne autem telum extrahitur, aut ab ea parte qua venit, aut ab ea, in quam tetendit : illic viam, qua redeat, ipsum sibi fecit ; hic a scalpello accipit ; nam contra mucronem caro inciditur. Sed si non alte telum insedit, et in summa carne est, aut certe magnas venas et loca nervosa non transiit ; nihil melius est, quam, qua venit id evellere. Si vero plus est per quod telo revertendum, quam quod perrumpendum est, jamque venas nervosque id transiit, commodius est aperire quod superest, eaque extrahere. Nam et propius petitur, et tutius evellitur : et in majore membro, si medium mucro transiit, facilius sanescit, quod pervium est ; quia utrimque medicamento fovetur. Sed, si retro telum recipiendum est, amplianda scalpello plaga est ; quo facilius id sequatur, quoque minor oriatur inflammatio : quæ major fit, si ab illo ipso telo, dum redit, corpus laniatur. Item, si ex alia parte vulnus aperitur, laxius esse debet, quam ut telo postea transeunte amplietur. Summa autem utraque parte habenda cura est, ne nervus, ne vena major, ne arteria incidatur. Quorum ubi aliquid detectum est, excipiendum hamo retuso est, abducendumque a scalpello. Ubi autem satis incisum est, telum eximendum est : tunc quoque eodem modo, et eadem cura habita, ne sub eo, quod eximitur, aliquid eorum lædatur, quæ tuenda esse proposui.

§ 2.

De la manière de retirer les flèches.

Tels sont les préceptes généraux ; mais, pour chaque espèce de traits, il y en a de particuliers dont je vais parler immédiatement. Rien ne pénètre aussi facilement dans le corps qu'une flèche, et ne s'enfonce aussi profondément : ce qui tient à l'impulsion vigoureuse qu'elle a reçue, et à son exiguïté même. Aussi doit-on, le plus souvent, l'extraire par le côté opposé à celui d'où elle est venue, surtout parce qu'elle est ordinairement armée d'ailerons pointus, qui déchirent davantage les chairs, si la flèche est retirée à reculons plutôt qu'en sens contraire. La voie une fois frayée dans cette direction, on écarte les tissus avec un instrument en fer qui a la forme de la lettre grecque Υ (3). Dès que la pointe paraît, si le bois tient encore, on le pousse jusqu'à ce qu'on puisse saisir la flèche et l'extraire du côté opposé ; s'il est déjà tombé, et que le fer soit seul en dedans, on en saisit la pointe avec les doigts ou des tenailles, puis on le retire. Le procédé d'extraction n'est pas différent, quand on aime mieux enlever la flèche du côté par où elle est entrée. En effet, dès qu'on a débridé la plaie, si le bois reste, c'est lui qu'on saisit ; s'il n'y est plus, c'est le fer lui-même. Si les ailerons pointus se montrent, et qu'ils soient courts et grêles, on les broie sur place avec des tenailles, et, dès que la flèche en est débarrassée, on l'extrait ; sont-ils plus longs et plus gros ? on les engaîne dans des roseaux à écrire fendus, et on les arrache, ainsi entourés, pour qu'ils ne causent pas de déchirures (4). Telles sont les observations qui concernent les flèches.

2. Hæc communia sunt. Propria quædam in singulis telorum generibus sunt, quæ protinus subjiciam. Nihil tam facile in corpus quam sagitta conditur, eademque altissime insidit. Hæc autem eveniunt, et quia magna vi fertur illa, et quia ipsa in angusto est. Sæpius itaque ab altera parte, quam ex qua venit, recipienda est ; præcipueque, quia fere spiculis cingitur ; quæ magis laniant, si retrorsus (*a*), quam si contra eximatur. Sed inde aperta via, caro diduci debet ferramento facto ad similitudinem græcæ litteræ (Υ) : deinde, ubi apparuit mucro, si arundo inhæret, propellenda est, donec ab altera parte apprehendi et extrahi possit : si jam illa decidit, solumque intus ferrum est, mucro vel digitis apprehendi, vel forcipe, atque ita educi debet. Neque alia ratio extrahendi est, ubi ab ea parte, qua venit, evelli magis placuit. Nam, ampliato vulnere, aut arundo, si inest, evellenda est ; aut, si ea non inest, ferrum ipsum. Quod si spicula apparuerunt, eaque brevia et tenuia sunt, forcipe ibi comminui debent, vacuumque ab his telum educi : si ea majora valentioraque sunt, fissis scriptoriis calamis contegenda, ac, ne quid lacerent, sic evellenda sunt. Et in sagittis quidem hæc observatio est.

§ 3.

De la manière d'extraire les traits à fer large.

Si un trait à fer large est enfoncé dans les chairs, il n'y a aucun avantage à le retirer par une contre-ouverture; ce qui serait ajouter une vaste plaie à une autre. Il faut l'extraire avec un instrument que les Grecs appellent Διοκλεῖος κυαθίςκος (3), du nom de son inventeur, Dioclès, que j'ai déjà mis au nombre des plus grands médecins de l'antiquité. C'est une lame de fer ou même de cuivre; une de ses extrémités est pourvue de deux crochets tournés en bas, un de chaque côté; l'autre est relevée sur les bords, légèrement recourbée au bout, vers la partie qui est disposée en gouttière, et, de plus, percée d'un trou en ce point même. On introduit cet instrument à plat le long du trait (6), et, dès qu'il en a atteint la pointe, on le retourne un peu pour qu'il reçoive le trait dans son ouverture. Quand la pointe est dans le trou, avec deux doigts engagés sous les crochets de l'autre extrémité de la lame, on retire en même temps le trait et l'instrument.

§ 4.

Des autres espèces de projectiles.

Une troisième espèce de projectiles que l'on est quelquefois dans la nécessité d'extraire, consiste en glands de plomb, cailloux ou autres corps semblables qui, après avoir traversé le tégument, s'enfoncent tout entiers dans les chairs. En pareil cas, il faut débrider largement la plaie et retirer le corps étranger à l'aide d'un davier, par l'ouverture d'entrée. Mais des difficultés surgissent dans tous ces traumatismes, si le projectile s'est implanté dans un os ou engagé entre les deux

3. Latum vero telum, si conditum est, ab altera parte educi non expedit; ne ingenti vulneri ipsi quoque ingens vulnus adjiciamus. Evellendum est ergo genere quodam ferramenti, quod Διοκλεῖον κυαθίσκον Græci vocant; quoniam auctorem Dioclem habet : quem inter priscos maximosque medicos fuisse jam posui. Lamina vel ferrea, vel etiam ænea, ab altero capite duos utrimque deorsum conversos uncos habet; ab altero duplicata lateribus, leviterque extrema in eam partem inclinata, quæ sinuata est, insuper ibi etiam perforata est. Hæc juxta telum transversa demittitur : deinde, ubi ad imum mucronem ventum est, paulum torquetur, ut telum foramine suo excipiat : quum in cavo mucro est, duo digiti, subjecti partis alterius uncis, simul et ferramentum id extrahunt et telum.

4. Tertium genus telorum est, quod interdum evelli debet, plumbea glans, aut lapis, aut simile aliquid, quod, perrupta cute, integrum intus insedit. In omnibus his latius vulnus aperiendum, idque, quod inest, ea qua venit forcipe extrahendum est. Accedit vero aliquid difficultatis sub omni ictu, si telum vel ossi inhæsit, vel in articulo se

os d'une articulation. Quand il est fixé dans un os, on le secoue jusqu'à ce que l'endroit qui étreint la pointe, soit relâché; puis on l'arrache avec la main ou avec un davier, comme s'il s'agissait de l'évulsion d'une dent. Il est rare, qu'ainsi saisi, le trait ne vienne pas; s'il résiste, on l'ébranle avec un instrument; s'il ne cède pas, il ne reste plus qu'à faire un trou à côté avec une tarière, et, de ce trou, à enlever vis à vis du trait, une portion d'os en forme de V, dont l'ouverture regarde le projectile, qui, après cette opération, devient nécessairement vacillant et d'une extraction facile. Mais s'il est enfoncé entre les deux os d'une articulation, on applique autour de la plaie, sur les deux sections du membre, des bandes ou des courroies, à l'aide desquelles on exerce des tractions en sens opposé pour allonger les nerfs (ligaments); ce résultat obtenu, l'espace qui est entre les os se relâche assez pour permettre de retirer le projectile sans difficulté. Il faut veiller, comme je l'ai recommandé plusieurs fois, à ce que, pendant l'extraction, le trait ne blesse ni nerf, ni veine, ni artère : on y pourvoit par les moyens indiqués plus haut.

§ 5.

De l'extraction des traits empoisonnés.

Quant aux blessures faites par des traits empoisonnés, aux moyens précédents, qu'on emploie même, s'il est possible, avec plus de célérité, il faut ajouter le traitement en usage contre l'absorption des poisons, ou contre les morsures de serpents. Le trait, une fois retiré, le traitement de la plaie ne diffère pas de celui auquel on aurait recours, s'il n'y avait pas eu de corps étranger dans les chairs; il en a été suffisamment parlé dans un autre endroit (7).

inter duo ossa demersit. In osse usque eo movendum est, donec laxetur is locus, qui mucronem momordit; et tunc vel manu vel forcipe telum extrahendum est : quæ ratio in dentibus quoque ejiciendis est. Vix unquam ita telum non sequitur : sed, si morabitur, excuti quoque ictum aliquo ferramento poterit. Ultimum est, ubi non evellitur, terebra juxta forare, ab eoque foramine, ad speciem litteræ V, contra telum os excidere sic, ut lineæ, quæ diducuntur, ad telum spectent : eo facto, id necesse est labet, et facile auferatur. Inter duo vero ossa si per ipsum articulum perruperit, circa vulnus duo membra fasciis habenisve deliganda, et per has in diversas partes diducenda sunt, ut nervos distendant : quibus extentis, laxius inter ossa spatium est, ut sine difficultate telum recipiatur. Illud videndum est, sicut in aliis locis posui, ne quis nervus, aut vena, aut arteria a telo lædatur, dum id extrahitur : eadem scilicet ratione, quæ supra posita est.

5. At si venenato quoque telo quis ictus est, iisdem omnibus, si fieri potest, etiam festinantius actis, adjicienda curatio est, quæ vel epoto veneno, vel a serpente ictis adhibetur. Vulneris autem ipsius, extracto telo, medicina non alia est, quam quæ esset, si corpore icto nihil inhæsisset : de qua satis alio loco dictum est.

CHAPITRE VI.

Des tumeurs de la tête appelées ganglions, mélicéris, athérômes et stéatômes.

Les lésions précédentes peuvent se produire sur une partie quelconque du corps; celles qui suivent ont un siége déterminé. Je vais en parler en commençant par celles de la tête. Dans cette région naissent des tumeurs nombreuses et variées qu'on appelle : γάγγλια, μελικηρίδες, ἀθερώματα. Quelques auteurs les distinguent encore par d'autres noms, auxquels, pour ma part, j'ajouterai celui de στεατώματα. Quoique ces affections se rencontrent d'ordinaire au cou, à l'aisselle et sur les côtés, je ne les ai pas décrites séparément, parce qu'elles diffèrent peu entre elles, qu'elles n'exposent à aucun danger, et ne réclament point des modes de traitement divers. Toutes commencent par une petite saillie, se développent lentement et par degrés, et sont renfermées dans une tunique qui leur est propre. Quelques-unes sont dures et rénitentes; d'autres molles et dépressibles; il en est qui sont çà et là dégarnies de poils; d'autres en restent couvertes; toutes sont ordinairement indolentes. Ce qu'elles contiennent, on peut le présumer par conjecture, mais il est impossible de le savoir entièrement, avant qu'elles ne soient évacuées. Pourtant, dans celles qui sont rénitentes, on trouve surtout des espèces de petites pierres ou des concrétions pileuses serrées; dans celles qui cèdent à la pression, une matière semblable à du miel, à de la bouillie claire, à des râclures d'apparence cartilagineuse, ou à de

CAPUT VI.

De gangliis, de meliceride, et atheromate, et steatomate, capitis tuberculis.

Hæc evenire in qualibet parte corporis possunt : reliqua certas sedes habent. De quibus dicam, orsus a capite. In hoc multa variaque tubercula oriuntur; γάγγλια, μελικηρίδας, ἀθερώματα nominant; aliisque etiamnum vocabulis quædam alii discernunt : quibus ego στεατώματα quoque adjiciam. Quæ quamvis et in cervice, et in alis, et in lateribus oriri solent; per se tamen non posui; quum omnia ista mediocres differentias habeant, ac neque periculo terreant, neque diverso genere curentur. Omnia vero (*a*) ista et ex parvulo incipiunt, et diu paulatimque increscunt, et tunica sua includuntur. Quædam ex his dura ac renitentia, quædam mollia cedentiaque sunt : quædam spatio nudantur, quædam tecta capillo suo permanent : fereque sine dolore sunt. Quid intus habeant, ut conjectura præsagiri potest, sic ex toto cognosci, nisi quum ejecta sunt, non potest. Maxime tamen in iis, quæ renituntur, aut lapillis quædam similia, aut concreti confertique pili reperiuntur : in iis vero, quæ cedunt, aut melli simile aliquid, aut tenui pulticulæ, aut quasi rosæ cartilagini, aut

la chair flasque et sanguinolente. Quant à la couleur de ces substances, elle est variable. En général, les ganglions sont rénitents ; l'athérôme contient une sorte de bouillie claire ; le mélicéris une humeur plus liquide, qui le rend fluctuant à la pression ; le stéatôme, une espèce de graisse ; ce dernier acquiert ordinairement un grand développement, et relâche tellement la peau sus-jacente, qu'elle en est flasque, tandis que celle des autres tumeurs est plus ferme. Toutes ces tumeurs, après qu'on a préalablement rasé la partie garnie de poils, doivent être incisées sur le milieu. Mais il faut diviser la tunique du stéatôme pour évacuer le dépôt intérieur, car ce ne serait pas sans difficulté qu'on la séparerait de la peau et de la chair sous-jacente ; dans les autres tumeurs, on la conserve intacte. Aussitôt après la section du tégument, la tunique apparaît blanche et tendue ; alors, avec le manche du scalpel, on la détache du tégument et de la chair, et on l'enlève avec son contenu. Un muscle adhère-t-il, par hasard, à la partie inférieure de la tunique ? Il faut, pour ne pas le léser, retrancher la partie supérieure du kyste et laisser le muscle en place. L'ablation terminée, on doit rapprocher les bords ; les traverser avec une fibule ; appliquer par dessus des agglutinatifs, et, que la tunique soit restée en totalité ou en partie, employer les suppuratifs.

carni hebeti et cruentæ, quibus alii aliique colores esse consuerunt. Fereque ganglia renituntur : atheromati subest quasi tenuis pulticula : meliceridi liquidior humor ; ideoque pressus circumfluit : steatomati pingue quiddam ; idque latissime patere consuevit, resolvitque totam cutem superpositam sic, ut ea labet : quum in ceteris sit adstrictior. Omnia, derasa ante, si capillis conteguntur, per medium oportet incidere. Sed steatomatis tunica quoque secanda est, ut effundatur quidquid intus coiit ; quia non facile a cute et subjecta carne ea separatur : in ceteris ipsa tunica inviolata servanda est. Protinus autem alba et intenta se ostendit. Tum scalpelli manubriolo diducenda a cute et carne est, ejiciendaque cum eo, quod intus tenet. Si quando tamen ab inferiore parte tunicæ musculus inhæsit, ne is lædatur, superior pars illius decidenda, alia inibi relinquenda est. Ubi tota exemta est, committendæ oræ, fibulaque his injicienda, et super medicamentum glutinans dandum est. Ubi vel tota tunica, vel aliquid ex ea relictum est, pus moventia adhibenda sunt.

CHAPITRE VII.

Des maladies des yeux curables par une opération.

§ 1.

Des kystes des paupières.

Si ces affections, et par leur nature et par le mode du traitement, n'ont entre elles que des différences sans importance, en revanche, les maladies des yeux qui nécessitent des opérations, sont variées par elles-mêmes, et se traitent par des moyens divers. Ainsi, aux paupières supérieures, naissent de petits kystes graisseux et lourds qui gênent les mouvements d'élévation de ces organes, et provoquent sur les yeux un écoulement léger mais incessant de pituite. C'est ordinairement chez les enfants que ces kystes se produisent. Il faut, avec deux doigts, étendre la paupière sur l'œil, et faire avec le scalpel une incision transversale, mais délicatement, afin de ne pas toucher au kyste. Dès qu'on lui a ouvert une issue, il s'échappe ; on n'a plus qu'à le saisir avec les doigts et à l'enlever (1) ; il vient sans difficulté. On fait ensuite une onction avec un des collyres en usage contre l'état chassieux des yeux (2) ; au bout de quelques jours, il s'est formé une petite cicatrice. Il est assez fâcheux d'ouvrir le kyste, car l'humeur se répand, et il est ensuite impossible de retrouver le petit sac à cause de son extrême ténuité. Si cet accident arrive, on applique un remède suppuratif (3).

CAPUT VII.

De oculorum vitiis, quæ scalpello et manu curantur.

1. Sed ut hæc neque genere vitii, neque ratione curationis inter se multum distant ; sic in oculis, quæ manum postulant, et ipsa diversa sunt, et aliter aliterque curantur. Igitur in superioribus palpebris vesicæ nasci solent pingues gravesque, quæ vix attollere oculos sinunt, levesque pituitæ cursus, sed assiduos, in oculis movent. Fere vero in pueris nascuntur. Oportet, compresso digitis duobus oculo, atque ita cute intenta, scalpello transversam lineam incidere, suspensa leviter manu, ne vesica ipsa vulneretur : et, ut locus ei patefactus est, ipsa prorumpat ; tum digitis eam apprehendere, et evellere. Facile autem sequitur. Dein superinungi collyrio debet ex iis aliquo, quo lippientes oculi superinunguntur : paucissimisque diebus cicatricula inducitur. Molestius est ubi incisa vesica est : effundit enim humorem ; neque postea, quia tenuis admodum est, potest colligi. Si forte id incidit, eorum aliquid imponendum est, quæ puri movendo sunt.

§ 2.

Du crithe (orgeolet).

Au dessus du bord ciliaire de la même paupière, naît encore un petit tubercule, que les Grecs ont appelé κριθή, à cause de sa ressemblance avec un grain d'orge. Ce tubercule est enveloppé d'une tunique et renferme une substance qui mûrit difficilement. On fait dessus des applications de pain chaud ou de cire, qu'on échauffe de temps en temps, mais de manière que la température ne soit pas trop élevée et puisse être facilement supportée par la partie affectée. Ce moyen procure souvent la résolution, et, parfois, la suppuration. Si le pus se montre, on ouvre le crithe avec un scalpel ; on exprime toute l'humeur qu'il contient, puis on fait des fomentations et des onctions jusqu'à guérison.

§ 3.

De la chalaze.

D'autres tubercules peu différents de celui-ci, naissent également aux paupières ; mais ils n'ont pas tout à fait le même aspect, et ils sont mobiles ; aussi le doigt peut-il les déplacer en tous sens : voilà pourquoi les Grecs les appellent χαλάζια (4). Sont-ils sous-cutanés ? on les ouvre en dehors ; cous-cartilagineux ? en dedans ; puis, avec le manche du scalpel, on les détache des parties saines. Quand la plaie est interne, on fait d'abord des onctions adoucissantes, puis un peu irritantes ; lorsqu'elle est externe, on applique un emplâtre agglutinatif.

2. In eadem palpebra supra pilorum locum tuberculum parvulum nascitur, quod a similitudine hordei, a Græcis κριθή nominatur. Tunica quiddam, quod difficulter maturescit, comprehensum est. Id vel calido pane, vel cera subinde calefacta foveri oportet sic, ne nimius is calor sit, sed facile ea parte sustineatur : hac enim ratione sæpe discutitur, interdum concoquitur. Si pus se ostendit, scalpello dividi debet, et, quidquid intus humoris est, exprimi : eodem deinde vapore postea quoque foveri et superinungi, donec ad sanitatem perveniat.

3. Alia quoque quædam in palpebris huic non dissimilia nascuntur ; sed neque utique figuræ ejusdem et mobilia, simul atque digito vel huc vel illuc impelluntur : ideoque ea χαλάζια (a) Græci vocant. Hæc incidi debent, si sub cute sunt, ab exteriore parte ; si sub cartilagine, ab interiore : dein scalpelli manubriolo diducenda ab integris partibus sunt. Ac, si intus plaga est, inungendum primo lenibus, deinde acrioribus : si extra, superdandum emplastrum, quo id glutinetur.

§ 4.

De l'onglet des yeux (ptérygion).

L'onglet ou πτερύγιον des Grecs (5), est une petite membrane nerveuse qui part d'un angle de l'œil, arrive quelquefois jusqu'au niveau de la pupille et intercepte la lumière. Le plus souvent, il naît du côté du nez, parfois même du côté des tempes. Récent, il se dissipe sans difficulté au moyen des médicaments qui amincissent les cicatrices des yeux ; invétéré et déjà épais, il réclame l'excision. Le patient, après avoir fait diète un jour, est placé sur un siége, vis-à-vis du médecin et le visage tourné vers ce dernier ; ou en sens contraire, de façon que sa tête renversée en arrière, repose sur la poitrine de l'opérateur. Quelques-uns veulent que le malade prenne la première position, si l'affection est à l'œil gauche ; la seconde, si elle est à l'œil droit. En tous cas, l'aide doit écarter une paupière et le médecin l'autre ; ce dernier, si le patient est en face, écarte l'inférieure ; s'il est renversé en arrière, la supérieure. Le médecin présente alors une érigne acérée et à pointe légèrement recourbée, sous le sommet de l'onglet ; l'y implante ; abandonne la paupière à un aide, et saisissant l'instrument, soulève l'onglet et le traverse avec une aiguille chargée d'un fil ; il dépose ensuite l'aiguille, et prend les deux extrémités du fil, à l'aide desquelles il relève le ptérygion (6). Si celui-ci adhère quelque part au globe oculaire, il le détache avec le petit manche du scalpel jusqu'à l'angle de l'œil, puis lâche et tend tour à tour le fil, pour bien découvrir le point où l'onglet commence et celui où l'angle finit. Ici se présente un double danger ; il y a à craindre ou de laisser une portion

4. Unguis vero, quod πτερύγιον Græci vocant, est membranula nervosa oriens ab angulo, quæ nonnunquam ad pupillam quoque pervenit, eique officit. Sæpius a narium, interdum etiam a temporum parte nascitur. Hunc recentem non difficile est discutere medicamentis, quibus cicatrices in oculis extenuantur : si inveteraverit, jamque ei crassitudo quoque accessit, excidi debet. Post abstinentiam vero unius diei, vel adversus in sedili contra medicum is homo collocandus est, vel sic aversus, ut in gremium ejus caput resupinus effundat. Quidam, si in sinistro oculo vitium est, adversum : si in dextro, resupinum collocari volunt. Alteram autem palpebram a ministro diduci oportet, alteram a medico : sed ab hoc, si ille adversus est, inferiorem ; si supinus, superiorem. Tum idem medicus hamulum acutum, paulum mucrone intus recurvato, subjicere extremo ungui debet eumque infigere ; atque eam quoque palpebram tradere alteri : ipse, hamulo apprehenso, levare unguem, eumque acu trajicere linum trahente : deinde acum ponere, lini duo capita apprehendere, et per ea erecto ungue, si qua parte oculo inhæret, manubriolo scalpelli diducere, donec ad angulum veniat : deinde invicem modo remittere, modo attrahere, ut sic et initium ejus, et finis anguli reperiatur. Duplex enim periculum est; ne vel ex ungue aliquid relinquatur, quod exulceratum vix ullam recipiat curationem ; vel ex angulo carun-

d'onglet qui, venant de s'ulcérer, guérirait très-difficilement; à d'arracher de l'angle la caroncule qui, si on tirait l'onglet avec trop de brusquerie, se détacherait; de là, une déception. L'arrachement de la caroncule donne lieu à une fossette qui devient la source d'un écoulement d'humeur intarissable, appelé par les Grecs ῥυάς. Il faut s'assurer exactement du point de terminaison de l'angle de l'œil. Cette notion acquise, on tire à soi l'onglet avec modération, et l'on prend le scalpel, puis on excise la petite membrane de manière à ne pas léser l'angle. On met ensuite sur la plaie de la charpie enduite de miel, et, par-dessus, une compresse, une éponge ou de la laine grasse. Au commencement, il faut, chaque jour, écarter les paupières pour les empêcher de s'unir par une cicatrice; accident qui constitue un troisième danger. On applique de la charpie enduite comme précédemment, et l'on fait, en dernier lieu, des onctions avec un collyre propre à cicatriser les ulcères. Cette opération doit se pratiquer au printemps, ou du moins avant l'hiver; cette recommandation s'applique à plusieurs autres cas, qu'il suffit d'énoncer une fois pour toutes. Il y a, en effet, deux sortes d'opérations : dans les unes, on n'a pas le choix du temps; il faut le prendre tel qu'il est : c'est ce qui arrive pour les blessures; dans celles où rien ne presse, l'expectation est facile et n'offre aucun inconvénient : comme cela s'observe dans les affections à progrès lents et qui causent peu de douleur. Pour ces dernières, il faut attendre le printemps, ou, si l'on est pressé, l'automne de préférence à l'été et à l'hiver; et même le milieu de l'automne, c'est-à-dire l'époque qui succède aux grandes chaleurs, et qui précède les grands froids. Du reste, plus l'organe qu'on traite est nécessaire à la vie, plus le danger est grand; et sou-

cula quoque abscindatur, quæ, si vehementius unguis ducitur, sequitur; ideoque decipit. Abscissa, patefit foramen, per quod postea semper humor descendit : ῥυάδα Græci vocant. Verus ergo anguli finis utique noscendus est, qui ubi satis constitit, non nimium adducto ungue, scalpellus adhibendus est; deinde sic excidenda ea membranula, ne quid ex angulo lædatur. Eo deinde ex melle linamentum superdandum est, supraque linteolum, et aut spongia aut lana succida : proximisque diebus diducendus quotidie oculus est, ne cicatrice inter se palpebræ glutinentur; siquidem id quoque tertium periculum accedit, codemque modo linamentum imponendum, ac novissime inungendum collyrio, quo ulcera ad cicatricem perducantur. Sed ea curatio vere esse debet, aut certe ante hiemem : de qua re ad plura loca pertinente, semel dixisse satis erit. Nam duo genera curationum sunt : alia in quibus eligere tempus non licet, sed utendum est eo, quod incidit; sicut in vulneribus (b) : alia, in quibus nullus dies urget, et exspectare tutissimum et facile est; sicut evenit in iis, quæ et tarde increscunt, et dolore non cruciant. In his ver exspectandum est : aut, si quid magis pressit, melior tamen autumnus est quam æstas, vel hiems; atque is ipse medius, jam fractis æstibus, nondum ortis frigoribus. Quo magis autem necessaria pars erit quæ

vent, plus la plaie doit avoir d'étendue, plus la règle qui concerne la saison doit être observée.

§ 5.

De l'encanthis.

De l'opération du ptérygion proviennent, comme je l'ai dit, des affections que d'autres causes peuvent aussi produire. Ainsi, il survient parfois dans l'angle, par suite d'une excision insuffisante de l'onglet ou par tout autre motif, un tubercule qui ne permet qu'un faible écartement des paupières : c'est l'ἐγκανθίς des Grecs (7). On doit le saisir avec une érigne ; l'enlever par une section circulaire, et procéder ici encore avec attention et prudence pour ne rien emporter de l'angle ; puis on répand de la cadmie ou du noir de cordonnier sur un peu de charpie qu'on insère dans l'angle, après avoir écarté les paupières, et qu'on fixe de la même manière sur la partie avec un bandage. Pendant les premiers jours, on fait le même pansement ; seulement, au début, on fomente avec de l'eau tiède ou même froide.

§ 6.

De l'ankyloblépharon.

Les paupières se réunissent parfois entre elles, et l'œil ne peut pas s'ouvrir. A ce mal vient souvent s'en ajouter un autre : l'adhérence d'une paupière avec le blanc de l'œil (8) ; dans les deux cas, il a existé un ulcère dont le traitement a été négligé : c'est pendant qu'il se cicatrisait, que les parties qu'on aurait pu et dû tenir écartées, se sont collées ensemble. Les Grecs désignent sous le nom d'ἀγκυλοβλεφάροι, ceux qui sont atteints de l'une ou de l'autre de ces affections (9). Sépa-

tractabitur, hoc quoque majori periculo subjecta est : et sæpe, quo major plaga facienda, eo magis hæc temporis ratio servabitur.

5. Ex curatione vero unguis, ut dixi, vitia nascuntur, quæ ipsa aliis quoque de causis oriri solent. Interdum enim fit in angulo, parum ungue exciso, vel aliter, tuberculum, quod palpebras parum diduci patitur : ἐγκανθίς græce nominatur. Excipi hamulo, et circumcidi debet ; hic quoque diligenter temperata manu, ne quid ex ipso angulo abscindat (c). Tum exiguum linamentum respergendum est vel cadmia, vel atramento sutorio ; inque cum angulum, diductis palpebris, inserendum, supraque eodem modo diligandum : proximisque diebus similiter nutriendum ; tantum ut primis aqua egelida, vel etiam frigida foveatur.

6. Interdum inter se palpebræ coalescunt, aperirique non potest oculus. Cui malo solet etiam illud accedere, ut palpebra cum albo oculi cohærescat ; scilicet quum in utroque fuit ulcus negligenter curatum. Sanescendo enim, quod diduci potuit et debuit, glutinavit. Ἀγκυλοβλεφάρους sub utroque vitio Græci vocant. Palpebræ tantum inter se cohærentes non difficulter diducuntur ; sed interdum frustra : nam rursus

rer les paupières qui adhèrent simplement entre elles, n'est pas chose difficile; mais c'est quelquefois en vain qu'on le fait, car la réunion se reproduit. Il faut cependant l'essayer parce que l'opération réussit assez souvent. On engage donc l'extrémité large d'une sonde entre les paupières et on les sépare; puis on place entre elles un petit linge jusqu'à la cicatrisation de la plaie. Pour le cas où une paupière est collée au blanc même de l'œil, Héraclide de Tarente a imaginé de la détacher en dessous avec le tranchant d'un scalpel, mais en usant d'une grande circonspection, afin de ne rien emporter de l'œil ou de la paupière. Après l'opération, on panse l'œil avec les onguents en usage contre les granulations, et, chaque jour, on renverse la paupière, non-seulement pour étaler le médicament sur la plaie, mais encore pour prévenir une nouvelle adhérence; on prescrit même au malade de soulever souvent cette paupière avec deux doigts. Pour moi, je n'ai pas souvenir que quelqu'un ait jamais guéri par ce procédé. Mégès nous apprend qu'il a aussi essayé maintes fois cette opération, et toujours sans succès, puisque l'adhérence de la paupière à l'œil s'est constamment reproduite.

§ 7.

De l'œgilops.

Il s'ouvre encore dans l'angle nasal de l'œil, et sous l'influence d'un vice quelconque, une espèce de petite fistule, d'où distille continuellement de la pituite. Les Grecs l'appellent αἰγίλωψ (10). Cette affection tient l'œil dans un état maladif permanent; quelquefois même, après avoir rongé l'os, elle arrive jusqu'à la narine. Elle revêt parfois le caractère carcinomateux; dans ce cas, les veines sont tendues et tortueuses, la couleur pâlit, la peau est calleuse, irritable au moindre

glutinantur. Experiri tamen oportet; quia bene res sæpius cedit. Igitur aversum specillum inserendum, diducendæque eo palpebræ sunt : deinde exigua penicilla interponenda, donec exulceratio ejus loci finiatur. At ubi albo ipsius oculi palpebra inhæsit, Heraclides Tarentinus auctor est, adverso scalpello subsecare, magna cum moderatione, ut neque ex oculo, neque ex palpebra quidquam abscindatur; ac, si necesse est, ex palpebra potius. Post hæc inungatur oculus medicamentis, quibus aspritudo curatur : quotidieque palpebra vertatur, non solum ut ulceri medicamentum inducatur, sed etiam ne rursus inhæreat : ipsique etiam præcipiatur, ut sæpe eam duobus digitis attollat. Ego sic restitutum esse neminem memini. Meges se quoque multa tentasse, neque unquam profuisse, quia semper iterum oculo palpebra inhæserit, memoriæ prodidit.

7. Etiamnum in angulo qui naribus proprior est, ex aliquo vitio quasi parva fistula aperitur, per quam pituita assidue destillat : αἰγίλωπα Græci vocant. Idque assidue male habet oculum : nonnunquam etiam, exeso osse, usque nares (*d*) penetrat. Atque interdum naturam carcinomatis habet; ubi intentæ venæ et recurvatæ sunt, color

contact, et excite de l'inflammation dans le voisinage. Il est dangereux d'opérer les personnes atteintes de fistules à forme carcinomateuse ; ce serait même, en le faisant, hâter leur mort ; chez ceux dont la fistule se dirige vers les narines, l'opération est inutile, car ils sont incurables ; si l'œgilops est à l'angle de l'œil, elle est possible ; cependant on ne doit pas se dissimuler qu'elle est difficile, et d'autant plus, que l'orifice se trouve plus près de l'angle, parce que la main agit alors dans un espace très-restreint. Mais quand le mal est récent, on y remédie assez aisément. Il faut accrocher le sommet de l'orifice avec une érigne, puis exciser tout le trajet jusqu'à l'os, comme je l'ai indiqué pour les fistules (11) ; ensuite, après avoir bien protégé l'œil et les parties voisines, on cautérise l'os avec un fer, même assez énergiquement, s'il est déjà frappé de carie, afin d'obtenir un séquestre plus épais. Quelques médecins appliquent des caustiques, tels que le noir de cordonnier, le chalcitis ou la râclure de vert-de-gris ; mais ces substances ont une action plus lente et différente. Après l'ustion de l'os, le pansement est le même que dans les autres brûlures.

§ 8.

De l'irritation des yeux causée par les cils déviés.

Les cils irritent l'œil de deux manières (12) : tantôt le feuillet cutané de la paupière supérieure se relâche et s'affaisse ; de là, une déviation des cils de cette paupière vers le globe de l'œil, parce que le cartilage ne participe pas en même temps à ce relâchement ; tantôt, au-dessous de la rangée normale des cils, il en naît une autre qui se tourne directement vers l'œil. Voici comment on opère : si des cils anormaux ont

pallet, cutis dura est, et levi tactu irritatur, inflammationemque in eas partes, quæ conjunctæ sunt, evocat. Ex his eos, qui quasi carcinoma habent, curare periculosum est : nam mortem quoque ea res maturat ; eos vero, quibus ad nares tendit, supervacuum : neque enim sanescunt. At, quibus id in angulo est, potest adhiberi curatio cum eo, ne ignotum sit esse difficilem : quantoque angulo propius id foramen est, tanto difficiliorem (e) ; quoniam perangustum est, in quo versari manus possit. Recenti tamen re mederi facilius est. Ergo hamulo summum ejus foraminis excipiendum ; deinde totum id cavum, sicut in fistulis dixi, usque ad os excidendum ; oculoque et ceteris junctis partibus bene obtectis, os ferramento adurendum est ; vehementiusque, si jam carie vexatum est, quo crassior squama abscedat. Quidam adurentia imponunt, ut atramentum sutorium, vel chalcitidem, vel æruginem rasam : quod et tardius et non idem facit. Osse adusto, curatio sequitur eadem, quæ in ceteris ustis.

8. Pili vero, qui in palpebris sunt, duabus de causis oculum irritare consuerunt. Nam modo palpebræ superioris summa cutis relaxatur, et procidit ; quo fit, ut ejus pili ad ipsum oculum convertantur, quia non simul cartilago quoque se remisit : modo sub ordine naturali pilorum alius ordo subcrescit, qui protinus intus ad oculum tendit.

pris naissance, on plonge dans le feu une petite aiguille en fer, élargie en forme de spathe ; dès qu'elle est incandescente, on soulève la paupière pour que les cils nuisibles arrivent en vue de l'opérateur, et on l'enfonce sous la racine même des cils à partir d'un angle ; on pique ainsi le tiers du bord palpébral, puis le second, ensuite le troisième jusqu'à l'autre angle ; de cette manière, toutes les racines ciliaires se trouvant brûlées, périssent (13). On applique alors un remède pour prévenir l'inflammation, et, après la chute des eschares, on a recours aux cicatrisants. Cette affection est très-facile à guérir. Quelques médecins conseillent de traverser près des cils, la face externe de la paupière, avec une aiguille enfilée d'un cheveu de femme plié en double ; de passer le cil dans l'anse de ce cheveu, et, à l'aide de cette anse, d'attirer le cil vers le haut de la paupière, où on le fixe avec de la colle, puis de mettre sur la piqûre un remède cicatrisant; le cil ainsi redressé, doit rester désormais tourné en dehors (14). Mais d'abord, ce procédé n'est praticable qu'avec un cil un peu long, et les poils qui naissent en ce point sont ordinairement courts; en second lieu, s'il y a plusieurs cils, la longue torture produite par le passage réitéré de l'aiguille, provoquera nécessairement une inflammation intense ; enfin, comme il y a stagnation d'un peu d'humeur, puisque l'œil irrité d'abord par les cils, l'est maintenant par les piqûres faites à la paupière, il est presque impossible que la colle qui retient le cil ne se dissolve pas, et que celui-ci ne reprenne pas la direction vicieuse, d'où il avait été éloigné violemment. L'opération que tous les médecins pratiquent en général pour le relâchement des paupières, n'offre pas ces incertitudes. Qu'on agisse sur la paupière supérieure ou sur l'inférieure, il faut, après avoir

Curationes hæ sunt. Si pili nati sunt, qui non debuerunt, tenuis acus ferrea ad similitudinem spathæ lata, in ignem conjicienda est : deinde candens, sublata palpebra sic, ut ejus perniciosi pili in conspectum curantis veniant, sub ipsis pilorum radicibus ab angulo immittenda est, ut ea tertiam partem palpebræ transsuat ; deinde iterum, tertioque usque ad alterum angulum : quo fit, ut omnes pilorum radices adustæ emoriantur. Tum superimponendum medicamentum est, quod inflammationem prohibeat : atque ubi crustæ exciderunt, ad cicatricem perducendum. Facillime autem id genus sanescit. Quidam aiunt acu transsui juxta pilos exteriorem partem palpebræ oportere, eamque transmitti duplicem capillum muliebrem ducentem ; atque ubi acus transiit, in ipsius capilli sinum, qua duplicatur, pilum esse conjiciendum, et per eum in superiorem palpebræ partem attrahendum, ibique corpori agglutinandum, et imponendum medicamentum, quo foramen glutinetur : sic enim fore, ut is pilus in exteriorem partem postea spectet. Id primum fieri non potest, nisi in pilo longiore ; quum fere breves eo loco nascantur. Deinde, si plures pili sunt, necesse est longum tormentum, toties acu trajecta, magnam inflammationem moveat. Novissime quum humor aliquis ibi subsit, oculo et ante per pilos et tum per palpebræ foramina affecto, vix fieri potest, ut gluten,

fermé l'œil, pincer avec les doigts la partie moyenne du tégument palpébral, la soulever et examiner ce qu'on en doit retrancher pour rétablir la paupière dans ses conditions normales. Ici encore, il y a deux écueils à éviter : c'est de trop exciser, d'où impossibilité de recouvrir l'œil ; ou pas assez, de là une opération sans résultat et un tourment inutile pour le patient. On marque ensuite par deux lignes à l'encre, l'endroit où il faudra conduire les incisions, et l'on agit de façon à laisser, entre le bord ciliaire et la ligne la plus proche, un peu de tégument pour que l'aiguille ait prise ultérieurement. Après ces préparatifs, on prend le scalpel : à la paupière supérieure, l'incision la plus voisine des cils doit se faire la première ; à l'inférieure, la dernière (15) ; on commence pour l'œil gauche, à l'angle temporal ; pour le droit, à l'angle nasal, et l'on emporte la portion de tégument comprise entre les deux lignes ; on réunit ensuite les lèvres de la plaie par un simple point de suture, et l'on couvre l'œil. Si la paupière ne descend pas assez, on relâche la suture ; si elle descend trop, on la resserre ou même on retranche de la lèvre extérieure, une petite lanière de peau ; cette section faite, on ajoute d'autres points de suture : mais pas plus de trois. Il faut, en outre, à la paupière supérieure, faire au-dessous même des cils, une incision droite pour les dégager par en bas et les redresser ; si la déviation est légère, cette incision seule suffit pour assurer ce résultat ; à la paupière inférieure, elle n'est pas nécessaire. On applique ensuite une éponge imbibée d'eau froide, qu'on fixe avec un bandage ; le second jour, on met un emplâtre adhésif ; le quatrième,

quo vinctus est pilus, non resolvatur : eoque fit, ut is eo, unde vi abductus est, redeat. Ea vero curatio quæ palpebræ laxioris ab omnibus frequentatur, nihil habet dubii· Siquidem oportet contecto oculo mediam palpebræ cutem, sive ea superior, sive inferior est, apprehendere digitis, ac sic levare : tum considerare quantulo detracto futurum sit, ut naturaliter se habeat. Siquidem hic quoque duo pericula circumstant : si nimium fuerit excisum, ne contegi oculus non possit ; si parum, ne nihil actum sit, et frustra sectus aliquis sit. Qua deinde incidendum videbitur, per duas lineas atramento notandum est sic, ut inter oram, quæ pilos continet, et propiorem ei lineam, aliquid relinquatur, quod apprehendere acus postea possit. His constitutis, scalpellus adhibendus est : et si superior palpebra est, ante ; si inferior, postea propius ipsis pilis incidendum ; initiumque faciendum in sinistro oculo, ab eo angulo, qui tempori ; in dextro, ab eo qui naribus propior est : idque, quod inter duas lineas est, excidendum. Deinde oræ vulneris inter se simplici sutura committendæ, operiendusque oculus est. Si parum palpebra descendet, laxanda sutura (*f*) ; si nimium, aut adstringenda, aut etiam rursus tenuis habenula ab ulteriore ora excidenda : ubi secta est, aliæ suturæ adjiciendæ, quæ supra tres esse non debent. Præter hæc in superiore palpebra sub pilis ipsis incidenda linea est, ut ab inferiore parte diducti pili sursum spectent : idque, si levis inclinatio est, etiam solum satis tuetur. Inferior palpebra eo non eget. His factis, spongia ex aqua frigida expressa superdeliganda est : postero die glutinans emplastrum

on enlève les sutures et on fait des onctions avec un collyre propre à arrêter l'inflammation.

§ 9.

De la lagophthalmie.

Dans cette opération (16), on excise quelquefois trop de peau, et alors, l'œil n'est plus recouvert; cette infirmité résulte aussi d'autres causes. Les Grecs appellent λαγωφθάλμοι ceux qui en sont affligés (17). Dans ce cas, si l'insuffisance de la paupière est trop grande, il n'y a pas de restauration possible; si elle est légère, on peut y remédier. Il faut faire au tégument, un peu au-dessous du sourcil, une incision semi-lunaire, à cornes dirigées en bas, et qui, en profondeur, arrive jusqu'au cartilage sans l'intéresser, car sa lésion entraînerait un prolapsus irrémédiable de la paupière. On divise donc la peau, juste assez pour permettre à la lèvre inférieure de l'incision de descendre un peu; au-dessus, se trouve alors une plaie béante dans laquelle on met de la charpie afin d'empêcher le tégument divisé de se rejoindre, et susciter, dans l'intervalle, la production de bourgeons charnus. Dès que cet espace est comblé, l'œil peut ensuite se fermer exactement.

§ 10.

De l'ectropion.

Si la paupière supérieure est sujette à une infirmité qui l'empêche de descendre assez bas pour recouvrir l'œil; l'inférieure, de son côté, est exposée à ne pas remonter assez haut, mais à rester pendante, béante, et à ne pouvoir arriver au contact de la supérieure. Cette

injiciendum : quarto suturæ tollendæ, et collyrio, quod inflammationes reprimat, superinungendum.

9. Nonnunquam autem, nimium sub hac curatione excisa cute, evenit, ut oculus non contegatur : idque interdum etiam alia de causa fit. Λαγωφθάλμους Græci appellant. In quo si nimium palpebræ deest, nulla id restituere curatio potest : si exiguum, mederi licet. Paulum infra supercilium cutis incidenda est lunata figura, cornibus ejus deorsum spectantibus. Altitudo esse plagæ usque ad cartilaginem debet, ipsa illa nihil læsa : nam, si ea incisa est, palpebra concidit, neque attolli postea potest. Cute igitur tantum diducta fit, ut paulum ima ora descendat; hiante scilicet super plaga; in quam linamentum conjiciendum est, quod et conjungi diductam cutem prohibeat, et in medio caruncúlam citet : quæ ubi eum locum implevit, postea recte oculus operitur.

10. Ut superioris autem palpebræ vitium est, quo parum descendit, ideoque oculum non contegit; sic inferioris, quo parum sursum attollitur, sed pendet et hiat, neque potest cum superiore committi. Atque id quoque evenit interdum ex simili vitio curationis, interdum etiam senectute. Ἐκτρόπιον Græci nominant. Si ex mala curatione

disposition est tantôt le résultat du même vice opératoire, tantôt celui de la vieillesse. Les Grecs l'appellent ἐκτρόπιον (18). Dans le premier cas, le traitement ne diffère pas de celui que j'ai indiqué plus haut (19); seulement, les cornes de l'incision doivent être tournées vers les maxillaires, et non du côté de l'œil; dans le second, on brûle avec un cautère grêle tout le bourrelet extérieur, et l'on panse ensuite avec du miel. A partir du quatrième jour, on fait des fomentations de vapeur d'eau chaude, et des onctions avec des remèdes cicatrisants (20).

§ 11.

Du staphylôme.

Ces dernières affections se produisent autour du globe oculaire, aux angles et aux paupières. Mais quelquefois, la tunique superficielle de l'œil se trouve soulevée, par suite de la rupture ou du relâchement de quelques membranes internes; il se forme alors une saillie qui ressemble à un grain de raisin; de là, le nom de σταφύλωμα que les Grecs lui ont donné (21). Il y a deux manières d'opérer: l'une consiste à traverser le staphylôme par le milieu, près de ses racines mêmes, avec une aiguille pourvue de deux fils, puis à nouer, en les serrant, les deux bouts de l'un des fils en haut, et ceux de l'autre en bas; ce qui a pour résultat de déterminer la chute de la tumeur par une section graduelle. Dans la seconde, on emporte gros comme une lentille du sommet du staphylôme, qu'on saupoudre ensuite de spode ou de cadmie. Quelle que soit la méthode employée, il faut, après l'opération, étendre du blanc d'œuf sur de la laine, l'appliquer, fomenter avec de la vapeur d'eau et faire une onction avec des adoucissants.

est, eadem ratio medicinæ est, quæ supra posita est : plagæ tantum cornua ad maxillas, non ad oculum convertenda sunt. Si ex senectute est, tenui ferramento id totum extrinsecus adurendum est, deinde melle inungendum : a quarto die vapore aquæ calidæ fovendum, inungendumque medicamentis ad cicatricem perducentibus.

11. Hæc fere circa oculum in angulis palpebrisque incidere consuerunt. In ipso autem oculo nonnunquam summa attollitur tunica, sive ruptis intus membranis aliquibus, sive laxatis ; et similis figura acino fit : unde id σταφύλωμα Græci vocant. Curatio duplex est : altera, ad ipsas radices per medium transsuere acu duo lina ducente; deinde alterius lini duo capita ex superiore parte, alterius ex inferiore adstringere inter se; quæ paulatim secando id excidunt : altera in summa parte ejus ad lenticulæ magnitudinem excidere : deinde spodium aut cadmiam infriare. Utrolibet autem facto, album ovi lana excipiendum et imponendum; posteaque vapore aquæ calidæ fovendus oculus, et lenibus medicamentis inungendus est.

§ 12.

Des clous de l'œil.

On appelle *clous*, des tubercules calleux qui viennent sur le blanc de l'œil. Ils tirent ce nom de leur forme. Ce qu'il y a de plus aisé, c'est de les perforer à l'extrême racine avec une aiguille ; de les exciser au-dessous, puis de faire des onctions avec des lénitifs.

§ 13.

De la nature de l'œil.

J'ai déjà fait ailleurs mention de la cataracte (22), puisque récente, elle se dissipe souvent sous l'action des médicaments ; mais si elle est déjà un peu ancienne, elle réclame une opération qui passe pour une des plus délicates. Avant de décrire cette opération, je vais indiquer en peu de mots la nature de l'œil ; connaissance utile dans plusieurs circonstances, surtout dans celle-ci. L'œil est pourvu de deux tuniques superficielles, dont la supérieure a reçu des Grecs le nom de κερατοειδής. Celle-ci, assez épaisse dans sa partie blanche, s'amincit vers la pupille. L'intérieure est unie à la précédente ; à sa partie moyenne, là où existe la pupille, elle est percée d'un petit trou ; cette tunique, mince au pourtour de la pupille, plus épaisse au-delà, a reçu des Grecs le nom de χοριοειδής. Ces deux tuniques, après avoir entouré les parties internes de l'œil, se rejoignent en arrière sous ces dernières, puis s'amincissent, se confondent en une seule, et arrivent, par une ouverture creusée dans les os, à la membrane du cerveau, où elles se fixent. Sous ces tuniques, à l'endroit où se trouve la pupille, existe un espace vide, et au-dessous, une nouvelle tunique d'une

12. Clavi autem vocantur callosa in albo oculi tubercula ; quibus nomen a figuræ similitudine est. Hos ad imam radicem perforare acu commodissimum est, infraque eam excidere, deinde lenibus medicamentis inungere.

13. Suffusionis jam alias feci mentionem ; quia, quum recens incidit, medicamentis quoque sæpe discutitur : sed, ubi vetustior facta est, manus curationem desiderat : quæ inter subtilissimas haberi potest. De qua antequam dico, paucis ipsius oculi natura indicanda est : cujus cognitio, quum ad plura loca pertineat, tum vel præcipue ad hunc pertinet. Is igitur summas habet duas tunicas : ex quibus superior a Græcis κερατοειδής vocatur. Ea, qua parte alba est, satis crassa, pupillæ loco extenuatur Huic interior adjuncta est, media parte, qua pupilla est, modico foramine concava ; circa tenuis, ulterioribus partibus ipsa quoque plenior : quæ χοριοειδής a Græcis nominatur. Hæ duæ tunicæ, quum interiora oculi cingant, rursus sub his coeunt ; extenuatæque et in unum coactæ per foramen, quod inter ossa est, ad membranam cerebri perveniunt, eique inhærescunt. Sub his autem, qua parte pupilla est, locus vacuus est :

ténuité extrême, qu'Hérophile a appelée ἀραχνοειδής. Celle-ci s'arrête au milieu de l'œil, et contient une substance que les Grecs désignent sous le nom de ὑαλοειδές, à cause de sa ressemblance avec le verre. Cette matière qui n'est ni solide ni liquide, a l'apparence d'une humeur concrète. C'est de sa couleur que dépend la teinte noire au pers de la pupille, puisque la tunique superficielle est totalement blanche; cette matière est renfermée dans une membranule qui procède de l'intérieur. Au-dessous, existe une goutte d'humeur semblable à du blanc d'œuf, d'où émane la faculté de voir : c'est le κρυσταλλοειδής des Grecs (23).

§ 14.

De la cataracte.

Or, par suite d'une maladie ou d'un coup, une humeur se concréfie au-dessous des deux tuniques, là ou j'ai établi qu'il existe un espace vide; et cette humeur en s'indurant peu à peu, s'oppose à la puissance visuelle. Cette affection offre plusieurs variétés, dont les unes sont curables, les autres incurables. La cataracte est-elle petite, immobile? a-t-elle un reflet d'eau de mer ou d'acier poli, et laisse-t-elle sur les côtés quelque sensation de lumière? il y a espoir. Mais, est-elle volumineuse? le noir de l'œil a-t-il perdu sa configuration naturelle et est-il déformé? la cataracte est-elle de couleur azurée ou jaune d'or? est-elle mobile et vacillante? la guérison est presque impossible. Cette affection est d'autant plus sérieuse, qu'elle provient d'une maladie plus grave, de douleurs de tête plus intenses ou d'un coup plus violent. Ni la vieillesse, âge dans lequel, même sans nouvelle maladie, la vue est cependant affaiblie, ni même l'enfance ne sont pro-

deinde infra rursus tenuissima tunica, quam Herophilus ἀραχνοειδῆ nominavit. Ea media subsidit; eoque cavo continet quiddam, quod a vitri similitudine ὑαλοειδές Græci vocant. Id neque liquidum, neque aridum est, sed quasi concretus humor : ex cujus colore pupillæ color vel niger est, vel cæsius, quum summa tunica tota alba sit. Id autem superveniens ab interiore parte membranula includit. Sub his gutta humoris est, ovi albo similis; a qua videndi facultas proficiscitur : κρυσταλλοειδής a Græcis nominatur.

14. Igitur vel ex morbo, vel ex ictu concrescit humor sub duabus tunicis, qua locum vacuum esse proposui; isque paulatim indurescens, interiori potentiæ se opponit. Vitiique ejus plures species sunt; quædam sanabiles, quædam quæ curationem non admittunt. Nam si exigua suffusio est, si immobilis, colorem vero habet marinæ aquæ, vel ferri nitentis, et a latere sensum aliquem fulgoris relinquit, spes superest. Si magna est, si nigra pars oculi, amissa figura, in aliam vertitur, si suffusioni color cæruleus est, aut auro similis, si labat, et hac atque illac movetur, vix unquam succurritur. Fere vero pejor est, quo ex graviore morbo majoribusve capitis doloribus, vel ictu vehe-

pices pour l'opération; c'est l'âge intermédiaire qui convient. Un œil qui n'est ni petit ni enfoncé est dans d'assez bonnes conditions pour la cure. Du côté de la cataracte, il faut un certain degré de maturité. On attendra donc qu'elle paraisse avoir perdu sa fluidité, et acquis une certaine consistance. Avant l'opération, on doit, pendant trois jours, prendre peu de nourriture, ne boire que de l'eau et observer, la veille, une diète complète. Le patient ainsi préparé, est placé sur un siége tourné du côté du jour dans une chambre bien éclairée, et ayant en face la lumière, tandis que le médecin s'assied vis à vis et un peu plus haut. Par derrière, un aide maintient la tête immobile, car le moindre mouvement pourrait causer la perte irréparable de la vue. Bien plus, afin de mieux immobiliser cet œil, on applique sur l'autre de la laine, qu'on fixe avec une bande. L'œil gauche doit être opéré avec la main droite, et le droit avec la gauche. On prend alors une aiguille assez pointue pour pénétrer (24), mais non trop grêle, et on l'enfonce directement à travers les deux tuniques superficielles, au milieu de l'espace compris entre le noir de l'œil et l'angle temporal, et à distance du milieu de la cataracte, pour ne pas léser les vaisseaux. On la poussera sans timidité, parce qu'elle est reçue dans un espace vide, où un opérateur, même peu exercé, ne saurait méconnaître qu'elle est arrivée, car la pression ne rencontre aucune résistance. Une fois parvenue à ce point, on l'incline vers la cataracte; là, on lui imprime un léger mouvement de rotation, et l'on conduit peu à peu la cataracte au-dessous du champ de la pupille; celui-ci, une fois franchi, on la presse assez fortement pour l'enfoncer à la par-

mentiore orta est. Neque idonea curationi senilis ætas est, quæ sine novo vitio, tamen aciem hebetem habet : ac ne puerilis quidem ; sed inter has media. Oculus quoque curationi neque exiguus, neque concavus, satis opportunus est. Atque ipsius suffusionis quædam maturitas est. Exspectandum igitur est, donec jam non fluere, sed duritie quadam concrevisse videatur. Ante curationem autem modico cibo uti, bibere aquam triduo debet ; pridie ab omnibus abstinere. Post hæc in adverso sedili collocandus est loco lucido, lumine adverso sic, ut contra medicus paulo altius sedeat, a posteriore autem parte caput ejus (*g*) minister contineat, ut immobile id præstet : nam levi motu eripi acies in perpetuum potest. Quin etiam ipse oculus immobilior faciendus est, super alterum lana imposita et deligata. Curari vero sinister oculus dextra manu, dexter sinistra debet. Tum acus admovenda est acuta sic, ut foret (*h*), sed non nimium tenuis ; eaque demittenda recta est per summas duas tunicas medio loco inter oculi nigrum et angulum tempori propiorem, e regione mediæ suffusionis sic, ne qua vena lædatur. Neque tamen timide demittenda est, quia inani loco excipitur. Ad quem quum ventum est, ne mediocriter quidem peditus falli potest ; quia prementi nihil renititur. Ubi eo ventum est, inclinanda acus ad ipsam suffusionem est, leniterque ibi verti, et paulatim eam deducere infra regionem pupillæ debet ; ubi deinde eam transiit, vehementius imprimi, ut inferiori parti insidat. Si hæsit, curatio expleta est : si subinde redit,

tie inférieure de l'œil. Si elle s'y maintient, l'opération est terminée; si elle remonte aussitôt, il faut la taillader (25) avec la même aiguille, et en disperser les débris qui, séparément, sont plus faciles à cacher et font moins d'obstacle à la vision. On doit ensuite retirer l'instrument en droite ligne; appliquer sur l'œil de la laine douce enduite de blanc d'œuf; sur cette dernière, un remède propre à réprimer l'inflammation, et fixer le tout avec un bandage. Quant aux aliments, c'est assez tôt d'en accorder le second jour; on les donne liquides d'abord, pour ne pas fatiguer les mâchoires; ensuite, lorsque l'inflammation est dissipée, tels qu'on les a conseillés pour blessures ; de plus, l'usage prolongé de l'eau pour boisson est indispensable.

§ 15.

De la lippitude.

J'ai déjà parlé (26) de l'écoulement de pituite ténue qui souille les yeux, en tant qu'il peut être combattu par les médicaments. J'arrive maintenant aux cas qui demandent le secours de la chirurgie. Nous voyons des personnes dont les yeux ne se sèchent jamais, et sont toujours baignés d'une humeur ténue : cette incommodité entretient les granulations, provoque, au moindre accident, des inflammations et des lippitudes, et finit par empoisonner toute l'existence. Chez les uns, cet état ne peut être amélioré par aucun remède; chez d'autres il est curable. Il est bon de faire cette première distinction, afin d'intervenir dans un cas et de s'abstenir dans l'autre. Et, d'abord, il est superflu de tenter une opération chez ceux qui traînent ce vice depuis l'enfance, parce qu'il persistera nécessairement jusqu'à la mort. Elle

eadem acu concidenda, et in plures partes dissipanda est : quæ singulæ et facilius conduntur, et minus late officiunt. Postea educenda recta acus est, imponendumque lana molli exceptum ovi album, et supra quod inflammationem coerceat, atque ita devinciendum. Post hæc opus est quiete, abstinentia, lenium medicamentorum inunctionibus, cibo, qui postero die satis mature datur, primum liquido, ne maxillæ laborent; deinde, inflammatione finita, tali, qualis in vulneribus propositus est. Quibus ut aqua quoque diutius bibatur necessario accedit.

15. De pituitæ quoque tenuis cursu, qui oculos infestat, quatenus medicamentis agendum est, jam explicui. Nunc ad ea veniam, quæ curationem manus postulant. Animadvertimus autem quibusdam nunquam siccescere oculos, sed semper humore tenui madere : quæ res aspritudinem continuat, ex levibus momentis inflammationes et lippitudines excitat, totam denique vitam hominis infestat. Idque in quibusdam nulla ope adjuvari potest, in quibusdam sanabile est. Quod primum discrimem nosse oportet, ut alteris succurratur, alteris manus non injiciatur. Ac primum supervacua curatio est in iis, qui ab infantibus id vitium habent ; quia necessario mansurum est usque mortis diem. Deinde non necessaria etiam in iis, quibus non multa, sed acris pituita

est également contre indiquée, quand la pituite est plutôt âcre qu'abondante; mais si la chirurgie est sans effet, les médicaments et un régime propre à épaissir la pituite, procurent la guérison. Les têtes larges se prêtent mal au traitement. Il importe en outre de savoir si les vaisseaux qui fournissent la pituite, sont entre le crâne et le tégument, ou entre la membrane du cerveau et le crâne; car on peut agir par des remèdes sur ceux qui se répandent au-dessus du crâne; chose impossible pour ceux qui sont au-dessous de l'os. Il n'y a pas même espoir de guérison, si la pituite provient de ces deux sources à la fois; car soulagé d'un côté, on n'en est pas moins tourmenté de l'antre. Voici la manière de reconnaître ce qu'il en est : après avoir préalablement rasé la tête, on l'enduit depuis le sourcil jusqu'au vertex, de médicaments propres à arrêter la pituite dans la lippitude. Les yeux commencent-ils à se sécher? il est évident que c'est par l'intermédiaire des vaisseaux sous-cutanés qu'ils sont arrosés : restent-ils humides? le flux descend manifectement de dessous l'os; persiste-t-il, mais plus léger? le mal a deux origines. Comme, chez la plupart des malades, l'affection est entretenue par les vaisseaux supérieurs, on peut en traiter un grand nombre : ce qui se fait communément, non-seulement en Grèce, mais encore dans d'autres pays; si bien qu'aucune partie de la médecine n'est plus répandue chez tous les peuples. On a vu en Grèce (27), des médecins pratiquer neuf incisions sur le cuir chevelu : deux droites à l'occiput et une transversale au-dessus; puis deux au-dessus des oreilles et une intermédiaire, également transversale : enfin trois droites entre le vertex et le front. D'autres tiraient des lignes droites du vertex aux tempes, et, après avoir reconnu l'origine des muscles au mouvement des machoires, in-

est : siquidem manu nihil adjuvantur; medicamentis, et victus ratione, quæ crassiorem pituitam reddit, ad sanitatem perveniunt. Lata etiam capita vix medicinæ patent. Tum interest, venæ pituitam mittant (i), quæ inter calvariam et cutem sunt, an quæ inter membranam cerebri et calvariam. Superiores fere per tempora oculos rigant: inferiores per eas membranas, quæ ab oculis ad cerebrum tendunt. Potest autem adhiberi remedium iis, quæ supra os fluunt; non potest iis, quæ sub osse. Ac ne iis quidem succurritur, quibus pituita utrimque descendit : quia levata altera parte, nihilominus altera infestat. Quid sit autem, hac ratione cognoscitur. Raso capite, ea medicamenta, quibus in lippitudine pituita suspenditur, a superciliis usque ad verticem illini debent : si sicci oculi esse cœperunt, apparet per eas venas, quæ sub cute sunt, irrigari : si nihilo minus madent, manifestum est sub osse descendere : si est humor sed levior, duplex vitium est. Plurimi tamen ex laborantibus reperiuntur, quos superiores venæ exerceant; ideoque pluribus etiam opitulari licet. Idque non in Græcia tantummodo, sed in aliis quoque gentibus celebre est; adeo ut nulla medicinæ pars magis per nationes quasque exposita sit. Reperti in Græcia sunt, qui novem lineis cutem capitis inciderent : duabus in occipitio rectis, una super eas transversa : dein duabus super aures, una inter eas item transversa : tribus inter verticem et frontem

cisaient légèrement la peau sur ces muscles, puis écartaient les lèvres de la plaie à l'aide de crochets mousses, et inséraient entre elles de la charpie. Ils se proposaient ainsi d'empêcher la réunion du tégument dans ses anciens rapports, et d'obtenir une chair intermédiaire destinée à étreindre les vaisseaux, dont l'humeur arrivait aux yeux. Quelques-uns même traçaient deux lignes à l'encre : l'une du milieu d'une oreille à l'autre; l'autre du nez au vertex et, à la jonction de ces lignes, faisaient une incison avec le scalpel; ensuite, après avoir laissé le sang s'écouler, ils cautérisaient l'os en ce point même, et portaient en outre aux tempes et du front au vertex, le même fer incandescent sur les vaisseaux proéminents. C'est une opération usuelle que de cautériser les veines temporales qui, dans ce genre d'affection, sont ordinairement tuméfiées; mais pour les enfler et les rendre plus apparentes, il faut, auparavant, serrer modérément le cou avec une bande; puis, à l'aide de fers déliés et mousses, cautériser les veines jusqu'à cessation de l'écoulement de pituite par les yeux; c'est à ce dernier signe qu'on reconnaît que les conduits vecteurs de l'humeur, sont presque totalement obstrués. Un traitement plus énergique, quand les veines sont grêles, cachées et dès lors peu accessibles, consiste à appliquer de la même manière un lien autour du cou; à prescrire au malade de retenir son haleine pour rendre les vaisseaux plus saillants, et à marquer ces derniers avec de l'encre, aux tempes et entre le vertex et le front; puis, après avoir relâché le cou, à ouvrir les veines et à tirer du sang à l'endroit où sont ces marques. Quand l'écoulement sanguin est jugé suffisant, on brûle avec des cautères déliés; on le fait prudemment aux tempes, pour ne pas atteindre les muscles sous-jacents qui maintiennent

rectis. Reperti sunt, qui a vertice rectas eas lineas (*j*) ad tempora deducerent; cognitisque ex motu maxillarum musculorum initiis, leviter super eos cutem inciderent diductisque per retusos hamos oris, insererent linamenta, ut neque inter se cutis antiqui fines committerentur, et in medio caro increscerct, quæ venas, ex quibus humor ad oculos transiret, adstringeret. Quidam etiam atramento duas lineas duxerunt a media aure ad mediam alteram aurem, deinde a naribus ad verticem : tum ubi lineæ committebantur, scalpello inciderunt; et post, sanguine effuso, os ibidem adusserunt. Nihilominus autem et in temporibus, et inter frontem atque verticem eminentibus venis idem candens ferrum admoverunt. Frequens curatio est, venas in temporibus adurere : quæ fere quidem in ejusmodi malo tument; sed tamen, ut inflentur magisque se ostendant, cervix ante modice deliganda est : tenuibusque ferramentis, et retusis venæ adurendæ; donec in oculis pituitæ cursus conquiescat. Id enim signum est quasi excæcatorum itinerum, per quæ humor ferebatur. Valentior tamen medicina est, ubi tenues conditæque venæ sunt, ideoque legi non possunt, eodem modo cervice deligata, retentoque ab ipso spiritu, quæ magis venæ prodeant, atramento notare eas contra tempora, et inter verticem ac frontem : deinde cervice resoluta qua notæ sunt, venas incidere, et sanguinem mittere : ubi satis fluxit, tenuibus ferra-

la mâchoire; énergiquement entre le front et le vertex, pour provoquer l'exfoliation de l'os. Un procédé plus efficace encore est celui des Africains, qui cautérisent le vertex jusqu'à l'os de manière à en produire l'exfoliation. Mais rien ne surpasse que ce qui se pratique dans la Gaule chevelue, où l'on fait choix des veines des tempes et du vertex. Quant au pansement des brûlures, je l'ai indiqué. J'ajouterai seulement qu'après l'ustion des veines, il ne faut se hâter ni de faire tomber les eschares ni de remplir l'ulcère, de peur d'occasionner une hémorrhagie ou la suppression brusque du pus; car si la suppuration est nécessaire pour dessécher les yeux, il n'en est pas de même de la perte de sang. Si celui-ci jaillit, on saupoudre l'ulcère avec les médicaments propres à arrêter l'hémorrhagie sans produire de brûlure. Mais, comment isoler les veines, et que faire ensuite? C'est ce que j'indiquerai, lorsque j'en serai aux varices des jambes (28).

CHAPITRE VIII.

Des maladies des oreilles curables par une opération.

Si les yeux exigent des traitements nombreux et même des opérations, les oreilles, au contraire, n'offrent que très peu de sujets à traiter dans cette partie de la médecine. Cependant il arrive assez souvent que dès la naissance, ou par suite d'une ulcération survenue plus tard, et dont la cicatrice a oblitéré l'oreille, le conduit auditif n'existe

mentis adurere : contra tempora quidem timide, ne subjecti musculi, qui maxillas tenent, sentiant : inter frontem vero et verticem vehementer, ut squama ab osse secedat. Efficacior tamen etiamnum est Afrorum curatio, qui verticem usque ad os adurunt sic, ut squamam remittat. Sed nihil melius est, quam quod in Gallia quoque Comata fit, ubi venas in temporibus et in superiore capitis parte legunt. Adusta quo modo curanda sint, jam explicui. Nunc illud adjicio : neque ut crustæ decidant, neque ut ulcus impleatur, adustis venis, esse properandum ; ne vel sanguis erumpat, vel cito pus supprimatur : quum per hoc siccescere eas partes opus sit : per illud exhauriri opus non sit ; si quando tamen sanguis eruperit, inferenda medicamenta esse, quæ sic sanguinem supprimant, ne adurant. Quemadmodum autem venæ legendæ sint, quidque lectis his faciendum sit, quum venero ad crurum varices, dicam.

CAPUT VIII.

De aurium morbis qui manu et scalpello curantur.

Verum ut oculi multiplicem curationem, etiam manus exigunt ; sic in auribus admodum pauca sunt, quæ in hac medicinæ parte tractentur. Solet tamen evenire vel a primo natali die protinus, vel postea facta exulceratione, deinde per cicatricem aure

plus, et qu'en conséquence, la faculté d'entendre se trouve perdue. Il faut alors rechercher, à l'aide d'une sonde, si l'oblitération pénètre profondément, ou si elle n'est que superficielle; dans le premier cas, la partie ne cède pas à la pression de la sonde; dans le second, elle se laisse aussitôt déprimer. Le premier état exclut l'opération; car sans espoir de succès, elle pourrait occasionner des convulsions, et mettre le patient en danger de mort; dans l'autre, la cure est facile. En effet, à l'endroit où doit exister le conduit auditif, il faut ou appliquer un caustique, ou ouvrir avec le fer rouge, ou faire une incision à l'aide d'un scalpel. Quand la voie est frayée et que la plaie est pure, on introduit une grosse plume enduite d'un médicament cicatrisant, que l'on étend aussi dans le voisinage, afin que le tégument se cicatrise tout autour; il résulte de là que l'ouïe se rétablit dès que la plume est retirée. Si un homme se sent humilié d'avoir les oreilles percées (1), il suffit de traverser rapidement le trou avec une aiguille incandescente pour en exulcérer le pourtour, ou de produire l'exulcération avec un caustique; puis on applique un détersif, ensuite un sarcotique, afin d'amener la cicatrisation. Existe-t-il une large ouverture, comme il s'en rencontre d'ordinaire chez les personnes dont les oreilles sont surchargées de pendants? il faut fendre le lobe jusqu'au bout; rafraîchir, au-dessus (de l'incision), les bords du trou avec un scalpel; faire ensuite une suture et mettre un agglutinatif. Une troisième opération consiste à réparer les mutilations des oreilles; mais comme cet accident peut aussi se produire aux lèvres et au nez, et qu'il requiert la même méthode de traitement, il en sera question dans le même chapitre.

repleta, ut foramen in ea nullum sit, ideoque audiendi usu careat. Quod ubi incidit, specillo tentandum est, altene id repletum, an in summo tantum glutinatum sit. Nam si alte est, prementi non cedit : si in summo, specillum protinus recipit. Illud attingi non oportet, ne sine effectus spe distentio oriatur nervorum, et ex ea mortis periculum sit : hoc facile curatur. Nam qua cavum esse debet, vel medicamentum aliquod imponendum est ex adurentibus, vel candente ferro aperiendum, vel etiam scalpello incidendum. Quumque id patefactum, et jam ulcus purum est, conjicienda eo pinna est, illita medicamento cicatricem inducente; circaque idem medicamentum dandum, ut cutis circa pinnam sanescat : quo fit, ut ea remota, postea facultas audiendi sit. At ubi aures, in viro puta, perforatæ sunt, et offendunt, trajicere id cavum celeriter candente acu satis est, ut leviter ejus oræ exulcerentur; aut etiam adurente medicamento idem exulcerare : postea deinde imponere id quod purget; tum quod eum locum repleat, et sic cicatricem inducat. Quod si magnum id foramen est, sicut solet esse in iis, qui majora pondera auribus gesserunt, incidere quod superest ad extremum oportet : supra deinde oras scalpello exulcerare, et postea suere, ac medicamentum, quo id glutinetur, imponere. Tertium est, si quid ibi curti est, sarcire : quæ res quum in labris quoque et naribus fieri possit, eamdemque etiam rationem curationis (a) habeat, simul explicanda est.

CHAPITRE IX

De la manière de restaurer et de guérir les mutilations des oreilles, des lèvres et du nez (1).

Les mutilations légères de ces trois organes sont réparables; mais un peu étendues, elles ne comportent pas d'opération, ou deviennent, si l'on en fait une, plus choquantes après qu'avant. A l'oreille et au nez, la difformité seule est à craindre; mais aux lèvres, une insuffisance trop grande porte nécessairement atteinte à la fonction de ces organes, en gênant la préhension des aliments et l'articulation des mots. On ne crée point là de la chair, mais on en attire du voisinage : ce qui permet, si le déplacement est léger, de ne rien enlever et de procurer de l'illusion à l'œil; chose impossible, s'il est considérable. Un âge avancé, une mauvaise constitution et cet état du corps qui rend difficile la guérison des ulcères, ne sont pas favorables à cette opération; car il n'en est aucune qui expose à une gangrène plus prompte et plus rebelle. Voici comment on opère : il faut donner à l'endroit mutilé la forme d'un rectangle (2) ; faire partir de l'intérieur des angles, des incisions transversales qui séparent entièrement les parties d'en bas de celles d'en haut; puis affronter ensemble les tissus ainsi relâchés. Si la réunion est malaisée, au delà des incisions que nous venons de faire, on en pratique deux autres en forme de croissants tournés vers la plaie, et qui intéressent seulement le tégument; de cette manière les tissus qui doivent être amenés, viennent plus aisément. Ici,

CAPUT IX.

Curta in auribus, labrisque, ac naribus, quomodo sarciri, et curari possint.

Curta igitur in his tribus, si qua parva sunt, curari possunt : si qua majora sunt, aut non recipiunt curationem, aut ita per hanc ipsam deformantur, ut minus indecora ante fuerint. Atque in aure quidem et naribus deformitas sola timeri potest : in labris vero, si nimium contracta sunt, usus quoque necessario jactura fit, quia minus facile et cibus assumitur, et sermo explicatur. Neque enim creatur ibi corpus, sed ex vicino adducitur : quod in levi mutatione et nihil eripere, et fallere oculum potest; in magna non potest. Neque senile autem corpus, neque quod mali habitus est, neque in quo difficulter ulcera sanescunt, huic medicinæ idoneum est; quia nusquam celerius cancer occupat, aut difficilius (*a*) tollitur. Ratio curationis ejusmodi est : id quod curtum est in quadratum redigere; ab interioribus ejus angulis lineas transversas incidere, quæ citeriorem partem ab ulteriore ex toto diducant; deinde ea, quæ sic resolvimus, in unum adducere. Si non satis junguntur, ultra lineas, quas ante fecimus, alias duas lunatas, et ad plagam conversas immittere, quibus summa tantum cutis diducatur : sic

point de violence : on se borne à attirer les chairs de façon qu'elles cèdent sans peine, et qu'abandonnées à elles-mêmes, elles ne se retirent que faiblement. Il est des cas où le tégument, qui n'est pas même suffisamment attiré d'un côté, rend difforme l'endroit qu'il vient de quitter. Il faut alors faire les incisions d'un côté seulement, sans toucher à l'autre (3). Ce ne sera donc ni sur l'extrémité des oreilles, ni sur le milieu du nez (lobule), ni sur la partie inférieure des narines (ailes du nez), ni sur la commissure des lèvres que nous essaierons d'opérer cette traction. Mais nous ferons l'emprunt de chaque côté, si la perte de substance existe à l'extrémité supérieure ou inférieure des oreilles, au milieu du nez ou des narines (cloison), ou à la partie moyenne des lèvres. La mutilation est quelquefois double, mais le procédé opératoire reste le même. Si un cartilage fait saillie dans la plaie, on l'excise; car, ou il ne se cicatriserait pas, ou il y aurait du danger à le traverser avec une aiguille (4). Toutefois, l'excision ne doit pas porter trop loin, de peur qu'un dépôt de pus ne se forme entre les deux lèvres du tégument, devenu libre de chaque côté. Il faut alors réunir les lèvres de la plaie et les coudre ensemble, après avoir saisi la peau des deux côtés, et jeter des points de suture sur les premières incisions. Sur les parties sèches, telles que les oreilles (5), il suffit de faire une onction avec de l'écume d'argent. Dans les plaies supplémentaires en forme de croissants, on met de la charpie afin qu'une chair nouvelle comble la perte de substance. On veillera aux sutures avec le plus grand soin; ce que j'ai dit plus haut de la gangrène (6), peut faire comprendre l'importance de cette recommandation. On fera donc, tous les deux jours, des fomentations avec de la vapeur d'eau chaude, et l'on appliquera de nouveau le même médica-

enim fit, ut facile (b) subsequatur, et demissum non multum recedat. Interdum tamen ab altera parte cutis haud omnino adducta deformem, quem reliquit, locum reddit. Hujusmodi loci altera pars incidenda, altera intacta habenda est. Ergo neque ex imis auribus, neque ex medio naso imisve narium partibus, neque ex angulis labrorum quidquam attrahere tentabimus. Utrimque autem petemus, si quid summis auribus, si quid imis, si quid aut medio naso, aut mediis naribus, aut mediis labris deerit. Quæ tamen interdum etiam duobus locis curta esse consuerunt : sed eadem ratio curandi est. Si cartilago in eo, quod incisum est, eminet, excidenda est : neque enim aut glutinatur, aut acu tuto trajicitur. Neque longe tamen excidi debet, ne inter duas oras liberæ cutis utrimque coitus puris fieri possit. Tum junctæ oræ inter se suendæ sunt, utrimque cute apprehensa : et qua priores lineæ sunt, ea quoque suturæ injiciendæ sunt. Siccis locis, uti auribus, illita spuma argenti satis proficit. In ulteriores vero lunatasque plagas linamentum dandum est, ut caro increscens vulnus impleat. Summaque cura, quod ita sutum est, tuendum esse, apparere ex eo potest quod de cancro supra posui. Ergo etiam tertio quoque die fovendum erit vapore aquæ calidæ ; rursus-

ment. L'adhésion est ordinairement effectuée vers le septième jour. On ôte alors les sutures, et l'on conduit la plaie à cicatrisation.

CHAPITRE X.

Du polype.

Le polype qui prend naissance dans les fosses nasales (1), doit être surtout traité par le fer, comme je l'ai établi autre part (2). Il faut donc, avec un instrument pointu en forme de spathe (3), le détacher de l'os et prendre soin de ne pas léser le cartilage sous-jacent; là gît la difficulté de l'opération. Dès que le polype est séparé, on l'extrait à l'aide d'un crochet; puis, avec un tampon de charpie ou un morceau de de linge saupoudré d'un médicament propre à arrêter le sang, on remplit modérément la narine. Quand l'hémorrhagie a cessé, on déterge l'ulcère avec de la charpie; dès qu'il est pur, on introduit, comme on l'a dit plus haut pour l'oreille (4), une grosse plume enduite d'un remède cicatrisant, qu'on laisse à demeure jusqu'à complète guérison.

CHAPITRE XI.

De l'ozène.

De quelle manière, l'affection appelée par les Grecs ὄζαινα (1), doit-elle être opérée, quand elle ne cède pas aux médicaments? C'est ce que

que idem medicamentum injiciendum : fereque septimo die glutinatum est. Tum suturæ eximi, et ulcus ad sanitatem perduci debet.

CAPUT X.

De polypo.

Polypum vero, qui in naribus nascitur, ferro præcipue curari jam alias posui. Ergo hunc ferramento acuto, in modum spathæ facto, resolvere ab osse oportet : adhibita diligentia, ne infra cartilago lædatur; in qua difficilis curatio est. Ubi abscissus est, unco ferramento extrahendus est. Tum implicitum linamentum, vel aliquid ex penicillo respergendum est medicamento, quo sanguis supprimitur, eoque naris leviter implenda. Sanguine suppresso, linamento ulcus purgandum est. Ubi purum est, eo pinna, eodem modo, quo in aure supra positum est, medicamento illita, quo cicatrix inducitur, intus demittenda, donec ex toto id sanescat.

CAPUT XI.

De ozæna.

Id autem vitium, quod ὄζαινα a Græci vocatur, si medicamentis non cederet, quem admodum manu curandum esset, apud magnos chirurgos non reperi : credo, quia res

je n'ai pu découvrir chez les grands chirurgiens : sans doute parce que l'opération réussit rarement d'une manière satisfaisante, tout en étant assez douloureuse par elle-même. Quelques-uns cependant, établissent qu'il faut ou introduire dans la narine un tube en terre, ou un roseau à écrire sans nœuds ; le faire parvenir en haut jusqu'à l'os et, par ce conduit, diriger un cautère incandescent et délié sur l'os, puis déterger l'endroit cautérisé avec du vert de gris et du miel, et, quand il est pur, l'amener à guérison avec du lycium ; ou fendre la narine depuis son extrémité inférieure jusqu'à l'os, pour découvrir la partie malade et faciliter l'application du cautère. On doit ensuite coudre la narine, panser la brûlure comme il a été indiqué (2), et enduire la suture d'écume d'argent ou d'un autre agglutinatif.

CHAPITRE XII.

Des affections de la bouche qui se traitent par des opérations.

§ 1.

Des dents qui remuent.

A la bouche aussi, certaines affections se traitent par l'opération, surtout quand les dents vacillent à cause de la faiblesse des racines, ou de l'altération et de la sécheresse des gencives. Dans ces deux cas, il faut porter un cautère incandescent sur les gencives, de manière à les effleurer sans appuyer. Après la cautérisation, on les frictionne avec du miel et on les lave avec du vin miellé. Dès que les ulcères

raro ad sanitatem satis proficit, quum aliquod in ipsa curatione tormentum habeat. Apud quosdam tamen positum est, vel fictilem fistulam, vel enodem scriptorium calamum in narem esse conjiciendum, donec sursum ad os perveniat : tum per id tenue ferramentum candens dandum esse ad ipsum os : deinde adustum locum purgandum esse ærugine et melle : ubi purus est, lycio ad sanitatem perducendum. Vel narem incidendam esse ab ima parte ad os, ut et conspici locus possit, et facilius candens ferramentum admoveri. Tum sui narem debere ; et adustum quidem ulcus eadem ratione curari : suturam vero illini vel spuma argenti, vel alio glutinante.

CAPUT XII.

De oris vitiis, quæ manu, et ferro curantur.

1. In ore quoque quædam manu curantur. Ubi in primis dentes nonnunquam moventur, modo propter radicum imbecillatem, modo propter gingivarum arescentium vitium. Oportet in utrolibet candens ferramentum gingivis admovere, ut attingat leviter, non insidat. Adustæ gingivæ melle illinendæ, et mulso eluendæ sunt. Ut pura

commencent à se déterger, on les saupoudre de remèdes secs et astringents. Une dent cause-t-elle de la douleur, et désire-t-on en être débarrassé parce que les médicaments sont sans effet? On doit la râcler tout autour pour en détacher la gencive, puis la secouer jusqu'à ce qu'elle soit devenue bien mobile : car l'évulsion d'une dent adhérente est très-dangereuse, et détermine même parfois la luxation du maxillaire inférieur. Le péril est plus grand encore pour les dents d'en haut, car les tempes et les yeux peuvent en être ébranlés. Alors, si c'est possible, on extrait la dent avec les doigts; si non, avec un davier; si elle est creuse, on remplit auparavant le trou de charpie ou de plomb bien préparé, pour empêcher la dent d'être brisée par l'étreinte de l'instrument. Il faut retirer le davier verticalement de peur que, par l'inclinaison des racines, la partie alvéolaire de l'os où la dent est implantée, n'éclate en quelque point. Ce danger est surtout à craindre pour les dents courtes, dont les racines sont ordinairement assez longues; souvent, en effet, le davier ne pouvant saisir la dent ou le faisant à faux, pince l'os de la gencive et le brise (1). S'écoule-t-il plus de sang que de coutume? on est tout de suite certain qu'il y a fracture de l'os. Il faut alors, avec un stylet, rechercher l'esquille détachée et la retirer à l'aide d'une pince; si elle ne vient pas, on incise la gencive jusqu'à ce que le fragment d'os mobile se laisse enlever. Si on ne le fait pas immédiatement, il survient à la partie externe de la mâchoire une induration qui empêche la bouche de s'ouvrir. Il convient alors d'appliquer un cataplasme chaud de farine et de figue jusqu'à ce qu'il se forme du pus, puis de faire une incision à la gencive. L'abondance de l'écoulement purulent dénote une fracture de l'os;

ulcera esse cœperunt, arida medicamenta infrianda sunt ex iis, quæ reprimunt. Si vero dens dolores movet, eximique eum, quia medicamenta nihil adjuvant, placuit, circumradi debet, ut gingiva ab eo resolvatur : tum is concutiendus est : eaque (*a*) facienda, donec bene moveatur : nam dens hærens cum summo periculo evellitur, ac nonnunquam maxilla loco movetur. Idque etiam majore periculo in superioribus dentibus fit; quia potest tempora oculosque concutere. Tum, si fieri potest, manu; si minus, forcipe dens excipiendus est : ac, si exesus est, ante id foramen vel linamento, vel bene accommodato plumbo replendum est, ne sub forcipe confringatur. Recta vero forceps ducendus est, ne inflexis radicibus os rarum, cui dens inhæret, parte aliqua frangatur. Neque ideo nullum ejus rei periculum est; utique in dentibus brevibus, qui fere longiores radices habent : sæpe enim forceps, quum dentem comprehendere non possit, aut frustra comprehendat, os gingivæ prehendit et frangit. Protinus autem, ubi plus sanguinis profluit, scire licet aliquid ex osse fractum esse. Ergo specillo conquirenda est testa, quæ recessit, et vulsella protrahenda est : si non sequitur, incidi gingiva debet, donec labans ossis testa recipiatur. Quod si factum statim non est, indurescit extrinsecus maxilla, ut is hiare non possit. Imponendum (*b*) calidum ex farina et fico cataplasma est, donec ibi pus moveatur : tum incidi gingiva debet. Pus quoque multum profluens,

aussi doit-on, même alors, extraire l'esquille. On voit quelquefois, après une lésion de l'os, survenir une fissure qui demande à être ruginée. Si une dent est malpropre et noire quelque part, il faut la râcler et la frotter avec des fleurs de roses pilées, additionnées d'un quart de noix de galle, d'un autre de myrrhe, et se rincer fréquemment la bouche avec du vin pur. Dans ce cas, il faut également se couvrir la tête, y faire des frictions, se promener beaucoup et user d'aliments exempts d'âcreté. Si par suite d'un coup ou d'un autre accident, des dents viennent à vaciller, on doit, à l'aide d'un fil d'or, les attacher avec celles qui tiennent bien, et se laver la bouche avec des astringents, tels que du vin dans lequel on a fait bouillir de l'écorce de grenade, ou jeté une noix de galle enflammée. Lorsque, chez un enfant, la seconde dent pousse avant la chute de la première, il faut déchausser et arracher celle qui aurait dû tomber; quant à celle qui est venue, on la pousse chaque jour avec le doigt vers la place de la première, jusqu'à ce quelle ait atteint une hauteur convenable. Après l'évulsion d'une dent, toutes les fois que la racine reste en place, on l'extrait sur le champ à l'aide d'un davier fait exprès, que les Grecs appellent ῥιζάγρα.

§ 2.

De l'induration des tonsilles.

Quant aux tonsilles qui se sont indurées à la suite d'inflammations successives, comme elles se trouvent au dessous d'une légère tunique, il faut, avec le doigt, en faire l'énucléation et les enlever; si elles ne se détachent pas ainsi, les accrocher au moyen d'une érigne et les exciser avec un scalpel, puis lotionner la bouche avec du vinaigre, et enduire la plaie d'un remède propre à arrêter le sang (2).

ossis fracti nota est. Itaque etiam tunc id extrahi convenit. Nonnunquam etiam, eo læso, fissura fit : quæ eradi debet. Dens autem scaber, qua parte niger est, radendus est, illinendusque rosæ flore contrito, cui gallæ quarta pars et altera myrrhæ sit adjecta : continendumque ore crebro vinum meracum. Atque in eo casu velandum caput, ambulatione multa, frictione capitis, cibo non acri utendum est. At si ex ictu vel alio casu aliqui labant dentes, auro cum iis, qui bene hærent, vinciendi sunt; continendaque ore reprimentia : ut vinum, in quo malicorium decoctum, aut in quod galla conjecta sit. Si quando etiam in pueris ante alter dens nascitur, quam prior excidat, is, qui cadere debuit, circumpurgandus et evellendus est; is, qui natus est, in locum prioris quotidie digito adurgendus, donec ad justam magnitudinem perveniat. Quotiescumque dente exemto radix relicta est, protinus ea quoque ad id facto forcipe, quam ῥιζάγραν Græci vocant, eximenda est.

2. Tonsillas autem, quæ post inflammationes induruerunt (c), quum sub levi tunica sint, oportet digito circumradere et evellere : si ne sic quidem resolvuntur, hamulo excipere, et scalpello excidere : tum os aceto eluere, et illinere vulnus medicamento, quo sanguis supprimatur.

§ 3.

De l'inflammation de la luette.

Si la luette est enflammée (3), rouge, douloureuse, et qu'elle soit descendue, ce n'est pas sans danger qu'on l'exciserait : car l'écoulement de sang est considérable ; aussi vaut-il mieux employer les remèdes conseillés ailleurs (4). Mais s'il n'y a pas d'inflammation, et que néanmoins la luette soit allongée outre mesure par de la pituite ; si de plus elle est grêle, pointue et blanche, il faut l'exciser ; on agit de même, si elle est livide et épaisse en bas, grêle en haut. Rien n'est plus aisé que de la saisir avec une pince, au dessous de laquelle on en retranche ce qu'on veut. Il n'y a pas à craindre d'en couper trop ou trop peu, puisqu'on peut ne laisser au-dessous de l'instrument que la partie manifestement inutile, et n'emporter de la luette que ce qui excède la longueur normale. Après l'opération, les soins à donner sont les mêmes que ceux que je viens d'indiquer pour les tonsilles (5).

§ 4.

De la langue bridée par le filet.

Chez certaines personnes, la langue est réunie, dès la naissance, avec les tissus sous-jacents ; disposition qui empêche l'articulation des mots (6). Il faut, dans ce cas, saisir l'extrémité de cet organe avec une pince, et fendre la membrane qui est au-dessous, en ayant grand soin de ne pas léser les vaisseaux voisins, de peur de susciter une hémorrhagie inquiétante. Le traitement consécutif est le même que celui des plaies dont il vient d'être question. La plupart des sujets opérés

3. Uva, si cum inflammatione descendit, dolorique est, et subrubicundi coloris, præcidi sine periculo non potest : solet enim multum sanguinem effundere : itaque melius est iis uti, quæ alias proposita sunt. Si vero inflammatio quidem nulla est, nihilominus autem ea ultra justum modum a pituita deducta est, et tenuis, acuta, alba est, præcidi debet : itemque, si ima, livida et crassa ; summa tenuis est. Neque quidquam commodius est, quam vulsella prehendere, sub eaque, quod volumus, excidere. Neque enim ullum periculum est, ne plus minusve præcidatur : quum liceat tantum infra vulsellam relinquere, quantum inutile esse manifestum est ; idque præcidere, quo longior uva est, quam esse naturaliter debet. Post curationem eadem facienda sunt, quæ in tonsillis proxime posui.

4. Lingua vero quibusdam cum subjecta parte a primo natali die juncta est ; qui ob id ne loqui quidem possunt. Horum extrema lingua vulsella prehendenda est ; sub eaque membrana incidenda : magna cura habita, ne venæ, quæ juxta sunt, violentur, et profusione sanguinis noceant. Reliqua curatio vulneris in prioribus posita est. Et plerique quidem, ubi consanuerunt, loquuntur. Ego autem cognovi qui, succisa lingua,

articulent bien après la cicatrisation. Toutefois, j'ai connu une personne qui, après la section sub-linguale, portait aisément la langue au delà des dents, et qui pourtant n'avait point recouvré la faculté de parler. Tant il est vrai, qu'en médecine, la règle est absolue, mais ses conséquences pratiques, variables.

§ 5.

De l'abcès sub-lingual (grenouillette).

Il se forme quelquefois sous la langue un abcès qui, d'ordinaire, est renfermé dans une tunique, et cause de vives douleurs. S'il est petit, il suffit d'une simple incision ; s'il est un peu volumineux, il faut emporter le tégument jusqu'à la tunique, écarter ensuite, de chaque côté, les bords de la plaie avec des érignes, et détacher la tunique dans tout son pourtour, en veillant attentivement, pendant l'opération, à ne pas ouvrir de vaisseaux un peu importants.

§ 6.

Des fissures des lèvres.

Les lèvres sont souvent atteintes de fissures ; indépendamment de la souffrance qui l'accompagne, cette affection a aussi l'inconvénient de gêner la prononciation, car le jeu des lèvres tiraille sans cesse et douloureusement ces fissures, et en provoque le saignement. Ces fissures sont-elles superficielles ? le mieux est de les panser avec les remèdes en usage pour les ulcères de la bouche ; sont-elles un peu profondes ? il est nécessaire de les cautériser à l'aide d'un fer grêle en forme de spathe, et en glissant plutôt qu'en appuyant. On panse ensuite comme on a prescrit de le faire pour les cautérisations de l'oreille.

quum abunde super dentes eam promeret, non tamen loquenti facultatem consequutus est. Adeo in medicina, etiam ubi perpetuum est, quod fieri debet, non tamen perpetuum est id, quod sequi convenit.

5. Sub lingua quoque interdum aliquid abscedit ; quod fere consistit in tunica, doloresque magnos movet. Quod, si exiguum est, incidi semel satis est : si majus, summa cutis usque ad tunicam excidenda est, deinde utrimque oræ hamulis excipiendæ, et tunica undique circumdata liberanda est : magna diligentia per omnem curationem habita, ne qua major vena incidatur.

6. Labra autem sæpe finduntur ; eaque res habet cum dolore etiam hanc molestiam, quod sermo prohibetur ; qui subinde eas rimas cum dolore diducendo sanguinem citat. Sed has, si in summo sunt, meicadmentis curare commodius est, quæ ad ulcera oris fiunt : si vero altius descenderunt, necessarium est tenui ferramento adurere, quod spathæ simile, quasi transcurrere, non imprimi debet. Postea facienda eadem sunt, quæ in auribus adustis exposita sunt.

CHAPITRE XIII.

Des affections du cou.

Au cou, entre la peau et la trachée-artère, se développe quelquefois une tumeur appelée par les Grecs βρογχοκήλη (1), qui renferme tantôt une chair flasque, tantôt une sorte d'humeur semblable à du miel ou de l'eau; parfois même des cheveux mêlés à des débris osseux. Cette substance, quelle qu'en soit la nature, est contenue dans un kyste. On peut procéder à la cure avec des remèdes caustiques, à l'aide desquels on détruit le tégument et la tunique sous-jacente. Cela fait, si c'est une humeur, elle s'écoule; si c'est une matière un peu consistante, on la retire avec les doigts, puis on cicatrise l'ulcère avec de la charpie. Mais l'opération par le scalpel est plus expéditive. On pratique sur la partie moyenne de la tumeur une incision jusqu'au kyste; puis, à l'aide du doigt, on sépare la masse morbide des parties saines, et on l'enlève en totalité avec son enveloppe; on fait ensuite des lotions de vinaigre liquide, auquel certains ajoutent du sel ou du natron, et l'on réunit les bords par une suture; par-dessus, on applique les topiques en usage pour les autres sutures, et l'on bande modérément pour ne pas comprimer la gorge. Si l'on n'a pas pu enlever la tunique, il faut en saupoudrer l'intérieur de caustiques, et panser avec de la charpie et d'autres suppuratifs (2).

CAPUT XIII.

De cervicis vitio.

At in cervice, inter cutem et asperam arteriam, tumor increscit : βρογχοκήλην Græci vocant. Quo modo caro hebes, modo humor aliquis, melli aquæve similis, includitur; interdum etiam minutis ossibus pili immixti. Ex quibus quidquid est, tunica continetur. Potest autem adurentibus medicamentis curari : quibus summa cutis cum subjecta tunica exeditur. Quo facto, sive humor est, profluit; sive quid densius, digitis educitur : tum ulcus sub linamentis sanescit. Sed scalpelli curatio brevior est. Medio tumore una linea inciditur usque ad tunicam, deinde vitiosus sinus ab integro corpore digito separatur, totusque cum velamento suo eximitur : tum aceto, cui vel salem vel nitrum aliquis adjecit, eluitur; oræque una sutura junguntur; ceteraque eadem, quæ in aliis suturis, superinjiciuntur : leniter deinde, ne fauces urgeat, deligatur. Si quando autem tunica eximi non potuit, intus inspergenda adurentia, linamentisque id curandum est, et ceteris pus moventibus.

CHAPITRE XIV.

Des affections de l'ombilic.

La région ombilicale est le siége de plusieurs affections ; mais les cas en sont rares (1) : de là, le peu d'accord qui règne entre les auteurs. Sans doute, chacun a négligé ce qu'il ne connaissait pas par lui-même, et personne n'a imaginé ce qu'il n'avait pas vu. Tous signalent la saillie choquante de l'ombilic (2) et en recherchent les causes. Mégès en admet trois : l'irruption en ce point, ou de l'intestin, ou de l'épiploon, ou d'une humeur. Sostrate ne dit rien de l'épiploon, mais aux deux autres causes, il ajoute la production plus ou moins fréquente d'une chair tantôt saine, tantôt d'apparence carcinomateuse. Gorgias passe aussi sous silence l'épiploon, mais reconnaît ces trois dernières causes, ainsi que l'invasion soudaine d'un gaz en cet endroit. Héron, qui admet ces quatre origines, mentionne également l'épiploon et la présence simultanée de cet organe et de l'intestin. A laquelle de ces causes a-t-on affaire ? On le reconnaît aux symptômes suivants : y a-t-il chute de l'intestin ? la tumeur n'est ni dure ni molle ; elle diminue sous l'influence du froid ; augmente non-seulement sous l'action de la chaleur, mais aussi par l'effet d'un arrêt de la respiration ; elle fait quelquefois entendre un bruit, et s'affaisse dans le décubitus dorsal, parce que l'intestin rentre à sa place. Est-ce une descente épiploïque ? Les autres symptômes sont semblables, mais la tumeur est plus molle, large à la base, étroite au sommet, et se dérobe

CAPUT XIV.

De umbilici vitiis.

Sunt etiam circa umbilicum plura vitia : de quibus propter raritatem inter auctores parum constat. Verisimile est autem, id a quoque prætermissum, quod ipse non cognoverat : a nullo id, quod non viderat, fictum. Commune omnibus est, umbilicum indecore prominere : causæ requiruntur. Meges tres has posuit : modo intestinum eo irrumpere, modo omentum, modo humorem. Sostratus nihil de omento dixit : duobus iisdem adjecit, carnem ibi interdum increscere ; eamque modo integram esse, modo carcinomati similem. Gorgias ipse quoque omenti mentionem omisit ; sed eadem tria causatus, spiritum quoque interdum eo dixit irrumpere. Heron omnibus his quatuor positis, et omenti mentionem habuit, et ejus, quod simul et omentum et intestinum habuerit. Quid autem horum sit, his indiciis cognoscitur. Ubi intestinum prolapsum est, tumor neque durus, neque mollis est ; omni frigore minuitur ; non solum sub omni calore, sed etiam retento spiritu crescit ; sonat interdum ; atque ubi resupinatus est aliquis, delapso intestino, ipse desidit. Ubi vero omentum est, cetera similia sunt ; tumor mollior, et ab ima parte

sous la pression. Y a-t-il à la fois chute de ces deux organes? Les symptômes sont mixtes, et la consistance de la tumeur intermédiaire à celle des deux précédentes. Est-ce une chair? La tumeur est plus ferme; elle persiste toujours, même dans le décubitus dorsal, et ne cède pas à la pression, tandis que les premières lui obéissent facilement. Est-ce une chair altérée? les caractères sont ceux que j'ai exposés à propos du carcinome. Est-ce une humeur? elle reflue, lorsqu'on la presse, vers la périphérie. Est-ce un gaz? il cède à la pression, mais revient aussitôt, et, dans le décubitus dorsal, la tumeur conserve la même forme. De ces affections, celle qui provient d'un gaz n'admet point de remède. Il y a également du danger à toucher à celle qui est d'apparence carcinomateuse; aussi la négligerons-nous. Si la chair est saine, on l'enlève et l'on panse la plaie avec de la charpie. S'il y a une humeur, on la répand, même en incisant le sommet de la tumeur, et l'on panse également la plaie avec de la charpie. Quant aux autres, les avis sont partagés. La nature même de ces affections indique que le patient doit être couché sur le dos, pour que l'intestin ou l'épiploon rentrent dans l'abdomen. Comme le sac ombilical (3) est alors vide, quelques-uns le pincent entre deux baguettes, dont ils lient avec force les extrémités (4); striction qui a pour effet de le mortifier. D'autres, après en avoir traversé la base avec une aiguille garnie de deux fils de lin, étreignent les parties opposées du sac à l'aide des deux bouts de chaque fil, comme on le fait pour le staphylôme (5); de cette façon, tout ce qui est au-delà de la ligature se mortifie. Selon d'autres, il faut, avant de lier le sac, faire une incision linéaire à son sommet, et l'exciser pour faciliter, par l'introduction du doigt, le

latus, extenuatus in verticeest; si quis apprehendit, elabitur. Ubi utrumque est, indicia quoque mixta sunt, et inter utrumque mollities. At caro durior est, semperque etiam resupinato corpore tumet, prementique non cedit, prioribus facile cedentibus. Si vitiosa est, easdem notas habet, quas in carcinomate exposui. Humor autem, si premitur, circumfluit. At spiritus pressus cedit, sed protinus redit : resupinato quoque corpore tumorem in eadem figura tenet. Ex his id, quod ex spiritu vitium est, medicinam non admitit, Caro quoque carcinomati similis cum periculo tractatur : itaque omittenda est. Sana excidi debet; idque vulnus linamentis curari. Humorem quidem vel (a) inciso summo tumore effundunt, et vulnus iisdem linamentis curant. In reliquis variæ sententiæ sunt. Ac resupinandum quidem corpus esse, res ipsa testatur; ut in uterum, sive intestinum, sive omentum est, delabatur. Sinus vero umbilici, tum vacuus, a quibusdam duabus regulis exceptus est; vehementerque earum capitibus deligatis, ibi emoritur : a quibusdam, ad imum acu trajecta, duo lina ducente, deinde utriusque lini duobus capitibus diversæ partes adstrictæ; quod in uva quoque oculi fit : nam sic id, quod supra vinculum est, emoritur. Adjecerunt quidam, ut, antequam vincirent, summum una linea inciderent, excidercntque; quo facilius digito demisso, quod illuc irrupisset, depellerent : tum deinde vinxerunt. Sed abunde est, jubere spiritum conti-

refoulement des parties déplacées; puis procèder à la ligature. Mais il suffit d'ordonner au malade de retenir son haleine, pour que la tumeur apparaisse avec tout le développement dont elle est susceptible; on en marque alors la base avec une traînée d'encre, et, pendant que le patient est couché sur le dos, on la presse avec les doigts, afin de repousser ce qui peut ne pas être rentré. Il faut ensuite attirer l'ombilic; appliquer sur la traînée d'encre une ligature serrée (6); cautériser ce qui est au-dessus à l'aide des médicaments ou du fer rouge, jusqu'à mortification, et panser l'ulcère comme les autres brûlures. Ce procédé réussit très-bien, non-seulement pour l'intestin ou l'épiploon ou même pour les deux réunis, mais aussi pour une humeur. Toutefois, on doit préalablement s'assurer que la ligature n'expose à aucun danger. Ni l'enfance, ni l'âge adulte, ni la vieillesse ne sont favorables pour cette opération; c'est la période de sept à quatorze ans environ qui convient, ainsi qu'une bonne constitution. Au contraire, une mauvaise disposition du corps, l'existence chez le sujet, de papules, d'impétigos, ou autres maladies semblables, sont défavorables. Les petites tumeurs sont facilement curables; mais il y a du danger à opérer celles qui sont trop volumineuses. Pour ce qui concerne la saison, il faut éviter l'automne et l'hiver; le printemps est surtout propice; toutefois, le commencement de l'été n'a rien de défavorable. Le malade doit aussi, la veille, s'abstenir d'aliments. Ce n'est pas tout, il faut, en outre, administrer un lavement pour faciliter le retour dans le ventre de tout ce qui en était sorti.

nere, ut tumor, quantus maximus esse potest, se ostendat: tum imam basim ejus atramento notare; resupinatoque homine, digitis tumorem cum premere, ut si quid delapsum non est, manu cogatur: post hæc umbilicum attrahere, et qua nota atramenti est, lino vehementer adstringere: deinde partem superiorem aut medicamentis, aut ferro adurere, donec emoriatur: atque, ut cetera usta, ulcus nutrire. Idque non solum ubi intestinum, vel omentum, vel utrumque est; sed etiam ubi humor est, optime proficit. Sed ante quædam visenda sunt, ne quod ex vinculo periculum sit. Nam curationi neque infans, neque aut robustus annis, aut senex aptus est; sed a septimo fere anno ad quartumdecimum. Deinde ei corpus idoneum est id, quod integrum est: at quod mali habitus est, quodque papulas, impetigines, similiaque habet, idoneum non est. Levibus quoque tumoribus facile subvenitur: at in eorum, qui nimis magni sunt, curatione periculum est. Tempus autem anni et autumnale, et hibernum vitandum est: ver idoneum maxime est: ac prima æstas non aliena est. Præter hæc abstinere pridie debet. Neque id satis est; sed alvus quoque ei ducenda est; quo facilius omnia quæ excesserunt, intra uterum considant,

CHAPITRE XV.

De la manière d'évacuer l'eau chez les hydropiques.

J'ai dit dans un autre chapitre (1), qu'il faut évacuer l'eau chez les hydropiques; mais, comment procéder à cette opération? c'est ce que je vais exposer (2). Les uns la pratiquent ordinairement à quatre doigts environ au-dessous et à gauche de l'ombilic; les autres perforent l'ombilic même; d'autres cautérisent d'abord le tégument et ouvrent ensuite l'intérieur de l'abdomen, parce que les divisions opérées par le feu se réunissent plus lentement. On enfonce l'instrument avec beaucoup de prudence pour ne pas léser de vaisseaux. Cet instrument doit avoir à son extrémité pointue, le tiers environ de la largeur d'un doigt; on le pousse de manière à lui faire franchir la membrane qui limite les chairs du côté interne (3); puis on introduit, dans l'ouverture, une canule de plomb ou de cuivre à bords recourbés en dehors, ou pourvue, à sa partie moyenne, d'un obstacle circulaire saillant pour empêcher qu'elle ne glisse tout entière en dedans. La portion interne de cette canule doit être un peu plus longue que l'externe, afin qu'elle dépasse la membrane intérieure. C'est par l'intermédiaire de ce conduit qu'on fait écouler l'humeur; dès que la majeure partie en est évacuée, on bouche le tube avec un morceau de linge qu'on laisse dans la plaie, si celle-ci n'a pas été cautérisée. Les jours suivants, on retire environ une hémine de liquide chaque fois, jusqu'à ce qu'il n'en

CAPUT XV.

Quomodo aqua hydropicis emittatur.

Aquam iis, qui hydropici sunt, emitti oportere, alias dixi. Nunc, quemadmodum id fiat, dicendum est. Quidam autem sub umbilico, fere quatuor interpositis digitis a sinistra parte: quidam, ipso umbilico perforato, id facere consuerunt: quidam, cute primum adusta, deinde interiore abdomine inciso; quia, quod per ignem divisum est, minus celeriter coit. Ferramentum autem demittitur magna cura habita, ne qua vena incidatur. Id tale esse debet, ut fere tertiam digiti partem latitudo mucronis impleat; demittendumque ita est, ut membranam quoque transeat, qua caro ab interiore parte finitur: eo tum plumbea aut ænea fistula conjicienda est, vel recurvatis in exteriorem partem labris, vel in media circumsurgente quadam mora, ne tota intus delabi possit. Hujus ea pars, quæ intra, paulo longior esse debet, quam quæ extra; ut ultra interiorem membranam procedat. Per hanc effundendus humor est: atque ubi major pars ejus evocata est, claudenda demisso linteolo fistula est; et in vulnere, si id ustum non est, relinquenda. Deinde per insequentes dies circa singulas heminas emittendum, donec nullum aquæ vestigium appareat. Quidam tamen etiam non usta cute, protinus

reste plus de trace. Quelques-uns même, quoique le tégument n'ait pas été cautérisé, ôtent immédiatement la canule, et fixent sur la plaie, à l'aide d'une bande, une éponge imprégnée de..... (4); puis, le lendemain, introduisent de nouveau le tube (ce qu'une plaie récente, dont on écarte un peu les bords, permet de faire), et retirent ce qui reste d'humeur. Deux séances, par conséquent, leur suffisent pour l'opération.

CHAPITRE XVI.

Des plaies pénétrantes de l'abdomen et des intestins.

L'abdomen est quelquefois ouvert par une blessure; de là, l'expulsion des intestins au dehors (1). En pareil cas, il faut sur le champ examiner si ces organes sont intacts, puis s'ils ont conservé leur coloration naturelle. Lorsque la perforation porte sur l'intestion grêle, j'ai déjà dit (2) qu'il n'y avait point de remède; quant au gros intestin, il peut être cousu, non que ce moyen inspire toute confiance, mais parce qu'il vaut mieux se rattacher à une lueur d'espérance que de renoncer à tout espoir; et, quelquefois, la réunion s'effectue. Alors, si l'intestin, quel qu'il soit, est livide, pâle ou noir, symptômes qu'accompagne nécessairement l'insensibilité, toute médication est inutile. S'il offre sa couleur habituelle, il faut agir au plus vite, car il s'altère à l'instant même sous l'influence insolite de l'air extérieur. Le blessé doit être couché sur le dos, le bassin un peu relevé; si la plaie est trop étroite pour que l'intestin puisse être aisément refoulé, on la débride jusqu'à

fistulam recipiunt, et super vulnus spongiam... expressam deligant : deinde postero die rursus fistulam demittunt, quod recens vulnus paulum diductum patitur, ut, si quid humoris superest, emittatur : idque bis ita fecisse contenti sunt.

CAPUT XVI.

De ventre ictu perforato, et intestinis vulneratis.

Nonnunquam autem venter ictu aliquo perforatur; sequiturque, ut intestina evolvantur. Quod ubi incidit, protinus considerandum est, an integra ea sint; deinde, an iis color suus maneat, Si tenuius intestinum perforatum est, nihil profici posse, jam retuli. Latius intestinum sui potest; non quod certa fiducia sit; sed quod dubia spes certa desperatione sit potior; interdum enim glutinatur. Tum si utrumlibet intestinum lividum, aut pallidum, aut nigrum est, quibus illud quoque necessario accedit, ut sensu careat, medicina omnis inanis est, Si vero adhuc ea sui coloris sunt, cum magna festinatione succurrendum est : momento enim alienantur externo et insueto spiritu circumdata. Resupinandus autem homo est, coxis erectioribus; et, si angustius vulnus est, quam ut intestina commode refundantur, incidendum est, donec satis pateat :

ce qu'elle ait une étendue suffisante ; si l'intestin présente un peu de sécheresse, on le lave avec de l'eau additionnée d'un peu d'huile. Alors l'aide écarte légèrement les lèvres de la plaie avec les doigts ou même avec deux érignes, fixées sur la membrane intérieure, et le médecin fait toujours rentrer les premières, les anses intestinales sorties les dernières, afin que chacune conserve son rang. Quand tout est réduit, on imprime au blessé de légères secousses, pour que chaque portion d'intestin reprenne d'elle-même sa place respective, et s'y établisse. Lorsque la réduction est effectuée, on examine l'épiploon; quelque partie en est-elle noire et mortifiée? on l'excise avec des ciseaux ; s'il est sain, on le fait rentrer doucement au dessus de l'intestin. La suture seule de la peau ou de la membrane intérieure est insuffisante : il faut qu'elle porte sur ces deux organes; le fil doit même être double et le point plus serré qu'ailleurs, parce qu'il peut être assez facilement rompu par un mouvement du ventre, et que cette région n'est pas très-sujette aux grandes inflammations. On passe donc ces fils dans deux aiguilles, qu'on tient une à chaque main, et l'on porte d'abord le point de suture sur la membrane intérieure, de façon que la main gauche pousse l'aiguille dans la lèvre droite, et la droite dans la gauche, à partir du commencement de la plaie et de dedans en dehors. De cette manière, l'extrémité mousse des aiguilles se trouve toujours tournée du côté de l'intestin (3). Lorsque les deux bords ont été traversés une fois, on change les aiguilles de main : celle de gauche passe à droite; celle de droite à gauche, et l'on fait un second point de suture par le même procédé, puis un troisième, un quatrième et ainsi de suite en changeant de main, jusqu'à l'occlusion de la plaie. On

ne, si jam sicciora intestina sunt, perluenda aqua sunt, cui paulum admodum olei sit adjectum. Tum minister oras vulneris leniter diducere manibus suis, vel etiam duobus hamis interiori membranæ injectis, debet : medicus priora semper intestina, quæ posteriora prolapsa sunt, condere sic, ut orbium singulorum locum servet. Repositis omnibus, leniter homo concutiendus est : quo fit ut per se singula intestina in suas sedes deducantur, et in his considant. His conditis, omentum quoque considerandum est : ex quo, si quid jam nigri et emortui est, forfice excidi debet : si integrum est, leniter super intestina deduci. Sutura autem neque summæ cutis, neque interioris membranæ per se satis proficit ; sed utriusque : et quidem duobus linis injicienda est, spissior (*a*) quam alibi ; quia et rumpi facilius motu ventris potest, et non æque magnis inflammationibus pars ea exposita est. Igitur in duas acus fila conjicienda, eæque duabus manibus tenendæ; et prius interiori membranæ sutura injicienda est sic, ut sinistra manus in dexteriore ora, dextra in sinisteriore a principio vulneris orsa, ab interiore parte in exteriorem acum immittat : quo fit, ut ab intestinis ea pars semper acuum sit, quæ retusa est. Semel utraque parte trajecta, permutandæ acus inter manus sunt, ut ea sit in dextra, quæ fuit in sinistra, ea veniat in sinistram, quam dextra continuit : iterumque eodem modo per oras immittendæ sunt : atque ita tertio et quarto, deincepsque

porte ensuite le même fil et les mêmes aiguilles sur la peau, où l'on fait une suture semblable; c'est-à-dire que les aiguilles viennent toujours du dedans et passent d'une main à l'autre; puis on applique des agglutinatifs. Ajouter à cela une éponge ou de la laine grasse imprégnée de vinaigre, est une indication trop évidente pour qu'il soit nécessaire d'y revenir sans cesse. Par dessus ces topiques, on met un bandage qui serre modérément le ventre.

CHAPITRE XVII.

§ 1.

De la rupture de la membrane interne de l'abdomen.

Il arrive parfois qu'un coup, la rétention (1) trop prolongée du souffle, ou le poids d'un lourd fardeau, détermine la rupture de la membrane interne de l'abdomen (2), bien que le tégument externe reste intact. Chez la femme, l'utérus cause souvent cet accident, qui se produit principalement dans les régions iliaques. En effet, comme la paroi abdominale est flasque, les intestins mal contenus distendent le tégument, et le font proéminer d'une manière choquante. Cette affection se traite de différentes manières. Les uns, après avoir traversé cette tumeur à la base avec une aiguille pourvue de deux fils, la lient des deux côtés, comme on l'a prescrit pour l'ombilic et le staphylôme, afin que tout ce qui est au-dessus de la ligature se mortifie. D'autres emportent, du milieu de la tumeur, un lambeau en forme de feuille de myrte, sorte d'excision que j'ai déjà

permutatis inter manus acubus plaga includenda. Post hæc, eadem fila, eædemque acus ad cutem transferendæ, similique ratione ei quoque parti sutura injicienda; semper ab interiore parte acubus venientibus, semper inter manus trajectis : dein glutinantia injicienda. Quibus aut spongiam, aut succidam lanam ex aceto expressam accedere debere manifestius est, quam ut semper dicendum sit. Impositis his leniter deligari venter debet.

CAPUT XVII.

De interiore membrana abdominis rupta.

1. Interdum autem vel ex ictu aliquo, vel retento diutius spiritu, vel sub gravi fasce, interior abdominis membrana, superiore cute integra, rumpitur. Quod feminis quoque ex utero sæpe evenire consuevit : fitque præcipue circa ilia. Sequitur autem, quum superior caro mollis sit, ut non satis intestina contineat, hisque intenta cutis indecora intumescat. Atque id quoque aliter ab aliis curatur. Quidam enim per acum duobus linis ad imam basim immissis sic utrimque devinciunt, quemadmodum et in umbilico, et in uva positum est, ut, quidquid super vinculum est, emoriatur. Qui-

recommandé de faire en toute circonstance (3); puis réunissent les bords par une suture. Le plus simple c'est, le patient étant couché sur le dos, de reconnaître, par la palpation, la partie de la tumeur qui cède avec le plus de facilité; partie qui répond nécessairement à l'endroit où la membrane est rompue; car là où elle est intacte, la résistance est plus grande; et de faire à l'endroit qui paraît rompu, deux incisions avec le scalpel, et d'exciser la portion intermédiaire, pour rafraîchir les deux lèvres de la membrane intérieure, les anciennes lèvres ne pouvant se réunir par une simple suture. Quand la membrane est à découvert, si elle présente encore quelque partie de l'ancienne ouverture, au lieu de la nouvelle plaie, on en enlève une bandelette étroite, juste suffisante pour aviver les bords. Les autres particularités qui concernent la suture et le reste du pansement, se trouvent comprises dans ce qui a été dit plus haut (4).

§ 2.

Des varices de l'abdomen.

Outre ces affections, l'abdomen est encore sujet à des varices dont l'opération ne diffère en rien de celle qui se fait habituellement aux jambes; aussi je me réserve d'en parler en m'occupant de ces dernières (5).

CHAPITRE XVIII.

Des maladies des testicules.

J'arrive maintenant aux affections qui se développent d'ordinaire sur les parties naturelles, autour des testicules : pour en rendre l'in-

dam medium tumorem excidunt ad similitudinem murtacci folii ; quod semper eodem modo servandum esse jam posui ; et tum oras sutura jungunt. Commodissimum est autem, resupinato corpore, experiri manu, qua parte is tumor maxime cedat, quia necesse est, ea parte rupta membrana sit : quaque integra est, ea magis obnitatur : tum, qua rupta videbitur, immittendæ scalpello duæ lineæ sunt, ut, exciso medio, interior membrana utrimque recentem plagam habeat ; quia, quod vetus est, sutura non coit. Loco patefacto, si qua parte membrana non novam plagam, sed veterem habet, tenuis excidenda habena est, quæ tantum oras ejus exulceret. Cetera, quæ ad suturam reliquamque curationem pertinent, supra comprehensa sunt.

Præter hæc evenit, ut in quorumdam ventribus varices sint, quarum quia nulla alia curatio est, quam quæ in cruribus esse consuevit, tum eam partem explanaturus, hanc quoque eo differo.

CAPUT XVIII.

De testiculorum morbis.

Venio autem ad ea, quæ naturalibus partibus circa testiculos oriri solent : quæ quo facilius explicem, prius ipsius loci natura paucis proponenda est. Igitur testiculi simile

telligence plus facile, je vais d'abord exposer, en peu de mots, la nature de cette région. Les testicules ont de l'analogie avec la moëlle : car ils ne fournissent pas de sang, et sont entièrement dépourvus de sensibilité; mais à la suite de coups et d'inflammations, les tuniques qui les enveloppent deviennent douloureuses. Ils sont l'un et l'autre suspendus à l'aine par un nerf, que les Grecs appellent κρεμαστὴρ, avec lequel descendent deux veines et deux artères. Ces parties sont entourées d'une tunique ténue, nerveuse, privée de sang et blanche, nommée ἐλυτροειδὴς par les Grecs. Au-dessus, se trouve une autre tunique plus résistante qui, par sa partie inférieure, adhère fortement à la première : c'est le δαρτός des Grecs. De plus, beaucoup de petites membranes entourent les veines, les artères et les nerfs; et même, entre les deux tuniques, il en est de petites et de minces qui sont situées à la partie supérieure. Telles sont les enveloppes et les soutiens propres de chaque testicule. Il y a, en outre, pour ces deux organes et pour tous les éléments qu'ils renferment, une poche commune, visible extérieurement, que les Grecs appellent ὄσχεος, et nous *scrotum*. Celle-ci, légèrement appuyée en bas sur les tuniques moyennes, ne fait en haut que les entourer. Sous le scrotum, s'observent plusieurs affections qui surviennent avec ou sans rupture des tuniques que j'ai dit commencer aux aines. En effet, il se produit quelquefois après une maladie, d'abord une inflammation, puis une rupture par surcharge; ou bien il s'opère, à la suite d'une violence, une déchirure soudaine de la tunique qui doit séparer les intestins des parties inférieures; alors l'épiploon, ou même l'intestin, entraîné par son propre poids, s'échappe par là, et, la voie une fois frayée, chemine peu à peu et avec effort de l'aine vers les parties inférieures, en écartant gra-

quiddam medullis habent: nam sanguinem non emittunt, et omni sensu carent: dolent autem in ictibus inflammationibus tunicæ, quibus ii continentur. Dependent vero ab inguinibus per singulos nervos, quos κρεμαστῆρας Græci nominant : cum quorum utroque binæ descendunt et venæ et arteriæ. Hæc autem tunica conteguntur tenui, nervosa, sine sanguine, alba, quæ ἐλυτροειδὴς a Græcis nominatur. Super eam valentior tunica est, quæ interiore vehementer ima parte inhæret : δαρτόν Græci vocant. Multæ deinde membranulæ venas et arterias, eosque nervos comprehendunt; atque inter duas quoque tunicas superioribus partibus leves parvulæque sunt. Hactenus propria utrique testiculo et velamenta et auxilia sunt. Communis deinde utrique, omnibusque interioribus sinus est, qui jam conspicitur a nobis : ὄσχεον Græci, scrotum nostri vocant Isque ab ima parte mediis tunicis leviter innexus, a superiore tantum circumdatus est. Sub hoc igitur plura vitia esse consuerunt : quæ modo ruptis tunicis, quas ab inguinibus incipere proposui, modo his integris fiunt. Siquidem interdum vel ex morbo primum inflammatur, deinde postea pondere abrumpitur ; vel ex ictu aliquo protinus rumpitur tunica, quæ diducere ab inferioribus partibus intestina debuit: tum pondere eo devolvitur aut omentum, aut etiam intestinum:

duellement les tuniques nerveuses qui, par leur nature, se prêtent à ce déplacement. C'est l'affection que les Grecs appellent ἐντεροκήλη et ἐπιπλοκήλη, et que nous désignons, nous, sous le nom indécent, mais vulgaire de *hernie* (1). Y a-t-il descente de l'épiploon? La tumeur scrotale ne disparaît jamais, qu'on soumette le malade à la diète, qu'on le tourne d'un côté ou de l'autre, et dans quelque attitude qu'on le mette. De plus, quand le patient retient sa respiration, la tumeur n'augmente pas sensiblement, et, au toucher, elle est inégale, molle et glissante. Y a-t-il descente de l'intestin? la tumeur diminue ou augmente sans inflammation; elle est ordinairement indolente; dans le repos et le décubitus dorsal, elle s'affaisse parfois entièrement, et parfois elle se divise de manière qu'une faible partie seulement reste dans le scrotum. Mais un cri, un repas surabondant, un effort sous le poids d'un fardeau, l'augmentent; le froid la resserre; la chaleur la dilate; le scrotum est alors globuleux et lisse au toucher; ce qu'il renferme est glissant; sous la pression, cet organe retourne vers l'aine; si on l'abandonne, il retombe de nouveau en produisant une espèce de murmure. Voilà ce qui arrive dans les cas légers. Mais quelquefois la présence de matières fécales accroît le volume de la tumeur, et la rend irréductible; il survient alors de la douleur au scrotum, aux aines et à l'abdomen. Parfois l'estomac, également affecté, expulse par la bouche de la bile d'abord roussâtre, puis verte, quelquefois même noire. Parfois aussi, les membranes des testicules sont intactes, mais distendues par une humeur. Cette dernière affection offre deux variétés : dans l'une, l'humeur se forme entre les tuniques (2); dans

idque ibi reperta via, paulatim ab inguinibus in inferiores quoque partes nisum, subinde nervosas tunicas, et ob id ejus rei patientes, diducit. Ἐντεροκήλην, et ἐπιπλοκήλην Græci vocant: apud nos indecorum, sed commune his, herniæ nomen est. Deinde si descendit omentum, nunquam in scroto tumor tollitur, sive inedia fuit, sive corpus huc illucve conversum, aut alio quo modo collocatum est: itemque, si retentus est spiritus, non magnopere increscit, tactu vero inæqualis est et mollis et lubricus. At si intestinum quoque descendit, tumor is sine inflammatione modo minuitur, modo increscit; estque fere sine dolore, et quum conquiescit aliquis aut jacet, interdum ex toto desidit, interdum sic dividitur, ut in scroto exiguæ reliquiæ maneant: at clamore, et satietate, et si sub aliquo pondere is homo nisus est, crescit: frigore omni contrahitur, calore diffunditur; estque tum scrotum et rotundum, et tactu læve: idque, quod subest, lubricum est; si pressum est, ad inguen revertitur; dimissumque, iterum cum quodam quasi murmure devolvitur. Et id quidem in levioribus malis evenit. Nonnunquam autem stercore accepto vastius tumet, retroque compelli non potest: adfertque tum dolorem et scroto et inguinibus et abdomini: nonnunquam stomachus quoque affectus primum ruffam bilem per os reddit, deinde viridem, quibusdam etiam nigram. Integris vero membranis interdum eam partem humor distringit. Atque ejus quoque species duæ sunt. Nam vel inter tunicas is increscit, vel in

l'autre, sous les membranes (3) qui entourent les veines et les artères, et qui, alors, deviennent lourdes et épaisses. L'humeur qui est située entre les tuniques, n'a pas même de siége précis : car elle réside tantôt entre la tunique superficielle et la tunique moyenne, tantôt entre celle-ci et la plus profonde. Les Grecs désignent cette affection, quel qu'en soit le siége, sous le nom générique d'ὑδροκήλη; mais nos médecins, peu au courant de ces distinctions, lui donnent la même dénomination qu'aux précédentes. Elle a des signes communs et des signes particuliers; les premiers décèlent la présence, les seconds, le siége de l'humeur. Nous reconnaissons qu'il existe un liquide, lorsque la tumeur ne disparaît jamais entièrement, mais diminue quelquefois sous l'influence de la faim ou d'une petite fièvre, surtout chez les enfants. La tumeur est molle, si elle ne contient pas trop de liquide; mais si celui-ci est abondant, elle résiste comme une outre pleine et étroitement serrée; de plus, les veines du scrotum sont distendues; l'humeur cède sous la pression du doigt, et en refluant à l'entour, celle qui n'est pas comprimée, fait relief et apparaît dans le scrotum comme à travers du verre ou de la corne; enfin, cette tumeur est par elle-même indolente. Le siége du liquide se reconnaît de la manière suivante : est-il entre les tuniques superficielle et moyenne? Il se dérobe sous la pression (alternative) de deux doigts, en allant peu à peu de l'un à l'autre; le scrotum est blanchâtre; si on le tire, il ne s'étend que très-peu ou point du tout, et le testicule, en cet endroit, n'est appréciable ni à la vue ni au toucher. Le liquide est-il sous la tunique moyenne? Le scrotum distendu est soulevé au point, que la partie supérieure de la verge disparaît sous la tuméfaction.

membranis quæ ibi circa venas et arterias sunt, ubi eæ gravatæ occalluerunt. Ac ne ei quidem humori, qui inter tunicas est, una sedes est. Nam modo inter summam et mediam, modo inter mediam et imam consistit. Græci communi nomine, quidquid est, ὑδροκήλην appellant: nostri, ut scilicet nullis discriminibus satis cognitis, hæc quoque sub eodem nomine, quo priora, habent. Signa autem quædam communia sunt, quædam propria; communia, quibus humor deprehenditur; propria quibus locus. Humorem subesse discimus, si tumor est, nunquam ex toto se remittens, sed interdum levior aut propter famem, aut propter febriculam, maximeque in pueris : isque mollis est, si non nimius humor subest; at si is vehementer increvit, renititur sicut uter repletus et arcte adstrictus : venæ quoque in scroto inflantur; et, si digito pressimus, cedit humor circumfluensque id, quod non premitur, attollit, et tanquam in vitro cornuve per scrotum apparet; isque, quantum in ipso est, sine dolore est. Sedes autem ejus sic deprehenditur. Si inter summam mediamque tunicam est, quum digitis duobus pressimus, paulatim humor inter eos revertens subit : scrotum (a) albidius est : si ducitur, aut nihil, aut parvulum intenditur ; testiculus ea parte neque visu, neque tactu sentitur. At si sub media tunica est, intentum scrotum magis se attollit, adeo ut superior coles sub tumore eo delitescat.

Outre ces affections, il se forme également et sans lésion des tuniques, une saillie vasculaire que les Grecs appellent κιρσοκήλη (4); les veines sont tuméfiées, entrelacées, réunies en pelotons, et remplissent, à partir du haut, le scrotum, la tunique moyenne, ou la tunique profonde (5); parfois même, c'est au-dessous de cette dernière, autour du testicule et de son nerf, que les veines sont dilatées (6). De ces affections, celles qui sont sur le scrotum, s'offrent à la vue; mais celles qui siégent sur la tunique moyenne ou profonde, étant plus cachées, ne se voient pas aussi bien, quoiqu'elles soient accessibles à l'œil; il existe, en outre, un certain degré de tuméfaction en rapport avec la grosseur et le volume des veines, et la pression fait percevoir une résistance plus grande, ainsi qu'une inégalité qui provient du relief même des veines; enfin, le testicule de ce côté, descend plus bas qu'à l'état normal. Lorsque cette affection occupe le testicule et son nerf, ce testicule descend un peu plus bas et devient plus petit que l'autre, parce qu'il est privé d'éléments de nutrition. Rarement, mais quelquefois, il se développe entre les tuniques, une chair appelée par les Grecs σαρκοκήλη. Parfois aussi, le testicule se tuméfie à la suite de l'inflammation, et cause de la fièvre. Si l'inflammation ne s'apaise pas promptement, la douleur gagne les régions inguinales et iliaques qui se gonflent, et en même temps, le nerf auquel le testicule est suspendu, s'engorge et s'indure. Indépendamment de ces affections, l'aine est quelquefois occupée par une saillie, que les Grecs nomment βουβωνοκήλη.

Præter hæc æque integris tunicis ramex innascitur: κιρσοκήλην Græci appellant. Venæ intumescunt; eæque intortæ, conglomeratæque a superiore parte vel ipsum scrotum implent, vel mediam tunicam, vel imam: interdum etiam sub ima tunica, circa ipsum testiculum nervumque ejus, increscunt. Ex his eæ, quæ in ipso scroto sunt, oculis patent: eæ vero, quæ mediæ imæve tunicæ insidunt, ut magis conditæ, non æque quidem cernuntur, sed tamen etiam visui subjectæ sunt: præterquam quod et tumoris aliquid est, pro venarum magnitudine ac modo, et id prementi magis renititur, ac per ipsos venarum toros inæquale est; et, qua parte id est, testiculus magis justo dependet. Quum vero etiam super ipsum testiculum nervumque ejus id malum increvit, aliquanto longius testiculus ipse descendit, minorque altero fit utpote alimento amisso. Raro, sed aliquando caro quoque inter tunicas increscit: σαρκοκήλην Græci vocant. Interdum etiam ex inflammatione tumet ipse testiculus, ac febres quoque affert; et, nisi celeriter ea inflammatio conquievit, dolor ad inguina atque ilia pervenit; partesque eæ intumescunt; nervus ex quo testiculus dependet plenior fit, simulque indurescit. Super hæc inguen quoque nonnunquam ramice impletur: βουβωνοκήλην appellant.

CHAPITRE XIX.

Des opérations qui se pratiquent sur les testicules; et, d'abord, de l'incision et du pansement de l'aine et du scrotum.

Ces connaissances acquises, passons au traitement; celui-ci comprend certains préceptes communs à tous les cas, et de particuliers à chacun; c'est par les premiers que je commencerai. Je parlerai tout d'abord des affections qui réclament le scalpel; quant à celles qui sont incurables ou qui comportent un autre mode de traitement, il en sera question lorsque j'en serai à chaque espèce particulière. L'incision se fait tantôt à l'aine, tantôt au scrotum. Dans l'un et l'autre cas, le sujet doit auparavant boire de l'eau pendant trois jours; s'abstenir même, la veille, de nourriture, et se tenir couché sur le dos le jour de l'opération. Est-ce à l'aine que l'incision doit être pratiquée, et cette région est-elle couverte de poils? on commence par la raser, puis, après avoir allongé le scrotum pour tendre le tégument inguinal, on fait l'incision au bas du ventre, au point de réunion des tuniques inférieures avec l'abdomen. Il faut couper résolument jusqu'à ce que la tunique superficielle, qui est le scrotum lui-même, soit ouverte et que l'on soit arrivé sur la tunique moyenne. Lorsque la plaie est faite, on a devant soi une ouverture tournée en bas, dans laquelle on introduit l'index de la main gauche pour écarter les petites membranes qui se présentent et élargir la cavité. Un aide saisit alors le scrotum de la main gauche, le tend vers le haut, et l'éloigne le plus possible de l'aine,

CAPUT XIX.

De testiculorum curationibus, et primo de incisione, et curatione inguinis vel scroti.

His cognitis, de curatione dicendum est : in qua quædam communia omnium sunt, quædam propria singulorum. Prius de communibus dicam. Loquar autem nunc de iis, quæ scalpellum desiderant : nam quæ vel sanari non possint, vel aliter nutriri debeant, dicendum erit, simul ad species singulas venero. Inciditur autem interdum inguen, interdum scrotum. In utraque curatione homo ante triduum (*a*) bibere aquam; pridie abstinere etiam a cibo debet, ipso autem die collocari supinus; deinde, si inguen incidendum est, idque jam pube contegitur, ante radendum est; et tum, extento scroto, ut cutis inguinis intenta sit, id incidendum sub imo ventre, qua cum abdomine tunicæ inferiores committuntur. Aperiendum autem audacter est, donec summa tunica, quæ ipsius scroti est, incidatur, perveniaturque ad eam, quæ media est. Plaga facta, foramen deorsum versus subest. In id demittendus est sinistræ manus digitus index, ut diductis intervenientibus membranulis, sinum laxet. Minister autem, sinistra manu

d'abord avec le testicule, pendant que le médecin détruit à l'aide du scalpel toutes les petites membranes situées au-dessus de la tunique moyenne, que le doigt ne peut pas séparer; ensuite sans cet organe, dès que ce dernier est descendu et s'est présenté entre les lèvres de la plaie, d'où on le retire avec le doigt pour le placer sur l'abdomen accompagné de ses deux tuniques. Alors, si quelque partie est altérée, on la retranche. Comme des vaisseaux en grand nombre se distribuent sur ces tuniques, ceux de petit volume peuvent être coupés immédiatement; mais les plus gros doivent être préalablement liés avec un fil un peu long, pour prévenir une hémorrhagie dangereuse (1). Si la tunique moyenne est endommagée, ou si le mal est au-dessous, il faudra l'exciser et faire, à l'aine même, une ouverture profonde. En bas, on ne l'enlèvera pas entièrement, parce que ses fortes adhérences à la base du testicule avec la tunique interne, ne permettent pas de l'emporter sans un extrême danger; aussi faut-il la laisser en place. Si la dernière tunique est lésée, on agit de même. Toutefois, ce n'est pas au haut de l'aine, mais un peu au-dessous qu'on fera l'excision, de peur de léser la membrane de l'abdomen, et, partant, de causer de l'inflammation. Cependant il ne faut point trop laisser de cette tunique à la partie supérieure, de crainte qu'elle ne se décolle plus tard, et ne reproduise la même affection. Dès que le testicule est nettoyé, on le fait doucement rentrer par la plaie avec ses veines, ses artères et son nerf, et l'on veille à ce qu'il ne descende pas dans le scrotum, et qu'il ne reste nulle part de caillot sanguin. Ce résultat s'obtient, si le médecin a eu la précaution de lier les vaisseaux. Les fils avec lesquels les extrémités des vaisseaux seront assujettis,

comprehenso scroto sursum versus id (*b*), debet extendere, et quam maxime ab inguinibus abducere; primum cum ipso testiculo, dum medicus omnes membranulas, quæ super mediam tunicam sunt, si digito diducere non potest, scalpello abscindat : deinde sine eo, ut is delapsus ipsi plagæ jungatur, digitoque inde promatur, et super ventrem cum duabus suis tunicis collocetur. Inde, si qua vitiosa sunt, circumcidenda sunt. In quibus quum multæ venæ discurrant, tenuiores quidem præcidi protinus possunt : majores vero ante longiore lino deligandæ sunt, ne periculose sanguinem fundant. Sin media tunica vexata erit, aut sub ea malum increverit, excidenda erit sic, ut alte ad ipsum inguen præcidatur. Infra tamen non tota demenda est : nam quod ad basim testiculi vehementer cum ima tunica connexum est, excidi sine summo periculo non potest : itaque ibi relinquendum est. Idem in ima quoque tunica, si læsa est, faciendum est. Sed non a summa inguinis plaga, verum infra paulum, ea abscidenda, ne læsa abdominis membrana inflammationes moveat. Neque tamen nimium ex ea sursum (*c*) relinquendum est, ne postea sinuetur, et sedem eidem malo præstet. Purgatus ita testiculus per ipsam plagam cum venis et arteriis et nervo suo leniter demittendus est; videndumque ne sanguis in scrotum descendat, neve concretus aliquo loco maneat. Quæ ita fient, si venis vinciendo medicus prospexerit. Lina, quibus capita earum

devront rester pendants hors de la plaie; ils se détacheront sans douleur, au moment où la suppuration s'établira. Sur la plaie même, on applique deux fibules, et par-dessus, un agglutinatif. Il est nécessaire de retrancher un des bords de la plaie, pour avoir une cicatrice plus étendue et plus large. Dans ce cas, il faut, non pas entasser la charpie dans la plaie, mais la poser simplement et avec ménagement; par-dessus, on met des remèdes propres à empêcher l'inflammation, c'est-à-dire de la laine grasse ou une éponge imbibée de vinaigre, et, s'il y a lieu de faire suppurer, les autres remèdes usités en pareille circonstance. Quand l'ouverture doit être faite au dessous de l'aine, il faut, après avoir fait coucher le patient sur le dos, appliquer la main gauche sous le scrotum, le saisir avec force et l'inciser; si l'ulcération a peu d'étendue, on le fait modérément et de manière à laisser intact, à la partie inférieure, le tiers de cette tunique pour soutenir le testicule; si elle en a beaucoup, on ouvre plus largement et de façon qu'il reste en bas une portion de scrotum intacte, juste suffisante pour loger cet organe. Le scalpel doit d'abord être tenu droit d'une main extrêmement légère, jusqu'à ce que le scrotum soit divisé; puis la pointe inclinée, pour la section des membranes transversales, situées entre les tuniques extérieure et moyenne. Si le mal est superficiel, on ne touche pas à la tunique moyenne; s'il est caché au-dessous de cette dernière, l'incision de cette tunique est nécessaire; on agit de même à l'égard de la troisième tunique, quand celle-ci recouvre la partie affectée. Quel que soit le siége du mal, il faut que l'aide presse modérément le scrotum par en bas; que le médecin, avec le doigt ou le manche du scalpel, dégage la tunique à la partie inférieure et l'amène

continebuntur, extra plagam dependere debebunt : quæ, pure orto, sine ullo dolore excident. Ipsi autem plagæ injiciendæ duæ fibulæ sunt; et insuper medicamentum, quo glutinetur. Solet autem interdum ab altera ora necessarium esse aliquid excidi, ut cicatrix major et latior fiat. Quod ubi incidit, linamenta super non fulcienda, sed leviter tantum imponenda sunt; supraque ea, quæ inflammationem repellant, id est ex aceto vel lana succida, vel spongia : cetera eadem, quæ, ubi pus moveri debet, adhibenda sunt. At quum infra incidi oportet, resupinato homine, subjicienda sub scroto sinistra manus est; deinde id vehementer apprehendendum, et incidendum; si parvulum est quod nocet, modice, ut tertia pars integra, ad sustinendum testiculum, infra relinquatur : si majus est, etiam amplius, ut paulum tantummodo ad imum, cui testiculos insidere possit, integrum maneat. Sed primo rectus scalpellus quam levissima manu teneri debet, donec scrotum ipsum diducat : tum inclinandus mucro est, ut transversas membranas secet, quæ inter summam mediamque tunicam sunt. Ac, si vitium in proximo est, mediam tunicam attingi non oportet : si sub illa quoque conditur, etiam illa incidenda est; sicut tertia quoque, si illa vitium tegit. Ubicumque autem repertum malum est, ministrum ab inferiore parte exprimere moderate scrotum oportet : medicum, digito manubriolove scalpelli diductam inferiore parte

au dehors; puis, qu'avec un instrument appelé bec de corbin, à cause de sa forme, il incise cette tunique de manière à pouvoir introduire deux doigts : l'index et le médius; ceux-ci une fois engagés, il soulève le reste de la tunique, conduit le scalpel entre ses doigts, et emporte ou répand tout ce qui est vicié. La tunique, quelle qu'elle soit, intéressée par l'opération, doit être excisée; la moyenne, comme je l'ai dit ci-dessus, le plus haut possible du côté de l'aine; la profonde, un peu au-dessous. Du reste, avant l'excision, on doit lier les vaisseaux superficiels avec un fil dont on laisse pendre les extrémités hors de la plaie, comme cela se pratique pour les autres vaisseaux qui requièrent la ligature (2). Cela fait, on remet le testicule en place, et l'on réunit ensemble les bords du scrotum par des points de suture, qui ne seront ni trop rares, de crainte que l'affrontement ne soit pas suffisant et que la guérison ne traîne en longueur; ni trop nombreux, de peur d'augmenter l'inflammation. Ici également, il faut veiller à ce qu'il ne reste pas de caillots de sang dans le scrotum, et appliquer ensuite des agglutinatifs. Si du sang s'est épanché dans le scrotum, ou s'il s'en est détaché quelque caillot, on ouvre cette tunique à la partie déclive, et, après l'avoir nettoyée, on l'entoure d'une éponge trempée dans du vinaigre concentré. Toute plaie résultant de ces sortes d'opérations, une fois pansée, ne doit pas, si elle est indolente, être débandée pendant les cinq premiers jours: on se borne à arroser deux fois par jour la laine ou l'éponge avec du vinaigre; si elle est douloureuse, on lève l'appareil le troisième jour; quant aux fibules, on les coupe; pour la charpie, on la change, et l'on humecte celle que l'on applique avec de l'huile rosat et du vin. Si l'inflammation augmente, il convient d'a-

tunicam extra collocare; deinde eam ferramento, quod a similitudine corvum vocant, incidere sic, ut intrare duo digiti, index et medius, possint : his deinde conjectis, excipienda (*d*) reliqua pars tunicæ et inter digitos scalpellus immittendus est, eximendumque aut effundendum quidquid est noxium. Quamcumque autem tunicam quis violavit, illam quoque debet excidere; ac mediam quidem, ut supra dixi, quam altissime ad inguen; imam autem, paulo infra. Ceterum antequam excidantur, venæ quoque vinciri lino summæ debent; et ejus lini capita extra plagam relinquenda sunt, sicut in aliis quoque venis, quæ id requisierint. Eo facto, testiculus intus reponendus est : oræque scroti suturis inter se committendæ, neque paucis, ne parum glutinentur, et longior fiat curatio; neque multis, ne inflammationem augeant. Atque hic quoque videndum est, ne quid in scroto sanguinis maneat; tum imponenda glutinantia sunt. Si quando autem in scrotum sanguis defluxit, aliquidve concretum ex eo decidit, incidi subter id debet; purgatoque eo, spongia acri aceto madens, circumdari. Deligatum autem vulnus omne quod ex his causis factum est, si dolor nullus est, quinque primis diebus non est resolvendum, sed bis die tantum aceto irroranda lana, vel spongia : si dolor est, tertio die resolvendum; et, ubi fibulæ sunt, hæ incidendæ; ubi linamentum, id mutandum est; rosaque et vino madefaciendum id, quod imponitur. Si inflammatio

jouter aux moyens précédents, un cataplasme de lentilles et de miel, ou d'écorce de grenade bouillie dans du vin austère, ou d'un mélange de ces substances. Si l'inflammation résiste, on fomentera la plaie, après le cinquième jour, avec beaucoup d'eau chaude, jusqu'à ce que le scrotum s'amincisse et commence à se rider ; puis on appliquera un cataplasme de farine de froment, additionnée de résine de pin : substances qu'on fait bouillir dans du vinaigre, si le sujet est robuste, et dans du miel, s'il est délicat. Quelle que soit l'affection, il ne faut pas hésiter, quand l'inflammation est intense, à recourir aux suppuratifs. Si du pus s'est formé dans le scrotum, on lui ouvrira une issue par une petite incision, et l'on mettra de la charpie dans le seul but de couvrir l'ouverture. L'inflammation terminée, on emploie, pour adoucir les nerfs, le premier cataplasme, puis du cérat. Tels sont les soins particuliers relatifs à ces sortes de plaies ; quant aux prescriptions concernant le pansement et le régime, ce sont les mêmes que celles dont il a été question ailleurs pour chaque espèce de plaie (3).

CHAPITRE XX.

De l'opération de la descente de l'intestin dans le scrotum.

Ces préceptes établis, passons aux faits particuliers. Si un enfant en bas âge est affecté d'une descente d'intestin, il faut, avant d'en venir au scalpel, faire l'essai d'un bandage. Dans ce but, on se procure une bande au bout de laquelle on coud une pelote de linge,

increscit, adjiciendum prioribus cataplasma ex lenticula et melle ; vel ex malicorio, quod in austero vino coctum sit, vel ex his mixtis. Si sub his inflammatio non conquievierit, post diem quintum multa calida aqua vulnus fovendum, donec scrotum ipsum et extenuetur, et rugosius fiat : tum imponendum cataplasma ex triticea farina, cui resina pinea adjecta sit : quæ ipsa, si robustus curatur, ex aceto ; si tener, ex melle coquenda sunt. Neque dubium est, quodcumque vitium fuit, si magna inflammatio est, quin ea quæ pus movent, imponenda sint. Quod si pus in ipso scroto ortum est, paulum id incidi debet, ut exitus detur ; linamentumque catenus imponendum est, ut foramen tegat. Inflammatione finita, propter nervos priore cataplasmate, dein cerato utendum est. Hæc proprie ad ejusmodi vulnera pertinent : cetera et in curatione, et in victu, similia iis esse debent, quæ in alio quoque vulnerum genere præcepimus.

CAPUT XX.

De intestini in scrotum devoluti curatione.

His propositis ad singulas species veniendum est. Ac si cui parvulo puero intestinum descendit, ante scalpellum experienda vinctura est. Fascia ejus rei causa fit, cui imo loco pila assuta est ex panniculus facta, quæ ad repellendum intestinum ipsi illi sub-

qu'on place au-dessous de l'intestin pour le repousser; puis on fixe étroitement le reste de la bande autour du corps de l'enfant. Sous l'influence de cet appareil, il arrive souvent que l'intestin est refoulé en dedans, et que les tuniques se réunissent ensemble. Mais si le sujet est plus avancé en âge; si l'on reconnaît, au volume de la tumeur, que la descente intestinale est considérable, et s'il est survenu de la douleur et des vomissements, accidents qui proviennent ordinairement d'un arrêt, en cet endroit de matières stercorales encore crues, il est évident qu'on ne pourrait, sans danger, recourir au scalpel (1). Il faut alors se borner à pallier le mal, et à le dissiper par d'autres moyens. On doit donc saigner au bras, puis prescrire une diète de trois jours, si les forces le permettent; si non, d'une durée proportionnée à l'état du patient. En même temps, on applique un cataplasme de graine de lin bouillie dans du vin miellé, puis un mélange de farine d'orge et de résine; le malade est ensuite mis dans un bain d'eau chaude additionnée d'huile, et on lui accorde quelques aliments légers et chauds. Il en est même qui donnent des lavements, mais ceux-ci ne peuvent qu'amener de la matière dans le scrotum, sans en rien retirer. Lorsque la médication prescrite ci-dessus produit du soulagement, on y a recours de nouveau si la douleur se reproduit. En l'absence toute même de douleur, s'il y a descente d'une grande masse d'intestins, l'incision est superflue; non qu'on ne puisse en débarrasser le scrotum, à moins que l'inflammation n'y mette obstacle, mais parce qu'une fois repoussés, les intestins s'arrêteraient dans l'aine, et y produiraient une tumeur, de sorte que l'affection ne serait que déplacée et non guérie. S'il y a indication d'intervenir avec le scalpel, dès que la plaie pratiquée à l'aine sera arrivée à la tunique

jicitur: deinde reliqua fasciæ pars arcte circumdatur. Sub quo sæpe et intus compellitur intestinum, et inter se tunicæ glutinantur. Rursus, si ætas processit, multumque intestini descendisse ex tumore magno patet, adjiciunturque dolor et vomitus; quæ ex stercore, ex cruditate eo delapso, fere accidunt, scalpellum adhiberi sine pernicie non posse manifestum est: levandum tantummodo malum, et per alias curationes extrahendum est. Sanguis mitti ex brachio debet: deinde, si vires patiuntur, imperanda tridui abstinentia est; si minus certe pro vi corporis quam longissima. Eodem vero tempore superhabendum cataplasma ex lini semine, quod ante aliquis ex mulso decoxerit. Post hæc, et farina hordeacea cum resina injicienda; et is demittendus in solium aquæ calidæ, cui oleum quoque adjectum sit; dandumque aliquid cibi levis, calidi. Quidam etiam alvum ducunt. Id deducere aliquid in scrotum potest, educere ex eo non potest. Per ea vero, quæ supra scripta sunt, levato malo, si quando alias dolor reverterit, eadem erunt facienda. Sine dolore quoque si multa intestina prolapsa sunt, secari supervacuum est; non quo excludi a scroto non possint; nisi tamen id inflammatio prohibuit; sed quod repulsa inguinibus immorentur, ibique tumorem excitent, atque ita fiat mali non finis, sed mutatio. At in eo, quem scalpello curari oportebit, simul atque ad mediam tunicam vulnus in inguine factum pervenerit, duobus

moyenne, un aide saisira cette tunique avec deux érignes, près des bords de l'ouverture, pendant que le médecin la dégagera, en divisant toutes les petites membranes. La lésion de cette tunique n'expose à aucun danger, puisqu'elle doit être excisée et que l'intestin ne peut se trouver qu'au dessous. Dès qu'elle est bien dégagée, on l'incise depuis l'aine jusqu'au testicule, sans blesser cet organe, et on l'excise. L'enfance et les cas légers se prêtent d'ordinaire à cette opération. Si le sujet est robuste et l'affection plus grave, le testicule doit être, non pas retiré, mais laissé en place. Voici comment on procède : on fait de la même manière une ouverture à l'aine jusqu'à la tunique moyenne, qu'on accroche également avec deux érignes, mais de façon que l'aide retienne le testicule pour l'empêcher de s'échapper par la plaie ; puis, avec le scalpel, on incise cette tunique par en bas, et l'on introduit en dessous l'index de la main gauche, jusqu'à la partie inférieure du testicule, qu'on pousse vers la plaie ; ensuite, à l'aide du pouce et de l'index de la main droite, on éloigne de la tunique supérieure la veine, l'artère, le nerf et la gaîne de ces organes. Si de petites membranes font obstacle, on les divise avec le scalpel, jusqu'à ce que la gaîne soit tout à fait à nu. Après avoir retranché ce qui doit être ôté, et replacé le testicule, on enlève aussi, du bord de la plaie de l'aine, une lanière d'une certaine largeur, afin que cette plaie ait plus d'étendue et produise plus de chair.

hamulis ea juxta ipsas oras apprehendi debebit, dum diductis omnibus membranulis medicus eam liberet. Neque enim cum periculo læditur, quæ excidenda est ; quum intestinum esse nisi sub ea non possit. Ubi diducta autem erit, ab inguine usque ad testiculum incidi debebit sic, ne is ipse lædatur ; tum excidi. Fere tamen hanc curationem puerilis ætas, et modicum malum recipit. Si vir robustus est, majusque id vitium est, extrahi testiculus non debet, sed in sua sede permanere. Id hoc modo fit. Inguen eadem ratione usque ad mediam tunicam scalpello aperitur ; eaque tunica eodem modo duobus hamis excipitur sic, ut a ministro testiculus eatenus contineatur, ne per vulnus exeat : tum ea tunica deorsum versus scalpello inciditur ; sub eaque index digitus sinistræ manus ad imum testiculum demittitur, eumque ad plagam compellit : deinde dextræ manus duo digiti, pollex atque index, venam et arteriam et nervum tunicamque eorum a superiore tunica diducunt. Quod si aliquæ membranulæ prohibent, scalpello resolvuntur, donec ante oculos tota jam tunica sit. Excisis, quæ excidenda sunt, repositoque testiculo, ab ora quoque ejus vulneris, quod in inguine est, demenda habenula paulo latior est, quo major plaga sit, et plus creare carnis possit.

CHAPITRE XXI.

De l'opération de la descente de l'épiploon dans le scrotum.

§ 1.

S'il y a descente de l'épiploon, il faut, par le procédé décrit plus haut (1), faire une incision à l'aine, isoler les tuniques et examiner si le volume de l'épiploon déplacé est grand ou petit. Est-il petit? on le repousse au-delà de l'aine dans le ventre avec le doigt ou l'extrémité large d'une sonde; est-il considérable? on laisse pendre tout ce qui est sorti, et l'on étend dessus des caustiques jusqu'à mortification et chute de la partie. Ici également, il en est qui traversent cette portion d'épiploon à l'aide d'une aiguille garnie de deux fils, et qui l'étreignent en sens opposés avec les bouts de chaque fil : ce qui en détermine aussi la mortification, mais plus lentement. On hâte ce résultat, en enduisant l'épiploon, au-dessus de la ligature, de remèdes qui consument sans corroder, et que les Grecs appellent σηπτά. Il en est même qui le coupent avec des ciseaux : opération inutile, si la hernie est petite, et qui peut, si elle est volumineuse, provoquer une hémorrhagie; car l'épiploon est, lui aussi, enlacé de vaisseaux plus ou moins considérables. Dans la rupture de l'abdomen, on taille, il est vrai, l'épiploon hernié avec des ciseaux, mais comme il est mortifié, et qu'on ne peut pas l'enlever d'une manière plus sûre, cet exemple n'est pas à imiter ici. La plaie, si l'épiploon a été conservé, doit être réunie

CAPUT XXI.

De omenti in scrotum prolapsi curatione.

1. At si omentum descendit, eodem quidem modo, quo supra scriptum est, aperiendum inguen, diducendæque tunicæ sunt: considerandum autem est, majorne is modus, an exiguus sit. Nam quod parvulum est, super inguen in uterum vel digito vel averso specillo repellendum est: si plus est, sinere oportet dependere quantum ex utero prolapsum est; idque adurentibus medicamentis illinere, donec emoriatur et excidat. Quidam hic quoque duo lina acu trajiciunt, binisque singulorum capitibus diversas partes adstringunt; sub quo æque, sed tardius emoritur. Adjicitur tamen hic quoque celeritati, si omentum super vinculum illinitur medicamentis, quæ sic exedunt, ne erodant : σηπτά Græci vocant. Fuerunt etiam qui omentum forfice præciderent : quod in parvulo non est necessarium : si majus est, potest profusionem sanguinis facere; siquidem omentum quoque venis quibusdam, etiam majoribus illigatum est. Neque vero, si discisso ventre id prolapsum forfice præciditur, quum et emortuum sit, et aliter tutius avelli non possit, inde huc exemplum transfe-

par une suture; si cet organe a un certain volume et s'est mortifié au dehors, on en rogne les bords, comme on l'a proposé ci-dessus.

§ 2.

De l'opération de la hernie aqueuse.

S'il existe de l'humeur à l'intérieur des tuniques, il faut, chez les enfants, inciser l'aine, à moins que chez eux aussi la quantité trop grande de liquide n'y mette obstacle : chez l'adulte, quel que soit le siége et l'abondance de l'humeur, c'est le scrotum qu'on ouvre. Si l'incision a été faite à l'aine, on fait écouler le liquide, après avoir attiré les tuniques vers l'ouverture; si c'est au scrotum, et si la collection morbide se trouve immédiatement au-dessous, il n'y a qu'à évacuer l'humeur et à exciser les membranes qui la contenaient, puis à faire une lotion d'eau additionnée de sel ou de natron; si le dépôt est situé au-dessous de la tunique moyenne ou de la tunique profonde, on retire en totalité ces tuniques hors du scrotum, et on les excise.

CHAPITRE XXII.

De l'opération de la saillie vasculaire du scrotum; (cirsocèle et castration).

S'il existe sur le scrotum une saillie vasculaire (1), on la brûle avec des cautères grêles et pointus, qu'on enfonce dans les veines mêmes, en ayant soin de ne pas porter l'ustion au-delà. C'est surtout aux endroits où les veines sont entrelacées et pelotonnées, qu'on doit porter

rendum est. Vulnus autem curari, si relictum omentum est, sutura debet : si id amplius fuit, et extra emortuum est, excisis oris, sicut supra propositum est.

2. Si vero humor intus est, incidendum est, in pueris quidem, inguen; nisi in his quoque id liquoris ejus major modus prohibet : in viris vero, et ubicumque multus humor subest, scrotum. Deinde, si inguen incisum est, eo protractis tunicis, humor effundi debet : si scrotum, et sub hoc protinus vitium est, nihil aliud quam humor effundendus, abscindendæque membranæ sunt, si quæ eum continuerunt; deinde eluendum id ex aqua, quæ vel salem adjectum, vel nitrum habeat; si sub media, imave tunica, totæ eæ extra scrotum collocandæ excidendæque sunt.

CAPUT XXII.

De ramicis curatione.

Ramex autem, si super ipsum scrotum est, adurendus est tenuibus et acutis ferramentis, quæ ipsis venis infigantur : cum eo ne amplius quam has urant; maximeque ubi inter se implicatæ glomerantur, eo ferrum id admovendum est; tum super farina

le feu. On met ensuite sur la partie de la farine délayée dans de l'eau fraîche, et l'on emploie le bandage que j'ai dit convenir pour les pansements de la région anale (2); le troisième jour, on applique un mélange de lentilles et de miel; après la chute des eschares, on purge les ulcères avec du miel, on les incarne avec de l'huile rosat, et on les conduit à cicatrisation avec de la charpie sèche. Les veines dilatées sont-elles sur la tunique moyenne? on doit faire une incision à l'aine, attirer cette tunique au dehors, en détacher les vaisseaux avec le doigt ou le manche du scalpel, et les lier avec un fil à leur point supérieur et inférieur d'adhérence; puis les couper au-dessous des ligatures et replacer le testicule. Sont-elles sur la troisième tunique? il est nécessaire d'exciser la tunique moyenne. Ensuite, si deux ou trois veines sont variqueuses et occupent la tunique de manière à en laisser intacte la majeure partie, on fait ce qui a été prescrit plus haut; c'est-à-dire, qu'après avoir lié les veines du côté de l'aine et du testicule, on coupe celles-là et l'on remet celui-ci en place. Si, au contraire, la varice a envahi toute la surface de la tunique, il faut introduire l'index dans la plaie; le passer au-dessous des veines pour les amener peu à peu au-dehors; les attirer jusqu'à ce que le testicule de ce côté soit de niveau avec son congénère, puis enfoncer, dans les lèvres de la plaie, des fibules qui devront en même temps embrasser ces vaisseaux. Voici comment on opère : l'aiguille perce une des lèvres de dehors en dedans, passe ensuite, non à travers la veine, mais à travers sa gaîne, et de là, arrive sur l'autre lèvre. Il importe de ne pas blesser la veine, de crainte hémorrhagie. Il existe toujours entre ces veines une membrane, qui n'est pas un élément de danger, et qui, saisie par le fil (3), con-

ex aqua frigida subacta injicienda est; utendumque eo vinculo, quod idoneum esse ani curationibus posui; tertio die lenticula cum melle imponenda est; post, ejectis crustis, ulcera melle purganda, rosa implenda, ad cicatricem aridis linamentis perducenda sunt. Quibus vero super mediam tunicam venæ tument, incidendum inguen est, atque tunica promenda, ab eaque venæ digito vel manubriolo scalpelli separandæ. Qua vero inhærebunt, et ab superiore et ab inferiore parte lino vinciendæ; tum sub ipsis vinculis præcidendæ, reponendusque testiculus est. At ubi supra tertiam tunicam ramex insedit, mediam excidi necesse est. Deinde, si duæ tresve venæ tument, et ita pars aliqua obsidetur, ut major eo vitio vacet, idem faciendum, quod supra scriptum est; ut et ab inguine, et a testiculo deligatæ venæ præcidantur, isque condatur. Sin totum id ramex obsederit, per plagam demittendus digitus index erit, subjiciendusque venis sic, ut paulatim eas protrahat; eæque adducendæ, donec is testiculus par alteri fiat : tum fibulæ oris sic injiciendæ, ut simul eas quoque venas comprehendant. Id hoc modo fit. Acus ab exteriore parte oram vulneris perforat : tum non per ipsam venam, sed per membranam ejus immittitur, per eamque in alteram oram compellitur. Vena vulnerari non debet, ne sanguinem fundat. Membrana semper inter has venas est, ac neque periculum affert, et filo comprehensa illas abunde tenet. Ita-

tient suffisamment les vaisseaux. C'est donc assez de deux fibules. Tout ce qu'on a pu ramener de veines, sera refoulé dans l'aine avec l'extrémité large d'une sonde. Le moment opportun de délier les fibules, est celui où l'inflammation a cessé et où la plaie est détergée, afin que les vaisseaux et les bords de l'incision soient compris dans la même cicatrice. Est-ce entre la tunique profonde et le testicule même et son nerf que la varice a pris naissance? Il ne reste qu'à enlever le testicule en entier; car il n'est d'aucun secours pour la génération; il pend chez tous les malades d'une manière choquante, et, parfois même, cause de la douleur. Dans ce cas également, il faut faire une incision à l'aine; attirer au dehors la tunique moyenne, et l'exciser; agir de même sur la tunique profonde; couper le nerf auquel le testicule est suspendu, puis lier, du côté de l'aine, les veines et les artères, et en faire la section au-dessous de la ligature (4).

CHAPITRE XXIII.

De la chair qui a pris naissance entre les tuniques du testicule, et de l'induration du nerf (cordon spermatique).

Si une chair a, par hasard, pris naissance entre les tuniques, nul doute qu'il ne faille l'enlever; et le moyen le plus commode, c'est par une incision au scrotum. Mais si le nerf est induré, l'affection n'est curable ni par une opération ni par les remèdes, car la fièvre ardente et des vomissements verts ou noirs se déclarent; la soif est intense et la langue aride; vers le troisième jour, le malade rend

que etiam satis est duas fibulas esse. Tum venæ, quæcumque protractæ sunt, in ipsum inguen averso specillo compelli debent. Solvendi fibulas tempus, inflammatione finita, et purgato vulnere, est; ut una simul et oras et venas cicatrix devinciat. Ubi vero inter imam tunicam et ipsum testiculum nervumque ejus ramex ortus est, una curatio est, quæ totum testiculum abscindit. Nam neque ad generationem quidam is confert, et omnibus indecore, quibusdam etiam cum dolore dependet. Sed tum quoque inguen incidendum; media tunica promenda, atque excidenda est; idem in ima faciendum; nervusque, ex quo testiculus dependet, præcidendus: post in venæ et arteriæ ad inguen lino deligandæ, et infra vinculum abscindendæ sunt.

CAPUT XXIII.

De carne quæ inter tunicas testiculorum increvit, et de nervo indurato.

Caro quoque, si quando inter tunicas increvit, nihil dubii est, quin eximenda sit; sed id, ipso scroto inciso, fieri commodius est. At si nervus induruit, curari res neque manu, neque medicamento potest. Urgent enim febres ardentes, et aut virides, aut nigri vomitus; præter hæc, ingens sitis, et linguæ aspritudo; fereque a die tertio

des selles de bile écumeuse, accompagnées d'épreintes douloureuses ; il prend les aliments avec répugnance et ne peut les conserver ; peu de temps après, ses extrémités se refroidissent ; un tremblement se déclare ; les mains s'étendent sans motif ; le front se couvre d'une sueur froide, et la mort suit de près.

CHAPITRE XXIV.

De la varice de l'aine.

S'il existe une varice dans l'aine, il suffit, quand la tumeur est petite, d'une seule incision ; si elle est un peu volumineuse, il en faut deux, et l'on excise la partie intermédiaire ; puis, sans retirer le testicule, il faut, comme j'ai prescrit de le faire quelquefois pour les descentes d'intestins, rassembler les veines ; les lier à leur point d'adhérence avec les tuniques, et les couper au-dessous des nœuds (1). Le pansement de cette plaie ne réclame aucun moyen nouveau.

CHAPITRE XXV.

De la manière de recouvrir le gland quand il est découvert (paraphimosis).

§ 1.

Des affections du testicule passons à celle de la verge.

Si le gland est découvert (1), et que, par décence, on veuille le recouvrir, l'opération est possible ; mais elle est plus aisée chez l'enfant

spumans bilis alvo cum rosione redditur : ac neque assumi facile cibus, neque contineri potest : neque multo post extremæ partes frigescunt, tremor oritur, manus sine ratione extenduntur ; deinde in fronte frigidus sudor, cumque mors sequitur.

CAPUT XXIV.

De ramice inguinis.

Ubi vero in ipso inguine ramex est, si tumor modicus est, semel incidi ; si major, duabus lineis debet, ut medium excidatur : deinde, non extracto testiculo, sicut intestinis quoque prolapsis interdum fieri docui, colligendæ venæ vinciendæque, ubi tunicis inhærebunt, et sub his nodis præcidendæ sunt. Neque quidquam novi curatio vulneris ejus requirit.

CAPUT XXV.

Ad tegendam glandem colis, si nuda est.

1. Ab his ad ea transeundum est, quæ in cole ipso fiunt. In quo si glans nuda est, vultque aliquis eam decoris causa tegere, fieri potest ; sed expeditius in puero, quam

que chez l'adulte; chez une personne à qui cette disposition est naturelle, que chez un sujet circoncis (2), ce qui se pratique dans certains pays; quand le gland est petit, le prépuce un peu lâche et la verge courte, que dans les conditions contraires. L'opération, si cette disposition est congéniale, se fait ainsi : on saisit et l'on allonge le tégument qui entoure le gland de manière à le recouvrir, puis on le lie en ce point; on fait ensuite au fourreau et près du pubis, une incision circulaire qui découvre la verge, en ayant bien soin de ne couper ni l'urèthre ni les vaisseaux de cette région. Cela fait, on attire la peau du côté de la ligature, ce qui découvre, près du pubis, un espace annulaire où l'on met de la charpie pour y faire pousser de la chair, le remplir et obtenir une enveloppe suffisante aux dépens de la plaie. Mais il faut, jusqu'à la cicatrisation, maintenir le prépuce lié, et laisser seulement au milieu un passage étroit pour l'urine. Chez les sujets circoncis, on détruit avec le scalpel, sous la couronne du gland, les adhérences du tégument avec la verge. Cette opération n'est pas très-douloureuse, parce que l'extrémité du fourreau, une fois dégagée, peut être ramenée en bas vers le pubis avec la main, sans provoquer d'hémorrhagie. Lorsque le tégument est libre, on l'attire de nouveau au-delà du gland, puis on le bassine avec beaucoup d'eau froide, et on l'entoure d'un emplâtre apte à réprimer énergiquement l'inflammation. Les jours suivants, le malade s'abstiendra d'aliments (3), jusqu'à ce qu'il se sente près de défaillir, car une nourriture trop abondante pourrait causer des érections. L'inflammation disparue, le fourreau doit être entouré d'une bande depuis le pubis jusqu'à la couronne, et ramené sur le

in viro; in eo, cui id naturale est, quam in eo, qui quarumdam gentium more circumcisus est; in eo, cui glans parva juxtaque eam cutis spatiosior, brevis ipse coles est, quam in quo contraria his sunt. Curatio autem eorum, quibus id naturale est, ejusmodi est. Cutis circa glandem prehenditur et extenditur, donec illam ipsam condat; ibique deligatur : deinde, juxta pubem, in orbem tergus inciditur, donec coles nudetur; magnaque cura cur cavetur, ne vel urinæ iter, vel venæ quæ ibi sunt, incidantur. Eo facto, cutis ad vinculum inclinatur, nudaturque circa pubem velut circulus; eoque linamenta dantur, ut caro increscat et id impleat, satisque velamenti supra latitudo plagæ præstet. Sed, donec cicatrix sit, vinctum esse debet in medio tantum relicto exiguo urinæ itenere. At in eo, qui esse id circumcisus est, sub circulo glandis scalpello diducenda cutis ab interiore cole est. Non ita dolet, quia, summo soluto, diduci deorsum usque ad pubem manu potest; neque ideo sanguis profluit. Resoluta autem cutis rursus extenditur ultra glandem : tum multa frigida aqua fovetur emplastrumque circa datur, quod valenter inflammationem reprimat; proximisque diebus, et prope a fame victus est, ne forte eam partem satietas excitet. Ubi jam sine inflammatione est, deligari debet a pube usque circulum : super glandem autem, adverso

gland, dont on le tient séparé par un emplâtre. Dès lors, sa partie inférieure se réunit, et la supérieure guérit sans adhérer (4).

§ 2.

De la manière de découvrir le gland quand il est recouvert. (phimosis).

Le gland, au contraire, est-il couvert au point de ne pouvoir être mis à nu, anomalie que les Grecs nomment φίμωσις? Il faut le découvrir; voici comment on procède : on fait en-dessous, à partir du sommet du prépuce, une incision droite jusqu'au filet. La partie supérieure du fourreau, ainsi relâchée, se laisse ramener en arrière. Si cela ne suffit pas, à cause de l'étroitesse ou de l'état calleux du prépuce, il faut sur-le-champ retrancher de la partie inférieure, un triangle cutané, dont le sommet sera au frein et la base à l'extrémité du prépuce, puis appliquer de la charpie et les autres remèdes propres à opérer la guérison. Il est nécessaire d'observer le repos jusqu'à cicatrisation, car la promenade, en irritant la plaie, la rendrait sordide (5).

§ 3.

De l'infibulation.

Boucler les jeunes gens dans l'intérêt de leur voix ou de leur santé, est une pratique habituelle chez certaines personnes. Voici la manière d'opérer : on allonge la peau qui recouvre le gland; on la marque sur deux côtés opposés avec de l'encre, à l'endroit qui doit être percé; puis on l'abandonne. Si les marques reviennent sur le gland, c'est qu'on a trop

emplastro imposito, induci. Sic enim fit, ut inferior pars glutinetur : superior ita sanescat, ne inhæreat.

2. Contra, si glans ita contecta est, ut nudari non possit, quod vitium Græci φίμωσιν appellant, aperienda est; quod hoc modo fit: subter a summa ora, cutis inciditur recta linea usque ad frenum; atque ita superius tergus relaxatum, cedere retro potest. Quod si parum sic profectum est, aut propter angutias, aut propter duritiem tergoris, protinus triangula forma cutis ab inferiore parte excidenda est sic, ut vertex ejus ad frenum, basis in tergo extremo sit. Tum superdanda linamenta sunt, aliaque medicamenta quæ ad sanitatem perducant. Necessarium autem est, donec cicatrix sit, conquiescere : nam ambulatio atterendo ulcus sordidum reddit.

Infibulare quoque adolescentulos interdum vocis, interdum valetudinis causa, quidam consuerunt : ejusque hæc ratio est. Cutis, quæ super glandem est, extenditur, notaturque utrimque a lateribus atramento, qua perforetur; deinde remittitur. Si super glandem notæ revertuntur, nimis apprehensum est, et ultra notari debet : si glans ab his libera est, is locus idoneus fibulæ est. Tum, quæ notæ sunt, cutis acu filum

pris de tégument : il faut les retracer plus loin ; si le gland reste en dehors des marques, l'endroit est propice pour la fibule. Alors, là où sont les marques, on traverse le prépuce avec une aiguille garnie d'un fil dont on noue les bouts ensemble, et qu'on déplace chaque jour, jusqu'à ce que le pourtour des piqûres soit revêtu d'une petite cicatrice. Ce résultat obtenu, au fil qu'on enlève, on substitue une fibule (6). La plus légère est la meilleure. Mais cet expédient est plus souvent inutile que nécessaire.

CHAPITRE XXVI.

De la difficulté d'uriner et des moyens d'y remédier; calculs de l'urèthre.

§ 1.

On est quelquefois obligé de soutirer l'urine par une opération, lorsque la miction ne se fait plus, soit par suite d'une débilité sénile du canal, soit parce qu'un calcul ou un caillot de sang fait obstacle en dedans. Souvent aussi une inflammation même légère empêche l'urine de sortir naturellement (1). C'est non-seulement chez les hommes, mais parfois aussi chez les femmes que cette opération est nécessaire. On se procure donc des sondes d'airain ; et, pour qu'elles suffisent à toutes les tailles, grandes et petites, le médecin doit en avoir trois pour les hommes ; deux pour les femmes. La plus longue des sondes d'homme aura quinze doigts ; la moyenne, douze ; la plus petite, neuf ; la plus grande de celles de femme, neuf ; la plus petite,

ducente transsuitur, ejusque fili capita inter se deligantur, quotidieque id movetur, donec circa foramina cicatriculæ fiant. Ubi cæ confirmatæ sunt, exemto filo fibula additur, quæ quo levior, eo melior est. Sed hoc quidem sæpius inter supervacua, quam inter necessaria est.

CAPUT XXVI

De mingendi difficultate, et curatione.

1. Res vero interdum cogit emoliri manu urinam, quum illa non redditur, aut quia senectute iter ejus collapsum est, aut quia calculus, vel concretum aliquid ex sanguine intus se opposuit : ac mediocris quoque inflammatio sæpe eam reddi naturaliter prohibet. Idque non in viris tantummodo, sed in feminis quoque interdum necessarium est. Ergo æneæ fistulæ fiunt ; quæ, ut omni corpori ampliori minorique sufficiant, ad mares tres ; ad feminas duæ medico habendæ sunt : ex virilibus maxima decem et quinque digitorum ; media duodecim ; minima novem ; ex muliebribus major novem ; minor sex.

six. Ces sondes doivent être un peu recourbées : celles d'homme davantage ; d'un poli parfait, et ni trop grosses ni trop grêles. On met le patient sur un banc ou sur un lit, dans le décubitus dorsal. Le médecin placé à droite, tient la verge de la main gauche et introduit avec la droite la sonde dans l'urèthre ; dès qu'il est arrivé au col de la vessie, il abaisse en même temps la sonde et la verge, pousse l'instrument dans la vessie, et le retire lorsque l'urine est évacuée. La femme a un urèthre plus court et plus droit. Ce conduit, semblable à un petit mamelon et situé entre les lèvres profondes à la partie supérieure des parties naturelles, a souvent aussi besoin de ce secours ; mais il se laisse parcourir avec un peu moins de difficulté. Quelquefois un calcul entraîné dans le canal même, qui se laisse distendre progressivement, se fixe non loin de son orifice externe. Il faut, si c'est possible, le retirer à l'aide d'une sonde auriculaire ou de l'instrument qui sert, dans la taille, à extraire la pierre. Si l'on ne réussit pas, on attire le prépuce le plus possible et, après en avoir coiffé le gland, on le lie avec un fil ; puis on fait une incision droite sur le côté de la verge, on retire le calcul, et l'on relâche ensuite le tégument (2). Il résulte de là, que l'incision du pénis se trouve protégée par une portion intacte de tégument, et que l'urine s'écoule naturellement.

§ 2.

De l'opération de la taille.

Puisqu'il vient d'être question de la vessie et de la pierre, il semble opportun de décrire l'opération qui se fait aux calculeux, qui ne peuvent pas guérir autrement (3). Comme elle est périlleuse, il ne faut

Incurvas vero esse eas paulum, sed magis viriles oportet, lævesque admodum ; ac neque nimis plenas, neque nimis tenues. Homo tum resupinus (*a*), super subsellium aut lectum collocandus est. Medicus autem a dextro latere sinistro quidem manu colem masculi continere, dextra vero fistulam demittere in iter urinæ debet : atque ubi ad cervicem vesicæ ventum est, simul cum cole fistulam inclinatam in ipsam vesicam compellere, eamque, urina reddita, recipere. Femina brevius urinæ iter, simul et rectius habet ; quod mammulæ simile, inter imas oras, super naturale positum, non minus sæpe auxilio eget, aliquanto minus difficultatis exigit (*b*). Nonnunquam etiam prolapsus in ipsam fistulam calculus, quia subinde ea extenuatur, non longe ab exitu inhæresit. Eum, si fieri potest, oportet evellere vel auriculario specillo, vel eo ferramento quo in sectione calculus protrahitur. Si id fieri non potuit, cutis extrema quam plurimum attrahenda, et, condito glande, lino vincienda est : deinde a latere recta plaga coles incidendus, et calculus eximendus est : tum cutis remittenda. Sic enim fit, ut incisum colem integra pars cutis contegat, et urina naturaliter profluat.

2. Quum vesicæ vero calculique facta mentio sit ; locus ipse exigere videtur, ut subjiciam quæ curatio calculosis, quum aliter succurri non potest, adhibeatur. Ad quam

ni se hâter de la pratiquer ni l'entreprendre en toute saison (4), à tout âge et pour toute espèce de pierre, mais seulement au printemps sur un sujet de neuf à quatorze ans, et si le mal est tel que les remèdes ne peuvent en triompher, et qu'une attente prolongée semble devoir entraîner, en peu de temps, la mort du patient. Non qu'une témérité médicale ne soit quelquefois couronnée de succès, mais parce que l'erreur est généralement plus facile dans cette circonstance, où les dangers sont de plusieurs sortes et les occasions de danger plus fréquentes; toutes choses dont je parlerai en décrivant l'opération. Quand on s'est décidé à recourir à cette ressource extrême, il faut, quelques jours auparavant, y préparer le malade par un régime convenable : il prendra des aliments en petite quantité, sains et glutineux; ne boira que de l'eau et se livrera, entre les repas, à l'exercice de la promenade pour faire descendre de plus en plus le calcul vers le col de la vessie. On reconnaît qu'il y est arrivé en introduisant les doigts, comme je l'enseignerai en décrivant l'opération. Dès qu'on s'est assuré de sa présence, il faut, la veille, tenir l'enfant à la diète, faire l'opération dans une chambre chaude, et la régler de la manière suivante : un homme robuste et expérimenté prend place sur un siége élevé, tient le patient renversé et le dos tourné vers lui, assis sur ses genoux, puis lui écarte les jambes, et lui ordonne de saisir lui-même ses jarrets avec les deux mains et de les attirer le plus possible, pendant qu'il les maintient, de son côté, dans cette position. Si le sujet est un peu robuste, on réunit deux siéges sur lesquels s'asseyent deux hommes vigoureux, et l'on attache ensemble ces deux siéges et les jambes contiguës des aides, afin que ni aides ni siéges ne puissent s'éloigner.

festinare, quum præceps sit, nullo modo convenit. Ac neque omni tempore, neque in omni ætate, neque in omni vitio id experiendum est : sed solo vere; in eo corpore, quod jam novem annos, nondum quatuordecim excessit; et si tantum mali subest, ut neque medicamentis vinci possit; neque jam (c) trahi posse videatur, quominus interposito aliquo spatio interimat. Non quo non interdum etiam temeraria medicina proficiat; sed quo sæpius utique in hoc fallat, in quo plura et genera et tempora periculi sunt. Quæ simul cum ipsa curatione proponam. Igitur, ubi ultima experiri statutum est, ante aliquot diebus victu corpus præparandum est : ut modicos, ut salubres cibos, ut minime glutinosos assumat, ut aquam bibat. Ambulandi vero inter hæc exercitatione utatur, quo magis calculus ad vesicæ cervicem descendat. Quod an inciderit, digitis quoque, sicut in curatione docebo, demissis cognoscitur. Ubi ejus rei fides est, pridie is puer in jejunio continendus est; et tum loco calido curatio adhibenda, quæ hoc modo ordinatur. Homo prævalens et peritus in sedili alto considit, supinumque cum et aversum, super genua sua coxis ejus collocatis, comprehendit; reductisque ejus cruribus, ipsum quoque jubet, manibus ad suos poplites datis, eos, quam maxime possit, attrahere; simulque ipse sic eos continet. Quod si robustius corpus ejus est (d), duobus sedilibus junctis, duo valentes insidunt; quorum et sedilia et inte-

Le patient est alors placé de la même manière sur les genoux des deux hommes, dont l'un, selon le côté où il se trouve, attire la jambe gauche, l'autre la droite, tandis qu'en même temps il attire lui-même ses jarrets. Du reste, qu'une seule ou deux personnes le tiennent, leurs poitrines appuient sur les épaules du patient. Il suit de là, que le creux inter-iliaque (périné) est tendu sur le pubis et n'a plus de rides; que la vessie se trouve poussée dans un espace étroit, et que le calcul est plus facile à saisir. De plus, deux aides robustes, debout sur les côtés, empêchent celui ou ceux qui maintiennent l'enfant, de remuer. Le médecin, après avoir signeusement taillé ses ongles et graissé sa main gauche, introduit avec ménagement l'index et le médius, d'abord le premier, puis le second, dans l'anus du sujet, et appuie légèrement les doigts de la main droite sur le bas-ventre; car les doigts des deux mains, venant à se rencontrer brusquement autour du calcul, pourraient blesser la vessie. Il faut procéder à cette manœuvre, non avec cette célérité qu'on met dans la plupart des opérations, mais de manière à l'exécuter avec le plus de précision possible, parce que la lésion de la vessie détermine quelquefois des convulsions mortelles. On cherche d'abord le calcul dans la région du col. Dès qu'on l'a trouvé, l'expulser est chose facile. Aussi ai-je recommandé de n'opérer qu'après en avoir reconnu la présence à ses caractères propres. S'il n'y est point, ou s'il s'est éloigné, on pousse les doigts (de la main gauche) jusqu'aux limites de la vessie, tandis que la main droite, à son tour, transportée plus loin, suit peu à peu ce mouvement. Lorsqu'on a rencontré le calcul, qui tombe nécessairement dans la main, il faut le ramener avec d'autant plus d'attention qu'il est plus petit et plus lisse, de crainte

riora crura inter se deligantur, ne diduci possint : tum is super duorum genua eodem modo collocatur; atque alter, prout consedit, sinistrum crus ejus, alter dextrum, simulque ipse poplitos suos attrahit. Sive autem unus, sive duo continent, super humeros ejus suis pectoribus incumbunt. Ex quibus evenit, ut inter ilia sinus super pubem sine ullis rugis sit extentus, et, in angustum compulsa vesica, facilius calculus capi possit. Præter hæc, etiamnum a lateribus duo valentes objiciuntur, qui circumstantes labare vel unum vel duos, qui puerum continent, non sinunt. Medicus deinde, diligenter unguibus circumcisis, unctaque sinistra manu, duos ejus digitos, indicem et medium, leniter prius unum, deinde alterum in anum ejus demittit; dextræque digitos super imum abdomen leniter imponit; ne si utrimque digiti circa calculum vehementer concurrerint, vesicam lædant. Neque vero festinanter in hac re, ut in plerisque, agendum est; sed ita, ut quam maxime id tuto fiat. nam læsa vesica nervorum distentiones cum periculo mortis excitat Ac primum circa cervicem quæritur calculus : ubi repertus, minore negotio expellitur. Et ideo dixi, ne curandum quidem, nisi quum hoc indiciis suis cognitum est. Si vero aut ubi non fuit, aut recessit retro, digiti ultimam vesicam dantur; paulatimque dextra quoque manus ultra translata subsequitur. Atque ubi repertus est calculus; qui necesse est in manus incidat; eo curio-

qu'il ne se dérobe et qu'on ne soit obligé de tourmenter la vessie par de nouvelles manœuvres. Ainsi, la main droite, toujours au-delà de la pierre, lui fait résistance, et les doigts de la main gauche l'attirent en bas jusqu'à ce qu'elle soit parvenue au col, où on la pousse, si elle est oblongue, de manière qu'elle sorte inclinée (5); si elle est plate, qu'elle reste horizontale; si elle est carrée, qu'elle repose sur deux angles (6); si elle est plus grosse d'un côté, qu'elle se dégage d'abord par le plus petit. Quant aux pierres sphériques, il ressort de leur forme même que ces recommandations n'ont point d'objet, à moins qu'elles n'aient une partie plus lisse; dans ce cas, c'est celle-ci qui doit passer la première. Une fois le calcul arrivé dans le col, on fait à la peau, près de l'anus et jusqu'au col de la vessie, une incision semi-lunaire, à cornes légèrement tournées vers les os coxaux; puis, dans la partie recourbée de cette plaie, on pratique, sous le tégument, une autre incision en travers, qui doit ouvrir le col et débrider l'urèthre jusqu'à ce que la plaie excède un peu le volume du calcul (7). Ceux qui, par crainte d'une fistule, que les Grecs appellent ῥύάς dans cette région, ne font pas une ouverture assez large, tombent dans le même écueil avec un danger plus grand, parce qu'un calcul extrait avec violence se crée une voie, s'il ne la trouve pas toute faite : ce qui est plus grave encore, quand la forme ou les aspérités de la pierre viennent compliquer la situation : car il peut survenir une hémorrhagie et des convulsions. Si l'on échappe à ces accidents, la fistule sera beaucoup plus étendue si le col a été déchiré, qu'elle ne l'eût été après une incision. Lorsque le col est ouvert, le calcul s'offre à la vue; sa couleur est indifférente. Est-il petit? on peut, à l'aide des doigts, le pousser

sius deducitur; quo minor læviorque est; ne effugiat, id est ne sæpius agitanda vesica sit. Ergo ultra calculum dextra semper manus (e) opponitur, sinistræ digiti deorsum eum compellunt, donec ad cervicem pervenitur. In quam, si oblongus est, sic compellendus est, ut pronus exeat; si planus, sic, ut transversus sit; si quadratus, ut duobus angulis sedeat; si altera parte plenior, sic, ut prius ea, qua tenuior sit, evadat. In rotundo nihil interesse, ex ipsa figura patet; nisi, si lævior altera parte est, ut ea antecedat. Quum jam eo venit, incidi juxta anum cutis plaga lunata usque ad cervicem vesicæ debet, cornibus ad coxas spectantibus paulum; deinde ea parte, qua resima plaga est, etiamnum sub cute altera transversa plaga facienda est, qua cervix aperiatur; donec urinæ iter pateat sic, ut plaga paulo major, quam calculus sit. Nam qui metu fistulæ; quam illo loco ῥυάδα (f) Græci vocant, parum patefaciunt cum majore periculo eodem revolvuntur : quia calculus iter, quum vi promitur, facit, nisi accipit : idque etiam perniciosius est, si figura quoque calculi, vel aspritudo aliquid eo contulit. Ex quo et sanguinis profusio, et distensio nervorum fieri potest : quæ si quis evasit, multo tamen patentiorem fistulam habiturus est rupta cervice, quam habuisset incisa. Quum vero ea patefacta est, in conspectum calculus venit : in cujus colore nullum discrimen est. Ipse, si exiguus est, digitis ab altera

d'un côté, et l'attirer de l'autre. Est-il un peu volumineux? on le saisit à la partie supérieure avec un crochet fait exprès. Cet instrument, mince à une extrémité et en forme d'arc de cercle à bords mousses, est lisse en dehors, du côté des chairs; raboteux en dedans, du côté de la pierre. Il doit avoir une certaine longueur, car s'il était trop court, il n'offrirait pas assez de prise pour opérer l'extraction. Quand il est introduit, on l'incline de côté et d'autre pour reconnaître si le calcul est saisi, cas dans lequel il suit les mouvements d'inclinaison de l'instrument. Cette manœuvre est nécessaire pour éviter qu'au moment où l'on amène le crochet, la pierre ne se dérobe dans l'intérieur, et que le crochet ne heurte ou ne meurtrisse les lèvres de la plaie; accident dont j'ai précédemment fait ressortir le danger. Dès qu'il semble évident que le calcul est bien tenu, on exécute presque en même temps trois mouvements, dont deux de latéralité et un d'extraction, mais avec douceur de manière à n'attirer d'abord que faiblement la pierre; cela fait, on relève l'extrémité du crochet pour mieux le maintenir à l'intérieur, et ramener plus aisément le corps étranger au dehors. Si l'on ne peut pas accrocher assez commodément le calcul par le haut, on le saisit sur le côté.

Telle est l'opération dans sa plus grande simplicité. Mais la variété des cas demande encore quelques observations. Parmi les calculs, il en est non-seulement de raboteux, mais de piquants qui glissent d'eux-mêmes dans le col, et dont l'extraction n'expose à aucun danger. Dans la vessie, au contraire, leur recherche et les manœuvres d'extraction n'offrent pas la même sécurité, car la lésion de cet organe détermine des convulsions qui accélèrent la mort; à plus forte raison,

parte propelli, ab altera protrahi potest : si major, injiciendus a superiore parte uncus est, ejus rei causa factus. Is est ad extremum tenuis, in semicirculi speciem retusæ latitudinis; ab exteriore parte lævis, qua corpori jungitur; ab interiore asper, qua calculum attingit. Isque longior potius esse debet : nam brevis extrahendi vim non habet. Ubi injectus est, in utrumque latus inclinandus est, ut appareat, an calculus teneatur; quia, si apprehensus est, ille simul inclinatur. Idque eo nomine opus est, ne quum adduci uncus cœperit, calculus intus effugiat, hic in oram vulneris incidat, eamque convulneret. In qua re quod periculum esset, jam supra proposui *(g)*. Ubi satis teneri calculum patet, eoden pæne momento triplex motus adhibendus est : in utrumque latus; deinde extra, sic tamen, ut leniter id fiat, paulumque primo calculus attrahitur *(h)* : quo facto, attollendus uncus extremus est, uti intus magis maneat, faciliusque illum producat. Quod si quando a superiore parte calculus parum commode comprehendetur, a latere erit apprehendendus.

Hæc est simplicissima curatio. Sed varietas rerum quasdam etiamnum animadversiones desiderat. Sunt enim quidam non asperi tantummodo, sed spinosi quoque calculi, qui per se quidem delapsi in cervicem, sine ullo periculo eximuntur : in vesica vero non tuto vel hi conquiruntur, vel attrahuntur; quoniam, ubi illam convulnerarunt,

si quelque pointe est implantée sur la vessie, et en cause le froncement au moment de l'extraction. On reconnaît, à la difficulté d'uriner, que le calcul est au col; à la sortie goutte par goutte d'une urine sanguinolente, qu'il est piquant. On doit surtout s'assurer de sa présence par l'introduction des doigts, et n'opérer qu'après l'avoir bien constatée. Les doigts aborderont, avec douceur, le calcul dans la vessie, car en pénétrant trop brusquement, ils pourraient occasionner des lésions; puis on fera l'incision. Beaucoup se servent du scalpel; mais, comme il est un peu faible, et qu'il peut, en tombant sur une saillie, diviser les chairs qui la recouvrent, sans atteindre celles des endroits déprimés, ce qui nécessite une nouvelle incision, Mégès a inventé un instrument tout droit (8), muni d'un rebord à son extrémité supérieure, et terminé en bas par un tranchant demi-circulaire. Il le tenait entre deux doigts, l'index et le médius, et le poussait, le pouce appuyé par-dessus, de manière à couper à la fois la chair et les parties proéminentes du calcul; aussi d'un seul coup, l'incision était-elle suffisante. Par quelque procédé que le col de la vessie ait été ouvert, on doit extraire avec douceur les calculs raboteux, et n'employer aucune violence pour hâter l'opération.

Fig. 1.

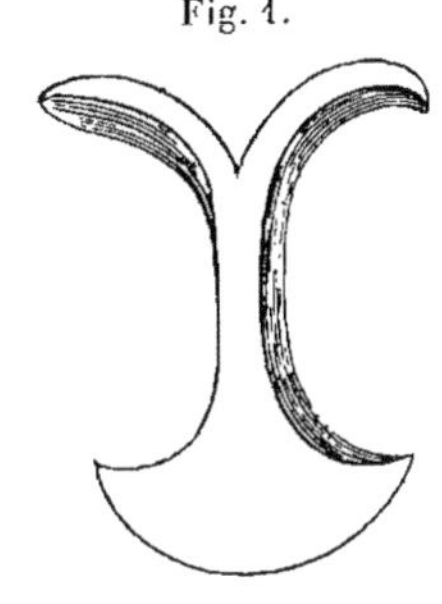

Instrumt (tranchet) de Mégès, d'après Daléchamp.

§ 3.

Caractères des calculs sablonneux ou mous.

Un calcul sablonneux se révèle, avant l'opération, par la présence du

ex distentione nervorem mortem maturant; multoque magis, si spina aliqua vesicæ inhæret, eamque quum duceretur, duplicavit. Colligitur autem eo, quod difficilius urina redditur, in cervice calculum esse; eo, quod cruenta destillat illum esse spinosum: maximeque id subjectis digitis quoque experiundum est, neque adhibenda manus, nisi id constitit. Ac tum quoque leniter intus digiti objiciendi, ne violenter promovendo convulnerent: tum incidendum. Multi hic quoque scalpello usi sunt. Meges, quoniam his infirmior est, potestque in aliquam prominentiam incidere, incisoque super illam corpore, qua cavum subest, non secare, sed relinquere, quod iterum incidi necesse sit, ferramentum fecit rectum, in summa parte labrosum, in ima semi circulatum acutumque. Id receptum inter duos digitos, indicem ac medium, super pollice imposito sic deprimebat, ut simul cum carne, si quid ex calculo prominebat, incideret: quo consequebatur, ut semel, quantum satis esset, aperiret. Quocumque autem modo cervix patefacta est, leniter extrahi, quod asperum est, debet; nulla, propter festinationem, vi admota.

3. At calculus arenosus, et ante manifestus est; quoniam urina quoque redditur arenosa: et in ipsa curatione; quoniam inter subjectos digitos neque æque renititur,

sable dans l'urine, et, pendant l'opération, par sa faible résistance et sa désagrégation sous la pression des doigts. De même, on reconnaît que les pierres sont molles, composées d'éléments nombreux, menus et n'ayant entre eux qu'une faible cohésion, quand l'urine charrie des espèces de petites écailles. Tous ces calculs doivent être amenés avec douceur par le jeu alternatif des doigts, pour ne pas léser la vessie et ne pas laisser à l'intérieur des débris épars, qui rendraient, dans la suite, la guérison difficile. Aussi, tout ce qui se présente à la vue, doit-il être retiré avec les doigts ou un crochet? S'il y a plusieurs calculs, il faut les extraire un à un; mais s'il en restait un petit, mieux vaudrait le laisser; car, dans la vessie, trouver est difficile, et ce qu'on a trouvé échappe promptement. Les longues recherches irritent la vessie et causent des inflammations mortelles; c'est tellement vrai, que des personnes taillées, chez qui la vessie avait été longuement et vainement tourmentée par les doigts, ont succombé. Ajoutons à cela qu'un petit calcul est tôt ou tard entraîné vers la plaie par l'urine, et finit par tomber. Si une pierre un peu grosse semble ne pouvoir être extraite sans déchirure du col, il faut la fendre par une opération qui a valu à son inventeur, Ammon, le nom de λιθοτόμος (9). Voici comment on procède : on fixe le calcul à l'aide d'un crochet, de manière qu'il soit bien maintenu et qu'il ne puisse pas rouler en arrière, pendant les chocs qu'il recevra; puis on prend une tige de fer de moyenne épaisseur; on en applique l'extrémité inférieure, qui est déliée mais mousse, sur le calcul, et on le fend en frappant sur l'autre bout de l'instrument, en ayant grand soin que celui-ci n'atteigne pas la vessie, et qu'aucun éclat de pierre ne blesse cet organe.

et insuper dilabitur. Item molles calculos, et ex pluribus minutisque, sed inter se parum adstrictis, compositos indicat urina, trahens quasdam quasi squamulas. Hos omnes, leniter permutatis subinde digitorum vicibus, sic oportet adducere, ne vesicam lædant, neve intus aliquæ dissipatæ reliquiæ maneant, quæ postmodum curationi difficultatem faciant. Quidquid autem ex his in conspectum venit, vel digitis, vel unco eximendum est. At si plures calculi sunt, singuli protrahi debent; sic tamen, ut si quis exiguus supererit, potius relinquatur : siquidem in vesica difficulter invenitur, inventusque celeriter effugit. Ita longa inquisitione vesica læditur, excitatque inflammationes mortiferas; adeo ut quidam secti, quum diu frustraque per digitos vesica esset agitata, decesserint. Quibus accedit etiam, quod exiguus calculus ad plagam urina postea promovente (*i*), excidit. Si quando autem is major non videtur nisi rupta cervice extrahi posse, findendus est : cujus repertor Ammonius, ob id λιθοτόμος cognominatus est. Id hoc modo fit : Uncus objicitur calculo sic, ut facile eum concussum quoque teneat, ne is retro revolvatur : tum ferramentum adhibetur crassitudinis modicæ, prima parte tenui, sed retusa, quod admotum calculo, et ex altera parte ictum, eum findit; magna cura habita, ne aut ad ipsam vesicam ferramentum perveniat, aut calculi fractura ne quid incidat.

§ 4.

Des calculs des femmes.

Ces sortes d'opérations se font de la même manière chez les femmes ; il y a cependant à leur sujet, quelques particularités à signaler. Chez elles le scalpel est inutile, si le calcul est petit, parce qu'il est poussé par l'urine dans le col, qui est plus court et plus large que chez l'homme. Aussi tombe-t-il souvent de lui-même, et s'il s'arrête à l'orifice de l'urèthre, qui est plus étroit, on le retire avec le même crochet sans la moindre lésion. Mais pour les pierres un peu volumineuses, l'opération décrite plus haut devient nécessaire. Toutefois, chez une fille vierge, on introduit les doigts, comme chez l'homme (10) ; et, chez la femme, dans les parties naturelles. S'agit-il d'une vierge? l'incision doit se faire au-dessous de la lèvre profonde gauche; d'une femme? entre l'urèthre et le pubis ; dans les deux cas elle sera transversale. Il n'y a pas lieu de s'effrayer, si la femme perd beaucoup de sang.

§ 5.

Du pansement de la plaie après l'extraction du calcul.

Le calcul enlevé, si le sujet est vigoureux et si l'opération n'a pas été trop laborieuse, il faut laisser couler le sang pour diminuer l'inflammation consécutive. Il n'est pas mauvais que le patient fasse quelque pas, afin de faciliter la chute des caillots sanguins qui pourraient rester à l'intérieur. Au contraire, si le sang ne cesse pas spontanément de couler, on doit, pour prévenir l'épuisement des forces, l'arrêter immédiatement après l'opération, chez les personnes un peu débiles : car si les convulsions mettent quelquefois en danger celui

4. Hæ vero curationes in feminis quoque similes sunt ; de quibus tamen proprie quædam dicenda sunt. Siquidem in his, ubi parvulus calculus est, scalpellus supervacuus est; quia is urina in cervicem compellitur; quæ et brevior quam in maribus, et laxior est. Ergo et per se sæpe excidit, et si in primo, quod est angustius, inhæret, eodem tamen unco sine ulla noxa educitur. At in majoribus calculis necessaria eadem curatio est. Sed virgini subjici digiti tamquam masculo, mulieri per naturale ejus debent. Tum virgini quidem sub ima sinisteriore ora; mulieri vero inter urinæ iter, et os pubis incidendum est sic, ut utroque loco plaga transversa sit. Neque terreri convenit, si plus ex muliebri corpore sanguinis profluit.

5. Calculo evulso, si valens corpus est, neque magnopere vexatum, sinere oportet sanguinem fluere, quo minor inflammatio oriatur: atque ingredi quoque cum paulum non alienum est, ut excidat, si quid intus concreti sanguinis mansit. Quod si per se non destitit, rursus, ne vis omnis intereat, supprimi debet : idque protinus in imbecillioribus ab ipsa curatione faciendum est : siquidem, ut distentione nervorum peri-

dont on tourmente la vessie, il n'est pas moins à craindre qu'une hémorrhagie considérable ne tue l'opéré. Pour éviter ce péril, on fait prendre au patient un bain de siége dans du vinaigre concentré, additionné d'un peu de sel; sous l'influence de ce bain, d'ordinaire, le sang s'arrête, la vessie se resserre et l'inflammation se calme. Si ce moyen produit peu d'effet, on applique des ventouses aux aines, aux hanches et sur le pubis. Dès que le sang a été suffisamment dérivé ou arrêté, on fait coucher le malade sur le dos, la tête basse, le bassin un peu élevé, et l'on met sur la plaie une compresse en double ou en triple imprégnée de vinaigre. Au bout de deux heures, on étend le patient sur le dos dans un bain de siége chaud, de manière que le niveau de l'eau s'établisse des genoux à l'ombilic, les autres parties du corps restant couvertes; on laisse seulement à nu les pieds et les mains, afin de moins affaiblir le malade, et de lui permettre un séjour plus prolongé dans le bain. Il survient généralement une sueur abondante, dont on débarrasse de temps en temps le visage avec une éponge. Le moment opportun de mettre fin à cette fomentation, est celui où le malade éprouve une lassitude pénible. Il faut alors oindre le patient avec beaucoup d'huile, et l'envelopper d'une pièce de laine molle saturée d'huile tiède, pour protéger le pubis, le bassin, les aines et la plaie elle-même, qu'on a eu soin de recouvrir préalablement d'un linge. On humecte de temps en temps cette laine avec de l'huile tiède, pour soustraire la vessie à l'action du froid et amollir doucement les nerfs. Il en est qui emploient des cataplasmes chauds; mais comme ils irritent la plaie en pressant la vessie, leur poids est plus nuisible que leur chaleur n'est utile; aussi s'abstiendra-t-on même du moindre

clitatur aliquis, dum vesica ejus agitatur; sic alter metus excipit (*j*), ne tantum sanguinis profluat, ut occidat. Quod ne incidat, desidere is debet in acre acetum, cui aliquantum salis sit adjectum: sub quo et sanguis fere conquiescit, et adstringitur vesica, ideoque minus inflammatur. Quod si parum proficit, agglutinanda cucurbitula est et inguinibus, et coxis, et super pubem. Ubi jam satis vel evocatus est sanguinis, vel prohibitus, resupinus collocandus est sic, ut caput humile sit, coxæ paulum excitentur: ac super ulcus (*k*) imponendum est duplex aut triplex linteolum, aceto madens. Deinde, interpositis duabus horis, in solium is aquæ calidæ resupinus demittendus est sic, ut a genibus ad umbilicum atque teneat, cetera vestimentis circumdata sint; manibus tantummodo pedibusque nudatis, ut et minus digeratur, et ibi diutius maneat. Ex quo multus sudor oriri solet; qui spongia subinde in facie detergendus est: finisque ejus fomenti est, donec infirmando offendat. Tum multo is oleo perungendus, inducendusque hapsus lanæ mollis, tepido oleo repletus, qui pubem, et coxas, et inguina, et plagam ipsam, contectam eodem ante linteolo, protegat: isque subinde oleo tepido madefaciendus est; ut neque frigus ad vesicam admittat, et nervos leniter molliat. Quidam cataplasmatis calefacientibus utuntur. Ea plus pondere nocent, quo vesicam urgendo vulnus irritant, quam calore proficiunt.

bandage. Le lendemain, la respiration est-elle embarrassée? l'émission de l'urine arrêtée? la région pubienne prématurément tuméfiée? nul doute qu'un caillot de sang ne soit resté dans la vessie. Il faut donc, après avoir introduit les doigts de la manière indiquée (11), explorer cet organe avec douceur, et, s'il existe quelques dépôts, les désunir : ce qui permet de les faire sortir par la plaie. Il n'est pas mauvais d'injecter, par celle-ci, dans la vessie, à l'aide d'un clystère auriculaire, du vinaigre mêlé avec du natron; c'est encore un moyen de dissiper les dépôts sanguins. Il convient même de le faire le premier jour, si l'on a sujet de craindre que quelque chose ne stagne à l'intérieur, surtout si l'état de faiblesse du malade empêche de recourir à la promenade pour provoquer la sortie de ces dépôts. Pour le reste, on agit de même; c'est-à-dire qu'on met le patient dans un bain de siége, et qu'on applique également le linge et la pièce de laine. Mais on ne doit pas tenir aussi souvent ni aussi longtemps dans l'eau chaude un enfant qu'un adolescent, un sujet faible qu'un sujet fort, un malade atteint d'une inflammation légère, qu'un autre chez qui elle est plus grave, et un sujet relâché qu'un sujet resserré. Quoi qu'il en soit, s'il y a du sommeil, si la respiration est égale, la langue humide, la soif modérée, le bas-ventre souple, la douleur médiocre et la fièvre légère, on est en droit de conclure que la cure est en bonne voie. Dans ce cas, l'inflammation se termine ordinairement du cinquième au septième jour; dès qu'elle est apaisée, le bain est inutile : on bassine seulement la plaie avec de l'eau chaude pour laver les érosions produites par l'urine. Il faut ensuite appliquer des suppuratifs. S'il y a lieu de déterger la plaie, on l'enduit de miel; si ce dernier l'irrite, on l'adoucit avec de l'huile rosat. La

Ergo ne vinculum quidem ullum necessarium est. Proximo die, si spiritus difficilius redditur, si urina non excedit, si locus circa pubem mature intumuit, scire licet in vesica sanguinem concretum remansisse. Igitur, demissis eodem modo digitis, leniter pertractanda vesica est, et discutienda si qua coierunt : quo fit, ut per vulnus postea procidant. Non alienum etiam est, auriculario clystere acetum nitro mixtum per plagam in vesicam compellere : nam sic quoque discutiuntur, si qua cruenta coierunt. Eaque facere etiam primo die convenit, si timemus ne quid intus sit : maximeque ubi ambulando id elicere imbecillitas prohibuit. Cetera eadem facienda sunt : ut demittatur in solium, ut eodem modo panniculus, eodem lana superinjiciatur. Sed neque sæpe, neque tamdiu in aqua calida puer habendus, quam adolescens est; infirmus, quam valens; levi, quam graviore inflammatione affectus; is, cujus corpus digeritur, quam is, cujus adstrictum est. Inter hæc vero, si somnus est, et æqualis spiritus, et madens lingua, et sitis modica, et venter imus sedet, et mediocris est cum febre modica dolor, scire licet recte curationem procedere. Atque in his inflammatio fere quinto vel septimo die finitur : qua levata, solium supervacuum est : supini tantummodo vulnus aqua calida fovendum est, ut, si quid urina id rodit (*l*), eluatur. Imponenda autem medicamenta sunt pus moventia; et, si purgandum vulnus

charpie n'est pas nécessaire sur la plaie; mais on peut utilement en mettre au-dessus du médicament pour le maintenir. Dès que l'ulcère est détergé, on le cicatrise avec de la charpie sèche. Si la cure n'a pas été haureuse, il se déclare divers accidents. On peut les présager sur-le-champ, s'il y a insomnie prolongée, dyspnée, aridité de la langue, soif intense, tuméfaction du bas-ventre; si la plaie est béante, et si elle n'est pas excoriée par le flux de l'urine; si, avant le troisième jour, des matières livides s'en échappent; si le malade ne répond pas aux questions, ou ne le fait que tardivement; si les douleurs sont violentes; si, après le cinquième jour, il survient de grands accès de fièvre; si le dégoût pour les aliments persiste, et si le décubitus sur le ventre est plus agréable. Mais, de tous les accidents, il n'en est pas de pire que les convulsions et les vomissements de bile, avant le neuvième jour. Lorsqu'on a sujet de craindre une inflammation, il faut la prévenir par la diète, des aliments pris en petite quantité et à propos, sans interrompre les fomentations, et les moyens décrits plus haut.

CHAPITRE XXVII.

De la gangrène qui survient après l'opération de la taille.

De tous les accidents, le plus imminent c'est la gangrène. On la reconnaît à l'écoulement par la plaie et par la verge, d'une sanie fétide, mêlée d'espèces de caillots sanguins et de petits lambeaux de

videbitur, melle linendum. Id si rodet, rosa temperabitur (*m*). Linamenta vero tum super ulcus (*n*) non sunt necessaria: super medicamentum, ad id continendum, recte imponuntur. At ubi ulcus purgatum est, puro linamento ad cicatricem perducendum est. Quibus temporibus tamen, si felix curatio non fuit, varia pericula oriuntur. Quæ præsagire protinus licet, si continua vigilia est, si spiritus difficultas, si lingua arida est, si sitis vehemens, si venter imus tumet, si vulnus hiat, si transfluens urina id non rodit, si ante tertium diem quædam livida excedunt (*o*), si is aut nihil, aut tarde respondet; si vehementes dolores sunt, si post diem quintum magnæ febres urgent, et fastidium cibi permanet, si cubare in ventrem jucundius est. Nihil tamen pejus est distentione nervorum, et ante nonum diem vomitu bilis. Sed quum inflammationis sit metus, succurri abstinentia, modicis et tempestivis cibis; inter hæc fomentis, et quibus supra scripsimus, oportet.

CAPUT XXVII.

De cancro qui excisa vesica nascitur.

Proximus cancri metus est. Is cognoscitur, si et per vulnus, et per ipsum colem fluit sanies mali odoris, cumque ea quædam a concreto sanguine non abhorrentia,

chair semblables à des flocons de laine ; à l'aridité des bords de l'incision ; à l'endolorissement des aines; à la persistance et aux exacerbations nocturnes de la fièvre, et à l'invasion de frissons irréguliers. Il faut examiner de quel côté la gangrène tend à se porter. Est-ce vers la verge? cet organe devient dur, rouge, douloureux au toucher, et les testicules se tuméfient; est-ce sur la vessie? il se déclare de la douleur à l'anus ; la région pelvienne est dure et l'extension des jambes difficile; est-ce sur l'un ou l'autre côté? le mal se manifeste à la vue et se révèle des deux côtés par les mêmes caractères, mais moins accentués. Dans cette circonstance, il importe de mettre le corps dans une attitude convenable, de manière que la partie la plus élevée soit toujours celle où le mal se dirige. Ainsi, si c'est vers la verge, on couchera le malade sur le dos; si, vers la vessie, sur le ventre; si, sur un des côtés, sur le côté sain. Puis, quand on en est aux moyens curatifs, on met le patient dans un bain de décoction de marrube, de cyprès ou de myrte; on injecte de ce même liquide à l'intérieur avec un clystère; on applique ensuite un mélange de lentilles et d'écorce de grenade bouillis dans du vin, des ronces et des feuilles d'olivier bouillies de la même manière, ou les autres médicaments que nous avons proposés pour déterger la gangrène (1). Si l'on en emploie de pulvérulents, on les insuffle à l'aide d'un roseau à écrire. Dès que la gangrène commence à s'arrêter, on lave la plaie avec du vin miellé, et l'on évite alors le cérat qui, en ramollissant les parties, les disposerait à cette affection. Il est mieux de la laver avec du vin saturné, et de recouvrir la partie d'un linge trempé dans le même liquide. Sous l'influence de ces moyens, la guérison est possible; mais

tenuesque carunculæ lanulis similes : præter hæc, si oræ vulneris aridæ sunt, si dolent inguina, si febris non desinit, eaque in noctem augetur, si inordinati horrores accedunt. Considerandum autem est in quam partem cancer is tendat. Si ad colem, indurescit is locus, et rubet, et tactu dolorem excitat, testiculique intumescunt : si in ipsam vesicam, ani dolor sequitur, coxæ duræ sunt, non facile crura extendi possunt : at si in alterutrum latus, oculis id expositum est, paresque utrimque easdem notas, sed minores, habet. Primum autem ad rem pertinet corpus recte jacere, ut superior pars semper ea sit, in quam vitium fertur. Ita, si ad colem it, supinus is collocari debet; si ad vesicam, in ventrem; si in latus, in id quod integrius est. Deinde, ubi ventum fuerit ad curationem, homo in aquam demittetur in qua marrubium decoctum sit, aut cupressus aut myrtus; idemque humor clystere intus adigetur : tum superponetur lenticula cum malicorio mixta; quæ utraque ex vino decocta sint; vel rubus, aut oleæ folia eodem modo decocta; aliave medicamenta, quæ ad cohibendos purgandosque cancros proposuimus. Ex quibus, si qua erunt arida, per scriptorium calamum inspirabuntur. Ubi stare cœperit cancer, mulso vulnus eluetur : vitabiturque eo tempore ceratum, quod, ad recipiendum id malum, corpus emollit : potius plumbum elotum cum vino inungetur; superque idem linteolo

n'oublions pas, qu'après l'invasion de la gangrène, l'estomac s'affecte souvent par suite des rapports sympathiques qu'il a avec la vessie. Les aliments ne sont plus alors supportés, et si quelques-uns le sont, ils ne sont pas digérés et ne nourrissent pas le corps; de là vient que la plaie ne se déterge ni ne s'incarne, ce qui hâte nécessairement la mort. Comme on ne peut point remédier à ces accidents, il faut, dès le premier jour, s'en tenir à un traitement méthodique. Sous ce rapport, il est indispensable d'observer avec soin les aliments et les boissons. Ainsi, au début, on ne donnera que des aliments humides, et, dès que la plaie est détergée, de force moyenne; les légumes et les salaisons sont toujours contraires. La boisson sera prise avec modération; insuffisante, la plaie s'enflamme, l'insomnie poursuit le malade et les forces faiblissent; trop abondante, la vessie se remplit continuellement, et cette plénitude l'irrite. L'indication de l'eau comme boisson est trop manifeste pour qu'il soit nécessaire de le rappeler. D'ordinaire, sous l'influence de ce régime, les évacuations alvines s'arrêtent. Il faut les ramener avec une décoction de fenu-grec ou de mauve. On doit aussi, à l'aide d'un clystère auriculaire, injecter dans la plaie de ce même liquide mêlé avec du miel rosat, si elle est érodée par l'urine, et si elle n'a pas de disposition à se déterger. Au début, l'urine sort presque entièrement par la plaie; puis, lorsque celle-ci est en voie de guérison, elle se bifurque et commence à descendre en partie par la verge, jusqu'à l'occlusion complète de la plaie, qui arrive tantôt le troisième mois, tantôt le sixième, et quelquefois après une année révolue. On ne doit désespérer d'une cicatrice solide, qu'autant que le col de la vessie a été

illitum imponetur. Sub quibus perveniri ad sanitatem potest : cum eo tamen, quod non ignoremus, orto cancro sæpe affici stomachum, cui cum vesica quædam consortio est : exque eo fieri, ut neque retineatur cibus, neque, si quis retentus est, concoquatur, neque corpus alatur; ideoque ne vulnus quidem aut purgari, aut ali possit : quæ necessario mortem maturant. Sed ut his succurri nullo modo potest, sic a primo tamen die tenenda ratio curationis est. In qua quædam observatio, ad cibum quoque potionemque pertinens, necessaria est. Nam cibus inter principia non nisi humidus dari debet : ubi vulnus purgatum est, ex media materia : olera et salsamenta semper aliena sunt. Potione opus est modica. Nam, si parum bibitur, accenditur vulnus, et vigilia urget, et vis corporis minuitur : si plus æquo assumitur, subinde vesica impletur, eoque irritatur. Non nisi aquam autem bibendam esse manifestius est, quam ut subinde dicendum sit. Solet vero sub ejusmodi victu evenire, ut alvus non reddatur. Hæc aqua ducenda est, in qua vel fœnum græcum, vel malva decocta sit. Idem humor rosa mixtus in ipsum vulnus auriculario clystere agendus est, ubi id rodit urina, neque purgari patitur. Fere vero primo per vulnus exit hæc : deinde, eo sanescente, dividitur, et pars per colem descendere incipit; donec ex toto plaga claudatur. Quod interdum tertio mense, interdum non ante sextum, nonnunquam exacto quoque

violemment déchiré, ou que de nombreux et grands lambeaux charnus provenant de la gangrène, se sont détachés avec quelques parties nerveuses. Ne point laisser de fibule ou n'en laisser qu'une très-petite, c'est à quoi il faut veiller avec le plus grand soin. Lorsque la plaie a de la tendance à se cicatriser, le malade doit rester couché, les cuisses et les jambes étendues, à moins que les calculs ne soient mous et sablonneux; dans ce cas, la vessie se nettoie plus lentement; aussi est-il nécessaire que la plaie reste plus longtemps ouverte; enfin, dès qu'il ne sort plus aucun vestige de pierre, on fait cicatriser. Si, avant que la vessie ne soit détergée, les bords de l'ouverture s'agglutinent, et si la douleur et l'inflammation reparaissent, on rouvre la plaie avec les doigts ou avec l'extrémité large d'une sonde, pour procurer une issue aux matières qui causent les tranchées. Lorsque ces matières sont sorties, si l'urine s'écoule pure pendant un certain temps, le moment est enfin venu de recourir aux cicatrisants et de tenir, comme je viens de le recommander, les pieds du malade étendus et le plus rapprochés possible. S'il y a apparence qu'une fistule doive résulter des causes que j'ai exposées, on arrive assez facilement à la fermer, ou du moins à la rétrécir, en introduisant dans l'anus une canule de plomb, et en tenant les jambes du malade étendues, les cuisses et les pieds liés entre eux, jusqu'à ce que la cicatrice soit arrivée au point voulu.

anno fit. Neque desperari debet solida glutinatio vulneris, nisi ubi aut vehementer rupta cervix est, aut ex cancro multæ magnæque carunculæ, simulque nervosa aliqua exciderunt. Sed, ut vel nulla ibi fistula, vel exigua admodum relinquatur, summa cura providendum est. Ergo, quum jam ad cicatricem vulnus tendit, extentis jacere feminibus et cruribus oportet: nisi tamen molles arenosive calculi fuerunt. Sub his enim tardius vesica purgatur: ideoque diutius plagam patere necessarium est; et tum demum, ubi jam nihil tale extra fertur, ad cicatricem perduci. Quod si, antequam vesica purgata est, oræ se glutinarunt, dolorque et inflammatio redierunt, vulnus digitis vel averso specillo diducendum est; ut torquentibus exitus detur: hisque effusis, quum diutius pura urina descendit, tum demum, quæ cicatricem inducant, imponenda sunt; extendendique, ut supra docui, pedes quam maxime juncti. Quod si fistulæ metus ex his causis, quas proposui, subesse videbitur, quo facilius claudatur ea, vel certe coangustetur, in anum quoque danda plumbea fistula est, extentisque cruribus femina talique inter se deligandi sunt, donec, qualis futura est, cicatrix sit.

CHAPITRE XXVIII.

De l'opération qu'il convient de pratiquer aux femmes qui sont impropres à la cohabitation.

Les maladies précédentes attaquent indistinctement les hommes et les femmes ; mais il en est de spéciales à celles-ci : telle est l'affection des parties naturelles, où les lèvres de la vulve, agglutinées entre elles, ne permettent pas la cohabitation (1). Cette affection se produit tantôt directement dans le sein maternel, tantôt après une exulcération des parties naturelles, quand par suite de pansements mal faits, les lèvres de la vulve se sont réunies pendant la cicatrisation. Cette disposition est-elle congéniale? c'est un membrane qui ferme l'orifice de la vulve ; résulte-t-elle d'un ulcère? c'est une chair qui le remplit. Il faut couper la membrane par deux incisions qui se croisent à la manière des deux barres d'un X, en ayant grand soin de ne pas endommager l'urèthre ; puis exciser de toutes parts cette membrane. Si c'est une chair, il est nécessaire de faire une ouverture suivant une ligne droite, puis, du bord de cette ouverture, qu'on saisit avec une pince ou une érigne, de retrancher une espèce de bandelette ; on introduit ensuite dans l'incision un morceau de linge plié en long (λημνίσκος des Grecs), après l'avoir trempé dans du vinaigre, et l'on fixe par-dessus, avec une bande, de la laine grasse imbibée du même liquide ; le troisième jour, on lève l'appareil et l'on panse cette plaie comme les autres. Quand elle tend à guérir, on enduit une canule de plomb d'un

CAPUT XXVIII.

De naturalium feminarum concubitum non admittentium curatione

Et hoc quidem commune esse maribus et feminis potest. Proprie vero quædam ad feminas pertinent : ut in primis, quod earum naturalia nonnunquam, inter se glutinatis oris, concubitum non admittunt. Idque interdum evenit protinus in utero matris : interdum exulceratione in his partibus facta, et per malam curationem his oris sanescendo junctis. Si ex utero est, membrana ori vulvæ opposita est : si ex ulcere, caro id replet. Oportet autem membranam duabus lineis inter se transversis incidere ad similitudinem litteræ X, magna cura habita, ne urinæ iter violetur : deinde undique eam membranam excidere. At si caro increvit, necessarium est recta linea patefacere : tum ab ora vel vulsella, vel hamo apprehensa, tamquam habenulam excidere ; et intus implicitum in longitudinem linamentum ; λημνίσκον Græci vocant ; in aceto tinctum demittere, supraque succidam lanam aceto madentem deligare : tertio die solvere, et ulcus, sicut alia ulcera, curare. Quumque jam ad sanitatem tendet

remède cicatrisant ; on l'engage dans le trajet, et l'on étend par-dessus le même remède, jusqu'à la cicatrisation de la plaie.

CHAPITRE XXIX.

De la manière de retirer un enfant mort de l'utérus (1).

Quand une femme est enceinte, et que l'enfant, presque à terme, vient à mourir dans l'utérus et ne peut sortir de lui-même, il est nécessaire de recourir à une opération qui passe pour une des plus difficiles, car elle exige une prudence et une modération extrêmes, et expose au plus grand danger. Mais la nature admirable de la matrice se révèle avec évidence dans cette circonstance, comme dans beaucoup d'autres. Il faut, avant tout, mettre la femme sur le dos et en travers sur un lit, de manière que les cuisses pressent les flancs ; dans cette situation, le bas-ventre se trouve sous les yeux du médecin, et l'enfant est poussé vers l'orifice de la matrice, qui se resserre après la mort du fœtus, mais s'entr'ouvre par intervalle. Le médecin, profitant de ce moment, doit introduire l'index de la main préalablement huilé, et le maintenir jusqu'à ce que l'orifice s'ouvre de nouveau ; puis il engage un second doigt, et ensuite les autres aux mêmes moments, jusqu'à ce que la main entière puisse entrer, manœuvre au succès de laquelle concourent l'ampleur de la vulve, l'énergie de ses nerfs, l'habitude générale du corps, et même la force d'âme de la patiente, surtout quand on est obligé d'introduire les deux mains. Il

plumbeam fistulam medicamento cicatricem inducente illinere, eamque intus dare : supraque idem medicamentum injicere, donec ad cicatricem plaga perveniat.

CAPUT XXIX.

Qua ratione partus emortuus ex utero excutiatur.

Ubi concepit autem aliqua, si jam propre maturus partus intus emortuus est, neque excidere per se potest, adhibenda curatio est : quæ numerari inter difficillimas potest. Nam et summam prudentiam moderationemque desiderat, et maximum periculum affert. Sed vulvæ natura mirabilis, quum in multis aliis, tum in hac re quoque facile cognoscitur. Oportet autem ante omnia resupinam mulierem transverso lecto sic collocare, ut feminibus ejus ipsius ilia comprimantur : quo fit, ut et imus venter in conspectu medici sit, et infans ad os vulvæ compelletur : quæ, emortuo partu, id comprimit : ex intervallo vero paulum dehiscit. Hac occasione usus medicus, unctæ manus indicem digitum primum debet inserere, atque ibi continere, donec iterum id os aperiatur, rursusque alterum digitum demittere, et per easdem occasiones alios, donec tota esse intus manus possit. Ad cujus facultatem multum confert et magnitudo vulvæ,

importe aussi de tenir très-chaudement le bas ventre et les extrémités du corps, et d'intervenir avant le début de l'inflammation, dès que l'accident s'est déclaré. Car si le corps du fœtus est déjà tuméfié, ce n'est qu'avec une extrême difficulté qu'on parvient à introduire la main et à retirer l'enfant; souvent même des convulsions mortelles accompagnées de vomissements et de tremblements, succèdent à l'opération. Quand on porte la main dans la matrice sur le corps d'un enfant mort, on reconnaît immédiatement sa position, puisqu'il se présente ou par la tête, ou par les pieds, ou en travers, de manière cependant qu'une main ou un pied se trouve dans le voisinage. Le médecin doit chercher, avec la main, à redresser l'enfant sur la tête ou sur les pieds, quand il est par hasard disposé autrement; s'il n'a point d'autre ressource, il saisit une main ou un pied pour redresser le corps, car avec une main, il fera la version céphalique, et avec un pied, la version podalique. Si la tête est très-proche, il faut introduire un crochet lisse de toutes parts et à bec court, l'implanter dans un œil, dans une oreille, ou dans la bouche, quelquefois même directement dans le front, puis l'attirer et ramener l'enfant. Tous les moments ne sont pas favorables pour l'extraction; la tente-t-on pendant le resserrement du col utérin? cet organe n'aidant pas à l'expulsion, l'enfant est lacéré, et le bec du crochet heurte l'orifice de la matrice; de là des convulsions et un danger imminent de mort. Il faut donc s'arrêter à chaque resserrement du col, tirer doucement, lorsque l'orifice s'entr'ouvre, et épier ces occasions pour amener peu-à-peu le corps. Enfin, la main droite attirera le crochet, et la gauche, engagée en dedans, dirigera en même temps l'enfant et l'instrument. Le fœtus est souvent

et vis nervorum ejus, et corporis totius habitus, et mentis etiam robur : quum præsertim intus nonnunqum etiam duæ manus dari debeant. Pertinet etiam ad rem, quam calidissimum esse imum ventrem, et extrema corporis; nequedum inflammationem cœpisse, sed recenti re protinus adhiberi medicinam. Nam, si corpus jam intumuit, neque demitti manus, neque educi infans nisi ægerrime potest : sequiturque sæpe cum vomitu, et cum tremore mortifera nervorum distentio. Verum intus emortuo corpori manus injecta protinus habitum ejus sentit : nam aut in caput, aut in pedes conversum est; aut transversum jacet, fere tamen sic, ut vel manus ejus, vel pes in propinquo sit. Medici vero propositum est, ut cum manu dirigat vel in caput, vel etiam in pedes, si forte aliter compositus est. Ac, si nihil aliud est, manus vel pes apprehensus, corpus rectius reddit : nam manus in caput, pes in pedes cum convertit. Tum, si caput proximum est, demitti debet uncus undique lævis, acuminis brevis qui vel oculo, vel auri, vel ori, interdum etiam fronti recte injicitur : deinde attractus infantem educit. Neque tamen quolibet is tempore extrahi debet. Nam, si compresso vulvæ ore id tentatum est, non emittente eo, infans abrumpitur, et unci acumen in ipsum os vulvæ delabitur; sequiturque nervorum distentio, et ingens periculum mortis. Igitur, comperssa vulva, conquiescerere; hiante, leniters trahere opportet, et per has

distendu par une humeur, et il s'écoule de son corps une sanie d'une odeur fétide. Dans ce cas, on le perce avec l'index pour en réduire le volume en répandant l'humeur, et on le retire doucement à l'aide des mains : car le crochet enfoncé dans ce corps frêle et sans consistance, glisserait facilement, d'où un accident dont on a fait ressortir plus haut toute la gravité. Quand l'enfant se présente par les pieds, l'extraction se fait sans difficulté; il suffit pour l'amener au dehors, de saisir ceux-ci avec les mains. Mais, s'il est en travers et qu'il n'ait pas été redressé, il est nécessaire d'accrocher l'aisselle avec l'instrument pour l'attirer petit à petit. Cette manœuvre a ordinairement pour effet de fléchir le cou, et de renverser la tête en arrière sur le reste du corps. Pour obvier à cet accident, on coupe le cou, puis on enlève séparément les deux parties du corps; opération qui s'exécute à l'aide d'un crochet semblable au premier, mais rendu tranchant le long de sa partie interne. On procède de manière à retirer d'abord la tête, puis le reste du corps, parce qu'en général, après l'extraction de la portion la plus volumineuse, la tête se dérobe dans le vide de la matrice, et ne peut être retirée sans grave danger. Si cet accident se produit, on met un linge plié en double sur le ventre de la femme; un aide vigoureux et expérimenté, placé à gauche, applique ses deux mains sur l'hypogastre, les presse l'une avec l'autre, et l'on extrait la tête à l'aide du crochet, par le procédé indiqué plus haut. Si l'on rencontre un pied à proximité, et que l'autre reste en arrière avec le corps, on retranche au fur et à mesure tout ce qui se présente; si le siége commence à s'engager dans l'orifice utérin, on le refoule et l'on va à la recherche de l'autre pied pour l'amener. Il est aussi d'autres difficultés qui obligent, quand l'enfant ne

occasiones paulatim eum educere. Trahere autem dextra manus uncum; sinistra intus posita infantem ipsum, simulque dirigere eum debet. Solet etiam evenire, ut is infans humore distendatur, exque eo profluat fœdi odoris sanies. Quod si tale est, indice digito corpus illud forandum est, ut effuso humore extenuetur; tum id leniter per ipsas manus recipiendum est; nam uncus injectus facile hebeti corpusculo elabitur: in quo, quid periculi sit, supra positum est. In pedes quoque conversus infans non difficulter extrahitur; quibus apprehensis per ipsas manus commode educitur. Si vero transversus est, neque dirigi potuit, uncus alæ injiciendus, paulatimque attrahendus est. Sub quo fere cervix replicatur, retroque caput ad reliquum corpus spectat. Remedio est, cervix præcisa; ut separatim utraque pars auferatur. Id unco fit, qui, priori similis, in interiore tantum parte per totam aciem exacuitur. Tum id agendum est, ut ante caput, deinde reliqua pars auferetur; quia fere, majore parte extracta, caput in vacuam vulvam prolabitur, extrahique sine summo periculo non potest. Si tamen id incidit, super ventrem mulieris duplici panniculo injecto, valens homo, non imperitus, a sinistro latere ejus debet assistere, et super imum ventrem ejus duas manus imponere, alteraque alteram premere: quo fit, ut illud caput ad os vulvæ compellatur: idque eadem ratione, quæ supra posita est, unco extrahitur. At si pes alter juxta reper-

sort pas en entier, de le retirer par morceaux. Dès que l'enfant est extrait, on le livre à un aide, qui le tient sur ses mains tournées en supination. Le médecin exerce ensuite, avec la main gauche, de douces tractions sur le cordon ombilical, pour ne pas le rompre, et le suit jusqu'aux *secondines*, ainsi nommées parce qu'elles servaient à l'intérieur d'enveloppe au fœtus. Lorsqu'on les a saisies à leurs extrémités, on détache doucement de la matrice, avec la main, les petits vaisseaux et les petites membranes, et l'on retire le tout, ainsi que les caillots sanguins, s'il en reste encore en dedans, puis on rapproche les cuisses l'une de l'autre; on place la malade dans une chambre fermée, modérément chaude, sans le moindre courant d'air, et l'on applique sur le bas-ventre de la laine grasse trempée dans du vinaigre et de l'huile rosat. Le reste du traitement est comme celui des inflammations et des plaies des régions nerveuses.

CHAPITRE XXX.

Des affections du fondement.

§ 1.

Des fissures calleuses de l'anus.

Les affections de l'anus rebelles aux médicaments, réclament aussi le secours de la main. S'il s'agit de fissures durcies par le temps et déjà calleuses, le moyen le plus simple consiste à lâcher le ventre, et à

tus est, alter retro cum corpore est, quidquid protractum est, paulatim abscindendum est : et, si clunes os vulvæ urgere cœperunt, iterum retro repellendæ sunt, conquisitusque pes ejus adducendus. Aliæque etiamnum difficultates faciunt, ut, qui solidus non exit, concisus eximi debeat. Quoties autem infans protractus est, tradendus ministro est. Is eum supinis manibus sustinere; medicus deinde sinistra manu leniter trahere umbilicum debet ita, ne abrumpat, dextraque eum sequi usque ad eas, quas secundas vocant, quod velamentum infantis intus fuit; hisque ultimis apprehensis, venulas membranulasque omnes eadem ratione manu diducere a vulva, totumque illud extrahere, et si quid intus præterea concreti sanguinis remanet. Tum compressis in unum feminibus, illa conclavi collocanda est, modicum calorem, sine ullo perflatu, habente; et super imum ventrem ejus imponenda lana succida in aceto et rosa tincta. Reliqua curatio talis esse debet, qualis in inflammationibus, et in iis vulneribus, quæ in nervosis locis sunt, adhibetur.

CAPUT XXX.

De ani vitiis.

1. Ani quoque vitia, ubi medicamentis non vincuntur, manus auxilium desiderant. Ergo, si qua scissa in eo vetustate induruerunt, jamque callum habent, commodissi-

couvrir ces fissures d'une éponge chaude, pour les ramollir et les faire proéminer au dehors. Dès qu'elles sont en vue, on doit les exciser séparément avec un scalpel, rafraîchir les ulcères, puis appliquer de la charpie molle, et au-dessus, un linge enduit de miel, remplir ensuite la région périnéale de laine bien douce, et entourer le tout d'une bande. Le lendemain et les jours suivants, il faudra se servir des topiques adoucissants, que j'ai recommandés pour les cas de fissures récentes (1), soutenir exclusivement le malade pendant les premiers jours avec des gruaux, puis ajouter graduellement des aliments dont il a été parlé dans le même chapitre. Si l'inflammation engendre du pus, dès que celui-ci se manifeste, on lui donne issue pour l'empêcher de gagner l'anus. Toutefois, il importe de ne pas se hâter d'ouvrir, car si le pus était à l'état crû, on rendrait l'inflammation plus intense et la suppuration beaucoup plus abondante. On doit aussi, dans ces sortes de plaies, user d'aliments et de remèdes adoucissants.

§ 2.

Des condylômes.

Les tubercules, appelés κονδυλώματα, s'opèrent, s'ils sont indurés, de la manière suivante (2) : on prescrit d'abord un lavement, puis, après avoir saisi le tubercule à l'aide d'une pince, on l'excise près de ses racines. Cela fait, les soins consécutifs sont les mêmes que ceux que j'ai prescrits après l'opération précédente; seulement, s'il se produit quelque excroissance, on la réprime avec des battitures de cuivre.

mum est ducere alvum, tum spongiam calidam admovere, ut relaxentur illa, et foras prodeant: ubi in conspectu sunt, scalpello singula excidere et ulcera renovare; deinde imponere linamentum molle, et super linteolum illitum melle; locumque cum molli lana implere, et ita vincire: altero die, deincepsque ceteris, lenibus medicamentis uti, quæ ad recentia eadem vitia necessaria esse, alias proposui: et utique per primos dies sorbitionibus eum sustinere; paulatim deinde cibis adjicere aliquid, generis tamen ejus, quod eodem loco præceptum est. Si quando autem ex inflammatione pus in his oritur, ubi primum id apparuit, incidendum est; ne anus ipse suppuret. Neque tamen ante properandum est: nam, si crudum incisum est, inflammationis (a) multum accedit, et puris aliquanto amplius concitatur. His quoque vulneribus, lenibus cibis, iisdemque medicamentis opus est.

2. At tubercula, quæ κονδυλώματα appellantur, ubi induruerunt, hac ratione curantur: alvus ante omnia ducitur; tum vulsella tuberculum apprehensum juxta radices præciditur (b). Quod ubi factum est, eadem sequuntur, quæ suprapost curationem adhibenda esse proposui: tantummodo, si quid increscit, squama æris coercendum est.

§ 3.

Des hémorrhoïdes (3).

Les orifices des veines qui laissent fluer le sang, s'enlèvent de la manière suivante : Si le sang qui s'écoule est mêlé de sanie, on donne un lavement avec des substances irritantes, pour rendre ces orifices plus saillants; et, en effet, ils apparaissent tous, sous forme de petites têtes. Si la petite tumeur est exiguë et à base étroite, il faut la lier un peu au-dessus de son point d'insertion à l'anus, et la recouvrir d'une éponge trempée dans de l'eau chaude, jusqu'à ce qu'elle devienne livide; sans cette précaution il survient de vives douleurs, parfois même de la dysurie. Est-elle un peu volumineuse et à base un peu large, on l'accroche avec une ou deux petites érignes, et on l'incise légèrement au-dessus de sa base, à la limite exacte de la tumeur et de l'anus (4) ; résultat qui sobtient en ne tirant ni trop ni trop peu les érignes. Puis, dans l'incision, on enfonce une aiguille au-dessous de laquelle on lie la petite tumeur avec un fil. S'il en existe deux ou trois, on commence par la plus profonde; s'il y en a davantage, on ne les opère pas toutes dans la même séance, afin que les cicatrices ne soient pas tendres partout en même temps. S'il s'écoule du sang, il faut l'étancher avec une éponge, appliquer ensuite de la charpie, faire des onctions aux cuisses, aux aines et aux environs de la plaie, étendre du cérat par dessus, remplir la partie de farine d'orge chaude, et l'entourer d'un bandage. Le lendemain, on met le malade dans un bain de siége chaud, et l'on fomente la partie avec le même cataplasme. Deux fois par jour, avant et après le pansement, il faut oindre les

3. Ora etiam venarum, fundentia sanguinem, sic tolluntur. Ubi sanguini, qui effluit, sanies adjicitur, alvus acribus ducitur; quo magis ora promoveantur : eoque fit, ut omnia venarum quasi capitula conspicua sint. Tum si capitulum exiguum est, basimque tenuem habet, adstringendum lino paulum supra est, quam ubi cum ano committitur : imponenda spongia ex aqua calida est, donec id liveat : deinde aut ungue, aut scalpello supra nodum id exulcerandum est. Quod nisi factum est, magni dolores subsequuntur; interdum etiam urinæ difficultas. Si id majus est, et basis latior, hamulo uno aut altero excipiendum est, paulumque supra basim incidendum : neque relinquendum quidquam ex eo capitulo, neque quidquam ex ano demendum est; quod consiquitur is, qui neque nimium, neque parum hamos ducit. Qua incisum est, acus debet imitti, infraque eam lino id capitulum alligari. Si duo triave sunt, imum quodque primum curandum est : si plura, non omnia simul; ne tempore eodem undique teneræ cicatrices sint. Si sanguis profluit, excipiendus est spongia : deinde linamentum imponendum, ungenda femina, et inguina, et quidquid juxta ulcus est, ceratumque superdandum, et farina hordeacea calida implendus is locus, et sic deligandus est. Postero die is desidere in aqua calida debet, eodemque cataplasmate foveri. Ac bis die, et ante curationem, et post eam, coxas (c) ac femina liquido cerato perungenda sunt; tepidoque is loco

hanches et les cuisses avec du cérat liquide, et placer le patient dans une pièce chaude. Au bout de cinq ou six jours, on enlève la charpie avec une sonde auriculaire; si les petites tumeurs ne tombent pas au même instant, on les détache avec le doigt; puis, au moyen des remèdes adoucissants dont j'ai parlé autre part (5), on amène les plaies à guérison. La conduite à tenir après la cure, a déjà été exposée dans un autre chapitre (6).

CHAPITRE XXXI.

Des varices (1)

De ces affections à celles de la jambe, la transition est courte; sur ce membre se développent des varices, qu'on enlève sans difficulté. J'ai relégué, dans ce chapitre, le traitement des veines variqueuses de la tête et de l'abdomen (2), parce qu'il est le même partout. Toute veine malade doit être détruite par le feu ou emportée par le fer. Est-elle droite ou même transversale, mais simple et de médiocre volume? la cautérisation est préférable. Est-elle flexueuse et forme-t-elle des espèces de pelotons entortillés, dont plusieurs sont entrelacés entre eux? l'ablation est plus utile. Voici comment se pratique l'ustion: on incise la peau au-dessus de la veine, et, dès que celle-ci est à découvert, on la touche légèrement avec un cautère grêle, mousse et incandescent, en évitant de brûler les bords de la plaie, qu'on tient facilement écartés avec des érignes. Cette opération se fait de quatre en quatre doigts environ sur toute la varice; on applique ensuite les

continendus. Interpositis quinque aut sex diebus, oriculario specillo linamenta educenda: si capitula simul non exciderunt, digito promovenda: tum lenibus medicamentis, iisdemque, quæ alibi posui, ulcera ad sanitatem perducenda. Finito vitio, quemadmodum agendum esset, jam alias exposui.

CAPUT XXXI.

De varicibus.

Ab his ad crura proximus transitus est; in quibus orti varices non difficili ratione tolluntur. Huc autem et earum venarum (*a*), quæ in capite nocent; et eorum varicum, qui in ventre sunt, curationem distuli: quoniam ubique eadem est. Igitur vena omnis, quæ noxia est, aut adusta tabescit, aut manu eximitur. Si recta; si, quamvis transversa, tamen simplex; si modica est, melius aduritur. Si curva est, et velut in orbes quosdam implicatur, pluresque inter se involvuntur, utilius eximere est. Adurendi ratio hæc est. Cutis superinciditur: tum patefacta vena, tenui et retuso ferramento candente modice premitur; vitaturque, ne plagæ ipsius oræ adurantur: quas

remèdes propres à guérir les brûlures. L'excision se pratique de la manière suivante : après avoir incisé la peau au-dessus de la veine, comme dans le cas précédent, on saisit les lèvres de la plaie à l'aide d'une érigne ; on détache de toutes parts la veine avec un scalpel, en ayant soin de ne pas la blesser, puis on passe un crochet mousse au-dessous, et, à des intervalles à peu près égaux à ceux indiqués plus haut, on répète cette opération sur la même veine, dont la direction est facilement reconnue en soulevant le crochet. Cela fait, partout où il y a des varices, on soulève la veine avec le crochet dans une incision, et on la coupe ; puis, au crochet le plus proche, on l'attire, on l'extirpe et on l'excise de nouveau en cet endroit (3). Après avoir ainsi débarrassé la jambe de toutes les varices, on rapproche les lèvres de la plaie, et l'on met dessus un emplâtre agglutinatif.

CHAPITRE XXXII.

De l'adhérence et de la rétraction des doigts.

Si les doigts adhèrent ensemble dès la naissance, ou par suite d'une ulcération qui leur est commune, on les sépare avec le scalpel, et on les entoure isolément d'un emplâtre sans graisse ; chaque doigt guérit ainsi séparément. Mais si un doigt s'est incurvé, à la suite d'un ulcère dont la cicatrisation a été mal dirigée, il faut d'abord essayer un malagme, et s'il est sans effet, ce qui arrive ordinairement quand la cicatrice est ancienne et que les nerfs sont lésés,

reducere hamulis facile est. Id interpositis fere quaternis digitis per totum varicem fit, et tum superimponitur medicamentum, quo adusta sanantur. At exciditur hoc modo : cute eadem ratione super venam incisa, hamulo oræ excipiuntur ; scalpelloque undique a corpore vena diducitur ; caveturque, ne inter hæc ipsa lædatur ; eique retusus hamulus subjicitur ; interpositoque eodem fere spatio, quod supra positum est, in eadem vena idem fit : quæ, quo, tendat facile hamulo extento cognoscitur. Ubi jam idem, quacumque varices sunt, factum est, uno loco adducta per hamulum vena præciditur : deinde qua proximus hamus est, attrahitur et evellitur ; ibique rursus absciditur. Ac sic undique varicibus crure liberato, plagarum oræ committuntur, et super emplastrum glutinans injicitur.

CAPUT XXXII.

De digitis cohærentibus, et curvatis.

At, si digiti vel in utero protinus, vel propter communem exulcerationem postea cohæserunt, scalpello diducuntur : dein separatim uterque non pingui emplastro circumdatur : atque ita per se uterque sanescit. Si vero fuit ulcus in digito, posteaque male inducta cicatrix curvum (*a*) eum reddit ; primum malagma tentandum est : dein si id

on examine si la difformité provient du nerf ou du tégument. Dans le premier cas, l'opération est inopportune, car le mal est incurable; dans le second, on doit enlever tout le tissu cicatriciel qui, en général, est calleux et empêche l'extension du doigt; ensuite on maintient cet organe dans la rectitude, pendant la formation de la nouvelle cicatrice.

CAAPITRE XXXIII.

De la gangrène (amputation des membres).

J'ai dit, dans un autre chapitre (1), que la gangrène s'étendait depuis les doigts ou les orteils, jusqu'à l'aisselle ou à l'aine, et que, si elle résistait aux médicaments, il fallait amputer le membre (2). C'est, il est vrai, une ressource des plus périlleuses, car les malades meurent souvent d'hémorrhagie ou de syncope pendant l'opération même; mais qu'importe, ici comme ailleurs, qu'un remède soit peu sûr, s'il est unique. On fait donc, avec un scalpel, une incision entre le mort et le vif jusqu'à l'os, de façon à ne pas s'approcher de l'articulation, et même à empiéter sur les parties saines plutôt que d'en laisser de malades. Dès qu'on est arrivé sur l'os, on en éloigne la chair saine, et on la détache du pourtour osseux, afin de le dénuder également, en cet endroit, dans une certaine étendue; puis, à l'aide d'une petite scie, on coupe l'os le plus près possible de la chair saine et encore adhérente;

nihil prodest, quod et in veteri cicatrice, et ubi nervi læsi sunt, evenire consuevit, videre oportet, nervine id vitium, an cutis sit. Si nervi est, attingi non debet; neque enim sanabile est. Si cutis, tota cicatrix excidenda; quæ fere callosa extendi digitum minus patiebatur: tum rectus sic ad novam cicatricem perducendus est.

CAPUT XXXIII.

De gangræna

Gangrænam inter ungues alasque aut inguina nasci; et, si quando medicamenta vincuntur, membrum præcidi oportere, alio loco mihi dictum est. Sed id quoque cum periculo summo fit; nam sæpe in ipso opere vel profusione sanguinis, vel animæ defectione moriuntur. Verum hic quoque nihil interest, an satis tutum præsidium sit, quod unicum est. Igitur inter sanam vitiatamque partem incidenda scalpello caro usque ad os est sic, ut neque contra ipsum articulum id fiat, et potius ex sana parte aliquid excidatur, quam ex ægra relinquatur. Ubi ad os ventum est, reducenda ab eo sana caro, et circa os subsecanda est, ut ea quoque parte aliquid os nudetur: dein id

ensuite on polit la surface de la section osseuse, rendue inégale par l'action de la scie, et, par dessus, on ramène le tégument qui, grâce à ce procédé, doit être assez lâche pour recouvrir très-exactement l'os de toutes parts. L'endroit où la peau n'aura pas été ramenée, sera recouvert de charpie par dessus laquelle on fixera une éponge trempée dans du vinaigre. Quant aux pansements ultérieurs, on suivra les règles établies pour les plaies qu'on doit faire suppurer (3).

serrula præcidendum est, quam proxime sanæ carni etiam inhærenti : ac tum frons ossis, quam serrula exasperavit, lævanda est, supra que inducenda cutis; quæ sub ejusmodi curatione laxa esse debet, ut quam maxime undique os contegat. Quo cutis inducta non fuerit, id linamentis erit contegendum, et super id spongia ex aceto deliganda. Cetera postea sic facienda, ut in vulneribus, in quibus pus moveri debet, præceptum est.

A. C. CELSE.

TREIZIÈME LIVRE DES ARTS

ET

HUITIÈME DE LA MÉDECINE.

CHAPITRE I.

De la position et de la forme de tous les os du corps humain.

Il reste encore la partie qui a rapport aux os; afin d'en rendre l'intelligence plus facile, j'indiquerai auparavant la situation et la forme de ces organes. Tout d'abord se présente le crâne, qui est concave en dedans, convexe en dehors, lisse des deux côtés, et à l'endroit où il recouvre la membrane du cerveau, et à l'endroit où il est recouvert par le tégument générateur des cheveux. Il est simple à l'occiput et aux tempes; double (1) du front au vertex; les os qui le constituent sont durs extérieurement; mais en dedans, à leurs points d'union l'un

A. C. CELSI

ARTIUM LIBER DECIMUS TERTIUS,

IDEM MEDICINÆ OCTAVUS.

CAPUT I.

De positu et figura ossium totius humani corporis.

Superest ea pars, quæ ad ossa pertinet : quæ quo facilius accipi possit, prius positus figurasque eorum indicabo. Igitur calvaria incipit ex interiore parte concava, extrinsecus gibba, utrimque lævis, et qua cerebri membranam contegit, et qua cute, capillum gignente, contegitur : eaque simplex ab occipitio et temporibus; duplex usque

avec l'autre, ils sont plus mous, et, entre eux, circulent des vaisseaux qui ont sans doute pour mission de les alimenter. Il est rare de trouver un crâne tout entier sans sutures; toutefois il s'en rencontre dans les pays chauds, et ces crânes sont les plus résistants et les moins accessibles à la douleur. Quant aux autres, moins il y a de sutures, plus la tête a de solidité (2). Du reste, le nombre et le siége des sutures n'ont rien de constant. Cependant, d'ordinaire, au-dessus des oreilles, il y en a deux entre les tempes et la partie supérieure de la tête (3); une troisième se rend vers les oreilles par le vertex, et sépare l'occiput du sommet de la tête (4); une quatrième se dirige du vertex au front, par la ligne médiane de la tête (5), et, tantôt s'arrête à la naissance des cheveux, tantôt se termine entre les sourcils en divisant le front (6). De ces sutures, la plupart, il est vrai, se joignent par engrenure, mais celles qui passent transversalement au-dessus des oreilles, ont leurs bords taillés en biseau, de façon que les os d'en bas appuient légèrement sur ceux d'en haut. L'os le plus épais de la tête se trouve derrière l'oreille (7); c'est sans doute pour ce motif que les cheveux n'y croissent pas. Au-dessous des muscles qui entourent les tempes, est situé l'os mitoyen (8), qui est incliné à l'extérieur. Mais la face offre la plus grande suture; elle commence à une tempe et finit à l'autre, en passant transversalement au milieu des yeux et des narines (9). De cette suture, il en part, au-dessous des angles internes, deux petites qui regardent en bas (10). Les malaires ont aussi, chacun à leur sommet, une suture transversale (11). A partir du milieu des narines ou de la gencive supérieure, une suture parcourt la ligne médiane du palais; une autre coupe transversalement ce même palais. C'est ainsi que les

in verticem a fronte : ossaque ejus ab exterioribus partibus dura : ab interioribus, quibus inter se connectuntur, molliora sunt : interque ea venæ discurrunt, quas his alimentum subministrare, credibile est. Raro autem calvaria solida sine suturis est : locis tamen æstuosis facilius invenitur, et id caput firmissimum, atque a dolore tutissimum est. Ex ceteris, quo suturæ pauciores sunt, eo capitis valetudo commodior est. Neque enim certus earum numerus est, sicut ne locus quidem. Fere tamen duæ super aures tempora a superiore capitis parte discernunt : tertia ad aures per verticem tendens, occipitium a summo capite diducit : quarta ab eodem vertice per medium caput ad frontem procedit; eaque modo sub imo capillo desinit, modo frontem ipsam secans inter supercilia finitur. Ex his ceteræ quidem suturæ in unguem committuntur : eæ vero, quæ super aures transversæ sunt, totis oris paulatim extenuantur; atque ita inferiora ossa superioribus leniter insidunt. Crassissimum vero in capite os post aurem est, qua capillus, ut verisimile est, ob id ipsum non gignitur. Sub his (*a*) quoque musculis, qui tempora connectunt, os medium, in exteriorem partem inclinatum, positum est. At facies suturam habet maximam ; quæ a tempore incipiens, per medios oculos naresque transversa pervenit ad alterum tempus. A qua breves duæ sub interioribus angulis deorsum spectant. Et malæ quoque in summa parte singulas transversas suturas habent.

sutures sont disposées dans la plupart des cas. Les ouvertures les plus grandes percées dans la tête sont celles des yeux, puis celles des narines, ensuite celles des oreilles. Les cavités orbitaires sont droites, simples et se dirigent vers le cerveau. Les deux ouvertures nasales sont séparées par un os mitoyen; d'abord osseuses, à partir des sourcils, elles deviennent ensuite cartilagineuses et d'autant plus molles et charnues qu'elles se rapprochent davantage de la bouche. Mais ces ouvertures, qui sont simples de la partie supérieure à la partie inférieure du nez, se divisent en deux voies à leurs extrémités; les unes, ouvertes du côté de la gorge (12), servent à l'inspiration et à l'expiration de l'air; les autres, dirigées vers le cerveau, aboutissent en dernier lieu à un grand nombre de petits orifices (13), auxquels nous devons le sens de l'odorat. Le conduit auditif également droit et simple, devient flexueux et se divise près du cerveau en une foule de petits orifices (14), grâce auxquels nous possédons la faculté d'entendre. Dans le voisinage de ces conduits existent deux espèces de petits enfoncements (15), au-dessus desquels se termine l'os qui, venant transversalement des joues, est soutenu par les os situés au-dessous. Cet os peut être appelé *jugal*, à cause de sa forme qui l'a fait nommer ζύγωμα par les Grecs (16). Le maxillaire inférieur est un os mou et unique, dont la partie moyenne et inférieure constitue le menton, de chaque côté duquel cet os se dirige vers les tempes; c'est le seul maxillaire susceptible de mouvement, car les malaires avec l'os tout entier (17) d'où sortent les dents supérieures, sont immobiles. Les extrémités du maxillaire inférieur sont, pour ainsi dire, bifurquées. Une des apophyses (18), à base plus large, mince au sommet et plus longue, s'en-

A mediisque naribus, aut superiorum dentium gingivis per medium palatum una procedit; aliaque transversa idem palatum secat. Et suturæ quidem in plurimis hæ sunt. Foramina autem intra caput maxima oculorum sunt; deinde narium; tum quæ in auribus habemus. Ex his quæ oculorum sunt, recta simpliciaque ad cerebrum tendunt. Narium duo foramina osse medio discernuntur: siquidem hæ primum a superciliis, angulisque oculorum osse inchoantur ad tertiam fere partem: deinde in cartilaginem versæ, quo propius ori descendunt, eo magis caruncula quoque molliuntur. Sed ea foramina, quæ a summis ad imas nares simplicia sunt, ibi rursus in bina itinera dividuntur: aliaque ex his ad fauces pervia, spiritum et reddunt et accipiunt; alia, ad cerebrum tendentia, ultima parte in multa et tenuia foramina dissipantur, per quæ sensus odoris nobis datur. In aure quoque primo rectum et simplex iter, procedendo flexuosum, juxta cerebrum in multa et tenuia foramina diducitur, per quæ facultas audiendi est. Juxtaque ea duo parvuli quasi sinus sunt; superque eos finitur os, quod transversum a genis tendens, ab inferioribus ossibus sustinetur. Jugale appellari potest ab eadem similitudine, a qua id Græci ζύγωμα (*b*) appellant. Maxilla vero est molle os, eaque una est: cujus eadem et media, et ima pars mentum est: a quo utrimque procedit ad tempora; solaque ea movetur. Nam malæ cum toto osse, quod superiores dentes

gage sous l'os *jugal*, au-dessus duquel elle sert d'attache aux muscles temporaux. L'autre, plus courte et plus ronde, fonctionne comme un gond dans l'enfoncement qui est situé à côté du conduit auditif (19); là, ses flexions dans un sens et dans l'autre, asssurent la mobilité du maxillaire. Les dents sont plus dures que les os; les unes sont implantées dans le maxillaire inférieur; les autres dans l'os supérieur des joues. Parmi ces dents, les quatre antérieures de chaque mâchoire sont appelées par les Grecs τομεῖς (20), parce qu'elles coupent. Puis viennent les quatre canines, qui cernent les précédentes de chaque côté. Au-delà, se trouvent les molaires qui d'ordinaire sont au nombre de cinq de chaque côté, excepté chez ceux dont les dernières (21), qui généralement paraissent assez tard, ne sont pas encore venues. Les dents du devant s'appuient chacune sur une racine; les molaires, toujours sur deux, quelquefois sur trois et même sur quatre. Une racine longue produit généralement une dent courte; la racine d'une dent droite est elle-même droite, et celle d'une dent courbe, flexueuse. La même racine donne naissance chez les enfants à une nouvelle dent qui, le plus souvent, expulse l'ancienne, mais se montre quelquefois au-dessus ou au-dessous.

La tête repose sur l'épine dorsale. Celle-ci se compose de vingt-quatre vertèbres : sept cervicales, douze costales, et les cinq autres très-voisines des côtes. Ces os arrondis et courts envoient deux apophyses (22) de chaque côté; leur centre est percé d'une ouverture (23), par où descend la moëlle épinière qui s'unit au cerveau. A la périphérie, les deux apophyses sont percées de petits trous (24), qui livrent passage à de petites membranes (25) semblables à la membrane du

exigit, immobiles sunt. Verum ipsius maxillæ partes extremæ quasi bicornes sunt. Alter processus, infra latior, vertice ipso tenuatur, longiusque procedens sub osse jugali subit, et super id temporum musculis illigatur. Alter brevior et rotundior, et in eo sinu, qui juxta foramina auris est, cardinis modo fit; ibique huc et illuc se inclinans maxillæ facultatem motus præstat. Duriores osse dentes sunt : quorum pars maxillæ, pars superiori ossi malarum hæret. Ex his quaterni primi, qui secant, τομεῖς a Græcis nominantur. Hi deinde quatuor caninis dentibus ex omni parte cinguntur. Ultra quos utrimque fere maxillares quini sunt, præterquam in iis, in quibus ultimi, qui sero gigni solent, non increverunt. Ex his primores singulis radicibus; maxillares utique binis, quidam etiam ternis, quaternisve nituntur. Fereque longior radix breviorem dentem edit; rectique dentis recta etiam radix, curvi flexa est. Exque eadem radice in pueris novus dens subit, qui multo sæpius priorem expellit : interdum tamen supra infrave eum se ostendit.

Caput autem spina excipit. Ea constat ex vertebris quatuor et viginti. Septem in cervice sunt, duodecim ad costas, reliquæ quinque sunt proximæ costis. Eæ teretes brevesque ab utroque latere processus duos exigunt : mediæ perforatæ, qua spinæ medulla cerebro commissa descendit : circa quoque per duos processus tenuibus cavis

cerveau. Toutes les vertèbres, excepté les trois premières (26), offrent à leur partie supérieure des dépressions qui reposent un peu sur ces apophyses (27), et envoient de leur partie inférieure, d'autres apophyses tournées en bas (28). La vertèbre du sommet supporte immédiatement la tête, dont elle reçoit, dans ses dépressions, les petites apophyses (29) : de là la mobilité de la tête dans le sens vertical sur ses tubérosités. La seconde vertèbre supporte la première par sa partie antérieure (30). Quant au contour, sa partie culminante (31) est terminée par un cercle plus étroit ; de sorte que la vertèbre supérieure embrasse cette partie, et permet aussi à la tête des mouvements de latéralité. La troisième reçoit la seconde de la même manière ; de là la mobilité facile du cou. Mais la tête ne pourrait pas même se soutenir, si des nerfs droits et puissants, que les Grecs appellent τένοντες (32), ne maintenaient le cou de deux côtés opposés ; aussi, tandis que l'un de ces nerfs est fléchi, l'autre, toujours tendu, s'oppose au déplacement des parties supérieures. La troisième vertèbre pousse déjà des tubercules (33), qui s'insèrent à la vertèbre placée au-dessous. Les autres, à l'aide d'apophyses tournées en bas (34), s'insinuent dans les vertèbres inférieures, reçoivent les supérieures dans les dépressions qu'elles ont de chaque côté (35), et sont assujetties par un grand nombre de nerfs et de cartilages. Ainsi, grâce à une légère flexion en avant, seul mouvement possible, l'homme peut et se tenir debout et se courber dans une certaine mesure pour vaquer à ses affaires. La première côte est située au dessous du cou, vis-à-vis de l'épaule ; les six suivantes arrivent jusqu'à la limite antérieure de la poitrine ; ces côtes, cylindriques au

perviæ, per quæ a membrana cerebri similes membranulæ deducuntur. Omnesque vertebræ, exceptis tribus summis, a superiore parte in ipsis processibus paulum desidentes sinus habent : ab inferiore alios deorsum versus processus exigunt. Summa igitur protinus caput sustinet, per duos sinus receptis exiguis ejus processibus ; quo fit, ut caput sursum deorsum versum tuberibus exasperetur ; secunda superiorem parte anteriori (c). Quod ad circuitum pertinet, pars summa angustiore orbe finitur ; ita superior ei summæ circumdata in latera quoque caput moveri sinit. Tertia eodem modo secundam excipit : ex quo facilis cervici mobilitas est. Ac ne sustineri quidem caput posset, nisi utrimque recti valentesque nervi collum continerent, quos τένοντας Græci appellant : siquidem horum inter omnes flexus alter semper intentus ultra prolabi superiora non patitur. Jamque vertebra tertia tubercula, quæ inferiori inserantur, exigit. Ceteræ processibus deorsum spectantibus in inferiores insinuantur, ac per sinus quos utrimque habent, superiores accipiunt ; multisque nervis et multa cartilagine continentur. Ac sic uno flexu modico in pronum dato, ceteris negatis, homo et rectus insistit, et aliquid ad necessaria opera curvatur. Infra cervicem vero summa costa contra humerum sita est. Inde sex inferiores usque ad imum pectus proveniunt : eæque, primis partibus rotundæ, et leniter quasi capitulatæ, vertebrarum transversis

commencement, et munies d'espèces de petites têtes peu prononcées, se fixent aux apophyses transverses des vertèbres qui, dans ce point, sont aussi légèrement déprimées. A partir de là, elles s'élargissent, se courbent en dehors, dégénèrent peu à peu en cartilage, puis subissent de nouveau une légère courbure interne, et s'unissent à l'os de la poitrine (36). Celui-ci, dur et résistant, commence au bas du cou, est échancré de chaque côté, et, après s'être ramolli en cartilage, se termine vers l'épigastre. Au-dessous des côtes précédentes, il en est cinq, appelées νόθαι (37) par les Grecs, qui sont courtes et plus grêles, se changent aussi peu à peu en cartilage, et se fixent à la paroi de l'abdomen; la dernière n'est déjà plus, en majeure partie, qu'un cartilage. En arrière du cou, deux os larges se portent de chaque côté vers les épaules : nous les appelons *petits boucliers cachés*, et les Grecs, ὠμοπλάται. Ces os, excavés en gouttière (38) à leur extrémité supérieure, deviennent ensuite triangulaires, gagnent l'épine en s'élargissant graduellement, et s'amincissent de plus en plus. Cependant ils sont eux-mêmes cartilagineux en bas, et comme flottants en arrière, car, excepté au sommet, ils ne sont fixés à aucun os; mais là, ils sont maintenus par des muscles et des nerfs puissants. Un peu en dedans de la partie moyenne de la première côte, surgit un os (39), étroit en ce point, il est vrai, mais qui en se rapprochant de l'os large des épaules, devient plus épais, plus large, se courbe un peu en dehors, se renfle légèrement à son extrémité, et soutient la clavicule. Celle-ci, sinueuse elle-même, ne doit pas être rangée parmi les os les plus durs; par un bout, elle repose sur l'os dont je viens de parler; par l'autre, sur une petite dépression (40) de l'os pectoral; elle reçoit

processibus ibi quoque paulum sinuatis, inhærent : inde latescunt, et in exteriorem partem recurvatæ paulatim in cartilaginem degenerant; eaque parte rursus in interiora leniter flexæ committuntur cum osse pectoris. Quod valens et durum a faucibus incipit, ab utroque latere lunatum, et a præcordiis, jam ipsum quoque cartilagine mollitum, terminatur. Sub costis vero prioribus quinque, quas νόθας Græci nominant, breves tenuioresque, atque ipsæ quoque paulatim in cartilaginem versæ, extremis abdominis partibus inhærescunt; imaque ex his, majore jam parte nihil, nisi cartilago est. Rursus a cervice duo lata ossa utrimque ad scapulas tendunt : nostri scutula operta, ὠμοπλάτας Græci nominant. Ea in summis (*d*) verticibus sinuata, ab his triangula, paulatimque latescentia ad spinam tendunt; et quo latiora quaque parte sunt, hoc hebetiora. Atque ipsa quoque, in imo cartilaginosa, posteriore parte velut innatant; quoniam, nisi in summo, nulli ossi inhærescunt. Ibi vero validis musculis nervisque constricta sunt. At a summa costa paulo interius, quam ubi ea media est, os excrescit, ibi quidem tenue, procedens vero, quo propius lato scapularum ossi fit, eo plenius latiusque et paulum in exteriora curvatum, quod altera verticis parte modice intumescens, sustinet jugulum. Id autem ipsum recurvum, ac neque inter durissima ossa numerandum, altero capite in eo, quod posui, altero in

du bras quelque mouvement, et est attachée par des nerfs et un cartilage au-dessous de la tête de l'os large des épaules.

C'est là que commence l'humérus. Cet os est renflé, mou, sans moëlle et cartilagineux à ses deux extémités; cylindrique, dur et pourvu d'une moëlle au milieu; légèrement convexe en avant, en arrière et en dedans, et concave en dehors. Sa partie antérieure regarde la poitrine; la postérieure, les épaules; l'interne est tournée vers le côté; l'externe, à l'opposé. On se convaincra ultérieurement que ces particularités concernent toutes les articulations. La tête supérieure de l'humérus, plus ronde que celle des os dont j'ai parlé jusqu'ici, s'insère dans un léger enfoncement du sommet de l'os large des épaules (41), et se trouve en très-grande partie fixé hors de cette cavité par des nerfs. L'inférieure est munie de deux apophyses (42), entre lesquelles se trouve une partie intermédiaire (43) plus évidée que les extrémités; cette disposition lui permet de recevoir l'avant-bras, qui se compose de deux os. Le radius, appelé κερκίσ par les Grecs, plus haut, plus court et d'abord plus grêle, reçoit à son extrémité supérieure, qui est arrondie et légèrement excavée, le petit tubercule de l'humérus (44). Le cubitus plus bas, plus long et d'abord plus épais, s'insère par deux espèces de crêtes qui en surmontent l'extrémité supérieure (45), dans la dépression de l'humérus, que j'ai dit exister entre ses deux apophyses. D'abord réunis, les deux os de l'avant bras se séparent peu à peu, puis se rejoignent vers la main, où leur épaisseur devient inverse de ce qu'elle était jusque-là : car le radius y est plus épais et le cubitus très-grêle. Le radius se renfle ensuite en forme de tête cartilagineuse et s'évide au sommet. Le cubitus, arrondi

exiguo sinu pectoralis ossis insidit, paulumque motu brachii movetur, et cum lato osse scapularum infra caput ejus nervis et cartilagine connectitur.

Hinc humerus incipit, extremis utrimque capitibus tumidus, mollis, sine medulla, cartilaginosus : medius teres, durus, medullosus leniter gibbus in priorem et posteriorem et interiorem; cavus in exteriorem partem. Prior autem pars est, quæ a pectore est; posterior, quæ ab scapulis : interior, quæ ad latus tendit; exterior, quæ ab eo recedit : quod ad omnes articulos pertinere in ulterioribus patebit. Superius autem humeri caput rotundius, quam cetera ossa, de quibus adhuc dixi, parvo excessu vertici lati scapularum ossis inseritur, ac majore parte extra situm nervis deligatur. At inferius duos processus habet : inter quos, quod medium est, magis etiam extremis partibus sinuatur. Quæ res sedem brachio præstat : quod constat ex ossibus duobus. Radius, quem κερκίδα Græci appellant, superior breviorque, et primo tenuior, rotundo et leniter cavo capite exiguum humeri tuberculum recipit; idque ibi nervis et cartilagine continetur. Cubitus inferior longiorque, et primo plenior, in summo capite duobus quasi verticibus extantibus in sinum humeri, quem inter duos processus ejus esse proposui, se inserit. Primo vero duo brachii ossa juncta paulatim, diriguntur, rursusque ad manum coeunt, modo crassitudinis mutato : siquidem ibi radius

à l'extrémité, se prolonge un peu sur un côté (46). Pour ne pas le répéter plus souvent, ne laissons pas ignorer que la plupart des os se terminent par un cartilage, et qu'il n'y a pas d'articulation qui ne finisse ainsi. Car point de mouvement possible sans surfaces glissantes; et point d'assemblage d'os par des chairs et des nerfs, sans quelque substance intermédiaire comme moyen d'union. La première partie de la paume de la main est composée de plusieurs osselets en nombre variable. Ils sont tous oblongs, triangulaires et agencés entre eux de manière que l'angle de l'un et la base de l'autre se trouvent alternativement en haut. De là vient qu'ils semblent ne former qu'un seul os un peu concave à l'intérieur. La main est pourvue à l'une de ses extrémités, de deux petites saillies (47) qui s'enfoncent dans l'évidement du radius; et à l'autre, de cinq os droits dirigés vers les doigts, qui forment la région palmaire. De ces os naissent les doigts, qui sont chacun composés de trois os, tous disposés de la même manière. L'os intérieur (48), évidé au sommet, reçoit le petit tubercule de l'os extérieur (49), et ces os sont assujettis par des nerfs. De ceux-ci procèdent les ongles, qui durcissent, et qui, pour cette raison, implantent leurs racines, non dans le tissu osseux, mais plutôt dans les chairs.

Telle est la disposition des parties supérieures. L'extrémité inférieure de l'épine (50) s'enfonce dans l'os des hanches, qui est transversal, de beaucoup le plus puissant, et qui protége la matrice, la vessie et le rectum. Convexe extérieurement, recourbé vers l'épine, cet os présente sur les côtés, c'est-à-dire sur les hanches mêmes, des cavités arrondies (51). Là commence un os appelé pectiné (52) qui, placé en travers au-dessus des intestins et sous la région pubienne, consolide

plenior, cubitus admodum tenuis est. Dein radius, in caput cartilaginosum consurgens, in vertice sinuatur: cubitus rotundus in extremo, parte altera paulum procedit. Ac, ne sæpius dicendum sit, illud ignorari non oportet, plurima ossa in cartilaginem desinere, nullum articulum non sic finiri. Neque enim aut moveri posset, nisi lævi inniteretur; aut cum carne nervisque conjungi, nisi ea media quædam materia committeret. In manu vero prima palmæ pars ex multis minutisque ossibus constat, quorum numerus incertus est. Sed oblonga omnia et triangula, structura quadam inter se connectuntur, quum invicem superior alterius angulus alterius planities sit: eoque fit ex his unius ossis paulum in interiora concavi species. Verum ex manu duo exigui processus in sinum radii conjiciuntur. Tum ex altera parte recta quinque ossa, ad digitos tendentia, palmam explent. A quibus ipsi digiti oriuntur; qui ex ossibus ternis constant: omniumque eadem ratio est. Interius os in vertice sinuatur, recipitque exterioris exiguum tuberculum; nervique ea continent. A quibus orti ungues indurescunt: ideoque non ossi, sed carni magis radicibus suis inhærent.

Ac superiores quidem partes sic ordinatæ sunt. Ima vero spina in coxarum osse desidit; quod transversum longeque valentissimum, vulvam, vesicam, rectum intestinum tuetur. Idque ab exteriore parte gibbum; ad spinam resupinatum; a lateribus,

le ventre; il est plus droit chez l'homme, et plus incliné en dehors chez la femme pour ne pas entraver l'accouchement. C'est là que commencent les fémurs, dont les têtes sont encore plus rondes que celles de l'humérus, qui cependant le sont plus que celles des autres os. Au-dessous des têtes fémorales, sont deux apophyses : l'une antérieure (53), l'autre postérieure (54). Puis ces os, durs, moëlleux et convexes en dehors, se renflent de nouveau à leur extrémité inférieure. L'extrémité supérieure s'enfonce dans la cavité des hanches, comme celle de l'humérus dans celle de l'os des épaules; plus bas, le fémur se dirige légèrement en dedans pour soutenir d'une manière plus égale la partie supérieure du corps. L'extrémité inférieure est évidée afin de mieux s'ajuster avec la jambe. Cette jointure est protégée par un petit os mou, cartilagineux, appelé *rotule*. Cet os flottant, sans adhérences avec aucun autre, retenu par des chairs et des nerfs, et un peu plus rapproché du fémur, affermit l'articulation dans tous les mouvements de la jambe. Celle-ci se compose de deux os, car sous tous les rapports la cuisse ressemble au bras, et la jambe à l'avant-bras; si bien qu'on reconnaît la forme et la beauté de l'un par celle de l'autre; forme et beauté qui existent d'abord aux os, et se reproduisent ensuite dans les chairs. Un de ces os est situé à la partie externe de la jambe et porte le nom de *sural* (55); il est plus court, plus grêle en haut, et se renfle près des malléoles. L'autre plus antérieur, désigné sous le nom de *tibia*, est plus long, plus épais à la partie supérieure, et s'articule seul avec l'extrémité inférieure du fémur, comme le cubitus avec l'humérus. Ces os réunis ensemble en haut et en bas, se

id est in ipsis coxis, sinus rotundos habet. A quibus oritur os, quod pectinem vocant: idque super intestina sub pube transversum, ventrem firmat : rectius in viris, recurvatum magis in exteriora in feminis, ne partum prohibeat. Inde femina ordiuntur, quorum capita rotundiora etiam quam humerorum sunt; quum illa ex ceteris rotundissima sint. Infra vero duos processus a priore et a posteriore parte habent. Dein dura et medullosa et ab exteriore parte gibba, rursus ab inferiori (c) quoque capitibus intumescunt. Superiora in sinus coxæ, sicut humeri in ea ossa, quæ scapularum sunt, conjiciuntur : tum infra introrsus leniter tendunt, quo æqualius superiora membra sustineant. Atque inferiora quoque capita media sinuantur, quo facilius excipi a cruribus possint. Quæ commissura osse parvo, molli, cartilaginoso tegitur : patellam vocant. Hæc super innatans, neque ulli ossi inhærens, sed carne et nervis deligata, pauloque magis ad femoris os tendens, inter omnes crurum flexus juncturam tuetur. Ipsum autem crus est ex ossibus duobus. Etenim per omnia femur humero, crus brachio simile est : adeo ut habitus quoque et decor alterius ex altero cognoscatur : quod ad ossibus incipiens, etiam in carne respondet Verum alterum os ab exteriore parte suræ positum est; quod ipsum quoque sura nominatur. Id brevius, supraque tenuius, a ipsos talos intumescit. Alterum a priore parte positum, cui tibiæ nomen est, longius et in superiore parte plenius, solum cum femoris inferiore

séparent au milieu comme ceux de l'avant-bras. La jambe repose inférieurement sur l'os transversal des malléoles (56), situé lui-même au-dessus de l'os du talon (57); celui-ci évidé dans un endroit, saillant dans un autre, reçoit les tubérosités de l'astragale, et s'insère en même temps dans la dépression de cet os. L'os du talon est sans moëlle, dur et plus projeté en arrière, où il affecte une forme cylindrique. Les autres os du pied ont une structure semblable à ceux de la main : la plante du pied répond à la paume de la main, les orteils aux doigts, et les ongles du pied à ceux de la main.

CHAPITRE II.

De l'altération et de la corruption des os; des signes auxquels on les reconnaît, et de leur traitement (1).

Tout os qui a subi une atteinte morbide est ou altéré, ou fendu, ou brisé, ou percé, ou contus, ou luxé. Celui qui est altéré, devient en général d'abord gras, puis noir ou carié; c'est ce qui arrive aux os surmontés d'ulcères ou de fistules graves, invétérés, ou envahis par la gangrène. Il faut, avant tout, emporter l'ulcère pour mettre l'os à nu, et, si l'altération osseuse s'étend au delà de l'ulcère, détacher la chair en dessous, jusqu'à ce que l'os paraisse sain de toutes parts. Il suffit alors de brûler une ou deux fois la partie grasse avec un cautère, pour en provoquer l'exfoliation, ou de la ruginer jusqu'à ce qu'on aperçoive un peu de sang : indice

capite committitur; sicut cum humero cubitus. Atque ea quoque ossa, infra supraque conjuncta, media, ut in brachio, dehiscunt. Excipitur autem crus infra osse transverso talorum; idque ipsum super os calcis situm est, quod quadam parte sinuatum, quadam excessus habens, et procedentia ex talo recipit, et in sinum ejus inseritur. Idque sine medulla durum, magisque in posteriorem partem projectum, teretem ibi figuram repræsentat. Cetera pedis ossa ad eorum, quæ in manu sunt, similitudinem structa sunt : planta palmæ, digiti digitis, ungues unguibus respondent.

CAPUT II.

Ossa vitiata et corrupta quibus signis cognoscantur, et qua ratione curentur.

Omne autem os, ubi injuria accessit, aut vitiatur, aut finditur, aut frangitur, aut foratur, aut colliditur, aut loco movetur. Id, quod vitiatum est, primo fere pingue fit; deinde vel nigrum, vel cariosum; quæ, supernatis gravibus ulceribus aut fistulis, hisque vel longa vetustate, vel etiam cancro occupatis, eveniunt. Oportet autem ante omnia os nudare, ulcere exciso, et, si latius est ejus vitium, quam ulcus fuit, carnem subsecare, donec undique os integrum pateat; tum id, quod pingue est, semel iterumve

que l'os est sain, un os vicié étant nécessairement sec. On agit de même pour un cartilage malade; c'est-à-dire qu'on le rugine avec un scalpel de manière à ne laisser que ce qui est sain; puis, os ou cartilage, on saupoudre la partie ruginée avec du natron bien pilé. Il n'y a pas autre chose à faire quand la carie ou la noirceur occupe la superficie de l'os; toutefois, l'ustion et la rugination doivent alors être un peu plus prolongées. Le médecin qui rugine doit appuyer hardiment l'instrument pour agir efficacement et finir plus vite. On s'arrête dès que l'os paraît blanc ou résistant; car la teinte blanche indique évidemment la limite de l'altération qui le rendait noir, et une certaine résistance, celle de la carie. L'apparition d'un peu de sang annonce aussi l'intégrité de l'os, comme on l'a dit plus haut. A-t-on des doutes sur le degré de profondeur de l'une ou de l'autre de ces affections? il est facile de les dissiper à l'égard de la carie, en introduisant dans les orifices une sonde grêle qui avance plus ou moins loin, selon que le mal est superficiel ou profond. Quant à la noirceur, on peut en juger d'après la douleur et la fièvre qui, modérées, autorisent à admettre que le mal ne descend pas bien bas. L'application de la tarière fournit, cependant, des renseignements plus précis, puisque la sciure cesse d'être noire à la limite de l'altération. Si donc la carie pénètre bien avant, il faut, avec la tarière, cribler la partie de trous dont la profondeur égalera celle du mal; puis, dans ces ouvertures, enfoncer des cautères incandescents, jusqu'à dessication totale de l'os. A la suite de cette opération, on verra en même temps tout ce qui était altéré se détacher des couches osseuses sous-jacentes, la perte de substance se réparer, et l'humeur devenir nulle ou insignifiante.

satis est admoto ferramento adurere, ut ex eo squama secedat : aut radere, donec jam aliquid cruoris ostendatur, quæ integri ossis nota est. Nam necesse est aridum sit id, quod vitiatum est. Idem in cartilagine quoque læsa faciendum est : siquidem ea quoque scalpello radenda est, donec integrum id sit, quod relinquitur. Deinde, sive os, sive cartilago rasa est, nitro bene trito respergenda est. Neque alia facienda sunt, ubi caries, nigritiesve in summo osse est: siquidem id vel paulo diutius eodem ferramento adurendum, vel radendum est. Qui radit hæc, audacter imprimere ferramentum debet ut et agat aliquid, et maturius desinat. Finis est, quum vel ad album os, vel ad solidum ventum est. Albo finiri ex nigritie vitium, soliditate quadam ex carie, manifestum est. Accedere etiam cruoris aliquid integro supra dictum est. Si quando autem an altius descenderit utrumlibet dubium est, in carie quidem expedita cognitio est. Specillum tenue in foramina demittitur : quod magis minusve intrando, vel in summo cariem esse, vel altius descendisse, testatur. Nigrities colligi quidem potest etiam ex dolore et ex febre, quæ ubi mediocria sunt, illa alte descendisse non potest. Manifestior tamen adacta terebra fit : nam finis vitii est, ubi scobis nigra esse desiit. Igitur, si caries alte descendit, per terebram urgenda crebris foraminibus est, quæ altitudine vitium æquent : tum in ea foramina demittenda candentia ferramenta sunt, donec sic-

Au contraire, si la noirceur traverse l'os de part en part, on l'excisera; mais il importe d'enlever tout ce qui est altéré; s'il existe du tissu sain en dessous, on ne retranchera que ce qui est corrompu. De même, l'os du crâne, de la poitrine ou une côte sont-ils affectés de carie? la cautérisation est inutile : c'est l'excision qui convient. Qu'on n'imite point ceux qui, après avoir dénudé l'os, attendent le troisième jour pour l'exciser : le plus sûr c'est de tout terminer avant l'inflammation. Ainsi, on doit, autant que possible, dans la même séance, inciser la peau, mettre l'os à nu et le débarrasser de tout ce qui est altéré. Bien plus dangereuse est la carie du sternum qui, même après une opération heureuse, guérit rarement d'une manière radicale.

CHAPITRE III (1).

De la manière d'exciser les os. (Trépanation).

L'excision des os se pratique de deux manières : si l'altération est très-restreinte, avec le trépan, que les Grecs appellent χοινικίς; si elle est un peu étendue, avec la tarière. Je vais exposer comment on se sert de ces deux instruments. Le trépan est un ferrement creux, cylindrique, dentelé comme une scie à la partie inférieure, et dans l'axe duquel descend une tige pointue, embrassée elle-même par un cercle intérieur. Il y a deux sortes de tarières : l'une

cum os ex toto fiat. Simul enim post hæc et resolvetur ab inferiore osse, quodcumque vitiatum est; et is sinus carne replebitur; et humor aut nullus postea feretur, aut mediocris. Sin autem nigrities (*a*), ad alteram quoque partem ossis transiit, oportet excidi. Sed quod totum vitiatum, totum eximendum est : si inferior pars integra est, eatenus, quod corruptum est, excidi debet. Item sive capitis, sive pectoris os, sive costa cariosa est, inutilis ustio est, et excidendi necessitas est. Neque audiendi sunt qui, osse nudato, diem tertium exspectant, ut tunc excidant : ante inflammationem enim tutius omnia tractantur. Itaque, quantum fieri potest, eodem momento et cutis incidenda est, et os detegendum, et omni vitio liberandum est. Longeque perniciosissimum est, quod in osse pectoris est : quia vix, etiamsi recte cessit curatio, veram sanitatem reddit.

CAPUT III.

Quomodo os excidatur.

Exciditur vero os duobus modis; si parvulum est, quod læsum est, modiolo, quam χοινικίδα Græci vocant : si spatiosius, terebris. Utriusque rationem proponam. Modiolus ferramentum concavum, teres est, imis oris serratum; per quod medium clavus, ipse quoque interiore orbe cinctus, demittitur. Terebrarum autem duo genera

ressemble à celles dont se servent les ouvriers; l'autre est pourvue d'une tête un peu allongée qui commence par une pointe aiguë, s'élargit aussitôt après, puis va de nouveau en se rétrécissant graduellement jusqu'en haut. Si le mal est circonscrit dans un espace assez étroit pour être embrassé par une couronne de trépan, cet instrument mérite la préférence. S'il y a carie, on enfonce la tige centrale dans une ouverture; s'il s'agit d'une noirceur, on pratique avec l'angle d'un ciseau, un petit trou dans l'os pour loger le perforatif qui, ainsi fixé, permet au trépan de tourner sans glisser; puis, à l'aide d'une courroie, on lui imprime un mouvement de rotation comme à une tarière. Il est nécessaire d'exercer une certaine pression pour qu'il puisse creuser et tourner : trop légère, il produit peu d'effet; trop forte, il s'arrête. Il est bon aussi d'instiller un peu d'huile rosat ou de lait pour faciliter le jeu de l'instrument; mais on n'en mettra pas trop pour ne pas émousser le tranchant. La voie du trépan une fois frayée, on enlève le perforatif et l'on fait tourner l'instrument seul; puis, dès que l'intégrité des couches inférieures de l'os se manifeste par la sciure, on le retire. Si le mal a trop d'étendue pour être embrassé par le trépan, c'est la tarière qu'il faut employer. On perce d'abord un trou sur la ligne même qui sépare la partie malade de la partie saine de l'os; puis un second à côté, ensuite un troisième et ainsi de suite, jusqu'à ce que la portion d'os à emporter soit entièrement cernée. Ici encore, la sciure indique le point où l'action de l'instrument doit s'arrêter. Alors, avec un ciseau qu'on pousse d'un trou à l'autre à coups de maillet, on abat les ponts osseux intermédiaires, et l'on creuse ainsi un sillon circulaire semblable à celui que produit le trépan pour

sunt : alterum simile ei, quo fabri utuntur : alterum capituli longioris, quod ab acuto mucrone incipit, deinde subito latius fit; atque iterum ab alio principio paulo minus quam æqualiter sursum procedit. Si vitium in angusto est, quod comprehendere modiolus possit, ille potius aptatur : et, si caries subest, medius clavus in foramen demittitur; si nigrities, angulo scalpri sinus exiguus fit, qui clavum recipiat, ut eo insistente, circumactus modiolus delabi non possit : deinde is habena, quasi terebra, convertitur. Estque quidam premendi modus, ut et foret, et circumagatur : quia, si leviter imprimitur, parum proficit; si graviter, non movetur. Neque alienum est instillare paulum rosæ vel lactis, quo magis lubrico circumagatur; quod ipsum tamen, si copiosius est, aciem ferramenti hebetat. Ubi jam iter modiolo impressum est, medius clavus educitur, et ille per se agitur : deinde, quum sanitas inferioris partis scobe cognita est, modiolus removetur. At si latius vitium est, quam ut illo comprehendatur, terebra res agenda est. Ea foramen fit in ipso fine vitiosi ossis atque integri; deinde alterum non ita longe, tertiumque, donec totus is locus, qui excidendus est, his cavis cinctus sit. Atque ibi quoque, quatenus terebra agenda sit, scobis significat. Tum excisorius scalper ab altero foramine ad alterum malleolo adactus, id, quod inter utrumque medium est, excidit; ac sic ambitus similis ei fit, qui in angustiorem orbem modiolo imprimi-

un espace plus restreint. Que le cercle ait été tracé de l'une ou de l'autre manière, on enlève à l'aide du même ciseau tenu à plat et par couches successives, les parties corrompues de l'os, jusqu'à ce qu'il ne reste plus que du tissu osseux sain. Rarement toute l'épaisseur de l'os est occupée par la noirceur ; elle l'est quelquefois par la carie, surtout quand c'est le crâne qui est affecté. C'est encore la sonde qui fournit ce renseignement. En effet, l'introduit-on dans une des ouvertures qui reposent sur un plan solide ? elle y rencontre une certaine résistance et revient humide ; trouve-t-elle au contraire un passage à jour qui la conduit assez loin entre l'os et la membrane? elle ne se heurte à aucun obstacle, et on la retire sèche ; non qu'il n'y ait en dessous de la sanie corrompue, mais parce que l'espace a plus d'étendue, et que la sanie y est établie en nappe. Que ce soit la noirceur découverte par la tarière ou la carie révélée par la sonde qui traverse l'os, l'emploi du trépan est presque inutile, car une lésion aussi profonde occupe nécessairement une certaine largeur. Il faut, dans ce cas, se servir de la seconde espèce de tarière décrite plus haut ; pour qu'elle ne s'échauffe pas trop, on la plongera de temps en temps dans de l'eau froide. On ne saurait épier avec trop d'attention le moment où l'instrument a perforé la moitié de l'os, s'il est simple, ou sa portion supérieure, s'il est double ; là, l'épaisseur même de l'os ; ici, l'apparition du sang, marquent ce moment. On doit alors ralentir le mouvement de l'archet, appuyer plus légèrement la main gauche, l'élever plus souvent et examiner la profondeur du trou, pour bien saisir l'instant où l'os est traversé, et ne pas s'exposer à blesser la membrane du cerveau avec la pointe de l'instrument : ce qui donne lieu à de graves inflammations avec danger de mort. Les ouvertures faites, on emporte

tur. Utro modo vero id circumductum est, idem excisorius scalper in osse corrupto planus summam quamque testam lævet, donec integrum os relinquatur. Vix unquam nigrities, interdum caries, totum os perrumpit (*a*) ; maximeque ubi vitiata calvaria est. Id quoque (*b*) specillo significatur : quod depressum in id foramen, quod infra solidam sedem habet, et ob id renitens aliquid invenit, et madens exit : si pervium invenit, altius descendens inter os et membranam, nihil oppositum invenit, educiturque siccum : non quo non subsit aliqua vitiosa sanies, sed quoniam ibi, ut in latiore sede, diffusa sit. Sive autem nigrities, quam terebra detexit, sive caries, quam specillum ostendit, os transiit, modioli quidem usus fere supervacuus est ; quia latius pateat necesse est, quod jam alte processit. Terebra vero ea quam secundo loco posui, utendum ; eaque, ne nimis incalescat, subinde in aquam frigidam demittenda est. Sed tunc majore cura agendum est, quum jam aut simplex os dimidium perforatum est ; aut in duplici superius : illud spatium ipsum ; hoc sanguis significat. Ergo tum lentius ducenda habena, suspendendaque (*c*) magis sinistra manus est, et sæpius attollenda, et foraminis altitudo consideranda ; ut quandocumque os perrumpatur, sentiamus, neque periclitemur, ne mucrone cerebri membrana lædatur : ex quo graves inflammationes cum periculo mor-

les cloisons intermédiaires, comme il a été dit, mais avec beaucoup plus de circonspection, afin de ne pas violenter cette membrane avec l'angle du ciseau, et l'on continue jusqu'à ce qu'on ait une brèche suffisante pour introduire l'instrument destiné à protéger la membrane, et que les Grecs appellent μηνιγγοφύλαξ ? C'est une lame d'airain, solide, un peu recourbée et lisse à la face externe; on l'engage de manière que cette face, tournée du côté du cerveau, se place successivement au-dessous de la partie que le ciseau doit abattre, et empêche l'angle du ciseau, s'il venait à la heurter, d'aller au delà. Le médecin donne ainsi des coups de maillet avec plus de hardiesse et de sécurité, jusqu'à ce que l'os excisé de toutes parts, puisse être soulevé au moyen de cette lame, et enlevé sans que le cerveau soit lésé. Dès que tout l'os est retiré, il faut ruginer et polir le pourtour de l'ouverture, et si de la sciure s'est fixée sur la méninge, la recueillir. Quand, après l'ablation de la portion supérieure de l'os, l'inférieure est restée en place, on doit non seulement polir le pourtour de l'ouverture, mais encore toute la surface osseuse; ainsi s'effetuera sans accident la production d'une peau qui, si elle naissait sur les aspérités de l'os, amènerait immédiatement, non la guérison, mais de nouvelles douleurs. Quelle est la conduite à tenir après la dénudation du cerveau ? je l'exposerai lorsque j'en serai aux fractures des os. S'il reste un fond osseux, on le recouvre des remèdes sans graisse en usage pour les plaies récentes, et, par dessus, on applique de la laine en suint imprégnée d'huile et de vinaigre. Avec le temps, il naît de la surface même de l'os, une chair qui comble la perte de substance résultant de l'opération. Si une portion d'os a été cautérisée, elle se sépare de la

tis oriuntur. Factis foraminibus, eodem modo media septa, sed multo circumspectius, excidenda sunt, ne forte angulus scalpri eamdem membranam violet; donec fiat aditus per quem membranæ custos immittatur: μηνιγγοφύλακα Græci vocant. Lamina ænea est, firma, paulum resima, ab exteriore, parte lævis: quæ demissa sic, ut exterior pars ejus cerebro propior sit, subinde ei subjicitur, quod scalpro discutiendum est, ac, si excipit ejus angulum, ultra transire non patitur: eoque et audacius, et tutius, scalprum malleolo medicus subinde ferit, donec undique excisum os eadem lamina levetur, tollique sine ulla noxa cerebri possit. Ubi totum os ejectum est, circumradendæ lævandæque oræ sunt, et, si quid scobis membranæ insedit, colligendum. Ubi, superiore parte sublata, inferior relicta est, non oræ tantum, sed os quoque totum lævandum est; ut sine noxa postea cutis increscat, quæ aspero ossi innascens protinus non sanitatem, sed novos dolores movet. Patefacto cerebro, qua ratione agendum sit, dicam, quum ad fracta ossa venero. Si basis aliqua servata est, superimponenda sunt medicamenta non pinguia, quæ recentibus vulneribus accommodantur: supraque imponenda lana succida, oleo atque aceto madens. Ubi tempus processit, ab ipso osse caro increscit, eaque factum manu sinum complet. Si quod etiam os adustum est, a parte sana recidit; subitque inter integram atque emortuam partem caruncula, quæ,

partie saine, et il naît, entre le mort et le vif, des bourgeons charnus qui repoussent le séquestre. Il peut arriver aussi, qu'à la suite d'un coup, l'os ne soit ni fendu ni entièrement brisé, mais seulement contus et dépoli à la surface. Dans ce cas, il suffit de le ruginer et de le polir. Bien que ces lésions s'observent principalement à la tête, elles se produisent également sur les autres os; aussi, le cas échéant, faut-il recourir au même mode de traitement. Quant aux méthodes curatives applicables aux fractures, fissures, perforations et contusions, il en est de particulières à chacune de ces lésions, et de communes à plusieurs d'entre elles : je vais en parler immédiatement, en commençant par le crâne.

CHAPITRE IV.

Des fractures du crâne.

Lorsque le crâne a été frappé avec violence, il faut s'enquérir immédiatement si le blessé a vomi de la bile; si sa vue s'est obscurcie; s'il est resté sans parole; s'il a perdu du sang par le nez et par les oreilles; s'il est tombé, et s'il est resté étendu sans connaissance, comme une personne endormie; car ces phénomènes ne se montrent qu'après une fracture de l'os, et, quand ils se produisent, ils entraînent, qu'on le sache bien, une opération nécessaire, mais difficile. Si, de plus, il est survenu de la torpeur, du trouble dans les idées, de la paralysie et des convulsions, il est probable que la membrane du cerveau a été lésée; dès lors il y a moins d'espoir. Si rien de tout cela

quod abscessit, expellit (*d*). Potest etiam evenire, ut ex ictu neque findatur os, neque perfringatur : sed summum tamen collidatur, exasperetürque. Quod ubi incidit, radi et lævari satis est. Hæc quamvis maxime fiunt in capite : tamen ceteris quoque ossibus communia : ut, ubicumque idem incidit, eodem remedio sit utendum. At quæ fracta, fissa, forata, collisa sunt, quasdam proprias in singulis generibus, quasdam communes in pluribus curationes requirunt : de quibus protinus dicam, initio ab eadem calvaria accepto.

CAPUT IV.

De calvaria fracta

Igitur, ubi ea percussa (*a*), protinus requirendum est, num bilem is homo vomuerit; num oculi ejus obcæcati sint; num obmutuerit; num per nares auresve sanguis ei effluxerit; num conciderit; num sine sensu quasi dormiens jacuerit. Hæc enim non nisi osse fracto eveniunt; atque, ubi inciderunt, scire licet, necessariam, sed difficilem curationem esse. Si vero etiam torpor accessit; si mens non constat; si nervorum vel resolutio vel distentio sequuta est; verisimile est, etiam cerebri membranam esse violatam : eoque in au-

n'est arrivé, on peut douter de l'existence de la fracture, et l'on doit sur le champ, examiner si la blessure a été faite par une pierre, du bois, du fer ou par tout autre corps vulnérant: si ce corps était lisse ou raboteux, de grand ou de médiocre volume, et si le coup a été fort ou faible; car moins il a été violent, plus il est présumable que l'os a résisté. Le mieux c'est de s'en assurer par un moyen plus certain. On introduit donc dans la plaie une sonde, qui ne doit être ni trop grêle ni pointue, de peur qu'en s'engageant dans une ouverture naturelle de l'os, elle ne donne à tort l'idée d'une fracture; ni trop grosse, pour que de petites fissures n'échappent pas à l'exploration. Une fois la sonde arrivée sur l'os, si la surface qu'elle rencontre est lisse et polie, on peut le regarder comme intact; mais si celle-ci offre quelque aspérité, surtout en dehors des sutures, c'est signe qu'il y a une fracture. Hippocrate, à l'exemple des grands hommes qui sont riches de leur propre fonds, nous raconte qu'il a été induit en erreur par les sutures (1). Les esprits frivoles ne possédant rien, ne peuvent rien sacrifier; un grand génie, au contraire, s'honore sans se déprécier en avouant naïvement une erreur; surtout quand il le fait dans le but utile de prémunir la postérité contre les méprises que les devanciers ont commises. C'est par égard pour la mémoire de ce grand maître, que nous avons fait cette digression. Une suture peut induire en erreur, parce qu'elle offre également des inégalités; aussi peut-on prendre une fissure pour une suture, à l'endroit où l'on s'attend rencontrer cette dernière. Il faut donc éviter cette méprise; le plus sûr c'est de mettre l'os à nu. Le siége des sutures n'a rien de constant, comme je l'ai établi plus haut (2); d'ailleurs une commissure naturelle et une fissure traumati-

gusto magis spes est. At si nihil horum sequutum est, potest etiam dubitari, an os fractum sit: et protinus considerandum est, lapide, an ligno, an ferro, an alio telo percussum sit, et hoc ipso lævi an aspero, mediocri an vastiore, vehementer an leviter; quia quo mitior ictus fuit, eo facilius os ei restitisse credibile est. Sed nihil tamen melius est, quam certiore id nota explorare. Ergo, qua plaga est, demitti specillum oportet neque nimis tenue, neque acutum; ne, quum in quosdam naturales sinus inciderit, opinionem fracti ossis frustra faciat: neque nimis plenum; ne parvulæ rimæ fallant. Ubi specillum ad os venit, si nihil nisi læve et lubricum occurrit, integrum id videri potest; si quid asperi est, utique qua suturæ non sint, fractum os esse testatur. A suturis se deceptum esse, Hippocrates memoriæ prodidit; more scilicet magnorum virorum, et fiduciam magnarum rerum habentium. Nam levia ingenia, qui nihil habent, nihil sibi detrahunt: magno ingenio, multaque nihilominus habituro, convenit etiam simplex veri erroris confessio; præcipueque in eo ministerio, quod utilitatis causa posteris traditur; ne qui decipiantur eadem ratione, qua quis ante deceptus est. Sed hæc quidem alioquin memoria magni professoris, uti interponeremus, efficit. Potest autem sutura eo nomine fallere, quia æque aspera est; ut aliquis hanc esse, etiamsi rima est, existimet eo loco, quo subesse hanc verisimile est. Ergo eo nomine decipi non oportet: sed os aperire tutissi-

que peuvent occuper le même point, ou se trouver à côté l'une de l'autre. Bien plus, si le choc a été violent, quand même la sonde n'aurait rien rencontré, il y a avantage à découvrir l'os. Si, même alors, la fente ne se manifeste pas, il faut verser de l'encre sur l'os (3), et le râcler avec un ciseau : la fissure, si elle existe, reste colorée en noir. Il arrive également que le coup porte quelquefois sur un point, et que la fissure se produit sur un autre (4). Aussi, après une violence extérieure grave, s'il est survenu des syptômes fâcheux, et, qu'à l'endroit où la peau est lésée, on ne trouve point de fente, il importe d'examiner s'il n'existe pas sur un autre point, de l'empâtement et de la tuméfaction; s'il y en a, on y fait une incision; car c'est là qu'on trouvera la fissure de l'os. Une division de la peau, même inutile, guérit assez aisément; mais une fracture restée sans traitement, cause une vive inflammation, et guérit dans la suite plus difficilement. Rarement, mais quelquefois, il arrive que l'os reste intact, et, qu'à l'intérieur, un vaisseau de la membrane du cerveau, rompu par le coup, laisse couler du sang qui, en se coagulant sur place, suscite de vives douleurs et obscurcit la vue. C'est ordinairement vis-à-vis de ce point que la douleur se déclare; si l'on incise le tégument en cet endroit, l'os apparaît pâle, ce qui nécessite égalcment son excision.

Quelle que soit la cause qui ait rendu nécessaire ce mode de traitement, si l'ouverture de la peau est insuffisante, on l'agrandit jusqu'à ce que la partie lésée soit bien en vue. Pendant l'opération, on prendra garde de ne rien laisser sur l'os de la petite membrane sous-cutanée (5) qui

mum est. Nam neque utique certa sedes, ut supra posui, suturarum est, et potest idem et naturaliter commissum et ictu fissum esse, juxtave aliquid fissum habere. Quin etiam, ubi ictus fuit vehementior, quamvis specillo nihil invenitur, tamen aperire commodius est. Ac si ne tum quidem rima manifesta est, inducendum super os atramentum scriptorium est, deinde scalpro id deradendum: nigritiem enim continet, si quid fissum est. Solet etiam evenire, ut altera parte fuerit ictus, et os altera fiderit. Itaque, si graviter aliquis percussus est, si mala indicia subsequuta sunt, neque ea parte, qua cutis discissa est, rima reperitur: non incommodum est, parte altera considerare, num quis locus mollior sit, et tumeat; cumque aperire: siquidem ibi fissum os reperietur. Nec tamen magno negotio cutis sanescit, etiamsi frustra secta est. Os fractum, nisi si succursum est, gravibus inflammationibus afficit, difficiliusque postea tractatur. Raro, sed aliquando tamen, evenit, ut os quidem totum integrum maneat, intus vero ex ictu vena aliqua in cerebri membrana rupta aliquid sanguinis mittat; isque ibi concretus magnos dolores moveat, oculosque obcæcet. Sed fere contra id dolor est, et eo loco cute incisa pallidum os reperitur: ideoque id quoque os excidendum est.

Quacumque autem de causa curatio hæc necessaria est, si nondum satis cutis patefacta est, latius aperienda est, donec, quidquid læsum est, in conspectu sit. In quo

enveloppe le crâne : car sa déchirure par le ciseau ou la tarière déterminerait une fièvre intense et de l'inflammation. Aussi vaut-il mieux la séparer entièrement de l'os. Quand la plaie provient d'une blessure, on est contraint de l'accepter telle qu'elle est : si le médecin doit la pratiquer, il y a en général grand avantage à lui donner la forme de la lettre X, au moyen de deux incisions qui se croisent, et à détacher ensuite en dessous chaque languette de tégument. Vient-il du sang pendant l'opération? il faut l'étancher au fur et à mesure à l'aide d'une éponge trempée dans du vinaigre, l'arrêter avec de la charpie et relever un peu la tête du blessé. Cette hémorrhagie ne doit inspirer aucune crainte, excepté à la région des muscles temporaux; mais là encore, il n'arrive rien de moins dangereux (6). Dans toute fissure ou fracture, les médecins de l'antiquité recouraient sur le champ aux instruments pour emporter la partie lésée (7). Mais il vaut beaucoup mieux essayer d'abord les emplâtres destinés aux plaies de la tête; on applique donc sur l'os fendu ou fracturé, un de ces emplâtres ramolli dans du vinaigre; par dessus, on met un linge un peu plus large que la plaie et enduit du même remède, puis de la laine grasse trempée dans du vinaigre; ensuite on bande la plaie; on lève chaque jour l'appareil, et l'on agit de même jusqu'au cinquième jour. A partir du sixième, on fait, avec une éponge, des fomentations de vapeur d'eau chaude, et l'on continue le même pansement. Si des bourgeons charnus commencent à paraître; si la petite fièvre se dissipe ou se calme; si un sommeil suffisant se joint au retour de l'appétit, il y a lieu de persévérer dans la même médication. Plus tard l'emplâtre doit être adouci avec du cérat d'huile rosat pour activer la

ipso videndum est, ne quid ex ipsa membranula, quæ sub cute calvariam cingit, super os relinquatur : siquidem hæc scalpro terebrisve lacerata vehementes febres cum inflammationibus excitat. Itaque eam commodius est ex toto ab osse diduci. Plagam, si ex vulnere est, talem necesse est habeamus, qualem acceperimus : si manu facienda est, ea fere commodissima est. quæ duabus transversis lineis litteræ X figuram accipit : tum deinde a singulis procedentibus lingulis cutis subsecatur. Inter quæ, si sanguis fertur, spongia subinde in aceto tincta cohibendus est, occupandusque objectis linamentis. et caput altius excitandum. Neque id ullum metum, nisi inter musculos, qui tempora continent, affert : sed ibi quoque nihil tutius fit In omni vero fisso fractove osse protinus antiquiores medici ad ferramenta veniebant, quibus id exciderent. Sed multo melius est ante emplastra experiri, quæ calvariæ causa componuntur: eorumque aliquod oportet ex aceto mollitum per se super fissum fractumve os imponere: deinde super id aliquanto latius, quam vulnus est, eodem medicamento illitum linteolum, et præterea succidam lanam aceto tinctam : tum vulnus deligare, et quotidie resolvere; similiterque (b) ad diem quintum. A sexto die etiam vapore aquæ calidæ per spongiam fovere: ceteraque eadem facere. Quod si caruncula increscere cœperit, et febricula aut soluta erit, aut levior, et cupiditas cibi reverterit, satisque somni accedet, in

régénération des chairs, car par lui-même il est astringent. Par ce moyen, les fentes se remplissent souvent d'une sorte de cal, qui est une espèce de cicatrice osseuse. Ce même cal comble les fractures un peu étendues dans les points où les os ne peuvent pas se souder ensemble, et assure au cerveau une protection un peu plus efficace que la chair qui se produit après l'excision de l'os. Mais si la fièvre se déclare dès les premiers pansements, si le sommeil est court et agité par des rêves; si la plaie est humide, languissante et les glandes du cou tuméfiées; s'il y a de vives douleurs et, par surcroît, un dégoût croissant pour les aliments; alors enfin, il faut en venir à l'opération et au ciseau (8).

Les coups portés sur la tête exposent à deux accidents : la fissure, et l'enfoncement du milieu de la partie lésée. S'il existe une fissure, les bords peuvent se trouver serrés, soit que l'un ait chevauché sur l'autre, soit qu'ils se soient rejoints vivement. Il résulte de là que, faute d'issue, l'humeur descend du côté de la membrane, l'irrite et provoque de graves inflammations. Lorsque le milieu de l'os est enfoncé, cette même membrane est pressée par l'os, parfois même piquée par des espèces d'esquilles pointues provenant de la fracture. On remédie à ces accidents en n'enlevant de l'os que le moins possible. Ainsi, un bord repose-t-il sur l'autre? il suffit d'emporter la partie qui proémine, avec le plat du ciseau; cette ablation faite, la brèche est déjà suffisante pour la cure. Les bords, au contraire, sont-ils pressés l'un contre l'autre? on perce à côté et à un doigt de distance, un trou avec une tarière; de là on pratique, vers la fente, avec le ciseau, deux sections en forme de V, dont le sommet doit

eodem medicamento erit perseverandum. Procedente deinde tempore emolliendum id emplastrum, adjecto cerato ex rosa facto; quo facilius carnem producat : nam per se reprimendi vim habet. Hac ratione sæpe rimæ callo quodam implentur; estque ea ossis velut cicatrix : et latius fracta ossa, si qua inter se non cohærebunt, eodem callo glutinantur; estque id aliquanto melius velamentum cerebro, quam caro, quæ exciso osse increscit. Si vero sub prima curatione febris intenditur, brevesque somni, et iidem per somnia tumultuosi sunt, ulcus madet, neque alitur, et in cervicibus glandulæ oriuntur, magni dolores sunt, cibique super hæc fastidium increscit; tum demum ad manum scalprumque veniendum est.

Duo vero sub ictu calvariæ pericula sunt; ne vel findatur, vel medium desidat. Si fissum est, possunt oræ esse compressæ, vel quia altera super alteram excessit; vel etiam quia vehementer se rursus commiserunt. Ex quo evenit, ut humor ad membranam quidem descendat, exitum vero non habeat; ac sic eam irritet, et graves inflammationes moveat. At ubi medium desedit, eamdem cerebri membranam os urget : interdum etiam ex fractura quibusdam velut aculeis pungentibus. His ita succurrendum est, ut tamen quam minimum ex osse dematur. Ergo, si ora alteri insidit, satis est id quod eminet, plano scalpro excidere : quo sublato, jam rima hiat quantum curationi

répondre au trou et la base à la fente. Celle-ci a-t-elle une certaine étendue? on fait, à partir d'un second trou, une brèche semblable à la précédente. Dès lors, il n'existe plus de cavité cachée sous l'os, et l'on a une ouverture qui procure une issue facile aux matières nuisibles de l'intérieur. Une fracture avec enfoncement ne nécessite même pas l'ablation complète de l'os; mais si l'os est entièrement brisé et tout-à-fait séparé de l'os voisin, ou n'y adhère que par une portion étroite, il faut, avec un ciseau, le détacher de celui qui est resté intact. Puis, sur le fragment enfoncé et à côté de la fente qui vient d'être faite, on ajoute deux trous, si la lésion est peu étendue; trois, si elle l'est davantage, et l'on emporte les cloisons intermédiaires; ensuite on dirige de chaque côté le ciseau vers la fente, de façon à produire une cavité semi-lunaire, dont la convexité est tournée en dedans vers la fracture, et les cornes du côté de l'os sain. Cela fait, s'il existe quelques fragments mobiles et faciles à enlever, on les ôte avec soin, à l'aide d'une pince faite exprès; on retire surtout ceux dont les pointes blessent la membrane. Si cette opération présente des difficultés, on engage sous l'os la lame destinée, comme je l'ai établi, à protéger la membrane, et l'on excise, sur cette lame, tout ce qu'il y a de pointes saillantes à l'intérieur; le même instrument sert aussi à relever les fragments d'os enfoncés. Ce mode de traitement a pour effet de favoriser la consolidation des os fracturés qui adhèrent encore en quelque point; d'éliminer sans violence, en temps utile et par la seule action des remèdes, ceux qui sont entièrement brisés; de ménager entre les fragments un espace suffisant pour retirer la sanie, et d'assurer au cerveau, au moyen de l'os, une protection plus efficace qu'elle ne l'eût été, si l'on

satis est. At si oræ inter se comprimuntur, a latere ejus, interposito digiti spatio, terebra foramen faciendum est: ab eoque scalper duabus lineis ad rimam agendus, ad similitudinem litteræ V sic, ut vertex ejus a foramine, basis a rima sit. Quod si rima longius patet, ab altero foramine rursus similis sinus fieri debet: ita nihil latens in osse cavum est (c), abundeque exitus datur intus lædentibus. Ne si fractum quidem os desedit, totum excidi necesse est: sed, sive totum perfractum est, et ab alio ex toto recessit, sive circumpositæ calvariæ inhæret exigua parte, ab eo, quod naturaliter se habet, scalpro dividendum est. Deinde in eo, quod desedit, juxta rimam, quam fecimus, foramina addenda sunt, si in angusta noxa est, duo; si latius patet, tria; septaque eorum excidenda; et tum scalper utrimque ad rimam agendus sic, ut lunatum sinum faciat, imaque pars ejus intus ad fracturam, cornua ad os integrum spectent. Deinde, si qua labant, et ex facili removeri possunt, forcipe ad id facto colligenda sunt, maximeque ea, quæ acuta membranam infestant: si id ex facili fieri non potest, subjicienda lamina est, quam custodem ejus membranæ esse proposui; et super eam, quidquid spinosum est, et intus eminet, excidendum est: eademque lamina, quidquid deorsum insedit, attollendum. Hoc genus curationis efficit, ut, qua parte fracta ossa tamen inhærent, solidentur: qua parte abrupta sunt, sine ullo tormento sub medicamentis tem-

eût excisé l'os. Cela fait, on absterge la membrane avec du vinaigre concentré pour arrêter, s'il y a lieu, l'écoulement de sang, ou délayer les caillots qui pourraient séjourner en dedans : puis on applique sur la méninge le même remède ramolli comme on l'a dit plus haut (9), ainsi que les autres pièces de pansement, c'est-à-dire le linge enduit du médicament et la laine grasse ; enfin on place le malade dans un appartement chaud. Le pansement de la plaie doit se faire une fois chaque jour et même deux fois en été. Si la méninge est prise d'inflammation et se tuméfie, on la lave avec de l'huile rosat tiède; si elle est gonflée au point de faire saillie au-dessus des os, on la réprime avec des lentilles bien broyées, ou des feuilles de vigne écrasées et mêlées avec du beurre frais ou de la graisse d'oie; on aura soin aussi d'adoucir le cou avec du cérat d'iris liquide. Si la membrane paraît un peu altérée, on verse dessus un mélange en parties égales de miel et de l'emplâtre (10); on le maintient avec un ou deux linges, et on recouvre le tout d'une compresse enduite du même emplâtre. Dès que la membrane est pure, on ajoute, dans la même proportion, du cérat à l'emplâtre pour régénérer la chair. Quant à la diète, aux aliments et aux boissons des premiers jours et des jours suivants, on se conforme aux préceptes établis pour les blessures (11); et cela, avec d'autant plus de soin, que ces sortes de plaies sont plus dangereuses. Bien plus, quand arrivera le moment non-seulement de sustenter, mais de nourrir le malade, on évitera les aliments qui demandent à être mâchés, ainsi que la fumée et les substances sternutatoires. Les signes qui autorisent quelque espoir sont la mobilité et la couleur normale

pore excidant; spatiumque inter hæc satis illis magnum ad extrahendaum saniem relinquatur; plusque in osse propugnaculi cerebrum habeat, quam habiturum fuit, eo exciso. His factis, ea membrana acri aceto respergenda est : ut, sive aliquid sanguinis ex ea profluit, cohibeatur, sive intus concretus cruor remanet, discutiatur : tum idem medicamentum eodem modo, qui supra positus est, mollitum, ipsi membranæ imponendum est : ceteraque eodem modo facienda sunt quæ ad linteolum illitum, et lanam succidam pertinent : collocandusque is loco tepido; et curandum quotidie vulnus; bis etiam æstate. Quod si membrana per inflammationem intumuerit, infundenda erit rosa tepida : si usque eo tumebit ut super ossa quoque emineat, coercebit eam bene trita lenticula, vel folia vitis contrita et cum recenti vel butyro vel adipe anserina mixta ; cervixque molliri debebit liquido cerato ex irino facto. Ac si parum pura membrana videbitur, par modus ejus emplastri et mellis miscendus erit : idque superinfundendum : ejusque continendi causa unum aut alterum linamentum injiciendum, et super linteolo, cui emplastrum illitum sit, contegendum. Ubi pura membrana est, eadem ratione adjiciendum emplastro ceratum, ut carnem producat. Quod ad abstinentiam vero, et primos ulterioresque cibos potionesque pertinet, eadem, quæ in vulneribus præcepi, servanda sunt, eo magis, quo periculiosius hæc pars afficitur. Quin etiam, quum jam non solum sustineri, sed ali quoque cibis oportebit, tamen erunt vitanda quæcumque mandenda

de la membrane, la teinte vermeille des bourgeons charnus et l'aisance des mouvements de la mâchoire et du cou. Ceux de mauvais présage sont l'immobilité, la couleur noire, livide ou putrilagineuse de la membrane, le délire, les vomissements incoërcibles, la paralysie, les convulsions, la lividité de la plaie, et la rigidité des mâchoires et du cou. Pour ce qui concerne les signes tirés du sommeil, de l'appétit, de la fièvre et de la couleur du pus, ils sont, au même titre que dans les autres blessures, favorables ou mortels. Lorsque la maladie prend une bonne tournure, il se développe sur la membrane même, ou, si l'os est double en cet endroit, sur le tissu osseux, une chair qui remplit le vide existant entre les os, et qui bourgeonne même parfois au-dessus du crâne. Si ce cas se présente, on saupoudre cette chair de battitures de cuivre pour la réprimer et la contenir, puis on la recouvre de remèdes cicatrisants. La cicatrice se forme aisément sur toutes les régions du crâne, excepté sur la partie du front qui est située un peu au-dessus de l'intervalle des sourcils. Aussi est-il très-rare, qu'en ce point, l'ulcération ne dure pas toute la vie : on doit en conséquence la recouvrir d'une compresse enduite d'un remède. En général, dans toute fracture de tête, et jusqu'à ce que la cicatrice soit consolidée, il est bon d'éviter le soleil, les plaisirs de l'amour, les bains fréquents et les excès du vin.

sunt : item fumus, et quidquid excitat sternumentum. Spem vero certam faciunt membrana mobilis ac sui coloris, caro increscens rubicunda, facilis motus maxillæ atque cervicis. Mala signa sunt, membrana immobilis, nigra, vel livida, vel aliter coloris corrupti, dementia, acris vomitus, nervorum vel resolutio vel distentio, caro livida, maxillarum rigor, atque cervicis. Cetera, quæ ad somnum, cibi desiderium, febrem, puris colorem attinent, eadem quæ in ceteris vulneribus vel salutaria, vel mortifera sunt. Ubi bene res cedit, incipit ab ipsa membrana ; vel si os eo loco duplex est, inde quoque caro increscere ; eaque id, quod inter ossa vacuum est, replet ; nonnunquam etiam super calvariam excrescit. Quod si incidit, inspergenda squama æris est, ut id reprimat et cohibeat : eaque (d) superdanda, quæ ad cicatricem perducant, omnibusque ea locis commode inducitur, excepta frontis ea parte, quæ paulum super id est, quod inter supercilia est. Ibi enim vix fieri potest, ut non per omnem ætatem sit exulceratio : quæ linteolo medicamentum habente contegenda est. Illa utique, capite fracto, servanda sunt, ut, donec jam valida cicatrix sit, vitentur sol, venus, frequens balneum, major vini modus.

CHAPITRE V.

Des fractures du nez.

L'os et le cartilage du nez sont souvent fracturés; et cela, tantôt de face, tantôt de côté. Si tous deux ou l'un d'eux seulement sont fracturés de face, les narines sont affaissées et l'inspiration difficile. Est-ce l'os qui a été brisé de côté? la partie lésée est déprimée; est-ce le cartilage? les narines sont déviées du côté opposé. De quelque manière que le cartilage ait été lésé, il faut le relever avec douceur, soit en introduisant une sonde, soit en pressant de chaque côté avec deux doigts; puis, dans le but d'empêcher le cartilage de s'affaisser, on pousse dans l'intérieur ou de la charpie disposée en long et entourée d'une petite peau molle cousue à l'entour, ou un petit linge sec arrangé de la même manière, ou une grosse plume enduite de gomme ou de colle d'ouvrier et revêtue d'une petite peau molle (1). Mais si la fracture est de face, on remplit également les deux narines; si elle est de côté, le corps introduit doit être plus épais de celui où penche le nez, et plus mince de l'autre. A l'extérieur, on applique une courroie souple dont la partie moyenne est enduite d'un mélange de fleur de farine et de suie d'encens; puis on la dirige au delà des oreilles, et on en colle au front les deux extrémités (2). Cette composition adhère à la peau comme de la colle, et, quand elle est durcie, elle maintient convenablement les narines. Si l'objet que l'on a intro-

CAPUT V.

De naso fracto.

In naribus vero et os, et cartilago frangi solet; et quidem modo adversa, modo a latere. Si adversa fracta sunt, alterumve ex his, nares desidunt, difficulter spiritus trahitur. Si a latere os fractum est, is locus cavus est: si cartilago, in alteram partem nares declinantur. Quidquid in cartilagine incidit, excitanda ea leniter est, aut subjecto specillo, aut duobus digitis utrimque compressis: deinde in longitudinem implicata linamenta, et molli pellicula cincta circumsutaque intus adigenda sunt; aut eodem modo compositum aliquid ex arido penicillo; aut grandis pinna, gummi, vel fabrili glutine illita, et molli pellicula circumdata, quæ desidere cartilaginem non sinat. Sed, si adversa ea fracta est, æqualiter utraque naris implenda est: si a latere, crassius esse debet ab ea parte, in quam nasus jacet, ab altera tenuius id, quod inseritur. Extrinsecus autem circumdanda habena est mollis, media illita mixtis inter se simila et turis fuligine: eaque ultra aures ducenda, et fronti duobus capitibus agglutinanda est. Id enim corpori quasi gluten inhærescit, et quum induruit, nares commode continet. Sin

duit cause de la douleur, ce qui arrive notamment quand la partie intérieure du cartilage a été broyée, on se borne à relever les narines et à les soutenir avec la courroie, qu'on enlève après le quatorzième jour. Pour cela, on la détache avec de l'eau chaude, qui sert aussi pour bassiner chaque jour la partie malade. Si l'os est fracturé, il faut également le remettre en place avec les doigts; s'il a été frappé de face, on bouche les deux narines; si c'est de côté, on bouche celle vers laquelle l'os a été poussé, et l'on applique du cérat et un bandage un peu plus serré : car ici, le cal ne se développe pas seulement au degré voulu pour la cure, mais jusqu'à former tumeur. Dès le troisième jour, on fomentera la partie avec de l'eau chaude; et on le fera d'autant plus, qu'on est plus près de la guérison. Existe-t-il plusieurs esquilles? il n'en faut pas moins, à l'aide des doigts, les refouler chacune à sa place, et appliquer à l'extérieur la même courroie enduite de cérat, sans se servir d'autre bandage. Si quelque fragment, détaché de toutes parts, n'est pas susceptible de se réunir avec les autres, ce que l'on reconnaît à l'abondance de l'humeur qui s'écoule de la plaie, on l'extraira avec une pince; l'inflammation terminée, on appliquera un remède légèrement résolutif. Plus grave est le cas, si, à la fracture de l'os ou du cartilage, se joint aussi une plaie du tégument : ce qui est très-rare. Si cela se produit, on n'en doit pas moins réduire la fracture par le même procédé : mettre sur la peau des emplâtres appropriés aux blessures récentes (3), mais s'abstenir de toute déligation (4).

quod intus inditum est lædit, sicut maxime fit, ubi interior cartilago perfracta est, excitatæ nares eadem tantummodo habena continendæ sunt; deinde post quatuordecim dies id ipsum demendum est. Resolvitur autem aqua calida; eaque tum is locus quotidie fovendus est. Sin os fractum est,id quoque digitis in suam sedem reponendum est, atque ubi adversum id ictum est, utraque naris implenda est; ubi a latere, ea in quam os impulsum est : imponendumque ceratum, et paulo vehementius deligandum est; quia callus eo loco non ad sanitatem tantummodo, sed etiam ad tumorem increscit; a tertio die fovendum id aqua calida est tantoque magis, quanto propius esse sanitati debet. Quod si plura erunt fragmenta, nihilominus (a) singula in suas sedes digitis erunt compellenda; imponendaque extrinsecus eadem habena, et super eam ceratum; neque ultra fascia adhibenda est. At si quod fragmentum undique resolutum cum ceteris non glutinabitur, intelligetur quidem ex humore, qui multus ex vulnere feretur; vulsella vero extrahetur : finitisque inflammationibus, imponetur aliquid medicamentum ex iis quæ leniter reprimunt. Pejus est ubi aut ossi aut cartilagini fractæ cutis quoque vulnus accessit. Id admodum raro fit. Si incidit, illa quidem nihilo minus eadem ratione in suas sedes excitanda sunt : cuti vero superimponendum emplastrum aliquod ex iis, quæ recentibus vulneribus accommodata sunt : sed insuper nullo vinculo deligandum est.

CHAPITRE VI.

De la fracture de l'oreille.

Le cartilage de l'oreille se rompt aussi quelquefois; si cet accident arrive, il faut, avant l'apparition du pus, appliquer un agglutinatif (1), qui, souvent, prévient la suppuration et consolide l'oreille. On n'ignorera pas qu'ici, comme au nez, le cartilage même ne se recolle pas, mais qu'il se forme, à l'entour, une chair qui donne de la solidité à la partie; aussi, quand il y a rupture du cartilage et de la peau, doit-on coudre le tégument des deux côtés. Pour le moment, je parle du cas où celui-ci étant intact, le cartilage se trouve fracturé. Si du pus s'est déjà formé en un point, il faut, du côté opposé, faire une ouverture à la peau, et exciser vis-à-vis le cartilage en demi-lune, puis employer un médicament légèrement astringent, tel que le lycium délayé dans de l'eau, jusqu'à ce que le sang ait cessé de couler; on applique ensuite un linge avec un emplâtre d'où l'on a exclu tout corps gras; et, en arrière de l'oreille, on met de la laine molle pour remplir l'espace qui existe entre cet organe et la tête. On bande alors modérément le tout, et, à partir du troisième jour, on fomente avec de la vapeur, comme je l'ai prescrit pour les narines (2). Dans ces sortes de lésions, la diète est nécessaire pendant les premiers jours, jusqu'à ce que l'inflammation ait cessé.

CAPUT VI.

De auribus fractis.

In aure quoque interdum rumpitur cartilago. Quod si incidit, antequam pus oriatur, imponendum glutinans medicamentum est : sæpe enim suppurationem prohibet, et aurem confirmat. Illud et in hac et in naribus ignorari non oportet; non quidem cartilaginem ipsam glutinari, circa tamen carnem increscere, solidarique cum locum. Itaque, si cum cute cartilago rupta est, cutis utrimque suitur. Nunc autem de ea dico, quæ, cute integra, frangitur. In ea vero si jam pus natum est, aperienda altera parte cutis, et ipsa cartilago contra lunata plaga excidenda est; deinde utendum est medicamento leniter supprimente, quale lycium est aqua dilutum, donec sanguis fluere desinat : tum imponendum linteolum cum emplastro sic, ut pingue omne vitetur; et a parte posteriore lana mollis auri subjicienda est, quæ, quod est inter hanc et caput, compleat : tum ea leniter deliganda est; et a tertio die vapore, ut in naribus posui, fovenda. Atque in his quoque generibus abstinentia primi temporis (*a*) necessaria est, donec inflammatio finiatur.

CHAPITRE VII.

Des fractures du maxillaire inférieur.

Considérations générales concernant tous les os.

Sur le point de passer de ces organes au maxillaire inférieur, je crois devoir indiquer ce que les fractures de tous les os ont de commun, pour éviter les répétitions. Tout os se fend tantôt en droite ligne, comme du bois dans sa longueur ; tantôt il se brise en travers, tantôt obliquement, et, dans ce dernier cas, les extrémités de la fracture sont parfois mousses, d'autres fois pointues : ce qui est très-fâcheux, parce qu'on n'ajuste pas aisément des bouts qui ne se rencontrent pas par une surface mousse, et qui, de plus, blessent les chairs, parfois même les nerfs et les muscles. Il se produit quelquefois aussi plusieurs fragments ; mais tandis qu'aux autres os, la séparation de fragment à fragment est souvent complète ; au maxillaire, les os, quelque maltraités qu'ils soient, ont toujours entre eux quelque point de contact. Il faut donc, avec deux doigts qui pressent de chaque côté en dedans et en dehors de la bouche, refouler les os à leur place ; puis, si la fracture est transversale, cas dans lequel une dent dépasse ordinairement sa voisine, réduire le maxillaire et attacher ensemble, avec de la soie, les deux dents les plus proches (1), ou, si elles vacillent, les suivantes. Cette opération est inutile dans l'autre espèce de fracture ; pour le reste, on agit de même : c'est-à-dire qu'on applique

CAPUT VII.

De maxilla fracta, et quibusdam ad omnia ossa pertinentibus.

Ab his ad maxillam venturus, indicanda quædam puto communiter ad omnia ossa pertinentia, ne sæpius eadem dicenda sint. Omne igitur os modo rectum, ut lignum in longitudinem finditur : modo frangitur transversum ; interdum obliquum ; atque id ipsum nonnunquam retusa habet capita, nonnunquam acuta ; quod genus pessimum est ; quia neque facile committuntur, quæ nulli retuso innituntur, et carnem vulnerant, interdum nervum quoque, aut musculum. Quin etiam aliquando plura fragmenta fiunt. Sed in aliis quidem ossibus ex toto sæpe fragmentum a fragmento recedit : maxillæ vero semper aliqua parte, etiam vexata ossa inter se cohærent. Igitur imprimis digitis duobus utrimque prementibus, et ab ore et ab cute, omnia ossa in suam sedem compellenda sunt. Deinde, si maxilla transversa fracta est ; sub quo casu fere dens super proximum dentem excidit ; ubi ea in suam sedem collocata est, duo proximi dentes, aut, si hi labant, ulteriores inter se seta deligandi sunt. Id in alio genere fracturæ supervacuum est : cetera eadem facienda sunt. Nam linteolum duplex, madens vino et oleo, superinjiciendum cum eadem simila et eadem turis fuligine est ; deinde

un linge en double imprégné de vin et d'huile avec la même fleur de farine (2) et la même suie d'encens, puis une bande ou une courroie souple fendue en long dans sa partie moyenne, afin qu'elle embrasse le menton de toutes parts; de là on en dirige les extrémités sur la tête, où on les noue. J'ajouterai, au sujet de tous les os, que la diète est d'abord nécessaire; qu'à partir du troisième jour, les aliments doivent être liquides, et, quand l'inflammation est dissipée, un peu plus consistants et réparateurs; que le vin est nuisible en tout temps; qu'il faut lever l'appareil le troisième jour; faire, au moyen d'une éponge, des fomentations de vapeur d'eau chaude; rappliquer les mêmes topiques que le premier jour; renouveler le même pansement le cinquième jour, et attendre ensuite que l'inflammation ait cessé, ce qui arrive en général, le septième ou le neuvième jour (3). Quand elle est dissipée, on explore de nouveau les os; si quelque fragment s'est dérangé, on le remet en place, et on ne lève pas l'appareil avant l'expiration des deux tiers du temps nécessaire à la consolidation de toute fracture osseuse. C'est ordinairement entre le quatorzième et le vingt et unième jour que guérissent le maxillaire inférieur, les os des joues, la clavicule, le sternum, l'os large des épaules, les côtes, la colonne vertébrale, les os coxaux, l'astragale, le calcanéum et les os de la main et du pied; les jambes et les avant-bras, entre le vingtième et le trentième (4); les bras (5) et les cuisses, entre le vingt-septième et le quarantième. A propos du maxillaire inférieur, il est bon d'ajouter que l'usage longtemps prolongé des aliments liquides est nécessaire; que, même dans la suite, on doit s'en tenir aux beignets et autres mets semblables, jusqu'à la consolidation complète de l'os par un cal. Il faut aussi, pendant les premiers jours, observer le silence.

aut fascia, aut mollis habena, media in longitudinem incisa, ut utrimque mentum complectatur, et inde capita ejus super caput adducta ibi deligentur. Illud quoque ad omnia ossa pertinens dictum erit; famem primum esse necessariam : deinde a die tertio humidum cibum : sublata inflammatione, paulo pleniorem, eumque, qui carnem alat : vinum per omne tempus esse alienum; deinde tertio die resolvi debere; foveri per spongiam vapore aquæ calidæ; eademque, quæ primo fuerunt, superdari : idem die quinto fieri, et donec inflammatio finiatur; quæ vel nono die, vel septimo fere solvitur; ea sublata, rursus ossa esse tractanda, ut, si quod fragmentum loco suo non est, reponatur : neque id esse solvendum, nisi duæ partes ejus temporis, intra quod quæque ossa confervent transierint. Fere vero inter quartumdecimum et unum et vicesimum diem sanescunt maxilla, malæ, jugulum, pectus, latum os scapularum, costæ, spina, coxarum os, tali, calx, manus, planta : inter vicesimum et tricesimum (a) crura, brachiaque : inter septimum ac vicesimum et quadragesimum diem humeri et femina. Sed de maxilla illud quoque adjiciendum est, quod humidus cibus diu assumendus est : atque etiam, quum tempus processit, in lagano similibusque aliis perseverandum est, donec ex toto maxillam callus firmarit. Itemque, utique primis diebus, habendum silentium.

CHAPITRE VIII.

Des fractures de la clavicule.

§ 1.

Quand la clavicule est cassée en travers, elle se rejoint quelquefois exactement d'elle-même, et peut, si elle ne reçoit pas de mouvement, guérir sans bandage; mais parfois, surtout dès qu'on la remue, elle s'échappe, et généralement, le fragment pectoral se porte au-dessus et en arrière du fragment huméral (1). La raison en est que la clavicule n'est pas mobile par elle-même, mais suit les mouvements de l'épaule; aussi le fragment pectoral restant fixe, l'autre, au moindre mouvement du bras, vient-il se placer au-dessous du précédent. Il est très-rare que la clavicule se porte en avant; c'est tellement vrai, que d'illustres médecins déclarent n'en avoir jamais vu d'exemple. Nous avons cependant, sur ce fait, la grave autorité d'Hippocrate (2). Mais ces deux sortes de cas étant dissemblables, requièrent un traitement différent. Si la clavicule s'est portée vers l'épaule, il faut en même temps, avec la paume de la main droite, l'attirer en avant et repousser l'épaule en arrière. Si elle est tournée vers la poitrine, on doit la refouler en arrière et ramener l'épaule en avant. Si celle-ci est en dessous, on n'abaissera pas le fragment pectoral, qui est immobile, mais on relèvera l'épaule (3); la portion humérale se trouve-t-elle, par hasard, en dessus? on garnit de laine le fragment

CAPUT VIII.

De jugulo fracto.

1. Jugulum vero, si transversum fractum est, nonnunquam per se rursus recte coit, et, nisi movetur, sanari sine vinctura potest: nonnunquam vero, maximeque ubi motum est, elabitur; fereque id, quod a pectore est, super id, quod ab humero est, in posteriorem partem inclinatur. Cujus ea ratio est, quod per se non movetur, sed cum humeri motu consentit; itaque, eo subsistente (*a*), subit (*b*) humerus agitatus. Raro vero admodum in priorem partem jugulum inclinatur; adeo ut magni professores numquam se vidisse memoriæ mandarint. Sed locuples tamen ejus rei auctor Hippocrates est. Verum, ut dissimilis uterque casus est, sic quædam dissimilia requirit. Ubi ad scapulas jugulum tendit, simul dextra manu plana propellandus in posteriorem partem humerus est, et illud in priorem attrahendum. Ubi ad pectus conversum est, ipsum quidem retro dandum, humerus autem in priorem partem adducendus est: ac, si is inferior est, non id, quod a pectore est, deprimendum est, quia immobile est, sed humerus ipse attollendus: si casu superior est, id, quod a pectore est, implendum lana, et humerus ad pectus deligandus est. Si acuta fragmenta sunt, in-

sternal, et l'on fixe le bras à la poitrine à l'aide d'un bandage. Si les fragments sont aigus, on doit inciser la peau vis-à-vis des pointes (4), réséquer les portions d'os qui blessent les chairs, et, après avoir émoussé les os, les réunir; si quelque partie fait saillie, on lui oppose un linge en triple trempé dans du vin et de l'huile. S'il existe plusieurs fragments, on les soutient à l'aide d'une gouttière de férule enduite de cire à l'intérieur, pour qu'elle ne soit pas exposée à être fendue par la bande. Quand la clavicule est réduite, les jets de bande dont on l'entoure, doivent être plutôt nombreux que serrés; ce précepte s'applique à toutes les fractures des os. Il faut conduire la bande, de la clavicule droite, si c'est elle qui est cassée, vers l'aisselle gauche; de la clavicule gauche, vers l'aisselle droite, et, de nouveau, sous l'aisselle du côté sain; puis, si la clavicule penche vers l'os large des épaules, on attache le bras sur le côté; si elle penche en avant, au cou, et l'on couche le patient sur le dos. Pour le reste, on fait ce qui a été recommandé plus haut.

§ 2.

Des divers modes de traitement des os.

Il existe plusieurs os presque immobiles, durs ou cartilagineux, qui sont exposés aux fractures, aux perforations, aux contusions et aux fissures. Tels sont les maxillaires supérieurs, le sternum, l'os large des épaules, les côtes, l'épine dorsale, l'os coxal, les malléoles, le calcanéum, la main et le pied. Le mode de traitement est le même pour tous. S'il y a complication de plaie, on panse celle-ci avec les remèdes qui lui conviennent; pendant le cours de la guérison, le cal remplit les fentes de l'os et les ouvertures qui peuvent exister. Si le

cidi contra cutis debet; ex ossibus ea, quæ carnem vulnerant, præcidenda; tum retusa ossa committenda sunt; si quod ab aliqua parte eminet, opponendum ei triplex linteolum est, in vino et oleo tinctum. Si plura fragmenta sunt, excipienda sunt ex ferula facto canaliculo, eodemque intus incerato, ne fascia diducatur. Quæ jugulo composito circumdanda est sæpius potius quam valentius : quod ipsum quoque in omnibus ossibus fractis perpetuum est. A dextro vero jugulo, si id fractum est, ad alam sinistram; a sinistro ad dextram, rursusque sub ala sana (c) fasciari debet : post hæc, si jugulum ad scapulas inclinatum est, brachium ad latus; si in partem priorem, ad cervicem deligandum est : supinusque homo collocandus. Cetera eadem facienda, quæ supra comprehensa sunt.

2. Sunt vero plura ossa fere immobilia, vel dura, vel cartilaginosa, quæ vel franguntur, vel forantur, vel colliduntur, vel finduntur; ut malæ, pectus, latum os scapularum, costæ, spina, coxarum os, tali, calx, manus, planta. Horum omnium eadem curatio est. Si supra vulnus est, id suis medicamentis nutriendum est : quo sanescente, rimas quoque ossis, aut, si quod foramen est, callus implet. Si cutis integra

tégument est intact, et si la douleur nous fait supposer que l'os est lésé, il n'est besoin que de repos, de cérat et d'un bandage modérément serré, jusqu'à ce que la guérison de l'os ait mis fin à la douleur.

CHAPITRE IX.

Des fractures des côtes.

§ 1.

Il y a quelques particularités à signaler au sujet des côtes, parce que le voisinage des viscères expose cette région à de graves dangers. Une côte est quelquefois fendue de façon que non-seulement la surface, mais même l'intérieur de l'os, qui est spongieux, se trouvent lésés; d'autres fois elle entièrement brisée par la cause vulnérante. Si la fracture est incomplète, il n'y a ni crachement de sang, ni mouvement fébrile consécutif, ni suppuration, du moins elle est très-rare, ni grande douleur; toutefois, au toucher, la partie est légèrement endolorie (1). Il suffit de faire ce qui a été prescrit plus haut (2); on commence la déligation par la partie moyenne de la bande, pour que le tégument ne soit entraîné ni d'un côté ni de l'autre : à partir du vingtième jour, époque où l'os doit être tout-à-fait réuni, on fera usage d'aliments plus abondants, afin que le corps acquière le plus d'embonpoint possible, et que l'os soit mieux entouré car encore tendre en cet endroit, et n'étant protégé que par une peau mince, il

est, et os læsum esse ex dolore colligimus, nihil aliud, quam quiescendum; imponendumque ceratum est, et leniter deligandum, donec sanitate ossis dolor finiatur.

CAPUT IX.

De costis fractis.

1. Proprie tamen quædam de costa (*a*) dicenda sunt; quia juxta viscera est, gravioribusque periculis is locus expositus est. Hæc quoque igitur interdum sic finditur, ut ne summum quidem os, sed interior pars ejus, quæ rara est, lædatur : interdum sic, ut eam totam is casus perruperit. Si tota fracta non est, nec sanguis expuitur, nec febricula sequitur, nec quidquam suppurat, nisi admodum raro, nec dolor magnus est; tactu tamen is locus leviter indolescit. Sed abunde est eadem, quæ supra scripta sunt, facere; et a media fascia incipere deligare, ne in alterutram partem hæc cutem inclinet : ab uno vero et vicesimo die, quo utique os esse debet glutinatum, id agendum cibis uberioribus est, ut corpus quam plenissimum fiat, quo melius os vestiat; quod illo loco tenerum adhuc injuriæ sub tenui cute expositum est. Per omne autem tempus curationis vitandus clamor, sermo quoque multus,

est d'autant plus exposé aux violences extérieures. Pendant toute la durée de la cure, on évitera les cris, les longues conversations, la colère, les mouvements un peu violents du corps, la fumée, la poussière et tout ce qui peut provoquer la toux ou l'éternument; il est bon aussi de ne pas retenir fortement son souffle. Mais si la fracture est complète, le cas est plus épineux : car elle entraîne une inflammation grave, de la fièvre, de la suppuration et met souvent la vie en péril. En conséquence, il faut, si les forces du blessé le permettent, saigner au bras voisin de la côte; si non, évacuer le ventre sans employer de remèdes violents; insister plus longtemps sur la diète; ne pas prendre de pain avant le septième jour; vivre de gruau; mettre sur la partie du cérat d'iris (3) additionné de résine cuite, le malagme de Polyarque (4), ou des linges trempés dans du vin, de l'huile rosat et de l'huile; appliquer par-dessus de la laine souple et grasse, puis une bande à deux globes médiocrement serrée; il importe surtout d'observer avec beaucoup plus de soin les recommandations indiquées précédemment, et même de ne pas faire d'inspirations fréquentes. Si la toux est gênante, on prend une potion de trixagine, de rue, de stœcas ou de cumin et de poivre. Si les douleurs deviennent plus vives, il convient aussi d'appliquer un cataplasme d'ivraie ou d'orge, additionné d'un tiers de figues grasses. On le maintient pendant le jour; pendant la nuit, on met ce même topique, ou mieux le cérat, le malagme ou les linges, parce que le cataplasme est sujet à tomber. On l'ôtera donc chaque jour jusqu'à ce qu'on puisse se contenter du cérat ou du malagme. On affaiblira le corps par la diète pendant dix jours, mais à partir du onzième, on commencera à l'alimenter : aussi les tours de

ira, motus vehementior corporis, fumus, pulvis, et quidquid vel tussim vel sternumentum movet : ne spiritum quidem magnopere continere expedit. At si tota costa perfracta est, casus asperior est : nam et graves inflammationes, et febris, et suppuratio, et sæpe vitæ periculum sequitur (b). Ergo, si vires patiuntur, ab eo brachio, quod super eam costam est, sanguis mittendus est : si non patiuntur, alvus tamen sine ullo acri ducenda est; diutiusque inedia pugnandum. Panis vero ante septimum diem non assumendus, sed una sorbitione vivendum : imponendumque ei loco ceratum ex irino factum, cui cocta quoque resina adjecta sit; aut Polyarchi malagma; aut panni ex vino et rosa et oleo; superque imponenda lana succida mollis, et duæ fasciæ a mediis orsæ, minimeque adstrictæ : multo vero magis omnia vitanda, quæ supra posui; adeo ut ne spiritus quidem sæpius movendus sit. Quod si tussis infestabit, potio sumenda erit vel ex trixagine, vel ex ruta, vel ex (c) stœchade, vel ex cumino et pipere. Gravioribus vero doloribus urgentibus, cataplasma imponi quoque conveniet vel ex lolio, vel ex hordeo, cui pinguis fici tertia pars sit adjecta. Et id quidem interdiu superjacebit : noctu vero idem aut ceratum, aut malagma, aut panni; quia potest cataplasma decidere. Ergo quotidie quoque resolvetur, donec jam cerato aut malagmate possimus esse contenti. Et decem quidem diebus extenuabitur fame corpus : ab undecimo

bande devront-ils être plus lâches que précédemment. Ce traitement dure ordinairement une quarantaine de jours. Si la suppuration est à craindre, on la préviendra plutôt avec le malagme qu'avec le cérat. Si, néanmoins, elle se produit et que les moyens décrits plus haut aient été impuissants à l'empêcher, il faut sans retard, de peur que l'os ne soit altéré en dessous, enfoncer au point le plus culminant, un cautère incandescent jusqu'au pus, et le faire écouler. S'il n'y a nulle part de saillie, voici le moyen de reconnaître le siége principal du dépôt purulent : on enduit toute la partie de craie cimolienne qu'on laisse sécher; l'humidité persistera plus particulièrement dans un endroit ; c'est là que le pus est le plus proche, et qu'il faudra porter le feu. Si l'abcès a une certaine étendue, il convient d'y pratiquer deux ou trois ouvertures dans lesquelles on introduit de la charpie ou un morceau de linge, qu'on lie à une extrémité avec un fil pour en faciliter l'extraction. Quant au reste, on agit comme pour les autres brûlures. L'ulcère, une fois pur, on alimentera le corps afin d'empêcher qu'un dépérissement funeste ne succède à ce mal. Quelquefois même, quand l'os est légèrement affecté, et a été négligé au début, c'est, non du pus, mais une espèce d'humeur semblable à du mucus qui forme le dépôt; et, c'est vis-à-vis de ce dépôt, que la peau se ramollit : c'est donc là qu'il faut cautériser par le même procédé (3).

§ 2.

De la fracture de la colonne vertébrale.

Nous avons aussi quelques particularités à noter pour l'épine du dos. Si une apophyse vertébrale se casse d'une manière quelconque, la

vero ali incipiet; ideoque etiam laxior, quam primo, fascia circumligabitur. Fereque ea curatio ad quadragesimum diem perveniet. Quod si metus erit suppurationis, plus malagma, quam ceratum ad digerendum proficiet. Si suppuratio vicerit, neque per quæ supra scripta sunt, discuti potuerit; omnis mora vitanda erit, ne os infra vitietur : sed, qua parte maxime tumebit, demittendum erit candens ferramentum, donec ad pus perveniat; idque effundendum. Si nusquam caput se ostendet, ubi maxime pus subsit sic intelligemus : creta cimolia totum locum illinemus, et siccari patiemur : quo loco maxime humor in ea perseverabit, ibi pus proximum erit; eoque uri debebit. Si latius aliquid abscedet, duobus aut tribus locis erit perforandum; demittendumque linamentum, aut aliquid ex penicillo, quod summum lino sit devinctum, ut facile educatur. Reliqua eadem, quæ in ceteris adustis, facienda sunt. Ubi purum erit ulcus, ali corpus debebit, ne tabes, perniciosa futura, id malum subsequatur. Nonnunquam etiam, levius ipso osse affecto, et inter initia neglecto, non pus, sed humor quidam mucis similis intus coit; mollescitque contra cutis : in qua simili ustione utendum est.

2. In spina quoque est, quod proprie notemus. Nam si id, quod ex vertebra excedit, aliquo modo fractum est, locus quidem concavus fit; punctiones autem in eo sentiun-

partie se déprime et des élancements s'y font sentir, parce que les fragments sont nécessairement pointus; de là vient que le blessé se tient toujours penché en avant. C'est à ces symptômes qu'on reconnaît la fracture. On se sert des remèdes dont on a parlé dans la première partie de ce chapitre.

CHAPITRE X.

Du traitement des fractures du bras, de l'avant-bras, de la cuisse, de la jambe et des doigts.

§ 1.

Des fractures des membres en général.

Les accidents auxquels le bras et la cuisse sont sujets, ainsi que leur mode de traitement, sont en grande partie semblables; il y a ceci de commun pour le bras, l'avant-bras, la cuisse, la jambe et les doigts, que leur fracture à la partie moyenne est la moins dangereuse; et que l'accident est d'autant plus fâcheux, que la lésion est plus près de l'extrémité supérieure ou inférieure; car elle cause des douleurs plus vives, et rend le traitement plus difficile. Très-bénigne, si elle est simple et transversale; grave, si elle est oblique et à fragments multiples, la fracture devient très-grave quand ceux-ci sont pointus. Quelquefois, les os fracturés restent à leur place; beaucoup plus souvent ils s'en écartent, et chevauchent l'un sur l'autre : voilà ce qu'il faut exa-

tur; quia necesse est ea fragmenta spinosa esse, quo fit, ut homo in anteriorem partem subinde nitatur. Hæc noscendæ rei causa sunt. Medicamentis vero iisdem opus est, quæ prima parte hujus capitis exposita sunt.

CAPUT X.

De humerorum, brachiorum, femorum, crurum, digitorum fractorum curatione.

1. Similes rursus ex magna parte casus curationesque sunt humeri et femoris : communia etiam quædam humeris, brachiis, feminibus, cruribus, digitis. Siquidem ea minime periculose media franguntur : quo proprior fractura capiti vel superiori vel inferiori est, eo pejor est; nam et majores dolores adfert, et difficilius curatur. Ea maxime tolerabilis est simplex, transversa : pejor ubi multa fragmenta, atque ubi obliqua (*a*) : pessima, ubi eadem acuta sunt. Nonnunquam autem fracta in his ossa in suis sedibus remanent : multo sæpius excidunt, aliudque super aliud effertur : idque ante omnia considerari debet; et sunt notæ certæ. Si suis sedibus sunt, mota resonant, punctionisque sensum repræsentant; tactu inæqualia sunt. Si vero non adversa, sed obliqua junguntur quod fit ubi loco suo non sunt, membrum id

miner tout d'abord, et ce qu'on reconnaît à des signes certains. Si les os sont à leur place, ils font entendre un bruit lorsqu'on les remue; ils donnent la sensation d'une piqûre, et sont inégaux au toucher. Si ce n'est pas bout-à-bout, mais obliquement que les fragments se rejoignent, ce qui arrive quand ils ne sont plus à leur place, ce membre est plus court que l'autre, et ses muscles forment une tumeur. Lorsqu'on a reconnu cette disposition, il faut immédiatement faire l'extension du membre, car les nerfs et les muscles tendus par les os se contractent et ne reprennent pas leur position, à moins qu'on n'emploie la force pour les allonger. Néglige-t-on de le faire dans les premiers jours? il se déclare une inflammation (1), pendant la durée de laquelle il est difficile et dangereux de violenter les nerfs, sous peine de voir apparaître des convulsions et la gangrène, ou, tout au moins, dans l'hypothèse la plus favorable, un dépôt de pus. Si donc les os n'ont pas été réunis avant, c'est après la période inflammatoire qu'il faut le faire. L'extension d'un doigt et même d'un membre quelconque encore délicat, un homme seul peut la pratiquer en saisissant une partie de l'organe avec la main droite, et l'autre avec la gauche. Mais un membre un peu vigoureux exige que deux hommes tirent en sens opposés. Si les nerfs sont puissants, comme cela arrive chez les sujets robustes, notamment aux cuisses et aux jambes, il faut, avec des courroies ou des bandes de toile, attacher de part et d'autre les extrémités articulaires, et faire exercer par plusieurs personnes des tractions dans des directions contraires. Dès que, par la force, on est parvenu à rendre le membre un peu plus long qu'il ne doit l'être naturellement, on refoule, avec les mains, les os à leur place. On a la preuve qu'ils

altero brevius est, et musculi ejus tument. Ergo, si hoc deprehensum est, protinus id membrum oportet extendere: nam nervi musculique, intenti per ossa, contrahuntur; neque in suum locum veniunt, nisi illos per vim aliquis intendit. Rursus, si primis diebus id omissum est, inflammatio oritur; sub qua et difficile et periculose vis nervis adhibetur: nam distentio nervorum, vel cancer sequitur; vel certe, ut mitissime agatur, pus. Itaque, si ante reposita ossa non sunt, postea reponenda sunt. Intendere autem digitum, vel aliud quoque (*b*) membrum, si adhuc tenerum est, etiam unus homo potest; quum alteram partem dextra, alteram sinistra prehendit. Valentius membrum duobus eget, qui in diversa contendant. Si firmiores nervi sunt, ut in viris robustis, maximeque eorum feminibus et cruribus (*c*), habenis quoque, vel linteis fasciis utrimque capita articulorum deliganda, et per plures in diversa ducenda sunt. Ubi paulo longius quam naturaliter esse debet, membrum vis fecit, tum demum ossa manibus in suam sedem compellenda sunt: indiciumque ossis repositi est dolor sublatus, et membrum alteri æquatum. Involvendum duplicibus triplicibusve pannis in vino et oleo tinctis; quos linteos esse, commodius est. Fere vero fasciis sex opus est: prima brevissima (*d*), quæ circa fracturam ter voluta sursum versum feratur, et quasi in cochleam serpat: satisque est eam ter hoc quoque modo circuire: altera di-

sont réunis, si la douleur a cessé et si ce membre égale l'autre en longueur. Il faut alors l'entourer de linges en double ou en triple, trempés dans du vin et de l'huile; ceux de toile de lin sont les meilleurs. On a ordinairement besoin de six bandes : la première, qui est la plus courte, après avoir fait trois tours sur la fracture, est dirigée vers le haut du membre en décrivant des spirales, dont trois suffisent également : la seconde est de moitié plus longue; si l'os fait saillie quelque part, c'est par là qu'elle doit commencer; s'il est partout égal, elle sera appliquée sur un point quelconque de la fracture, et dirigée vers le bas en sens opposé à la première, puis ramenée sur la fracture, et épuisée à la partie supérieure du membre, au delà de la précédente. Sur ces bandes, on met un linge cératé assez large pour les maintenir. L'os proémine-t-il quelque part? on lui oppose un linge en triple, imprégné également de vin et d'huile. Ces pièces d'appareil sont entourées d'une troisième et d'une quatrième bande, de manière que celle qui suit se dirige toujours en sens opposé à celle qui précède; que la troisième seulement se termine en bas, et les trois autres en haut. Il vaut mieux multiplier que serrer les tours de bande; car la compression altère les tissus et les dispose à la gangrène. Il importe de ne bander les articulations que le moins possible; cependant si la fracture est voisine d'une jointure, il y a nécessité de le faire. On tient le membre dans cet appareil pendant trois jours. Le bandage doit, le premier jour, ne causer aucune gêne, sans toutefois paraître lâche; être un peu relâché le deuxième, et presque détendu le troisième. Il faut alors renouveler la déligation et ajouter une cinquième bande aux précédentes; le cinquième jour, on lève de nouveau l'appareil et l'on entoure le membre de six bandes, de façon que la troisième et la cin-

midio longiore; eaque, si qua parte os eminet, ab ea; si totum æquale est, undelibet super fracturam debet incipere, priori adversa, deorsumque tendere; atque iterum ad fracturam reversa, in superiore parte ultra priorem fasciam desinere. Super has injiciendum latiore linteo ceratum est, quod eas contineat. Ac, si qua parte os eminet, triplex ea pannus objiciendus, eodem vino et oleo madens. Hæc tertia fascia comprehendenda sunt quartaque sic, ut semper insequens priori adversa sit, et tertia tantum in inferiore parte, tres in superiore finiantur: quia satius est sæpius circuire, quam adstringi: siquidem id, quod adstrictum est, alienatur, et cancro opportunum est. Articulum autem quam minime vincire opus est: sed, si juxta hunc os fractum est, necesse est. Deligatum vero membrum in diem tertium continendum est: eaque vinctura talis esse debet, ut primo die nihil offenderit, non tamen laxa visa sit; secundo laxior; tertio jam pæne resoluta. Ergo tum rursum id membrum deligandum, adjiciendaque prioribus quinta fascia est: iterumque quinto die resolvendum est, et sex faciis involvendum sic, ut tertia et quinta infra, ceteræ supra finiantur. Quotiescumque autem solvitur membrum, calida aqua fovendum est. Sed, si juxta articulum fractura est, diu instillandum vinum est, exigua parte olei adjecta; eademque omnia facienda, donec

quième se terminent en bas, et les autres en haut. A chaque changement d'appareil, on fomente la partie avec de l'eau chaude. Mais, si la fracture est près d'une articulation, on l'arrose pendant longtemps en laissant tomber goutte à goutte du vin additionné d'un peu d'huile; ces mêmes soins sont continués jusqu'à ce que l'inflammation ait cessé, et que le membre soit même devenu plus grêle qu'à l'état naturel : ce qui arrive, sinon le septième, du moins le neuvième jour : époque à laquelle les os se laissent très-facilement manier. Alors, si la coaptation est inexacte, on la rectifie de nouveau; si un fragment fait saillie, on le remet en place, puis on procède, de la manière indiquée, à la déligation du membre; au-dessus du bandage, on dispose des férules fendues autour du membre pour maintenir les os dans leur situation normale, et, si la fracture penche d'un côté, on applique en ce point une férule plus large et plus forte. Les férules doivent toutes suivre le contour des articulations pour ne pas les léser; il importe aussi de ne pas les serrer au delà du degré nécessaire pour contenir les os. Comme, à la longue, elles finissent par se relâcher, il est nécessaire, chaque deux jours, de les resserrer un peu avec leurs courroies; s'il n'y a ni demangeaison ni douleur, on les laisse en place jusqu'à l'expiration des deux tiers du temps qu'exige la consolidation des os (2); on fait ensuite de légères fomentations avec de l'eau chaude; car, s'il importe au début de dissiper la matière, il convient maintenant de la rappeler. Il faut aussi, avec du cérat liquide, faire une onction légère sur le lieu de la fracture, et des frictions prolongées sur le tégument; moins serrer l'appareil; le lever tous les deux jours, et, à l'exclusion de l'eau chaude, agir comme précédemment; seulement, à chaque levée d'appareil, on retranche une bande (3).

adeo inflammatio solvatur, et tenuius quoque, quam ex consuetudine, id membrum fiat : quod si septimus dies non dedit, certe nonus exhibet : tum facillime ossa tractantur. Rursus ergo, si parum commissa sunt, committi debent : si qua fragmenta eminent, in suas sedes reponenda sunt : deinde eodem modo membrum deligandum, ferulæque super accommodandæ sunt, quæ fissæ circumpositæque ossa in sua sede contineant : et in quam partem fractura inclinat, ab ea latior valentiorque ferula imponenda est. Easque omnes circa articulum esse oportet resimas, ne hunc lædant; nec ultra adstringi, quam ut ossa contineant; et quum spatio laxentur, tertio quoque die paulum habenis suis coarctari : ac, si nulla prurigo, nullus dolor est, sic manere, donec duæ partes ejus temporis, quo quodque os confervet, compleantur : postea levius aqua calida fovere, quia primo digeri materiam opus est, tum evocari. Ergo cerato quoque liquido id leniter est ungendum, perfricandaque summa cutis est; laxiusque id deligandum, et tertio quoque die solvendum sic, ut, remota calida aqua, cetera eadem fiant : tantummodo singulæ fasciæ, quoties resolutæ fuerint, subtrahantur.

§ 2.

Des fractures du bras.

Tels sont les préceptes généraux ; en voici de particuliers : car l'extension d'un bras fracturé ne se fait pas comme celle d'un autre mem-

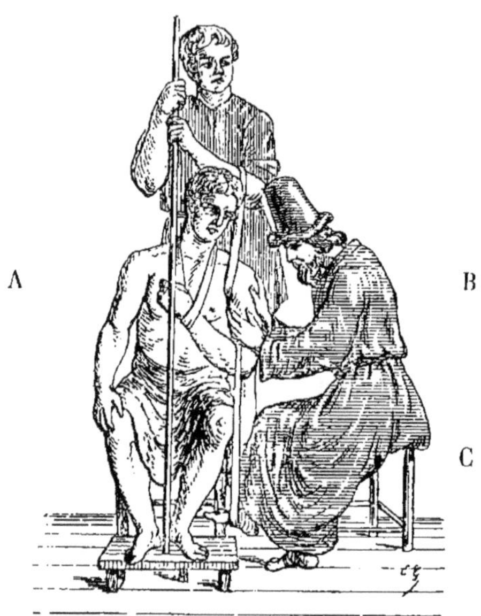

Fig. 2.

bre (4). Le patient est placé sur un siége élevé ; le médecin s'assied vis-à-vis et plus bas. Une première bande (A) embrasse l'avant-bras et le tient suspendu au cou du blessé ; une seconde (B) arrive, par l'autre extrémité du bras (aisselle), au-dessus de la tête, où on la noue ; une troisième (C), attachée à l'extrémité inférieure du bras, descend vers le bas, où ses bouts sont également noués ensemble. Puis un aide, placé derrière la tête du patient, engage l'avant-bras droit sous la bande

2. Hæc communia sunt : illa propria. Siquidem humerus fractus non sic, ut membrum aliud, intenditur : sed homo collocatur alto sedili, medicus autem humiliore adversus. Una fascia (A) brachium amplexa, ex cervice ipsius (e) id sustinet : altera (B), ab altera parte super caput data, ibi accipit nodum : tertia (C) vincto imo humero deorsum demittitur, ibi quoque capitibus ejus inter se vinctis. Deinde ab occipitio ipsius minister sub ea fascia, quam secundo loco posui, porrecto, si dexter humerus ducendus est, dextro, si sinister, sinistro brachio, demissum inter femina (f) ejus baculum (D)

dont j'ai parlé en second lieu, s'il s'agit d'allonger le bras droit; le gauche, si l'on opère sur le gauche, et tient un bâton (D) qui passe de haut en bas entre les cuisses du blessé. Le médecin, de son côté, introduit dans l'anse de la bande que j'ai mentionnée en troisième lieu, son pied droit, pour le bras gauche; le gauche, pour le bras droit, et appuie sur une bande pendant que l'aide remonte l'autre; de cette manière l'extension du bras s'effectue avec douceur. Si la fracture siége à la partie moyenne ou inférieure de l'os, les bandes doivent être courtes; si elle est à l'extrémité supérieure, assez longues pour arriver de ce point sous l'autre aisselle, en croisant la poitrine et l'épaule. Il faut, en appliquant l'écharpe, mettre immédiatement l'avant-bras dans la flexion; à plus forte raison doit-on le faire avant l'application des bandes, de peur qu'en le suspendant plus tard, il n'entraîne le bras dans une position différente de celle qu'il avait au moment de la déligation (5). Lorsque l'avant-bras est suspendu, il convient aussi d'attacher légèrement le bras sur le côté, pour qu'il remue le moins possible, et que les os restent dans la position où on les a placés. Quant aux férules, les plus longues doivent être en dehors; les moyennes, du côté du pli du bras; les plus courtes, sous l'aisselle; on les enlève plus souvent si l'humérus est fracturé près du coude, afin de prévenir la rigidité des nerfs, et la perte de l'usage du membre. Chaque fois qu'on le fait, il faut contenir la fracture avec la main, bassiner le coude avec de l'eau chaude; le frictionner avec du cérat doux, et ne point appliquer de férules sur les saillies du coude, ou n'en mettre que de très-courtes.

§ 3.

Des fractures de l'avant-bras.

Dans les fractures de l'avant-bras, il convient d'examiner immédia-

tenet: medicus super eam fasciam, de qua tertio loco dixi, plantam injicit dextram, si sinister; sinistram, si dexter humerus curatur; simulque alteram fasciam minister attollit, alteram premit medicus: quo fit, ut leniter humerus extendatur. Fasciis vero, si medium aut imum os fractum est, brevioribus opus est; si summum, longioribus: ut ab eo sub altera quoque ala per pectus et scapulas porrigantur. Protinus vero brachium, quum deligatur, sic inclinandum est (g); idque efficit, ut ante fascias quoque sic figurandum sit; ne postea suspensum aliter atque quum deligabatur, humerum inclinet. Brachioque suspenso, ipse quoque humerus ad latus leniter deligandus est, per quæ fit, ut minime moveatur: ideoque ossa sic se habeant, ut aliquis composuit. Quum ad ferulas ventum est, extrinsecus esse earum longissimæ debent; a lacerto breviores: sub ala brevissimæ: sæpiusque eæ resolvendæ sunt, ubi in vicinia cubiti humerus fractus est; ne ibi nervi rigescant, et inutile brachium efficiant. Quoties solutæ sunt, fractura manu continenda; cubitus aqua calida fovendus, et molli cerato perfricandus; ferulæque vel omnino non imponendæ contra eminentia cubiti, vel aliquanto breviores sunt.

3. At si brachium fractum est, in primis considerandum est, alterum os, an utrum-

tement si un os seulement ou les deux sont brisés (6) : non que, dans ce dernier cas, le traitement soit différent ; mais c'est d'abord pour exercer une extension plus forte, si les deux os sont cassés, les nerfs étant nécessairement moins contractés s'ils sont tendus par le second os resté intact ; c'est ensuite pour remplir avec plus de soin toutes les indications qui ont pour objet de contenir les os, quand l'un ne vient pas en aide à l'autre : car si l'un des deux est intact, il est d'un plus grand secours que les bandes et les férules. Il faut bander l'avant-bras de façon que le pouce soit un peu tourné du côté de la poitrine, position qui est la plus naturelle à l'avant-bras (7) ; ainsi enveloppé, on le place très-commodément dans une écharpe, dont le plein passe sous le membre, et dont les extrémités, qui sont très-étroites, sont attachées au cou. De cette manière, l'avant-bras est convenablement suspendu, et doit se trouver un peu au-dessus du niveau de l'autre coude.

§ 4.

De la fracture du coude.

Si une portion du sommet du coude est fracturée, il est inopportun d'en pratiquer la réunion avec un bandage : car l'avant-bras deviendrait immobile. Que l'on se borne à remédier à la douleur, et l'usage du membre sera le même après qu'avant l'accident.

§ 5.

Des fractures de la cuisse et de la jambe.

A la jambe, il importe aussi que l'un des deux os reste intact. Ce qui est commun à la jambe et à la cuisse, c'est qu'une fois l'appareil appliqué, le membre doit être placé dans une gouttière (8). Celle-ci sera

que comminutum sit : non quo alia in ejusmodi casu curatio sit admovenda, sed primum, ut valentius extendatur, si utrumque os fractum est ; quia necesse est minus nervos contrahi altero osse integro, eosque intendente ; deinde, ut curiosius omnia in continendis ossibus fiant, si neutrum alteri auxilio est. Nam, ubi alterum integrum est, plus opis in eo, quam in fasciis ferulisque est. Deligari autem brachium debet paulum pollice ad pectus inclinato ; siquidem is maxime brachii naturalis habitus est : idque involutum mitella, commodissime excipitur ; quæ latitudine ipsi brachio, perangustis capitibus collo injicitur : atque ita commode brachium ex cervice suspensum est. Idque paulum supra cubiti alterius regionem pendere oportet.

4. Quod si ex summo cubitu quid fractum sit, glutinare id vinciendo alienum est : fit enim brachium immobile. At si nihil aliud quam dolori occursum est, idem, qui fuit, ejus usus est.

5. In crure æque ad rem pertinet, alterum saltem os integrum manere. Commune vero ei femorique est, quod, ubi deligatum est, in canalem conjiciendum est. Is cana-

percée de trous à sa partie inférieure, pour l'écoulement des humeurs qui pourraient se produire, et offrira, du côté de la plante du pied, un obstacle pour soutenir cet organe et l'empêcher de glisser; sur les côtés, il y aura des ouvertures dans lesquelles seront passées des courroies pour fixer, à un arrêt quelconque, la jambe et la cuisse dans la situation où on les aura mises. Pour les fractures de la jambe, cette gouttière s'étendra de la plante du pied au creux poplité; pour celles des environs de l'extrémité supérieure du fémur, elle sera assez longue pour permettre au bassin de s'y établir. Il est bon de savoir qu'un fémur qui a été fracturé devient plus court, parce qu'il ne reprend jamais son premier état, et qu'on marche plus tard sur la pointe du pied : mais bien plus choquante est l'infirmité, quand la négligence est venue se joindre à la mauvaise fortune.

§ 6.

Des fractures des doigts.

Quant aux doigts fracturés, il suffit de les bander sur une petite baguette, après l'inflammation.

§ 7.

Méthode générale de traitement pour les fractures du bras, de l'avant-bras, de la jambe, de la cuisse et des doigts.

Telles sont les particularités concernant chaque membre; voici de nouvelles généralités : Au début, la diète est nécessaire; plus tard, au moment de la formation du cal, il faut une alimentation un peu substantielle, l'abstinence prolongée du vin, des fomentations abondantes d'eau chaude pendant l'inflammation, et modérées quand celle-ci est dissipée; c'est alors aussi qu'on fera une onction un peu

lis et inferiore parte foramina habere debet, per quæ, si quis humor excesserit, descendat : et a planta moram, quæ simul et sustineat eam, et delabi non patiatur; et a lateribus cava, per quæ loris datis, moræ quædam crus femurque, ut collocatum est, detineant. Esse etiam is debet a planta, si crus fractum est, circa poplitem; si femur, usque ad coxam; si juxta superius caput femoris sic, ut ipsa quoque ei coxa insit. Neque tamen ignorari oportet, si femur fractum est, fieri brevius; quia nunquam in antiquum statum revertitur; summisque digitis postea cruris ejus insisti : sed multo tamen fœdior debilitas est, ubi fortunæ negligentia quoque accessit.

6. Digitum satis est ad unum surculum post inflammationem deligari.

7. His proprie ad singula membra pertinentibus, rursus illa communia sunt : primis diebus fames; deinde tum, quum jam increscere callum oportet, liberalius alimentum; longa a vino abstinentia; fomentum aquæ calidæ, dum inflammatio est, liberale; quum ea desiit, modicum : tum etiam longior ulterioribus e liquido cerato membris,

longue mais douce, avec du cérat liquide, sur les parties du membre situées au delà de la fracture. On se gardera de soumettre tout d'un coup le membre à l'exercice, mais on le ramènera petit à petit à ses anciennes fonctions. Plus grave est le cas, lorsqu'à la fracture, s'ajoute une plaie de chairs (9), surtout si elle intéresse les muscles de la cuisse ou du bras, car l'inflammation y est beaucoup plus intense, et la gangrène plus prompte à s'établir. Et même, si les os sont entre-croisés, la résection du fémur (10) est ordinairement nécessaire. L'humérus est également exposé au même péril, mais on parvient plus aisément à le conserver. Plus grand encore est le danger, lorsque la fracture siége près des articulations. Il faut alors procéder avec plus d'attention; couper le muscle en travers par le milieu de la plaie; et, s'il ne s'écoule que peu de sang, en tirer et soumettre le corps à une diète exténuante. Pour les autres parties du membre, on doit faire l'extension avec lenteur, et remettre les os en place avec ménagement; mais dans ce cas-ci, l'extension des nerfs et la coaptation des os n'offrent pas assez d'avantage; il est même bon de permettre au malade de laisser le membre prendre la position la moins pénible. Dans toutes ces blessures, il faut d'abord appliquer de la charpie imprégnée de vin additionné seulement d'un peu d'huile rosat. Le bandage sera un peu plus lâche que s'il n'existait pas de plaie (11); et, comme la blessure est plus disposée à dégénérer et à se laisser envahir par la gangrène, c'est plutôt par le nombre des bandes qu'il convient d'agir, afin que, tout en restant lâches, elles exercent la même contention. C'est ainsi qu'on procèdera pour la cuisse et pour le bras, quand les os se sont, par hasard, rencontrés convenablement; si, au contraire, ils sont

et mollis tamen unctio. Neque protinus exercendum id membrum, sed paulatim ad antiquos usus reducendum est. Gravius aliquanto est, quum ossis fracturæ carnis quoque vulnus accessit; maximeque si id musculi femoris aut humeri senserunt (*h*) : nam et inflammationes multo graviores, et promtiores cancros habent. Ac femur quidem, si ossa inter se recesserunt, fere præcidi necesse est. Humerus (*i*) quoque in periculum venit; sed facilius conservatur. Quibus periculis etiam magis id expositum, quod juxta ipsos articulos ictum est. Curiosius igitur agendum est; et musculus quidem per mediam plagam transversus præcidendus : sanguis vero, si parum fluxit, mittendus : corpus inedia extenuandum. Ac reliqua quidem membra lentius intendenda, et lenius in iis ossa in suam sedem reponenda sunt : in his vero neque intendi nervos, neque ossa tractari, satis expedit : ipsique homini permittendum est, ut sic ea collocata habeat, quemadmodum minime lædunt. Omnibus autem his vulneribus imponendum primo linamentum est, vino madens, cui rosæ paulum admodum adjectum sit (*j*), deligandaque fasciis sunt aliquanto laxioribus quam si ea plaga non esset; quanto facilius et alienari et occupari cancro vulnus potest : numero potius fasciarum id agendum est, ut laxæ quoque æque contineant. Quod in femore humeroque sic fiet, si ossa forte recte concurrerint : sin aliter se habebunt, catenus circumdari fascia debebit, ut impositum

dans des rapports anormaux, la bande ne doit servir qu'à maintenir le médicament. Pour le reste, on fait ce que j'ai indiqué plus haut (12), en excluant toutefois les férules et les gouttières, avec lesquelles la guérison de la plaie est impossible; on n'a besoin que de bandes plus nombreuses et plus lâches. Il faut aussi verser de temps en temps sur ces bandes de l'huile et du vin chauds; observer la diète, surtout au commencement; fomenter la plaie avec de l'eau chaude; éviter rigoureusement le froid; passer aux suppuratifs et donner plus d'attention à la plaie qu'à l'os. On devra donc la débander et la panser tous les jours. Pendant ce temps, quelque petit fragment osseux fait-il saillie? s'il est mousse, on le remet en place; s'il est aigu et que la pointe soit un peu longue, il faut préalablement la réséquer : si elle est courte, la limer; et, dans les deux cas, polir la surface avec un couteau, puis faire rentrer le fragment. Si l'on ne réussit pas à opérer la réduction avec la main, on se sert d'une pince semblable à celle des forgerons, dont on applique la partie courte et plate sur l'extrémité de l'os qui est resté dans sa position normale, tandis qu'avec la convexité de l'instrument, on repousse l'os saillant à sa place. Si le fragment est volumineux et entouré de petites membranes, on les détruit avec des médicaments, et, dès que l'os est à nu, on le résèque; cette opération doit se faire de bonne heure. Par ce moyen, les os peuvent se réunir à leur moment, et la plaie guérir plus ou moins vite, selon son degré de gravité. Il arrive aussi parfois que, dans une grande blessure, des fragments sont privés de vie et ne se réunissent pas avec les autres; ce qui se reconnaît à la quantité d'humeur qui s'écoule. Il n'en est que plus nécessaire de débander et de panser plus souvent la plaie; et

medicamentum contineat. Cetera eadem, quæ supra scripsi, facienda sunt : præterquam quod neque ferulis, neque canalibus, inter quæ vulnus sanescere non potest, sed pluribus tantummodo et laxioribus fasciis opus est : ingerendumque subinde in eas est calidum oleum, et vinum; magisque in primo fame utendum; vulnus calida aqua fovendum; frigusque omni ratione vitandum; et transeundum ad medicamenta, quæ puri movendo sunt : majorque vulneri, quam ossi cura adhibenda. Ergo quotidie solvendum nutriendumque est. Inter quæ si quod parvulum fragmentum ossis eminet, id, si retusum est, in suam sedem dandum : si acutum, ante acumen ejus; si longius est, præcidendum; si brevius, limandum, et utrumque scalpro lævandum : tum ipsum recondendum est : ac, si id manus facere non potest, vulsella, quali fabri utuntur, injicienda est recte se habenti capiti ab ea parte, qua sima est; ut ea parte qua gibba est, eminens os in suam sedem compellat. Si id majus est, membranulisque cingitur, sinere oportet eas sub medicamentis resolvi, idque os, ubi jam nudatum est, abscindere; quod maturius scilicet faciendum est : potestque ea ratione et os coire, et vulnus sanescere : illud suo tempore; hoc, prout se habet. Nonnumquam etiam in magno vulnere evenit, ut fragmenta quædam velut emoriantur, neque cum ceteris coeant : quod hic quoque ex modo fluentis humoris colligitur. Quo magis necessarium est, sæpius

généralement, au bout de quelques jours, l'os se détache de lui-même. Quelque fâcheuse que soit l'existence préalable d'une plaie, on est quelquefois obligé d'en pratiquer une et même un peu large; souvent, en effet, un os se trouve brisé sous le tégument resté intact, et il se déclare aussitôt de la douleur et de la démangeaison. En présence de cet accident, il faut se hâter de débrider et de fomenter la partie avec de l'eau froide en été, tiède en hiver; puis appliquer du cérat de myrte. Quelquefois la fracture torture les chairs, comme le feraient des pointes. Cet état de choses étant reconnu aux démangeisons et aux élancements, le médecin se trouve dans la nécessité de pratiquer une ouverture sur ce point, et de couper ces pointes. Dans les deux cas, le reste du pansement est le même que celui d'une plaie qui résulte directement d'une violence. L'ulcère une fois détergé, il est nécessaire, ici également, d'user d'aliments incarnatifs. Si le membre est encore un peu court, et que les os ne soient pas à leur place, on engage entre eux un petit coin très lisse, dont la base doit dépasser légèrement la plaie, et on l'enfonce un peu chaque jour jusqu'à ce que ce membre soit devenu égal à l'autre (pour la longueur). Il faut alors retirer le coin; conduire la plaie à la guérison; bassiner la cicatrice avec de l'eau fraîche, dans laquelle on a fait bouillir du myrte, du lierre ou d'autres verveines semblables; l'oindre avec un siccatif, et garder un repos rigoureux jusqu'à la consolidation du membre. Si les os ne se sont pas consolidés, parce qu'ils ont été débandés ou remués trop souvent, l'indication à remplir est évidente: car la réunion est possible. Si la facture est ancienne, on doit faire l'extension du membre, écarter les os l'un de l'autre avec la main, pour les irriter en les

vulnus resolvere, atque nutrire. Sequitur vero, ut id os per se post aliquot dies excidat. Quum tam misera antea conditio vulneris sit, tamen id interdum manus diutiusque facit; sæpe enim integra cute os abrumpitur, protinusque prurigo et dolor oritur. Quod solvere, si accidit, maturius oportet, et fovere aqua; per æstatem, frigida; per hiemem, egelida: deinde ceratum murteum imponere. Interdum fractura quibusdam velut aculeis carnem vexat. Quo a prurigine et punctionibus cognito, aperire id medicus, eosque aculeos præcidere necesse habet. Reliqua vero curatio in utroque hoc casu eadem est, quæ ubi plagam (*k*) ictus protinus intulit. Puro jam ulcere (*l*), cibis hic quoque utendum est carnem producentibus. Si brevius adhuc membrum est, et ossa loco suo non sunt, paxillus tenuis quam lævissimi generis inter ea demitti debet sic, ut capite paulum supra ulcus emineat; isque quotidie plenior adigendus est, donec par id membrum alteri fiat. Tum paxillus removendus; vulnus sanandum est; cicatrix inducta fovenda frigida aqua est, in qua myrtus, hedera, aliæve similes verbenæ decoctæ sint, illinendumque medicamentum est, quod siccet: et magis etiam hic quiescendum, donec id membrum confirmetur. Si quando vero ossa non conferbuerunt, quia sæpe soluta, sæpe mota sunt, in aperto deinde curatio est: possunt enim coire. Si vetustas occupavit, membrum extendendum est, ossa (*m*) inter se manu dividenda,

entre-choquant, détruire ce qui pourrait être gras, et rafraîchir, pour ainsi dire, toutes ces surfaces osseuses, en ayant grand soin de ne léser ni nerfs ni muscles. Il convient alors de fomenter la partie avec du vin dans lequel on a fait bouillir de l'écorce de grenade, et d'appliquer ce même remède mêlé à du blanc d'œuf; le troisième jour, on lève l'appareil et on bassine avec une décoction de verveines, de celles dont j'ai parlé précédemment; le cinquième, on renouvelle le même pansement et l'on entoure le membre de férules; pour le reste, on fait, avant et après, ce que j'ai prescrit plus haut. Les os se soudent quelquefois obliquement entre eux; de là un raccourcissement et une difformité du membre, et, si les fragments sont pointus, une sensation continuelle de piqûres. Il y a alors nécessité de rompre de nouveau les os et de les redresser. Voici comment on procède : on arrose le membre d'une grande quantité d'eau; on le frictionne avec du cérat liquide, puis on le soumet à l'extension. Pendant ce temps, le médecin manie les os, et, comme le cal est encore tendre, les écarte avec les mains, et refoule la partie saillante à sa place. S'il échoue, il oppose du côté où l'os s'incline, une règle entourée de laine, qu'il fixe en ce point, et il force ainsi l'os à reprendre son ancienne position. Parfois, les os se sont, il est vrai, soudés convenablement, mais il s'est produit un cal exubérant qui forme une tumeur en cet endroit. Dans ce cas, il faut frictionner le membre longtemps et doucement avec de l'huile additionnée de sel et de natron; le bassiner avec beaucoup d'eau chaude et salée; appliquer un malagme digestif; exercer une compression un peu forte; faire usage de légumes, et provoquer des vomissements, moyens qui ont pour résultat de réduire à la fois le

ut concurrendo exasperentur, et si, quid pingue est, eradatur, totumque id quasi recens fiat : magna tamen cura habita, ne nervi musculive lædantur. Tum vino fovendum est, in quo malicorium decoctum sit; imponendumque id ipsum ovi albo mixtum : tertio die resolvendum, fovendumque aqua in qua verbenæ, de quibus supra dixi, decoctæ sint : quinto die idem faciendum, ferulæque circumdandæ : cetera, et ante, et post, eadem facienda, quæ supra scripsi. Solent tamen interdum transversa inter se ossa confervere : eoque et brevius membrum, et indecorum fit; et, si capita acutiora sunt, assiduæ punctiones sentiuntur. Ob quam causam frangi rursus ossa et dirigi debent. Id hoc modo fit. Calida aqua multa membrum id fovetur, et ex cerato liquido perfricatur, intenditurque : inter hæc medicus pertranctans ossa, ut adhuc tenero callo, manibus ea diducit, compellitque id quod eminet in suam sedem : et, si parum valuit, ab ea parte, in quam os se inclinat, involutam lana regulam objicit; atque ita deligando, assuescere iterum vetustæ sedi cogit. Nonnunquam autem recte quidem ossa coierunt, superincrevit vero nimius callus; ideoque locus is intumuit. Quod ubi incidit, diu leniterque id membrum perfricandum est ex oleo et sale et nitro; multaque aqua calida salsa fovendum; et imponendum malagma, quod digerat; adstrictiusque alligandum : oleribusque, et præterae vomitu utendum : per quæ cum carne callus

volume du cal et celui des chairs. Il y a avantage également à mettre sur l'autre membre un peu de moutarde avec une figue, jusqu'à ce qu'il se produise une légère érosion et un afflux de matière. Dès que cette tumeur est affaissée, le blessé doit reprendre son genre de vie habituel.

CHAPITRE XI.

Des luxations.

Il n'a été question jusqu'à présent que des fractures des os. Mais les os peuvent aussi se luxer, et cela de deux manières : tantôt, en effet, ceux qui sont réunis s'écartent l'un de l'autre, comme l'os large des épaules de l'humérus (1) ; le radius du cubitus, à l'avant-bras; le tibia du péroné, à la jambe; et quelquefois, à la suite d'un saut, l'os du talon (calcanéum) du talus (astragale), accident toutefois assez rare; tantôt les os des articulations se déplacent. Je parlerai d'abord des luxations de la première espèce (2). Dès qu'une luxation s'est produite, la région s'excave, et le doigt, en appuyant, rencontre une dépression : puis il se déclare une inflammation grave, surtout au talus, car cette lésion cause généralement de la fièvre, la gangrène et la distension ou la raideur des nerfs qui unissent la tête avec les épaules. Pour éviter ces accidents, on fait ce qui a été conseillé pour les lésions des os mobiles (3), afin de dissiper, par ces moyens, la douleur et la tuméfaction. Les os, une fois luxés, ne se rejoignent jamais; mais si l'organe y perd un peu en régularité, sa fonction reste intacte. Le maxillaire

quoque extenuatur. Confertque aliquid sinapi cum fico in alterum (*n*) membrum impositum, donec id paulum erodat, eoque evocet materiam. Ubi is tumor extenuatus est, rursus ad ordinem vitæ revertendum est.

CAPUT XI.

De ossibus sedibus suis motis.

Ac de fractis quidem ossibus hactenus dictum sit. Moventur autem ea sedibus suis duobus modis: nam modo, quæ juncta sunt inter se dehiscunt; ut quum latum scapulorum os ab humero recedit; et in brachio radius a cubito; et in crure tibia a sura; et interdum a saltu calcis os a talo, quod raro tamen fit; modo articuli suis sedibus excidunt. Ante de prioribus dicam. Quorum ubi aliquid incidit, protinus is locus cavus est, depressusque digitus sinum invenit: deinde gravis inflammatio oritur; atque in talis præcipue: siquidem febres quoque, et cancros, et nervorum vel distentiones, vel rigores, qui caput scapulis annectunt, movere consuevit. Quorum vitandorum causa facienda eadem sunt, quæ in ossibus mobilibus læsis proposita sunt: ut dolor

inférieur, les vertèbres et toutes les articulations qui sont maintenues par des nerfs puissants, se luxent à la suite ou d'une violence, ou d'une rupture, ou d'un relâchement accidentel de ces mêmes nerfs, et cela, plus facilement chez l'enfant et l'adolescent, que chez les gens un peu robustes. Ces os s'échappent en avant ou en arrière, en dedans ou en dehors; les uns dans toutes ces directions, les autres dans des directions déterminées. Les signes de ces luxations sont les uns, communs à toutes les articulations; les autres, spéciaux à chacune. En effet, il existe constamment une tumeur du côté vers lequel l'os a été poussé, et une dépression à l'endroit d'où il s'est éloigné. Tels sont les signes qui s'observent dans toute luxation; il en est d'autres de particuliers, que je décrirai à propos de chacune. Toutefois, si toutes les articulations peuvent se luxer, toutes ne sont pas susceptibles d'être réduites. La tête, par exemple, ne se remet jamais; il en est de même des vertèbres de l'épine dorsale, et du maxillaire inférieur luxé des deux côtés, qui a causé de l'inflammation avant d'être réduit. De plus, les luxations qui proviennent d'un vice des nerfs, se reproduisent dès qu'elles sont réduites. Les jointures luxées dans l'enfance et qui n'ont point été remises, prennent moins d'accroissement que les autres. Les chairs de toutes les parties déplacées maigrissent, et cela, davantage dans le voisinage de la luxation qu'au delà; ainsi, quand le bras est luxé, l'émaciation y est plus grande qu'à l'avant-bras, et plus grande sur celui-ci qu'à la main. Dès lors, selon la région, et selon certaines circonstances fortuites, les fonctions du membre sont plus ou moins conservées; et, plus il lui reste de jeu dans les mouvements, moins il maigrit. Toute luxation doit être réduite avant

tumorque per ea tollantur. Nam diducta ossa nunquam rursus inter se junguntur: et, ut aliquid decoris eo loco, sic nihil usus amittitur. Maxilla vero, et vertebra (*a*), omnesque articuli, quum validis nervis comprehendantur, excidunt aut vi expulsi, aut aliquo casu nervis vel ruptis, vel infirmatis: faciliusque in pueris et adolescentulis, quam in robustioribus. Hique elabuntur in priorem et in posteriorem, in interiorem (*b*) et in exteriorem partem; quidam omnibus modis, quidam certis: suntque quædam communia omnium signa, quædam propria cujusque. Siquidem semper ea parte tumor est, in quam os prorumpit; ea sinus, a qua recessit. Et hæc quidem in omnibus deprehenduntur: alia vero in singulis; quæ simul atque de quoque dicam, proponenda erunt. Sed ut excidere omnes articuli possunt, sic non omnes reponuntur. Caput enim nunquam compellitur, neque in spina vertebra, neque ea maxilla, quæ, utraque parte prolapsa, antequam reponeretur, inflammationem movit. Rursum, qui nervorum vitio prolapsi sunt, compulsi quoque in suas sedes iterum excidunt. Ac quibus in pueritia exciderunt, neque repositi sunt, minus quam ceteri crescunt. Omniumque, quæ loco suo non sunt, caro emacrescit, magisque in proximo membro, quam in ulteriore: ut, puta, si humerus loco suo non est, major in eo ipso fit, quam in brachio: major in hoc, quam in manu, macies. Tum pro sedibus, et pro casibus, qui inciderunt, aut major aut minor usus

l'inflammation. Si celle-ci est établie, on s'abstient, jusqu'à ce qu'elle soit apaisée, de tout essai de réduction; mais, dès qu'elle est terminée, on fait des tentatives sur les membres qui peuvent les supporter. Du reste, on se règle principalement sur l'habitude du corps et sur l'état des nerfs. Le corps est-il frêle, humide? les nerfs débiles? l'os se remet plus facilement, et se maintient moins bien plus tard. Dans les conditions opposées, la contention est plus efficace, mais la réduction difficile. Il est bon de calmer l'inflammation en appliquant de la laine grasse trempée dans du vinaigre; de s'abstenir pendant deux jours de nourriture, si l'articulation est puissante, quelquefois même pendant cinq jours; de ne boire que de l'eau chaude jusqu'à cessation de la soif; d'observer plus exactement ces prescriptions quand les os luxés sont assujettis par des muscles forts et vigoureux; bien plus encore, s'il est survenu de la fièvre. A partir du cinquième jour, on fait des fomentations d'eau chaude; on met la laine de côté, et l'on étend sur la partie du cérat de troène additionné de natron, jusqu'à ce que toute trace d'inflammation ait disparu. On doit ensuite frictionner le membre; user d'une bonne alimentation; boire du vin avec modération et exercer le membre à reprendre ses fonctions, car le mouvement est aussi funeste pendant la douleur, que salutaire en toute autre circonstance. Voilà les préceptes généraux : passons maintenant aux particularités.

ejus membri relinquitur : quoque in eo plus usus superest, eo minus id extenuatur. Quidquid autem loco suo motum est, ante inflammationem reponendum est. Si illa occupavit, dum conquiescat, non lacessendum (*c*) : ubi finita est, tentandum est in iis membris, quæ id patiuntur. Multum autem eo confert et corporis et nervorum habitus; nam, si corpus tenue, si humidum est, si nervi infirmi, expeditius os reponitur : sed et primo facilius excidit, et postea minus fideliter continetur. Quæ contraria his sunt, melius continent : sed id, quod expulsum est, difficulter admittunt. Oportet autem ipsam inflammationem levare, super succida lana ex aceto imposita : a cibo, si valentioris articuli casus est, triduo : interdum etiam quinque diebus abstinere : bibere aquam calidam, dum sitim finiat : curiosiusque hæc facere, iis ossibus motis, quæ validis plenisque musculis continentur : si vero etiam febris accessit, multo magis; deinde ex die quinto fovere aqua calida, remotaque lana, ceratum imponere ex cyprino factum, nitro quoque adjecto, donec omnis inflammatio finiatur; tunc frictionem (*d*) ei membro adhibere; cibis uti bonis; vino modice : jamque ad usus quoque suos id membrum promovere; quia motus, ut in dolore pestifer, sic alias saluberrimus corpori est. Hæc communia sunt : nunc de singulis dicam.

CHAPITRE XII.

De la luxation du maxillaire inférieur.

Le maxillaire inférieur se luxe en avant; mais tantôt d'un côté seulement, tantôt des deux côtés. Dans le premier cas, le côté luxé et le menton sont déviés vers la partie opposée; les dents ne correspondent plus à leurs congénères, mais les canines se trouvent au-dessus des incisives (1). Dans le second, le menton, en totalité, proémine en avant; les dents du bas dépassent de beaucoup celles du haut, et les muscles paraissent tendus au-dessus du maxillaire. On doit d'abord installer le patient sur un siége, de manière qu'un aide, placé en arrière, maintienne sa tête; ou bien on le fait asseoir près d'un mur, en interposant entre ce dernier et la tête, un oreiller dur en cuir contre lequel l'aide presse la tête pour mieux l'immobiliser. Alors, après s'être enveloppé les pouces d'un linge ou de bandes pour les empêcher de glisser, on les introduit dans la bouche du blessé, et l'on applique les autres doigts en dehors. Dès que le maxillaire est vigoureusement saisi, il faut, si la luxation est unilatérale, imprimer au menton des mouvements de va-et-vient, et l'abaisser vers la gorge; puis, en même temps, assujettir la tête, relever le menton, repousser le maxillaire à sa place, et fermer la bouche du patient; tout cela est à peine l'affaire d'un moment. Si la luxation est bi-latérale, on opère absolument de même; mais il faut refouler le maxillaire en arrière, d'une manière égale des deux côtés. L'os, une fois réduit, s'il

CAPUT XII.

De maxilla sede sua mota.

Maxilla in priorem partem propellitur; sed modo altera parte, modo utraque. Si altera, in contrariam partem ipsa mentumque inclinatur: dentes paribus non respondent, sed sub iis, qui secant, canini sunt. At si utraque, totum mentum in exteriorem partem promovetur: inferioresque dentes longius quam superiores excedunt; intentique super musculi apparent. Primo quoque tempore homo in sedili collocandus est sic, ut minister a posteriore parte caput ejus contineat, vel sic, ut juxta parietem is sedeat, subjecto inter parietem et caput ejus scorteo pulvino duro; eoque caput per ministrum urgeatur, quo sit immobilius: tum digiti *(a)* pollices linteolis vel fasciis, ne delabantur, involuti in os ejus conjiciendi, ceteri extrinsecus admovendi sunt. Ubi vehementer maxilla apprehensa est, si una parte procidit, concutiendum mentum, et ad guttur adducendum est: tum simul et caput apprehendendum, et, excitato mento, maxilla in suam sedem compellenda, et os ejus comprimendum est sic, ut omnia pæne uno momento fiant. Sin utraque parte prolapsa est, eadem omnia facienda; sed æqualiter retro maxilla agenda est. Reposito osse, si cum dolore oculorum et cervicis iste

survient des douleurs oculaires et cervicales, on saigne au bras. Si, chez tous ceux dont les os ont été luxés, une alimentation un peu liquide est d'abord convenable, à plus forte raison l'est-elle dans ce cas-ci; bien plus, la conversation fréquente offre des inconvénients, parce que les mouvements de la bouche mettent les nerfs en jeu.

CHAPITRE XIII.

De la luxation de la tête.

La tête est maintenue au-dessus du cou par deux condyles, qui s'enfoncent dans deux dépressions de la vertèbre du sommet : c'est ce que j'ai établi dans le premier chapitre. Ces deux condyles se luxent quelquefois en arrière : ce qui entraîne l'extension des nerfs sous-occipitaux, le contact du menton avec la poitrine, l'impossibilité de boire, de parler, et, parfois, l'émission involontaire du sperme : accidents que la mort suit de près. J'ai cru devoir indiquer cette lésion, non qu'elle soit susceptible de guérison, mais pour la faire reconnaître par des signes certains, et ne pas laisser croire à ceux qui ont perdu quelqu'un de cet accident, que le médecin a été au-dessous de sa tâche.

CHAPITRE XIV.

De la luxation de la colonne vertébrale.

Le même sort attend ceux dont les vertèbres sont luxés le long de l'épine : ce qui ne peut arriver sans rupture de la moëlle centrale, des

casus incidit, ex brachio sanguis mittendus est. Quum omnibus vero, quorum ossa mota sunt, primo liquidior cibus conveniat, tum his præcipue: adeo ut sermo quoque frequens, motu oris per nervos, lædat.

CAPUT XIII

De capite sede sua moto.

Caput duobus processibus in duos sinus summæ vertebræ demissis super cervicem contineri, in prima parte proposui. Hi processus interdum in posteriorem partem excidunt: quo fit, ut nervi sub occipitio extendantur, mentum pectori agglutinetur, neque loqui possit, interdum sine voluntate semen emittat: quibus celerrime mors supervenit. Ponendum autem hoc esse credidi, non quo curatio ejus rei ulla sit; sed ut res indiciis cognosceretur, et non putarent sibi medicum defuisse, si qui sic aliquem perdidissent.

CAPUT XIV.

De spina sede sua mota.

Idem casus manet eos, quorum in spina vertebræ exciderunt. Id enim non potest fieri, nisi et medulla, quæ per medium, et duabus membranulis, quæ per duos a la-

deux petites membranes qui sortent par les deux apophyses latérales, et des nerfs qui maintiennent ces os. Le déplacement se fait en arrière ou en avant, au-dessus ou en dessous du septum transverse. Selon le côté où il s'est produit, il se forme en arrière une tumeur ou une dépression. Le siége de la lésion est-il au-dessus du septum? il survient aussitôt une paralysie des mains, des vomissements, des convulsions, de la dyspnée, des douleurs accablantes et de la dureté de l'ouie. Est-il au-dessous? il y a paralysie des cuisses, rétention, quelquefois même incontinence d'urine. Dans ces sortes de cas, la mort, bien que plus lente qu'à la suite de la luxation de la tête, arrive dans les trois jours. Quant au précepte que donne Hippocrate (1), lorsqu'une vertèbre est luxée à l'extérieur, de coucher le patient sur le ventre et d'opérer l'extension, tandis qu'un aide appuie sur l'os avec le talon, pour le refouler en dedans, il ne doit être accepté que pour les luxations incomplètes, non pour les autres : car, sans être luxée, une vertèbre proémine quelquefois légèrement en arrière ou en avant, par suite de la faiblesse de ses nerfs. Cet accident ne tue pas, mais la vertèbre est inaccessible du côté antérieur : si on la repousse par l'extérieur, le déplacement se reproduit dans la plupart des cas, à moins, ce qui est très-rare, que les nerfs n'aient recouvré leur énergie.

teribus processus feruntur, et nervis, qui continent, ruptis. Excidunt autem et in posteriorem partem, et in priorem; et supra septum transversum, et infra. In utram partem exciderint, a posteriore parte vel tumor, vel sinus oritur. Si super septum id incidit, manus resolvuntur, vomitus, aut distentio nervorum insequitur, spiritus difficulter movetur, dolor urget, et aures obtusæ sunt. Si sub septo, femina resolvuntur, urina supprimitur, interdum etiam sine voluntate prorumpit. Ex ejusmodi casibus, ut tardius, quam ex capitis, sic tamen intra triduum homo moritur. Nam quod Hippocrates dixit, vertebra in exteriorem partem prolapsa, pronum hominem collocandum esse, et extendendum, tum calce aliquem super ipsum os debere consistere, et id intus impellere: in iis accipiendum est, quæ paulum excesserunt; non in iis, quæ totæ loco motæ sunt. Nonnunquam enim nervorum imbecillitas efficit, ut, quamvis non exciderit vertebra, paulum tamen aut in posteriorem, aut in priorem partem promineat. Id non jugulat: sed ab interiore parte ne contingi quidem potest: ab exteriore si propulsum est, plerumque iterum redit; nisi, quod admodum rarum est, vis nervis restituta est.

CHAPITRE XV.

De la luxation du bras.

Le bras se luxe tantôt dans l'aisselle, tantôt en avant (1). Est-ce dans l'aisselle qu'il a glissé? le coude est écarté du tronc; il ne peut être porté avec le bras près de l'oreille du même côté, et ce membre est plus long que l'autre. Est-ce en avant? l'extrémité supérieure du bras s'étend, mais moins qu'à l'état normal, et le coude se porte plus difficilement en avant qu'en arrière. Si l'humérus est luxé dans l'aisselle et que le sujet soit encore jeune, ou du moins délicat et pourvu de nerfs faibles, il suffit de mettre le patient sur un siége; d'ordonner à un aide de ramener doucement en arrière la tête de l'os large des épaules; à un autre, de faire l'extension de l'avant-bras; puis, après s'être placé soi-même en arrière, d'enfoncer une main dans le creux de l'aisselle du blessé, et de refouler l'os avec cette main, tandis qu'avec l'autre, on pousse en même temps l'avant-bras vers le thorax. Si le sujet est un peu replet, ou s'il a les nerfs vigoureux, il est nécessaire de recourir à une spathe (fig. 3) en bois, de deux doigts d'épaisseur, assez longue pour

Fig. 3.

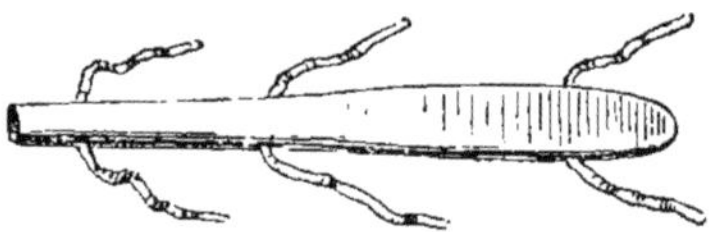

s'étendre de l'aisselle aux doigts, et pourvue, au sommet, d'une petite tête ronde et légèrement excavée pour recevoir une petite portion de la tête humérale. Cette spathe, est percée en trois endroits (2), distants l'un de l'autre, de trous disposés par paires, dans lesquels sont passées des courroies souples. On entoure cette spathe d'une bande pour ren-

CAPUT XV.

De humero sede sua moto.

Humerus autem modo in alam excidit, modo in partem priorem. Si in alam delapsus est, cubitus recedit ab latere; sursum juxta ejusdem partis aurem cum humero porrigi non potest; longiusque altero id brachium est. Si in priorem partem, summum quidem brachium extenditur, minus tamen quam naturaliter; difficiliusque in priorem partem, quam in posteriorem cubitus porrigitur. Igitur, si in alam humerus excidit, et vel puerile adhuc est corpus, vel molle certe, et imbecillis nervis intentum est, satis est collocare id in sedili: et ex duobus ministris alteri imperare, ut caput lati scapula-

dre son contact moins pénible, et on la dirige le long du bras jusqu'à l'aisselle, de façon que la tête en soit placée au sommet du creux axillaire; puis on l'attache au bras avec les courroies, en ces trois endroits : un peu au-dessous de la tête humérale; un peu au-dessus du

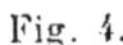
Fig. 4.

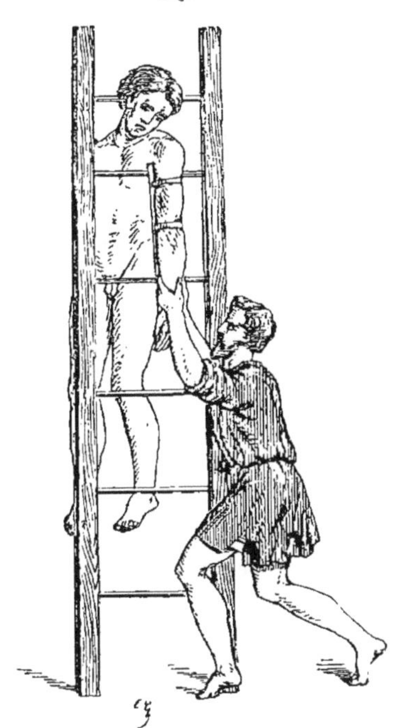

coude, et au-dessus de la main; à cet effet, on proportionne, séance tenante, la distance des trous. Le bras ainsi lié, on le passe par-dessus un degré d'échelle de basse-cour (fig. 4), assez élevé pour que le blessé ne puisse pas toucher terre; et, pendant qu'on laisse le corps suspendu d'un côté, on exerce, de l'autre, des tractions sur le bras. La tête de

rum ossis leniter reducat; alteri, ut brachium extendat : ipsum posteriore parte residentem, manum sub alam ejus conjicere, simulque et illa os, et altera manu brachium ejus ad latus impellere. At si vastius corpus, nervive robustiores sunt, necessaria est spatha lignea, quæ et crassitudinem duorum digitorum habet, et longitudine ab ala usque ad digitos pervenit : in qua summa capitulum est rotundum et leniter cavum, ut recipere particulam aliquam ex capite humeri possit. In ea bina foramina tribus locis sunt, inter se spatio distantibus : in quæ lora mollia conjiciuntur. Eaque spatha, fas-

l'humérus poussée par celle du bois, se trouve alors refoulée à sa place, tantôt avec un bruit et tantôt sans bruit. Une simple lecture d'Hippocrate apprend qu'il existe beaucoup d'autres procédés de réduction ; mais il n'en est point de mieux consacré par l'expérience que ce dernier (3). Il faut, si le bras est déplacé en avant, coucher le sujet sur le dos ; appliquer, sous l'aisselle, la partie moyenne d'une bande ou d'une courroie ; en confier les chefs à un aide placé derrière la tête du patient ; livrer le bras à un autre ; prescrire au premier de tirer la courroie, et, au second, le bras. Le médecin doit ensuite, avec la main gauche, repousser la tête de l'humérus ; avec la droite, élever le coude et le bras, et refouler l'os à sa place, où il rentre plus facilement que dans le cas précédent. Quand le bras est remis, on remplit l'aisselle de laine afin de faire obstacle à l'os, s'il était luxé en dedans ; et, s'il l'était en avant, de faciliter la déligation. Alors, une bande ayant son chef initial sous l'aisselle, doit entourer la tête de l'os, puis être dirigée, en croisant la poitrine, vers l'autre aisselle, et de là, vers l'épaule pour revenir sur la tête de l'humérus, qu'on entoure plusieurs fois de manière à bien la maintenir. Ainsi lié, on maintient mieux le bras en le ramenant sur le côté, où on le fixe avec une bande.

cia involuta, quo minus tactu lædat, ad alam brachio dirigitur sic, ut caput ejus summæ alæ subjiciatur : deinde loris suis ad brachium deligatur : uno loco paulum infra humeri caput ; altero paulum supra cubitum ; tertio supra manum : cui rei protinus intervalla quoque foraminum aptata sunt. Sic brachium deligatum super scalæ gallinariæ gradum trajicitur ita alte, ut consistere homo ipse non possit ; simulque in alteram partem corpus demittitur, in alteram brachium intenditur : eoque fit, ut capite ligni caput humeri impulsum in suam sedem, modo cum sono, modo sine hoc compellatur. Multas alias esse rationes scire facile est uno Hippocrate lecto ; sed non alia magis usu comprobata est. At si in partem priorem humerus excidit, supinus homo collocandus est ; fasciaque, aut habena media alæ circumdanda est, capitaque ejus post caput hominis ministro tradenda, brachium alteri ; præcipiendumque, ut ille habenam, hic brachium extendat : deinde medicus caput quidem humeri sinistra debet repellere : dextra vero cubitum cum humero attollere, et os in suam sedem compellere : faciliusque id in hoc casu, quam in priore revertitur. Reposito humero, lana alæ subjicienda est ; si in interiore parte os fuit, ut ei opponatur ; si in priore, ut tamen commodius deligetur. Tum fascia, primum sub ala obvoluta, caput ejus debet comprehendere, deinde per pectus ad alteram alam, ab eaque ad scapulas, rursusque ad ejusdem humeri caput tendere, sæpiusque eadem ratione circumagi, donec bene id teneat. Vinctus, hac ratione humerus commodius continetur, si adductus ad latus, ad id quoque fascia deligatur.

CHAPITRE XVI.

De la luxation du coude.

Trois os concourent à former le coude : l'humérus, le radius et le cubitus ; c'est ce qu'on a pu comprendre, d'après ce qui a été établi dans la première partie de ce livre. Si le cubitus, qui est articulé avec l'humérus, s'en sépare, le radius qui lui est uni, est tantôt entraîné, tantôt retenu en place. Le coude peut se luxer en quatre directions (1). S'il est luxé en avant, l'avant-bras est étendu et ne peut se fléchir. S'il l'est en arrière, l'avant-bras est fléchi et ne peut s'étendre ; ce membre est plus court que l'autre ; et, quelquefois, il survient de la fièvre et des vomissements bilieux. S'il l'est en dehors ou en dedans, l'avant-bras est étendu, mais un peu fléchi du côté d'où l'os s'est éloigné. Quoi qu'il en soit, le procédé de réduction est le même, non-seulement pour le coude, mais pour tous les membres longs qui s'articulent par une tête allongée. Il consiste à exercer des tractions en sens contraires sur les deux portions du membre, jusqu'à ce qu'on ait rendu libre l'espace qui est entre les os, puis à repousser l'os luxé, de l'endroit où il s'est porté vers le côté opposé. Il existe cependant maints et maints procédés d'extension qui varient selon la puissance des nerfs et la situation des os luxés. Ainsi, tantôt on emploie les mains seules, tantôt on a recours à d'autres moyens. Par exemple, dans la luxation du cubitus en avant, l'extension avec les deux mains, aidées parfois de courroies, est suffi-

CAPUT XVI.

De cubito sede sua moto.

In cubito autem tria coire ossa, humeri, radii, et cubiti ipsius, ex iis, quæ prima parte hujus voluminis posita sunt, intelligi potuit. Si cubitus, qui annexus humero est, ab hoc excidit, radius, qui adjunctus est, interdum trahitur, interdum subsistit. In omnes vero quatuor partes excidere cubitus potest : sed, si in priorem prolapsus est, extentum brachium est, neque recurvatur : si in posteriorem, brachium curvum est, neque extenditur, breviusque altero est ; interdum febrem, vomitumque bilis movet : si in exteriorem, interioremve, brachium porrectum est, sed paulum in eam partem, a qua os recessit, recurvatum. Quidquid incidit, reponendi ratio una est, neque in cubito tantum, sed in omnibus quoque membris longis, quæ per articulum longa testa junguntur : utrumque membrum in diversas partes extendere, donec spatium inter ossa liberum sit ; tum id os, quod excidit, ab ea parte, in quam prolapsum est, in contrariam impellere. Extendendi tamen alia atque alia genera sunt, prout aut nervi valent, aut ossa huc illucve se dederunt. Ac modo manibus solis utendum est, modo quædam alia adhibenda. Ergo,

sante ; on met ensuite un corps rond dans le pli du bras, et sur ce corps, on pousse tout à coup le coude vers l'humérus. Dans d'autres cas, il est très-avantageux de faire l'extension, comme on l'a indiqué pour les fractures de l'humérus ; puis on replace les os. Le reste du traitement est le même que celui de toutes les luxations ; seulement, on doit lever plus tôt et plus souvent l'appareil ; fomenter avec beaucoup plus d'eau chaude, et faire des frictions plus prolongées avec de l'huile, du sel et du natron. Car au coude, soit que la luxation persiste ou qu'elle soit réduite, le cal (roideur) se forme plus vite que dans toute autre articulation, et, s'il s'accroît à la faveur de l'immobilité, la flexion devient plus tard impossible.

CHAPITRE XVII.

De la luxation de la main.

La main se luxe également dans ces quatre directions (1). Est-elle échappée en arriere? l'extension des doigts est impossible ; est-ce en avant? leur flexion ne se fait plus ; est-ce de l'un ou de l'autre côté? la main est déviée du côté opposé, c'est-à-dire vers le pouce ou le petit doigt. La réduction n'est pas très-difficile. Il faut, sur un plan dur et résistant, tirer la main dans un sens, et l'avant-

si in priorem partem cubitus prolapsus est, extendi per duos manibus, interdum etiam habenis adjectis, satis est : deinde rotundum aliquid a lacerti parte ponendum est, et super id repente cubitus ad humerum impellendus est. At in aliis casibus commodissimum est eadem ratione brachium extendere, quæ fracto humero supra posita est, et tum ossa reponere. Reliqua curatio eadem est, quæ in omnibus. Celerius tantum, et sæpius id resolvendum est ; multo magis aqua calida fovendum : diutius ex oleo et nitro ac sale perfricandum. In cubito enim celerius, quam in ullo alio articulo, sive extra remansit, sive intus revertit, callus circumdatur ; isque, si per quietem increvit, flexus illius postea prohibet.

CAPUT XVII.

De manu sede sua mota.

Manus quoque in omnes quatuor partes prolabitur. Si in posteriorem partem excidit, porrigi digiti non possunt : si in priorem, non inclinantur : si in alterutrum latus, manus in contrarium, id est aut ad pollicem, aut ad minimum digitum convertitur. Reponi non dificillime potest Super durum locum et renitentem ex altera parte intendi

bras dans l'autre, en tenant la main en pronation, si la luxation est postérieure; en supination, si elle est antérieure, et sur le côté, si elle est interne ou externe. Dès qu'on a suffisamment allongé les nerfs (ligaments), si l'os est déplacé vers l'un ou l'autre côté, on le repousse avec les mains du côté opposé. Mais s'il est luxé en avant ou en arrière, il faut mettre dessus un corps dur, et, sur ce corps, presser l'os proéminent avec la main : la force se trouve accrue par cet expédient : ce qui permet de repousser plus aisément la partie luxée à sa place.

CHAPITRE XVIII.

De la luxation de la paume de la main.

A la paume de la main, les os se luxent aussi quelquefois, tantôt en avant, tantôt en arrière; mais ils ne peuvent se déplacer sur les côtés, à cause de l'obstacle que les os voisins leur opposent. Cette luxation se révèle par ce seul signe commun à toutes : une tumeur du côté où l'os s'est porté, et une dépression à l'endroit qu'il a abandonné. Mais, sans recourir à l'extension, une bonne pression avec le doigt suffit pour remettre l'os à sa place.

manus, ex altera brachium debet sic, ut prona sit, si in posteriorem partem os excidit; supina, si in priorem : si in exteriorem exterioremve, in latus. Ubi satis nervi diducti sunt, si in alterutrum latus procidit, manibus in contrarium repellendum est. At iis, quæ in priorem posterioremve partem prolapsa sunt, superimponendum durum aliquid, idque supra prominens os manu urgendum est; per quod vis adjecta facilius id in suam sedem compellit.

CAPUT XVIII.

De palma sede sua mota.

In palma quoque ossa interdum suis sedibus promoventur, modo in priorem partem, modo in posteriorem : in latus enim moveri, paribus ossibus oppositis, non possunt. Signum id solum est, quod omnium commune est : tumor ab ea parte, in quam os venit; sinus ab ea, a qua recessit. Sed sine intentione, digito tantummodo bene pressum os in suam sedem revertitur.

CHAPITRE XIX.

De la luxation des doigts.

Aux doigts, cet accident est tout aussi fréquent et les signes sont les mêmes qu'à la main (1). Mais pour l'extension, il n'est pas besoin de tant de force, puisque les articulations sont plus petites, et les nerfs moins puissants. On n'a qu'à étendre sur une table, les doigts luxés en avant ou en arrière, et à les pousser avec la paume de la main; si la luxation est latérale, on la réduit avec les doigts. On peut, après avoir replacé l'articulation moyenne ou supérieure, l'assujettir dans une gouttière.

CHAPITRE XX.

De la luxation du fémur.

Lorsque j'ai parlé de ces dernières luxations, il semble que j'aie eu également en vue celles du membre inférieur, car, dans ce cas aussi, il existe une certaine analogie entre le fémur et l'humérus, le tibia et le cubitus, le pied et la main. Cependant il convient d'exposer à part quelques considérations au sujet des luxations de la cuisse. Le fémur se luxe dans les quatre directions connues (1) : le plus souvent en dedans; quelquefois en dehors; très-rarement en avant ou en arrière. Si la luxation est interne, la jambe est plus longue que l'autre et

CAPUT XIX.

De digitis sedibus suis motis.

At in digitis totidem fere casus, eademque signa sunt, quæ in manibus. Sed in his extendendis non æque vi opus est; quum et articuli breviores, et nervi minus validi sint. Super mensam tantummodò intendi debent, qui vel in priorem, vel in posteriorem partem exciderunt; tum jam palma compelli; at id, quod in latus elapsum est, digitis restitui (*a*). Potest tamen conditus articulus medius, aut summus canaliculo aliquo contineri.

CAPUT XX.

De femore sede sua moto.

Quum de his dixerim, de iis quoque, quæ in cruribus sunt, videri possum dixisse: siquidem etiam in hoc casu quædam similitudo est femori et humero, tibiæ et cubito, pedi et manui. Quædam tamen separatim quoque de his dicenda sunt. Femur in omnes quatuor partes promovetur: sæpissime in interiorem; deinde in exteriorem; raro admodum in priorem, aut posteriorem. Si in interiorem partem prolapsum est, crus longius altero, et va-

bancale, la pointe du pied étant tournée en dehors ; si elle est externe, la jambe est plus courte, cagneuse et le pied est dévié en dedans; dans la marche, ce n'est pas le talon, mais seulement le bout de la plante du pied qui touche terre; la jambe supporte mieux que dans le premier cas, le poids de la partie supérieure du corps, et un bâton est moins nécessaire; si elle est antérieure, le membre est dans l'extension et ne peut se fléchir; il égale l'autre en longueur jusqu'au talon, mais le bout de la plante du pied est moins incliné en avant; dans ce cas, la douleur est très-intense, et l'urine surtout est supprimée (2). Dès que la douleur et l'inflammation sont apaisées, la marche est facile et le pied reprend sa rectitude; si la luxation est postérieure, le membre ne peut pas s'étendre ; il reste plus court, et, dans la station, le talon ne touche pas terre. Pour le fémur, le grand danger réside ou dans la difficulté de la réduction, ou dans le retour de la luxation après qu'elle a été réduite. Quelques médecins soutiennent que la luxation se reproduit toujours; mais Hippocrate, Dioclès, Philotime, Nilée et Héraclide de Tarente, auteurs d'une grande célébrité, nous apprennent qu'ils ont fait la réduction avec un succès complet (3). Du reste, Hippocrate (4), Andréas, Nilée, Nymphodore, Protarque, Héraclide et un certain artisan (5), n'auraient certes pas inventé toutes ces machines à extension de cuisse, pour combattre ce genre de lésion, si elles avaient été inutiles. Quelque erronée que soit cette opinion, il n'en est pas moins vrai que si les nerfs et les muscles très-vigoureux de cette région ont conservé leur force, la réduction est presque impossible; et que, s'ils l'ont perdue, leur action contentive sera plus tard impuissante. Il convient donc de faire une tentative; si

tium (*a*) est : extra enim pes ultimus spectat ; si in exteriorem, brevius, varumque fit, pes in tus inclinatur ; calx in gressu terram non contingit, sed planta ima ; meliusque id crus superius corpus, quam in priore casu, fert, minusque baculo eget ; si in priorem, crus extensum est, complicarique non potest ; alteri cruri ad calcem par est, sed ima planta minus in priorem partem inclinatur : dolorque in hoc casu præcipuus est, et maxime urina supprimitur. Ubi cum dolore inflammatio quievit, commode ingrediuntur, rectusque eorum pes est. Si in posteriorem, extendi non potest crus, breviusque est; ubi consistit, calx hic quoque terram non contingit. Magnum autem femori periculum est, ne vel difficulter reponatur, vel repositum rursus excidat. Quidam semper iterum excidere contendunt : sed Hippocrates, et Diocles, et Philotimus, et Nileus, et Heraclides Tarentinus, clari admodum auctores, ex toto se restituisse memoriæ prodiderunt. Neque tot genera machinamentorum quoque, ad extendendum in hoc casu femur, Hippocrates, Andreas, Nileus, Nymphodorus, Protarchus, Heraclides, faber quoque (*b*) quidam reperissent, si id frustra esset. Sed ut hæc falsa opinio est, sic illud verum est : quum ibi valentissimi nervi musculique sint, si suum robur habent, vix admittere ; si non habent, postea non continere. Tentandum igitur est, et, si tenerum membrum est, satis est habena altera ab inguine, altera a genu intendi : si vali-

le membre est délicat, il suffit, pour l'extension, d'un lacs du côté de l'aine, et d'un autre du côté du genou; s'il est un peu fort, on réussira mieux en attachant les lacs à des bâtons solides (fig. 5), dont on place

Fig. 5.

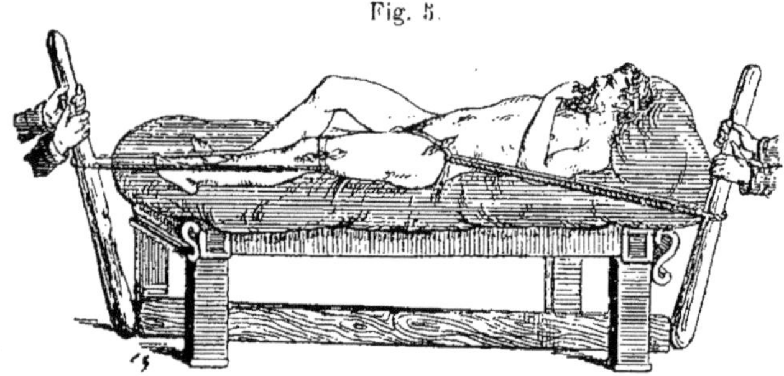

les extrémités inférieures dans des arrêts opposés l'un à l'autre, tandis qu'avec les mains, on tire à soi les extrémités supérieures. On opère l'extension du membre avec plus de vigueur encore, en se servant

Fig. 6.

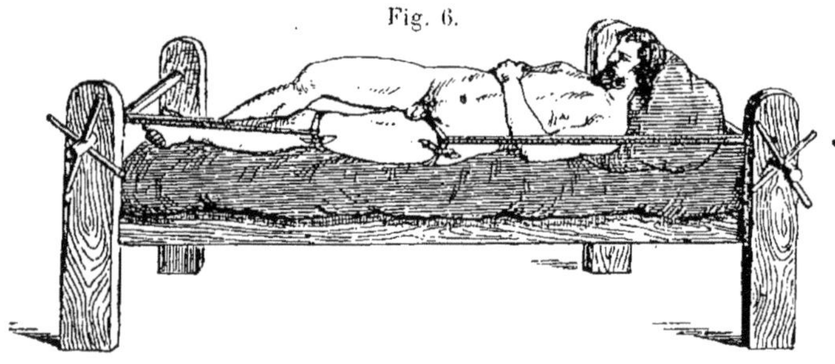

d'un banc (fig. 6) muni, à chaque bout, d'un essieu auquel on attache les lacs : ces essieux tournent comme dans les pressoirs, et ont assez de puissance non-seulement pour allonger les nerfs et les muscles, mais même pour les rompre, si l'on en pousse l'action trop loin. On couche donc le patient sur le banc, soit sur le ventre, soit sur le dos, soit sur un côté, de manière que la partie vers laquelle l'os s'est luxé se

dius, melius adducent, qui easdem habenas ad valida bacula deligarint; quumque eorum fustium imas partes oppositæ moræ objecerint, superiores ad se utraque manu traxerint. Etiamnum valentius intenditur membrum super scamnum, cui ab utraque parte axes sunt, ad quos habenæ illæ deligantur : qui, ut in torcularibus, conversi, rumpere quoque, si quis perseveraverit, non solum extendere nervos et musculos possunt. Collocandus autem homo super id scamnum est aut pronus, aut supinus, aut in latus sic, ut semper ea pars superior sit, in quam os prolapsum est; ea inferior (c), a qua recessit. Nervis extentis, si in priorem partem os venit, rotundum aliquid super

trouve toujours en haut, et celle qu'il a abandonnée, toujours en bas. L'extension faite, si l'os est luxé en avant, on met dans l'aine un corps rond, sur lequel on ramène vivement le genou, en procédant comme on l'a fait pour l'avant-bras et dans le même but; si l'on peut immédiatement fléchir la cuisse, c'est que l'os est rentré. Dans les autres cas, si les os sont fortement entre-croisés, le médecin refoulera celui qui proémine, et l'aide poussera l'os coxal en sens contraire. Quand l'os est réduit, le traitement ne réclame qu'un séjour assez prolongé au lit : car un mouvement du fémur, pendant que les nerfs sont encore lâches, reproduirait la luxation.

CHAPITRE XXI.

De la luxation du genou.

Le genou se luxe en dehors, en dedans et en arrière : c'est un fait très-connu. La plupart des médecins ont écrit qu'il ne se déplace pas en avant : opinion très-vraisemblable, puisque la rotule faisant obstacle de ce côté, contient également la tête du tibia. Cependant Mégès nous apprend qu'il a guéri une personne dont le genou s'était luxé en avant. Dans ces sortes d'accidents, l'extension des nerfs peut se faire à l'aide des moyens que j'ai indiqués pour la cuisse. La luxation en arrière se réduit en appliquant, comme on l'a déjà indiqué, un corps rond dans le creux poplité, et en ramenant la jambe sur ce corps; quant aux autres luxations, on les réduit avec les mains, en poussant simultanément les os en sens inverses.

inguen ponendum; subitoque super id genu adducendum est eodem modo, eademque de causa, qua idem in brachio fit; protinusque, si complicari femur potest, intus est. In ceteris vero casibus, ubi ossa per vim paulum inter se recesserunt, medicus debet id, quod eminet, retro cogere; minister contra inde (*d*) coxam propellere. Reposito osse, nihil aliud novi curatio requirit, quam ut diutius is in lecto detineatur; ne, si motum adhuc nervs laxioribus femur fuerit, rursus erumpat.

CAPUT XXI.

De genu sede sua moto.

Genu vero et in exteriorem, et in interiorem, et in posteriorem partem excidere, notissimum est. In priorem non prolabi plerique scripserunt : potestque id vero proximum esse, quum inde opposita patella, ipsa quoque caput tibiæ contineat. Meges tamen eum, cui in priorem partem excidisset, a se curatum esse, memoriæ prodidit. In his casibus intendi nervi rationibus iisdem, quas in femore retuli, possunt. Et id quidem quod in posteriorem partem excidit, eodem modo rotundo aliquo super poplitem imposito, adductoque eo crure, reconditur; cetera vero manibus simul dum ossa in diversas partes compelluntur.

CHAPITRE XXII.

De la luxation du talus (astragale).

L'astragale se luxe dans toutes les directions (1). Est-il déplacé en dedans? le bout du pied est tourné en dehors; est-ce en sens contraire? ce signe aussi est contraire; est-ce en avant? le nerf large de la partie postérieure est dur et tendu, et le pied court et plat. Est-ce en arrière? le talon est presque caché, et la plante du pied est plus longue. C'est également avec les mains qu'on replace cet os, après avoir d'abord tiré le pied et la jambe en sens contraire. Dans ce cas, il faut aussi garder assez longtemps le lit, de crainte que l'astragale, qui supporte tout le corps, ne cède sous ce poids, si ses nerfs sont mal affermis, et ne se luxe de nouveau. On doit aussi, dans les premiers temps, se servir de chaussures un peu basses, pour que la courroie ne blesse pas les malléoles.

CHAPITRE XXIII.

De la luxation de la plante du pied.

Les os de la plante du pied sortent et se réduisent comme à la main; seulement, la bande doit aussi entourer le talon, de crainte que, par

CAPUT XXII.

De talo sede sua moto.

Talus in omnes partes prolabitur. Ubi in interiorem partem excidit, ima pars pedis in exteriorem partem convertitur: ubi huic contrarius casus, contrarium etiam signum est. At si in priorem partem erumpit, a posteriore latus nervus durus et intentus est; simusque his pes est; si in posteriorem, calx pæne conditur, planta major fit. Reponitur autem is quoque per manus; prius in diversa pede et crure diductis. Et in hoc quoque casu diutius in lectulo perseverandum est; ne is talus, qui totum corpus sustinet, parum confirmatis nervis ferendo oneri cedat, rursusque prorumpat. Calceamentis quoque humilioribus primo tempore utendum; ne vinctura talum ipsum lædat.

CAPUT XXIII.

De planta sede sua mota.

Plantæ ossa iisdem modis, quibus in manu, prodeunt; iisdemque conduntur. Fascia tantummodo calcem quoque debet comprehendere: ne, quum mediam plantam, imum-

suite de la déligation inévitable de la partie moyenne et du bas du pied, le talon resté libre au milieu, ne reçoive trop d'humeur, et, par conséquent, ne suppure.

CHAPITRE XXIV.

De la luxation des doigts.

Pour les doigts du pied, on n'a pas autre chose à faire que ce qui a été prescrit pour ceux de la main (1).

CHAPITRE XXV.

Des luxations accompagnées de plaies.

Voilà la conduite à tenir quand les os sont luxés sans qu'il y ait de plaie (1)..... Ici également le péril est grand, et, d'autant plus, que le membre est plus volumineux, et qu'il est maintenu par des nerfs et des muscles plus puissants. Aussi au bras et à la cuisse, y a-t-il danger de mort : car si les os ont été replacés, il n'y a plus d'espoir; et, s'ils ne l'ont pas été, il y a encore du danger; dans les deux cas, la crainte est d'autant plus fondée, que la plaie est plus voisine d'une articulation. Hippocrate soutient qu'on ne peut réduire avec sécurité, que les doigts du pied et de la main (2); et qu'il faut même agir sur ces organes avec ménagement, pour ne pas tuer le patient. Il

que ejus vinciri necesse est, liber talus in medio relictus, materiam pleniorem recipiat, ideoque suppuret.

CAPUT XXIV.

De digitis sedibus suis motis.

In digitis nihil ultra fieri debet, quam quod in iis, qui sunt in manu, positum est.

CAPUT XXV.

De his, quæ cum vulnere loco moventur.

Hæc facienda sunt in iis casibus, ubi sine vulnere ossa exciderunt... Hic quoque et ingens periculum est, et eo gravius, quo majus membrum est, quove validioribus nervis aut musculis continetur. Ideoque in humeris, femoribusque metus mortis est : ac, si reposita ossa sunt, spes nulla est; non repositis tamen, nonnullum periculum est : eoque major in utroque timor est, quo propius vulnus articulo est. Hippocrates nihil tuto reponi posse, præter digitos, et plantæ, et manus, dixit; atque in his quoque

en est qui ont aussi réduit l'avant-bras et la jambe, et qui, dans le but de prévenir la gangrène et les convulsions, accidents qui entraînent promptement la mort en pareil cas, ont saigné au bras. Mais un doigt même, où la lésion pour être très-peu étendue offre pourtant du danger, ne doit pas être réduit, ou s'il l'est, il faut qu'il le soit avant l'inflammation (3), ou plus tard quand la lésion est déjà ancienne. S'il survient des convulsions après la réduction, il faut immédiatement reproduire la luxation. Tout membre luxé avec plaie concomitante et qui n'a pas été réduit, doit être placé de la manière la plus commode pour le blessé; on observera seulement qu'il ne soit ni remué ni laissé pendant. Pour cette maladie, on trouve un puissant auxiliaire dans la diète prolongée, ainsi que dans le traitement dont il a été question pour les fractures des os accompagnées de plaie. Un os dénudé qui fait saillie, est un obstacle permanent à la guérison; aussi faut-il en retrancher ce qui est sorti, et appliquer de la charpie sèche et des remèdes sans graisse, dont on continue l'usage jusqu'à ce qu'on ait obtenu la seule guérison possible en pareil cas: car le membre reste débile, et la plaie se revêt d'une cicatrice mince, qui est nécessairement très-exposée à se rouvrir plus tard.

diligenter esse agendum, ne præcipitarent. Quidam brachia quoque et crura reposuerunt; et, ne cancri, distentionesque nervorum orirentur, sub quibus in ejusmodi casu fieret mors matura, sanguinem ex brachio miserunt. Verum ne digitus quidem; in quo minimum, ut malum, sic etiam periculum est; reponi debet aut ante inflammationem *(a)* aut postea, quum jam vetus res est. Si quoque reposito osse nervi distenduntur, rursus id protinus expellendum est. Omne autem membrum, quod cum vulnere loco motum, neque repositum est, sic jacere convenit, ut maxime cubantem juvat: tantum ne moveatur, neve dependeat. In omnique tali morbo magnum ex longa fame præsidium est: deinde ex curatione eadem, quæ proposita est ubi ossibus fractis vulnus accessit. Si nudum os eminet, impedimento semper futurum est: ideo, quod excidit, abscindendum est; imponendaque super arida linamenta sunt, et medicamenta non pinguia; donec, quæ sola esse in ejusmodi re sanitas potest, veniat. Nam et debilitas sequitur, et tenuis cicatrix inducitur; quæ necesse est facile noxæ postea pateat.

NOTES ET COMMENTAIRES.

LIVRE I.

PRÉFACE.

(1). Celse avait composé un traité d'agriculture qui est mentionné dans Columelle (liv. 1). La phrase *ut alimenta sanis* etc , indique en outre, que ce traité précédait celui *de re medica.* Il se composait probablement de cinq livre, puisque le traité *de re medica* est le sixième de l'encyclopédie de Celse. On a, du reste, la preuve directe qu'il a existé, car Celse (liv. V, 28, § 17 fine), renvoie lui-même à ce livre, qui est actuellement perdu.

(2). Pline (liv. XXIX. 5. édit. Littré) dit que des milliers de peuples ont vécu sans médecins, mais non sans médecine.

(3). L'importance des services que rendirent les médecins au siége de Troie, se trouve vivement exprimée dans la douleur qu'éprouvèrent les Grecs à la nouvelle de la blessure de Machaon, et dans ces paroles qu'Idoménée adresse à Nestor à cette occasion : « Fils de Nélée, qui êtes la gloire des Grecs, dépêchez, montez promptement sur votre char ; prenez avec vous Machaon, et l'emmenez vers nos vaisseaux. Un grand médecin comme lui vaut mieux que des bataillons entiers dans une armée, car il sait arracher et couper les traits qui sont dans les plaies, et par des appareils admirables, il apaise les douleurs des blessés (Hom. Il. liv. XI.) ».

(4) Hom. Iliad.

(5) Que ces parties de la médecine, c'est-à-dire celles qui traitent à l'aide du fer et des médicaments (la chirurgique et la pharmaceutique).

(6) Cette division n'était pas une séparation matérielle de la profession à trois branches, exercées chacune par une catégorie de praticiens, mais une sorte d'expédient didactique, imaginé pour soulager la mémoire, et né, avec le développement de la science, du besoin naturel à l'homme de classer par analogies les objets de ses connaissances. Du reste, Celse marque lui-même en ces termes (liv. V. préface) cette pénétration mutuelle des trois branches de la médecine: « il importe avant tout de savoir, que toutes les parties de la médecine sont tellement liées

entre elles qu'il est impossible de les séparer entièrement; mais que chacune tire son nom du mode de traitement auquel elle demande le plus. Par exemple, celle qui traite par le régime, emploie quelquefois les médicaments; de même, celle qui lutte à l'aide de ces derniers, doit aussi faire intervenir le régime, dont l'utilité est d'un grand secours dans tous les maux qui affligent le corps ». On sait d'ailleurs que, dans l'antiquité, tous les médecins, depuis le plus humble jusqu'au plus illustre, préparaient eux-mêmes leurs médicaments, dont ils se procuraient les éléments chez les pharmacopoles et chez les rhizotomes; et que, dans le principe, ceux-ci étaient aussi étrangers à l'exercice de la médecine, que les fabricants d'instruments de chirugie à cette dernière branche de l'art. Ce fut plus tard seulement, et par une pente pour ainsi naturelle, que ces fournisseurs se substituèrent peu-à-peu aux médecins pour les préparations médicamenteuses: ce qui valut à ceux-ci les censures de Pline (liv. XXXIV, 25 éd. Littré).

Quant à la chirurgie qui, des trois branches de l'art, est la plus ancienne, il n'y a rien d'étonnant, qu'en raison des qualités spéciales qu'elle exige, elle ait été cultivée par qelques médecins avec plus de soin que les autres. Il y a eu, en effet, des spécialistes de tout temps, et l'Egypte, au rapport d'Hérodote, en possédait un grand nombre des deux sexes. Celse mentionne aussi dans la préface du VIIe livre, le nom des chirurgiens qui avaient acquis le plus de célébrité en Egypte et à Rome, et nous fait un magnifique tableau des qualités d'un bon chirurgien. Mais, même de son temps, la médecine n'en était pas moins, en général, excercée dans son ensemble par les mêmes hommes, car il dit : « pour ma part, je crois que le même homme peut suffire à tout; mais, puisqu'il y a des divisions, je loue celui qui embrasse le plus. »

(7). Daremberg (voir journal général de l'instruction publique 1847), prouve que le mot *experimentis* doit être traduit par *expériences*, c'est-à-dire *essais* que les médécins de la secte des empiriques avaient institués pour arriver au traitement des maladies. Il réfute le sens d'*expérience* ou *pratique habituelle*, que M. des Etangs a donné à ce mot dans sa traduction française, et pour laquelle l'auteur latin se sert des mots *experientia*, *usus*, par opposition à *experimenta*.

(8) Hipp. éd. des vents; § 5, éd. Littré.

(9) Le mot *vena* en latin, surtout au pluriel *venæ*, a généralement, dans Celse, le sens de vaiseaux, et désigne par conséquent les artères. Ici, le mot *venas* signifie évidemment *artères*, car les anciens croyaient que ces vaisseaux contenaient normalement de l'air. Toutefois, Celse emploie aussi le mot *arteriæ* pour désigner les artères proprement dites et la trachée; exemple, *transfuso in arterias sanguine*, (un peu plus loin, même chapitre), *itemque arteriæ, quas καρωτίδας vocant* (liv. IV, II); *asperam arteriam* (idem); *juxta enim est venæ arteria, his nervi* (liv. II, 10).

(10) Le mot *præcordia* a un sens vague. Il est fréquemment employé par Celse, qui m'a paru lui donner trois acceptions : ici, celle de cavité thoracique, thorax, poitrine ; ailleurs et plus souvent, celle d'hypochondres ; quelquefois, mais plus rarement, celle de région précordiale. Pline appelle *præcordia* les viscères de l'homme, *exta in homine* (liv. XXX. 14 ed. Littré).

(11) J'ai cru devoir traduire le mot *fœda* par honteuse, par ce que le respect des anciens pour les morts ne permettait pas de toucher aux cadavres, sans honte, sans profanation.

(12) J'ai suivi pour cette phrase l'interprétation de Daremberg pour la définition de la médecine d'après les méthodistes, et pour le sens du mot *communia* κοινότητες des Grecs (Journ. gén. de l'instr. publ. 1847).

(13) *Quam non temere medici sibi vindicant*, etc. Celse a-t-il écrit *quam temere* ou *quam non temere?* Question très-controversée et qu'une lecture attentive du texte permet seule de résoudre. Si l'on s'en rapporte aux manuscrits et aux anciennes éditions, il faut lire *temere* ; Van-Der-Linden est le premier qui est lu *non temere*, contre l'autorité de tous les manuscrits et de ses devanciers. Targa, dans son édition de 1769, défend *temere*, mais dans celle de 1810, il revient à *non temere*, avec Van-Der-Linden. Ce texte concorde, en effet, avec ce que Celse a dit précédemment de l'utilité, pour le médecin, de se livrer à l'étude de la nature des choses, et avec le reproche qu'il adresse ici à Erasistrate de ne pas posséder suffisamment cette connaissance. En écrivant *temere*, Celse se serait mis en contradiction avec lui-même, et en opposition avec la doctrine de l'antiquité et l'histoire de la science ; supposition indigne d'un esprit aussi éclairé que le sien. J'ai donc suivi la version de Van-der-Linden, adoptée par Targa et par Daremberg.

(14) Hipp. Epid. I, sect. 3, § 10.

(15) Hipp. Aph. I, 13.

CHAPITRE I.

(1) *Alipte*, celui qui frotte d'huile, de graisse ou de parfums les baigneurs ou les athlètes ; du Grec ἀλειπτάς. R. λίπος, huile, graisse. Le mot *iatralipte* ou *médecin oignant*, est aussi employé dans le même sens. (Voir Dan. Leclerc. Hist. de la méd., p. 572).

(2) Hipp. Du régime II. 60.

(3) Athlètes ; du Grec ἀθλητής. R. ἄθλος combat. L'institution des athlètes est d'origine grecque. L'histoire nous montre les Grecs se livrant, dès la plus haute antiquité, aux exercices du corps, et encourageant, par des prix, ceux qui se distinguaient dans ces sortes de combats. Les athlètes étaient soumis à un régime rigoureux et spécial, destiné à dévelop-

per le genre de force dont ils avaient besoin pour se livrer avec plus de succès à l'exercice auquel ils se destinaient (saut, trait, course, lutte, pugilat, etc.) Ce régime avait beaucoup d'analogie avec l'entraînement auquel on soumet, en Angleterre, les boxeurs et les chevaux de course.

CHAPITRE II.

(1) Hipp. Aph. II, 11.

(2) Hipp. Aph. II, 16.

CHAPITRE III.

(1) Hipp. Aph. II, 4.

(2) La concision latine, que la traduction française a dû respecter, laisse du doute sur le vrai sens de cette phrase. Daremberg, s'appuyant sur la confrontation du § 9 du régime dans les maladies aiguës d'Hippocrate, avec le texte de Celse, soutient que l'auteur latin ne vise pas ici l'intempérance, et, qu'en conséquence, on ne saurait traduire avec M. Des Etangs *incontinenter* par *sans mesure*. Il rejette également le mot *continenter*, qui se trouve dans plusieurs manuscrits, et que Targa a substitué dans sa dernière édition à *incontinenter*. Interpréter ce mot comme le veut Targa, ce serait, dit-il, aller tout ensemble contre le texte et contre la pensée de l'auteur, enfin contre le sens du passage Hippocratique, que Targa invoque à l'appui de son opinion. Selon Daremberg, cette phrase signifie qu'un individu qui a coutume de manger une fois par jour, et qui mange deux fois, ou qui fait un seul repas quand il en faisait habituellement deux, s'expose à quelque indisposition s'il n'apporte pas de la réserve, s'il satisfait son appétit comme à l'ordinaire ; en d'autres termes, s'il mange *incontinenter*, sans se retenir, dans le sens étymologique du mot ; soit qu'il ne fasse plus qu'un repas, ou qu'il en ajoute un à son régime journalier. (loc. cit.)

(3) Hipp. Aph. II, 50.

(4) Hipp. Aph. II, 49.

(5) Le mot *balneum* signifie tantôt bain en général, tantôt maison de bains, et tantôt bain chaud, par opposition au bain froid.

(6) Le *tepidarium* était une pièce intégrante des bains, dans laquelle on entretenait une température modérée, mais où ne se trouvait ni baignoire, ni réservoir d'eau, et qui servait de local pour se déshabiller (*apodyterium*). Toutefois, Celse semble confondre le *tepidarium* avec le *laconicum* ou étuve sèche, puisqu'il dit plus loin : chapitre IV : *sub veste primum paulum in tepidario insudare, ibi ungi, tum transire in calidarium.*

(7) *Intrare et descendere in solium*. Ces expressions trouvent leur explication dans ce fait : qu'il y avait dans les bains une pièce où se trouvaient deux espèces de réservoirs d'eau chaude, dont l'un s'appelait *labrum* et l'autre *alveus*. Le *labrum* était une grande baignoire à larges bords, sur lesquels on pouvait s'asseoir ; l'*alveus* était un réservoir d'eau, assez grand pour qu'on pût y nager ; il porte le plus souvent, chez les auteurs, le nom de *piscine* ou de *baptistérion*. Il y avait aussi des baignoires pour une seule personne ; c'est ce qu'indique *Fostus*, p. 108, dans cette phrase : *Alvei quoque lavandi gr tia instituti quo singuli descendunt solia dicuntur*. La surface de l'eau, dans ces réservoirs, était à peu près de niveau avec le pavé du *calidarium* ; on y descendait par des gradins, ce qui explique l'expression *intrare et descendere in solium*.

(8) Hipp. Du rég. dans les mal. aiguës, § 12.

(9) Hipp. Du rég. sal. § 4.

(10) Hippocrate (Aph. IV, 4) dit le contraire.

(11) Hipp. Aph. IV, 17.

(12) J'ai traduit le mot *mulsum* par vin miellé, qui est le sens le plus généralement adopté, et celui que lui donne Daremberg (loc. cit.). Les Romains faisaient un grand usage de cette boisson ; on connaît la réponse de Pollion Romilius à Auguste, qui lui demandait par quel moyen il s'était maintenu, étant plus que centenaire, dans une telle vigueur de corps et d'esprit : *intus mulso, foris oleo*, répondit-il.

(13) Parmi les vomitifs employés par les anciens, l'ellébore blanc était le plus usité. Dioclès de Caryste recommande de rejeter ceux qui tiennent de la nature des drogues, et de choisir de préférence, ceux qui ont de l'affinité pour le régime habituel du malade. (Œuvres d'Orib ; éd. Daremberg, tom. 2, p. 200).

(14) Hipp. Du reg. sal., § 5.

(15) Hipp. Aph. I, 13.

(16) Hipp. Aph. I, 14.

(17) Hipp. Du rég. sal., 6.

(18) Hipp. Aph. II, 20.

(19) Hipp. Aph. II, 53.

(20) Hipp. Aph. I, 15 et 18.

(21) Hipp. Du rég. sal., § 1.

(22) Hipp. Alp. III, 4.

CHAPITRE IV.

(1) Ce passage de Celse montre que les douches artificielles descendantes, étaient connues des anciens. Le mot *douche* seul est nouveau et

vient de l'italien *doccia*, qui signifie originairement *canal*. Cœlius Aurélianus les mentionne assez souvent, et les désigne, d'après les Grecs, sous le nom de *cataclysmi*.

(2) Le vomissement après le repas était assez usité chez les anciens, comme moyen de conserver la santé : c'était le vomissement de précaution. Hippocrate le recommande dans son traité du régime (§ 59). Du temps de la décadence romaine, on y avait souvent recours pour boire et manger davantage. Suétone rapporte (chap. 9) que l'empereur Vitellius faisait régulièrement quatre repas par jour, et qu'il ne pouvait suffire à cette fatigue qu'à force de vomissements très-fréquents. Les médecins blâmaient l'abus, mais conseillaient l'usage des vomissements, comme salutaire à la santé.

CHAPITRE VI.

(1) *Vin salé.* — Le vin salé se préparait généralement en ajoutant de l'eau de mer à du vin ou à du moût de raisin. (Voir Pline, liv. XIV, 10, 17, éd. Littré).

(2) J'ai traduit cette phrase comme si le texte portait : *Vel olea ex defruto :* car Targa (2e éd.), et Daremberg dans les remarques critiques de son édition latine de Celse, observent avec raison que l'auteur latin range (liv. II, chap. 24) *uvas ex olla et oleas in defruto servatas*, parmi les aliments qui conviennent à l'estomac, et qu'il ne parle nulle part de *uvas ex defruto*. Il est présumable que le mot *olea* a été omis négligemment par les copistes, à cause de son voisinage et de sa similitude avec *olla*. Pline (liv. XXIII, 7, éd. Littré), mentionne la manière de conserver les raisins dans des pots de terre : *at in ollis servatis*. Il appelle *defrutum*, le moût bouilli et réduit à moitié : *quod ubi factum ad dimidiam est, defrutum vocamus*. (Liv. XIV, 2). Voir aussi : (Colum. XII, 43).

CHAPITRE VIII.

(1) Les anciens se servaient assez souvent d'un chalumeau en roseau, en paille ou en métal pour aspirer les liquides qui leur servaient de boisson; c'était parfois dans un but de sensualité. Mais les médecins prescrivaient aussi, dans certains cas, cette manière de boire, afin que le liquide n'arrivât qu'en très-petite quantité à la fois dans l'estomac, et pour en ménager la sensibilité; tel est ici le cas.

CHAPITRE IX.

(1) Hipp. Aph. V, 18, 20.

(2) Hipp. Aph. V, 25.

(3) Hipp. Aph. V, 22.

(3) Hipp. Aph. V, 16.

LIVRE II.

PRÉFACE.

(1) Hipp. Aph. III, 19.

CHAPITRE I.

(1) Hipp. Aph. III, 1 et 8.

(2) Hipp. Aph. III, 9.

(3) Hipp. Aph. III, 15).

(4) Hipp. Du rég. II, 38.

(5) Hipp. Aph. III, 8; épid. II, sect. 1, 5.

(6) Hipp. Aph. II, 54.

(7) Celse désigne toujours l'épilepsie sous le nom de *mal comitial*; ce nom lui vient de ce que les comices romains étaient dissous aussitôt que quelqu'un tombait en épilepsie dans ces assemblées, pour éviter le malheur dont on croyait que cet événement était le présage.

(8) Hipp. Aph. III, 20.

(9) Hipp. Aph. III, 21.

(10) Hipp. Aph. III, 22.

(11) *Quid in lateribus mali contrahitur et laterum doloris*; ces expressions indiquent la pleurésie.

(12) Hipp. Aph. III, 23.

(13) Hipp. Aph. III, 5, 17.

(14) Hipp. Aph. V, 17, 20.

(15) Hipp. Aph. III, 7.

(16) Hipp. Aph. III, 16.

(17) Hipp. Aph. III, 11.

(18) Hipp. Aph. III, 12.

(19) Cels., liv. III, 18; en grec, φρενῖτις.

(20) Hipp. Aph. III, 6.

(21) Hipp. Aph. III, 13.

(22) Hipp. Aph. III, 14.

(23) Hipp. Aph. III, 18.

(24) Hipp. Aph. III, 24.

(25) Hipp. Aph. III, 25.

(26) Hipp. Aph. III, 26.

(27) Hipp. Aph. III, 27.

(28) Hipp. Aph. III, 28.

(29) Hipp. Aph. III, 29.

(30) Cette périphrase, pour indiquer le flux hémorrhoïdal, est un exemple de la manière dont Celse suppléait au défaut d'expressions techniques latines dans le langage médical, la médecine étant, à cette époque, exclusivement grecque. Pour comprendre le sens de cette locution, il faut savoir que, d'après la doctrine anatomique alors régnante, les dernières ramifications des veines se terminaient par de petites bouches si menues et si déliées que le sang ne pouvait pas en sortir dans l'état normal. Mais une cause morbide venait-elle à troubler cette économie, ce fluide s'échappait de ces petites bouches, qui se dressaient à l'anus comme de petites têtes (*ora venarum tamquam capitulis quibusdam surgentia* (Celse, liv. VI, 28), et produisait une hémorrhagie extérieure.

(31) Hipp. Aph. III, 30.

(32) Hipp. Aph. III, 31.

(33) Hipp. Aph. II, 44.

CHAPITRE II.

(1) Hipp. Aph. I, 3.

CHAPITRE III.

(1) Hipp. Pron. § 3.

(2) Hipp. Pron. § 9.

(3) Hipp. Pron. § 10.

(4) Hipp. Pron. § 5.

(5) Hipp. Aph. II, 35.

(6) Hipp. Pron. § 7.

(7) Hipp. Pron. § 6.

(8) Hipp. Aph. II, 32.

(9) Hipp. Aph. IV, 43

(10) Hipp. Pron. § 12-13.

(11) Hipp. Pron. § 11.

(12) *Ibid.*

(13) Hipp. Aph. IV, 73. coaq. 285; pron. § 11.

CHAPITRE IV.

(1) Hipp. Pron. § 3.

(2) La quatrième heure du jour répondait à dix heures du matin. Les anciens divisaient le jour et la nuit, chacun en douze heures égales, en commençant à compter les heures de la nuit au coucher du soleil, et celles du jour au lever de cet astre. Il résultait de cette division, qu'en été, les heures du jour étaient plus longues, et celles de nuit plus courtes que les heures équinoxiales; et, en hiver, celles de jour plus courtes, et celles de nuit plus longues que ces mêmes heures. De plus,

les heures de nuit se divisaient en quatre veilles, et chaque veille comprenait trois heures. De là vient que l'on trouve souvent dans Cicéron et dans d'autres auteurs : *prima vigilia*, *secunda vigilia*, etc.

(3) Hipp. Pron. § 10.
(4) *Ibid.*
(5) Hipp. Coaq. 487.
(6) Hipp. Aph. II, 3.
(7) Hipp. Aph. IV, 29; coaq. 15.
(8) Hipp. Aph. IV, 52; epid. VI, 1.
(9) Hipp. Aph. IV, 53.
(10) Hipp. Aph. II, 35.
(11) Hipp. Pron. § 7.
(12) *Ibid.*
(13) Hipp. Aph. VII, 1.
(14) Hipp. Aph. VII. 4, 3
(15) Hipp. Aph. IV. 43; coaq. 144.
(16) Celse, liv. III, 24.
(17) Hipp. Aph. IV, 67.
(18) Hipp. Prorrh. II, 14.
(19) Hipp. Pron., § 13.
(20) Hipp. Aph. IV, 72; coaq. 568; pron. § 12.
(21) Hipp. Pron., § 11.

CHAPITRE V.

(1) Hipp. Aph. IV, 56; coaq. 562; pron., § 6.
(2) Hipp. Aph. IV, coaq. 122.
(3) Hipp. Aph. IV, 51.
(4) Hipp. Aph. II, 28.
(5) Hipp. Pron., § 12.

CHAPITRE VI.

(1) Hipp. Pron., § 2.
(2) *Ibid.*
(3) Hipp. Aph. VI, 52; pron., § 2.
(4) Hipp. Aph. IV, 49; coaq. 72.
(5) Hipp. Pron., § 3.
(6) Hipp. Pron., § 4.
(7) Hipp. Pron., § 19.
(8) Hipp. Aph. IV, 34; coaq. 271.
(9) Hipp. Aph. IV, 35; coaq. 272.
(10) Hipp. Aph. IV, 48; coaq. 113.
(11) Hipp. Aph. IV, 50.
(12) Hipp. Aph. IV, 16; V. I, coaq. 556.
(13) Hipp. Aph. V, 5.

(14) Hipp. Aph. V, 30.
(15) Hipp. Aph. II, 1.
(16) Hipp. Aph. IV, 22-23.
(17) Hipp. Pron., § 15.
(18) Hipp. Pron., § 12.
(19) Hipp. Pron., § 11.
(20) Pline raconte le même fait (liv. XXVI, 8, éd., Littré).
(21) Hipp. Aph. II, 19.

CHAPITRE VII.

(1) D'après la théorie Hippocratique de la coction, toute maladie qui a une terminaison heureuse, passe par une suite d'états différents qui permettent d'en partager la durée totale en trois périodes distinctes : celle de crudité, celle de coction et celle de crise. La crudité est donc une expression métaphorique, qui indique le premier temps d'une maladie, ou l'époque à laquelle les humeurs n'ont point subi le dégré de coction nécessaire, pour que la crise puisse avoir lieu. La crudité peut se produire sans qu'il y est ultérieurement coction; mais la coction implique la crudité préalable; de même, la crise comporte l'existence antérieure de la crudité et de la coction.
(2) Hipp. Prorrh. II, § 31.
(3) Hipp. Prorrh. II, 4.
(4) Hipp. Pron., § 8.
(5) *Ibid.*
(6) Hipp. Aph. IV, 11; coaq. 304.
(7) Hipp. Prorrh. II, 42.
(8) Hipp. Aph. V, 57.
(9) Prorrh. II, 42.
(10) Hipp. Pron., § 21.
(11) *Ibid.*, coaq., 160.
(12) Hipp. Pron., § 24.
(13) Hipp. Prorrh. II, § 17. Le mot *hirudo* a été rétabli par Daremberg, d'après le texte d'Hippocrate.
(14) Celse, liv. III, 5.
(15) Hipp. Prorrh. II, § 24.
(16) *Ibid.*, § 4.
(17) *Ibid.*
(18) Hipp. Aph. IV, 75; pour les phrases suivantes, consulter Aph. IV, 76, 79, 80, 81; Aph. VII, 34.
(19) Hipp. Aph. IV, 79.
(20) Hipp. De l'air, des eaux et des lieux, 9.
(21) Hipp. Aph. V, 13; coaq 495.
(22) Hipp. Aph. V, 34.
(23) Hipp. Aph. V, 52.

(24) Hipp. Aph. VII, 17.
(25) Hipp. Aph. V, 65.
(26) Hipp. Aph. VI, 12.
(27) Hipp. Aph. V, 15; Coaq. 398.
(28) Hipp. Prorrh. II, § 35.
(29) Hipp. Prorrh. II, § 36.
(30) Hipp. Aph. II, 6.
(31) Hipp. Aph. VI, 20.
(32) Hipp. Pron., § 19.
(33) Hipp. Coaq. 51.
(34) Hipp. Pron. § 3.
(35) Hipp. Pron. § 18.
(36) Hipp. Pron. § 22.
(37) Hipp. Aph. V, § 40.
(38) Hipp. Aph. IV, 44; coaq. 115.
(39) Hipp. Aph. IV, 68.
(40) Hipp. Aph. V, 10; coaq. 361; pron., § 23.
(41) Hipp. Aph. VII, 23.
(42) Hipp. VII, 80, 81.
(43) Hipp. VII, 11; coaq. 391.
(44) Hipp. Aph. VII, 12.
(45) Hipp. Aph. VII, 13.
(46) Hipp. Aph. VII, 14.
(47) Hipp. Aph. VII, 18.
(48) Hipp. Aph. VII, 21.
(49) Hipp. Pron., § 24.
(50) Hipp. Pron., § 7.
(51) Hipp. Pron., § 7.
(52) Hipp. Aph. IV, 31.
(53) Hipp. Pron., § 12.
(54) Hipp. Pron., § 15.
(55) *Ibid.*
(56) Hipp. Pron., § 16; coaq. 396.
(57) Hipp. Pron., § 17.
(58) *Ibid,*
(59) Le mot *nigriscere* ne peut signifier ici que *se gangréner;* mais j'ai respecté l'expression latine dans la traduction.
(60) Hipp. Pron., § 9; épid. III, 4.

CHAPITRE VIII.

(1) Hipp. Pron., § 19.
(2) *Ibid.*, § 15.
(3) *Ibid.*, § 14.
(4) Hipp. Aph. V, 15; coaq. 398.
(5) Hipp. Aph. VII, 45.

(6) Hipp. Pron., § 7.

(7) *Ibid.*

(8) Hipp. Pron., § 7 et 18.

(9) Hipp. Pron., § 17.

(10) Hipp. Pron., § 17; prorrh. II, § 7.

(11) Hipp. Prorrh. II, § 7.

(12) *Ibid.*, § 7.

(13) Celse, liv. III, 21.

(14) Hipp. Prorrh. II, § 5.

(15) *Ibid.*, § 5.

(16) Hipp. Aph. V, 7.

(17) *Venientis accessionis sensus* (*aura epileptica*).

(18) Hipp. Prorrh. II, § 9.

(19) Hipp. Prorrh. II, § 22.

(20) Hipp. Aph. II, 45.

(21) Hipp. Prorrh. II, 38.

(22) Hipp. VI, 17; coaq. 220.

(23) Hipp. Aph. VI, 21.

(24) Hipp. Prorrh. II, § 40.

(25) Hipp. Aph. VI, 13.

(26) Hipp. Aph. VI, 15.

(27) Hipp. Aph. V, 32.

(28) Accès hystéristiques

(29) Hipp. Aph. V, 35.

(30) Hipp. Aph. II, 25.

(31) Hipp. Coaq. 129.

(32) Hipp. Aph. VI, 48.

(33) Hipp. Aph. VI, 40.

(34) Hipp. Aph. VII, 42.

(35) Hipp, Aph. IV, 57; coaq. 346.

(36) Hipp. Aph. VI, 44, coaq. 465.

(37) Hipp. Prorrh. II, § 30.

(38) Le *Causus* ou *fièvre ardente* est une variété des fièvres rémittentes et continues, dont Hippocrate a rapporté des exemples dans ses épidémies. (Hipp. ed. Littré, épid.).

(39) Hipp. Aph. IV, 58; coaq. 135.

(40) Hipp. Aph. IV, 60; coaq. 207.

(41) Hipp. Aph. IV, 28; coaq. 617.

(42) Le mot φυματα, pour Celse, signifie *petit abcès*; telle est l'ancienne acception générale de ce mot. Toutefois, Hippocrate l'a employé pour désigner une maladie du poumon et quelquefois une véritable vomique; mais il s'en sert le plus souvent dans le sens de ce que nous appelons *tubercule* (Hipp. traité des maladies liv. I et II, et des articulations). Galien, dans le comm. III in aph. 26, appelle φυματα des phlegmons spontanés qui s'élèvent promptement en pointe et sup-

purent promptement. Ces tumeurs se forment surtout aux aines, vers la mâchoire inférieure, en un mot, vers les parties richement pourvues de glandes, et qui, pour cela, sont aptes à recevoir les humeurs superflues.

(43) Hipp. Aph. IV, 82; coaq. 463.
(44) Hipp. Pron. § 19.
(45) Hipp. Pron. § 15.
(46) Hipp. Pron. § 14.
(47) Hipp. Aph. VI, 16.
(48) Hipp. Coaq. 442.
(49) Hipp. Pron. § 18; coaq. 431.
(50) Hipp. Aph. V, 12. coaq. 428.
(51) Hipp. Aph. III, 10.
(52) Hipp. Aph. VII, 16.
(53) Hipp. Prorrh. II, § 7.
(54) Hipp. Aph. VI, 51.
(55) Hipp. Pron. § 2.
(56) Hipp. Pron. § 8
(57) Hipp. Aph. VI, 35 et VII, 47.

(58) *Et aqua medium corpus implevit*; périphrase pour désigner l'ascite, tandis que l'anasarque est indiquée ci-dessus par *aqua inter cutem.*

(59). Hipp. Pron. § 8. « Quand ces tumeurs commencent à se former, dit Galien (texte 3, p. 119), le plus souvent elles s'affaissent, après s'être élevées tout d'abord, en sorte que, pour le vulgaire, elles semblent tout-à-fait disparues, mais bientôt elles s'élèvent de nouveau pour s'affaisser et s'élever encore. Quand il s'est passé un peu de temps, elles restent pour toujours proéminentes; elles diffèrent de celles qui se forment dans les flancs, en ce que celles-ci se vident par la pression, étant composées d'une humeur phlegmatique, et non pas comme celles-là, d'un *pneuma* flatulent. »

Il s'agit sans doute, dans le passage de Celse, qui n'est qu'une traduction de celui d'Hippocrate (Pron. 8 fine), de la tympanite, qu'Hippocrate appelait *Hydropisie sèche.*

(60) Hipp. Aph. VI, 27. Cette réflexion, que Celse a puisée dans Hippocrate et qu'Erasistrate a également émise à propos de la paracenthèse, est d'une justesse que la saine pratique chirugicale a peu contredite. M. Sédillot adopte pleinement le principe Hippocratique. Skoda a dit au sujet de l'opération de l'empyème, et conformément à ce principe : « Il faut éviter que la compression du cœur et des gros vaisseaux cesse trop brusquement, et que les conditions mécaniques de la circulation soient trop rapidement modifiées. » Toutefois, des médecins recommandables, parmi lesquels je nommerai MM. Béhier, Attimont et Blachez, ont contesté la nocuité des évacuations brusques des épanchements pleuraux : *Sub judice lis est.*

(61) Hipp. Prorrh. II § 9.

(62) *Aura epileptica.*

(63) Hipp. Aph. V, 34.

(64) Hipp. Aph. IV, 24.

(65) Le mot *lienterie*, de λεῖος poli, glissant, et ἔντερον intestin, est la traduction exacte de l'expression *intestinorum levitas*, locution que Celse emploie toujours pour désigner cette maladie, le mot *lienterie* n'étant pas encore usité en latin.

(66) J'ai supprimé le membre de phrase : *quod evenit, quia tunc liquor omnis non in vesicam, sed in intestina descendit*, qui paraît être une interprétation de commentateur.

(67) Le mot *ambulationis* a été ajouté, ou plutôt rétabli par Daremberg, d'après le texte d'Hippocrate (Prorrh. II, 23), d'où Celse a tiré ce passage.

(68) Hipp. Prorrh. II, 23.

(69) Aph. VII, 10.

(70) Hipp. Aph. VI, 42.

(71) Hipp. Aph. VI, 43, coaq 457.

(72) Hipp. Aph. VI, 44 ; coaq. 465.

(73) Hipp. Aph. V, 55.

(74) Les mêmes abcès, c'est-à-dire l'éruption pustuleuse sur toute la surface du corps dont on vient de parler, et dans laquelle on pourrait chercher des analogies avec la variole.

(75) Hipp. Prorrh. II, 30.

(76) Ibid. II, 41.

(77) Ibid. II, 40.

(78) Ibid.

(79) Hipp. Prorrh. II, 39.

(80) Hipp. Aph. II, 42.

(81) Hipp. Aph. V, 37.

(82) Hipp. Aph. V, 39.

(83) Hipp. Aph. II, 25.

(84) Hipp. Aph. V; 3 VII, 9; coaq. 832.

(85) Hipp. Aph, V, 4.

(86) Hipp. Aph. VII, 26.

(87) Hipp. Aph. II, 43.

(88) Hipp. Aph. IV, 21 : coaq. 596.

CHAPITRE IX.

(1) Hipp. des vents, § 1.

CHAPITRE X.

(1) L'importance de la saignée, comme moyen thérapeutique, le grand usage qu'on en a fait de tous temps, la manière judicieuse et méthodi-

que dont Celse a traité ce sujet, et les développements qu'il lui a donnés, tout concourt à rendre ce chapitre un des plus intéressants de son traité de médecine.

Les principes que Celse emet au sujet de la saignée, se rapprochent plus de ceux d'Asclépiade que de ceux d'Hippocrate. Il en recommande, en effet, un usage beaucoup plus étendu que ce dernier, et en établit les indications sur d'autres bases : ce qui importe, dit-il, ce n'est ni l'âge, ni la grossesse, ni l'état des forces. Cette idée de forces le préoccupe particulièrement, et il indique les signes qui permettent de discerner les forces vraies des forces apparentes.

Celse se montre également dominé par les idées humorales qui avaient déjà cours à son époque, bien que l'humorisme, comme doctrine médicale, n'ait été réellement fondé que bien plus tard par Galien.

Quant au moment favorable pour la saignée, il ne veut pas qu'on la pratique pendant la crudité, et prescrit d'attendre le deuxième ou le troisième jour, à moins qu'il n'y ait urgence ; mais il l'interdit après le quatrième, comme inutile. Celse veut aussi qu'on tire en deux jours, la quantité de sang dont la soustraction est jugée nécessaire, afin de ne pas risquer la vie du malade : ce qui serait à craindre « si on lui enlevait d'un seul coup toutes ses forces. » Le motif qu'il invoque mérite d'être rapporté : « si cette méthode (en plusieurs séances), dit-il, est indiquée dans les dépôts purulents ou séreux, à plus forte raison est-il nécessaire de la suivre quand il s'agit d'évacuer du sang. » On voit qu'il s'appuie ici, mais à tort, sur ce qu'il a dit précédemment au sujet des vastes collections purulentes ou séreuses (voir note 56. liv. II, 8) ; car autre chose est retirer un liquide morbide, ou du sang ; par conséquent la manière dont la soustraction rapide du liquide peut nuire à l'organisme, est toute différente dans les deux cas. Il est vrai que, dans le dernier, le sang est plutôt considéré comme véhicule de la matière morbifique, que comme liquide physiologique ; de sorte que l'analogie des deux liquides est, dans la pensée de Celse, plus grande qu'elle ne paraît au premier abord.

Le choix de la partie où le vaisseau doit être ouvert a naturellement préoccupé Celse ; mais il se montre ici très indépendant et peu soucieux des doctrines hippocratiques sur la révulsion et la dérivation. En principe, il veut qu'on saigne au bras, pour les maladies générales ; le plus près possible de la partie malade, pour les affections locales, et il critique les médecins qui, pour révulser le mal, saignaient très loin de son siége afin de détourner le cours de la matière. Toutefois, ajoute-il, l'expérience semble avoir appris que dans les fractures du crâne, mieux vaut saigner au bras, et, dans les lésions d'un bras, à l'autre bras. En faisant cette concession, qu'il juge conforme à l'expérience, Celse montre qu'il n'adopte les idées exclusives d'aucune secte médicale, et, qu'en vrai éclectique, il prend la vérité là où il croit la trouver.

Celse ne décrit pas avec détail le procédé opératoire de la saignée, et n'apprend que le nom de l'instrument qui servait à la pratiquer (*scalpellus*) ; mais il dit qu'il faut inciser la veine sur le milieu, c'est-à-dire longitudinalement, et donne, sur la difficulté et les dangers de cette opération, des conseils précieux, basés sur l'anatomie de la région du pli du bras, qu'il connaît beaucoup mieux qu'on ne serait porté à le croire. Ainsi, il distingue très-nettement l'artère de la veine, et apprécie sainement les conséquences de la lésion de ces deux ordres de vaisseaux, ainsi que celle des nerfs. Il est à noter qu'il ne parle que de la phlébotomie, et qu'il ne dit rien de l'artériotomie, à moins, ce qui est probable, que par saignée de la tempe, il n'entende l'ouverture de l'artère temporale.

Quant à la quantité de sang à soustraire, il ne l'indique pas avec précision ; il se borne à dire qu'on doit le laisser couler tant qu'il est noir et épais ; mais il ne veut pas qu'on pousse la saignée jusqu'à la syncope, pratique que Galien adopta plus tard dans la pléthore franchement sanguine, et que quelques médecins ont cherché, de nos jours, à remettre en honneur.

(2) Hipp. Aph. V, 31.

(3) Celse, liv. IV, 4.

(4) Celse, liv. II, 8.

CHAPITRE XI.

(1) L'emploi médical des ventouses est fort ancien : Hippocrate en parle comme d'un moyen thérapeutique depuis longtemps en usage, et il donne la théorie de leur mode d'action. (De l'anc. med).

(2) Vulpès, dans son travail intitulé : *Illustrazione di tutti gli strumenti chirurgici scavati in Ercolano et in Pompei* (*Napoli* 1847, p. 64-66. Pl. VI', 4 et 5, a figuré et décrit deux des treize ventouses en bronze, découvertes dans les fouilles de Pompeï et d'Herculanum.

(3) Les ventouses de corne sont sans doute les plus anciennes. Prosper Alpin les a mentionnées et dessinées (p. 64, a) dans son traité *de medicina Ægyptorum*. Leur usage s'est continué dans certains pays, jusqu'à nos jours. Ceux qui ont habité l'Algérie, ont pu voir, les jours de marché indigène, les Thébibs employer ces sortes de ventouses sur leurs clients, d'après le procédé par aspiration décrit par Celse. M. le docteur Marchessaux, ex-médecin en chef des eaux de Bourbon-l'Archambaul, m'a dit que ce procédé était encore en vigueur dans le Bourbonnais, de même qu'à Aix-les-Bains, et l'avoir vu pratiquer par ceux qui en font profession.

(4) Les Grecs entendaient par *air vital* ou *pneuma*, une substance légère, subtile, aériforme, qui pénétrait toutes les parties du corps, et était le principe de l'action de tous les organes dans la santé, comme dans la maladie. C'est sur ce principe que les pneumatistes, secte médicale, dont Athénée d'Attalie en Cilicie, fut le fondateur, établirent leur doctrine.

(5) Celse confirme ici, à propos des ventouses, ce qu'il a dit précédemment au sujet de la saignée, c'est-à-dire qu'on doit tirer du sang au siége même du mal, à moins qu'on ne se propose de détourner une hémorrhagie. Il reconnaît donc aux ventouses, comme du reste, à la saignée, une propriété déplétive directe et une propriété révulsive; opinion qui concorde avec l'observation.

(6) Le mot *materia* revient souvent dans Celse; nous l'avons déjà rencontré plusieurs fois, notamment dans le chapitre de la saignée, et il se présentera maintes fois dans le cours de l'ouvrage. Il est difficile de donner à ce mot un sens bien précis; médicalement, et dans son acception la plus générale, il signifie l'ensemble des éléments pondérables, solides ou liquides, qui entrent dans la composition de notre corps. J'ai conservé ce mot en français, avec l'acception vague qu'il a en latin, plutôt que de le traduire, comme l'ont fait mes devanciers, par sang ou par humeurs; car le sang n'est pas la matière organisée, bien qu'il en contienne les éléments, pas plus que les humeurs des anciens (humeurs cardinales), c'est-à-dire le sang, la pituite, la bile et l'atrabile.

(7) Hipp. Aph. I, 6.

CHAPITRE XII.

(1) Ce passage, reproduit par Oribase, est tiré de Dioclès. (Tom. II, éd. Daremberg, p. 200-201).

(2) L'instrument qui servait à donner des lavements, n'était pas autrefois une véritable seringue; c'était tantôt une outre terminée par une canule, tantôt un entonnoir à long tube, dans lequel on versait de haut le liquide à injecter.

(3) Hippocrate appelle πτισάνη (de πτίσσω, j'écorce, j'émonde) une décoction d'orge non passée, c'est-à-dire contenant le grain (crème d'orge, bouillie d'orge). Il désigne par le nom de χυλός ou πτισάνης χυλός, la décoction d'orge passée ou suc de ptisane, par opposition à la ptisane entière, qu'il nomme πτισάνη ὅλη, ou simplement πτισάνη (Hipp. du rég. dans les mal. aig., § 2, 3, 4, 5, 6, 7, 8). Il convient d'ajouter, d'après le témoignage de Pline (liv. XVIII, 13), que les Indiens préparaient la ptisane avec du riz au lieu d'orge.

(4) Selon Daremberg (loc. cit), le mot *nitrum* ne doit pas être rendu par *nitre*, car le *nitrum* des anciens n'est pas le nitrate de potasse, mais le sous-carbonate de soude impur ou natron. Je me suis conformé à cette interprétation, après avoir vérifié que Celse ne range jamais le *nitrum* parmi les diurétiques, mais parmi les réchauffants (liv. II, 33), les rongeants (liv. V, 6), les corrosifs (liv. V, 7), les attractifs et les expulsifs (liv. V, 12), et les émollients (liv. V, 15).

CHAPITRE XIII.

(1) Hipp. Aph. IV, 13.

CHAPITRE XIV.

(1) Les anciens faisaient un grand usage de la friction, et la pratiquaient avec art et méthode, comme moyen prophylactique et curatif. Celse, note avec raison, qu'il y a une grande différence entre l'onction et la friction. On employait pour l'onction, des huiles, des onguents, des parfums liquides, et on la faisait soit avant, soit après le bain, ce qui occupait autant de personnes que le bain lui-même. Ceux qui administraient ces onguents ou ces huiles étaient appelés *iatraliptæ*, ἰατραλεῖπται (médecins oignants). Ils avaient sous eux des agents qu'on nommait simplement *aliptæ*, ἀλεῖπται, *unctores* ou *reunctores*, en latin. Avant et après l'onction, on frottait et on râclait la peau, ce qui était l'office des *fricatores*. Ils se servaient pour cela d'un instrument appelé *strigil*, espèce de cuiller en bois, en corne, en ivoire ou en métal. Les *iatraliptes* avaient encore sous eux des individus appelés *tractatores*, dont la mission était de masser les chairs et d'exercer des tractions sur les articulations, pour les assouplir et exciter la vitalité du tégument et des tissus sous-jacents. La plupart de ces pratiques sont encore en usage dans les bains orientaux.

(2) Hipp., de l'off. du méd.

(3) Le *phrénitis*, dans son acception hippocratique, est comme le *causus* et le *léthargus*, une variété des fièvres rémittentes et continues des pays chauds, avec prédominance d'accidents cérébraux.

(4) Hipp. Aph. IV, 48; Coaq. 113.

CHAPITRE XV.

(1) Pline, liv. xxvi, éd. Littré, attribue l'invention des lits suspendus à Asclépiade, célèbre médecin du temps de Pompée, grand novateur et doué, au plus haut degré, de l'art de fasciner les esprits, et de capter la confiance publique : ce qui le fit considérer comme un envoyé du ciel, *non alio modo, quam si cælo emissus advenisset.* Asclépiade suspendait non-seulement les lits des malades, pour leur imprimer des balancements et procurer le sommeil, mais encore il introduisit l'usage des bains suspendus, ce qui flattait infiniment la sensualité de ses clients.

(2) Il s'agit ici d'un lit à quatre pieds, dont on exhausse un pied au moyen d'un support, de manière que ce support et le pied situé à l'autre extrémité de la diagonale, soutiennent tout le poids du lit, les deux autres pieds ne touchant plus terre; on peut alors imprimer au lit ainsi

disposé, un mouvement de balancement latéral, une espèce de roulis, qui se communique au malade.

Oribase (t. I, pag. 661, éd. Daremberg), mentionne, d'après Antyllus, un mode de suspension analogue ; mais on exhaussait, au moyen d'un support, deux pieds opposés diagonalement, et non un seul comme dans le passage de Celse. La méthode était la même, mais le procédé différent.

(3) Celse, liv. I, 2.

CHAPITRE XVII.

(1) *Laconicon*. — Étuve sèche (voir note 6, liv. I, 3).

(2) *Clibanum* — Ce mot signifie four de campagne, four portatif ou tourtière, du grec κλίβανος ou κρίβανος; par extension, four en général. Cette espèce de four, pour s'adapter aux usages médicaux, dans le sens d'appareil pour bains de vapeur que lui donne Celse, devait nécessairement avoir assez d'ampleur pour contenir un homme; il avait par conséquent de l'analogie avec les grandes boîtes en bois employées dans les hôpitaux pour les bains de vapeur.

(3) Ces étuves naturelles étaient des fumarolles, ou éruptions de vapeur à 100 degr. qui s'échappent des crevasses du sol aux environs des volcans, dans les solfatares et au milieu même de certains terrains calcaires. La fumarolle de Baia, dont parle Celse, porte encore de nos jours le nom de *bain de Néron* Les médecins anciens la rangeaient parmi les étuves sèches, bien qu'elle fût humide, parce que, pour eux, toutes les vapeurs d'eaux minérales étaient sèches. Horace, ép. XV, parle des bosquets de myrte de Baia, aux eaux renommées, dont les vapeurs sulfureuses dissipent les affections sans réaction nerveuse.

(4) Celse, liv. III, 21.

(5) Hipp. Du rég. dans les mal. aiguës, § 7.

CHAPITRE XVIII.

(1) *Siligo* (blé blanc, *triticum hibernum*). D'après Pline, L. XVIII, 20), c'est un froment délicieux à cause de sa blancheur, de ses qualités et de son poids. Pour Celse, le siligo est la fine fleur de farine de froment, et non une variété de froment.

(2) *Similago*; autre produit très-estimé du froment. (Pline, l. XVIII, 20, éd. Littré).

(3) Pline donne le nom de pollen dans le froment, à ce qu'on appelle fleur dans le siligo.

(4) *Cibarius panis*, pain grossier, commun; pain des esclaves, qu'on faisait avec le froment dépouillé de la fleur de farine.

(5) Dioscoride appelle l'œuf mollet ἁπαλόν (on pense que c'est l'œuf poché), et l'œuf sorbile ῥοφητόν (c'est sans doute l'œuf à la coque).

(6) *Alica*, épeautre, sorte de blé, très-estimé en Italie (Pline, l. XVIII, 29, éd. Littré).

(7) *Defrutum*, moût bouilli et réduit de moitié.

(8) *Passum*, vin de raisins séchés au soleil.

(9) Orib., Coll. méd., V, 1 et suiv.

(10) Hipp. Aph. V, 26.

CHAPITRE XX.

(1) L'amidon, dit Pline, liv. XVIII, éd. Littré, se fait avec toutes les espèces de froment et de siligo; mais le meilleur, avec le blé de trois mois. Son nom lui vient de ce qu'on le prépare sans meule (a priv. μύλη meule).

(2) Le *tragum*, d'après Pline, est une préparation semblable à la ptisane d'Hippocrate, mais qui se faisait en Campanie et en Egypte seulement, avec la graine de froment au lieu d'orge.

(3) *Ptisane;* voir chap. XII, note 3.

CHAPITRE XXI.

(1) *Garum;* espèce de liqueur de poisson, fort recherchée chez les anciens; on la faisait avec les intestins d'un poisson appelé Garus, qu'on laissait macérer dans du sel (Pline, liv. XXXI, 43, éd. Littré).

CHAPITRE XXIV.

(1) Pline, XV, II, 10, édit. Littré.

(2) Il existait deux espèces de vins résineux : l'un avait naturellement ce goût, et était fourni par un raisin célèbre du Viennois et du midi de l'Allemagne (Rhœtie), (Pline, liv. XIV, 3, éd. Littré); l'autre le recevait artificiellement (Pline, liv. XXIII, 24).

CHAPITRE XXIX.

(1) Hipp. De l'air, des eaux et des lieux, § 1.

CHAPITRE XXXIII.

(1) Pline (liv. XXXV, 57, éd. Littré), dit qu'il existe deux sortes de craies cimoliées, employées en médecine : l'une blanche, l'autre tirant sur le *purpurissum* (espèce de teinture). Toutes deux, humectées avec du vinaigre, résolvent les tumeurs, arrêtent les fluxions, etc.

(2) Le mot *melinum* a, dans Pline, deux sens : celui d'huile de coings

(liv. XXIII, 54), et celui d'une espèce de terre (liv. XXXV, 19) qui a le même usage que celle d'Erétrie. Il est difficile de préciser lequel des deux Celse a ici en vue.

(3) *Far;* espèce de froment.

LIVRE III.

CHAPITRE I.

(1) Celse, liv. VII, préf.

CHAPITRE II.

(1) Celse, liv. II, 5.
(2) Celse, liv. VII, 3.
(3) Celse, liv. II, 2.
(4) Celse, liv. I, 4.

CHAPITRE III.

(1) La pyrétologie de Celse est celle d'Hippocrate. Il ne pouvait en être autrement, puisque les fièvres qui s'observaient à Rome, étaient celles des pays chauds : par conséquent, les mêmes que celles de la Grèce. On peut ajouter que la nature de ces fièvres a peu varié de nos jours, et qu'on la retrouve dans celles du midi de la France, de la Corse et de l'Algérie, comme l'a démontré M. Maillot, dans son traité des fièvres ou irritations cérébro-spinales intermittentes (Paris, 1836); livre qui a fait la gloire de son auteur, et rendu à nos troupes, ainsi qu'à la colonie d'Algérie, des services inappréciables.

(2) Cette fièvre *Hémitritée* n'est autre que la grande fièvre des pays chauds, c'est-à-dire la fièvre rémittente ou pseudo-continue dont nous avons souvent observé la fréquence et la gravité pendant notre séjour à Rome et en Algérie.

(3) Fièvre double tierce.

(4) Fièvre sub-intrante.

CHAPITRE IV.

(1) Hipp. Aph. I, 22.
(2) Celse, liv. I, préf.
(3) Hipp. Aph. I, 9.

(4) Il est permis de conclure des principes que Celse émet dans ce passage, que, s'il exerçait la médecine, il disposait de grandes ressour-

ces pécuniaires personnelles, ou ne voyait que des clients opulents qui le rémunéraient généreusement de ses services ; et que s'il ne l'exerçait pas, il a voulu établir, d'une manière purement théorique, les obligations des médecins, et flétrir ceux qui, dans la pratique de leur art, recherchaient uniquement le lucre, sans s'intéresser sérieusement aux malades et à la science. Mais ce passage si digne de remarque, d'après lequel il semblerait que les médecins pour être utiles, dussent être presque aussi nombreux que les malades, montre plutôt que Celse était étranger à la profession médicale, et faisait partie de cette classe de phyliâtres ou médecins amateurs et désintéressés, qui ont existé de tous temps, que Rome et la Grèce possédèrent en assez grand nombre, et qui cherchaient à se rendre utiles à l'occasion, en soignant leurs parents, leurs amis et leurs esclaves. Si Celse eût été médecin praticien et contraint de vivre de sa profession, il n'eût pas risqué cette doctrine, d'ailleurs exagérée, ou ne l'eût pas exprimée en termes aussi sévères.

(5) Je n'ai pas traduit le membre de phrase : *adco ut Hippocrates*, etc., qui se trouve dans plusieurs manuscrits. Targa l'a fait disparaître de son édition, et Daremberg pense également qu'il a été inséré à tort dans le texte.

(6) Hipp. Aph. II, 23; epid. I, 12; hum 4, 5, 6.

(7) Hipp. Aph. II, 24.

(8) Hipp. Aph. II, 24.

(9) Hipp. Pron. § 20; epid. II, 6, 11; fract. § 31; art. § 67.

CHAPITRE V.

(1) Hipp. Aph. IV, 55

(2) (Celse, chap. 13 et suiv.)

(3) Celse, liv. III, 13.

(4) Hipp. Aph. II, 13. Epid. VI, 2, 10.

(5) *Ob hæc ad mediam noctem decurro* etc. Au lieu de cette leçon, on trouve dans Van-Der-Linden et Alméloven : *ob hæc alii differunt ad mediam noctem, decurso jam gravissimo tempore, eodemque longissime distante. Securius, vero datur antelucanis horis* etc. Morgagni rejette ce texte, qu'il n'a vu ni dans les éditions ni dans les manuscrits. La seconde phrase : *securius*, *vero datur* etc. attribue d'ailleurs à Celse une contradiction et une inconséquence gratuites ; une contradiction, car il conseillerait de donner des aliments le matin, ce qu'il vient de désapprouver plus haut ; une inconséquence, puisque pour donner des aliments aux heures qui précèdent le jour, il faudrait éveiller les malades, ce qui serait absurde.

Quant à admettre avec Morgagni, que le mot *decurro* prouve que Celse a exercé la médecine, on ne saurait souscrire à cette opinion, en tant qu'on veut faire de cet auteur un médecin praticien, car trop de raisons militent en faveur de la proposition contraire.

(6) Hipp. Aph. I, 11.

(7) Celse VIII, 4.

CHAPITRE VI;

(1) Celse, liv. IV, 18.
(2) Hipp. Aph. 16.
(3) Hipp. Aph. I, 7.
(4) Méthodistes, Celse, liv. I, préf.
(5) Celse, liv. III, 16.

CHAPITRE VII.

(1) *Causus*; variété de la fièvre rémittente ou continue des pays chauds.
(2) Eau et huile émulsionnés ensemble.
(3) Hipp. Aph. IV, 54.

CHAPITRE IX.

(1) Pline, liv. XXIX, 5 et liv. XIX, 38, éd Littré.
(2) Celse, liv. III, 24
(3) L'utilité d'une médication perturbatrice, dans certains cas exceptionnels, est ici clairement indiquée. Il n'a pas échappé à Celse, que les médecins qui emploient cette méthode, au début des maladies, font beaucoup de victimes, et qu'ils ont plus de succès avec les malades des autres qu'avec les leurs.

CHAPITRE XII.

(1) Hipp. Aph. IV, 43
(2) Celse, liv. III, II.

CHAPITRE XIII.

(1) Celse III, 5.

CHAPITRE XV.

(1) Celse III, 12.

CHAPITRE XVI.

(1) Celse I, 3 ; II, 18.
(2) Celse III, 6.
(3) *Laser*, *laserpitium* ou *sylphion*, suc du *Thapsia sylphii*, médicament très estimé autrefois, surtout celui de la Cyrénaïque. M. Laval, médecin militaire, qui a séjourné plusieurs années en Orient, a récemment rapporté en France plusieurs échantillons de ce suc, qu'il a livrés à l'étude de quelques médecins. J'en ai eu moi-même entre les mains, et j'ai pu l'essayer dans quelques cas, mais non pas d'une manière assez suivie pour fixer mon opinion sur sa valeur thérapeutique. Toutefois,

j'ai constaté qu'il exerce sur les surfaces enflammées une action singulière, dont la médecine et la chirurgie pourraient peut-être tirer quelque profit.

Nota. Depuis que ces lignes ont été écrites, M. Laval est mort glorieusement en Tunisie, en combattant une épidémie de peste qui menaçait d'envahir l'Algérie. Sa belle conduite a été louée publiquement par M. le Ministre de la guerre, dans un ordre du jour à l'armée en date du 18 septembre 1872.

En 1842, M. Guyon, médecin en chef de l'armée d'Afrique, adressa à l'Institut des échantillons d'une plante que les Arabes de l'Algérie emploient comme purgatif, et qu'ils appellent *bou ncfa*: c'est le *thapsia garganica* de Desfontaines, que M. Goyon croit être le *sylphion* des anciens.

CHAPITRE XVII.

(1) Celse III, 21.

CHAPITRE XVIII.

(1) Celse IV, I.

(2) Variété des fièvres rémittentes et continues des pays chauds. (Voir l'argument de la traduction d'Hippocrate par M. Littré: tome 2, p. 571 (forme délirante).

(3) Celse 1, 4.

(4) Cœl Aurel. mal. chr. I, 25.

(5) M. Littré, dans sa note 20 du 11e livre de Pline, dit: la maladie cardiaque était une affection caractérisée par des défaillances et des sueurs très-abondantes. Elle paraît avoir eu de grandes ressemblances avec la suette; M. Hecker la croit éteinte et particulière à l'antiquité (v. son très-intéressant mémoire: der englische schweis: Berlin 1834 p. 185). (v. Celse chap. suivant).

(6) Il est souvent question, dans Celse, de l'eau miellée. Daremberg (loc. cit.) a montré que μελίκρατον et ὑδρόμελι n'étaient pas réciproquement synonymes; que μελίκρατον désignait génériquement toute espèce d'eau miellée, mais plus particulièrement l'eau miellée récente ou sans coction; tandis que ὑδρόμελι est le nom de l'eau miellée vieille et fermentée.

(7) Celse, III, 21.

(8) Hipp. Aph. VII, 72.

CHAPITRE XIX

(1) Voir la note 4 du chapitre précédent.

(2) Pline emploie aussi le mot *intrita* ou pain émietté (livre XXII, 53): *multi senectam longam mulsi tantum intrita tolcravere.*

(3) Voir (Pline liv, XVIII, 14) pour la manière de préparer la polenta, aliment qui avait l'orge pour base.

(4) On voit, par ce passage, que les lavements nutritifs sont d'un usage très ancien.

CHAPITRE XX

(1) (Voir note 3, livre II, 14). Variété des fièvres rémittentes ou pseudo-continues des pays chauds (fièvre comateuse).

(2) On lit dans Cœlius Aurelianus (liv. II, Morb. acut, cap. 9) : *Heraclides caput posca fovit in qua laurus fuerit decocta et ruta ; rasis quoque capillis ungit castoreo, etc.*

(3) L'auteur de l'histoire de César dans les Gaules (tom. II. Paris, Henri Plon. impr., éd. 1866), traduit *altero die* par surlendemain au lieu de demain, qui est l'acception la plus généralement admise ; il appuie cette interprétation de raisons et d'exemples qui ont beaucoup de valeur ; toutefois, Celse, qui était presque contemporain des auteurs mentionnés dans cet ouvrage, et qui passe pour un de ceux dont la latinité était la plus correcte, ne lui donne pas ce sens ; il emploie d'ailleurs très-rarement *altero die*, et se sert plutôt de *postero die* et *proximo die* pour exprimer le mot *lendemain*.

(4) La dureté des hypochondres corrobore la nature paludéenne du *lèthargus*.

CHAPITRE XXI.

(1) Hipp. VI, 8).

(2) Celse, liv. III, 17.

(3) *La rétention du souffle* était un exercice jadis très en usage ; on le faisait seul ou avec le secours des frictions. Il consistait à tendre et à contracter d'une manière plus ou moins énergique, les muscles des parois thoraciques et abdominales, en retenant sa respiration (voir Galien de musc. motu, II, 9, tom. IV, et Orib. tom. I, p. 658). Cet exercice n'est autre que l'action connue en physiologie sous le nom *d'effort*, avec cette différence que la rétention du souffle, chez les anciens, était un effort sans autre but que celui de mettre en jeu les muscles inspirateurs suivant certaines règles ; tandis que, dans l'effort proprement dit, on se propose d'exciter la contraction de ces mêmes muscles pour favoriser certains actes, comme celui de soulever un fardeau, de lancer son corps d'un point à un autre par le saut, d'aller à la garde-robe, de vomir, d'accoucher, etc.

(4) Voir note 1, liv. II, 17.

(5) Voir note 2 liv. II; 17.

(6) *Ibid.*

(7) Cels. II, 17.

(8) On traduit généralement le mot *catapotia* par pilule. Mais Celse ne précise ni la forme ni la consistance de cette préparation, ainsi que nous le verrons (liv. V, 25). J'ai donc conservé ce mot en français, parce qu'il ne préjuge rien sur la forme de la préparation qu'il représente.

(9) Celse, liv. V, 18.

(10) Le mot *recipere* implique, non une aspiration ni une expulsion, mais un simple retour du liquide injecté ; il se justifie, en se rappelant que les anciens clystères (voir la note 2 liv. II, chap. VII) étaient généralement formés d'une outre qui servait de réservoir au liquide, et d'un tube terminé par un embout, qu'on introduisait dans l'anus. Or, cet embout était très-large, puisque Mnésithée (*Pseudo-Galien, de clysteribus*) dit qu'il faut toujours avoir soin de presser sur la partie vide de l'outre ; sans quoi le liquide déjà injecté pourrait retomber dans ce réservoir à travers la canule. Cette disposition permettait, quand on ne pressait pas sur l'outre, de recevoir à volonté le liquide, et de l'injecter de nouveau pour remplir, comme c'est ici le cas, une indication spéciale.

(11) Cœlius Aurelianus (Des mal. chr. III, 8), rapporte qu'Asclépiade conseille également de faire une ponction à quatre travers de doigt au dessus de la malléole interne, comme dans la saignée du pied : « *Laudat etiam Asclepiades punctianem, quatuor digitis a talo distantem faciendam superius ab interiore parte, sicut in phlebotomia, ut per eamdem punctionem humore effuso, corpora extenuentur.* »

(12) Celse, liv. II, 12, 1.

(13) Aët. X, 9.

(14) Celse I, 2, Cœl. Aurel., des mal. chr. III, 8.

CHAPITRE XXII.

(1) Hipp, Aph. V, 11 ; coaq. 426.

(2) Voir plus loin la note 2 du chap. 18.

(3) Pline lv. XXVIII, 3, 14 ; liv. XVXI, 6, 33 ; liv. XXIV, 6, 19.

(4) Hipp. Aph. V, 9 ; coaq. 431.

(5) Hipp. Aph. V, 64.

(6) Celse, liv. III, 21 ; IV, 18.

(7) Hipp. Aph. V, 14.

(8) Celse, liv. III, 27, 4.

(9) Oribas. tom. I, p. 656.

CHAPITRE XXIII.

(1) Voir la note 7, liv. II, 1,

(2) Hipp. Aph. V, 7. Une opinion très-ancienne et généralement accréditée, c'est l'influence favorable de l'apparition des menstrues, chez les jeunes filles, et des premiers rapports sexuels, chez les garçons, dans l'épilepsie (Pline, Scribonius Largus). Mais, passé la puberté, le coït est plus souvent considéré comme funeste. Celse, dans ce même chapitre, conseille de l'éviter ; Praxagore, Alexandre de Tralles, Galien, Paul d'Egine, donnent le même conseil. Certains médecins, au dire de

Cœlius Aurelianus (liv. I, 314), avaient même recommandé la castration, parce qu'ils considéraient le coït comme une petite épilepsie ; opinion que Sabinius attribue à Démocrite et Macrobe à Hippocrate. D'autres, au contraire, ont préconisé le coït contre l'épilepsie ; de ce nombre, d'après Cœlius Aurelianus (liv. I, p. 822-314), était Asclépiade, ainsi que d'autres médecins qu'il ne nomme pas.

(3) Ce même fait est rapporté par Pline (liv. XXVIII, 1, 2, éd. Littré) qui s'écrie avec indignation : « *Sanguinem quoque gladiatorum bibunt ut viventibus poculis, comitiales morbi : quod spectare facientes in eadem arena feras quoque horror est.* » Arétée (cur. chr. I, 4) mentionne le même fait, et M. Des Etangs, dans ses notes sur la traduction de Celse, en cite un exemple récent, tiré d'un journal quotidien.

CHAPITRE XXIV.

(1) Hipp. Aph. IV, 62, 64; coaq 118.

(2) On appelait vins grecs, les vins d'outre-mer. Les plus rénommés étaient ceux de Thasos, de Chios et de Lesbos. Ce dernier, préconisé par Erasistrate, avait naturellement le goût d'eau de mer. Un vin très recherché, était celui de Clazomène, auquel on mêlait habituellement de l'eau de mer; puis venaient les vins de Sicyone, de Chypre, de Telmeste, de Tripoli, etc. En ajoutant en certaine proportion, de l'eau de mer à ces vins, on faisait du vin grec salé. Le vin grec était si estimé, qu'au rapport de Pline (liv. XIV, 16, édit. Littré), on n'en donnait qu'un coup à boire dans un repas.

(3) Aët. X, 18.

(4) Pline dit, d'après Varron, que *l'ictère* a été surnommé *maladie royale*, parce qu'on le traitait avec du vin miellé (probablement du vin grec miellé) ; ce qui confirmerait l'opinion de Celse, le vin grec étant d'un très haut prix, et par conséquent, d'un usage très restreint.

CHAPITRE XXVII.

(1) Hipp. Aph. II, 42.

(2) La poix en topique servait à remplir diverses indications. Ce topique fut appelé plus tard *dropax* (de δρέπω cueillir, ou de δρύπτω écorcher, peler), parce qu'il était surtout employé comme moyen épilatoire. Mais on en faisait également usage pour fortifier les parties amaigries, leur procurer de l'embonpoint, et déterminer une légère rubéfaction.

(3) Celse recommande ici le vin grec comme purgatif, parce qu'il contenait de l'eau de mer ; l'eau de mer était également employée seule dans le même but, soit en boisson, soit en lavement (Pline XXXI, 33, éd. Littré.

(4) Diosc. IV, 69.

LIVRE IV.

CHAPITRE I.

(1) Le mot *stomachus* signifie ici œsophage et d'autres fois estomac, bien que Celse emploie plus particulièrement le mot *ventriculus* pour indiquer ce dernier organe. C'est le sens général de la phrase qui détermine, s'il s'agit de l'estomac ou de l'œsophage. Le mot latin *stomachus* vient du grec στόμαχος, qui sert à désigner tout col étroit placé au-devant d'une cavité.

(2) *In gutture assurgit.* Celse désigne ainsi le larynx; et par *ceteris partibus residit*, la trachée, proprement dite, qui s'enfonce dans le thorax.

(3) Diaphragme.

(4) Duodénum.

CHAPITRE II. (II, 1).

(1) Dans ce livre, les premiers chiffres romains marquent les divisions adoptées par Targa dans sa dernière édition; les chiffres qui sont entre les crochets, les anciennes.

(2) Celse ne précise pas le siége de l'humeur. Il est probable que l'Hydrocéphale dont il parle, est celui où le liquide, situé au-dessous du crâne, passe ensuite entre les sutures qui ont subi un écartement, puisqu'il dit vers la fin du même chapitre, que le dépôt d'humeur est dans la tête, *quod humorem in caput contrahit.*

(3) Celse se préoccupait, dans l'hydrocéphale, de procurer au liquide une issue au dehors, et voulait qu'on eût recours au scalpel, quand les autres moyens avaient échoué. Il ne dit pas s'il faut se borner à pratiquer une simple ponction, ou si une incision est nécessaire.

CHAPITRE III. (II, 2).

(1) Cœl. Aurel. chron. II, 2.

CHAPITRE IV (II, 3).

(1) Celse, liv. III, 21 not. 3; et III, 22 fine.

CHAPITRE V. (II, 4).

(1) Hipp. De l'anc. méd. § 18.

(2) Le vin aminéen était fait avec une espèce de plant de vigne appelé aminée, qui lui-même était distingué en *majus* et en *minus.* C'est à tort

qüe Macrobe dit que le nom d'aminéen doit son origine à ce que ce plant provenait primitivement d'une contrée nommée *Aminea*, car personne n'a pu indiquer la place de ce prétendu bourg. (Voir à ce sujet Oribas, éd. Daremberg tom. I p. 639). Du reste, Pline (liv. XIV, 4, 2) parle de la vigne aminéenne comme d'une variété de cépage, et non comme d'un cru spécial.

CHAPITRE VI. (III).

(1) Celse liv. III, 27.
(2) Hipp. Aph. V, 6.
(3) Hipp. Du cœur.
(4). Celse liv. II, 10, 11.
(5) Celse liv. II, 17, 33.
(6) *Pilæus*; sorte de bonnet en laine.

CHAPITRE VII. (IV, I).

(1) Ce genre de maladie, c'est-à-dire celui dont il vient de parler dans le chapitre précédent. C'est une locution familière à Celse.
(2) Hipp. Du rég. dans les mal. aig. 7.
(3) Celse liv. VI, 11.
(4) Hipp. Aph. VI, 37; VII, 49.
(5) Pline XXX, 4, 12; éd. Littré.
(6) Celse parle ici, non en médecin, mais en homme du monde, qui bien qu'instruit en médecine, est encore sous l'influence des préjugés populaires. Un vrai praticien n'aurait pas tenu un langage si peu médical. Ce n'est pas la seule occasion où Celse cède à l'empire des préjugés : (voir liv. IV, 7, angine; liv. IV, 13, douleurs de côté; liv. VI, 9, maux de dents; liv. V, 28, § 7, strumes; liv. VI, 6, § 39, maux d'yeux, etc.)

CHAPITRE X (IV, 4).

(1) Celse liv. III, 22.

CHAPITRE XI (IV, 5).

(1) Hipp. Aph. VII, 15-82.
(2) Cœl. Aur. chron. II, 13.
(2) Celse chap. 10, *fine*.

CHAPITRE XII (V).

(1) Dans notre langage médical, c'est l'œsophage, non l'estomac, qui fait suite à la gorge; et, comme *stomachus* a le plus souvent le sens d'œsophage (voir liv. IV, chap. I not. I), il semble qu'il eût été préférable de lui laisser cette acception. Mais les maladies dont il est

question dans le cours du chapitre, se rapportant à l'estomac et non à l'œsophage, il était indispensable de donner au mot *stomachus* l'acception d'estomac pour ne pas laisser croire que l'auteur latin attribuait à un organe les maladies d'un autre.

(2) Pline dit (liv. XXXI, 6 ; éd Littré) : les eaux de Cutilies chez les Sabins, sont très-froides et pénètrent si vivement le corps, qu'elles semblent y faire l'impression d'une morsure ; elles sont très bonnes pour l'estomac, pour les nerfs et pour le corps entier.

Quant à celles de Simbrunies, on se perd en conjectures sur le lieu où elles se trouvaient. Targa écrit avec tous les textes *Sumbruinarum* ; mais Daremberg adopte *Simbruinarum*, d'après ce passage de Tacite (liv. II annal. 13) : *fontesque aquarum Simbruinis collibus deductas Claudius urbi intulit*; d'où l'on peut conclure seulement que ces sources étaient peu distantes de Rome.

(3) Voir note 2, liv. II chap. 24.

(4) Vin renommé par son excessive astringence (Pline liv. XIV, 8, 5 ; éd. Littré.

CHAPITRE XIII (VI).

(1) Voir chap. 10.

(2) Voir liv. I, 1 note 3.

CHAPITRE XIV (VII).

(1) Hipp. Du rég. dans les mal. aig. § 7.

CHAPITRE XV (VIII).

(1) Feuilles ? voir Coel. Aurel. chron. III, 4 ; Diosc. I, 74.

(2) Voir la note 3, liv. III, 21.

(3) L'action de jeter, doit s'entendre de l'exercice du jeu de paume et des haltères. Les haltères, du grec ἁλτῆρες, étaient des masses pesantes, en fer ou en plomb, ordinairement de forme en bissac, qu'on tenait une à chaque main. Dans la Gymnastique des anciens, ces masses servaient de balanciers pour mieux sauter, et étaient aussi lancées plus ou moins loin.

(4) L'opération dont parle Celse pour ouvrir les abcès du foie, se faisait en deux temps : dans le premier, on pratiquait une incision vis-à-vis du foie (*contra id scalpello aperiunt*) ; dans le second on cautérisait la vomique. Cette méthode, on le voit, a la plus grande analogie avec celles de Graves, de Bégin et de Récamier, qui cherchaient à déterminer des adhérences avant d'ouvrir l'abcès. Mais le procédé était différent. Dans celui de Celse, on commence comme Graves et Bégin, et l'on finit par l'ustion. C'est le procédé de Récamier retourné.

Celse ne nomme pas les médecins qui traitaient les vomiques du foie par cette opération ; mais on peut supposer, avec raison, qu'il fait allusion à Erasistrate et à ses disciples. Erasistrate, en effet, paraît avoir été aussi hardi chirurgien que cruel anatomiste, puisqu'il disséquait des hommes vivants, et qu'il pratiquait sur le foie une terrible opération, que Cœlius Aurelianus (liv. III, 4) décrit ainsi : « *Erasistratus in jecorosis præcidens superpositas jecori cutes atque membranam, utitur medicaminibus, quæ ipsum jecur latè amplectantur; tum ventrem diducit, audaciter partem patientem nudans.* »

CHAPITRE XVI (IX).

(1) Hipp. Des aff. int. § 31.
(2) Eau ferrugineuse.

CHAPITRE XVIII (XI).

(1) Le vin parfumé le plus estimé chez les anciens, était celui de myrrhe. On faisait aussi des vins aromatiques avec le calamus odoriférant et l'asphalate, pilés et mêlés avec du moût ou du vin doux : on en faisait également avec le jonc odorant, le costus, le nard de Syrie, l'amome, le casia, le cinnamome, le safran, les dattes et l'asarum (Pline liv. XIV, 15, 21. éd. Littré.)
(2) Cœl. Aur. Acut. III, 21.

CHAPITRE XX (XIII).

(1) Cœl. Aur. Acut. III, 17.

CHAPITRE XXI (XIV).

(1) Selon Pline, cette maladie s'introduisit à Rome sous le règne de Tibère, qui en fut attaqué des premiers (liv. XXVI, 6). Mais le passage de Pline au sujet de la colique, n'implique pas la nouveauté de cette maladie.
(2) Voir liv. V, 25, § 12.
(3) Voir chap. XIX (XII).

CHAPITRE XXII (XV).

(1) Hipp. Aph. IV, 26.

CHAPITRE XXIII (XVI).

(1) Voir liv. II, 8 not. 65.
(2) Hipp. Des affect. § 23, 24.

CHAPITRE XXV (XVIII).

(1) Ce chapitre est complémentaire du chapitre XXII sur le dyssenterie, car le ténesme n'est qu'un symptôme, non une maladie.

CHAPITRE XXVI (XIX).

(1) Colum. XII, 10; Pline XXIII, 1, 21.

CHAPITRE XXVII (XX).

(1) Cels. III, 20.
(2) Il y a sans doute ici une lacune avant *si durities.*
(3) Hipp. Aph. V, 50.
(4) Cette lacune, d'après Morgagni, répond à quatre chapitres perdus, dont voici les titres :

C. II. *vola (id est volva) exulcerata est.*
C. III. *De vesica.*
C. IV. *De calculis in vesica.*
C. V. *In omni dolore vesicæ..*

Dans un manuscrit de la bibliothèque nationale (nº 6844), il n'existe point de lacune, et au lieu de *coeuntia*, on lit : *coercentia.*

CHAPITRE XXXI (XXIV).

(1 Hipp. Aph. VI, 28, 29 et 30.
(2) Hipp. Aph. VI, 55.
(3) Manteau des Romaines.
(4) Pline; liv. XX, 4, 14.
(5) On lit dans Pline (liv. II, 98) : Dans les environs d'Assos en Troade, naît une pierre qui consume tous les corps ; on l'appelle sarcophage; et (liv. XXXVI, 28) : la pierre d'Assos, salée au goût, guérit la goutte ; on tient les pieds dans un vase de cette matière.

LIVRE V.

PRÉFACE.

(1) Celse s'exprime ici d'une manière qui permet de ne pas le ranger dans la classe de ceux à qui il destine ses études sur les médicaments : c'est-à-dire à ceux qui s'occupent du traitement des maladies (*ipsos curationes exsequentibus*), en un mot, aux praticiens.

CHAPITRE I.

(1) Voir l'index pour toutes les substances des trois règnes.

CHAPITRE IV.

(1) Voir liv. II, 1, note 30.

CHAPITRE VI.

(1) Ecume de natron ; c'est-à-dire efflorescences de cette substance qui couvrent la terre dans les temps secs, et ressemblent à de la neige. Pour natron (voir liv. II, 12 : note 4).

CHAPITRE XI.

(1) Pline, XVI, 11, 22, 35, 93).

CHAPITRE XIV.

(1) (Varron, R. R. III, 16). Daremberg croit que le nom du pays d'où l'on retirait la seconde espèce d'ochre, est exprimé sous la désignation inexacte *d'Astyrice*.

CHAPITRE XVII.

(1) Voir à la fin du volume, la table des anciens poids et mesures.

CHAPITRE XVIII.

(1) En grec μάλαγμα ; cataplasme émollient, de μαλάσσω, amollir. Pour la valeur des signes, consultez le tableau de la fin du volume.

(2) J'ai remplacé, comme l'a fait Linden, le mot *pondo*, qui se trouve après *singulorum* et après *ceræ*, dans les éditions de Targa et de Daremberg, par P.)-(. pour indiquer qu'il s'agit de deniers et non de livres, ce que ferait supposer le vieux mot latin *pondo* tout seul.

(3) Gal. De comp. med. sec. gen. VI, 14.

(4) *Ibid.* VII, 7.

(5) Celse, liv. III, 18 medio.

(6) Gal. De comp. med. sec. locos X, 2.

(7) Pline, liv. XXI, 20, 82.

(8) Gal. l.l., VIII, 5.

(9) Gal. S. L. IV, 8.

(10) Gal. l. l. X, 2.

(11) Il est probable que le mot *seminis* est altéré, et cache le nom de l'animal dont Celse prescrit d'employer la fiente.

(12) Gad. Med. simpl., V, 14.
(13) Gal. S. L. VI, 14.

CHAPITRE XIX.

(1) De εν πλασσω, étendre sur.
(2) Gal. S. G. 1. 15.
(3) Gal. S. G., II, 22; tom. XIII, p. 556.
(4) Gal. S. L. VIII, 5.
(5) Gal. S. G., II, 2.
(6) Gal. S. G. IV, 13.
(7) Gal. S. G., II, 2.
(8) Gal. S. L IX, 7.
(9) Cal S. G. I, 17.
(10) Aëtius, XV, 14.
(11) Gal. S. G., VI, 13.
(12) Gal. S. G., II, 1.
(13) Gal. S. G., I, 18.

CHAPITRE XX.

(1) Gal. S. G. V, 12.
(2) *Ibid.*
(3) *Ibid;* pastilles de Darius.

CHAPITRE XXI.

(1) De πέσσος pessaire R. πίπτω être renversé, abattu.

CHAPITRE XXII.

(1) Gal. S. G. V, 13 et 14.

CHAPITRE XXIII.

(1) Antidote. R. ἀντὶ, contre, δοτος donné.
(2) Gal. Antid. II, 1, 8, 17.
(3) *Ibid.* II, 1, 2.

CHAPITRE XXIV.

(1) Acope. R. a priv. κόπος, fatigue.

CHAPITRE XXV.

(1) Catapote. R. κατά de haut en bas, ποτόν boisson : préparation de consistance molle, qui se prend en petits morceaux ou délayée dans un liquide, et s'emploie aussi en topique, à l'état de dissolution ou de mélange (voir § 4).

(2) Hystérie.

(3) Colico. R. κωλικός, bon pour la colique. (Gal. S. L. IX, 4.).

CHAPITRE XXVI.

(1) Ce précepte, tiré d'Hippocrate (de l'art. § 13), et que l'on trouve reproduit dans Galien (com. II, in aph. 29), choque notre charité chrétienne qui nous porte à soulager et à consoler, quand nous ne pouvons pas guérir ; mais les mœurs païennes ne comportaient pas ces délicatesses. Toutefois, il faut dire à la louange d'Avicenne, auteur Arabe du 11e siècle, qu'il pensait sur ce point comme les chrétiens, car il ne veut pas qu'on ait l'air d'abandonner le malade, bien que son état ne soit pas susceptible de guérison, et prescrit de le soulager jusqu'au dernier moment.

(2) Hipp. Aph. VI, 18 et 24 ; coaq. 499.

(3) Hipp. Aph. VI, coaq. 494.

(4) Les causes de la guérison plus lente des ulcères circulaires avaient occupé les anciens, qui en ont donné des raisons différentes. Cette question est posée en ces termes, dans les problèmes de Cassius, *l'iatrosophiste*, celui, probablement, que Celse (voir préf. de la méd.) appelle le médecin le plus ingénieux de son siècle : « On demande pourquoi les ulcères ronds sont plus difficiles à cicatriser que les autres. » Après avoir réfuté l'opinion de quelques sectateurs d'Hérophile, qui expliquent ce fait par un raisonnement tiré de la géométrie, et celle d'Asclépiade qui l'attribue à une force hypothétique plus active à la circonférence qu'au centre, Cassius dit que la véritable cause de ce phénomène provient de ce que, dans les ulcères ronds, les parties saines sont également éloignées les unes des autres, ce qui fait qu'elles ont plus de peine à se joindre ; au lieu que, dans les ulcères anguleux, les parties saines et la peau, par où la cicatrisation doit nécessairement commencer, se trouvant plus voisines, surtout aux extrémités des angles, la cicatrice s'y forme plus aisément, et les bords les plus rapprochés de l'ulcère se joignent plus facilement ; ce qui continue jusqu'à ce que toute la partie soit couverte (Leclerc, hist. de la méd., pag. 424 et 425).

Oribase (collect. med. L, 1, 38) juge plus sainement cette question, en disant que la forme circulaire est, non la cause, mais le signe de la mauvaise nature des ulcères. Toutefois, on voit des ulcères anguleux, se montrer tout aussi réfractaires à la cicatrisation que les ronds ; j'en ai observé récemment un exemple sur un malade atteint, à la région inguino-crurale, d'un ulcère phagédénique, qui, de l'angle supérieur interne du triangle de Scarpa, chemina en pointe vers son angle externe, puis descendit le long du bord externe de ce triangle, où je parvins, non sans peine, à l'arrêter. Quant à la lenteur plus grande de la cicatrisation des pertes de substances traumatiques à forme circulaire, elle est incontestable, et se prête à l'explication de Cassius ; aussi est-ce avec raison, que Celse recommande (liv. VII, 2) aux médecins qui ont à pratiquer une excision du tégument, de lui donner la forme d'une feuille de myrte, c'est-à-dire d'un ovale; forme qui s'éloigne de celle du cercle, et se rapproche de la forme linéaire, qui, de toutes, est la plus favorable à la cicatrisation.

Il est bon d'ajouter que le mot *ulcus*, n'a pas dans Celse le sens restreint que nous attachons à celui d'ulcère; il signifie *surface suppurante*, qu'elle soit récente, ancienne, d'origine traumatique, ou qu'elle provienne d'un vice local ou d'une cause interne. Je dirai, en passant, qu'un excellent moyen de combattre les conditions défavorables pour la cicatrisation des ulcères ronds, c'est, dès que la détersion commence à poindre, d'y insérer des greffes épidermiques, ce qui m'a réussi plusieurs fois.

(5) Celse, liv. IV, 1.

(6) Ce passage est célèbre en chirurgie, parce qu'il prouve péremptoirement que la ligation des vaisseaux, pour arrêter les hémorrhagies, était connue des anciens. Cette opération n'est pas d'ailleurs de l'invention de Celse, qui la décrit comme étant déjà usuelle. C'est sans doute à l'école d'Alexandrie que revient l'honneur de son invention, et c'est Evelpiste qui passe pour l'avoir apportée à Rome. Après l'auteur latin, la ligature fut successivement recommandée par Rufus d'Ephèse (1er siècle), Archigène et Galien (2e siècle), Aëtius (6e siècle), Paul d'Egine (7e siècle), Rhazès (10e siècle), Albucassis (12e siècle), Guy de Chauliac (13e siècle), Barthélemi Maggius, André de Lacroix, Alphonse Ferri et Jean de Vigo (15e et 16e siècles). A cette époque, les chirurgiens pratiquaient journellement la ligature des vaisseaux, qui ne tarda pas à être connue en Allemagne, grâce à Jean de Gersdorff, célèbre chirurgien de Strasbourg du 16e siècle. Il était réservé à Ambroise Paré, qui avait appris des chirurgiens Italiens à lier les vaisseaux, de doter la France de cette opération. Il l'y introduisit, en effet, et la substitua à la cautérisation, après l'amputation des membres. On sait que cet immense bienfait rendu à l'humanité, l'un de ceux qui honorent le plus la mémoire de ce grand homme, et auquel les horribles mutilations causées par les armes à feu, ont donné une importance toujours croissante, eut le sort de certaines grandes découvertes : celui de susciter d'abord à son auteur plus de détracteurs que de partisans. Pigray, par exemple, son élève de prédilection, continua, malgré l'autorité de son maître, à se servir souvent du feu, et Gourmelin, docteur régent de la Faculté de médecine de Paris, traita la ligature d'action carnificine, et le vénérable Paré, de bourreau; épithète qui valut à son auteur, cette fine et verte réponse du grand chirurgien, bien digne d'être reproduite ici : « Allez, mon petit bonhomme, connaissez mieux la savante antiquité, et rendez plus de justice à vos contemporains. Vous faites l'érudit, et vous ignorez que la ligature des vaisseaux était familière aux anciens; vous vous mêlez d'enseigner, et vous ne savez pas que, presque de nos

jours, en Allemagne et en Italie, on est revenu à cette méthode. Vous faites des livres, et ils ne servent qu'à faire rétrograder l'art, en consacrant les plus dangereuses erreurs, et en invectivant et décourageant ceux qui s'efforcent de lui faire faire des progrès. Lequel de nous deux ressemble à l'agent de justice auquel vous n'avez pas honte de nous comparer? ou de vous, qui ne parlez que d'huile bouillante et de fer rouge pour faire cesser les hémorrhagies, ou de moi qui, maintenant, les arrête en liant les vaisseaux qui les fournissent par leur lésion? »

Quoi qu'il en soit, le procédé de la double ligature de Celse, longtemps abandonné, a été remis en honneur, il y a quelques années, par M. Sédillot. On ne saurait contester que c'est celui qui garantit le mieux contre le retour du sang par les collatérales.

(7) Au lieu d'*acia*, César a écrit en marge *acu;* mais l'adjectif *molli* ne peut pas convenir à une aiguille métallique, qui est rigide. *Acia* signifie une aiguillée de fil. Quant à savoir si la fibule était de fil ou de métal, cette question, très controversée, a été résolue par Fallope et par Fabrice d'Aquapendente, son disciple, en faveur de la première hypthèse, et par Guy de Chauliac, de la seconde. Nous pensons avec Fallope et Fabrice, et en nous appuyant sur le texte même de Celse (liv. VII, 22), que les fibules étaient en fil et formaient une suture lâche, dont le point ressemblait à notre suture entre-coupée; mais que dans le cas spécial de bouclement des jeunes gens (liv. VII, 25, § 3), elles étaient manifestement d'une matière rigide (or, argent, bronze, fer, plomb, étain, os, ivoire, corne, etc), puisque l'auteur latin dit lui-même, qu'après avoir ôté *le fil*, on introduit une fibule, *exemto filo, fibula additur*.

(8) Celse liv. V, 20 § 2.

(9) Celse liv. V, 19 § 17.

(10) Celse liv. V, 19 § 6

(11) Celse liv. V, 19 § 15.

(12) Hipp. Aph. V, 66.

(13) Hipp. Aph. II, 26; coaq; 358.

(14) Celse liv. V. 19, § 9.

(15) Celse liv. V. 19, § 15.

(16) Celse liv. V. 19, § 10.

(17) Il est intéressant de rapprocher l'usage très répandu autrefois, de la laine grasse et de la laine lavée dans le pansement des plaies, de celui de la ouate, si en faveur aujourd'hui, depuis le mémoire de M. Alph. Guérin.

Les indigènes de l'Algérie se servent journellement, et non sans succès, de la laine pour panser leurs plaies.

(18) Le mot latin *cancer* est un terme générique, sous lequel Celse désignait plusieurs affections, telles que l'érysipèle simple et phlegmoneux, la gangrène sèche et humide, et, sans doute, la pourriture d'hôpital; celui de *gangrène* était réservé au *cancer* qui siégait sur un membre *inter un-*

gues et alas vel inguina. Le mot *cancer* ne pouvait être conservé en français ni traduit par celui de *chancre*, à cause des affections d'une tout autre nature, dont ces mots eussent faussement réveillé l'idée. Je l'ai donc traduit par le mot *gangrène*, comme rendant plus fidèlement le sens de l'expression latine.

(19) Celse liv. V, 11 § 18.

(20) Erysipèle traumatique.

(21) Erysipèle spontané.

(22) Celse distingue deux degrés dans la gangrène : 1o la gangrène commençante ; 2o la gangrène confirmée. C'est cette dernière seule que les Grecs désignaient sous le nom de *sphacèle* ; elle était incurable, tandis que la première n'était pas, selon Celse, d'une cure très difficile. Oribase (*Synopsis* p. 370, et 4e vol. p. 44o) cite un chapitre de Galien, où cette distinction est établie et développée avec ses conséquences thérapeutiques.

(23) Celse liv. V, 19 § 9.

(24) En recommandant ce moyen empirique, Celse subit encore ici, plus qu'il ne conviendrait à un vrai médecin, l'influence des préjugés populaires.

(25) Celse liv. V, 19, § 14.

(26) Celse liv. V. 19 § 16.

CHAPITRE XXVII.

(1). Pline VVIII, 4, 8 ; éd. Littré.

(2) Celse liv. V, 19 § 20.

(3) Celse liv. V, 19 § 17.

(4) Au lieu d'ὑδροφόβουν, on lit dans plusieurs éditions ὑδροφοβίαν.

(5) Celse liv. V, 22 § 1.

(6) En parlant des singularités des nations (liv. VII. 2, éd. Littré), Pline raconte qu'il existait une race d'hommes ophiogènes. Ces hommes étaient doués de la faculté de guérir les morsures de serpents, par des attouchements ou de légères succions, et d'extraire les venins du corps par l'imposition des mains. Il parle aussi des *Psylles*, nation d'Afrique, ainsi nommés de *Psyllus* leur roi, dont le tombeau, suivant l'auteur latin, était dans un endroit des grandes Syrtes. « Leur corps, dit-il, possédait naturellement un venin funeste aux serpents, et dont l'odeur assoupissait ces animaux. » Cette nation fut presque exterminée par Nasamons ; cependant la race de ces hommes fut perpétuée par ceux qui échappèrent au combat, ou qui étaient absents au moment où il se livra. Pline cite encore, en Italie, la race des Marses, que l'on dit issue du fils de Circé, célèbre magicienne et fille du Soleil ; race qui devait à cette origine de jouir du même privilége. Quoi qu'il en soit de ces histoires fabuleuses, il n'en est pas moins vrai que, du temps de Celse, et bien avant cet auteur, certains individus appelés *Psylles*, se disant doués de la

puissance de guérir les plaies venimeuses; étaient journellement employés dans ce but. On sait aussi, que Caton, en haine des médecins, parce qu'ils étaient Grecs, avait attaché à son armée un certain nombre de *Psylles*; enfin Percy raconte que, bien que leur charlatanisme fût dévoilé, les suceurs de plaies ou *panseurs du secret*, qui étaient en général de vieux soldats, n'en continuèrent pas moins à exploiter la crédulité publique jusque vers la fin du 18e siècle, époque où les régiments français en étaient encore pourvus.

Il y a aussi dans l'Inde des suceurs de plaies de profession : cette pratique est également usitée en Afrique, chez les Hottentots qui, dit Ten-Rhyne, sucent avec tant de force qu'ils font quelquefois éclater la peau.

Les suceurs de plaies, ont maintenant disparu, comme corporation, et c'est justice, car la succion est un moyen de propagation des maladies contagieuses, qui expose à la fois celui qui la pratique et celui qui en est l'objet; elle n'est pas, sous d'autres rapports, sans inconvénient, parce qu'elle peut déterminer ou activer des hémorrhagies dangereuses, en détachant des caillots sanguins, ou en les empêchant de se former; mais, employée avec prudence et opportunité, c'est, dans beaucoup de cas, une excellente pratique; surtout dans ceux où l'aspiration par une ventouse ou un autre instrument n'est pas applicable, ou ne saurait être ni aussi continue, ni aussi commode, ni aussi puissante; par exemple, dans ceux de piqûres anatomiques, de serpents ou d'insectes venimeux, sans compter ceux de piqûres ou de blessures simples, où la succion, en débarrassant la partie lésée du sang épanché, et en dégorgeant les vaisseaux voisins, peut hâter la guérison. Au surplus, la succion des plaies est une opération, pour ainsi dire, instinctive, qui a dû être pratiquée de tous temps. Nous savons, en effet, par Homère, qu'elle était très en faveur chez les Grecs, puisqu'il nous raconte (*Il.* liv. IV), que *Machaon*, mandé par *Agamemnon* auprès de *Ménélas*, qui venait d'être blessé par *Pandarus*, « après avoir bien considéré la plaie, *en suça le sang*. » Nul n'ignore que les femmes et les mères des anciens Germains, suçaient les blessures de leurs maris et de leurs fils. On sait aussi qu'à une époque plus rapprochée de nous, *Sibile*, femme de Robert, duc de Normandie, suça, par dévouement, une plaie que son époux avait reçue dans une croisade, qui était restée fistuleuse, et qu'on croyait empoisonnée. Plus près de nous encore, nous voyons Charles-Quint suçant courageusement la plaie de son ami, le comte de Bossu, qui s'était blessé à la chasse avec un grand couteau, trempé, selon l'usage du temps, dans du suc de jusquiame. Enfin, il se passe peu d'années, sans que la presse médicale nous signale des médecins, qui, animés d'un courage médical au-dessus de tout éloge, ont appliqué leur bouche sur l'ouverture d'une plaie de trachéotomie, pour prévenir l'asphyxie imminente de leur opéré.

L'ancienneté, la persistance et l'universalité du sentiment qui porte l'homme à pratiquer la succion des plaies, se trouvent ainsi démontrées.

Il n'est donc pas étonnant que les médecins aient cherché à utiliser la succion directe des plaies, ou à y suppléer par des instruments spéciaux. De là sont nés les pyulques, dont on attribue la première idée à Galien (tom. IV, p. 105, H. *de arte curativa ad Glauc. meth. med.*, 32, G), que J. de Vigo, André de la Croix, Fabrice de Hilden, Anel, Heister, ont employés et plus ou moins perfectionnés dans les temps passés, et qui, sous les noms d'aspirateurs de MM. Jules Guérin, Laugier, Dieulafoy, Potain, etc., ont pris, dans la pratique chirurgicale de nos jours, une place importante.

(7) « Les chasseurs Gaulois empoisonnent leurs flèches avec de l'ellébore, coupent autour de la blessure la chair des animaux qu'ils tuent, et assurent que le reste est plus tendre. » (Pline, liv. XXV, 25, éd. Littré). On lit dans Paul d'Egine (p. 355, éd. Briau) : « On dit que les Daces et les Dalmates, enduisent les pointes de flèches avec l'hélénium et avec ce qu'on appelle *ninum* : ce poison tue quand il est en contact avec le sang des blessés ; mais mangé par eux, il n'est pas nuisible et ne leur fait aucun mal. »

Ces citations, à l'occasion du passage de Celse, montrent que l'innocuité des venins ingérés dans le canal digestif, rapprochée de leur nocuité quand ils sont versés sur une plaie, sur la peau dépouillée de la couche épidermique, ou sur une membrane muqueuse débarassée de son épithélium, était un fait déjà connu des anciens ; les expériences récentes de M. Claude Bernard sur les substances toxiques, et, en particulier, sur le *curare*, l'ont pleinement confirmé.

(8) Celse, liv. V, 19, § 21.

CHAPITRE XXVIII.

(1) Pline (liv. XXVI, 4, édit. Littré) décrit également le charbon, mais comme une maladie d'origine étrangère. « Ce fut, dit-il, pendant la censure de L. Paullus et de A. Marcius (an de Rome 590), que parut, pour la première fois en Italie, le charbon, maladie particulière à la province Narbonnaise. La description de Pline et celle de Celse ont la plus grande analogie : preuve que les deux auteurs ont eu en vue la même maladie.

(2) Celse, liv. V, 19, § 15.

(3) *Averso specillo*, partie large d'une sonde ; c'est ainsi que James Greive (London 1756) a traduit en anglais *averso specillo*, au lieu de donner à ces mots le sens de *dos d'une sonde*, comme l'ont fait les traducteurs Français. En effet, le dos d'une sonde, en admettant que cet instrument eût autrefois la forme qu'il a aujourd'hui, ne pourrait pas servir pour l'usage que Celse indique ici. Daremberg (Gaz. méd. de Paris, 1846) adopte aussi la version de James Greive, et réfute le sens que M. Des Etangs a donné à ces mots. « M. Des Etangs, dit-il, ne me paraît pas s'être rendu un compte bien exact des formes diverses que

Fig. 7.

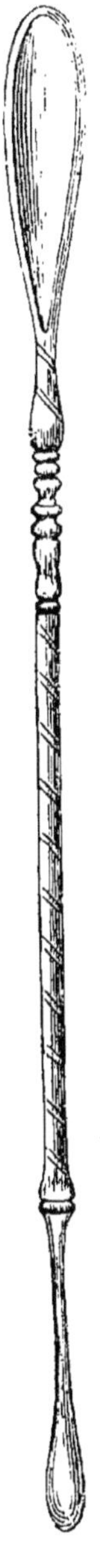

les chirurgiens de la Grèce et de Rome avaient données à leurs sondes ;........ Une des sondes qui paraît avoir été le plus en usage, car les musées en possèdent un assez grand nombre, présente la forme suivante : une tige, plus ou moins longue, terminée à une extrémité par un bouton olivaire, et à l'autre, par une partie excavée de diverses manières ; cette excavation, qui ressemble le plus ordinairement à une petite cuiller, servait, soit dans les pansements et opérations, soit à doser les médicaments ; la partie large de la sonde était tantôt appelée πλάτων τῆς μήλης, tantôt κυαθίσκος τῆς μήλης ou τῆς μηλωτρίδος. »

Ces mots *averso specillo* signifient donc : la partie de la sonde opposée à celle qui sert comme sonde ; ce qui ne peut s'entendre que de son extrémité large, l'autre bout étant olivaire, par conséquent rond et égal de tous côtés ; tandis que *averso scalpello* (liv. VII, ch. 1) se traduit par *dos du scalpel*, par opposition à *adverso scalpello* (liv. VII, § 6), qui signifie *tranchant de l'instrument ;* mais l'idée est la même : c'est toujours la partie de la lame opposée à celle qui sert à couper.

L'expression *averso specillo* revenant assez souvent dans Celse, il m'a paru utile de donner cette explication une fois pour toutes, et même de représenter l'instrument par la figure ci-contre, qui est tirée de l'atlas de Vulpès (*instruments de Pompéie*).

(4) Les uns ont vu, dans la première variété du *feu sacré*, le zona et même l'*érysipèle ;* dans la seconde, le psoriasis ou l'herpès circinné. Ces correspondances sont presque impossibles à établir d'une manière précise, faute de détails suffisants dans la description de l'auteur latin. Cette réflexion s'applique également à plusieurs autres formes morbides, mentionnées dans ce livre et dans le suivant.

(5) Le texte latin de ce passage est probablement altéré, mais conforme aux anciennes éditions. Linden et Targa ont écrit *infra ulcera locum cœdi*. Si l'on rapproche ce passage de celui-ci : *Incidendum quoque est super talum, quatuor fere digitis, ex parte interiore, qua per aliquot dies frequens humor feratur* (liv. III, 21), et de cet autre : *Ultimum est incidere satis altis plagis sub ipsis maxillis supra callum..... ut per ea vulnera morbus erumpat* (liv. IV, 7), on est conduit à penser, avec Targa, que Celse avait écrit *infra ulcera incidi*, et non *cœdi*, mot qui, par les altérations des copistes, a été changé en *lædi*.

(6) Celse, V. 22, § 3, liv. V. 19, § 9.

(7) Le mot *chironien* vient de χείρων, mauvais, malin ;

ou de χειρων, Chiron, parce qu'on supposait qu'il fallait, pour guérir cet ulcère, l'habileté du centaure de ce nom.

(8) Celse désigne sous le nom de ventricule du furoncle, ce que nous appelons bourbillon, mais lorsque celui-ci n'est pas encore expulsé, et qu'il apparaît comme une espèce de bourbe ou de fange, à moins que, par métonymie, il ne prenne le contenant pour le contenu.

(9) Les médecins sont loin de s'accorder sur la signification du mot *phyma*. Hippocrate l'emploie dans le sens de tubercule; Galien voit, dans le *phyma*, une affection glandulaire avec tendance à la suppuration; Roger, un anthrax; M. Des Etangs, un abcès froid; MM. Littré et Robin disent, avec raison (dict. de méd.), qu'il est impossible d'assigner à ce mot un sens déterminé.

(10) Galien donne ce nom à l'érysipèle et à des tumeurs phlegmoneuses, sur lesquelles se développent des pustules. Il est difficile de ne pas voir dans le φύγεθλον une inflammation sub-aiguë des ganglions du cou, de l'aisselle et de l'aine.

(11) Daremberg (loc. cit.) critique l'expression de *panis*, qu'a employée M. Des Etangs, au lieu de celle de *panus*. Il s'appuie d'abord, sur ce que les manuscrits ont presque tous *panum;* en second lieu, sur ce que ce mot se rencontre très souvent dans Pline; enfin, sur le témoignage du grammairien Non.Marcellus, qui dit : « *Panus, tramæ involucrum, quem diminuti panulam vocamus. Tumor quoque inguinum ex formæ similitudine sic vocatur.* » Le *panus* répondait, chez les anciens, pour la forme et pour les usages, à ce que nous appelons *navette*. D'après Varron, le mot *panis* (un pain) était donné au pain, à cause de la ressemblance de sa forme avec un *panus* (*navette*).

(12) Celse, liv. V, 18, § 19.

(13) Celse, liv. V, 18, § 7 et 13.

(14) Celse, liv. V, 18 et 19.

(15) Lacune que Milligan a comblée, d'après le Cod. Méd. I, de cette manière : *Imponenda est farina hordeacea, quæ ex aqua cocta recte misceatur;* et Linden de celle-ci : *ex aqua cocta, cui ex olerum aliquid recte miscetur.*

(16) Celse, liv. V, 26 et 27.

(17) Le mot *collyre* avait, chez les anciens, un sens tout différent de celui que les modernes lui ont assigné; il signifiait toute espèce de médicament solide, liquide ou pulvérulent, destiné à être introduit dans les ouvertures naturelles ou accidentelles, et qui recevait, quand il était solide, une forme adaptée à son usage.

(18) Oribase (liv. XLIV, ch. 24, coll. med.) reproduit presque textuellement cette phrase, d'après Mégès, où Celse l'avait sans doute puisée.

(19) Ces productions paraissent répondre : *l'acrochordon*, aux verrues pédiculées; *le thymion*, aux poireaux, végétations, fongosités, crêtes de coq, etc.; les *myrmécies*, aux verrues sessiles; le *clavus*, au cor.

(20) L'*épinyctis* offre des caractères qui ne permettent de la rattacher

à aucune affection cutanée actuelle, puisque la plupart des auteurs n'en parlent que sur la foi des médecins grecs (voir Hipp., Des airs, des eaux et des lieux, 3). Disons, cependant, que M. Cazenave pense que les ἐπινυκτίδες d'Hippocrate, répondent à notre urticaire.

(21) Le mot grec ψώρα de ψάω, je frotte, et le mot latin *scabies*, de *scabere*, frotter, désignaient autrefois toutes les affections prurigineuses de la peau. Celse donna au mot *scabies* un sens précis, en l'appliquant à une affection déterminée. Mais celle-ci est-elle la gale proprement dite, ou une autre affection cutanée? Il règne à ce sujet une grande divergence parmi les auteurs. Biett, par exemple, croit que Celse a décrit sous le nom de *scabies*, une éruption qui a plutôt les caractères du lichen que de la gale. Rayer rapporte aussi le *scabies* de Celse au lichen confluent et scorié. Lorry et Dezeimeris, au contraire, soutiennent que ce *scabies* est bien la vraie gale. Ce problème est pour ainsi dire insoluble, faute de détails suffisants sur tous les caractères de cette affection; car si, d'une part, les signes principaux de la gale se retrouvent dans le *scabies* de Celse; de l'autre, il en est un très important et connu depuis longtemps, la contagiosité, qui est passé sous silence; de plus, l'auteur latin admet que le *scabies* est susceptible de reparaître à une époque déterminée de l'année, ce qui ne s'accorde guère avec l'affection essentiellement parasitaire que nous connaissons. Toutefois, la fin du paragraphe 16, où Celse indique la communauté de la gale aux troupeaux et à l'homme, et le soufre comme le meilleur remède à opposer à cette affection, est un argument sérieux en faveur de l'identité du *scabies* et de la gale des modernes : c'est ce qui m'a décidé à traduire *scabies* par le mot gale.

(22) Paul d'Egine, IV, 2.

(23) Celse, De l'agriculture; traité perdu.

(24) Les détails que donne Celse sur ces quatre espèces d'impétigos, sont trop incomplets pour qu'on puisse assigner judicieusement à chacune sa place respective dans le cadre nosologique actuel. Il semble que l'auteur ait plutôt décrit des affections squammeuses que pustuleuses. Jourdan dit même que la quatrième espèce d'impétigo de Celse, n'est autre que le *leucé* des Grecs, *l'éléphantiasis alba* de Pline, le *baras* blanc des Arabes et des arabistes.

(25) Celse, liv. V, 18, 18.

(26) Herpes circinné?

(27) Lichen agrius?

(28) Celse, liv. V, 18, § 18.

(29) Voir le § 19.

(30) L'*alphos*, le *mélas* et le *leucé* des Grecs, que Celse décrit comme trois formes du *vitiligo*, ont été rapportés par les auteurs à différentes affections. Ainsi Lorry, qui admet quatre espèces différentes de lèpres antiques, croit que celle dont la description est tracée au chap. XIII et XIV du Lévitique, se rapproche de l'*alphos* des Grecs ou *vitiligo* des

latins; tandis que celle qui donne lieu à l'ulcération de la peau en diffère beaucoup. Phil. Oussel, auteur d'une dissertation latine sur la lèpre des Hébreux, reconnaît aussi plusieurs espèces ou degrés dans la lèpre antique, et n'en trouve qu'une seule qui se rapproche du *leucé* des Grecs ou *vitiligo* des latins. Schilling, au contraire, veut que la lèpre des Hébreux soit une maladie de même nature que le *leucé* des Grecs, le *vitiligo* des latins et l'*éléphantiasis* des Grecs et des Arabes. Alibert décrit le *leucé* des Grecs sous le nom de lèpre écailleuse ou blanche, et range l'*alphos* ou *vitiligo* dans le groupe des dermatoses dischromatiques. Pour Rayer, l'*alphos* n'est autre que le *psoriasis guttata*. Littré et Robin disent que l'*alphos* et le *mélas* sont des variétés de nuance d'une même affection qui se borne à l'épiderme, et qui peut être le *psoriasis*, tandis que le *leucé*, de nature très différente, s'étend jusqu'au derme, et se confond avec la lèpre du moyen âge, la lèpre tuberculeuse, l'*éléphantiasis* des Grecs. En lisant attentivement la description de Celse, on est, en effet, porté à voir dans le *leucé* une affection d'une autre nature que celle de l'*alphos* et du *mélas*, mais différente de celle de l'*éléphantiasis* des Grecs, que l'auteur latin décrit à part (liv. III, 25). C'est peut-être l'affection très-rare en Europe, fréquente au contraire en Algérie, dans la race Kabyle, que M. Arnould a décrit, sous le nom de *lèpre Kabyle*, que j'ai eu moi-même l'occasion de voir et de traiter fréquemment dans les cercles de Tizi-Ouzou et du Fort national, et qui m'a paru mériter le nom de scrofulide vitiligineuse. Quant à l'*alphos* et au *mélas*, ils semblent se rapporter, le premier, au *psoriasis guttata*; le second, au *pityriasis nigra*.

LIVRE VI.

CHAPITRE II.

(1) Eczéma et pityriasis du cuir chevelu?

CHAPITRE III.

(1) Acné?

(2) Sycosis trichophytique?

CHAPITRE IV.

(1) Selon M. Cazenave, les Grecs et les Latins auraient connu l'herpès tonsurant, et l'auraient désigné : les Grecs, sous le nom d'ὀφίασις; les Latins, sous celui d'*area*. M. Bazin, d'accord avec Bateman, pense que ces noms s'appliquent plutôt à la teigne pelade, pelade décalvante

ou ophyasique. Quant au mot *area* (aire où l'on bat le blé, surface, emplacement), il vient de ce que le cuir chevelu, dépouillé de ses cheveux dans une étendue plus ou moins grande, ressemble à une aire.

CHAPITRE VI.

(1) Hipp. Prorrh. II, 18.

(2) *Pupillis*. Le mot *pupillis* est évidemment pris ici pour l'œil lui-même.

(3) Celse, après avoir décrit diverses formes d'ophthalmie catarrhale, passe ensuite à l'ophthalmite ou panophthalmite phlegmoneuse, et aux accidents consécutifs à cette affection.

(4) Hipp. Aph. VI, 31. J'ai ajouté l'adjectif *purgatif* au mot médicament, bien que le latin ne porte que *medicamento*, pour me conformer au texte de l'aphorisme d'Hippocrate, d'où ce passage est tiré.

(5) De τρυγώδης; qui ressemble à de la lie.

(6) Celse indique, à propos de l'exorbitisme phlegmoneux, deux opérations qui, n'étant pas mentionnées dans sa chirurgie, méritent d'être remarquées. L'une est l'ouverture évacuatrice qu'il prescrit de faire du côté de l'angle temporal; l'autre est l'excision de la portion herniée de l'œil pour rendre cet organe moins disgracieux.

(7) Pustule maligne.

(8) Celse, liv. V, 28, 15.

(9) La *contagiosité* des granulations n'est pas mentionnée, mais leur relation avec l'ophthalmie tantôt comme cause, tantôt comme effet, est énoncée avec précision, ainsi que leur ténacité, puisque Celse dit qu'elles sont quelquefois interminables.

(10) Ophthalmie sèche; espèce de conjonctivite oculo-palpébrale, caractérisée, selon Sichel, par une sensation de raideur et de sécheresse, surtout à son premier degré, où il n'y a presque pas de sécrétion. Cette conjonctivite est une ophthalmie catarrhale qui se développe sous l'influence des constitutions catarrhales; aussi la trouve-t-on associée aux coryzas, à la toux, etc., et à d'autres affections de même nature.

(11) *Grattelle* ou *gale* des paupières; *tylosis* ou *callosité* des paupières?

(12) Cet état morbide comprend le mouvement de va et vient du globe oculaire autour de l'axe antéro-postérieur, et le nystagmus ou mouvement d'oscillation dans le sens vertical. Le mot nystagmus vient de νυσταγμός, action de dormir, de s'endormir, parce que ceux qui sont atteints de cette affection, éprouvent un clignotement spasmodique continuel, semblable à celui d'une personne accablée de sommeil, qui fait de vains et incessants efforts pour se tenir éveillée.

(13) § 32-34.

(14) Il n'est pas hors de propos de rapprocher cet ancien traitement de l'héméralopie, avec le suc de foie de bouc ou de chevreau, de celui avec l'huile de foie de morue, qu'emploient aujourd'hui quelques méde-

cins contre la même affection, et, quelquefois, avec un succès très prompt.

(15) Pline, XXV, 8, 50, éd. Littré.

CHAPITRE VII.

(1) Hipp. Pron. 22; Celse, II, 7.

(2) *Et dont l'instillation se fait très aisément avec un strigil.* « M. Des Etangs, dit Daremberg (Gaz. méd. de Paris, 1846), semble croire, si l'on s'en rapporte à la note et aux figures qu'il donne, que le strigil auriculaire, était le même instrument que celui dont l'usage était si répandu pour déterger, après le bain, la sueur ou l'huile servant aux onctions. J'ai vu et expérimenté plusieurs de ces strigils, soit à la bibliothèque royale, soit au Louvre, et il me semble que cet instrument eût été fort incommode pour le but que Celse se proposait de remplir. » Daremberg est porté à regarder, avec Foës, Forcellini et Rhodius, ce *strigil* comme un instrument particulier, présentant une gouttière ou une concavité; et, peut-être, comme le dit Mercuriali, terminé d'un côté en conque ou en entonnoir (*ex una parte conchatum*). Sa forme générale pouvait être celle du *strigil* ordinaire, seulement la gouttière ou concavité répondait à la convexité et non à la concavité, et l'instrument, dans son ensemble, avait sans doute la forme de celui que nous appelons aujourd'hui : *speculum auris.* Il différait du *clyster auriculaire*, en ce que l'un servait simplement à verser et à instiller (*infundi, instillare*) les liquides dans l'oreille, et l'autre à les injecter (*conjicere*).

(3) Voir § 2.

CHAPITRE X.

(1) Racine de reglisse.

CHAPITRE XIII.

(1) Chap. XI.

(2) *Ibid.*

(3) Encore une nouvelle opération indiquée par Celse, en dehors de sa chirurgie : ce qui prouve, comme il le dit lui-même dans sa préface du ve livre, que toutes les parties de la médecine sont tellement liées entre elles, qu'il est impossible de les séparer entièrement.

CHAPITRE XVIII.

(1) Celse indique, dans ce paragraphe, le traitement approprié au phimosis et au paraphimosis inflammatoires ; mais il s'occupe surtout du phimosis consécutif aux ulcères (chancreux) du feuillet muqueux du prépuce et du gland, et il donne des détails minutieux sur la manière de panser ces ulcères. Il est à remarquer que le vin en lotion, ou comme

véhicule d'ingrédients médicamenteux, en général astringents, préconisé il y a plus de dix-huit siècles comme le meilleur topique pour les chancres, est encore, à bon droit, resté en faveur de nos jours. Ces ulcères, dit Celse, corrodent quelquefois à tel point la verge au-dessous du prépuce, que le gland se détache. Ce caractère phagédénique, soit dit en passant, convient mieux aux chancres non-infectants qu'aux chancres infectants.

(2) Que sont ces tubercules? sont-ce des productions végétantes, comme on semblerait autorisé à le supposer d'après le mode de traitement, et la crainte exprimée par l'auteur de les voir se reproduire : *ne quid ibi rursus inveniat?* ou l'herpès préputial? ou les pustules qui précèdent les chancres mous? Cette dernière hypothèse paraît d'autant plus plausible, que le mot φυμα est plus particulièrement employé par Celse dans le sens de petits abcès (*minuti abcessus*, liv. V, 28, § 11-9). Toutefois, j'incline à penser que Celse a eu en vue les végétations.

(3) Les affections qu'il vient de décrire.

(4) Celse, liv. V, 18, 22; 22, 6.

(5) La callosité dont il est ici question, semble pouvoir être rapportée à la cicatrice des chancres préputiaux; d'autant plus que Celse en conseille l'excision, ce qu'il ne ferait pas s'il s'agissait de l'induration chondroïde, qui siége souvent dans la rainure balano-préputiale et sur le gland lui-même.

(6) Voir § 7.

(7) En somme, parmi les affections des parties génitales décrites par Celse, il n'en est aucune qui puisse être légitimement rattachée au chancre infectant. Est-il admissible, d'ailleurs, que la relation entre ce phénomène local et les accidents généraux qui en sont la conséquence, eût, si la syphilis avait existé, échappé à la sagacité de Celse, et des hommes éminents, dont il nous a indiqué les noms et les travaux? il est permis d'en douter. Ce silence de l'encyclopédiste latin et celui d'Hippocrate, son devancier de quatre siècles, au sujet de la syphilis, est donc une présomption très forte en faveur de la non-existence de cette maladie dans l'antiquité; opinion qui a été très solidement établie par Astruc au milieu du siècle dernier (*de morbis venereis*, édit. de Venise, 1748.

CHAPITRE XIX.

(1) Pour le traitement de l'ongle incarné, Celse indique plusieurs moyens, qui tous agissent sur la chair fongueuse, et non sur l'ongle même. Oribase conseille un traitement semblable; Paul d'Egine sort de cette voie insuffisante, et décrit une méthode curative plus rationnelle, dont le principe est généralement adopté aujourd'hui. Il faut, dit-il, soulever la partie piquante de l'ongle à l'aide d'un manche mince de scalpel ou avec quelque chose de semblable, et l'enlever avec le tranchant d'un bistouri; puis on consume l'excroissance charnue avec un

escharrotique. La plupart guérissent de cette manière, sans qu'il soit besoin de couper la chair. Mais si elle est trop développée, on la coupe d'abord avec un bistouri, puis on se sert d'un médicament caustique (Paul d'Egine, éd. Briau, p. 341).

LIVRE VII.

PRÉFACE.

(1) Voir préface du 1er livre, et note 6 de cette préface.
(2) Celse, liv. V et VI.
(3) Celse, liv. VIII.
(4) Paul d'Egine, VI, 1.

CHAPITRE I.

(1) Tous les manuscrits et les anciennes éditions portent *luxata*. Van-der-Linden a adopté *vexata*, d'après une annotation de Constantin. Celse, dit Targa, appelle *luxata* ce que les Grecs nomment στρέμματα, c'est-à-dire une lésion articulaire avec distorsion des ligaments qui entourent l'articulation. Il s'agit donc bien de l'entorse. Cette acception du mot *luxata* est d'autant plus fondée, qu'en parlant longuement des luxations dans le VIIIe livre, Celse n'emploie jamais le terme *luxata* ou *luxatio* pour désigner ces lésions, mais une périphrase comme celle-ci : *moventur (ossa) sedibus suis; (ossa) excidunt, articuli elabuntur*, ou *prolapsi sunt*, etc.

Pline donne au mot *luxata* le même sens que Celse; ce fut plus tard seulement, que ce mot reçut l'acception que nous lui connaissons aujourd'hui.

CHAPITRE II.

(1) Celse, liv. V, 28.
(2) Celse, liv. II, 23; V, 3, 11, 12, 16.
(3) *Panus* (voir liv. V, 28, § 10 et note).
(4) Paul d'Egine, VI, 34.
(5) *Ibid.*
(6) Celse, liv. V, 28, § 11.
(7) Celse, liv. V, 26, 23 et suiv.

CHAPITRE III.

(1) Celse, liv. V, 26, 2 et suiv.
(2) Hipp. Aph. VII, 44.
(3) Celse, liv. V. 26, 26.
(4) Celse, liv. V, 26, 34.

CHAPITRE IV.

(1) Voir note 17, liv. V, 28.

(2) Il semble, au premier abord, que la sonde dût être cannelée, afin de diriger le scalpel pour la section de la fistule ; mais la sonde cannelée, telle que nous la connaissons, n'était pas encore en usage ; on y suppléait avec le bout large d'une des sondes, qui était disposée en cuiller ou en gouttière : c'était déjà un rudiment de cannelure. Oribase (tom. III, Collect. méd., p. 616) recommande, d'après Antyllus et Héliodore, d'introduire le bout large d'une sonde pour diviser la fistule, quand celle-ci est trop étroite pour admettre le doigt (Voir aussi Paul d'Egine, VI, 77). (Voir pp. 662-663, note 3, ch. XXVIII).

(3) La lésion du diaphragme avec une fistule intercostale, ne peut guère s'entendre que d'une collection morbide du foie, qui s'est fait jour au dehors à travers le diaphragme, ou d'un corps étranger venu du dehors qui a traversé la cloison tranverse. Celse semble plutôt viser les fistules pleuro-cutanées, ou sous-pleuro-cutanées.

(4) *Idem*, VI, 78.

(5) Hipp. Des fistules, § 4. Les anciens appelaient *apolinose*, ἀπόλίνωσις, de ἀπό, au moyen de, λίνος, lin, cette méthode opératoire, à laquelle on a renoncé à cause de la douleur longue, parfois même insupportable qu'elle détermine, et de l'incertitude de ses résultats.

(6) Celse, liv. V, 28, 12.

(7) Celse, liv. V, 11-12.

CHAPITRE V.

(1) Le chapitre de Celse sur l'extraction des traits et autres projectiles, est le plus méthodique et le plus complet, que l'antiquité nous ait légué sur ce sujet. On y trouve des préceptes judicieux sur le mode d'extraction de chaque espèce de corps vulnérant ; sur le cas où il convient de retirer ce corps par l'ouverture d'entrée ou par une contre-ouverture ; à l'aide d'un débridement ou sans ce secours; avec divers instruments ou simplement avec les mains, ou d'autres expédients, et sur les opérations que nécessitent ceux qui, comme les balles de plomb, les cailloux et autres projectiles semblables, se sont implantés dans les os ou dans les articulations.

Ces préceptes, bien qu'établis en vue d'armes et de projectiles qui, pour la plupart, ne sont plus en usage dans nos guerres actuelles, ont néanmoins un caractère de généralité, qui les rend encore applicables dans plusieurs circonstances, et, par conséquent, intéressants et utiles à connaître en chirurgie. Toutefois, le § 4 de ce chapitre, où il est question de glands de plomb (balles coniques), de débridement des parties molles, de trépanation et d'excision du tissu osseux pour dégager ces projectiles, semble une page écrite de nos jours, en vue de nos guerres et de nos discordes civiles.

(2) Paul d'Egine, VI, 88.

(3) La forme de la lettre grecque manque dans le codd. Mss. Les anciennes éditions ont ψ; Linden V; Targa (1re édit.) Δ; Targa, dans sa 2e édit. et Daremberg ont adopté Υ.

(4) Paul d'Egine, VI, 88, p. 354, édit. Briau.

(5) Variantes; *quod Diocleum craphiscon; quod Diocleum Græci graphiscum vocant; quod* Διοκλέους γραφίσκον *Græci vocant.* Daléchamp, dans sa chirurgie française (1573, p. 598, 599), a figuré assez exactement cet instrument, sous le nom de poinçon de Dioclès.

(6) Afin d'éviter toute équivoque, j'ai cru devoir traduire *transversa* par *à plat*, au lieu de *transversalement* ou *de travers*, c'est-à-dire de manière que la largeur de l'instrument soit parallèle à celle de la plaie, quelle qu'en soit la direction.

(7) Celse, liv. V, 26, 27.

CHAPITRE VII.

(1) Paul d'Egine, VI, 14.

(2) Celse, liv. VI, 6.

(3) Celse, liv. V, 3 et 9, 10 et suiv.

(4) Paul d'Egine, VI, 16.

(5) Paul d'Egine, VI, 18.

(6) Le procédé opératoire de Celse a été repris par plusieurs chirurgiens contemporains, notamment par Ribéri, Deval, Foucher, etc.

(7) Paul d'Egine, VI, 17.

(8) Cette dernière affection est désignée aujourd'hui sous le nom de symblépharon.

(9) Paul d'Egine, VI, 15.

(10) Paul d'Egine, VI, 22.

(11) Celse, liv. VII, 4.

(12) Paul d'Egine, VI, 13. La première variété se rattache à l'entropion; la seconde au trichiasis et au districhiasis.

(13) Le procédé de destruction des cils déviés par la cautérisation avec une aiguille incandescente, est resté dans la pratique; c'est le procédé dit de Champesme.

(14) La méthode de redressement des cils déviés, à l'aide d'un cheveu de femme, est reproduit par Paul d'Egine (chap. XIII), sous le nom *d'anabrochisme.*

(15) Ce précepte est l'application du grand principe de chirurgie, qui veut qu'on commence toujours les incisions par les parties déclives, afin de ne pas être gêné par le sang dans le cours de l'opération.

(16) C'est-à-dire dans l'opération de l'entropion par l'excision d'un lambeau tégumentaire de la paupière.

(17) Le mot *lagophtalmie*, dans Celse, n'est employé que pour indiquer la brièveté de la paupière supérieure. Le mot *ectropion* est réservé pour la même infirmité à la paupière inférieure. (Paul d'Egine, VI, 10).

(18) Paul d'Egine, VI, 12.

(19) § 9.

(20) Celse, liv. V, 14, 26, 36.

(21) Paul d'Egine, VI, 19.

(22) Celse, VI, 6, 35.

(23) L'opinion des anciens concernant la nature de la cataracte et les fonctions du cristallin, telle qu'elle est exprimée dans Celse, a longtemps prévalu dans la science. On eut beaucoup de peine à se persuader, que le cristallin, qui était regardé comme le siége immédiat de la vision, pût être détourné, sans compromettre cette faculté.

(24) Celse ne dit rien de la forme de l'aiguille à cataracte. On peut supposer, après la lecture de Paul d'Egine (chap. XXI), qui décrit l'opération de la cataracte d'après Galien, que cette aiguille était ronde. Toutefois, on comprend difficilement comment une aiguille ronde pouvait opérer la section de la cataracte en plusieurs fragments, comme Celse recommande plus bas de le faire, quand la cataracte remonte après avoir été abaissée.

(25) Cette manœuvre opératoire n'est autre qu'un broiement : de sorte que Celse peut être considéré comme le premier auteur, qui ait parlé de cette méthode.

(26) Celse, liv. VI, 6.

(27) Paul d'Egine, VI, 6.

(28) Chap. 31.

CHAPITRE VIII.

(1) Les boucles d'oreilles n'étaient autrefois en usage, que chez les affranchis et les étrangers, du moins, dans le sexe masculin : c'est ce qui explique le sentiment de honte, qu'on éprouvait à Rome, d'avoir les oreilles percées. Mais les dames romaines ne partageaient pas ce préjugé, car elles faisaient un grand usage, et même abus de ces ornements. « Aucune autre partie du corps, dit Pline (XI, 50, éd. Littré), ne fait faire plus de dépenses aux femmes, à cause des perles qu'elles y suspendent. »

CHAPITRE IX.

(1) Il n'est point de chapitre qui ait plus exercé la sagacité des médecins, que celui où Celse décrit la manière de restaurer le nez, les oreilles et les lèvres, dans les cas de mutilation de ces organes. Toutefois, malgré les difficultés réelles qu'il présente, et qui tiennent surtout à l'extrême concision de l'auteur latin, on suit aisément les détails et les applications diverses de cette opération, en ne perdant pas de vue que Celse s'est tenu dans les généralités, sans viser spécialement les lèvres

(Voir l'appréciation critique de Daremberg, sur la traduction de M. des Étangs, à propos de ce chapitre, Gaz. méd. de Paris, 1847). C'est guidé par les explications lucides que Daremberg donne de ce chapitre, que j'ai cherché à traduire la pensée de l'auteur latin.

(2) La figure suivante, espèce de H renversé, employée par Zéis et Daremberg, qui l'ont tirée du chapitre XIV, 25, sur le coloboma d'Oribase, d'après Antyllus, permettra de voir d'un coup d'œil, les différentes incisions. que nécessite la méthode générale d'autoplastie de Celse.

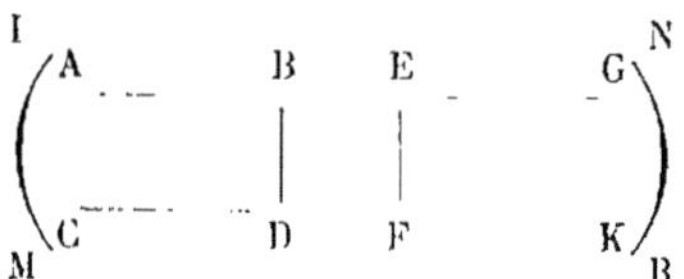

B E D F, rectangle résultant de l'avivement de la perte de substance.

A B, C D, E G, F K, incisions transversales.

I M, N R, incisions semi-lunaires supplémentaires.

Si l'incision se fait aux lèvres, il est évident que le bord libre de la lèvre suppléera les deux incisions transversales supérieures ou inférieures, selon qu'on opérera sur la lèvre inférieure ou sur la lèvre supérieure.

La figure deviendra alors :

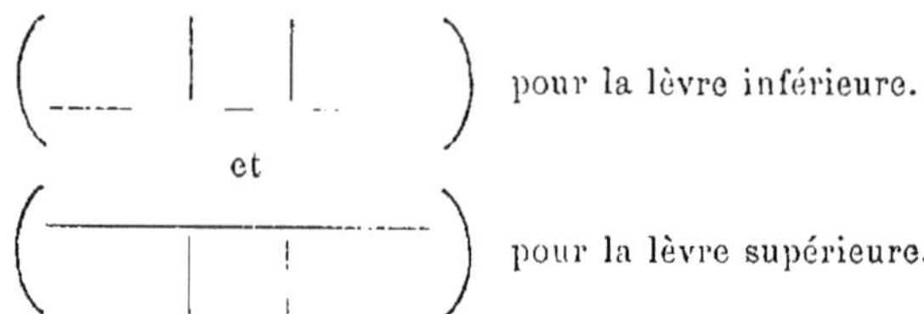

(3) Quand on craint de rendre difforme un côté, en le tiraillant, comme le lobule du nez, par exemple, on prend tout du même côté, sans toucher à l'autre. Tel est le cas d'une mutilation de l'aile du nez; « on fait alors, dit Antyllus, l'incision selon l'axe du nez, en prolongeant le côté longitudinal du rectangle vers le grand angle de l'œil; on prolonge, de même, le côté opposé vers le haut. » En conséquence, la figure sera ainsi réduite et modifiée :

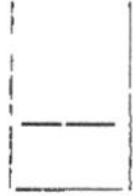

(4) Les anciens croyaient, et A. Paré a partagé cette erreur, que la piqûre des cartilages de l'oreille, les faisait tomber en gangrène.

(5) J'ai remplacé le mot *naribus* par *auribus*, parce que les narines sont, non pas sèches, mais constamment humectées par le mucus nasal. Targa avait indiqué cette correction.

(6) Celse, liv. V, 26, § 34.

CHAPITRE X.

(1) Paul d'Egine, VI. 25.
(2) Celse, liv. VI, 8.
(3) Nélaton a fait construire un instrument semblable pour les polypes naso-pharyngiens.
(4) Celse, liv. VII, 8.

CHAPITRE XI.

(1) Celse, liv. VI, 8.
(2) Celse, liv. V, 27, § 13.

CHAPITRE XII.

(1) Paul d'Egine, VI, 28.
(2) Celse, liv. VI, 28, § 3; et Paul d'Egine, VI, 30.
(3) Paul d'Egine, VI, 31.
(4) Celse, liv. VI, 14.
(5) § 2.
(6) Paul d'Egine, VI, 29.

CHAPITRE XIII.

(1) Paul d'Egine, VI, 38.
(2) Celse, liv. V, 3.

CHAPITRE XIV.

(1) On s'explique la rareté que Celse suppose aux hernies ombilicales, par son inexpérience personnelle de la pratique médicale, et par la répugnance qu'épouvaient les malades atteints de cette affection, à montrer une infirmité qui était considérée comme honteuse, et dont il était même indécent de prononcer le nom.
(2) Paul d'Egine, VI, 51.
(3) L'expression de *sac ombilical* ne doit pas être prise dans son acception actuelle, celle d'une poche formée par le péritoine : parce que les anciens croyaient que cette membrane était rompue dans les hernies (voir plus loin, chap. XVII).
(4) Ce procédé a été renouvelé de nos jours, par M. Chicoyne.
(5) Celse, liv. V, 7, § 11. (Procédé de M. Bouchacourt).
(6) La ligature en masse du sac, a été imitée par Dessault.

CHAPITRE XV.

(1) Celse, liv. III, 21.
(2) Paul d'Egine, VI, 50.
(3) Péritoine.

(4) Cette lacune doit être sans doute remplie par le mot vinaigre, liquide dont Celse recommande fréquemment l'usage en pareils cas.

CHAPITRE XVI.

(1) Paul d'Egine, VI, 52.
(2) Celse, liv. V, 26, § 2.
(3) Suture entrecoupée.

CHAPITRE XVII.

(1) Voir note 3, liv. III, 21.
(2) Voir note 3 ci-dessus du chap. XIV.
(3) Celse, liv. VII, 2.
(4) Chap. 16.
(5) Chap. 31.

CHAPITRE XVIII.

(1) Celse n'écrit qu'une fois, et comme en s'excusant, le nom de *hernie*, dans les longs chapitres qu'il consacre aux diverses espèces d'affections hernieuses ; j'ai cru, dans la traduction, devoir respecter ce scrupule de langage, quelque exagéré qu'il puisse paraître, chez un écrivain latin. Il est bon d'ajouter que les anciens comprenaient sous le nom de *hernie*, toutes les tumeurs anormales de l'aine et du scrotum. (Œdème, hydrocèle, cirsocèle, varicocèle, sarcocèle, hernie proprement dite, etc.)

Cette répugnance à montrer la hernie, existe encore dans nos populations rurales. C'est ce que les médecins des conseils de révision ont pu constater. Plusieurs jeunes gens, en effet, retenus par un sentiment de fausse honte, ne réclament pas l'exemption pour ce motif fondé, tandis qu'ils cherchent quelquefois à l'obtenir pour des infirmités supposées ou même provoquées.

(2) Œdème.
(3) Hydrocèle.
(4) Paul d'Egine, 64, 63, 66.
(5) Varicocèle.
(6) Cirsocèle proprement dite.

CHAPITRE XIX.

(1) Ce passage est très-important, en ce qu'il montre que les anciens employaient la ligature préalable des vaisseaux, dans les opérations, pour prévenir les hémorrhagies.

(2) Nouvelle application de la ligature des vaisseaux dans le même but.

(3) Celse, liv. V, 26.

CHAPITRE XX.

(1) Celse suppose que l'étranglement de la hernie, est en général causé par une accumulation de matières fécales dans l'anse herniée. Malgaigne a fait justice de cette doctrine, qui a longtemps régné dans la science.

Quant au traitement de la hernie étranglée, l'auteur latin conseille, si elle est volumineuse, de se borner à des soins médicaux ; il dissuade également d'opérer les grosses hernies indolentes, et celles que l'inflammation a rendues irréductibles (*nisi tamen id inflammatio prohibuit*). Les cas légers ou moyens, réclament seuls, selon lui, l'intervention de l'art. Si la hernie est légère, il prescrit de faire une incision à l'aine, jusqu'à la hernie ; c'est-à-dire de diviser les tuniques externe et moyenne, et d'exciser celle-ci. Le but de l'opération était de détruire la poche herniaire, pour contraindre l'intestin à rester dans l'abdomen ; car les anciens supposaient que, dans la hernie, les intestins arrivaient sous la tunique moyenne, après la rupture du péritoine.

Si la hernie était plus volumineuse, à l'incision de l'aine, on en ajoutait une autre verticale, qui descendait jusqu'au bas du testicule, puis on excisait la tunique moyenne et une portion du tégument de l'aine. Dans les deux cas, on ménageait et on conservait soigneusement le testicule. Ce procédé, comme tous ceux de cure radicale de la hernie, qui ont été tentés, ne pouvait donner que des résultats fort incertains ; mais il n'avait rien de barbare, comme la castration et le point doré, qu'on a imaginés plus tard, et sans plus de succès.

CHAPITRE XXI.

(1) Celse, chap. 19, 20.

CHAPITRE XXII.

(1) Celse, chap. 18 ; Paul d'Egine, VI, 64.

(2) Celse, liv. VI, chap. XVIII, § 8.

(3) Ce passage éclaire la question de la nature des fibules, qui, dans ce cas-ci, sont évidemment de fil (voir note 6, liv. V, 26).

(4) Toutes ces opérations, pratiquées sur les veines pour obvier à une infirmité qui, souvent, n'est que gênante, sont hérissés de dangers, mais peuvent s'expliquer. Le sacrifice du testicule, au contraire, sous prétexte que cet organe n'est, dans ce cas, d'aucun secours pour la génération, qu'il pend d'une manière choquante, et qu'il cause parfois de la douleur, est injustifiable.

CHAPITRE XXIV.

(1) Voir les notes 1-2 du chap. XIX.

CHAPITRE XXV.

(1) Paul d'Egine, VI, 53.

(2) Les Juifs, très-nombreux à Rome à cette époque, et écrasés d'impôts (*fiscus judaicus*), cherchaient à s'y soustraire en se faisant reconstituer un prépuce, ce qui leur permettait de nier leur nationalité devant l'agent du fisc.

(3) On lit dans les anciennes éditions : *proximisque diebus, ut prope a fame victus est.* Mais il manque évidemment quelque chose après *diebus.* Pallavicini donne ce texte : *proximisque diebus ut prope a fame victus est, abstineat.* Linden supplée ainsi à cette lacune : *proximisque diebus abstinere, donec prope a fame victus sit;* ce qui donne un sens plausible, mais avec une phrase incomplète. Pour la rendre correcte, il suffit d'ajouter *debet.* J'ai adopté, pour le français, cette correction indiquée par Targa et Daremberg, sans l'introduire dans le texte latin.

(4) Ces deux méthodes de restauration du prépuce, sont essentiellement différentes : la première est une antoplastie par simple glissement, l'autre par décollement et glissement. Cette dernière se rattache à la méthode que Galien adopta plus tard pour le coloboma, où il disséquait le lambeau, sans faire les incisions latérales que conseille Antyllus. La méthode par décollement et glissement est moins sûre, parce qu'elle expose à la mortification du lambeau ; celle par glissement, au contraire, offre, sous ce rapport, une entière sécurité.

(5) Le procédé de Celse, pour opérer le phimosis, n'est pas resté dans la pratique, mais il existe dans la science, sous le nom de procédé de J. Cloquet, il expose à un lambeau long, épais et difforme qui nécessite quelquefois une excision ultérieure ; inconvénient prévu par Celse, puisqu'il prescrit, dans certains cas, d'exciser un triangle cutané du prépuce, à la partie inférieure. Paul d'Egine conseille, pour le phimosis, un procédé spécial, qui consiste à débrider le feuillet muqueux du prépuce, par trois ou quatre incisions droites et également distantes l'une de l'autre (Paul d'Egine, chap. LV, éd. Briau). Cullerier a imité cette méthode, mais en ne faisant qu'une incision.

(6) Voir note 6, liv. V, 26, et note 4, liv. VII, 22.

CHAPITRE XXVI.

(1) Paul d'Egine, VI, 60.

(2) Cette traction du prépuce, avant l'incision, afin de détruire le parallélisme entre la plaie du tégument et celle de l'urèthre, contient en germe l'idée des sections sous-cutanées.

(3) Paul d'Egine, VI, 60.

(4) Voir livre VII, 7, § 4; *fine.*

(5) C'est-à-dire ayant son grand axe parallèle à l'axe du col de la vessie.

(6) Quand le calcul a la forme cubique, il doit être poussé de manière à reposer sur deux angles, position dans laquelle il présente une arète au col de la vessie, où il s'engage à la manière d'un coin. Les autres formes ne sauraient faire l'objet d'aucune difficulté (Voir 3e et 4e lettre dans Targa, 2e éd.).

(7) La direction de ces deux incisions, dont la première doit être *lunata* et la seconde *transversa*, a été très-controversée, les uns voulant que les cornes du croissant de la première incision, fussent dirigés en haut, et les autres, en bas. Sans reproduire cette longue discussion, à laquelle se rattachent les noms recommandables de Bromfield, Krause, Heister, Morand, Chaussier, Béclard, Turck, Dupuytren, etc. J'observerai qu'il y a une raison décisive en faveur de la première opinion : c'est le texte même de l'auteur latin, qui dit positivement *cornibus ad coxas spectantibus paulum*, c'est-à-dire tournées vers les os coxaux, vers les aines, par conséquent, en haut.

Quand à la seconde incision (*transversa*), les dissentiments n'ont pas été moins grands ; les uns soutenaient, en effet, que *transversa* signifie *transversale*, relativement à l'axe du corps ; les autres, eu égard à la direction de la première plaie : de sorte que cette seconde incision devait être médiane et longitudinale. Je crois encore ici, que le texte doit être, non pas interprété d'après une idée préconçue quelconque, mais simplement traduit, en y attachant le sens de transversal à l'axe du corps; car si Celse eût voulu que l'urèthre fût fendu en long, il l'eût indiqué, comme il l'a fait pour l'incision de la veine dans la phlébotomie (liv. II, 10) : *incidenda ad medium vena est*, et pour la section longitudinale d'une bande ou d'une courroie souple (liv. VIII, 7) : *Fascia aut mollis habena media in longitudinem incisa*, etc. C'est donc cette acception logique que nous donnons à ce mot, acception qui se trouve confirmée par la direction également transversale, que Celse prescrit de donner à l'incision, dans la taille, chez les femmes et chez les jeunes filles (Voir plus loin, § 4).

En lisant a[illegible]ment le procédé de taille décrit par Celse, et, surtout, [illegible]nt à l'amphithéâtre sur un jeune garçon de sept à quatorze [illegible] les conditions indiquées par l'auteur, on est surpris que [illegible]ient vu la taille médiane, les autres la taille latérale ou la[illegible] au lieu de la taille bi-latérale. Il importe, pour bien suivre la p[illegible] l'auteur, de n'oublier ni l'attitude du sujet ni celle du chirurgi[illegible], l'index et le médius de la main gauche, introduits dans le rectu[illegible] recourbés en crochets, pousse le calcul dans le col de la vessie, et [illegible] fait faire au périné une saillie, sur laquelle on pratique les incisions décrites ci-dessus.

L'opération de Celse, est celle qu'on a suivie jusqu'au seizième siècle. C'est la lithotomie Celsienne, la méthode Celsienne ou par le petit appareil, ainsi nommée à cause du petit nombre d'instruments, dont elle exigeait l'emploi. Malgré les éloges que *Dominique Leone*,

Morand, et surtout Heister, ont adressé à cette méthode, on y a renoncé, parce qu'elle n'est praticable que lorsqu'on peut atteindre le calcul avec les doigts, pour le rendre saillant au périnée; qu'on ne sait jamais sûrement les parties que l'on coupe, ce qui expose à blesser des organes importants (uretère, vésicule séminale, canal déférent); enfin, parce que la force avec laquelle on pousse la pierre, pour la faire saillir au périné, expose la vessie à des froissements, à des déchirements, et à des contusions graves.

(8) L'instrument à tranchant demi-circulaire de Mégès, figuré à tort par M. des Etangs, comme une espèce de croissant, qui agissait par ses pointes et sa concavité tranchante (voir Daremberg, Gaz. méd. de Paris, 1847), me semble fidèlement représenté dans Daléchamps, sous le nom de *tranchet de Mégès* (édit. 1573, p. 356, chir. franç.) C'est cette figure que j'ai fait reproduire dans le texte.

Le couteau à tailler de Chéselden, qui était à lame courte, étroite, polie, et à tranchant très-convexe, avait de l'analogie avec le tranchet de Mégès, quant à la forme de la lame. Celui que Vulpès a figuré dans son atlas des instruments de chirurgie, trouvés à Pompéï et à Herculanum, à tranchant demi-circulaire latéral, comme une flamme de vétérinaire, ne répond pas à la description de Celse, quant au rapport du manche avec la lame, et à celui de l'extrémité du manche opposée à la lame.

(9) La lithotritie est ici clairement indiquée, mais pour le cas exceptionnel où la pierre était trop volumineuse pour franchir la plaie. Il était réservé au temps de mûrir cette idée féconde, et de produire la lithotritie proprement dite, c'est-à-dire la méthode opératoire qui consiste à morceler dans la vessie même, par la voie de l'urèthre et sans plaie préalable, les calculs urinaires, et à les réduire en fragments assez petits pour traverser le conduit urinaire. La méthode mixte de M. Dolbeau, a des rapports plus étroits avec le procédé d'Ammon, ou plutôt c'est l'idée d'Ammon érigée en méthode, et adaptée à tous les cas.

(10) C'est-à-dire dans le rectum.

(11) C'est-à-dire que l'index et le médius sont introduits dans le rectum.

CHAPITRE XXVII.

(1) Celse, liv. V, 28, § 2.

CHAPITRE XXVIII.

(1) Paul d'Egine, VI, 72.

CHAPITRE XXIX.

(1) Celse a eu en vue, dans ce chapitre, de diriger le médecin dans l'extraction du fœtus mort dans le sein de sa mère. Il y indique la manœuvre de la version céphalique, celle de la version podalique, et la mutilation du fœtus par l'embryotomie, quand l'extraction ne pouvait

pas en être opérée par la main, et le crochet implanté dans la tête. De ces trois opérations, la version céphalique était déjà connue d'Hippocrate, mais la version podalique est mentionnée dans Celse pour la première fois. Quant à l'embryotomie, elle n'était pas nouvelle : Hippocrate la pratiquait et conseillait même, pour retirer la tête, de l'écraser avec un compresseur, après l'avoir fendue avec une espèce de bistouri appelé *machaire* (Hipp., Du mal des femmes). Celse ne fait pas mention de ce mode d'écrasement de la tête du fœtus, mais il insiste sur la nécessité d'épier le moment où l'orifice utérin se dilate, pour introduire successivement les doigts et la main dans la matrice; il recommande aussi d'exercer de douces tractions sur le cordon ombilical avec la main gauche, pour aider à l'extraction de l'arrière faix, qu'il appelle *secondines*, sans rompre le cordon, et prescrit de retirer l'arrière faix en entier, ainsi que les caillots sanguins.

Tous ces préceptes ont un grand intérêt historique et pratique. L'idée neuve de ce chapitre, celle de la version podalique, qui est certainement d'origine Alexandrine, est en opposition avec la doctrine Hippocratique, qui recommande exclusivement la version céphalique, comme plus naturelle. Aëtius et Paul d'Egine préconisèrent, après Celse, la version pelvienne, même quand l'enfant était vivant. Elle fut adoptée par Ambroise Paré et Guillemeau, son élève, qui la considéraient comme applicable à tous les cas; si bien, que la version céphalique fût presque oubliée jusqu'à la fin du siècle dernier, époque où Flamand et Osiander proposèrent de revenir aux préceptes d'Hippocrate. Notons, que sur cette question, comme sur celle du trépan, ainsi que nous le verrons plus loin, Celse, naturellement éloigné des opinions exclusives, veut agir conformément aux indications actuelles, c'est-à-dire faire, selon le cas, la version céphalique ou la version podalique. Sa sagacité a donc devancé l'expérience des siècles, puisque ce principe est adopté par les meilleurs praticiens de notre époque.

CHAPITRE XXX.

(1) Celse, liv. VI, 18, § 7.

(2) Paul d'Egine, VI, 30.

(3) Celse a déjà parlé (liv. VI, 18, § 9) de la cautérisation potentielle, pour détruire les tumeurs hémorroïdales. Il décrit maintenant deux procédés de ligature : l'un sans incision préalable, quand la tumeur est pédiculée; l'autre, avec une incision circulaire préalable, à la base de la tumeur, quand cette base a une certaine largeur. Cette incision n'est qu'un expédient pour rétrécir la base de la tumeur, afin de rendre la striction du fil plus efficace.

(4) On pourrait croire, d'après le texte latin, que l'auteur recommande d'emporter la tumeur, mais il n'a évidemment en vue que l'incision du tégument qui la recouvre, puisqu'il dit plus bas : *infraque eam lino id*

capitulum alligari; et plus loin : *si capitula simul non exciderunt, digito promovenda.* Ce passage, s'il est réellement de Celse, et non une interpolation de copiste, demande à ne pas être traduit littéralement en français, afin qu'il ne reste point d'équivoque dans l'esprit du lecteur.

(5) Celse, liv. V.

(6) Celse, liv. VI, 18, § 9. On peut, pour mémoire, ajouter à ces préceptes, la recommandation faite par Hippocrate, de laisser toujours une tumeur hémorrhoïdale pour l'écoulement du sang inutile.

Le traitement chirurgical de ces tumeurs, resta à peu près stationnaire, depuis l'antiquité jusqu'au jour où M. Chassaignac imagina l'écraseur linéaire, une des inventions les plus utiles de notre époque. Mais cet instrument n'est lui-même qu'un procédé de ligature perfectionné, un mode de striction long et progressif, dont l'idée avait été déjà conçue et appliquée, il y a plusieurs siècles, par Léonidès, qui ne liait pas d'un seul trait les hémorroïdes, mais les serrait pendant longtemps avec une pince, puis les enlevait au moyen d'un bistouri (Paul d'Egine, LXXIX, éd. Briau).

CHAPITRE XXXI.

(1) Oribas. d'après Galien et Pseudo-Gal., Collec. méd., liv. XLV, 17.

(2) Chap. 17.

(3) Les anciens pratiquaient sur les varices des opérations hardies, dangereuses, et même barbares. Telle est l'extirpation des paquets variqueux, décrite par Celse. Cette opération était si douloureuse, que Pline (liv. XI, 104) raconte, d'après le témoignage d'Oppius, que C. Marius, le vainqueur des Cimbres et des Teutons, est le seul homme qui l'ait endurée, étant debout.

CHAPITRE XXXIII.

(1) Celse, liv. V, 26, 34.

(2) Paul d'Egine, VI, 84.

(3) Le procédé d'amputation des membres décrit par Celse, a été l'objet de tant d'interprétations contradictoires, qu'il importe d'en préciser les divers temps et leur ordre de succession, pour bien comprendre en quoi il consiste. Je me hâte d'ajouter que ce travail a été déjà fait par Lacauchie, en 1851, dans un mémoire spécial. Celse prescrit :

1° De faire une incision des parties molles jusqu'à l'os, entre le mort et le vif, c'est-à-dire dans le sillon éliminatoire; ce qui implique que Celse attendait prudemment, comme on le fait généralement aujourd'hui, que la gangrène fût limitée. Cette incision faisait par conséquent le tour du membre; mais le cercle qu'elle décrivait n'était nécessairement ni régulier ni perpendiculaire à l'axe du membre, puisqu'il suivait le contour variable de la limite supérieure de la gangrène;

2° D'écarter les chairs saines de l'os, et de les détacher du pourtour osseux dans une certaine étendue ; temps de l'opération, qui a été imité par B. Bell ;

3o De scier l'os le plus près possible de la chair saine encore adhérente, par conséquent au-dessus de la division des parties molles : de sorte que celles-ci excédaient la longueur de l'os. Cela fait, il veut qu'on polisse la surface de l'os, rendue inégale par l'action de la scie, et qu'on la recouvre soigneusement avec le tégument. Quant au pansement, Celse est très-bref : il recommande de mettre de la charpie et une éponge imprégnée de vinaigre, sur l'endroit où le tégument n'a pas été ramené, et de maintenir le tout avec un bandage. C'est exactement ce qu'il dit de faire (liv. V. 26, § 21) dans les plaies récentes, pour arrêter l'hémorrhagie. Plus tard, c'est-à-dire, quand d'une manière ou d'une autre, celle-ci était maîtrisée, on en venait aux suppuratifs ; il ne fallait donc ni suture ni fibule, comme lorsqu'on cherche une réunion immédiate (liv. V. 26, § 23). Héliodore agissait de même (Oribas., Collect. méd., XLVII, 14, ainsi que Léonidés, Paul d'Egine, VI, 84).

On remarquera que Celse ne parle point de la ligature des vaisseaux dans l'amputation ; mais les habitudes de concision de l'auteur latin, permettent de supposer, qu'après ce qu'il a dit (liv. V, 26, § 21) sur la manière d'arrêter le sang dans les plaies récentes, il considérait comme superflu d'en faire ici la recommandation spéciale. Sans ce secours, eût-il osé s'écarter du précepte d'Hippocrate, qui veut que le membre soit coupé sur la partie morte, celle qui ne peut plus fournir du sang, et dans la jointure située au-dessous. En terminant ces réflexions, je rappellerai que Lacauchie a très-bien fait ressortir, dans son mémoire, que la méthode de Celse ne comporte qu'une incision circulaire des parties molles, et non deux, comme l'ont cru plusieurs chirurgiens : Louis entre autres, abusé qu'ils étaient sans doute, par le mot *subsecare*. Or ce mot signifie, non pas couper, trancher, tailler, comme *præcidere*, que Celse emploie dans la même phrase pour la section de l'os, ou *incidere*, dont il s'est servi plus haut pour celle des chairs, mais détacher, couper en-dessous, couper en dédolant. J'ajouterai que Celse se sert du verbe *subsecare* dans quatre occasions, et toujours pour exprimer la même idée. Nous en avons vu le premier exemple dans l'opération du symblépharon, d'après le procédé d'Héraclide de Tarente (liv. VII, 7, § 6) ; l'amputation des membres fournit le second ; nous verrons le troisième (liv. VIII, 2 *initio*) dans ce passage : *carnem subsecare donec indique os integrum pateat*, et le quatrième (liv. VIII, 4, 2e alinéa) dans celui-ci : *tum deinde a singulis procedentibus lingulis cutis subsecatur*.

LIVRE VIII.

CHAPITRE I.

(1) Le mot duplex, pour la region frontale, opposé à simplex, pour l'occiput et les tempes, me semble devoir s'entendre de l'épaisseur plus grande des os, plutôt que des deux tables, qui existent sur tous les os de la voûte crânienne.

(2) Celse exprime ici une erreur; car les sutures, loin de diminuer la solidité de la tête, lui donnent au contraire de la souplesse, de l'élasticité, et atténuent la force des violences extérieures, en décomposant la quantité de mouvement dont elles sont animées. Peut-être l'absence de sutures, c'est-à-dire la soudure complète des os du crâne qui s'observe dans un âge avancé, favorise-t-elle comme le pensait A. Paris, les vraies fractures par contre-coups : celles où le choc a laissé intact le point du crâne, qu'il a frappé.

(3) S. squammeuse.

(4) S. lambdoïde.

(5) S. bi-pariétale.

(6) S. frontale.

(7) Apophyse mastoïde.

(8) Sphénoïde.

(9) Articulations du frontal avec la sphénoïde, les deux malaires, l'ethmoïde, les deux unguis, les deux maxillaires, et les os propres du nez.

(10) Sutures de l'apophyse montante du maxillaire supérieur avec l'os propre du nez en avant, et avec l'os unguis en arrière.

(11) Suture fronto-malaire.

(12) Orifices postérieurs des fosses nasales.

(13) Lame criblée de l'ethmoïde.

(14) Trous du conduit auditif interne.

(15) Cavités glénoïdes du temporal.

(16) Apophyse zygomatique.

(17) Os maxillaire supérieur.

(18) Apophyse coronoïde. Chez le singe, cette apophyse offre les caractères indiqués par Celse. D'une manière générale, c'est au singe plutôt qu'à l'homme, qu'il faut attribuer les descriptions anatomiques de l'auteur latin, surtout en ce qui concerne le squelette.

(19) Condyle du maxillaire inférieur.

(20) Incisives.

(21) Dents de sagesse.

(22) Apophyses transverses et articulaires.

(23) Trou vertébral.

(24) Trous de conjugaison.

(25) Névrilèmes et nerfs vertébraux.

(26) Le texte de ce passage paraît altéré ; Morgagni le considère comme n'étant pas de Celse. Car si les trois premières vertèbres, dit-il, n'ont ni sinus ni apophyses inférieures, comment se fait-il que Celse dise ensuite que la première vertèbre a deux sinus, pour recevoir les condyles de la tête, et que la troisième pousse déjà des tubercules, qui s'insinuent dans la vertèbre inférieure?

Daremberg, au contraire, trouve ce passage très-exact, si on l'applique au singe (*locus hic maxime vexatus, mihi videtur integerrimus, si ad simias specto;* Daremberg, ed. Leipsick, 1859, note de la page 325). Il m'a été impossible de vérifier, sur aucun squelette de singe, la remarque de Daremberg. J'ai vu seulement que les surfaces articulaires supérieures et inférieures de l'atlas, et supérieures de l'axis, sont chez l'homme, comme chez le singe, sur un plan différent de celui des autres surfaces articulaires ; et que les apophyses articulaires inférieures de la seconde vertèbre, et non de la troisième, sont déjà prononcées, et sur le même plan que celui des apophyses articulaires des autres vertèbres. Ce passage reste donc fort obscur.

(27) Surfaces articulaires supérieures.

(28) Apophyses articulaires inférieures.

(29) Condyles de l'occipital.

(30) Passage altéré. Daremberg propose de lire : *secunda superiorem* (sub aud. *sustinet*) *parte anteriore.* J'ai adopté ce texte, pour donner un sens correct à la phrase française. Variante, d'après Van-der-Linden : *secunda superioris parti inferiori inseritur.* Il faudrait, selon Morgagni, supprimer *secunda superiori parti inferiori. Quod ad circuitum pertinet*, comme transporté à tort de la marge dans le texte, et lire *secundæ pars summa angustiore orbe finitur.*

(31) Apophyse odontoïde.

(32) Ligaments antérieurs et postérieurs.

(33) Apophyses articulaires inférieures rudimentaires.

(34) Apophyses articulaires inférieures complètes.

(35) Surfaces articulaires.

(36) Sternum.

(37) *Fausses côtes*, par opposition aux sept premières, que les modernes ont appelées *vraies*.

(38) Fosse sus-épineuse.

(39) Acromion et épine de l'omoplate. Les anciens considéraient l'acromion comme un os distinct.

(40) Facette articulaire du sternum.

(41) Cavité glénoïde de l'omoplate.

(42) Epicondyle et épitrochlée.

(43) Poulie humérale.

(44) Epicondyle.

(45 Olécrâne et apophyse coronoïde.

(46) Apophyse styloïde.

(47) Surfaces articulaires des os scaphoïde et semi-lunaire.

(48) C'est-à-dire le plus éloigné de l'extrémité des doigts : par conséquent, la phalange par rapport à la phalangine, et celle-ci, par rapport à la phalangette.

(49) C'est-à-dire la saillie antéro-postérieure, qui sépare les deux facettes articulaires de l'extrémité supérieure des deuxième et troisième phalanges.

(50) Sacrum.

(51) Cavités cotyloïdes.

(52) Pubis.

(53) Grand trochanter.

(54) Petit trochanter.

(55) Péroné.

(56) Astragale.

(57) Calcanéum.

CHAPITRE II.

(1) Si les connaissances des anciens, sur les maladies des os, étaient restreintes, puisqu'elles se bornaient à celles de ces trois états morbides : l'altération graisseuse, la carie et la coloration noire (nécrose), leur thérapeutique était rationnelle et hardie. Ce chapitre de Celse en fait foi, et renferme, en principe, toutes les opérations de rugination, d'évidement, de résection, etc., que la chirurgie moderne, entraînée par les travaux de MM. Sédillot, Odier etc., emploie si souvent aujourd'hui dans un but conservateur. Mais Celse lui-même, n'a fait qu'imiter ses devanciers, ou plutôt que reproduire leurs conseils. Ainsi Mégès dit que, par une opération chirurgicale, on peut couper, brûler, extirper, râcler, enlever un os ou couper un cartilage (Oribase, éd. Daremberg, tome III, p. 635; Des fistules). Antyllus et Héliodore, qui vinrent après Mégès et Celse, s'expriment en termes plus explicites encore, et qui méritent d'être rapportés ici : « Si la fistule a une si grande profondeur qu'elle aboutit à un os, nous pratiquerons de la même manière l'excision des callosités, et, si l'os est simplement dénudé, nous le râclerons après avoir extirpé la chair; si, au contraire, il se montre graisseux, carié ou détérioré de quelque autre façon, nous l'exciserons jusqu'au canal médullaire. S'il s'agit de petits os, nous pratiquerons l'excision, en nous servant uniquement des scalpels dits carrés ou à excision, et nous râclerons la partie détériorée de l'os, non superficiellement, mais en pénétrant jusqu'au canal médullaire, afin que ce canal devienne le point de départ *d'une reproduction de chair*. Si un des grands os, comme l'humérus, le femur, le cubitus ou le tibia, se montre malade, nous le percerons avec le trépan jusqu'au canal médullaire,

et alors nous enlèverons avec des scalpels à exciser, les parties intermédiaires entre les trous formés par le trépan..... Si la maladie de l'os le pénètre complétement de part en part, il faut enlever tout ce qui est entre les parties saines..... Si la fistule n'aboutit pas au milieu de la largeur de l'os, mais à son extrémité, de manière à disjoindre l'articulation, il faut enlever avec des scalpels à incision toute la partie de l'os qui se rapproche de l'articulation. Si l'humérus s'est détérioré dans sa totalité, qu'il soit noir, graisseux ou atteint de carie, nous ferons une grande incision simple et nous enlèverons l'os *tout entier*. Si la fistule à sa terminaison dans le milieu de l'articulation, et que, par conséquent, elle ait détérioré les extrémités de chacun des deux os et les ait détachés l'un de l'autre, l'opération est plus chanceuse, et il n'est pas trop facile de la mener complétement à bonne fin; cependant il faut, en employant les mêmes procédés, enlever *toute l'extrémité détériorée de chacun des deux os*..... Si la fistule s'étend latéralement entre l'omoplate et les parties placées au-dessous de cet os, les anciens refusaient de traiter en pareils cas; mais nous faisons l'opération suivante : (suit la description d'un procédé opératoire, dans lequel on excise l'omoplate au niveau de la limite supérieure de la fistule (loc. cit., p. 615). Cette opération a été imitée par Mareschal, pour donner issue à du sang épanché sous une omoplate, qui avait été traversée par un coup d'épée. Percy a également trépané plusieurs fois l'os des îles, pour vider des collections purulentes ou extraire des corps étrangers, balles ou débris de vêtements, autour du muscle iliaque.

Nous avons reproduit assez de texte pour montrer que les opérations pratiquées autrefois sur les os, étaient nombreuses, variées, d'une hardiesse qui n'a pas été surpassée de nos jours, et inspirées, comme aujourd'hui, par les mêmes idées conservatrices. Peut-être, chez les anciens, ces idées avaient-elles leur origine dans la crainte des hémorragies qu'entraînait l'amputation : toujours est-il que cette opération n'était guère pratiquée que dans le sphacèle des membres, et comme dernière et unique ressource. Notons enfin que Celse, après avoir tracé au médecin la voie qu'il doit suivre en présence des diverses altérations, dont les os peuvent être affectés, donne l'excellent conseil de trépaner le crâne dans la même séance et avant l'inflammation, au lieu d'attendre le troisième jour, comme le faisaient certains médecins.

CHAPITRE III.

(1) Indépendamment du cautère actuel, les anciens se servaient fréquemment du trépan, de la tarière, de la rugine, de la gouge et du maillet, dans le traitement des os.

Le trépan décrit par Celse, ne diffère en rien d'essentiel de celui dont on fait usage de nos jours, et était, comme ce dernier, muni d'un perforatif mobile, qui servait à tracer une voie sûre à la scie circulaire.

Seulement, au lieu d'être mis en mouvement avec la main, comme un vilebrequin, il l'était par un jeu d'archet, dont la courroie s'enroulait sur sa tige.

Quant à la tarière, elle était d'un usage beaucoup plus répandu que le trépan. C'est elle qu'on préférait, quand l'affection osseuse obligeait à faire subir au crâne une perte de substance d'une certaine étendue; cas dans lequel on complétait l'opération avec la gouge et le maillet, pour détruire les cloisons intermédiaires aux trous faits par la tarière.

Le perforatif à trois ou quatre angles, qui sert aujourd'hui à creuser des trous dans divers points des os pour en diminuer la solidité et faciliter l'action d'autres instruments, ou l'écoulement des humeurs morbides sous-jaccentes, n'est qu'une rénovation de la tarière antique.

CHAPITRE IV.

(1) Hipp., épid. V, § 27; des plaies de tête, § 12, init. et fine.

(2) Chap. I.

(3) Hipp., Des plaies de tête, § 14.

(4) Fractures par contre-coup. (Hipp., Plaies de tête, § 8; Aran, Arch. gén. de méd., 1844. t. VI, p. 180). Au sujet des fractures par contre-coup, Celse donne l'excellent conseil, s'il survient des symptômes graves, de pratiquer une contre-ouverture au tégument, à l'endroit où il est mou et tuméfié, pour rechercher la lésion osseuse : « *Itaque, si graviter aliquis percussus est, si mala indicia subsequuta sunt, neque ex parte, qua cutis discissa est, rima reperitur; non incommodum est, parte altera considerare, num quis locus mollior sit, et tumeat; eumque aperire : siquidem ibi fissum os reperietur.*

Il recommande aussi plus bas, avec non moins de raison, d'agrandir l'ouverture des parties molles du crâne, pour bien mettre en évidence l'endroit lésé, quand la plaie du tégument n'est pas suffisante : «*Si nondum satis cutis patefacta est, latius aperienda est, donec, quidquid læsum est, in conspectu sit.* » Mon très-vénéré maître, M. Hte Bon Larrey, insiste tout particulièrement sur l'utilité de ces incisions, dans son *étude sur la trépanation du crâne dans les lésions traumatiques de la tête.* (voir p. 76).

(5) Péricrane.

(6) Hippocrate, en effet, fait craindre des convulsions. Hipp., Des plaies de tête, § 13, *fine.*

(7) Hipp. *ibid.* § 9.

(8) Celse pose ici, au sujet de la trépanation du crâne, dans les plaies de tête, des principes tout opposés à ceux qu'Hippocrate avait établis.

Hippocrate, en effet, pratiquait la trépanation dans les trois premiers jours, lorsqu'il y avait contusion ou fracture, afin de prévenir l'inflammation des méninges et du cerveau. Il s'en abstenait dans l'enfoncement avec fracture, et dans l'hédra ou eccopée, c'est-à-dire la simple entamure de l'os, parce que ces lésions produisent par elles-mêmes l'équivalent du trépan. Il s'en abstenait également dans les fractures par contre-coup, qui lui paraissaient au-dessus des ressources de l'art, le chirurgien ne pouvant les découvrir pour y appliquer le trépan.

Celse conseille, au contraire, dans les cas de fissure ou de fracture, d'appliquer d'abord des topiques médicamenteux (emplâtres ramollis dans du vinaigre, linges enduits du même remède, laine grasse trempée dans du vinaigre), et de ne recourir à la térébration du crâne, que si la fièvre se déclare dès les premiers moments; si le sommeil est court et agité par des rêves; si la plaie est humide et languissante; si les glandes du cou sont tuméfiées; s'il y a de vives douleurs et un dégoût croissant pour les aliments.

De là, deux doctrines essentiellement différentes, qui se sont partagées le domaine chirurgical jusqu'à la fin du siècle dernier, époque où Dessault, déterminé par ses insuccès constants dans les salles malsaines de l'Hôtel-Dieu de Paris, renonça absolument au trépan. Bichat, Gama, Malgaigne, partisans ardents et convaincus des idées de Dessault, proscrivirent tout-à-fait la trépanation du crâne; tandis que Boyer, J.-D. Larrey, Percy, Dupuytren, Marjolin, Roux, Velpeau, admettaient l'utilité du trépan dans certains cas, mais sans en exagérer l'emploi, comme le fit Quesnay.

Malgré ces graves autorités, ou plutôt parce que plusieurs de ces grands chirurgiens abandonnèrent de plus en plus la trépanation en vieillissant dans la pratique, cette opération, attaquée par de violents adversaires, resta longtemps frappée de discrédit. Mais à la suite des guerres de Crimée, d'Italie, d'Amérique et Austro-Allemande, une réaction se manifesta en sa faveur, et amena en 1867, au sein de la Société de chirurgie, une discussion célèbre, à laquelle MM. H. Larrey, Broca, Legouest, Verneuil, Giraldès, Pétrequin, Richet, Lefort, Desprès, Perrin, Trélat, Alph. Guérin, etc., apportèrent de vives lumières et l'appui de leur expérience.

Depuis cette époque, et surtout depuis la guerre franco-allemande, la question du trépan n'a pas cessé de préoccuper les chirurgiens; et, ce n'est pas seulement la doctrine Celsienne : celle de la trépanation retardée, dite curative, qui a repris peu à peu faveur, mais c'est aussi la trépanation préventive. Un des vétérans les plus illustres de la chirurgie française, M. Ch. Sédillot, s'efforce, en effet, depuis quelques années, de ramener les esprits aux principes Hippocratiques (voir Gaz. méd. de Strasbourg, 10 novemb. 1869; 25 janv. et 25 mai 1870), et a tout récemment, dans une communication à l'Institut (séance du 12 octob. 1874), plaidé éloquemment la cause de la trépanation préventive.

Voilà donc la grande question du trépan déférée de nouveau aux assises de la science, mais dans des conditions qui semblent favorables à un accord sur le terrain de la modération. Il serait inopportun d'entrer ici dans des détails sur ce grand procès, en cours d'instruction. Qu'il me suffise de rappeler sur ce sujet, ces paroles de l'homme qui, en France, a pénétré le plus avant dans la pensée d'Hippocrate : « Plus je me familiarise avec l'étude des livres Hippocratiques, dit M. Littré, dans son argument des plaies de tête, plus entre dans mon esprit la conviction que les préceptes qu'ils renferment, doivent être pesés avec grand soin, car ils ont été dictés, en général, par une connaissance étendue des faits, un jugement éclairé, une attention profonde, et un esprit de précaution infinie. »

Quelque hardie que soit la trépanation de crâne, son usage n'en remonte pas moins à la plus haute antiquité, puisque M. le docteur Prunières a montré récemment au Congrès de Lille, section d'anthropologie, plusieurs crânes perforés artificiellement, recueillis dans des dolmens, et offrant un travail réparateur autour de l'ouverture : preuve que la rondelle osseuse avait été enlevée du vivant de l'individu. On n'est pas moins surpris de voir cette opération fréquemment pratiquée par des peuples barbares. Les sauvages des îles de la mer du Sud, par exemple, trépanent souvent le crâne avec un fragment de verre, pour une foule d'états morbides : vertiges, névralgies, etc. *Squier* a aussi découvert, il y a quelques années, dans une antique sépulture péruvienne, un crâne qui avait subi la trépanation pour une lésion chirurgicale. On sait enfin, que la trépanation est d'un usage familier chez les Kabyles de l'Algérie, notamment chez les *Aourès*, de la province de Constantine. Une collection des outils grossiers dont ils se servent pour la pratiquer, a été donnée en 1867, par M. le docteur Delange, médecin militaire, à M. H. Larrey, qui l'a déposée au musée du Val-de-Grâce. On peut inférer de la facilité avec laquelle les peuples sauvages ont eu recours et recourent encore au trépan, que cette opération n'est pas très-dangereuse par elle-même : car elle ne serait pas restée dans leurs habitudes, si, au lieu de succès, elle eût le plus souvent causé des revers. Ce fait concorde, du reste, avec l'observation médicale de tous les temps, ce qui a fait dire à M. Richet, dans son anatomie chirurgicale, que « les cas nombreux de guérisons cités par les auteurs, prouvent tout simplement que le trépan n'est point en lui-même une opération nécessairement mortelle, et que les malades ont guéri, malgré la trépanation. »

(9) Un des emplâtres qu'on prépare pour les plaies de tête, et qu'on ramollit dans du vinaigre.

(10) Emplâtre des plaies de tête.

(11) Celse, liv. V, 26, § 30.

CHAPITRE V.

(1) Hipp., Des articul., § 36 et suiv.

(2) *Ibid.*, § 38.

(3) Celse, liv. V, 2; 19, § 20.

(4) Hipp., Des articul., § 39.

CHAPITRE VI.

(1) Hipp., Des art., § 40.
(2) Celse, chap. V.

CHAPITRE VII.

(1) Hipp., Des articul., § 32.
(2) Celse, chap. V.
(3) Hipp., Des art., § 33.
(4) Hipp., Des fract., 7.
(5) Hipp., Des fract., 8.

CHAPITRE VIII.

(1) Hipp., Des articul., § 14.
(2) *Ibid.*, § 15.
(3) *Ibid.*, § 14, *medio.*
(4) Paul d'Egine, VI, 93, éd. Briau.

CHAPITRE IX.

(1) Hipp., Des articul., § 49.
(2) Celse, chap. VIII.
(3) Id., chap. IV, et liv. IV, 4, § 2.
(4) Celse, liv. V, 18, § 8.
(5) Hipp., Des articul., § 50.

CHAPITRE X.

(1) « Généralement, dit Hippocrate (Des fractures, § 31, éd. Littré), le troisième et le quatrième jour engendrent dans la plupart des plaies des conditions qui les empirent, celles qui y suscitent de l'inflammation et un état sordide, celles enfin d'où procèdent les mouvements fébriles. S'il est un précepte de grande valeur, c'est assurément celui-là; auquel parmi les points les plus importants de la médecine, ne se rattache-t-il pas, non-seulement pour les plaies, mais encore pour beaucoup d'autres maladies, si même on ne peut avancer que toutes les maladies sont des plaies? »

Daremberg dit, avec raison, que cette dernière proposition, est une des plus hasardées qui ait été émises en médecine. Quant au précepte qui la précède, il est de toute justesse.

(2) Hipp., Des fractures, § 7.

(3) Hipp., Des fractures, § 4. L'appareil à fractures, décrit par Celse, ne diffère guère de celui d'Hippocrate, et repose sur les mêmes principes. Malgaigne a fait de l'appareil d'Hippocrate une critique savante, qui met en relief ses qualités et ses défauts, ce qui me dispense d'insister sur celui de Celse, qui n'est qu'une copie de l'autre.

Disons, en peu de mots, que cet appareil, composé avec un grand luxe de compresses et de bandes; consolidé par un linge cératé placé au-dessus des deux premières bandes; assujetti extérieurement par des férules disposées autour du membre, et fixées elles-mêmes par des courroies, réunit d'excellentes conditions pour assurer la coaptation des fragments. Mais il a l'inconvénient de refouler une partie des humeurs vers l'extrémité périphérique du membre, et de l'engorger inutilement, par suite de la manière dont les bandes sont appliquées : toujours à partir du lieu de la fracture, pour être ensuite dirigées tantôt vers la racine, tantôt vers l'extrémité du membre. Cet appareil a aussi le défaut d'être compliqué, surchargé d'accessoires, d'une application longue et difficile, et

Fig. 8.

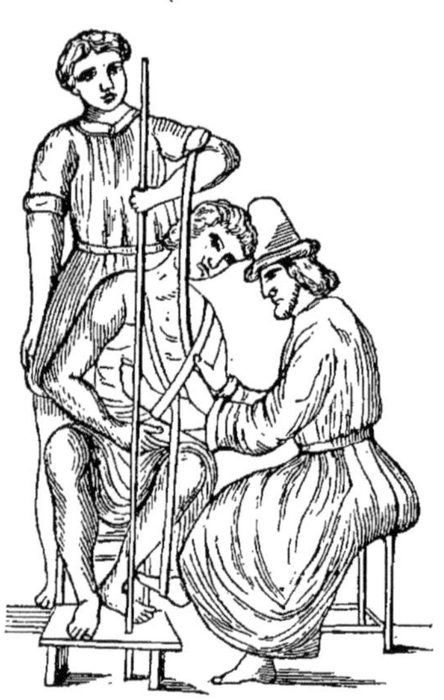

de se relâcher facilement : ce qui oblige le médecin à le renouveler et à le resserrer souvent : de là, pour les fragments, des secousses plus ou moins préjudiciables, ou tout au moins inutiles. Très-analogue aux appareils classiques à attelles, celui de Celse en a les avantages et les inconvénients ; mais il ne saurait soutenir le parallèle avec les appareils inamovibles silicatés, dextrinés ou plâtrés, employés de nos jours ; surtout avec l'appareil amovo-inamovible amidonné (formé de ouate, d'attelles de carton et de bandes), qui réunit la souplesse et la solidité à la permanence, et qui, grâce à une simple fente longitudinale, et, au besoin, à une ou plusieurs fenêtres, permet de surveiller le membre, de le comprimer au degré nécessaire, d'assurer ou de rétablir sa rectitude, et de panser les plaies, s'il en existe. Il est juste d'ajouter que la fenêtre était déjà en usage du temps d'Hippocrate ; mais ce grand médecin blâmait cette pratique, comme favorisant le gonflement et la lividité de la partie qui n'est pas comprimée. Disons aussi que la plupart des médecins de cette époque appliquaient, pendant les premiers jours, dans les fractures simples ou compliquées de plaies, de la laine en suint bien cardée, substance qui, chez les anciens, remplaçait notre ouate : tant il est vrai, comme l'a dit M. Littré (introduct. des œuv. d'Hipp., p. 223) qu'il n'est pas de développement, le plus avancé de la médecine contemporaine, qui ne se trouve en embryon dans la médecine antérieure.

(4) Tout ce passage relatif à la réduction de la fracture de l'humérus

Fig. 9.

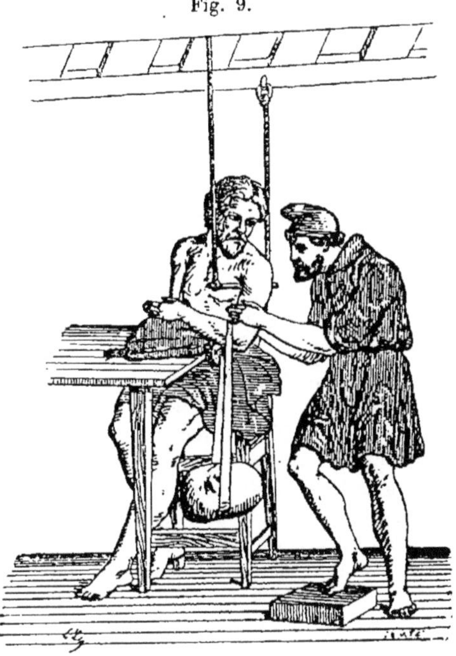

a été très-controversé. Daremberg (Gaz. méd. de Paris, 1847), en a fait un examen long et consciencieux, et, après l'avoir confronté avec un passage parallèle d'Hippocrate, arrive à une interprétation du texte, que j'adopte, sauf une variante qui a trait à la manière dont l'aide tient le bâton. Daremberg (fig. 8) le fait tenir d'une seule main : celle du bras qui soulève la seconde bande. Or, à la vue de cette figure, on est frappé de l'attitude incommode et disgracieuse de l'aide, avec son coude gauche relevé, et son bras droit pendant le long du corps. Le latin disant seulement *baculum tenet*, sans ajouter si le bâton doit être tenu avec une seule main ou avec les deux, il m'a semblé plus naturel que ce soit avec les deux; en conséquence, je propose la figure 2 représentée dans la traduction française (p. 596), comme plus conforme à l'esprit du texte, aux lois de l'équilibre, et à son analogie avec le mode de réduction par le billot, conseillé par Hippocrate, et représenté fig. 9.

(5) Hipp. Des fract. 8.

(6) *Ibid.* § 4.

(7) Ce conseil de mettre l'avant-bras dans une attitude intermédiaire entre la pronation et la supination, d'origine Hippocratique, n'a pas été confirmé par l'observation moderne. Il est mieux, en effet, de placer le bras dans la supination complète, de façon que le petit doigt, non le pouce, soit tourné du côté de la poitrine. Nous devons à cette pratique nos meilleurs résultats, dans le traitement des fractures de l'avant-bras.

(8) La gouttière de Celse, étendue de la plante du pied au jarret, pour les fractures de la jambe, et au bassin, qu'elle emboîtait, pour celles de la cuisse, immobilisait l'articulation située au-dessus et au-dessous de la fracture; les ouvertures dont elle était pourvue à la partie inférieure, prévenaient les souillures de l'appareil par les humeurs morbides, en assurant leur écoulement au dehors; celles des côtés livraient passage aux lacs destinés à maintenir le membre, et la semelle assujettissait la plante du pied, et retenait le membre dans l'appareil. En tant qu'appareil complémentaire, elle répondait, par conséquent, aux principales indications, et mérite d'être mise en tête des nombreux appareils de ce genre, auxquels elle a servi de modèle, ou qui n'en sont que la simple reproduction.

L'usage des gouttières est, du reste, fort ancien; Hippocrate (*des fract.* § 16), en parle comme étant très en faveur de son temps, mais il en fait peu de cas. La seule utilité qu'il leur reconnaisse, c'est de permettre un déplacement plus facile et moins douloureux du blessé, quand il s'agit de le changer de lit et de le faire aller à la selle. Les gens du monde, au contraire, affectionnaient tout particulièrement ce mode de traitement, puisqu'au dire d'Hippocrate, ils déchargeaient plus facilement le médecin de toute responsabilité, quand il avait mis une gouttière, bien que cette pratique fut moins conforme à l'art.

(9) *Ibid.* des fract. compl. § 24 et suiv.

(10) Ninnin et M. des Etangs ont traduit *præcidi* par amputer; je crois qu'il s'agit seulement de la résection du fragment du fémur qui s'oppose à la réduction, car les anciens n'amputaient guère que les doigts, et les membres sphacélés.

(11) Celse liv. V, 26, § 24.

(12) Chap. X, § 1.

CHAPITRE XI.

(1) Il s'agit ici de la luxation de l'extrémité acromiale de la clavicule. Cette luxation a été décrite par Hippocrate et par Galien, sous le titre d'arrachement de l'acromion. Galien dit même avoir été atteint de cette lésion; il en guérit si bien, que ceux qui le virent plus tard, refusaient de croire que l'os eût jamais été arraché. Il convient de rappeler, à ce propos, que les anciens faisaient de l'acromion, un petit os distinct.

Eudème, dit Littré (édit. d'Hipp.), qui paraît avoir été contemporain d'Hérophile, faisait de l'acromion un petit os. Rufus dit que l'acromion est le lien de la clavicule et de l'omoplate. Galien, dans son commentaire du traité des articulations, dit que l'acromion est un os cartilagineux, placé à l'union de la clavicule et de l'omoplate.

J'ajouterai que Paul d'Egine (Ch. C. XIII, éd. Briau), écrit que l'acromion est un os cartilagineux, qui joint la clavicule à l'omoplate, et devient invisible dans les squelettes.

(2) Cette classe comprend l'écartement latéral des os, et la luxation des articulations arthrodiales.

(3) C'est-à-dire pour les fractures.

CHAPITRE XII.

(1) Hipp., Des articul., § 30.

CHAPITRE XIV.

(1) Hipp., Des articul., § 47.

CHAPITRE XV.

(1) Hippocrate n'admettait que la luxation dans l'aisselle : « Je n'ai jamais observé, dit-il, de luxation qui m'ait paru en avant, mais les médecins croient qu'elle est fréquente (Des articul., § 1). » Si l'on observe que les signes de la luxation indiqués par Celse, à savoir : la diminution du mouvement d'extension du bras, c'est-à-dire d'élévation, et la difficulté de porter le coude en avant et en arrière, sont ceux de l'atrophie du deltoïde, on est conduit à admettre que cette prétendue luxation n'est, comme le pensait Hippocrate, qu'une atrophie du deltoïde; d'autant plus que ce muscle, alors très-aminci, se moule sur la saillie de la tête humérale, et se déprime entre cette tête et l'acromion, au niveau de l'interligne articulaire : ce qui donne plus de relief à la tête de l'humérus, et une configuration irrégulière à l'épaule, qui peut, surtout quand cette atrophie a une origine traumatique, en imposer pour une luxation.

Au moment où j'écris ces lignes, j'ai précisément dans mon service, un malade qui, à la suite d'une chute datant déjà de plusieurs mois, présente une affection de cette nature, qu'on aurait pu prendre, au premier abord, pour une luxation ancienne non réduite, si l'on ne s'était assuré que toutes les parties constituantes du squelette de l'épaule, étaient dans leurs rapports normaux. Quant à la luxation dans l'aisselle, elle répond à la luxation *sous-coracoïdienne* des auteurs modernes.

(2) La *spathe* décrite par Celse (voir fig. 3, p. 610) est semblable à l'*ambe* d'Hippocrate, sous certains rapports, mais l'extrémité axillaire en est différente. En effet, la pièce de bois de Celse se termine par une petite tête ronde et légèrement excavée, pour recevoir une petite portion de la

tête humérale. L'*ambe* (de ἄμβη rebord) d'Hippocrate était arrondi à l'un de ses bouts, et c'est là qu'il devait être le plus étroit et le plus mince. « A l'extrémité de ce bout, dit Hippocrate (éd. Littré), sera une petite saillie faisant une petite avance, non du côté de la poitrine, mais du côté de la tête de l'humérus, afin que ce bout se loge dans l'aisselle entre les côtes et cette même tête. » D'après cette disposition, le blessé étant, dans ces deux cas, suspendu par l'extrémité supérieure du bras au barreau d'une échelle, il semble que le bout globuleux de la spathe de Celse, pressé latéralement de dedans en dehors et de bas en haut, par ce barreau, devait plutôt exagérer le déplacement que favoriser la réduction; tandis que le bout mince, étroit et muni d'un rebord de l'ambe d'Hippocrate, accrochant le sommet de la tête humérale, et pressé latéralement, mais de haut en bas, tendait plutôt à déloger et à abaisser la tête luxée de l'os. Cette réduction, dit Hippocrate, est de beaucoup la plus puissante, car elle fait le plus régulièrement l'office de levier, pourvu que le bois soit placé en dedans de la tête de l'humérus (Hipp. Des articul. § 6, 7).

La spathe de Celse fonctionnait à la manière du pilon, mode de réduction employé aussi par Hippocrate, et auquel ce grand médecin préférait de beaucoup celui de l'ambe.

On n'emploie plus aujourd'hui ces appareils à effet théâtral, dont la puissance variant avec le poids du corps du patient, et la force déployée par l'aide pour la traction du bras luxé, agissait d'une manière brutale, par conséquent sans précision ni mesure. On leur en a substitué de plus sûrs et de plus efficaces; parmi ceux-ci il est juste de citer celui de Jarvis du Connecticut, et surtout celui de M. Mathieu.

(3) C'est ici le lieu de rappeler les diverses méthodes de réduction, dont Hippocrate faisait usage. Elles étaient au nombre de six, et comprenaient chacune plusieurs procédés.

La 1re méthode était celle par la main ;
La 2e — celle par le talon ;
La 3e — celle par l'épaule ;
La 4e — celle par le pilon ;
La 5e — celle par l'échelle ;
La 6e — celle par l'ambe.

CHAPITRE XVI.

(1) Hipp., Des articul., § 17 et suiv.

CHAPITRE XVII.

(1) Hipp., Des articul., § 26 et suiv. Pour comprendre les signes que Celse assigne aux luxations du poignet, il faut considérer, non le carpe, mais les os de l'avant-bras, comme l'ont fait Astley Cooper et Malgaigne pour ces mêmes luxations, d'après Hippocrate. Ainsi, la luxation en

arrière de Celse, est celle dans laquelle le poignet se trouve en avant, et le radius et le cubitus en arrière; la luxation en avant, celle où les rapports des os déplacés sont inverses; et de même pour les autres. La rareté des luxations du poignet, relativement à la fréquence des fractures de l'extrémité inférieure du radius, autorise à supposer que Celse a confondu celles-ci avec les premières, d'autant plus qu'il n'en fait pas même mention au chapitre des fractures.

CHAPITRE XIX.

(1) Hipp., Des articul., §§ 29 et 80.

CHAPITRE XX.

(1) Celse décrit, pour le fémur, les mêmes luxations qu'Hippocrate. La correspondance de ces quatre espèces de luxations avec celles de la noménclature moderne, est la suivante :

La luxation en dedans, est la luxation en bas et en dedans de Boyer; dans la fosse ovale d'A. Cooper, ischio-pubienne, ovalaire, obturatrice ou sous-pubienne d'autres auteurs ;

La luxation en dehors, est la luxation en haut et en dehors de Boyer, en haut ou dans la fosse iliaque d'A. Cooper, iliaque ou dans la fosse iliaque externe d'autres auteurs ;

La luxation en avant, est la luxation en haut et en dedans de Boyer, sur le pubis d'A. Cooper, pubienne d'autres auteurs.

La luxation en arrière, est la luxation en bas et en arrière de Boyer, ischiatique, variété de l'iliaque, d'autres auteurs.

(2) La rétention d'urine s'observe plus particulièrement dans la luxation pubienne.

(3) Hipp., Des articul., § 70; Gal. comm. sur ce passage, tom XIII, p. 731.

(4) Pour le banc d'Hippocrate, voir Hipp., tom. IV, p. 297, édit. Littré.

(5) Pour les plinthiums d'Andréas et de Niléé, le glossocome de Nymphodore, la machine d'Héraclide et celle de *l'artisan*, voir Orib, Coll. med., tome IV, p. 333 et suivantes.

CHAPITRE XXII.

(1) Les observations que j'ai faites ci-dessus, au sujet des luxations du poignet, s'appliquent à celles du pied. Il faut, en effet, pour adapter à chaque espèce les signes indiqués par Celse, considérer le déplacement des os de la jambe relativement au pied, de sorte que la luxation interne de Celse est notre luxation externe, et sa luxation antérieure, notre luxation postérieure, etc.

CHAPITRE XXIV.

(1) Celse, Chap. XIX.

CHAPITRE XXV.

(1) Van-der-Linden supplée à cette lacune par ce membre de phrase : *sæpe tamen cum vulnere loco movetur :* auquel Targa préfère le suivant : *nonnunquam cum vulnere loco movetur.*

(2) J'ai traduit ce passage conformément à celui d'Hyppocrate (voir Hipp., Des art., § 67). dont Celse invoque ici l'autorité, comme s'il y avait *præter digitos, et plantæ*, au lieu de *et plantas*, car Hippocrate ne vise que les doigts et les orteils, et nullement les pieds et les mains.

(3) Hipp., Des art., § 67.

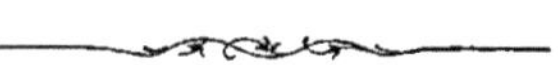

REMARQUES CRITIQUES DE DAREMBERG [1]

SUR SON TEXTE DE L'ÉDITION DE LEIPSICK DE 1859.

Les corrections qu'il y indique, ont été introduites dans le texte latin de la traduction.

LIBER I.

Prooemium. — (*a*) Dele voces [*apud Græcos*]*;* adverbium *olim* non solum ad Græcos, verum etiam ad Romanos referendum est.

(*b*) * ἐμπειρικούς Targa, — *empiricos* codd. Ea lectio servanda erat. Item, p. 270, fortasse *empiricos* legere debueram. Vox *empiricus* jam reperitur apud Ciceronem, *Acad.* II, 39.

(*c*) *Neque* [*ad rem pertineat*] *quomodo,* Targa. — Voces *ad rem pertineat* (*...pertinere* Med. I, Vat. VIII) glossemate additæ sunt; ideoque eas sustuli. Membrum *neque, etc.* pendet non a superiore infinitivo : *pertinere*, ut voluit Targa, sed o verbo *intersit.*

(*d*) * *Quam* μέθοδον *Græci vocant,* Targa. — Vox *Græci* in Med. I et Vat. VIII desideratur et expungi debet; nam, ut Targa ipse animadvertit, medici qui aut ex Græcia erant, aut ex iis regionibus ubi græce loquebantur, vocem μέθοδος seu *methodus* in promptu habebant.

(*e*) * *Efficiant,* libri omnes; *efficiunt* lege.

Cap. III. — (*a*) *Continenter*, Targa. — *incontinenter* Med. I, Vat. VIII; et recte quidem. Targæ *continenter* ex aliis codd. revocare placuit; sed perperam. Vide de hoc loco dissertatiunculam quam Diario *Journal général de l'Instruction publique* (3 Martis 1847) inserui.

(*b*) *Paululum*, Targa. — *paulum* revocari debet ex codd. Med. I, Vat. VIII. cf. p. 46 et 426 et alibi.

(*c*) *Somnus nimium vel brevis, vel longus*, *lectus per æstatem terra, hieme durum cubile.* — Verba illa inepta : *lectus*..... *hieme* licet suspecta habuerit Targa, in textum tamen recepit; *lectus*, *terra* et *hieme* in codd. Vat. VIII et Med. I recenti manu addita sunt. In cod. 7028 (ubi hoc membrum bis reperitur, fo. 14 et 146), legitur ... *vel longus per æstatem. Durum cubile.* Unde apparet glossema *per æstatém* ad vocem *somnus* pertinere, idque comprobatur codd. Vat. VIII et Med. I. — Apud Hippocratem, unde hic locus manifeste desumptus est, solummodo legitur : σκληροκοιτέειν. Contextus denique demonstrat hic Celsum nullam distinctionem inter æstatem et hiemem in animo habuisse.

(1) Asterisco * notavi locos ubi emendatio nova, vel certa, vel verisimilis in meum textum reponenda est.

(*d*) *Perfrigidi* codd. omnes quos Targa inspexit. Ego vero auctoritate permotus cod. Paris. 7028 ubi *præfrigidi* reperitur, et Celsi ipsius qui bis voce *præfrigidus* utitur (p. 133, 234), *præfrigidi* loco *perfrigidi* recepi. Hippocrates (*loco in textu laud.*) μὴ σφόδρα ψυχρόν exhibet.

CAP. IV. — (*a*) *Ad cutem tonderi* [*utileque lunam vitare, maximeque ante ipsum lunæ solisque occasum*] *sed numquam post cibum*, Targa. — Verba uncis seclusa deliramentis astrologiæ referta, ab aliquo sciolo ad marginem inepte scripta, ineptius textum a librariis recepta sunt; et quum membrum hoc insititium miro modo consecutionem verborum turbare videretur, manus sat antiqua in cod. Med. I verbum *progredi* addidit post *cibum !*

CAP. VI. — (*a*) *Omnia denique deinde fugere quæ tarde concoquuntur.* Ita legitur in omnibus libris et manu scriptis, et typis mandatis; *denique* pro *deinde* et *sumere* pro *fugere* Lindenius recte legit. Hoc membrum additum esse ab aliquo sciolo Targa affirmat, ego vero non ita censeo si cap. 28 libri II, p.130, ch. 28 specto, ubi fere eadem dicendi ratio occurrit.

(*b*) * *Uva ex olla vel ex defruto.* Ita codd. Med. I (qui prima scriptura *ollea*, secunda vero, sed antiqua, *olea*), Vat. VIII. « Ego censeo Celsum scripsisse *uva ex olla, vel olea ex defruto*; Celsus enim uvas ex olla et oleas ex pasto defrutove servatas inter res stomacho aptas (II, 24) adnumerat; uvas autem ex defruto neque ipse usquam memorat [quod non me movet si Columellam *l. in textu l.* specto]; et Plinius (XXIII, 1, 7) atque Dioscorides (V, 3) stomacho inutiles esse traduunt » Targa. — Revera apud Dioscoridem legitur : Αἱ δὲ ἐκ τοῦ ἑψήματος καὶ γλυκέος (*ex defruto*) κακοστομαχώτερα, et apud Plinium : « Quæ in vino aut in dulci (videl. *ex defruto*) conditæ fuere caput temptant. » cf. Gal. *Alim. facult.* II, 9, t. VI, p. 577, ubi eadem iisdem fere verbis leguntur. Insuper ex varietate lectionis cod. Med. I colligi potest Celsum scripsisse, ut voluit Targa, et veram lectionem depravatam esse ex similitudine verborum *olla* et *ollea*.

CAP. VII. — (*a*) *At si laxius intestinum dolere consuevit quod colum* [*nominant*, Targa. — Verba *quod colum nominant* suspecta videntur Targæ; idque recte. Celsus enim qui sæpius (cf. præsertim IV; 1, ubi agitur de interioribus corporis partibus) hujus intestini meminit, *latius* aut *laxius*, aut *crassius*, aut *plenius*, denique *majus* (p. 108 ubi : *quod Græci* κόλον *nominant* delendum nunc censeo) id vocat, nusquam vero (si locum supra laudatum eumque valde suspectum excipias), voce *colon* vel *colum* utitur. Insuper hoc membrum *quod colum nominant* eo loco ubi positum est, consecutionem verborum turbat; idque propterea in meum textum non recepi.

CAP. IX. — (*a*) Verba : *quod in podagra chiragrave esse consuevit* suspecta sunt Targæ, cui non possum assentire si cap 7 lib. II, p. 82 sqq. respicio — cf. II,8 p. 91; IV, 31, init.

LIBER II.

CAP. I. — (*a*) *Sed priores morbi quoque*, libri omnes. Targa recte censet vocem *priores* delendam esse. Emendatio manifesta est si vexatus hic locus conferatur cum Hippocratis textu quem Celsus fere ad verbum ex sermone græco in latinum transtulit. Non agitur de morbis prægressis, sed de iis qui oriuntur tempestatibus bene ordinatis. Præterea notandum est codd. Med. I et Vat. VIII atque 7028 exhibere *prior*.

(*b*) * *Pustula.* — *pusula* ubique Vat. VIII pro *pustula*, Med. I et 7028 fere semper, ceteri codd. et edd. modo *pustula*, modo *pusula* exhibent; in meo autem textu ubicumque *pustula* legitur errorum typothetarum habeas.

(*c*) *Abscessus corporis*, Targa — Vocem *corporis* hic et sæpius (cf. p. 174 : *imperari corpori potest*; 187 *si imperata sunt corpori* : 445; *quæ manu corpori adhibetur*) inepte ad marginem scriptam sustuli, monente Targa. — Præterea notandum est apud Hippocratem, quem hic excerpsit Celsus, φύματα, non ἀποστήματα, reperiri; unde suspicari possis voces *quæ* ἀποστήματα *Græci nominant*, ex glossemate profectas esse. Denique verba *quam* μελαγχολίαν *appellant* hic prorsus inutilia mihi videntur licet apud Hippocratem legamus : τὰ μελαγχολικά.

(*d*) *Tabes, quam Græci* φθίσιν *nominant*; hæc interpretatio inutilis, vox enim *tabes* apud auctores latinos usitatissima; quin etiam falsa, nam apud Celsum ipsum (III, 22) tabes pro genere morbi habetur, cujus φθίσις species est.

(*e*) *Exerceant*, libri omnes, *exercent* scripsi efflagitante sententia.

(*f*) 98, 13 φρένησιν Targa — φρενῖτιν ex Hippocrate ceterisque auctoribus græcis revocavi, *phrenesin* Latini vertunt (videsis ex. gr. Senec. *De ira* I, 13) unde colligere licet librarios, non Celsum, hanc vocem litteris græcis scripsisse.

Cap. II. — (*a*) *Emacuit*, Targa *emacruit* ex plerisque codd. et edd. antiquis vulgavi, item p. 74.

Cap. III. — (*a*) *Sternumentum*, Targa et ego. « Codd. Med I, Vat. VIII hic et alibi habent *sternumentum*, alicubi *sternutamentum*; sed syllaba *ta* eadem manu, aut certe veteri atramento expuncta fuit » Targa. Ideoque ubi in meo textu, sicut apud Targam ipsum, *sternutamentum* legitur, *sternumentum* reponendum est. — Modo *sternutamentum*, modo *sternumentum* exhibet cod. 7028.

Cap. IV — (*a*) *Longas febres hunc fastidere*, Targa. — Vox *hunc*, me judice, redundat. Item p. 77, ubi Targa legit *is deorsum*, vocem *is* sustuli.

(*b*) *Febres eas*, Targa. — *eas febres* scripsi cum codd. Med. I, Vat. VIII et cum Celso ipso qui sexcenties hac ratione dicendi utitur.

Cap. VII. — (*a*) *Jocinoris* — modo *jecinoris*, modo *jocinoris* exhibent codd. et edd.: scripsi *jecinoris*. Charisio enim (I, p. 48. 20 ed. Keil) si fides habenda est, hæc forma usitatissima videtur; quidam, ait, dicunt : *jocinus, jocinoris.*

(*b. c.*) Vocem *capitis*; item voces *vel hirudo* quæ in codd. et editt. desunt, revocavi ex Hippocrate *Prorrh.* II, 42 et 17. Haud dubie omissæ fuerunt a librario qui archetypum codicem descripsit — cf. quæ notata sunt ad cap. 8, (*b*).

(*d*) *Infra transversum septum fit abscessus* [*quod* διάφραγμα, *Græci vocant*], Targa — « Plerique codd. pro διάφραγμα, στρέβλωσιν exhibent. Ex ea lectionis varietate facile apparet membrum hoc *quod* διάφραγμα *Græci vocant* esse additium « Targa, cui plane assentio. Insuper, saltem me judice, consecutioni verborum repugnet, si post verbum *abscessus* ponatur. Fortasse idem glossema in textum irrepsit proœmio libri I, p. 31; Celsus enim IV, 1, et sæpius alibi *septum transversum* memorans nusquam voce διάφραγμα utitur.

Cap. VIII. — (*a*) *Tormina vetera esse cœperunt*, Targa. — Vocem *vetera* ex margine irrepsisse manifestum est; ubique enim vox *tormina* simpliciter a Celso usurpatur; insuper in vexato hoc loco *vetera* repugnat verbo *cœperunt*.

(*b*) *Si et cibi cupiditas non est*, Targa, qui in notis : « Particula *et* videtur redundare. » — Codd. Med. I, Vat. VIII ita habent : *si cibi et cupiditas non est.* Particula *et* non redundat, ut censet Targa; codd. antiqui vestigia genuinæ lectionis retinuerunt. Vocem *ambulationis* revocavi ex Hipp. *Prorrh*. II, 23, unde hic locus desumptus est. Ibi enim legitur : ἐσθίειν τε ἀδύνατοι γίνονται οἱ ἄνθρωποι καὶ τῇσι περιόδοισι χρῆσθαι. Cf. quæ notata sunt ad lib. II, cap. 8 (*b-c*).

Cap. x. — (*a*) *Adverso*, Targa. — *Averso* reposui ex codd. quod sensui optime congruit; nec capio quomodo Targa dicere potuerit hanc lectionem esse mendosam.

Cap. xi. — (*a*) *In morbis longis..... quamvis jam et iis spatium aliquod accessit, in acutis quoque quibusdam si et levari corpus debet*, Targa. — Hic locus miro modo a librariis depravatus est; quid enim sibi voluit Celsus dicendo : *in morbis longis... quamvis jam et iis spatium aliquod accessit?* Emendatio manifesta omnes fugit editores, quod sciam : omnia bene habent si verba transponuntur; ideoque particula *et* minime redundat, ut Targa arbitratus est.

Cap. xii. — (*a*) *Vel malva decocta sit* (*si, reprimendi causa, ex verbenis*), Targa. — « Hoc membrum (*si... verbenis*) insititium esse puto, et quia mutatur constructio, et quia agitur de alvo ducenda..... ita ut reprimentia locum hic habere non possint. » Targa, cui plane assentio; itaque hoc membrum sustuli. Notandum est præterea cum Morgagnio in cod. Foroliv. supra vocem *leni* scriptum esse *leniendi causa.*

Cap. xiv. — (*a*) *Si minus*, Targa, cum codd. Med. I et Vat. VIII, — *minus* ceteri codd. et edd.; *sin minus* legi cum Lind. cf. ex. gr. p. 363, 396.

(*b*) *Potest ducenties* (*esse faciendum*), Targa. — Ex contextu manifestum membrum *esse faciendum* ineptum esse glossema.

Cap. xv. — (*a*) *Vel in alto* (*mari navi*), Targa. — Quis non videt voces *mari navi* ineptam esse adnotationem margini adscriptam? Nec volui sane *mari* cum Krausio retinere; Celsus enim (cap. 18) more Latinorum *alto* pro nomine utitur.

Cap. xvi. — (*a*) *Sint*, Targa. — S. Vat. VIII, *sunt* Med. I, eaque vera est lectio, cf. quæ supra posui Procem. lib. I, (*c*).

Cap. xvii. — (*a*) Et alibi *murtetum*, non *myrtetum* cum libris optimis dedi. Item *myrrha*, non *mirrha* ut sæpius Targa.

(*b*) *Si ex sunt lentæ levesque jamdiu male habent*, Targa. — *Lenes* Med. I, Vat. VIII, *lienes* ceteri. Lubenter hic sequeremur lectionem codd. deteriorum, nisi male quadrare videretur cum iis quæ leguntur IV, 16, init. Verisimilius igitur habemus *lentæ* esse glossema vocis *lenes*, legendumque esse *si ex sunt lenes et jamdiu male habent.*

Cap. xviii. — (*a*) *Vel quæ radicula* (*specialiter*) *appellatur*, Targa. — Vox *specialiter* Celso inusitata, ex margine in textum migravit. Vocem *radicula* κατ' ἐξοχὴν sæpius usurpat Celsus, p. 50, 126, 134. Præterea notandum est in cod. 7028 hoc glossema sic exhiberi : *pastinaca vel specialiter radicula.*

(*b*) Grandiores (*Aves*), Targa. — Vocem *aves* glossema esse quis dubitet?

(*c*) *Gravissimi sunt ex quibus*, Targa. — Vocem *ii* quæ ab omnibus codd. abest inserui, monente ipso Targa; scripserunt enim oscitanter librarii *deinde ii* (l. 21) in codd. Vat. VIII et Med. I, et 7028 (*hi*); ibique redundat.

(*d*) P. 130, 131; 440 : primo loco *lactens* Targa, alii *lactans*, præter cod. 7028 in quo legitur *lactens;* secundo vero et tertio loco *lactantia* Targa; *lactentia* Med. I et Vat. VIII secundo loco, *lactantia* vero tertio, quarto *lactens* Targa, *lactans* Med. I, Vat. VIII, 7028. Si revera *lactens* significat qui lac sugit, *lactans* autem qui lac continet aut præbet, Targa recte lectionem codd. emendavit, et in meum textum

p. 440 *lactens* reponi debet. Non negandum tamen apud optimos auctores, saltem quales hodie typis exarati sunt, utroque sensu modo legi *lactans*, modo *lactens*. Verum, ni fallor, nondum tam accurate excussi sunt codd. mss., ut certum de his rebus judicium ferri queat. Arbitror itaque majorem fidem esse habendam antiquis grammaticis; sic in vetustissimo glossario S. Germ. Paris. legitur *lactans* id est *qui lac præbet, lactens cui lac præbetur*, cf. Fl. Caprum *De orthogr.* p. 2242.

CAP. XIX. — (*a*) *Quas εὐχύλους vel κακοχύλους Græci vocant*, Targa cum plerisque codd. et edd. — Εὐχύμους et κακοχύμους reposui auctoritate Galeni. Vid. Orib. T. I, p. 567 adn. paginæ 32, 2. Ceteroquin hoc membrum, Targa ipso judice, pro glossemate potest haberi.

CAP. XX. — (*a*) *Malva cucumis cucurbita.* — Vox *cucumis* ut Targa ipse animadvertit delenda est. Celsus enim *cucumerem* inter cibos mali succi recenset (p. 126) idque recte, ut apparet ex Orib. III, 16; T. I, p. 220, 3. Verisimile est *cucumis* glossema ineptum esse vocis insequentis *cucurbita*. Eaque conjectura firmatur cod. 7028 ubi non *cucumis* sed *cucumeris* prima manu scriptum, secunda deletum est.

CAP. XXIV. — (*a*). *Vel punicum; Absinthium, murices purpuræ cochleæ... pectines, murices, turtures, nuclei pinei*, Med. I, Vat. VIII, 7028 qui *pinei* omittit. Lectionem Targæ nec non ceter. edd. recepi. Opinor autem in optimorum nostrorum codd. prototypo inter *punicum* et *uvæ* nihil intersertum fuisse, post *pectines* vero hunc codicem exhibuisse *murices, turtures, nuclei*. Ad hanc lectionem vitiosam emendandam margini adscripsit nescio quis, *murices, purpuræ cochleæ*. Qui vero primus hunc codicem exscripsit lectionem vitiosam loco suo reliquit, emendatam vero alieno loco in textum translulit. Vox *pinei* quæ cod. 7028 deest profecta est a quodam sciolo non intelligenti vocem *nuclei* vel *noclei* nihil aliud esse nisi vocem *cochleæ* corruptam, quippe quæ idem fere sonet.

(*b*) *Cibi, potionesque vel frigidæ vel ferventes; absinthium*, Targa. — Vocem *cibi* vade mihi suspectam in *cybium* mutavi. Apud Xenocratem (cf. Orib. II, 58; t. I, p. 255, 7) legitur: Κύβιον πηλαμὺς μετὰ τὰς τεσσαράκοντα ἡμέρας ἀπὸ Πόντου ἐπὶ Μαιῶτιν λίμνην ὑποστρέφουσα εὔστομος, εὔχυμος. cf. Festus voce *Cybium*. Quid autem sibi voluit Celsus dicens: *cibi frigidi vel ferventes?* — Vocem *absinthium* expungere jubet Targa, cui non possum plane assentire. Quum optimi codd. eam post *punicum*, recentiores vero ad calcem capitis exhibeant, fieri potest ut in cod. archetypo margini adscriptum fuerit hujus herbæ nomen, quod librarii deinde alii huc, alii illuc in textum transtulerunt. Notandum tamen Oribasii caput (III, 19), quo eodem modo res stomacho idoneas recenset, terminari verbis: ὡς ἐν φαρμάκοις ἀψίνθιον.

CAP. XXV. — (*a*) *Vel ex hordeo* (*oleum*) *radices*, Targa. — *Oleum* aut glossema est vocis *pinguia*, aut lectio depravata vocis *olerum;* deest saltem in cod. Vat. VIII; *oleo* autem scribitur in 7028.

CAP. XXVI. — (*a*) *Conchiliis*, Targa. — *Conchyliis* scripsi ut Græci sermonis leges tenerem.

CAP. XXX. — (*a*)* *Grus, omnes aves quæ magis currunt*, Targa. — *Grues*, Vat. VIII, 7028 (in eo legitur *grues, omnesque aves quæ*, etc.); *graves* Med. I. Ea lectio, quæ non est spernenda, Aristotelis auctoritate firmari videtur. Cf. Meyer *Arist. Thierkunde*, p. 295. Attamen grus a Celso (II, 18, p. 120) recensetur inter grandes aves *quæ sunt generis valentissimi in quo plurimum alimenti est*. Denuo hunc locum perlustrans legendum esse censeo cum cod. 7028 *grues, omnesque aves*, etc.

(*b*) *Quam in* (*caseo*) *transmarino*, Targa cum plerisque codd. et edd. — *Quam in eo transmarino* Med. I, Vat. VIII, 7028. *Caseo* glossema est, itemque *eo*, ut Targa ipse notat.

CAP. XXXI. — (*a*) *Nuclei pinei et quæ tertio libro ydropi enumerantur titulo XV* (in edd. cap. 21), Med. I, Vat. VIII, 7028. Verba *et quæ* etc. nil nisi adnotatio margini adscripta, ut Targa ipse animadvertit, cf. quæ notata sunt ad pag. 275, cap. 8 (*a*).

CAP. XXXIII. — (*a*) *Constant..... opitulantur*, Targa. — *Constent..... opitulentur* scripsi cum codd. Med. I, Vat. VIII, 7028.

(*b*) *Herba muralis*, *παρθένιον vel περδίκιον appellant*, Targa. — Lectionem quam recepi, etiamsi repugnante Morgagnio, firmare mihi videtur Plinius. Apud hunc enim auctorem legitur : « Parthenium alii leucanthes, alii amaracum vocant, Celsus apud nos *perdicium* et muralem. » (XXI, 30, 104, ed. Sillig.)

(*c*) * *Git*, Targa. — Scripsi modo *git* modo *gith*; sed perperam ut apparet ex Plinio (XIX, 7; 167) ubi vide Sillig. cf. etiam Charision, p. 131, 7 sqq. ed. Keil. In vetustissimo glossario S. Germ. nº 12 *git* reperitur.

LIBER III.

CAP. II. — (*a*) *Si paulo graviora* (*facile*), Targa. — Verba *facile sit* glossema quod expunxi; membrum enim : *si paulo graviora* pendet a : *satis sit*.

CAP. III. — (*a*) *Aut nihil remittunt* (*sed continent*), Targa. — *Sed continent* alicujus scioli adnotatio marginalis est, Targa ipso judice.

CAP. IV. — (*a*) *Neque imbecillitatem fame prodat*, Targa, qui vocem *imbecillitatem* deleri, et *perdat* pro *prodat* legi jubet. — Ego vero lectionem codd. retinui; neque verbum *prodat*, neque vox *imbecillitas* hic repetita sermoni Celsiano repugnare mihi videntur.

(*b*) (*Adeo ut Hippocrates..... sit solitus*). — Enarratio margini adscripta quæ in textum migravit. In codd. vero et in edd. inserta fuit post verbum *darent*, ubi satis male cum prægressis cohæret; saltem post *nominabant*, Targa ipso docente, transferenda, vel potius, me judice, omnino expellenda est.

CAP. V. — (*a*) *Remissio est* (*ægro*), Targa. — Vox *ægro* (*ægris* nonnullæ edd.) glossema est. Codd. Med I, Vat. VIII habent : *remissior est æger*. Unde fluxerit varietas lectionis facile intelligi potest.

CAP. VI. — (*a*) *Qua* (*male* — *mole* Lind.) *plerique ægros in ipsa febris impetu* (*potissimeque ubi febris ardens est*) *male habent*; Targa — Verba uncis inclusa e margine in textum migrarunt. Vocis *male* iteratio hanc opinionem firmat.

CAP. VII. — (*a*) * *Non defectio, non dejectio, non profluvium alvi fuit*, Med. I, Vat. VIII; *non dejectio, non profluvium alvi fuit* ceteri codd., editionesque et Targa, qui verba *non profluvium* expellenda esse censet. In cod. archetypo scriptum erat ni fallor *defectio*, idque seu a primo, seu ab altero librario in vocem *dejectio* mutatum est. Postea hæc vox *defectio* in textum juxta alteram *dejectio*, quæ non erasa erat, recepta est. Insuper *profluvium alvi* adscriptum videtur ad interpretandam vocem *dejectio*. — Nonne *defectio* (videl. *animi*) hic aptior esset quam *dejectio*?

CAP. VIII. — (*a*) *Decessionesque* (*ut aliud morbi genus videri possit*), Targa. — Verba *ut...... possit*, glossema est suo loco motum; pertinent enim ad ea quæ leguntur: *ut quod idem est non idem esse videatur*.

Cap. x. — (*a*) *Pitacia*, Targa. — *Pittacia* edidi; græce enim πιττάκιον scribitur.

Cap. xi. — (*a*) * *Fœtoremque quemdam oris quem ὄζην Græci vocant*, omnes. « Verba hæc ab aliquo sciolo addita videntur. Mulierculæ aiunt ex pravo quodam odore quem aliquis ab ore efflat se noscere hominem febricitare, » Targa idque recte; præterea notandum est, si fides habenda *Thesauro linguæ gr.*, hanc vocem ὄζην nusquam alibi reperiri; saltem scribendum erat ὄζαινα. ὄζαινα autem non oris sed nasi apud auctores Græcos fœtorem designat, unde patet membrum : *quod genus Græci ὄζαιναν appellant* tollendum etiam cap. 8, lib. VI, p. 431; cf. VII, 11, p. 500, ubi hæc vox recte usurpatur.

(*b*) *Quotidie* (*parum*) *cibum dandum*, Targa. — Vox *parum* inepte addita est; Celsus enim præcepit non qui modus cibi, sed quo die dandus; insuper nusquam dixit *cibum parvum* sed *exiguum*. — cf. tamen quæ notata sunt ad p. 241, lib. IV, 14 (*a*).

Cap. xiv. — (*a*) *Ut hoc* (*ipso*) *ordine*, Targa. — Vox *ipso* tollenda est; ordo enim non antecedentia sed sequentia spectat.

(*b*) *Postero die* (*qui vacat*), Targa, Med. I, Vat. VIII. — Voces uncis inclusæ certo spuriæ sunt; quis enim non intelligit in tertiana, quæ ex toto intermittit, alterum diem esse integrum? Ceteroquin cf. III, 3. Ceteri codd. verbis *qui vacat* substituerunt *quo cibo vacat*, ut probabilior inde sensus emergeret.

Cap. xv. — (*a*) *Subsistendum*, Targa. — *Sistendum* e codd. Med. I et Vat. VIII revocavi.

Cap. xviii. — (*a*) Post verbum *inducunt* in omnibus et codd. et edd. legitur : *Hoc nomen* (videl. *sycamini lacryma*) *apud medicos reperio; sed cum Græci morum συκάμινον appellent, mori nulla lacryma est. Sic vero significatur lacryma arboris in Ægypto nascentis, quam ibi μοροσυκον appellant. Plurimi decoctis papaveris corticibus, ex ea aqua spongia os et caput fovent.* — Nullus quod sciam editor animadvertit hæc verba nil nisi scholion esse, miro modo contextum depravans. cf. p. 417, lib. VI, § 31 (*t*).

(*b*) *Quod genus insanientium specie simile, similique victus genere curandum est*, Constant., Lind., Targa, — ..... *specie similique*..... libri antiqui omnes. Locus hic a librariis certo depravatus est; si codicum lectio servatur, sensus non constat. Si legitur *specie simili*, vox *species* pro medicamento a Celso usurparetur, sed nusquam alibi, quod sciam, hoc sensu occurrit; si autem *genus*..... *simile* legamus, minus elegans dicendi ratio videtur. Fortasse, ut Targa censet, vox *insanientium* vel tollenda (cf III, 12, et IV, 12) vel mutanda in *insaniæ*, ideoque legere maluerim : *quod genus insaniæ simili victus genere curandum est*, voces *specie simile* seu *simili*, et particalam *que* pro glossematibus habens.

Cap. xx. — (*a*) *Quodlibet aliud* (*hæc enim cum comburentur odorem fœdum movent*), Targa. — Membrum uncis inclusum glossema videtur loco suo motum; pertinet enim ad verba *galbanum*..... *pilos*..... *cornu cervinum*.

Cap. xxi. — (*a*) * Verba ὕδρωπα *Græci vocant*, si locum quem tenent spectas, glossema videntur.

(*b*) *Sudationes sunt* (*quales super Baias in murtetis habemus*), Targa. — Hæc verba *quales*..... *habemus*, ut docet Targa, ab aliquo enarratore ex cap. 17 libri II margini adscripta fuerunt, et inde in contextum irrepserunt.

(*c*) * *Lactucæ marinæ quæ grandis juxta mare nascitur*. Non dubito quin verba : *quæ*... *nascitur* addititia sint; ideoque tollenda esse judico (cf. Plinius XXVI, 8, 39). Targa dubitat an Celsi hæc verba sint necne.

Cap. xxii. — (*a*) *Præcipueque* (*vel ex prima — ex pruna*, Med. I, Vat. VIII; 7028) *cerebellum*, Targa. — Verba *vel ex prima* seu *pruna* scholion sunt loco suo motum; pertinere enim videntur ad voces : *ex media*. Morgagnius putat sub mendo latere nomen cujusdam animalis; idque sane suspicari possis.

(*b*) * *Quas ὠμοπλάτας Græci vocant*. Dubito an hæc verba quæ prorsus hic inutilia videntur, sint Celsi necne. De græcismo autem *quas* quæ notavi ad p. 292, lib. V, 18, § 28.

(*c*) *Et mellis pars altera* (*præcipua tamen ex his omnibus sunt victus, vehiculum et navis et sorbitio*), Targa. — Omnia verba uncis inclusa inepta, ut Targa ipse docet, ineptius etiam e margine in textum migrarunt. Præterea notandum est vocem *vehiculum* (de quo Celsus nullam fecerat mentionem) desiderari in codd. Med. I et Vat. VIII. Haut dubie hoc scholion, loco suo motum, pertinet ad verba : *adjicere debet exercitationes*, etc.

Cap. xxiv. — (*a*) *Utique*, Targa cum Lind. — *Ubique* reposui ex codd. et edd., licet fere eodem textu sæpius *utique* a Celso usurpetur, ex. gr. p. 185, 197, 247, 348, 404, 553.

(*b*) *Imposita*, Targa. — *Superimposita* ex codd. Med. I, Vat. VIII revocavi.

Cap. xxvi. — (*a*) * Verba *ἀποπληξίαν hunc Græci vocant*, certo e glossemate profecta sunt, Hippocrates enim unde locus iste descriptus est voce *βλητὸς* utitur.

Cap. xxvii. — (*a*) *Digerunt ut dissipetur*, Targa. — *Digerunt, dissipetur*, Med. I, Vat. VIII, *digerunt ut dissipentur*, alii. Ideoque *digerunt, dissipentur* (videl. *suppurationes*) scripsi; conjunctio *ut* a qua pendet verbum *dissipentur* e particula *ne* petenda.

(*b*) *Abellanæ*, Targa. — Cum codd. Med. I, Vat. VIII *avellanæ* scripsi.

LIBER IV.

Cap. ii. — (*a*) * *Quam κεφαλαίαν Græci vocant*, omnes. Hæc verba ex glossemate addita videntur; Galenus enim ceterique auctores κεφαλαλγίαν, non κεφαλαίαν morbum hic a Celso indicatum nominant.

Cap. iii. — (*a*) *Os cum motu quodam pervertitur* (*ideoque nihil aliud est quam distentio oris*), Targa. — Membrum uncis inclusum nihil aliud est quam scholion margini adscriptum ad interpretandum : *os cum motu* etc. Insuper, ut Targa ipse animadvertit, *distorsio*, non autem *distentio oris* Celsus scripsisset.

(*b*) *Calida* (*vel*) *marina*, libri omnes et manu scripti et typis exarati. Particulam *vel* expunxi, monente Targa. cf. III, 27, p. 205, 9; IV, 2, p. 215.

Cap. vii. — (*a*) *Circa*, Targa. — *Citra* scripsi cum codd. Med. I, Vat. VIII, 7028, et fere omnibus aliis; sensus idem manet si lectio antiqua servatur.

Cap. viii. — (*a*) * *Vulpinum..... pulmonem..... sed sine ferro coctum*, Targa cum omnibus libris et ego; — ..... *tamen sine ferro coctum*, 7028. Plinius (XXVIII, 197, ed. Sillig.) scribit : « Jocur quoque volpinum aut pulmo in vino nigro..... laxat meatus spirandi. » Cf. Sextus Placitus, cap. 3 § 5. Quid autem Celsus sibi voluit dicens *sed sine ferro coctum?* ex Marcello Empirico intelligere licet. Apud hunc enim auctorem (cap. 17) legitur : « Profuit multis ad suspirium, vel dyspnœam depellendam pulmo vulpis, vel jecur *in olla fictili* exustum, atque ad cinerem redactum. » Itaque signum interrogandi post *ferro* positum dele.

Cap. xii. — (a) *Sumbruinarum*. Targa cum fere omnibus codd.; — *Simbruinarum* scripsi; cf. Tacit. *Annal.* XI, 13 et XIV, 22.

Cap. xiii. — (a) (*Et*) *initium*, Targa. — Particula *et* redundare videtur, ut Targa notat.

(b) * *Verba* πλευριτικός — περιπνευμονικόν — ἡπατικόν mutanda sunt, ni fallor, in πλευρῖτις — περιπνευμονίαν — ἡπατῖτιν.

(c) * *Danda sint ex ratione (vel adjectæ vel) levatæ febris apparebit... cum eo tamen*, Targa. — Vox *adjectæ* hic monstrum est, ut jam monuit Lindenius qui *adauctæ* legere jubet; sed nec *adjectæ* nec *adauctæ* retinere volui. Quum enim Celsus dicat, quibus temporibus cibi dandi sint, ex ratione levatæ febris apparere, eosque in maxima remissione dandos esse jubeat, inepte interjiceret seu *vel adjectæ* seu *vel adauctæ*. Præterea notandum est voces *vel adjectæ vel* in cod. 7028 desiderari, in eo enim legitur : *danda sint usque dum levatæ febris apparebit cum eo tamen ut*, omissis verbis *sic ut..... dentur;* quæ ex glossemate explicandi causa addita videntur.

Cap. xiv. — (a) * *Purum aerem*, Targa et ego. — Hoc autem loco denuo perlustrato vox *parvum*, quam exhibent codd. Med. I, Vat. VIII et 7028, nunc anteponenda mihi videtur. cf. tamen quæ notata sunt ad lib. III, 11 (b).

Cap. xvi. — (a) * Scribendum est *intubique ex eodem, betæ ex sinapi, asparagus, etc.* cf. Plin. XIX, 133, ubi legitur : « ... ut lenitas (betæ) excitetur acrimonia sinapis. »

(b) *Fit ex unguento et palmulis* (*quod* μυροβάλανον *Græci vocant*), Targa. — Quæ verba uncis inclusa sunt vel reliquis glossematibus ineptiora, ut Targa ipse docuit.

Cap. xviii. — (a) * Verba : *Ergo eo nomine morbum hunc* χολέραν *Græci nominarunt*, sunt mihi valde suspecta. χολέρα enim non a χολή sed a χολάς provenit (cf. Alex. Trall. VII, 14 et Orib. t. II, p. 836); temporibus tantummodo vel recentibus vel recentissimis voce χολέρα seu pro bile, seu pro bilis effusione usi sunt.

(b) *Ob omni*, Targa, haud dubie typothetarum σφάλματι. Scripsi *ab omni* cum codd. et edd.

(c) * *Paulatim se cibo reficere somno quisquis facile acquiescit* (*acquiescere*, 7028) *itemque lassitudine et frigore*, omnes libri antiqui et Targa, qui notat aliqua deesse post verbum *acquiescit*. Nec sensus ex his verbis elici potest, nec ordo verborum constat. In margine Constant. legitur... *somnoque qui facilis acquiescit, vitataque lassitudine et frigore*. Apud Lind. autem : *somnoque quisquis facile adquiescit, vitatque lassitudinem et frigora*. Apud Philumenum (Aëtius IX, 12, p. 450, c. ed. Steph.) reperitur : *somnus procurandus et quies omni modo*. Nonne verba *somno..... acquiescit* glossema sunt pertinens ad : *dormire oportet*, et *itemque lassitudine et frigore* transferri debent post verbum *abstinere?*

Cap. xix. — (a) *Vinum (vel aquam) bibere*, Targa. — Duæ voces *vel aquam* tollendæ sunt. Celsus enim jubet pluvialem aquam decoctam potui dari, altero vero die vinum.

Cap. xx. — (a) *Et sive frigus subit*, Targa. — *Et sive quum* (*cum* codd.) ex libris antiquis revocavi.

Cap. xxii. — (a) * Verba δυσεντερία *Græce vocatur*, ex glossemate profecta esse videntur; supra enim jam sæpius (cf. ex. gr. p. 67, 87, 96, 254, 256) vocem *tormina* adhibuit Celsus, nulla interpretatione addita. Nec minus Cato (*R. R.* 156, 5; 157, 9) eodem sensu hoc vocabulo usus est. Notandum præterea nullam interpretationem adhibitam fuisse cap. 23 hujus libri, ubi, de levitate intestinorum agitur.

(b) *Vel ex dura muria edisse* (*cibos potionesque eas quæ astringunt alvum*), Targa. — Membrum uncis inclusum nil nisi scholion loco suo motum; pertinet enim ad sequentia.

(c) *Quæ supra comprehensa sunt.* (*Valensque est etiam adversus cancerem intestinorum minii gleba cum salis hemina contrita, si mixta his aqua in alvum datur*), Targa — Adnotatio margini adscripta, ut Targa ipse notat; nec meminit enarrator Celsum non *cancerem* sed ubique *cancrum* scripsisse.

CAP. XXIV. — (a) * *Duas potiones sumat; at aquæ, vel muriæ duræ sit adjecta*, Targa cum plerisque codd. — *Duas potiones sumat aut aquæ vel muriæ duræ sic adjectæ*, Med. I et antiq. cdd. Legere jubet Targa : *duas potiones sumat aquæ cui sal vel tertia pars muriæ duræ sit adjecta* (videl. *ad purgandam*). Emendatio, me judice, minime apta; hoc enim membrum *At aquæ*, etc. mihi videtur respondere ad ea quæ leguntur p. 267. Fortasse addendum erat *marinæ* post *aquæ*.

CAP. XXV. — (a) *In torminibus*, Targa cum Constantino qui docet Celsum alibi eodem modo loqui, ex. gr. IV, 12, p. 234 (*in faucibus*); VII, 33. p. 558 (*in vulneribus*). *In tormina* libri antiqui, quæ lectio servari potest; sermoni enim Celsiano non repugnat.

CAP. XXVI. — (a) *Pira tarentina..... mala scandiana myrapia*, codd. et Targa qui legere jubet : *pira tarentina..... vel myrapia, mala scandiana.* Ego malui ordinem verborum non mutare et (*pira*) *myrapia* scribere.

(b) *Vel rubi decocti sint* (*potata*), Targa. — Vox *potata* inepte sensum turbat. Notandum etiam, Targa ipso monente, Celsum *potus*, vel *epotus*, sed nusquam *potatus* scribere.

CAP. XXVII. — (a) *Si parum* (*est*) et ibid. p. 261, *fine ex rosa* (*fiet*), Targa. — Voces *est* et *fiet*, hic sermoni Celsiano repugnantes, tollendæ sunt.

CAP. XXVIII. — (a) *Comprimentibus*, codd. «Malim *reprimentibus* (cf. III, 18, p. 177, IV, 31, p. 268), sed cum Celsus cap. 22 hujus libri scripserit : « subluere aqua calida in qua decoctæ verbenæ sint » hic vox *comprimentibus* (vel *reprimentibus*) videri potest ex glossemate addita, » Targa, qui et *reprimentibus* et *comprimentibus* tolli jubet, quia, ni fallor, verbenam peculiarem stirpis speciem habet; sed perperam.

CAP. XXXI. — (a) Verba : *quæ in podagris chiragrisve esse consuerunt*, Targa suspecta habet. Vid. tamen lib. I, 9, p. 59, et quæ ibi notantur; II, 8, p. 91.

(b) *Lapis asius*, Targa; *lapis assius* scripsi. Græco enim sermone dicitur ἄσσιος (ἐν ἀσσῷ γεννώμενος) λίθος. cf. Diosc. V, 141; Gal. *Simpl. med. facult.* IX, 11, § 9, t. XII, p. 202.

CAP. XXXII. — (a) *Negotiosa cogitatione* (*vel actione*), Targa et plerique codd. — *Negotiosa actione*, Med. I. *Vel actione* glossema mihi videtur quod in Med. I textum genuinum expulit. Quid enim sibi voluisset Celsus dicens *actio negotiosa in ambulando? Negotiosa cogitatio* solum, Targa ipso judice, ferri potest.

LIBER V.

CAP. V. — (a) *Auripigmentum, quod* ἀρσενικόν *a Græcis nominatur* (*huic autem et sandarachæ in omnia eadem vis, sed validior est*) ..... *bdellium* (*quod in omnia idem quod ammoniacum potest, sed valentius*) ..... *coagulum...*

leporinum (*cui eadem quæ ceteris coagulis facultas, sed utique validior est*), Targa. — Tria membra uncis inclusa eamdem speciem eamdemque originem habent, et ordinem quo medicamenta simpliciter enumerantur, miro modo turbant; ideoque pro adulterinis habenda sunt. Ceteroquin vide quæ Targa ibi notavit, p. 216. — Præterea voces *quod* ἀστικόν, etc. addititiæ videntur; cf. p. 272, ubi rectius has voces Celsus scripsit.

Cap. vi. — (*a-b*) * *Resina*, Targa et ego. Hæc vox delenda est, vel quia alieno loco inter semina inseritur, vel quia supra jam resinæ speciem memoravit Celsus. — Saltem legendum est *resina arida*, quum superius legatur *resina terebenthina humida*. — Item vox *fel* vel eradenda, quum de felle taurino loquatur, vel mutanda est in *sal*, ut legitur apud Constantinum. — Denique voces (*oleumque earum*) post *nuces amaræ* positas recipere nolui, quum jam superius *oleum ex amaris nucibus* Celsus scripserit.

Cap. vii. — (*a*) *Eruca*, Targa. — *Cicuta*, libri omnes quos sequor. Si enim cicutæ semen rodit (vid. p. 278), cur non exedere potest? Atqui cicutæ semina inter ea quæ molliunt a Celso adnumerantur (cap. 15), Celsus autem ipse scribit II, 33, « *quæ calefaciunt et digerunt, emolliunt.* » Cf. Diosc. IV, 79; Plinius XXV, 151 sqq.

(*b*) *Calx* (*acetum*), Targa. — *Acetum* infra ponitur post *vinum*, idque aptius, ut Targa censet. Fortasse hæc vox, seu post *calx*, seu post *vinum* posita, glossema est.

(*c*) * *Quæ* τιθύμαλλος *a Græcis nominatur*, Targa. — Glossema ineptum lactucæ marinæ, quæ herba, nisi fallor, græce vocatur : φῦκος θαλάσσιον. Cf. II, 12, 1, p. 107; III, 21, p. 191; V, 18, 13, p. 286, ubi nulla fit mentio Græcorum; ideoque hæ voces tollendæ sunt, Targa ipso monente.

Cap. viii. — (*a*) * *Lac utrumque* (videl. lac caprifici, et lactucæ marinæ) *quod proximo capite supra comprehensum est*, Targa. — Verba literis inclinatis exarata, quæ nullus editor, quod sciam, obelo notavit, mihi valde suspecta sunt; nusquam enim video Celsum in capita, sed in volumina (sc. *libros*, ex. gr. cf. p. 463) opus suum divisisse. Semper hac dicendi ratione utitur : *quæ supra posui*, seu *proposui*, seu denique *scripta sunt*. Saltem verba *proximo capite* delenda sunt; cf. quæ notata sunt ad p. 133, lib. II, 31 (*a*), ubi de glossemate recte judicavit Targa idque omnino expulit.

Cap. xiv. — (*a*) * *Ochra attice mel asteriæ*, Targa qui *mel erythace* conjecit cum Cæsario..... *vel astyrice* seu *astirice*, codd..... *vel asteracæ*, edd. antiquæ; *vel asterica*, Manutianæ. Hoc loco denuo perlustrato nec Targæ conjecturam nec textum Cæsarii servandum esse censeo. Equidem puto nomen regionis unde altera ochræ species petita est, sub mendo *astyrice* latere; præterea legendum est *ochra attica* (item, p. 288, § 19, *ochra quæ attica nominatur.* — Cf. Plinium).

Cap. xv.— (*a*) * σκωρίαν μολύβδου *Græci vocant*. Nonne hæc verba ex glossemate? Eadem reperiuntur, p. 305, § 26, ibique a Targa obelo notantur.

Cap. xvii. — (*a*) *In sex partes* (*id est sextantes*), *ut idem in sextante denarii habeam*, Targa cum Lind. — *In sex partes, id est sex uncias ut idem in uncia denarii habeam* inepte codd. et fere omnes edd. Haud dubie in cod. archetypo scriptum erat sicut edidi; interpres quidam contra vocem *sextantem, in sex partes*, margini adscripsit, alius autem ineptius : *in sex uncias* — utraque interpretatio in textum irrepsit, veramque lectionem expulit. Insuper vid. p. 302, § 19.

(*b*) Dubito an sint Celsi verba *quos* τροχίσχους *Græci vocant*, necne. Vox enim *pastillus* sæpe apud auctores Latinos Celso antiquiores eo sensu reperitur.

Cap. xviii. — (*a*) *Ut in hydropico et in lateris dolore*, Targa. Duæ voces *in hydropico*, licet alibi (ex. gr. VII, 15, p. 310) Celsus voce *hydr opicus* utatur, Targæ suspectæ sunt; quæ enim sequuntur omnia morborum sunt nomina, non ægrotorum.

(*b*) *Et lieni (abscessibus et strumæ, parotidibus, articulis calcibus quoque suppurantibus aut aliter dolentibus, etiam concoctioni ventris)*, Targa. — Omnia verba uncis inclusa inepta sunt, ut Targa ipse notat, atque præterea Celsiano sermoni repugnant. Ubicumque enim eadem medicamenta composita Celsus exhibet ac Galenus, omittere solet prolixas ἐπαγγελίας, quæ sæpius apud hunc auctorem descriptiones eorum inchoant.

(*c*) * Sycamini (*quam alias sycomorum vocant*), Targa. — Verba uncis seclusa mihi æque ac Targæ suspecta sunt, et quia desunt etiam apud Galenum loco in textu laudato, et quia interpretatio minus recta videtur.

(*d*) *Crocomagmatis* (*quod quasi recrementum ejus est*), Targa. — Verba uncis inclusa addititia esse videntur, ut Targa ipse probavit.

(*e*) * *Quod ἄπυρον Græci vocant*, Targa.—Hæc verba ex glossemate addita mihi videntur, et quia prorsus inutilia, et quia in cod. 7028 desiderantur. Præterea notandum est hunc codicem aliam ac ceteros eamque aptiorem hujus capituli divisionem exhibere. Post verba : *sulphuris ignem non experti* legitur : *pares portiones. Hoc autem quod Niconis est : fæcis aridæ aceti..... salis ammoniaci cardamomi* (vox *sinapis* deest apud Galenum) ..... *contunduntur.* Revera apud Galenum loco in textu laud. (t. XIII, p. 343-344) duæ medicamenti compositiones inveniuntur quæ divisioni cod. 7028 apprime respondent : ideo vox *resinæ* quam abundare Targa putabat, recte se habet. Lindenius eamdem hujus capituli divisionem habet, sed unde eam petierit, ignoratur. Cf. quæ notata sunt ad p. 437 (*a*).

(*f*) Verba *Expeditius..... portiones* cod. 7028 omittit ibique legitur : *Alia* (aliud) *in quo* etc,, idque fortasse recte. Vix dubium certe quin sub lectione corrupta *seminis* vel *semini*, ut habent codd., lateat nomen animalis cujus stercus ceteris medicamentis simplicibus addere jubet Celsus.

(*g*) *Orientia tubercula* [*quæ φύματα vocantur*], Targa. — Voces *quæ φύματα vocantur* tollendæ sunt, ut Targa ipse docet, nam apud Celsum φῦμα est peculiare genus tuberculorum (cf. V, 28, 9 *init.*). Item p. 289, § 20, membrum *quod φῦμα vocatur*, post *tuberculum* et vocem φύματα post *vero* delevi. Obiter notandum est cod. 7028 ut Lind, *carcinomata* non καρκινώδη exhibere.

(*h*) * μηλικηρία (lege μελικηρίας et vide *Thesaur. ling. gr. sub voce*, — cod. *melicera*) [*id est favi, vel φύματα*], Targa. — Legi μελικηρίδες cum Lind., sed perperam; quodsi verum est Celsum tentatum hunc locum in mente habuisse, quum de favis, seu κηρίοις agens (V. 28, § 13, p. 380) scripsit : *aut quæ propric huc pertinentia supra posui*, nec μηλικηρια (seu rectius μελικηρίας) nec μελικηριδες, sed potius κηρία, ut Targa censebat, vulgare libet. Celsus enim κηρία a μελικηρίσι ipse discernit (cf. V, 28, 13 et VII, 6). Præterea monendum est voces *id est favi, vel φύματα* vel inutiles, vel ineptas esse, ut Targa ipse docuit. cf, quæ notantur ad not. (*g*).

(*i*) *Panum*, Targa. — cod. Med. I, 7028, *panem*; cet., *panum* seu *pannum*; p. 372, § 10, *panum*, Targa; *panem*, codd.; p. 466 *in pane*, Targa cum codd. — Ubique *panus* reposui. Cf. Non. Marcellus *sub voce;* Varr. *Ling. lat.* V, 22, p. 108 ed. Spengel; Plinius passim, et ea quæ de hoc verbo disserui in diario *Gaz. médicale*, 1847, p. 43.

(*j*) στοματικά, Targa cum codd. et edd. — ἀναστομωτικά, Lindenio duce, reposui cum Galeno.

(k) * *Ad ossa,* omnes; *Ad spissa*, 7028. Ea lectio non est spernenda : multa enim in hoc cap. medicamenta quæ discutiunt, vel digerunt, vel denique resolvunt, reperiuntur. Quid autem his verbis *ad ossa* simpliciter positis, Celsus sibi voluisse potest ?

(l) Ante voces *ficus aridæ*, in cod. 7028 legitur : *In alios emplastrans*. Fortasse hic nova inchoat præscriptio, ideoque legendum est : *In alio : emplastrum : ficus aridæ*, etc,

(m) * *Quæ ἀγκύλας Græci nominant,* Targa. — Scribendum erat *quos,* vel potius more Græcorum *quas* (cf. ex. gr. p. 197 (*b*), et quæ ibi notavi; — p. 305, § 25; p. 503, § 1, *fine*; *quas* in cod. 7028). Dubium est hæc verba sint Celsi necne. Hoc capitulum sicut et capitula 29 et 22, ni fallor, male habuerunt librarii.

(n) *Cleophantis* loco *Ctesiphontis*, 7028, sed perperam si Galenum (loco in textu laud. t. XIII. p. 936) specto.

Cap. xix. — (a) *ἀλίπαινα*, Targa. — Cum Constantino *alipenæ* ex codd. revocavi. At si fides *Thesauro ling. gr.* habenda est, hæc vox *ἀλίπαινα* nusquam alibi reperitur; *ἀλιπῆ* Galenus, *ἀλίπαντα* Aëtius scribit.

(b) *Aceti sesquicyatho olei minus cyatho*, Targa. — *sesquicyathus* (*-thi*, 7028)..... *cyathum* libri antiqui. Quam edidi vera lectio videtur, Cf. VI. 7, I, p. 423.

(c) [*τεθεραπευμένα Græci appellant quæ*] *curata vocant..... exemptæ sunt* [*ex alio medicamento*], Targa. — Quæ ante *curata* leguntur nexum verborum turbant : ex altero vero glossemate nullus sensus elici potest. Haud dubie in margine scriptum erat ad verba *ex sevo : aut ex alio medicamento*.

(d) *Quæ ipsa quoque ἐπισπαστικά nominantur,* cf. p. 281, § 1.

(e) * *Spuma argenti concoquitur,* omnes. Nonne adnotatio est margini adscripta quæ pertinet ad primam vel ad secundam compositionem hujus capituli et quæ ex § 24 petita est.

(f) * *Sunt etiam alba lenia, λευκά Græci vocant,* Targa. — Alia sunt alba, alia vero lenia emplastra, ut apparet ex Galeno, nec non ex Celso ipso (cf. § 25), Ideoque, me judice, *lenia* profectum a voce *λευκά* litteris latinis scripta, delendum est; membrum autem *λευκά Græci vocant* textui restituendum est.

(g) * *Percandida compositio* [*quæ supra posita est*], Targa. — Tres ultimæ voces, ut ordo ipse verborum indicat, miro modo sensum turbantes, inepte in margine adscriptæ, ineptius in textum translatæ fuerunt.

Cap. xx. — (a) *Illinere*, Targa. — *illinire* scripsi cum codd. et edd.

(b) *Sanguinem* [*vel cancrum*], Targa. — *Vel cancrum* sustuli eo quod nulla hujus vitii fit mentio apud Galenum (loco in textu laud.). — Item p. 314, § 7, voces [*vel ad cancrum*] post *ad ignem sacrum* addititiæ videntur, Targa ipso judice.

Cap. xxi. — (a)' *Hæc tria compositionum genera* [*id est, quæ in maligmatis, pastillis emplastrisque sunt*], Targa. — Membrum uncis inclusum nil est nisi adnotatio in margine adscripta, ut Targa ipse notat.

Cap. xxiii. — (a) *Malobathri,* Targa. — *malabatri*, 7028, *malabathri,* Med. I, Vat. VIII; idque recte, auctore Ch. Lassen (I, p. 281).

(b.-c) * Post vocem *petroselini*, etc. delendum est *trifolii p.*)-(*V.* In codd. enim Med. I, Vat. VIII, 7028, loco *trifolii* legitur *folii*, unde facile conjicias hæc verba loco suo motum glossema esse vocis *malabathri* supra inveniundæ. Ceterum in contextu idem est pondus *malabathri* quod *trifolii*. Item p. 317-318, § 3 haud dubie tollendum est *folii* post *malabathri;* idque nullus editor, quod sciam, animadvertit.

Cap. xxiv. — (a) *Vinum* [*et id quod specialiter sic vocatur*] *et murteum*, Targa. —

Verba uncis inclusa ineptum glossema sunt; Celsus enim non de vino murteo sed de oleo murteo agit, ut Targa ipse notat (cf. V, 22, et VI, 8). Insuper vox *specialiter* apud Celsum inusitata est.

(*b*) *Conficiantur*, Targa; *conjiciantur* revocavi e codd.

Cap. xxv. — (*a*) *Sive lippitudo* [*sive dentes*], Targa — *sive dentes* omittit cod. 7028, idque recte: his enim vocibus ægritudinum enumeratio turbatur; saltem aptius esset si ante *sive coxa* hæ voces traductæ fuissent.

(*b*) *Manipulus* [*qui manu comprendi potest*], Targa. — Quis non videt membrum uncis inclusum glossema esse vocis *manipulus*, ut Targa ipse notat?

(*c*) *Adjecto*, Targa. — *adjectis* e codd. revocavi; item *succo*, codd.; *succi* autem cum Targa legendum est.

Cap. xxvi — (*a*) *In difficili rem esse*, Targa. — *spem* loco *rem* habent Med. I, Vat. VIII, 7028; itaque nil mutandum erat.

(*b*) *Rubens*, Targa. — *rubet* Med. I, Vat. VIII, 7028, quod servandum erat.

(*c*) *Biliosus vomitus*, Targa. — *bilis vomitus* e codd. Med. I, Vat. VIII, 7028 revocavi. Item p. 341, § 26, *vomitus bilis* cod. 7028 exhibet, ubi *vomitus biliosus* ceteri omnes habent. Nonne hic quoque *bilis* loco *biliosus* scribendum erat? cf. tamen p. 84, *initio* ubi libri omnes *vomitus biliosus* habent.

(*d*) *Id redditur cito*, Lind.; idque recte, ni fallor; [*ea*] *redditur cito*, Targa qui *id* vel *ea* (ut habent codd.) abundare censet.

(*e*) * *Percussa*, Targa. — *discissa*, Lind. et ego cf. p. 31, 526, 576; *discussa*, codd., quæ lectio servari poterat.

(*f*) *Sanies* [*est*], Targa qui recte vocem *est* eradi volebat.

(*g*) μελικήρα, Targa. — *melicera*, Med. I; μελικηρία, Ruellius; ceteri *melitera*; idque recte; vocem enim μελικήρα seu μελικηρία quæ nusquam alibi reperitur librarii finxerunt; eaque non recipi debebat in *Thesaurum ling. gr.* Haud dubie Celsus μελιτηρά seu *melitera* scripsit. Cf. quæ notata sunt ad lib. V, 18 (*h*).

(*h*) *Acer*, Targa et ego; *ater*, Med. I, Vat. VIII; omittit 7028; idque fortasse recte si scribitur *ater*, hæc enim vox alicujus scioli glossema esset adversus *sublividus* vel *suppallidus* margini adpositum.

(*i*) *A diversa*, Targa et ego cum codd. Med. I, Vat. VIII, 7028; *adversa* ceteri. Fortasse legendum est *diversæ parti* (cf. II, 11 p. 106).

(*j*) *Abstinere.... a cibo debet*, Targa. — *abstinere.... cibo debet*, Med. I, Vat. VIII, 7028, idque recte; sic legitur apud Livium VIII, 24,18 « *abstinere direptione prædaque.* »

(*k*) *Detergenda*, Targa. — *tergenda*, Med. I, Vat. VIII, 7028, quorum lectio non erat mutanda.

(*l*) *Rubicundum esse* [*ulcus*]; p. 344, § 29, *purum* [*ulcus*], Targa. — utrobique *ulcus* ex glossemate.

(*m*) *Pericula*, Targa. — *periculosa*, Med. I, Vat. VIII, 7028, eamque lectionem retinendam censui.

(*n*) * *Accedit*, omittit 7028 idque fortasse recte, sermonis Celsiani ratione habita.

(*o*) *Magnum*, Targa, 7028; *majus*, Med. I, Vat. VIII; quæ lectio servanda est.

(*p*) *Lenticula*, Targa, 7028; *lenticulam*, cet. codd.; idque mihi anteponendum videtur, cum propter sensum, tum propter verborum nexum. Cf. Gal. *Meth. med.* XIV, 3, t. 10, p. 951.

(*q*) *Superponenda sunt quæ crustas a vivo resolvant* [*eas*] ἐσχάρας *Græci vocant*], Targa. — Hæc verba margini adscripta erant contra vocem *crustas*; loco autem quem tenent non ad crustas, sed ad medicamenta quæ crustas resolvunt pertinent; ideoque Constantinus aliique editores scribunt ἐσχαρατικά, sed perperam ἐσχαρωτικά enim non crustas solvunt, sed inducunt. Unde facile apparet voces ἐσχάρας etc. insititias esse, ut Targa ipse judicavit

(r) *ac tum plenioribus quoque cibis uti*, Targa. — *ac tum quoque plenioribus cibis uti* cum plerisque codd. scripsi. *ac tum quoque ut plenioribus*, 7028, ubi *ut* præoccupata iteratio vocis *uti* videtur.

(s) *qualis lipara*, Targa. — *quale* scripsi cum codd. Med. 1, Vat. VIII, 7028.

(t) *Unguenti p.*)-(*VII*, Targa, qui recte judicat deesse epitheton voci unguenti; quid autem sit hoc epitheton nescio. Præterea notandum est cod. 7028 exhibere : *unguenti*)-(*IV* quod verisimilius videtur. Ea lectio facile mutari potuit in VII ex antiqua scriptura στοιχείου u.

Cap. xxvii. *si* [*manus*] *vulneri imponitur*, Targa. — Vox *manus* glossema ineptum, quod verisimile est contra verba *duobus digitis* in margine adscriptum fuisse.

(b) *Illud interea*, Targa cum Lind. — *Illud ne intereat* recepi ex codd. et cet. edd.; idque optime sensui congrui.

(c) *Ex aceto coactum* § 8, — *ex aceto coacti* § 9, Targa. — *Coctum*... *cocti* vel *coctæ*, codd. et edd. — Primo loco *coactum* servavi (cf. p. 280, § 2, fine; 308, § 4); secundo autem loco *cocti* scribendum esse censui; quid enim sibi voluerit Celsus dicens : *furfures ex aceto coiere?*

Cap. xxviii. — (a) *Excidat* (*qua hujusce rei medicamen exest*). Verba uncis inclusa additilia sunt, ut Targa ipse docuit, item post verba *mammas feminarum* (*et in jecore autem aut splene hoc nascitur*).

(b) *Ulla*, Targa. — *Ulli* recepi ex codd. Med. I, Vat. VIII.

(c) 9 *Nemo statim potest*, Targa. — *Nemo scire potest*, codd. et pleræque edd. Ego *scite* credo legendum esse.

(d) *Œnanthe*, Targa et ego; *alœnanthe*, codd. Celsus ipse *œnanthem* (V, 8) inter adurentia adnumerat, et apud Dioscoridem (V, 5) legitur œnanthem prodesse in oris et pudendorum ulceribus depascentibus; Galenus autem (*Sec. gen.* IV, 10, t. XIII, p. 732) adversus ulcera putrida vel nomas scribit : ἢ θαλλίᾳ ἐν οἴνῳ ἑφθῇ μετὰ μέλιτος κατάπασσε ἢ χαλκῖτιν καταπάσσε.

(e) *Infra ulcera locum cædi*, Lind., Targa. — *Infra os ulcerum lædi* revocavi ex codd. ceterisque edd. antiquis. Locus utique depravatus ut videtur; quæ autem sit medicina, nescio.

(f) *Et in inguinibus* (*lateribus*), Targa. — Manifestum est vocem *lateribus* ab aliquo sciolo margini adscriptam esse ad interpretandum *inguinibus*, nexumque verborum et sensum turbare.

(g) * *Apparet*, Targa. — *Superapparet*, codd. et edd.; idque erat retinendum; furunculo enim aperto pars carnis in pus versa (gallice *bourbillon*) intra vulneris labia prominet et *superapparet*.

(h) * *Magisque nocenter adolescit*, Targa cum Const. — *Magisque inde venter indolescit*, suplem. Med. 1; *magisque innocenter indolescit*, cet. codd. et edd.; *magisque nocenter indolescit*, ego. Locus a librariis depravatus. Fortasse legendum est : *magisque inde nocenter indolescit*.

(i) *Si* (*una*) *plaga*, Targa. — *Si ima plaga est*, Constant. Nec *ima*, nec *una* sensui apta sunt, ideoque supervacanea videntur.

(*j*) *Aliæ rectæ*, Targa. — *Aliæ recte*, codd. Vix tamen hic aliquid affirmare ausim, quia his in rebus parva fides habenda est lectionibus in codd. repertis, nisi saltem admodum sedulo sint excussi.

(*k*) *Si vero os..... penetraverit et quatenus nocuerit.* Locus in codd. depravatus, in aliis autem aliter. Targa, me judice, recte emendavit; solummodo *penetraverit* loco *pervenerit* scripsi, eo quod Celsus sæpius, ibi et passim verbo *penetrare* (ex. gr. 277) hoc sensu utitur, verbum autem *pervenio* usurpat ubi de specillo agitur; forsitan legendum sit *penetrarint*, quæ dicendi ratio sæpe apud Celsum invenitur (ex. gr. cf. p. 277). Ceteroquin in Med. I, Vat. VIII et 7028 legitur : *si vero os in vicino est id quod disci potest si* (om. 7028) *jam hinc ne eo fistula pervenerit penetrarit* (*penetrarit vel pervenerit* 7028) *quatenus nocuerit*, unde facile patet *pervenerit* glossema esse verbi *penetraverit;* adverbium autem *hinc* seu interpretatio vocis *eo*, seu corruptela particularum *nec ne* videtur.

(*l*) * *Tenuius et minus*, codd.; *tenuius*, Targa, qui *et minus* pro glossemate habet. Nonne servanda erat lectio codd.? *et minus* enim respondet voci *copiosius*.

(*m*) *Raro fit nisi in capulis* (sic), cod. 7028; sed perperam, ut apparet e Galeno ceterisque auctoribus.

(*n*) *Pars quarta* (*fico adjecta*), Targa. — Hæ duæ voces ex glossemate margini adscriptæ fuerunt, ut patet ex verbis supra positis *et ficus*, etc.

(*o*) *Oportet*, Targa et 7028; *oportebit* scripsi cum codd. Med. I, Vat. VIII.

(*p*) *Infra tenue ad cutem latius — ad cutem tenue supra latius*, Targa cum codd. Loci a librariis turpiter depravati, acrochordon enim est tuberculum angustam obtinens basim, caput autem orbiculosum (ἔκφυσις περιφερῆ τε καὶ διάστενον ἔχουσα βάσιν Gal. *Def. med.* def. 500); itaque scripsi *supra latius*, *ad cutem tenue.* Thymus vero e contra, ut edidi, *ad cutem latius supra tenue*, quod jam Lindenius animadverterat.

(*q*) *Majores* [*pustulæ*], Targa. — Vox *pustulæ* (seu *pusulæ*) ex glossemate in textum irrepsit.

(*r*) * *Donec mellis crassitudo fiat*, Targa. — *Dum* (*donec* 7028) *mellis crassitudo ei fiat*, Med. I, Vat. VIII, 7028. Hanc lectionem servavi; hic enim et alibi (ex. gr. p. 408, § 15, fine: 437, 441) *ei* exhibent codd. idque nec sensui nec grammaticæ repugnat; errore typothetarum p. 408, § 1, fine *ei mellis* scriptum est loco *mellis ei.* Non dubito quin pronomen *ei* inseri debeat ante verbum *fiat* § 16.

(*s*) *Scabies vero est aspritudo cutis*, Targa; eo quod *aspera cutis* apud Columellam VII, 5; τραχυσμὸς τῆς ἐπιφανείας apud Paul. Æg. IV, 2 legitur. *Durior* ex codd. Med. I, Vat. VIII revocavi; hic enim auctoritas codd. me magis movet.

(*t*) ἀγρίαν [*id est feram*], Targa. — Hæ tres voces manifeste ab aliquo enarratore profectæ sunt.

(*u*) *Decidunt*, Targa. — *Descendunt*, Med. I, Vat. VIII, 7028; *discedunt*, cet. codd, quos secutus sum. Ἀφίστανται καὶ αἱ λεπίδες τοῦ δέρματος Galenus (in Hipp. *De alim.* Comm. III, § 23) qui tantum duas species impetiginis distinguit.

LIBER VI.

Cap. v. — (*a*) *Ex his autem* [*quæ supra proposui*], Targa. — Voces uncis inclusæ hic minime aptæ sunt, nec a Celso scriptæ; additæ sunt ab aliquo enarratore qui animadvertit sæpius verbis *ex his* apud Celsum subjungi membrum *quæ supra posui* seu *proposui*.

(b) *Species est quam semion Græci vocant*. « Ita in codd. mss. sed mendose, » Targa. Cur mendose? Nonne hæc vox *semion* respondet Græco σημεῖον (gallice *un signe*, ut recte vertit Des Etangs)? Licet nusquam alibi neque σημεῖον, neque *signum* apud auctores vel in glossariis reperire potuerim eo sensu quo hic a Celso usurpatur.

CAP. VI. — * (a) *Neque tamen in lippientibus*, Targa et ego. Vox *in* (quæ a cod. 7028 abest) abundare mihi videtur. Hæc ratio dicendi nusquam, quod sciam, apud Celsum reperitur.

(b) * κυθίον, Targa. — *Cythium* e codd. revocavi. Item cum codd. legendum est *tephrion* loco τέφριον.

(c) *Trigodes*, Targa. — e codd. Med. I, Vat. VIII revocavi *trygodes* quod Græco respondet.

(d) * *Leniter*, Targa. — *Leviter* edidi ex codd. Med. I, Vat. VIII, 7028, qui conjunct. *ex* ante *oleo* omittunt; quæ lectio non est aspernenda.

(e) * *Cibo paulo pleniore quam ex eorum dierum consuetudine uti*, Targa cum codd. et antiq. edd. Vox *dierum* vel mutanda est in *priorum*, vel potius tollenda cum cod. 7028.

(f) *Aliquando serius*, Targa cum Lind. — *Aliquanto sæpius* revocavi ex codd. Med. I, Vat. VIII, 7028; idque sensui aptissimum esse videtur.

(g) * Verba : πρόπτωσιν *id, quoniam oculi procidunt, Græci vocant*, prorsus inutilia videntur..., *procidunt procedentes*..., 7028.

(h) * *Singulorum*)-(*I*, 7028 idque rectius, ni fallor, quam lectio vulgata.

(i) *Admovenda est*, Targa, qui se refert ad V, 26, 21 (p. 336, § 21, fine); ego vero *adhibenda* scripsi cum codd. Med. I, VIII, 7028; hac voce, eo sensu, sæpe Celsus utitur.

(j) * *Modo ab interiore, modo ab exteriore*, codd.; vocem *parte* supplevit Targa cum Lind. Forte legendum : *modo ab interiore parte, modo ab exteriore*.

(k) *Prohibet*, Targa. — *Inhibet* reposui ex codd. Med. I, Vat. VIII et 7028. Targa hic textum mutavit, eo quod vox *inhibet* est apud Celsum ἅπαξ εἰρημένον, quæ ratio non prævalet contra auctoritatem codd. mss.

(l) * *Philalethos*, Targa. — Legendum est vel *Philalethes*, si de nomine medicamenti sermo est, vel *Philalethæ*, si de auctoris. Item p 412, § 23.

(m) * *Huic*, codd.; *huc*, Targa; idque recte, eadem lectio revocanda erat, p. 410, § 20, 418, § 34, ubi modo *huc*, modo *hic*, vel *hoc*, vel denique *huic* codd. exhibent; ideoque p. 457, § 9 lege *huc* pro *hic*, quod perperam, ni fallor, servavi.

(n) *Sed et ea*, Targa. — *Sed ea* scripsi cum codd. et plerisque edd.

(o) 246, 13 *cornu*, Targa. — *Cornus* ex codd. revocavi.

(p) * *Maximeque eo, quod* σφαίριον *nominatur, quod* (*quia* Med. I, Vat. VIII, 7028) *lapidem hæmatiten vocant*, Targa. — Si in mentem revoco quæ scripta sunt initio sect. 21 hujus capitis, verba *quod*..... *habet* tollenda esse censeo. Quodsi enim *quod* pro pronomine habetur, insititia sunt hæc verba, et quia supra jam dixerat Celsus σφαιρίον lapidem hæmatitem continere, et quia hæc dicendi ratio sermoni Celsiano repugnat; si vero pro conjunctione, inepta sunt, quippe quum σφαιρίον alia de causa ita vocetur, de quo Targa ipse monuit.

(q) *Perfricare*, Targa. — *Defricare*, codd. et plerique edd.; idque congruum videtur. Cf. V, 28, 18 et 19, p. 387, 289.

(r) *Potest prodesse* ῥινίον [*id quod supra positum est*], Targa. — Verba uncis inclusa mihi, sicut Targæ, additità videntur.

(s) *Psorici p*)-(*III*, 7028; quod verisimilius videtur.

(t) * Verba : *Nulla autem per se materia est..... et sic appellatur*, valde mihi suspecta sunt; non dubito quin e margine in textum irrepserint; sermoni enim Celsiano prorsus repugnant; nusquam enim alibi apud hunc auctorem talis enarratio, si non inepta, saltem inutilis, reperitur. In codd. 7028 verba *Psorici compositio. Habet chalcitidis..... in vas fictile additum et contectum ex foliorum ficis sub terra reponitur diebus XX et rursus sublatum teritur et sic appellatur psoricum* in textu scripta sunt, in margine autem invenitur : *nulla per se materia est quæ psoricum appellatur*. Quodsi membrum : *verum de* (*in* codd.) *basilico..... curantur* servari debet, de qua re etiam dubito, legendum est, ut mihi videtur, *De hoc quoque*, etc. Reliqua certo ex præcedenti glossemate profecta sunt.

(u) Verba *quam παράλυσιν Græci vocant*, fortassis hic delenda sunt; Celsus enim, ubi (p. 204) de resolutione nervorum in universum verba facit, jam de nominibus quæ a Græcis usurpantur ad diversas *paralysis* species designandas, disserit.

(v) *Ac pæne*** *difficillime genus*, codd. omnes; *pæne caligat*, Targa cum Lind.; *caligatur*, Const. Apud Aëtium (VII, 54) legitur : πλατύτερα πολλῷ τοῦ κατὰ φύσιν ὥστε καί ποτε ὁλοσχερῶς ἐμποδίζειν τῷ ὁρᾶν ποτὲ δὲ ὁρᾶσιν, ἀμυδρῶς δέ, καὶ τὰ ὁρώμενα αὐτοῖς δοκεῖ πάντα μικρότερα εἶναι. Fortasse legendum : *ac pæne omnino caligat*, si ratio habenda est verborum Aëtii. Cf. Pseudo Gal. *Introd. seu med.* t. XIV, p. 775.

(x) *In utraque vero* [*id est et paralysi et mydriasi*] *pugnandum est*, Targa. — *id est*, etc. interpretatio est quæ ex margine in textum irrepsit, ut Targa ipse censebat.

Cap. vii. (*a*) [*specillo*] *teritur*, Targa. — *specillo* glossema videtur. Lind. legit *pistillo*; Celsus autem nusquam dixit seu *specillo* sive *pistillo* terenda esse medicamenta.

(*b*) * *Ptolemæi* [*chirurgi*] Targa, qui vocem *chirurgi* tolli jubet eo quod (V. 28, 7, eadem vox *chirurgus* post *Meges* a codd. Med., I. Vat. VIII abest; sed hæc ratio nunc non me movet; ideoque hæc vox in meo textu reponenda est.

(*c*) *Aceto dilutum* [*eodem modo commune auxilium auribus laborantibus est Polybi sphragis ex dulci vino liquata quæ compositio priori libro continetur*], Targa. — De hoc glossemate satis habeo ad Targam ipsum lectorem remittere.

(*d*) *Ad idem proficit*, Targa cum Lind.; *idem proficit*, codd., quod recepi.

Cap viii. — (*a*) *Nares vero intus exulceratas*, Targa. — *intus* omisi cum codd. Celsus enim voce *nares* utitur ad interiora nasi indicanda.

(*b*) *quod genus Græci ὄζαιναν appellant*, vid. quæ notavi ad. lib. iii, cap. ii. (a).

(*c*) * 24-25 Membrum : *quæ fere καρκινώδης est*, *itaque attingi non debet*; miro modo sensum turbat; nusquam enim, quod sciam, apud antiquos auctores polypus pro carcinomate habitus est. Ideoque glossema videtur suo loco motum; transferri debet, ni fallor, contra : *Has curare oportet medicamentis*, etc. (supra), ibique non minus ineptum est.

Cap. ix. — (*a-b*) *Ficorum partes*, Targa et ego cum codd. Uterque locus corruptus ut Targa ipse censet; sed quæ sit medicina nescio.

Cap. x. — (*a*) *Leni igne coquitur*, Targa et ego; *in leni igne coquitur*, codd.; *ad lenem ignem decoquitur*, Lind.; *ad leni ignem decoquitur*, 7028. Nescio cur sæpius cum cod. 7028 consentiat Lindenius (v. ex. gr. p. 341, 19; 342, 15); an putandum ei præsto fuisse hunc ipsum codicem vel potius alium illi simillimum?

Cap. xi. — (*a*) * *Ac miserius.... quo minus*, omnes et ego; fortasse legendum est : *Ac eo miserius*. Saltem minor interpunctio post *infans est* reponi debet.

Cap. xiii. — (*a*) *Evenire*, Targa. — *venire* e codd. revocavi.

Cap. xiv. — (*a*) *Quod si inflammatio*, Targa. — *Quodsi ea inflammatio* ex codd. Med. I, Vat. VIII reposui. Cf. p. 434, initio, ubi Targa recte legit : *si gravior is tumor* cum plerique codd., invitis eisdem codd. Med. I, Vat. VIII qui pronomen *is* omittunt.

(*b*) *Gorgarizandum quoque est* [*quæ vel cum lasere, vel sine eo hac ratione uvæ subjecta est*], Targa. — Membrum uncis inclusum adnotatio est in margine adscripta, pertinens ad verba *laser terere*, etc.

Cap. xv. — (*a*) *Ejici*, Targa. — *refigi* legi cum Const. et Lind. Codd. Med. I, Vat. VIII *refici* habent, sed prorsus mendose.

Cap. xvii. — (*a*) *p.*)-(*IV*, Targa ; *p.*)-(*VI* e codd. Med. I, Vat. VIII reposui.

Cap. xviii — (*a*) *Comprehensa sunt* [*curant*], Targa — Verbum *curant* inepte e margine in textum translatum fuit, et minime aptum sermoni Celsiano videtur.

(*b*) * *Donec ex ipso crustæ leniter resolvantur,* Targa. — Plerique codd. et edd. : *donec ex ipso crustæ puræ* etc., exhibent. In codd. Med. I, Vat. VIII legitur *donec ex ipso puræ leniter* etc. : quæ vera est lectio ni fallor. Vox *crustæ* addita fuit ad explicandum *puræ ;* ideoque in meo textu scribas *puræ* loco *crustæ*.

LIBER VII.

Cap. ii. — (*a*) *Maturius,* Targa cum plerisque codd. ; *maturiore,* Med. I, Vat. VIII, 7028 ; *maturior* ceteri quos secutus sum.

(*b*) *Sed ut*, Targa, me judice, mendose ; *et ut* scripsi cum Med. I, Vat. VIII, 7028, idque consecutioni verborum aptius videtur.

(*c*) * *Itemque,* Targa cum plerisque codd. —*jamque,* Med. I, Vat. VIII, 7028, idque erat servandum, ni fallor.

(*d*) *Totius corporis habitus*, Targa et 7028. — *totus corporis habitus* Med. I, Vat. VIII, quod recepi.

Cap. iii. — (*a*) *Et foveri* [*vulnus*] *pari portione,* Targa. — Vox *vulnus* addititium videtur, librarius enim non rite intellexit verbum *foveri* absolute proferri.

Cap. iv. — (*a*) *sui non potest* [*qua quasi membrana quædam finit abdomen, quam περιτόναιον Græci vocant*], Targa. — Hæc adnotatio petita ex IV, 1, et VII, 17, ut Targa ipse docuit, nec sensui nec consecutioni verborum congruit.

(*b*) *Agere*, Targa. — *gerere* e codd. Med. I, Vat. VIII, 7028 reposui.

(*c*) *Ut cutis hoc ipso extenuatur,* Targa. — *ipso* omittunt codd. Med. I, Vat, VIII, 7028, quæ lectio verisimilis videtur, vox enim *ipso* pro glossemate haberi potest.

(*d*) *Excidatur,* Targa. — *adiciatur,* Med. I, Vat. VIII, 7028 ; dedi *ejiciatur* cum cet. codd.

Cap. v. — (*a*) *Si retro.... trahuntur*, Targa. — *si retrorsus... eximatur* cod. Med. I, Vat. VIII ; *si retrorsus... trahitur,* 7028. Nescio nec qua de causa nec quo auctore Targa codd. Med. et Vat. textum mutaverit ; *trahitur* quod 7028 exhibet interpretatio videtur verbi *eximatur*.

Cap. vi. — (*a*) *Omnia autem*, Targa. — *omnia vero,* codd., ubi nil mutandum erat.

Cap. vii. — (*a*) Verba ; *ideoque* χαλάζια *Græci vocant*, fortasse e glossemate addita sunt; nec enim χαλάζια vocantur, quia facile huc illuc impelluntur, sed quia grandini similia sunt.

(*b*) *Sicut in vulneribus* [*et fistulis*], Targa. — Hæ duæ voces *et fistulis* addititiæ sunt; *in fistulis* enim, ut Targa ipse notat, nullus dies urget sicut interdum in vulneribus.

(*c*) *Abscindatur*, Targa.— *abscindat*, codd. Med. I., Vat. VIII, quod recipiendum est; verbum enim ad chirurgum referri potest.

(*d*) * *Usque ad nares*, Targa et ego; *usque nares*, codd. Med. I, Vat. VIII; quæ lectio servanda erat; Celsus enim sæpius hac dicendi ratione utitur.

(*e*) * *Difficilior est*, Targa et ego. — Cod. autem Med. I, Vat. VIII, *difficiliorem* exhibent; quæ lectio nunc mihi anteponenda videtur.

(*f*) *Laxanda sutura*, Targa et ego. Locus a librariis depravatus. *Lavandas utraque*, Med. I; Vat. VIII; *laxandos utroque*, ceteri; *laxanda utique* ex Palavicino libri vulgati Targa recte emendavit, legitur enim (idque ipse non animadvertit) : *oræ vulneris inter se simplici sutura committendæ* (p. 487). Præterea notandum est in cap. 16 hujus libri (p. 512) *utraque* in plerisque codd. loco *sutura* reperiri, quæ mutatio facile intelligi potest.

(*g*) *Caput ejus* [*qui curabitur*] — *oculus* [*qui curabitur*], Targa, qui non vidit voces *qui curabitur* ab interprete scriptas esse.

(*h*) * *Tum acus admovenda est acuta sed non nimium tenuis eaque recta dimittenda est*, Targa. — *tum acus admovenda est sicut aut foret non nimium tenuis eaque demittenda est sed recta est*, codd. Med. I, Vat. VIII; *tum acus admovenda est aut acuta aut forte nimium* (*non nimium*, edd. antiq.) *tenuis*, codd. reliqui et edd.; *tum acus admovenda est acuta ut foret*, ... *eaque demittenda est recta*, ego. Denuo autem hoc membrum percensens, loco *ut* potius legendum esse putavi *sic, ut*. Quodsi enim, sic legas, codd. lectionem presse secutus, contextus eo ipso sensum subministrat ratione habita artis medicæ quam maxime probandum.

(*i*) *Emittant*, Targa. — *mittant*, cod. Med. I, Vat. VIII, quæ lectio servanda est.

(*j*) *Rectas lineas*, Targa cum plerisque codd.; *rectas eas lineas* dedi cum Med. I, et Vat. VIII.

Cap. viii. (*a*) * *Eamdemque etiam curationem*, Targa. — *eamdemque etiam rationem* edidi cum codd. Verba autem in meo textu litteris inclinatis exarata tamquam inutilia delenda sunt. Fortassis legendum est : *rationem curationis*, sic ut scribitur p. 498. Ceteroquin voces *curatis* et *ratio* modo inter se mutantur (cf. Targa p. 337, not. 8), modo se invicem expellunt.

Cap. ix. — (*a*) *Et difficilius*, Targa. — *aut difficilius* lego cum codd. Med. I, Vat. VIII.

(*b*) * *quod non vi cogendum, sed ita adducendum ut ex facili subsequatur*, Targa qui nullam hujus emendationis rationem profert. — Ego vero cum codd. Med. I, Vat. VIII scripsi *quod non est cogendum, sed ita adducendum* (*ducendum* codd.; idque fortasse servare debebam) *ut facile subsequatur*.

Cap. xii. — (*a*) *Eadem facienda*, Targa. — Scripsi *eaque facienda*, ut habent Med. I, Vat. VIII ceterique codd.

(*b*) *Sed imponendum*, Targa. — *sed* delevi cum codd. Med. I, Vat. VIII; hæc enim particula hic non apta videtur.

(*c*) * ἀνγιάδες *autem a Græcis appellantur*. Dubito num hoc membrum sit Celsi necne; quodsi enim refertur ad tonsillas inflammatione induratas, falsa interpretatio; Græci namque, ni fallor, ἀντιάδας non tonsillas morbo affectas, sed sanas nominant; si simpliciter ad tonsillas, consecutio verborum turbatur.

CAP. XIV. — (*a*) *Humorem quidem vel inciso*, codd. et edd. « Particula *vel* prorsus vacat. Forte deest alterum membrum ad eodem *vel* incipiens, » Targa. sed perperam, hoc enim loco *vel* sensu intensivo usurpatur, idque sæpius apud Celsum ipsum occurrit.

CAP. XVI. — (*a*) *Et spissior*, Targa. — *spissior* lego cum codd. Med. I, Vat. VIII.

CAP. XVIII. — (*a*) *Scrotum* [*ipsius*], Targa. — Vox *ipsius* glossema ut Targa ipse judicat.

CAP. XIX. — (*a*) *Triduo*, Targa — *triduum* codd. Med.I, Vat. VIII, quod sequi placuit.

(*b*) *Id*, Targa cum Constant. et ego; *cum*, libri omnes. Recte *cum* expungere volebat Morgagnius, vel *id* scribere.

(*c*) *Rursum*. Targa. — *Sursum* recepi ex codd. Med. I, Vat. VIII.

(*d*) *Incidenda*, Targa. — *Excipienda* lego cum codd. Med. I, Vat. VIII; idque sensui multo melius aptari mihi videtur.

CAP. XXVI. — (*a*) *Homo tum resupinus* [*eo modo quo in curatione ani figuratur*], Targa. — Verba uncis inclusa addititia esse jam monuerat Morgagnius.

(*b*) *Exhibet*, Targa cum Const. — Ego vero *exigit* e codd. Med. I et Vat. VIII revocavi; forte abundat *sed* ante *aliquanto*.

(*c*) *Jam*, Targa et ego; *eam*, Med. I, Vat. VIII; fortasse legendum est *etiam*.

(*d*) Deleas voces *qui curatur*.

(*e*) Vocem *ejus* post *manus*, codd. exhibent, sed pro glossemate habeas; item p. 579, l. 3 eadem vox tollenda est, ni fallor.

(*f*) *Loco* ῥυάδα. Sic certo legendum est, expulsa plerorumque codicum lectione κορυάδα, cui ansam dedit repetita ultima vocis *loco* syllaba. In altera editione idem sensit Targa, etiamsi magis hariolando hanc lectionem recepisse videtur quam ratione sibi reddita cur ita scribendum esset. Est autem ῥυάς (a ῥέω), vel forsan et ῥοιάς (a ῥείω), quælibet quorumcumque excrementorum corporis per meatus naturæ congruos ejectio, quæ scilicet invito ægroto obtinet. Hujus rei exempla leguntur, quod ad lacrimas attinet, apud ipsum Celsum infra VII, 7, 4; Gal. *Us. part.* V, 3; t. III, p. 811; *Diff. morb.* 10; t. VI, p. 870; *Meth. Med.* XIV, 15; t. X, p. 1002; *Sec. loc.* IV, 7; t. XII, p. 774; *Comm. in Hipp. Epid.* VI, II, 36; t. XVII, p. 966; Alex. Trall. II, 8; Aët. VII, 88; Paul. Æg. III, 22 et VI, 17, quod ad urinam, apud Aretaeum *Sign. Chron.* II, 4, Pseudo-Gal. *Introd. seu. med.* 19, t. XIV, p. 797; Oribasium *Coll. med.* XLV, 7 et L, 4; Aët. XI, 9 et 14; quod ad alvi proluviem, apud Oribasium ib. XLIV, 13 et Aëtium XIV, 10 — Ceteroquin cf. p. 482, ubi et Targa ipse ῥυάδα scripsit, invitis codd. qui ῥυπάδα seu *rhifada* exhibent.

(*g*) *Proposui*, Targa. — *Posui* revocavi e codd. Med I, Vat. VIII; cf. ex. gr. p. 576, initio.

(*h*) * *Attrahitur*, Targa. — *Attrahatur*, Med. I, Vat. VIII et plerique alii codd.; idque revocandum est; hoc enim verbum ad conjunctionem *ut* referri debet.

(*i*) * *Urina postea promovetur et excidit*, Targa. — Nonne legendum est.... *promovente, excidit*, ut habent Med. I et Vat. VIII?

(j) *Metus excipit* (*remotis medicaminibus*), Targa. — Verba uncis inclusa insititia esse Targa ipse censet.

(k-n) * 316, 22 *vulnus..... vulnera*, Targa. — *Ulcus..... ulcera* scripsi cum Med. I et Vat. VIII. — Item p. 544 *ulcus* reponere debebam cum iisdem codd. Vocem enim *ulcus* Celsus usurpat sicut Græci vocem ἕλκος.

(l) * *Si quid urinæ rodit*, libri omnes et ego. Nonne melius legeretur *si quid urina rodit*, vel cum 7028 *si quid urina id rodit?*

(m) Post : *rosa temperabitur*, codd. et edd. habent : *Huic curationi aptissimum videtur enneapharmacum emplastrum*, *nam et serum habet ad pus movendum et mel ad ulcus repugnandum*, *medullam etiam maximeque vitulinam quod in id ne fistula relinquatur præcipue proficit*. Quæ verba insititia esse Targa ipse notat.

(o) * 313, 35, Targa. — *Excdunt* legi cum codd. Med. I, Vat. VIII; præterea notandum est loco *si ante* Med. I et Vat. VIII exhibere : *similiter*, Med. I, Vat. VIII; *similiter ante*, cet. codd.; *si similiter ante*, Palavicinus. Emendationem Targæ sequi placuit, quamvis non sit certa. Forte legendum est *si simul ante*.

Cap. xxx. — (a) *Inflammationi*, Targa cum Lind. — *Inflammationis* e codd. Med. I, Vat. VIII revocavi.

(b) *Exciditur*, Targa. — *Præciditur* scripsi ex codd. Med, I, Vat. VIII.

(c) * *Coxendices*, Targa cum libro Guilandini. — *Cervices*, codd. ceteræque edd. Fortasse legendum est *coxas* more Celsiano.

Cap. xxxi. — (a) *Venularum*, Targa. — *Venarum*, ut scripsi, Med. I et Vat. VIII.

Cap. xxxii. — (a) *Durum* loco *curvum*, Med. I, Vat. VIII, sed mendose, ni fallor.

LIBER VIII.

Cap. i. — * (a) *Sub iis..... continent*, Targa cum Morgagnio *Sub iis... continent*, Const.; *sub his connectunt*, Med. I, Vat. VIII. Ideoque *connectunt* scripsi; *his* pro *iis* forsitan cum iisdem codd. legere debuerim.

(b) ζυγῶδες, Targa, sed mendose; ζύγωμα scripsi, ut jubet sermonis græci ratio; saltem ζυγοειδές (subaud. ὀστέον) legendum erat cum Pseudo-Gal. *Introd. seu med.* 12, t. XIV, p. 721. Cf. *Thes ling. gr.* sub voce.

(c) * *Secunda superiori parti inferiori..... pars summa*, Targa et ego. Locus haud dubie a librariis depravatus. Nonne legendum *secunda superiorem* (subaud. *sustinet*) *parte anteriore*, seu potius ut Morgagnius censebat *secundæ pars summa* omnibus reliquis deletis?

(d) *Ea in summis*, Targa et ego, invitis codd. qui omittunt *in*. Cf. p. 566, initio.

(e) * *Rursus ab inferioribus quoque capitibus*, Targa. — Vox *inferioribus* mihi videtur orta esse a *capitibus*, ideoque *inferiori* (vid. parte) legere maluerim.

Cap. ii. — (a) * *Sin autem nigrities est aut si caries ad alteram quoque partem... excidi* (*atque idem quoque in carie ad alteram partem ossis penetrante fieri potest*), Targa. — Voces : *aut si caries*, etc. videntur e margine in textum irrepsisse, et denuo occasionem præbuisse novæ adnotationi quæ uncis includitur. Celsus de *carie* jam locutus erat, nec opus erat ad eam reverti.

Cap. iii. — (a) * *Vix unquam nigrities, caries sæpe totum os perrumpit*, Targa.

— *Vix unquam nigrities integrum caries per totum os perrumpit*, codd. et edd. Locus a librariis depravatus. Celsus, ni fallor, scripsit : *Vix unquam nigrities, interdum caries, totum os perrumpit*. Vox *integrum* loco *interdum* ex præcedenti membro oscitanter a librario repetita est. *per* seu glossema est, sive potius provenit e verbo *perrumpit* præoccupato.

(*b*) *Id quoque* (*signi*) *specillo*, Targa. — Vox *signi* ex glossemate. Saltem interpres *signo specilli* scribere debebat.

(*c*) *Suspendendaque manus sinistra est*, Targa cum Med I, Vat. VIII. — Ego vero scripsi *suspendendaque magis sinistra manus est*, cum ceteris codd. et edd. Targaque ipso in ed. Patav. 1815.

(*d*) *Expellit* (*eaque fere quia testa tenuis et angusta est* λεπίς, *id est squama, Græcis nominatur*), Targa. — Membrum uncis inclusum interpretatio est alicujus scioli, loco suo mota ; vox enim λεπίς non ad carunculam, sed ad os referri potest ; haud dubie scripta fuit hæc interpretatio contra : *os adustum* etc.

Cap. iv. — (*a*) *Percussa est*, Targa. — Verbum *est* omittunt codd. omnes : quæ lectio nunc anteponenda mihi videtur. — Item *est* post *fronte* p. 560 ; a cod. 7028 abest.

(*b*) * Nonne verba *curare usque* ex glossemate sunt ?

(*c*) *Nihil latens in eo ossi caro est*, Targa. — *Nihil iate sine osse cavum est*, codd. Med. I, Vat. VIII. Cocchius novam lectionem proposuit quam recepi ; fortasse, ut minus ab optimis codd. recederem, tollere debebam *eo*.

(*d*) *Eaque* [*carnis*], Targa, qui notat vocem *carnis* ex glossemate in textum receptam fuisse.

Cap. v. — (*a*) *Nihilo minus* (*extrinsecus*), Targa. — Adverbium *extrinsecus* (saltem scribendum erat *intrinsecus* jubente Lindenio) perperam repetitum est e periodo sequenti.

Cap. vi. — (*a*) *Primis temporibus*, Targa. — *Primi temporis* e codd. et edd. antiq. revocavi.

Cap. vii. — (*a*) * *Tricesimum* [*diem*], Targa, qui pro glossemate habet vocem *diem*. Hanc vocem post *quadragesimum* cod. 7028 exhibet, idque Targæ opinionem firmat. Ceteroquin in hoc cod. totum hoc membrum depravatum est ; solummodo *at* pro *et* ante *vicesimum* habet, idque si *ac* legitur, fortasse anteponendum est.

Cap. iii. — (*a*) *Subsistente*, Targa et ego cum omnibus quos ille vidit codicibus. *Consistente*, Lind. et 7028. Vide quæ notavi ad p. 437 (*a*).

(*b*) *Sub id*, Targa. — *Subit* scripsi cum codd. 7028, Med. I, Vat. VIII, idque optime sensui congruit.

(*c*) * *Sub ala sua*, Targa, codd. et plerique edd. — Quid autem sibi voluerit Celsus voce *sua* ? Scripsi *sub ala sana* quod sensum maxime probandum exhibet. Fortasse etiam pro *fascia dari* ex Constant. recepto legendum est *fasciare*, vel potius *fasciari* cum codd.

Cap. ix. — (*a*) *De costa..... viscera est*, omnes præter Lind atque codd. 7028, in quibus legitur *de costis..... viscera sunt*. Cf. quæ notavi ad p. 437 (*a*).

(*b*) Post *sequitur*, codd. et edd. habent [*et sanguis spuitur*], quæ verba Targa tamquam glossema repudiavit, idque recte. Quid enim erat addendum post *vitæ periculum* ? Saltem hæc adnotatio in margine scripta, post *graves inflammationes* inseri debebat.

(c) *Ex* [*herba*] *stœchade*, omnes. Vox *herba* tollenda est, in margine scripta fuit ad *stœchas* interpretandum.

Cap. x. — (a) * *Pejor ubi obliqua, atque ubi multa fragmenta*, Targa et ego; *pejor ubi multa fragmenta, atque ubi obliqua*, codd. Med. I, Vat. VIII, 7028, ibique nil mutandum erat. Iidem codd. *pessimum* habent pro *pessima*, quod fortasse tolerari potest, licet hæc lectio minus idonea videatur.

(b) *Quodque*, Targa. — *Quoque* cum codd. scripsi.

(c) 22 *cruribus* [*evenit*], omnes. Vox *evenit* repugnare videtur sermoni Celsiano; ideoque eam expunxi.

(d) *Prima brevissima* [*adhibenda*], omnes. Vox *adhibenda* ab aliquo sciolo inepte addita et sensum et verborum nexum turbat.

(e-f) *Ex cervice ipsius* [*qui læsus est*]. — *Inter femina ejus* [*qui curatur*], Targa, qui ipse verba *qui læsus est... qui curatur* tamquam glossemata expellere jubet. Ceteroquin in hoc capitulo turpiter a librariis depravato emendationes Targæ secutus sum fusiusque de universa hac re disserui in *Diario Gazette méd. de Paris*, 1847, p. 123 sqq.

(g) *Sic inclinandum est.* Post hoc membrum nonnulla deesse censet Targa; requirit enim aliquid quo referri possit particula *sic*. At, me judice, ex universa intentionis enarratione satis colligere licet quomodo inclinandum sit brachium; nec opus erat Celso ut repeteret quæ jam antea ab eo, etiamsi non disertis verbis expressa, tamen satis aperte indicata erant. Eodem sensu particula *sic* usurpatur.

(h) *Senserint*, Targa cum Lindenio et 7028 (cf. quæ notata sunt ad p. 437 (a). — *Senserunt*, ceteri omnes, quæ lectio servanda est.

(i) * *Humerus* [*vero*] *quoque*, Targa. — Vox *vero* quam jubente Targa perperam delevi in meo textu reponenda est. Hæc particula enim conjunctioni *quidem* apprime respondet. *Quoque* omittitur in cod. 7028, sed mendose, ni fallor.

(j) *Adjectum sit* [*cetera eadem*], Targa. — Voces *cetera eadem* sensum turbant; ideoque tollendæ sunt. Librarius, ut Targa ipse docuit, a præcedentibus *adjectum sit* transiit ad *cetera eadem* (p. 601, initio); quum autem animadverteret lapsum se esse rediit ad membrum *deliganda* etc.; verba vero *cetera eadem* eradere aut punctis subpositis notare neglexit. — *paululum* loco *paulum* habet 7028.

(k) Vox *plagam* deest in codd. Reperitur in margine edit. Constant.; prorsus necessaria videtur.

(l) *Vulnere*, Targa. — *Ulcere* alii omnes, idque servandum erat. — Item p. 602 (ulcus emineat) reposui *ulcus* pro *vulnus*. Cf. quæ notata sunt ad p. 542 (k).

(m) [*Ut aliquid lædatur*] *ossa*, Targa. — Verba uncis inclusa margini adscripta fuerunt ad explicanda : *ut concurrendo exasperantur*.

(n) *In alterum* [*par*] *membrum*, Targa. — Vox *par* in Med. I addita videtur ab aliquo sciolo; sine ea enim sensus constat.

Cap. xi. — (a) *Vertebræ*, Targa. — *Vertebra* scripsi cum codd.

(b) [*Et in posteriorem et in interiorem*] Duce Targa hoc membrum recepi ex Lindenio. Vid. p. 616, cap. 19. Particula *et* ante *in exteriorem* omittitur a cod. 7028.

(c) *Lacessendum non est*, Targa cum Constant. — *Nunc* (sic edd. antiq.) *classendum est*, Med. I, Vat. VIII, 7028, qui verbum *est* omittit, idque fortasse recte, dummodo legatur ut edidi quo minus a codd. recederem : *non lacessendum*.

(d) *Tunc frictionem ei membro adhibere; cibis uti bonis; vino modice*, Targa, qui *uti* repetitum ante *vino* tamquam glossema recte expellere jubet. *Tunc infrictionem* (sicut cet. codd.) *eidem membro adhiberi vino modico cibis uti bonis*, cod. 7028 qui, licet sit in ceteris mendosus, emendationem Targæ confirmat; nec forsitan aspernanda sit lectio *vino modico*.

Cap. xii. — (*a*) *Digiti* [*medici — modici digiti*, 7028] *pollices*, Targa, qui recte judicat vocem *medici* additilitiam esse; idque varietate lectionis cod. 7028 firmatur.

Cap. xix. — (*a*) * *At id quod in latus elapsum est digitis restitui*, Targa cum plerisque codd. et Morgagnio, qui me judice optimam præbuit emendationem; *atque ita in latus*, cet., Med. I, Vat. VIII, *atque ita in latus unde lapsus est digitus restituatur*, 7028 et Lind. qui *locum* pro *latus* reposuit (cf. quæ notavi ad p. 437 (*a*), eaque lectio revera sensum idoneum exhibet; membrum prægressum tamen (*qui vel in priorem*, cet.) satis manifeste indicat adhuc expectandam esse alius luxandi rationis enarrationem.

Cap. xx. — (*a*) *Valgius*, Targa cum Lind. — *Valgium*, cod. Constant.; *valum*, Med. I, Vat. VIII; *varum*, sed inepte 7028; *vastius*, edd. ant. et plerique codd., *vatium* reposui jubente Targa.

(*b*) *Heraclides aliique quidam*, Targa et ego cum Cocchio et Morgagnio; sed perperam, ni fallor. Codd. plerique habent: *Heraclides, faber quoque quidam* (*quid quovis*, Vat. VIII, — *Heraclides quicquam*, 7028). Certe apud Oribasium (ex. gr. lib. XLIX, 24 sqq.) sæpius hujus *fabri* fit mentio tamquam machinamenti auctoris, etiamsi nomen ejus ignoratur.

(*c*) *Ea* [*etiam*] *inferior*, Targa. — *Et etiam inferior*, Med. I; *etiam inferior*, Vat. VIII, *et jam interiora qua* (quæ corruptela facile intelligi potest) *recessit*, 7028. Fortasse legendum est ut scripsi, duce Targa, *ea inferior*, vel cum cod. 7028 *et jam inferior* (omisso *ea*), quæ lectio ceteroquin reliquorum atque optimorum codd. vestigia premit.

(*d*) *Minister idem contra coxam*, Targa. — *Minister contra idem coxam*, Med. III et VI, *minister contra coxam*, 7028 et Lind. (Cf. quæ notavi ad p. 437 (*a*); *minister contra inde coxam*, Med. I, Vat. VIII quos, ratione habita chirurgiæ, sequi convenit.

Cap. xxv — (*a*) *Aut in inflammatione*, Targa et 7028. — *Aut inflammationem*, Med. I; alii, *ante inflammationem*. Legendum est *aut ante inflammationem*. Quid enim sibi voluerit Celsus dicens : *ossa digitorum reponenda esse in inflammatione?* Apud Hippocratem (*Art.* § 67, t. IV, p. 278) legitur *ἐμβάλλειν δὲ χρὴ αὐθημερὸν, ἢ τῇ ὑστεραίῃ, τριταίῳ δὲ ἢ τεταρταίῳ — ἥκιστα· τεταρταῖα γὰρ ἐόντα, ἐπισημαίνει τῇσι παλιγκοτίῃσι μάλιστα.* Reliqua vero ut Celsus.

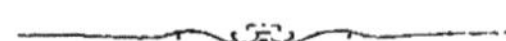

TABLE ALPHABÉTIQUE

DES NOMS D'HOMMES CITÉS DANS CELSE.

TABLE

DES PRINCIPALES MAXIMES ET SENTENCES RECUEILLIES DANS CELSE.

L'art de guérir n'a pas de base plus solide que l'expérience. Préf. liv. I.

La médecine est un art conjectural qui, dans bien des cas, ne s'accorde ni avec la théorie ni avec la pratique. Préf. liv. I.

L'art médical ne comporte presque aucune règle constante. Préf. liv. I.

L'appréciation de la cause du mal met souvent sur la voie du remède. Préf. liv. I.

Tel, qui a été quelquefois traité sans succès par des moyens reconnus utiles, guérit souvent par des remèdes contraires. Préf. liv. I.

A mérite égal, mieux vaut pour médecin un ami qu'un étranger. Préf. liv. I.

L'ouverture des corps vivants est une action inutile et cruelle ; mais celles des cadavres est nécessaire aux élèves. Préf. liv. I.

Il ne faut pas épuiser en santé les ressources de la maladie. Liv. I, ch. I.

Verumque est, ad ipsam curandi rationem nihil plus conferre, quam experientiam.

Est enim hæc ars conjecturalis ; neque respondet ei plerumque non solum conjectura, sed etiam experientia.

Sin, quod vero propius est, vix ulla perpetua præcepta medicinalis ars recipit.

Et causæ quoque estimatio sæpe morbum solvit.

Aliquando frustra curatus est, contrariis sæpe restituitur.

Ideoque, quum par scientia sit, utiliorem tamen medicum, esse amicum quam extraneum.

Incidere autem vivorum corpora, et crudele, et supervacuum est ; mortuorum discentibus necessarium.

Nam neque ex salubri loco in gravem, neque ex gravi in salubrem transitus satis tutus est.

La transition d'un endroit salubre dans un lieu malsain, et de celui-ci dans celui-là, n'est pas sans danger. Liv. I, ch. III.

Il n'est bon ni de trop manger après une longue abstinence, ni de trop se priver d'aliments après en avoir trop pris. Liv. I, ch. III.

Quand on a l'intention d'introduire quelque changement dans son genre de vie, on doit s'y préparer graduellement. Liv. I. ch. III.

Une vie trop oisive offre du danger, parce qu'on peut se trouver un jour dans la nécessité de travailler. Liv. I, ch. III.

On allége la fatigue en changeant de travail; et celui qu'un nouveau genre d'occupation a trop éprouvé, se délasse en reprenant son travail habituel. Liv. I, ch. III.

Le lit de tous les jours est le meilleur pour l'homme fatigué; un lit nouveau, au contraire, cause de la lassitude, car dur ou mou, il est mauvais si l'on n'y est pas habitué. Liv. I, ch. III.

Il faut toujours venir en aide à l'organe qui souffre le plus. Liv. I, ch. III.

Il est certaines dispositions individuelles, sans la connaissance desquelles il est difficile de présager ce qui peut arriver. Liv. II. ch. II.

Il ne faut pas se hâter de charger l'art des fautes de l'artiste. Liv. II, ch. VI.

Mieux vaut tenter un remède incertain que de n'en essayer aucun. Liv. II, ch. X.

Aux grands maux, il faut de grands remèdes. Liv. II, ch. XI.

Rien ne soulage plus une personne indisposée, qu'une diète opportune. Liv. II, ch. XVI.

Il n'est point de maladie où la fortune ait moins à revendiquer que l'art; aussi la médecine est-elle impuissante quand la nature refuse son concours. Liv. III, ch. I.

Un médecin est plus excusable de ne pas réussir dans les maladies aiguës que dans les maladies chroniques. Liv. III, ch. I.

Neque vero ex multa fame nimia satietas; neque ex nimia satietate fames idonea est.

Quum quis mutare aliquid volet, paulatim debebit assuescere.

Nimis otiosa vita utilis non est; quia potest incidere laboris necessitas.

Levatque lassitudinem etiam laboris mutatio: eumque, quem novum genus laboris pressit, id, quod in consuetudine est, reficit.

Fatigato quotidianum cubile tutissimum est: insolitum contra lassat. Quod enim contra consuetudinem est, nocet, seu molle, seu durum est.

Succurrendumque semper parti maxime laboranti est.

Sunt enim quædam proprietates hominum, sine quorum notitia non facile quidquam in futurum præsagiri potest.

Nec protinus crimen artis esse, si quod professoris sit.

Satius est enim anceps auxilium experiri, quam nullum.

Nec posse vehementi malo, nisi æque vehemens auxilium succurrere.

Neque ulla res magis adjuvat laborantem, quam tempestiva abstinentia.

In nullo quidem morbo minus fortuna sibi vindicare, quam ars potest; utpote quum, repugnante natura, nihil medicina proficiat.

Magis tamen ignoscendum medico est parum proficienti in acutis morbis, quam in longis.

Asclepiade dit que le médecin doit guérir d'une manière sûre, prompte et agréable. Liv. III, ch. IV.

La témérité réussit souvent, là où la prudence échoue. Liv III, ch. IX.

La persévérance du médecin triomphe souvent de la maladie. Liv. III, ch. XII.

Un péril extrême autorise bien des tentatives, qu'on doit répudier en d'autres circonstances. Liv. III, ch. XVIII.

Un médecin prudent ne doit point toucher à ceux qui ne peuvent guérir, de crainte de passer pour le meurtrier de celui qui succombe, victime de son propre sort. Liv. V, XXVI, § 1.

Il n'appartient qu'à un charlatan d'exagérer la gravité d'un mal insignifiant, pour se donner plus d'importance. Liv. V, ch. XXVI, § I.

En médecine la règle est absolue, mais ses conséquences pratiques, variables. Liv. VII, ch. XIII.

Mieux vaut se rattacher à une lueur d'espérance, que de renoncer à tout espoir. Liv. VII, ch. XVI.

Dans la vessie, trouver est difficile, et ce qu'on a trouvé échappe promptement. Liv. VII, ch. XXVI.

Qu'importe qu'un remède soit peu sûr, s'il est unique. Liv. VII, ch. XXXIII.

Les esprits frivoles ne possédant rien ne peuvent rien sacrifier; un grand génie, au contraire, s'honore sans se déprécier, en avouant naïvement une erreur, surtout quand il le fait dans le but utile de prémunir la postérité contre les méprises que les devanciers ont commises. Liv. VIII, ch. IV.

Asclepiades officium esse medici dicit, *ut tuto, ut celeriter, ut jucunde curet.*

Fere quos ratio non restituit, temeritas adjuvat.

Sæpe pertinacia juvantis malum corporis vincit.

Multa in præcipiti periculo recte fiunt, alias omittenda.

Est prudentis hominis, primum eum, qui servari non potest, non attingere, nec subire speciem ejus ut occisi, quem sors ipsius interimit.

Histrionis est, parvam rem attollere, quo plus præstitisse videatur.

Adeo in medicina, etiam ubi perpetuum est, quod fieri debet, non tamen perpetuum est id, quod sequi convenit.

Dubia spes certa desperatione est potior.

In vesica difficulter invenitur, inventumque celeriter effugit.

Nihil interest, an satis tutum præsidium sit, quod unicum est.

Levia ingenia, quia nihil habent, nihil sibi detrahunt : magno ingenio, multa nihilominus habituro, convenit etiam simplex veri erroris confessio; præcipueque in eo ministerio, quod utilitatis causa posteris traditur, ne qui decipiantur eadem ratione, quo quis ante deceptus est.

TABLE ALPHABÉTIQUE

DES NOMS GRECS MENTIONNÉS DANS CELSE.

ἀγκτήρ	ankière, de ἀγκτήρ, agrafe.
ἀγκυλοβλέφαρον	ankyloblépharon; de ἀγκύλη, frein; et βλέφαρον, paupière.
ἀγρία	agria; de ἄγριος, cruel, malin, envenimé.
ἀθερώματα	athérôme; de ἀθήρα, boullir.
αἰγίλωψ	aegilops; de αἴξ, chèvre, et ὤψ, œil.
αἱμοῤῥοΐδες	hémorrhoïdes; de αἷμα, sang; et ῥέω, je coule.
ἀκροχορδών	acrochordon; de ἄκρος, extrémité; et χορδή, corde.
ἀλφός	alphos; de ἀλφός, blanc.
ἀλωπεκία	alopécie; de ἀλώπηξ, renard.
ἀναστόμωσις	anastomose; de ἀνὰ, avec, et στόμα, bouche.
ἀναστομωτικά	anastomatique; qui sert à déboucher, apéritif.
ἀνθηρά	anthères; de ἀνθηρος, fleuri; ἄνθος, fleur.
ἀνώδυνα	anodins; de ἀ priv., et ὀδύνη, douleur.
ἀραχνοειδής	arachnoïde; de ἀράχνη, toile d'araignée, et εἶδος, ressemblance.
ἆσθμα	asthme; de ἄω, j'aspire.
ἀσκίτης	ascite: de ἀσκὸς, outre.
Ἀσκληπιός	asclépios; d'Esculape.
ἀστήρ	aster; étoile.
ἀτροφία	atrophie; de ἀ priv, et τροφὴ, nourriture.
αὐτόπυρος	autopure; de αὐτός même, et πυρός, blé, froment.
ἄφθαι	aphthes; de ἄπτω, allumer.
ἀχάριστον	achariste; de ἀ priv. et χαρίζομαι, je suis agréable.

βάλανος μυρεψική mirobalan ; de βάλανος gland, et μῦρον, parfum.
βασιλικόν basilicon ; de βασιλεύς, roi.
βουβονοκηλή bubonocèle; de βουβών, aine, et κήλη, hernie, tumeur.
βρογχοκήλη brochocèle; de βρόγχος, gorge, et κήλη, hernie, tumeur.
γάγγλίον ganglion.
γάγγραινα gangrène ; de γράω, je consume.
δαρτόν dartos; de δέρω, j'écorche.
διάβρωσις diabrosis; de δια, à travers, et βρῶσις, action de manger.
διάδαφνίδων diadaphnis; de διὰ, au moyen de, δάφνη, laurier.
διαιτητική diététique; relatif au régime, au genre de vie s. ent τέχνη, art.
διὰ λιβάνον dialiban ; de διὰ, au moyen de, λίβανος, encens.
διὰ κερατος diacérat ; de διὰ, au moyen de, κέρας, corne.
διὰ κρόκου diacrocou ; de διὰ, au moyen de, κρόκος, safran.
διάφραγμα diaphragme; de διὰ, entre, à travers, φράγμα, cloison.
Διοκλεῖος κυαθίσκος cyatisque de Dioclès ; de κυαθίσκος, petite coupe, fossette.
δύσπνοια dyspnée; de δύς, avec peine, et πνεῖν, respirer.
ἐγκανθίς encanthis; de εν, dans, et κανθός, angle de l'œil.
ἔγχριστα enchriste ; qui sert à oindre.
εἰλεός iléus, passion iliaque ; de εἰλεῖν, tourner.
εἰλικρινές épuré aux rayons du soleil ; de εἴλη, chaleur du soleil, et κρίνω, trier
ἐντρόπιον entropion ; de έν en dedans, et τρέπω, je tourne.
ἐλαιώδης élaïode, huileux; de ἔλαιον, huile d'olive, et εἶδος, aspect.
ἐλυτροειδής élytroïde ; de ἔλυτρον, enveloppe, εἶδος, aspect.
ἐμπροσθότονος emprosthotonos ; de ἔμπροσθεν, en devant, et τόνος, tension.
ἔναιμα enhème, énème ; de ἔν, dans, et αἷμα, sang.
ἐννεαφάρμακον ennéapharmaque; de ἐννέα, neuf, et φάρμακον, médiment.
ἐντεροκήλη entérocèle ; de ἔντερον, intestin, et κήλη, hernie.
ἐξάνθημα exanthème ; de εξ, hors, et ἄνθος, fleur.
ἐπινυκτίς épinyctis ; de ἐπι, sur, et νύξ, nuit.
ἐπιπλοκήλη epiplocèle; de ἐπι, sur πλεώ, je flotte, et κήλη, hernie.
ἐπισπαστικά épispastique, de ἐπισπάω, j'attire.
ἐρυσίπελας érysipèle ; de ἐρύειν, attirer, et πέλας, proche.
εὔχυμος euchyme ; de εὖ, bien, et χυμός, suc.

εὐώδης euode; de εὖ, bien, ὄζω, je sens.
ζύγωμα zygôme; tout corps transversal qui en joint deux autres.
ἠπατῖτις hépatite; inflammation du foie.
ἡλιοτρόπιον héliotrope; de ἥλιος, soleil, et τρέπω, je tourne.
θηρίωμα thériôme; ulcère malin.
θυμίον thymion; petite excroissance de chair.
ἰχώρ ichor; sérosité, humeur aqueuse, humeur corrompue.
κακόχυμος cacochyme; de κακὸς, mauvais, et χυμός, suc.
καρδιακός cardiaque; de καρδία, cœur.
καρωτίδες carotides; de κάρος, assoupissement.
καταστagμός catastagme; distillation, rhume; de κατα, de haut en bas, et στάζω, je tombe goutte à goutte.
καυσώδης causus, ardent; de καῦσος, chaleur extrême.
καχεξία cachexie; de κακός, mauvais, et ἕξις, dispositioa, habitude du corps.
κερατοειδής kératoïde; de κέρας, corne, εἶδος, apparence.
κερκίς navette; radius.
κηρίον cérion; cellule.
κιρσοκήλη cirsocèle; κιρσὸς, varice, et κήλη, tumeur.
κοιλιακή cœliaque; qui a le flux de ventre.
κόλον colon.
κονδύλωμα condylôme; excroissance de chair.
κορύζα coryza; pesanteur de tête, catarrhe nasal, enchifrènement.
κρεμαστῆρες crémaster; de κρεμάω, je suspens.
κριθή crithe; de κριθή, orge, grain d'orge, orgeolet.
κρίσιμοι critique; de κρίνω, je juge.
κρυσταλλοειδής cristalloïde; de κρυςταλλος, cristal, et εἶδος, forme.
κυνάγχη synanche; de σύν, avec, et ἄγχω, j'étrangle.
κυνικὸς σπασμός spasme cynique; de κύων, chien.
κύπειρος souchet.
κωακόν coacon; sorte d'emplâtre.
λαγώφθαλμος atteint de lagophtalmie; de λαγώς, lièvre, et ὀφθαλμός, œil.
λειεντερία lienterie; de λεῖος, poli, glissant, et ἔντερον, intestin.
λεπίς χαλκοῦ de λεπίς, écaille, et χαλκός, airain (battitures de cuivre).
λεύκη leucé; de λευκός, blanc.
λευκά blanc; de λευκός, blanc.

λευκοφλεγματία	leucophlegmasie; de λευκός, blanc, et φλέγμα, flegme.
λήθαργος	léthargus ; de λήτη, oubli, et ἀργός, oisif.
λημνίσκος	lemnisque ; bandelette, petit tampon de charpie.
λιθοτόμος	lithotomiste ; de λίθος, pierre, et τέμνω, je fends.
λιπαραί	lipares ; gras, de λίπος, graisse.
μέλασ	mélas ; noir.
μελίκηρα (μελιτηρά)	mélicèris ; rayon de miel.
μεμιγμένος	mêlé ; de μίγνομι, je mêle.
μενιγγοφύλαξ	meningophylax ; de μήνιγξ, méninge, et φύλαξ, gardien.
μυδρίασις	mydriase ; de ἀμυδρός, obscur.
μυρμήκιον	myrmécie ; petite verrue ; de μύρμηξ, fourmi.
νόθαι	faunes ; de νόθος, faux.
ξηροφθαλμία	xérophtalmie ; de ξηρὸς, sec, et ὀφθαλμὸς, œil.
ὀβολός	obole.
ὀπισθότονος	opisthotonos ; de ὄπισθεν, en arrière, et τόνος, tension.
ὀρθόπνοια	orthopnée ; de ὀρθός, droit, et πνέω, je respire.
ὄσχεον	scrotum ; enveloppe cutanée commune aux devx testicules.
οὐρητῆρες	uretères ; de οὐρεῖν, uriner.
ὀφίασις	ophiasis ; de ὄφις, serpent.
παράλυσις	paralysie ; de παραλύειν, relâcher.
παρασυνάγχη	parasynanche ; espèce d'angine ; de παρά, auprès, συνάγχη, angine ; de σύν, et ἄγχω, je serre.
παρουλίς	parulie ; de παρὰ, auprès, οὖλον, gencive.
παρωτίδες	parotides ; de παρὰ, auprès, οὖς, oreille.
πεπλυμένος	de πλύσις, lavage.
περδίκιον	pariétaire.
περιπνευμονία	péripneumonie ; de περί, autour, et πνεύμων, poumon.
περιτόναιον	péritoine ; de περί, autour, et τείνειν, étendre.
πεσσός	pessaire.
πλευρῖτις	pleurésie ; de πλευρόν, côté de la poitrine.
πολύγονον	renouée des oiseaux.
πτερύγιον	ptérygion ; petite aile.
πυλωρός	pylore ; de πύλη, porte, et οὖρος, gardien.
ῥαγάδια	rhagade ; de ῥαγάς, rupture, fissure.
ῥάπτουσα	de ῥάπτω, coudre, raccommoder.
ῥῆξις	rhexis, déchirement.
ῥιζάγρα	risagre ; de ῥίζα, racine, et ἄγρα, chasse, pêche.

ῥινίον	petite lime.
ῥυάς	rhyade ; qui coule.
ῥυπώδης	rhypode ; sale, malpropre, de ῥύπος, malpropre.
σαρκοκήλη	sarcocèle ; de σαρξ, chair, et κήλη, tumeur.
σαρκοφάγος	sarcophage ; de σὰρξ, chair, et φαγεῖν, manger.
σηπτά	qui fait pourrir les chairs.
σμιλίον	sorte de collyre.
σπασμός	spasme.
στακτή	essence ou huile parfumée de myrrhe.
σταφὶς ἀγρία	staphisaigre ; de σταφὶς, raisin, et ἀγριά, sauvage.
σταφύλωμα	staphylôme ; de σταφυλή, grain de raisin.
στεατώματα	stéatôme ; de στέαρ, graisse.
στόμωμα	scorie.
στραγγουρία	strangurie ; de στράγξ, goutte, et οὖρον, urine.
στρόφοι	de στρόφος, lien, bande.
στρύχνον	morelle noire.
σύκωσις	sycosis ; de σῦκον, figue.
συνάγχη	synanche ; angine ; de σύν, avec, et ἄγχω, je serre.
σφαγὶτιδες	sphagitides ; veines jugulaires.
σφαιρίον	sphairion ; pilule.
σφραγίς	sphragis ; sorte de pastille.
σχιστός	schisteux.
σχοῖνος	sorte de jonc.
τεινεσμός	ténesme ; de τείνειν, tendre.
τένοντες	tendons ; de τείνειν, tendre.
τέτανος	tétanos ; de τείνειν, tendre.
τετραφάρμακον	tétrapharmaque ; de τέτρα, quatre, et φάρμακον, médicament
τομεῖς	incisives (s. ent., dents) ; de τομή, coupure.
τροχίσκος	trochisque ; de τροχός, roue.
τρυγών	pastenague (poisson).
τυμπανίτης	tympanite ; de τύμπανον, tambour.
ὑαλοειδής	hyaloïde ; de ὑαλὸς, verre, et εἶδος, ressemblance.
ὑδροκέφαλος	atteint d'hydrocéphalie ; de ὕδωρ, eau, et κεφαλή, tête.
ὑδροκήλη	hydrocèle ; de ὕδωρ, eau, et κήλη, tumeur.
ὑδροφοβος	hydrophobe ; de ὕδωρ, eau, et φόβος, crainte (hydrophobie).
ὑπόσαρκα	hyposarque ; de υπο, sous, et σὰρξ, chair, tumeur abdominale.

ὑπόχυσις — hypochysis; suffusion, cataracte; de ὑπό, sous, et χέω, répandre.

χαλάζια — chalaze ; petit tubercule qui se forme sous les paupières ; de χάλαζα, grêle.

χάλκανθος — chalcanthe; χαλκός, airain, et ἄνθος, fleur.

χειρουργική — chirurgique ; de χείρ, main, ἔργον, travail.

χείρων — Chiron ; centaure (médecin); ou comparatif de κακός, plus mauvais.

χοινικίς — chœnix ; trépan, de χοινῖξ, trou du moyeu.

χόρδαψος — maladie de l'intestin grêle; de χορδή, intestin, et ἅπτω, nouer.

χοριοειδής — choroïde ; de χόριον, chorion, et εἶδος, forme.

φαγέδαινα — phagédénique; de φαγεῖν, manger, dévorer, consumer.

φαρμακευτική — pharmaceutique; s. ent. τέχνη, art du pharmacien ; de φάρμακον, remède.

φθίσις — phthisie ; de φθινάω, périr de consomption.

φθειρίασις — phthiriase ; de φθείρ, pou.

φίμωσις — phimosis ; de φιμὸς, ficelle, cordon.

φλεγμονή — phlegmon ; de φλεγω, je brûle.

φλυζάκιον — phlyzacie ; de φλύζειν, bouillonner, bouillir.

φλυκταινα — phlyctène ; de φλύζειν, bouillonner, bouillir.

φρενῖτις — phrénitis ; de φρὴν, esprit.

φύγεθλον — phygethlon ; de φύειν, faire croître, faire pousser.

φῦμα — phyma ; excroissance, tumeur, tubercule ; de φύειν, faire pousser.

TABLE ALPHABÉTIQUE

DES NOMS D'ANIMAUX, DE PLANTES, ET DES PRODUITS DES TROIS RÈGNES, DONT IL EST QUESTION DANS CELSE.

A

Abrotonum	Artemisia abrot. Aurone.
Absinthium	Artemisia abs. Absinthe.
Acacia	Mimosa arabica. Acacia.
Acanthinum gummi	Gummi acaciæ arabicæ. Gomme arabique.
Acorum	Acorum calamus. Acore.
Ærugo	Vert de gris.
Aes	Airain, bronze; cuivre.
Agnus	Ovis aries. Agneau.
Alcyonium	Alcyon.
Alica	Épeautre; sorte de blé très-estimé en Italie (Plin. liv. XVIII, 29.
Allium	A. Sativum. Ail.
Alumen	Alun.
Amaracus	Origanum marjorana. Marjolaine.
Ambubeja	Cichorium intybus. Chicorée sauvage.
Ammoniacum	Gomme ammoniaque.
Ammoniacus	Sel ammoniac.
Amomum	Sison amomum ? Amome.
Amylum	Amidon.
Anethum	A. graveolens. Aneth.
Anisum	Pimpinella anisum. Anis.
Anser	Anas anser. Oie.
Aper	Sus scropha. Sanglier.
Apium	A. graveolens. Ache.
Aqua mulsa.	Eau miellée.
Araneus	Aranea domestica. Araignée.
Argemonia	Papaver argemone. Argémone.
Aristolochia	A. papillida et bœtica. Aristoloche.

Armaracia	Raphanus rusticanus? rave sauvage.
Arundo	Arundo donax? Roseau.
Aspalathus	Genista acanthoclada. Aspalath.
Asparagus	A. acutifolius seu aphyllus? Asperge.
Asphodelus	A. ramosus seu luteus. Asphodèle.
Aspis	Vipera aspis. Vipère.
Aurata	Sparus aurata. Dorade (piscis).
Auripigmentum	Orpiment.
Atramentum	sutorium. Chalcanthe, vitriol bleu, sulfate de cuivre, noir de cordonnier. sepiarum. Encre de sèche. scriptorium. Sulfate de fer.

B

Balanon myrepsicon	Hyperantheræ. Noix de moringa.
Balsamum	Suc de l'Amyris Gileadensis. Baume de Giléad.
Bdellium	Suc du Balsamodendron Africanum.
Beta	Beta vulgaris. Bette.
Bitumen	Bitume.
Brassica	B. oleracia. Chou.
Bulbi	Bulbes divers.

C

Cachrys	C. cretica. Graine de Romarin.
Cadmia	Tuthie, oxyde de zinc.
Calamus alexandrinus.	C. aromaticus. Canne aromatique.
Cantabrica herba.	Convolvulus cant.? Liseron.
Cantharis	Cantharis vesicatoria. Cantharide.
Capparis et Cappari	C. spinosa. Câprier.
Caprea	Capra hircus. Bouc.
Capreolus	Cervus capreolus. Chevreuil.
Caprificus	Ficus carica. Figuier sauvage.
Cardamomum	Amomum Card. Cardamome.
Cassia	Laurus cas. Cassia.
Castoreum	Castoréum.
Cepa	Allium cepa. Oignon.
Cera	Cire.
Cerastes	Cerastes Ægyptiacus. Céraste.
Cerasum	Cerasum Cerise.
Cerussa	Ceruse.

Chalcitis	Cuivre pyriteux.
Chamæleon	Atractylis gummifera ? Chaméléon, carline.
Chamœpitys	Ajuga iva. Germandrée.
Chelydrus	Sorte de serpen tamphibie et venimeux ; Chélydre.
Chrysocolla	Chrysocolle. Carbonate de cuivre impur.
Cicuta	Conium maculatum. Grande ciguë.
Cinis cyprius	Cuivre brûlé, verdet.
Cinnamum, cinnamomum	Laurus cinnam. Cinnamome.
Coccum gnidium	Daphne gnidium ? Garou.
Cochlea	Coquille univalve.
Colubra	Coluber. Couleuvre.
Columba	Columba cenas. Pigeon.
Conchylium	Coquille bivalve.
Coriandrum	C. sativum. Coriandre.
Cornu cervinum	Corne de cerf.
Costum	Costus speciosus. Costus.
Cotoneum	Pyrus cydonia. Coing.
Creta cimolia	Craie cimoliée, espèce d'argile.
Crocus	C. sativus. Safran.
Cucumis	C. sativus. Concombre ordinaire. C. agrestis. Id. sauvage. Momordica elaterium. Concombre sauvage.
Cucurbita	C. pepo. Citrouille.
Cuminum	C. cyminum. Cumin.
Cupressus	C. sempervirens. Cyprès.
Cybium	Tranche de jeune thon.
Cyprinum	Huile de troëne.
Cyprus	Lansonia alba ? Troëne.
Cytisus	Medicago arborea. Cytise ; luzerne arborescente.

D

Daucus	Daucus carota. Carotte.
Defrutum	Moût bouilli et réduit de moitié.
Dictamum creticum	Origanum D. Dictame.
Diphryges	Deutoxyde de cuivre.
Dipsas	Dipse. Sorte de serpent venimeux d'Afrique.
Dulcis radix	Glicirrhiza glabra. Racine de réglisse.

E

Echinus	Echinus lividus. Oursin.
Elaterium	Suc de momordicæ elat. Concombre sauvage.

Eruca	Eruca sativa. Roquette.
Ervum	Ervum ervilia. Ers.
Erysimum	Sisymbrium polyceratium, Sisymbre ; cresson.

F

Faba	Vicia faba. Fève.
Faba ægyptia	Nelumbium speciosum. Fève d'Égypte.
Ferula	Ferula asa fœtida. Férule asa fœtida.
Ficus	F. carica. Figuier.
Filicula	Polypodium vulgare. Filicule.
Filix	Pteris aquilina ? Fougère.
Fæniculum	Anœthum fœn. Fenouil.
Fœnum grœcum	Trigonella f. g. Fenu-grec.

G

Galbanum	Suc du ferula galbinifera.
Garum	Espèce de liqueur de poisson.
Gentiana	Gentiana lutea. Gentiane jaune.
Git	Nigella sativa. Nielle.
Grus	Grus cinerea. Grue.
Gummi	Gomme.
Gypsum	Cypse ; plâtre.

H

Halicaccabus	Physalis somnifera ? Alkékange.
Hebenus	Diospyros eben. ? Ébénier.
Hedera	H. helix. Lierre.
Helenium	Inula helenium. Aunée.
Hibiscus	Althæa officinalis. Guimauve ordinaire.
Hirundo	Hirundo rustica. Hirondelle.
Hœmorrhois	Sorte de serpent.
Hordeum	Orge.
Hyoscyanum	H. album et nigrum. Jusquiame.
Hypericum	H. perfoliatum. Millepertuis.
Hypocistis	Cytisus Hyp. Hypociste.
Hyssopum	Hyssopus. Hyssope.

I

Ichthyocolla	Ichthyocolle ; colle de poisson.
Intubus	Cichorium indivia ? Endive.

J

Juglans	J. regia. Noyer.
Juncus	quadratus. Juncus quadratus? Jonc carré. rotundus. Cyperus longus? Souchet.

L

Lactuca	L. marina. Titymale. L. sativa. Laitue cultivée.
Ladanum	Suc du cistisus cretica.
Lapathum	Rumex patientia. Patience.
Lapis hæmatites	Pierre hématite. Oxyde rouge de fer.
Lapis	Phrygius. Pierre phrygienne; P. poreuse (alunite). Assius. Sorte d'alun. σαρκοφάγοσ; Alunite. Scissilis. Pierre schisteuse. Molaris. Silex carié; pierre meulière.
Lapsana	Chou sauvage.
Laser	Suc du Thapsiæ sylphis? (voir not. 1, ch. XVI, liv. III).
Laurus	L. nobilis. Laurier.
Lenticula	Ervum lens. Lentille.
Lentiscus	Pistacia L. Mastic.
Lepus	Lepus timidus. Lièvre.
Ligustrum	L. vulgare. Troëne.
Lilium	L. candidum. Lis.
Lingua canina	Cynogl. officin. Cynoglosse.
Linum	L. usitatissimum. Lin commun.
Lolium	L. temulentum. Ivraie.
Lupinus	L. hirsutus. Lupin.
Lycium	Acacia catechu. cachou ou suc du Rhamnis infectoria.

M

Malabathrum	Laurus cassia. Malabathrum, arbre à parfum.
Malicorium	Écorce de grenade.
Malva	M. sylvestris. Grande mauve.
Mandragora	Atropa mandr.? Mandragore.
Marrubium	M. vulgare? Marrube.
Melampsithium	Raisins secs.
Melinum	Melinum (voir note 2, liv. II, 33).

Menta	Mentha. Menthe.
Mentastrum	Mentha sylvestris. Menthe sauvage.
Merula	Turdus merula. Merle.
Milium	Panicum miliaceum. Mil.
Minium	Minium (plombate de protoxyde de plomb).
Misy	Sulfate de cuivre déliquescent? ou couperose jaune? sulfate de péroxyde de fer?
Morum	Mûre, fruit du mûrier.
Morus	M. alba; m. nigra. Mûrier.
Mulsum	Vin miellé (voir not. 12, liv. I, 3).
Muralis	Matricaria parthenion; parietaria diffusa? Pariétaire.
Murex	Murex. Rocher.
Muscus	Mousse.
Mustum	Moût.
Myrapia	Sorte de poire parfumée.
Myrobalanum	Myrobalan, sorte de noix aromatique.
Myrrha	Myrrhe, gomme résine du balsamodendron myrrha.
Myrtus et myrta	M. communis. Myrte.

N

Napi	Pour sinapi. Moutarde.
Narcissus	N. orientalis. Narcisse.
Nardum et nardus	Nard.
Nardum	gallicum, Valeriana celtica. Nard celtique. indicum, Patrinia satamansi. Nard indien. syriacum, Patrinia scabiosæ folia. Nard syrien. spica nardi, Andropogon nardus. Epi de nard.
Nasturtium	Cresson.
Nepeta	Nepeta cataria. Cataire.
Nitrum	Natron (voir note 4. liv. II, 12).
Nucleus, nuclei pinei.	Pinus, pinea. Pin, pignon.
Pinus sylvestris	Pin sauvage;
Nuclei palmarum	Phœnix dactylifera. Palmier.
Nucleus mali persici.	Amygdalus persica. Pêcher.
Nux græcamora	Amygdalus communis. Amandier.
Nux avellana	Corylus avellana. Noisetier. Coudrier.

O

Ochra	Ochre. Terre argileuse colorée par du péroxyde de fer (ochre rouge), ou par du tricarbonate de fer (ochre jaune).
Ocinum	O. basilicum et O. minium. Basilic.

Œnanthe	Flores vitis vinif. var. silvestris? Fleurs de vigne sauvage.
Oleum	Huile d'olive.
Oleum	cicinum. Huile de ricin. irinum. Huile d'Iris. melinum. Huile de coings. murteum. Huile de myrthe. Syriacum. Huile de Syrie. Cyprinum. Huile de trnëne.
Onager	Equus asinus. Ane.
Opobalsamum	Suc de l'Amyris Op.
Opopanax	Suc du ferula Op.
Oryza	O. sativa. Riz.
Ostrea	Ostrea edulis. Huître.

P

Palmula	Phœnix dactylifera. Palmier.
Palumbus	Columba palumbus. Palombe.
Panaces	Pastinaca sativa ou ferula opopanax. Opopanax.
Papaver	Papaver rhæas. Pavot.
Papyrus	P. nilotica. Papyrus, roseau d'Égypte.
Passum	Vin de raisins séchés au soleil.
Pastinaca	P. sativa. Panais.
Pastinaca	Raia trigon. Pastenague.
Pavo	Meleagris gallo-pavo. Paon.
Pecten	Pectine ; espèce de coquillage.
Personata	Arctium lappa. Grande bardane.
Petroselinum	Apium petr. Persil.
Peucedanum	P. officinale. Peucédanum.
Phalangium	Aranea Tarentula. Tarentule.
Phœnicopterus	Phœnicopterus rubens. Flammant.
Piper	P. rotundum. P. longum. Poivre rond et poivre long.
Pisum	P. sativum. Pois.
Plantago	P. major. Plantain.
Plumbum	Plomb.
Polenta	Polenta, aliment qui avait pour base l'orge (Plin. liv. XVIII, 14).
Polium	Teudrium pol. Polion, plante.
Pontica radix	Rheum rhaponticum. Racine de rhapontic.
Populus	Populus nigra. Peuplier.
Porrum	Allium p. Poireau.
Portulaca	P. oleracea. Pourpier.
Ptisana	Ptisane (note 3, liv. II, 12).

Pulegium	Mentha pul. Pouliot.
Pulex	Pulex irritans. Puce
Pumex	Pierre ponce ; silico-aluminate de potasse ou de chaux.
Pyrethrum	Anthemis p. Pyrèthre.

Q

Quinquefolium	Potentilla reptans. Quintefeuille.

R

Radicula	Raphanus rad. Radis.
Radix ea quam dulcem	appellant. Glycyrriza glabra. Racine de réglisse.
Rapa	Brassica rap. Rave.
Resina	Résine.
Res. terebenthina	R. du térébinthe.
Res. pinea	R. du pin.
Res. colophoniaca	R. de Colophon (ville d'Italie).
Res. ex lentisco	R. de lentisque.
Rhus quem syriacum	vocant. Rhus coriaria ? Sumac des corroyeurs.
Rosa	Pro oleo rosaceo. Huile rosat.
Rubus	Ronce. Framboisier.
Ruta	R. graveolens. Rue.

S

Sagapenum	Sagapénum
Salamandra	Salamandra maculosa. Salamandre.
Salix	S. alba. Saule.
Sampsuchus cyprius	Origanum marjorana. Marjolaine.
Sandaracha	Réalgar.
Satureia	S. Hortensis ? Sariette.
Scammonia	Convolvulus scam. Scammonée.
Scilla	S. maritima. Scille maritime.
Scorpio	Scorpio Europæus. Scorpion.
Serpens	Serpent.
Serpyllum	Thymus serp. Serpolet.
Sertula campana	Melilotus neapolitana ? Mélilot.
Sesamum	S. Orientale Sésame.
Siligo	Fine fleur de la farine de froment.
Similago	Autre produit très-estimé du froment.
Sinapi	S. alba et nigra. Moutarde blanche et noire.
Siser	Sium sisarum. Chervi.
Solanum	S. nigrum. Morelle noire.

Solaris herba	Heliotropium villosum. Héliotrope.
Sory	Sulfate de cuivre natif.
Sparus	Sparus erythrinus. Pagel.
Spode	Oxyde de zinc obtenu par sublimation en calcinant la luthie. Ivoire calciné à blanc.
Spuma argenti	Litharge.
Spuma nitri	Ecume de natron (note I, liv. V, 6).
Spuma lycii	Ecüme de cachou (Pline XXVI, 77).
Squama ferri	Battitures de fer.
Squamma æris	Battitures de cuivre.
Stibi ou stibium	Antimoine.
Stœchas	Lavandula stœch. Stœchas, sorte de Lavande.
Struthium	Saponaria officinalis ? Saponaire officinale.
Styrax	Suc du styrax officin.
Sycaminum	Ficus sycomorus. Sycomore.

T

Tamarix	T. gallica, germanica, africana. Tamarix.
Terra eretria	Argile.
Thapsia	T. germanica. Sorte de férule.
Thlapsi	Capsella bursa pastoris. Thlapsi.
Thymum	Thymus vulgaris. Thym ordinaire.
Tragacantha et tragacanthum.	Astragalus tragacanthus. Gomme adragant.
Tragoriganus	Thymus graveolens. Thym tragorigan.
Tragum	Sorte de ptisane qui se prépare avec la graine de froment au lieu de froment.
Trifolium	Trèfle.
Trixago	Teucrium flavum. Germendrée.
Tus	Encens, gomme résine appelée en médecine Oliban.

U

Urtica	U. dioïca. Grande ortie. U. urens. Ortie brûlante.
Uva taminia	Delphinium staphisagria. Staphisaigre.

V

Veratrum nigrum	Helleborus orientalis. Ellébore noir.
Veratrum album	Veratrum album. Ellébore blanc.
Vettonica	Bet. officinalis. Bétoine.
Vinum resinatum	Vin résineux ou goudronné (not. 2. liv. II, 24).
Vinum salsum	Vin salé (not. 1, liv. I, ch. VI).

SIGNES DES POIDS

EMPLOYÉS DANS LA PHARMACOPÉE DE CELSE.

P. avec une marque qui le précède ou le suit signifie Pondo ; c'est-à-dire, de poids ou pesant.

P. seul, signifie 1 livre.

)-(signifie 1 denier.

Z ou = ou ꞊ signifie 1 sextant.

ZZ ou = = signifie 1 triens ou 2 sextants.

— signifie 1/2 sextant ou 1 once.

S signifie demi.

VALEUR DES ANCIENS POIDS ET MESURES ROMAINS

MENTIONNÉS DANS CELSE.

POIDS.

	ONCES.	SCRUPULES.	GRAMMES.
As ou livre	12	288	327
Bes	8	192	218
Demi-livre	6	144	163
Triens	4	96	109
Quarteron	3	72	81
Sextant	2	48	54
Obole	1/48	1/2	0.57
Once	1	24	27.2
Denier	1/7	3.43	3.9
Scrupule	1/24	1	1.13

MESURES DE LONGUEUR.

	SEXTULES.	MÈTRES.
As ou pied	72	0,297
Pouce	4.5	0,0184
Doigt	6	0,245
Palme	18	0,0743
Sextule	1	0,0041

MESURES DE CAPACITÉ.

	HÉMINES.	LITRES.
Setier	2	0,53
Hémine ou cotyle	1	0,26
Acétabule	1/4	0,067
Cyathe	1/6	0,044

TABLE DES INSTRUMENTS DE CHIRURGIE

INDIQUÉS OU DÉCRITS DANS LE LIVRE DE CELSE.

(Plusieurs de ces instruments sont représentés sur les planches de la fin du volume.)

	Instrument	Variétés et renvois
	Acus ; aiguille ; variétés (pl. VIII, fig. 9)	Aig. ordinaire (liv. V, 26, § 23 ; liv. VII, 7, § 4, 8 ; ch. 16, ch. 25, § 2). Aig. à cataracte (liv. VII, 7, § 14.)
	Clyster ; clystère ; seringue ; variétés	C. auris (liv. VI, 7, § 3, 9 ; liv. VI, 18, § 2). C. ani *passim*.
	Cucurbitula ; ventouse ; variétés (pl. X, fig. 1, 2)	V. en bronze (liv. II, 11). V. en corne (liv. II, 11.
	Διοκλείου κυαθίσκος	Cyathisque de Dioclès, instrument spécial pour extraire les traits à fer large (liv. VII, 5, § 3).
Ferramentum.	Acutum in modum spathæ factum (pl. XI, fig. 4)	Instrument pointu en forme de spathe, pour détacher les polypes nasaux de l'os (liv. VII, 10).
	Factum ad similitudinem græcæ litteræ Y.	Instrument en forme de Y, destiné à dilater et à protéger les bords des contre-ouvertures, qu'on pratiquait pour extraire les flèches (liv. VII, 5, § 2).
	Candens ; cautère actuel (pl. I, III, V, VII, VIII, X.	Il y en avait de formes et de grosseurs diverses ; les plus petits étaient des aiguilles ordinaires (liv. VII, 8), ou en forme de spathe (liv. VII, 7, § 8).
	Quod ad similitudinem corvum vocant (pl. XI, fig. 3)	Scalpel à lame concave (liv. VII, 19).

Ferramentum.	Cujus tertiam digiti partem latitudo mucronis implere debet..	Instrument pour ponctionner l'abdomen dans l'hydropisie (liv. VII, 15).
	Rectum, in summa parte labrosum, in ima semicirculatum acutumque (fig. I, p. 539 du texte; pl. XII, fig. 2?)......	Instrument spécial de Mégès pour inciser la vessie, dans les cas de calculs raboteux et épineux (liv. VII, 26, § 2).
	Crassitudinis modicæ, prima parte tenui, sed retusa.......	Sorte de tige métallique, imaginée par Ammon, pour briser, dans la vessie, les pierres trop volumineuses pour être extraites par la plaie du périnée (liv. VII, 26, § 3).
Fistula.	Ænea; sonde creuse pour l'urèthre (pl. XIII, fig. 1, 2, 3, 4); variétés	1° de trois grandeurs pour les hommes (liv. VII, 26, § 1). 2° de deux grandeurs pour les femmes (liv. VII, 26, § 1).
	Plumbea.....................	Canule en plomb pour être introduite dans certaines plaies (liv. VII, 27, 28).
	Plumbea aut ænea, vel recurvatis in exteriore parte labris, vel in media circumsurgente quædam mora (pl. IX, fig. 7-8; pl. XI, fig. 7).....................	Canule en plomb ou en bronze pour évacuer l'eau de l'abdomen dans l'ascite; on l'introduisait après la ponction, qui se faisait avec un instrument spécial (liv. VII, 15).
	Fictilis......................	Tube en terre pour permettre de cautériser un point déterminé d'une cavité, avec un fer rouge, sans toucher les parties voisines.

Forceps; tenailles; davier (liv. VII, 5, § 4; liv. VII, 12; liv. VIII, 4); pl. IV, fig. 5-6; (pl. XII, fig. 1).

Forfex; ciseaux (liv. VII, 16).

Hamus vel Hamulus; érignes; (pl. III, fig. 7, 8; pl. VI, fig. 5-7-8; pl. VIII, fig. 8); variétés.	Érig. pointue (liv. VII, 7, § 4; liv. VII, 12, § 2, 5). Érig. mousse (liv. VII, 31).

Malleolus; maillet (liv. VIII, 3).

Μηνιγγοφύλαξ; méningophylax; instrument protecteur de la membrane..	Lame de bronze pour protéger les méninges dans les opérations qui se pratiquent sur le crâne (liv. VIII, 3).

Modiolus; trépan à couronne (liv. VIII, 3).

Novacula; rasoir (liv. VI, 4).

Scalprum vel scalper excisorius (liv. VIII, 3 et 4).

Scalpellus; scalpel; bistouri; couteau (pl. I, III, IV, V, VI, VII, VIII, XI, XII, XIII)................	Nom générique donné par Celse à tout instrument tranchant et piquant. Le *scalpellus* était à manche fixe. La forme et les dimensions de la lame étaient très-variables (*passim*).
Specillum ; sonde pleine ou stylet ; variétés (pl. I, II, V, VI, VIII)..	S. à oreilles ; cure-oreilles (liv. VI, 7, § 5, 9 ; liv. VII, 30 et *passim*). S. perforée à une extrémité (liv. VII, 4, § 4). S. raboteuse (liv. VI, 6, § 26, 27). S. grêle (liv. VIII, 2). S. ordinaire à extrémités de forme variable (en olive, en bouton, en palette, en curette longue ou ronde, en spatule, etc.), *passim*.
Strigilis; strigil (pl. XIII, fig. 5)..	Sorte de cuiller ou de cannelure courbe, pour verser des liquides médicamenteux dans les cavités (liv. VI, 7).

Serrula; petite scie pour couper les os dans l'amputation des membres (liv. VII, 33).

Terebra; tarière; variétés.........	T. ordinaire (liv. VIII, 3). T. à extrémité pointue et à mèche large (liv. VIII, 3).
Uncus; crochet; variétés..........	1° crochet ou curette courbe, à convexité lisse, à concavité raboteuse, et à bords mousses, pouvant servir à l'extraction des calculs uréthraux (liv. VII, 26, § 1 ; pl. V, fig. 1). 2° crochet lisse de tous côtés et à pointe courbe, pour extraire le fœtus mort (liv. VII, 29 ; pl. XI, fig. 5). 3° crochet pointu et à concavité tranchante, pour séparer la tête du tronc du fœtus mort, afin d'extraire chaque partie séparément (liv. VII, 29).
Vulsella vel volsella ; pince ; pincettes (pl. I, III, V, IX, X).....	Instruments de forme et de dimensions variables, suivant le but pour lequel ils étaient destinés (liv. VI, 18, § 3; liv. VII, 12, § 3; liv. VIII, 5).

PLANCHES D'INSTRUMENTS DE CHIRURGIE

TROUVÉS DANS DES FOUILLES DE VILLES GALLO-ROMAINES, ET DANS CELLES DE POMPÉIE ET D'HERCULANUM.

PRÉAMBULE.

Ces planches, où sont réunis les principaux types d'instruments de chirurgie de l'antiquité romaine et gallo-romaine, que le hasard ou les fouilles des savants ont remis en lumière, n'étaient pas comprises dans le plan primitif du livre. Mais les objets qu'elles représentent, si précieux d'ailleurs pour l'histoire de l'art, se rattachant étroitement au traité de médecine de Celse, je me suis décidé, dans le cours de l'impression, à en orner cette traduction.

Désireux de rendre cette collection aussi complète que possible, je ne me suis pas borné à rééditer les planches connues de B. Vulpès, sur les instruments de chirurgie extraits de Pompéï et d'Herculanum; j'y ai introduit des éléments nouveaux, puisés dans divers musées de France (Louvre, Cluny, Ecole de médecine de Paris, Saint-Germain-en-Laye, Montauban, Toulouse, Puy-en-Velay). C'est ainsi, qu'entre autres additions, j'ai pu l'enrichir des figures d'instruments de deux oculistes romains, avec les pierres sigillaires et leurs inscriptions, portant les noms de ces médecins, et l'indication des remèdes qu'ils préconisent. Mais j'ai surtout mis à contribution des planches inédites, dont je dois la communication à l'extrême obligeance de M. H. Bon Larrey. Une de ces planches, gravée en 1819, représente vingt instruments de chirurgie, retirés des cendres de Pompéï; cinq autres se rapportent à 44 instruments, trouvés dans les laves d'Herculanum et conservés à Portici. Celles-ci furent rapportées d'Italie, en 1778, par Deschansses à Tenon, qui les donna à M. le professeur J. Bon Cloquet, de qui les tient M. H. Larrey.

Une quinzaine d'instruments de la même provenance, devenus par Tenon la propriété de M. J. Cloquet, ornent aujourd'hui les vitrines du musée Orfila à Paris, grâce à la libéralité du vénérable et éminent professeur.

La plupart de ces instruments sont en bronze, métal de prédilection des Romains pour les armes de guerre, et les objets destinés à divers usages de la vie ou de la toilette. Une analyse chimique, faite avec un fragment de stylet, par *Baumé*, sur l'invitation de Tenon, ne révéla que du cuivre. On sait cependant que l'étain, et parfois même des métaux précieux, entraient jadis dans la composition du bronze. Mais il se pourrait que quelques objets fussent en cuivre pur, ce qui, chimiquement parlant, donnerait un sens peu précis au mot latin *æs*, employé par Celse. Il y a aussi des instruments en fer, en argent, et en bronze damasquiné ou incrusté d'argent. Presque tous sont à double fin, c'est-à-dire appropriés pour un usage à un bout, et pour un autre à l'autre bout. De là une notable économie de matériel, dont l'imitation ne serait peut-être pas à dédaigner en chirurgie militaire, et dans la médecine de campagne.

Un des instruments qui s'offrent le plus souvent, c'est le stylet à bout olivaire et de grosseur variable, dont la forme rappelle le stylet à olive en biscuit de porcelaine de Nélaton. Cette olive servait à froid aux explorations chirurgicales; à chaud pour ramollir les médicaments et les appliquer sur les plaies; incandescent pour cautériser. Sous ce rapport, cet instrument remplaçait notre crayon de nitrate d'argent, et avait même un usage plus important, car, chez les anciens, le feu était l'*ultima ratio* de la thérapeutique, ainsi que l'exprime cet aphorisme célèbre : « Ce que les remèdes ne guérissent pas, le fer le guérit ; ce que le fer ne guérit pas, le feu le guérit ; ce que le feu ne guérit pas, il faut le regarder comme incurable. » (Hipp., *Aph.* VII, 87.)

On remarquera que, parmi les instruments de la collection, il n'existe point de sonde cannelée. Le stylet à curette allongée y suppléait. On remarquera également l'absence de la tarière, du trépan, de l'aiguille à cataracte et de la scie, instruments fort en usage dans l'antiquité. On notera aussi qu'il n'y a ni ciseaux à deux lames, ni bistouris à châsse mobile, ni lancette à deux châsses, ce qui justifie le nom générique de *scalpellum*, donné par Celse à tous les instruments piquants et tranchants.

Si l'on compare les instruments de la chirurgie antique avec ceux de l'arsenal actuel, on trouve une analogie frappante entre un grand nombre : notamment, entre les stylets, les spatules, les ventouses, les pinces, les sondes, les scalpels, les spéculums, etc; si bien, qu'à leur aspect, on ne se douterait pas qu'il n'en est point dont la fabrication ne remonte à 15 on 16 siècles. Toutefois, quelques types ont disparu : ceux des scalpels, pl. VII, fig. 2-3-4, et pl. XII, fig. 2, par exemple. Beaucoup plus nombreux, au contraire, sont ceux que les progrès de l'art ont introduits dans l'arsenal moderne. Mais à considérer le goût, le soin, la précision et l'intelligence qui ont présidé à la construction des instruments anciens, la variété de leurs usages, et en tenant compte des types perdus, bien que connus, tels que trépans, tarières, aiguilles à cataracte, etc., on n'est que juste en reconnaissant que l'art du coutelier était jadis très-avancé, et que la chirurgie antique disposait de ressources suffisantes pour pratiquer la plupart des opérations qui se font de nos jours.

J'ai, autant que possible, groupé ces objets d'après leur provenance et leur analogie d'usage; mais le peu de surface des planches, et les convenances d'arrangement des figures, ont entraîné quelques infractions à ce classement.

Quant au choix des instruments, j'ai recherché les types qui m'ont paru les plus intéressants et les mieux définis.

PLANCHE I.

(Musée de Montauban (Haute-Garonne), collection Devals.)

Les instruments des planches I et II, excepté la pince (pl. I, fig. 2), ont été trouvés, il y a une dizaine d'années, à Cos ou Cosa, ancienne ville gallo-romaine, située sur les bords de l'Aveyron, entre Fontneuve et Albias. Ces instruments sont tous en bronze, hormis la spatule à curette ronde (pl. I, fig. 7), qui est en fer.

Fig. 1. Stylet aiguillé.

Fig. 2. Curette à olive. L'olive (πυρὴν μήλης de *Galien ; nucleus specilli* des *Latins*) est en haut ; la curette (*aversum specillum ; specilli concava* pars ; κυαθισκὸς τῆς μήλης ; πλάτως τῆς μήλης), en bas.

Fig. 3. Même instrument, plus petit.

Fig. 4. Stylet tronqué à olive, dont l'extrémité pouvait être une spatule, ou, plus probablement, une curette comme les trois autres instruments du même genre.

Fig. 5. Curette à olive.

Fig. 6. Scalpel double à olive.

Fig. 7. Spatule à curette ronde.

Fig. 8. Pince épilatoire (volsella vel vulsella τριχολαβίς), trouvée dans le cimetière de Saint-Paul d'Espis, qui réunit les époques gallo-romaine et Carlovingienne.

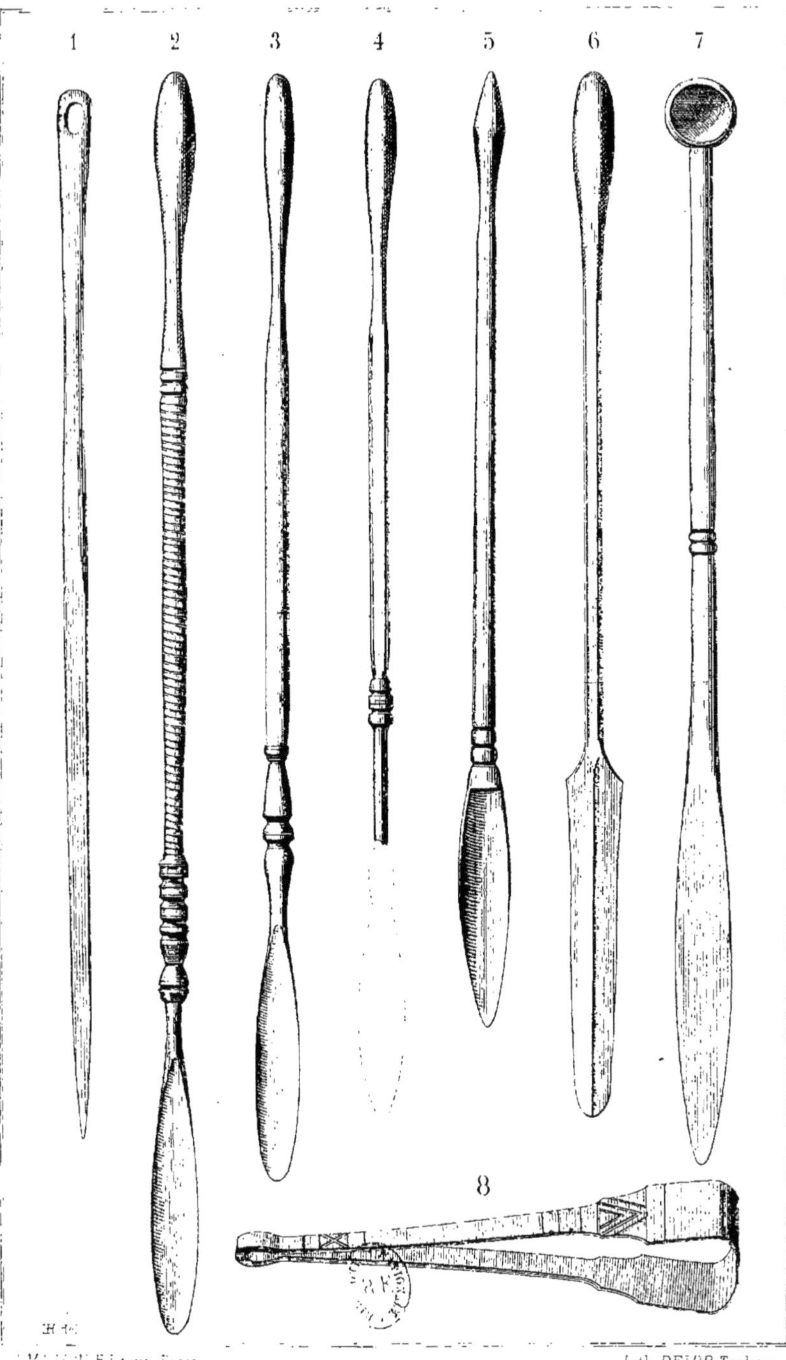

MASSON Éditeur Paris
Lith. DELOR Toulouse.

PLANCHE II.

(Suite des instruments de la collection Devals.)

Fig. 1. Stylet à palette ronde (*specillum tenue.*)

Fig. 2. Stylet à palette, tronqué au milieu.

Fig. 3. Stylet à palette, plus mince (*specillum tenuius.*)

Fig. 4. Stylet à palette carrée.

Fig. 5. Stylet à curette (*specillum auricularium.*)

Fig. 6. Spatule à manche fendu à la base, pour l'insertion d'un autre instrument (voir pl. IV, fig. 4.)

Fig. 7. Palette ronde, pouvant servir d'élévatoire ou de spatule (voir pl. XII, fig. 6.)

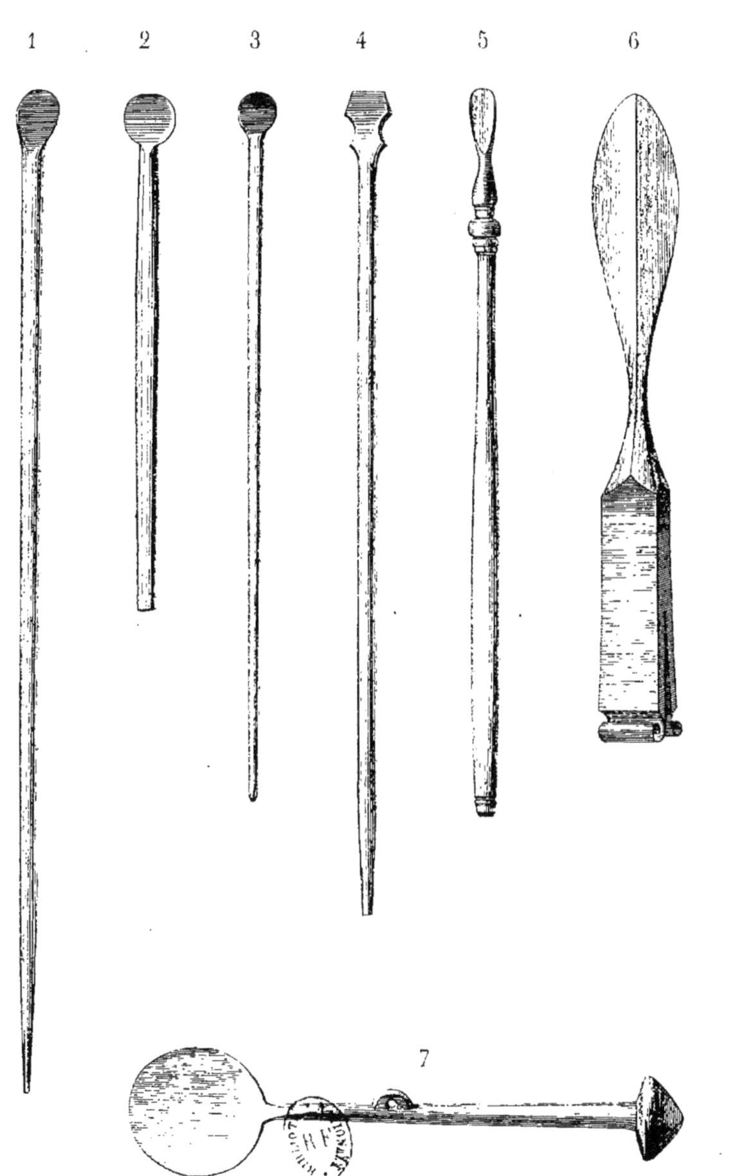
1
2
3
4
5
6
7

PLANCHE III.

(Musée de Saint-Germain-en-Laye.)

Instruments trouvés en 1854, par M. Duquénelle, dans le faubourg de Laon à Reims, avec les débris de la boîte qui les contenait, des tablettes de remèdes, une petite balance, une pierre sigillaire avec une inscription indiquant que ces objets appartenaient à un oculiste, et trois médailles d'Antonin. Tous ces instruments sont en bronze.

Fig. 1. Spatule à olive.

Fig. 2 et 3. Spatules à manche fendu à la base, pour recevoir une lame en fer (Il reste des débris de lames de ce métal, dans d'autres instruments du même type et de la même provenance.)

Fig. 4. Cautère olivaire à manche tronqué et perforé à la base, pour l'insertion d'un autre instrument.

Fig. 5. Pince à longues branches, et à mors obliques, avec anneau coulant pour resserrer les mors.

Fig. 6. Pince à longues branches, et à mors courbes et dentelés.

Fig. 7. Erigne simple à manche droit.

Fig. 8. Erigne simple à manche droit, avec extrémité en rugine lancéolée et recourbée.

Fig. 9. Pierre sigillaire en serpentine verte, de forme carrée, de 50 millim. de longueur sur 20 de largeur, avec tranches de 6 millim. d'épaisseur, taillées en biseau, et portant une seule inscription, dont les caractères redressés sont : GFIRMSEVERDIASMY ; *Gaii* pour *Caii Firmii Severi diasmyrnes ;* collyre de myrrhe de *Caius Firmius Severus* (voir *Nouveau recueil de pierres sigillaires, de J. Sichel*, Paris, 1866, p. 75).

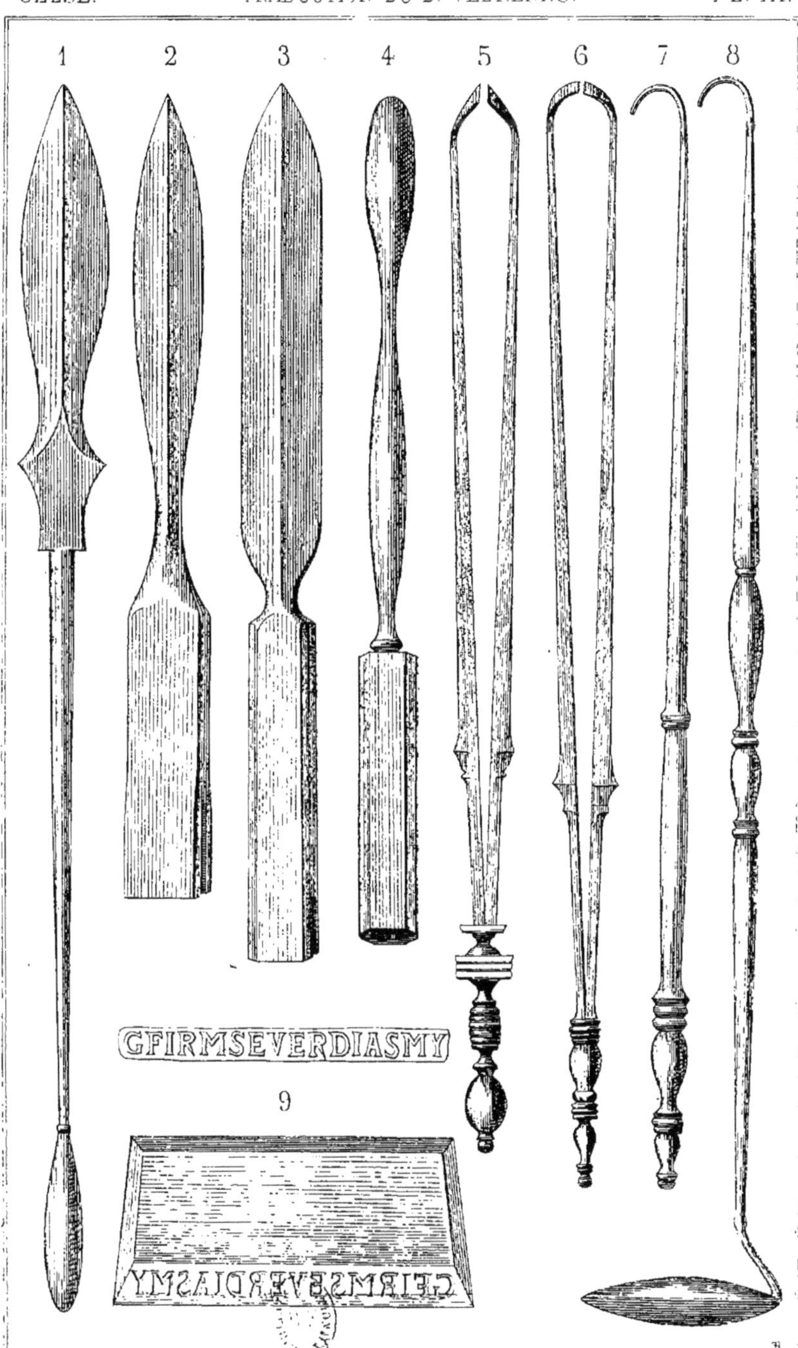

G. MASSON, Éditeur - Paris Lith. DELOR Toulouse

PLANCHE IV.

(Musée du Puy-en-Velay.)

Instruments trouvés, en 1864, à Fonvielle, commune de Saint-Privat d'Allier. Ces objets, d'après les médailles rencontrées au même endroit, paraissent remonter au troisième siècle. La pierre sigillaire qui les accompagnait, indique qu'ils appartenaient à un médecin oculiste (voir les *Annales de la Société d'agriculture du Puy*, tom. XXVII, 1864-65, *Mémoire de M. le Comte de Causans*, et le *Nouveau recueil de pierres sigillaires*, de *J. Sichel*, Paris, 1866, p. 1-97).

Fig. 1. Spatule à olive en bronze.

Fig. 2. Scalpel double lancéolé en bronze, à lame damasquinée en argent, et à manche incrusté d'argent, fendu à la base pour l'insertion d'un autre instrument.

Fig. 3. Même instrument plus petit, à lame unie, à manche orné de spirales en argent, et à manche également fendu à sa base.

Fig. 4. Spatule en bronze, à manche fendu à la base, pour l'insertion d'un autre instrument (voir pl. II, fig. 6.)

Fig. 5. Branche de tenaille en fer, à mors courts, unciformes et forts.

Fig. 6. Mors entr'ouverts d'une tenaille en fer, à bec de cane, réunis l'un à l'autre par un écrou en cuivre.

Fig. 7. Pierre sigillaire en serpentine gris-verdâtre, de forme carrée ayant 31 millimètres de côté sur 9 d'épaisseur, et portant sur ses tranches, les inscriptions 7a 7b 7c 7d, dont voici l'explication, d'après J. Sichel :

7a *Sexti Pollennii Solemnis dialepidos ;* collyre dialépidos de *Sextus Pollennius Solemnis ;*

7b *Sexti Pollennii Solemnis ad aspritudinem ;* collyre *hæmatinum de Sextus Pollennius Solemnis*, contre les granulations palbébrales.

7c *Sexti Pollennii Sollemnis facon ad lippitudinem ;* collyre brun de *Sextus Pollennius Sollemnis*, contre l'ophtalmie.

7d *Sexti Pollennii Sollemnis chelidonium ad caliginem*, collyre de chélidoine de *Sextus Pollennius Sollemnis*, contre l'obscurcissement de la vue.

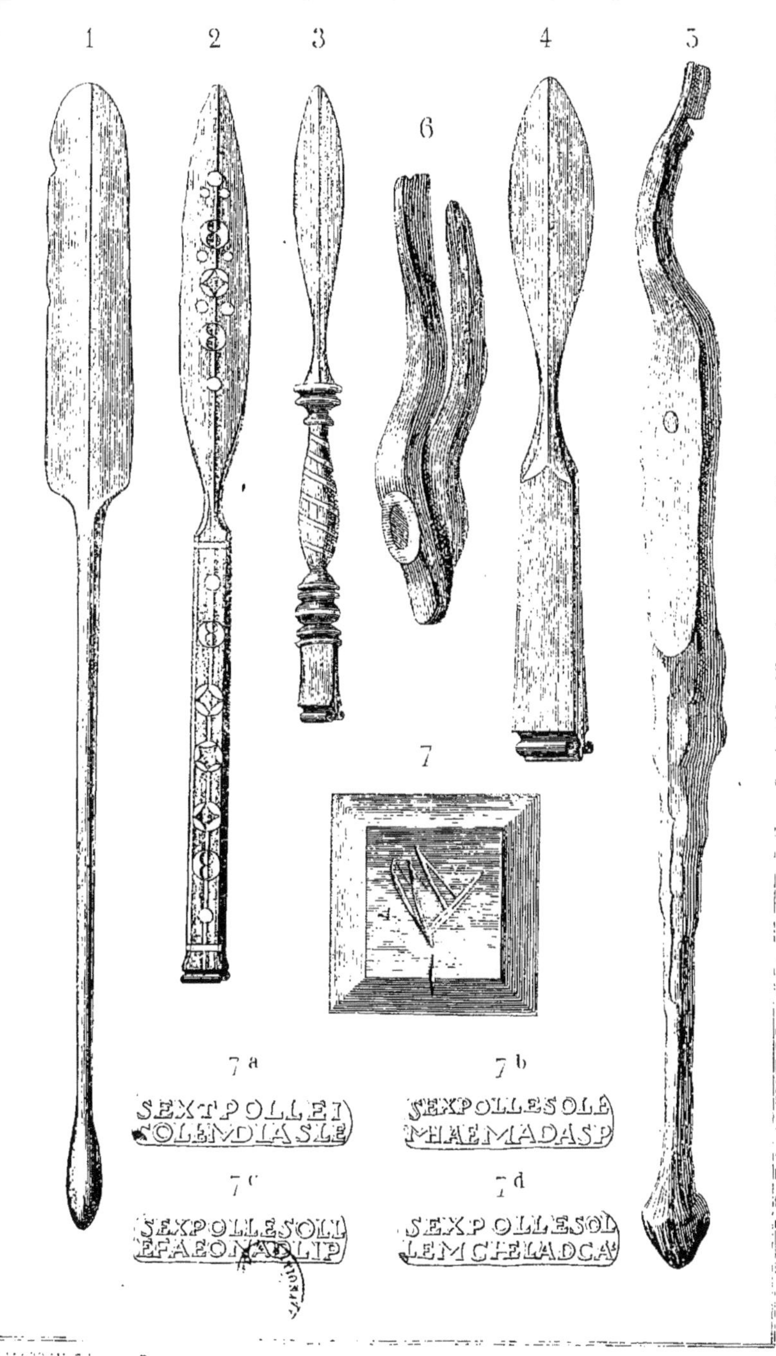

Lith. DELOR, Toulouse.

PLANCHE V.

(Musée du Louvre et de Cluny.)

Les instruments du Louvre (fig. 1, 2, 3, 4, 6) sont de diverses provenances, et ont été achetés, pour la plupart, en Italie, à diverses époques. Ceux de Cluny ont été trouvés, le stylet (fig. 5), à Fontaine-sur-Dun; le scalpel (fig. 8), à Auvenay; celui-ci paraît provenir de l'émigration helvétique, refoulée par Jules César. La forme de cet instrument rappelle celle des couteaux de bronze, qu'on trouve dans les ruines des habitations lacustres de la Suisse, et dont on voit un spécimen (fig. 9). Ces objets sont tous en bronze.

Fig. 1. Double curette courbe à tige droite; 3/4 de grandeur.

Fig. 2. Curette droite à olive (musée Campana.)

Fig. 3. Stylet à olive (*specillum tenue.*)

Fig. 4. Stylet à curette droite (*spec. auricularium;* musée Campana.)

Fig. 5. Stylet à palette coudée (*spec. tenuius.*)

Fig. 6. Pince fine à extrémité olivaire.

Fig. 7. Stylets aiguillés à palette droite, réunis accidentellement, et dont l'un est tronqué (pièce du musée Orfila, détachée de la planche suivante.)

Fig. 8. Scalpel à tranchant convexe dans sa grande étendue, à manche contourné et à anse.

Fig. 9. Scalpel à tranchant convexe dans sa plus grande étendue, un peu concave en bas, à lame ornée de petits dessins, et à manche tronqué (Extrait du livre de sir John Lubbock, p. 207.)

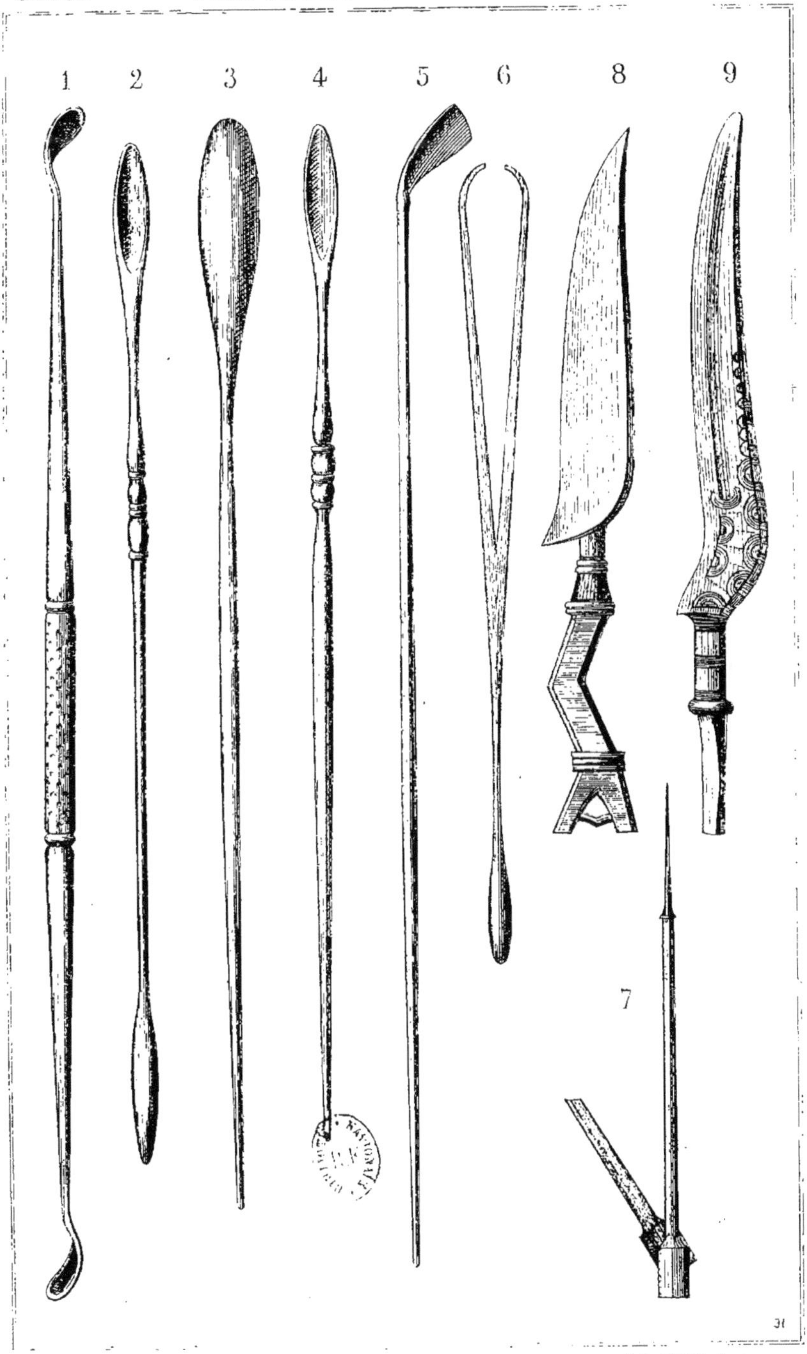

1 2 3 4 5 6 8 9

7

31

G MASSON, Editeur-Paris

Lith. DELOR, Toulouse

PLANCHE VI.

(Musée Orfila, à Paris.)

Instruments trouvés à Herculanum, provenant de la collection Tenon, et donnés au musée par M. J. baron Cloquet ; ils sont tous en bronze.

Fig. 1. Stylet droit à curette courbe (*specillum auricularium.*)

Fig. 2. Stylet droit à curette ronde (*specillum auricularium.*)

Fig. 3. Rugine courbe.

Fig. 4. Rugine droite.

Fig. 5. Crochet pointu à curette.

Fig. 6. Scalpel à lame étroite, à tranchant droit, à dos angulaire, et à manche grêle et tourné.

Fig. 7. Double érigne à fourchette d'un bout et à anse de l'autre.

Fig. 8. Erigne simple à curette (atlas de Vulpès, pl. V, fig. 10-11.)

Fig. 9. Instrument à deux branches, dont l'une est tronquée vers le milieu, articulées comme nos ciseaux, mais ne coupant pas; à palette échancrée et perforée d'un bout, et à curette de l'autre.

Fig. 10. Stylet aiguillé.

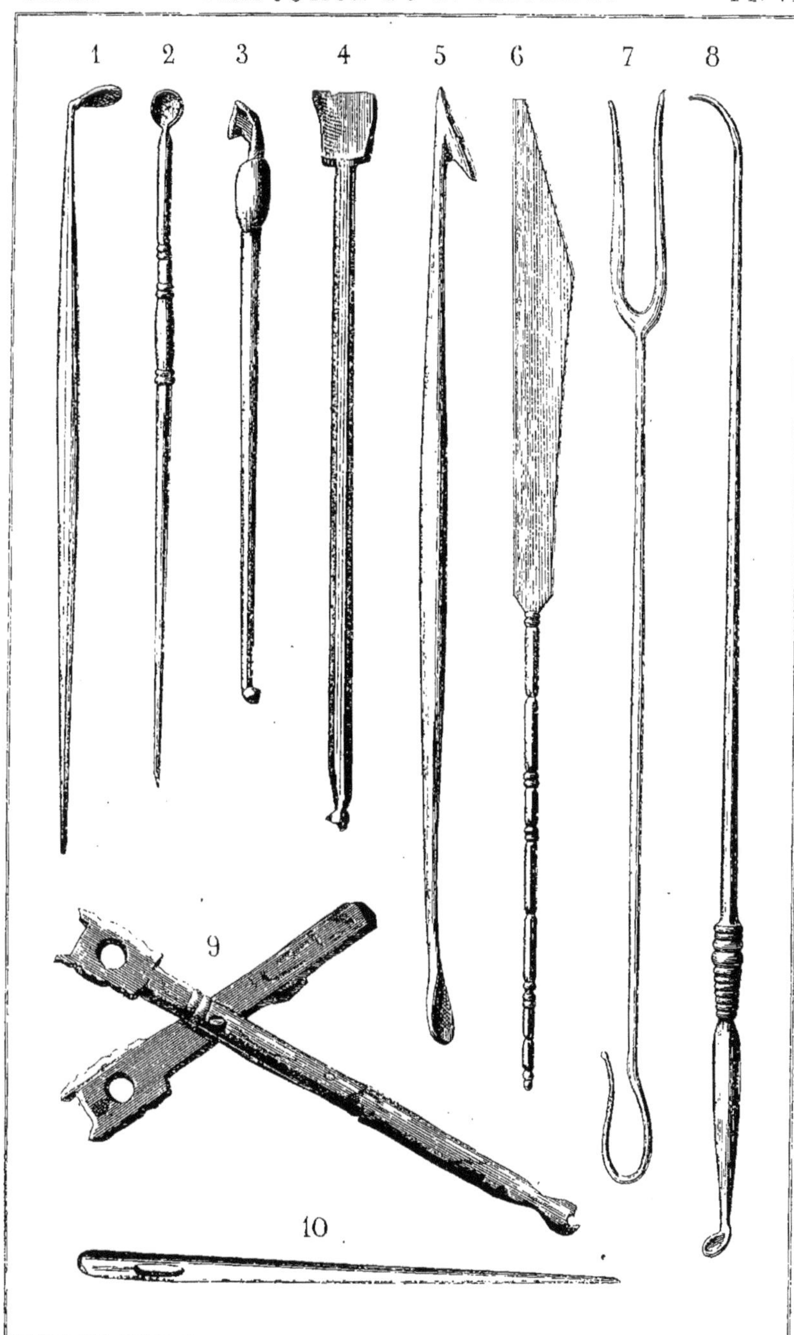

G. MASSON, Editeur-Paris Lith. DELOR, Toulouse

PLANCHE VII.

Instruments d'Herculanum ; tous en bronze.

Fig. 1. Spatule à olive (Tenon, pl. III, fig. 8.)

Fig. 2. Scalpel convexe à manche tourné (Tenon, pl. IV, fig. 5.)

Fig. 3. Scalpel double lancéolé (Tenon, pl. III, fig. 4.)

Fig. 4. Scalpel scarificateur à bouton, avec bout dilatateur (Tenon, pl. IV, fig. 3.)

Fig. 5. Curette à bouton, avec manche tourné (Tenon, pl. III, fig. 5.)

Fig. 6. Curette à olive, avec manche tourné (Tenon, pl. III, fig. 6.)

Fig. 7. Porte-rape à olive (*asperatum specillum*, Celse, liv. VI, 6, § 27; Tenon, pl. III, fig. 7.)

Fig. 8. Petite cuiller ciselée pour examiner le sang, pendant la saignée, ou tout autre liquide morbide (Vulpès, pl. VI, fig. 2-3.)

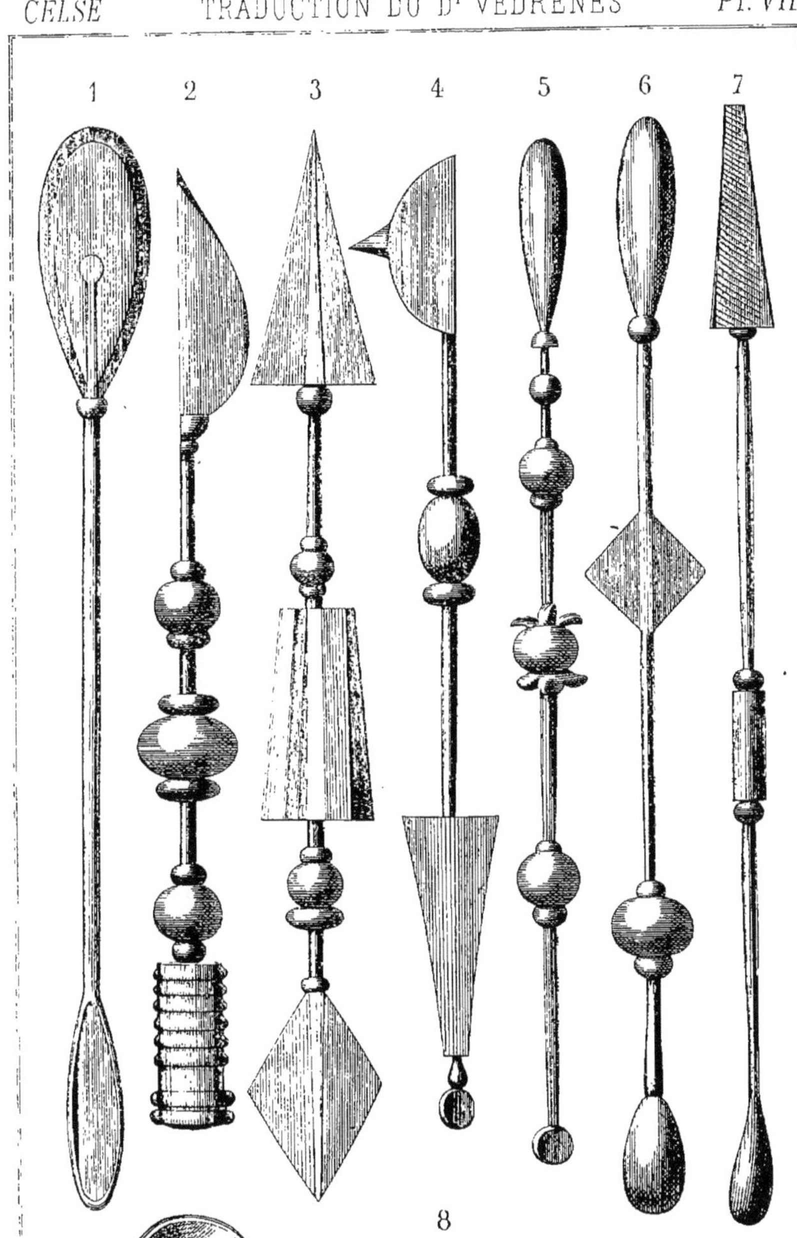

G MASSON, Editeur Paris Lith DELOR, Toulouse

PLANCHE VIII.

Instruments d'Herculanum et de Pompéï ; tous en bronze.

Fig. 1. Stylet à olive double (dipyrène ; *specillum utrinque capitulatum ;* atlas de Vulpès, pl. VIII, fig. 4.)

Fig. 2. Long stylet aiguillé, à double bouton olivaire au milieu de la tige (pl. d'instr. de Pompéï, fig. 5.)

Fig. 3. Scalpel ovalaire à olive (Tenon, pl. III, fig. 4.)

Fig. 4. Spatule à curette (pl. d'instr. de Pompéï, fig. 13.)

Fig. 5. Spatule à manche (pl. d'instr. de Pompéï, fig. 2.)

Fig. 6. Rugine carrée à manche tourné, avec extrémité pointue (atlas de Vulpès, pl. VIII, fig. 6.)

Fig. 7. Spatule échancrée, montée sur un stylet olivaire (atlas de Vulpès, pl. VIII, fig. 7.)

Fig. 8. Erigne simple à manche tourné (atlas de Vulpès, pl. V, fig. 9.)

Fig. 9. Aiguille courbe (pl. d'instr. de Pompéï, fig. 14.)

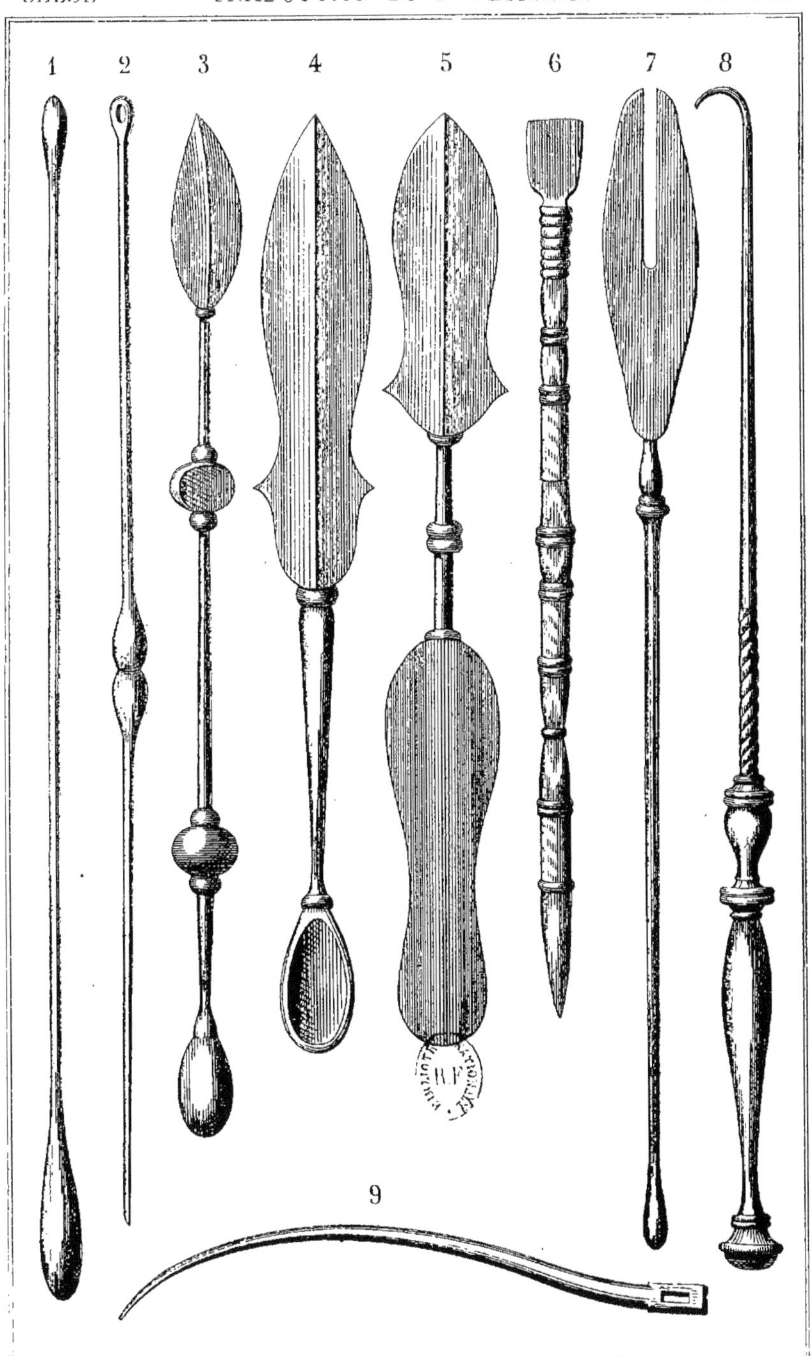

G MASSON Editeur-Paris Lith DELOR Toulouse

PLANCHE IX.

Instruments de Pompéï et d'Herculanum ; tous en bronze.

Fig. 1. Pince à longues branches plates, avec les extrémités effilées (*vulsella vel volsella;* atlas de Vulpès, pl. V, fig. 2.)

Fig. 2. Pince étroite à mors recourbés (atlas de Vulpès, pl. V, fig. 6.)

Fig. 3. Erigne double à fourchette avec manche tourné (Tenon, pl. V, fig. 6.)

Fig. 4. Pince large à mors courbes (atlas de Vulpès, pl. V, fig. 1.)

Fig. 5. Pince à mors droits et dentelés, portant, sur le milieu de la face externe d'une branche, le nom du fabricant AGATGELUS, suivi de la lettre F ; soit Agathangelus *fecit* (atlas de Vulpès, pl. V, fig. 3.)

Fig. 6. Rugine dentelée (Atlas de Vulpès, pl. V, fig. 13.)

Fig. 7. Instrument que Vulpès croit être une canule évacuatrice à robinet; Tenon, un clyster auriculaire; Scontetten, un trocart engagé dans sa canule. L'immobilisation de la tige à manche transversal dans la canule par la rouille, empêche de décider laquelle de ces trois hypothèses est la vraie (Tenon, pl. I, fig. 1 ; atlas de Vulpès, pl. II, fig. 4.)

Fig. 8. Canule évacuatrice ou à injection, pourvue d'une rondelle extérieure pour l'empêcher de pénétrer trop profondément (Celse, liv. VII, 15; atlas de Vulpès, pl. II. fig. 3.)

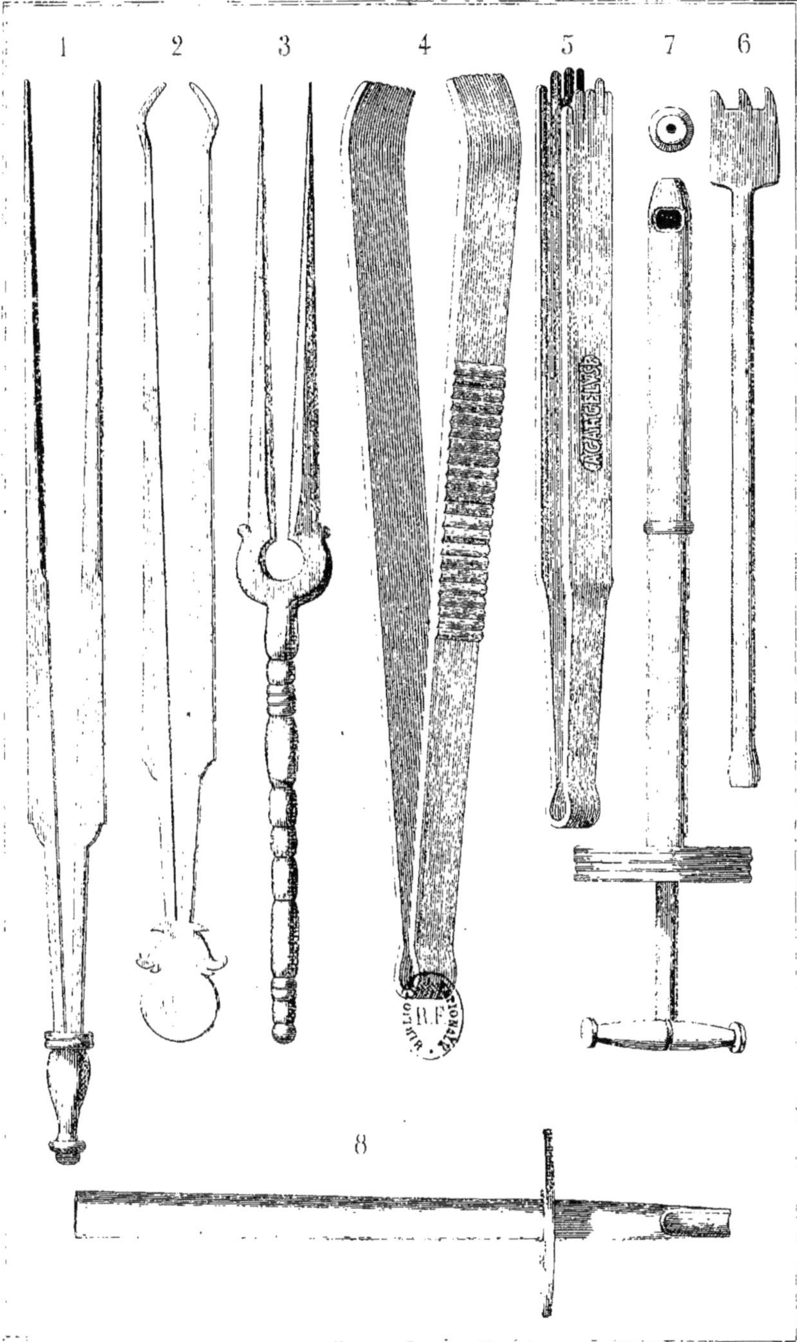
1
2
3
4
5
7
6
8

PLANCHE X.

Instruments de Pompéï et d'Herculanum; tous en bronze.

Fig. 1. Ventouse conoïde, pourvue d'un anneau au sommet; 1/2 grandeur (atlas de Vulpès, pl. VI, fig. 4.)

Fig. 2. Ventouse sphéroïdale; 1/2 grandeur (atlas de Vulpès, pl. VI, fig. 5.)

Fig. 3. Elévatoire double et courbe (atlas de Vulpès, pl. VI, fig. 7; pl. d'instr. de Pompéï, fig. 16.)

Fig. 4. Cautère lancéolé à manche tourné et tronqué (atlas de Vulpès, pl. V, fig. 14.)

Fig. 5. Longue pince plate et coudée, à mors obliques (pl. d'instr. de Pompéï, fig. 9.)

Fig. 6. Pince perforée à mors courbes, dentelée en dedans et à manche tourné (atlas de Vulpès, pl. II, fig. 1.)

Fig. 7 Pince courte à anneau coulant, à mors dentelés et coudés (pl. d'instr. de Pompéï, fig. 8; atlas de Vulpès, pl. II, fig. 4.)

Fig. 8. Pince à branches écartées et à mors courbes (atlas de Vulpès, pl. V, fig. 5.)

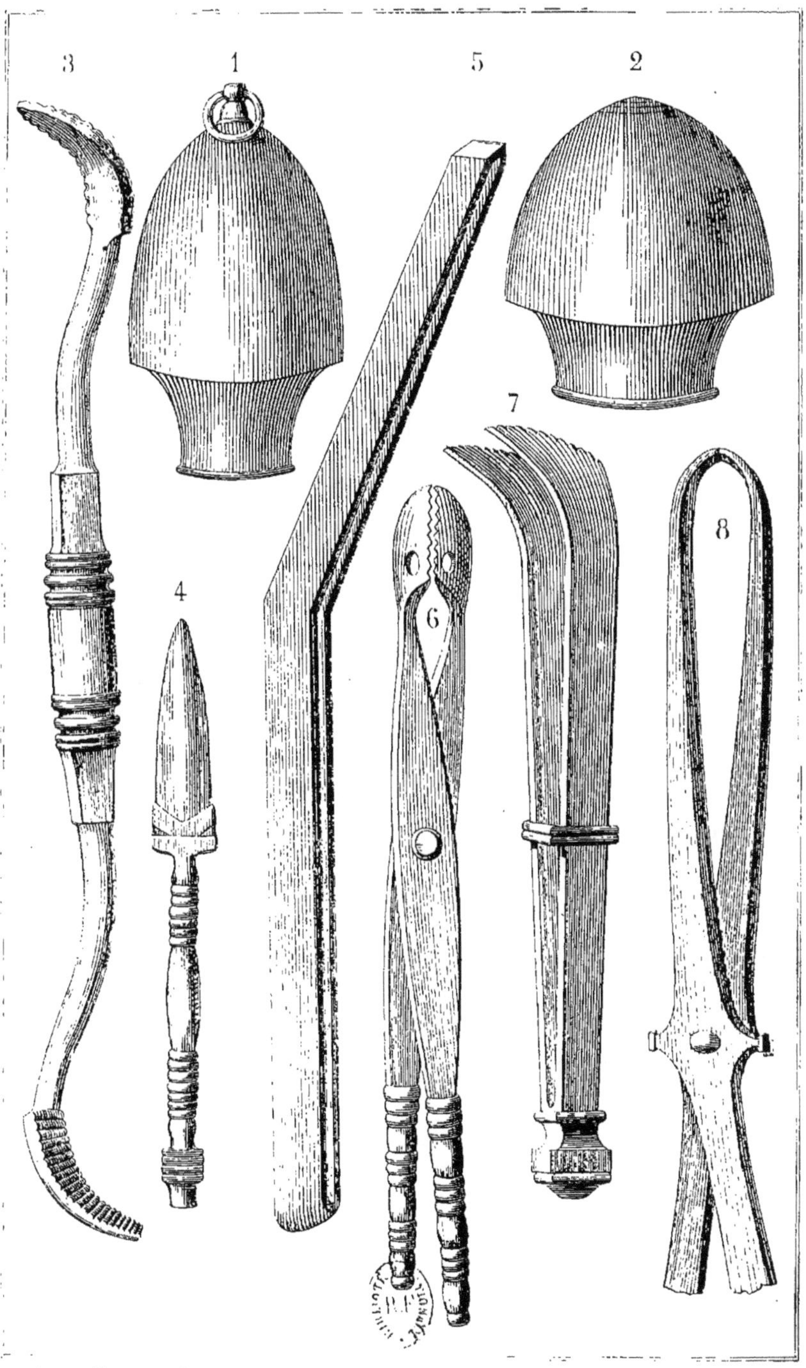
3
1
5
2
7
8
4
6

PLANCHE XI.

Instruments de Pompéï et d'Herculanum.

Fig. 1. Couteau tronqué d'amputation, à lame droite en fer et à manche de bronze, 3/4 de grandeur (atlas de Vulpès, pl. VII, fig. 7.)

Fig. 2. Scalpel à lame convexe en fer et à manche de bronze (atlas de Vulpès, pl. VII, fig. 5.)

Fig. 3 Scalpel à lame concave en fer et à manche de bronze (atlas de Vulpès, pl. VII, fig. 3.)

Fig. 4 Scalpel à lame en fer, à double tranchant et à manche de bronze (*spathe* de Celse et de Paul d'Egine, *scalpellus nimirum anceps utriusque acutus* de Scultet (pl. II, fig. 1); atlas de Vulpès, pl. VII, fig. 2), 3/4 de grandeur.

Fig. 5. Crochet en fer à manche de bronze (*uncus*), qui pouvait servir à extraire le fœtus mort dans le sein de sa mère (Celse, liv. VII, 29; atlas de Vulpès, pl. VII, fig. 9), 3/4 de grandeur.

Fig. 6. Couteau tronqué d'amputation, à lame en fer et à manche de bronze (atlas de Vulpès, pl. VII, fig. 1.)

Fig. 7. Canule à rondelle perforée (*fistula recurvatis in exteriorem labris ;* Celse, liv. VII, 15; Tenon, pl. II, fig. 2.)

Nota. — Les parties en fer de ces instruments sont dégradées par la rouille.

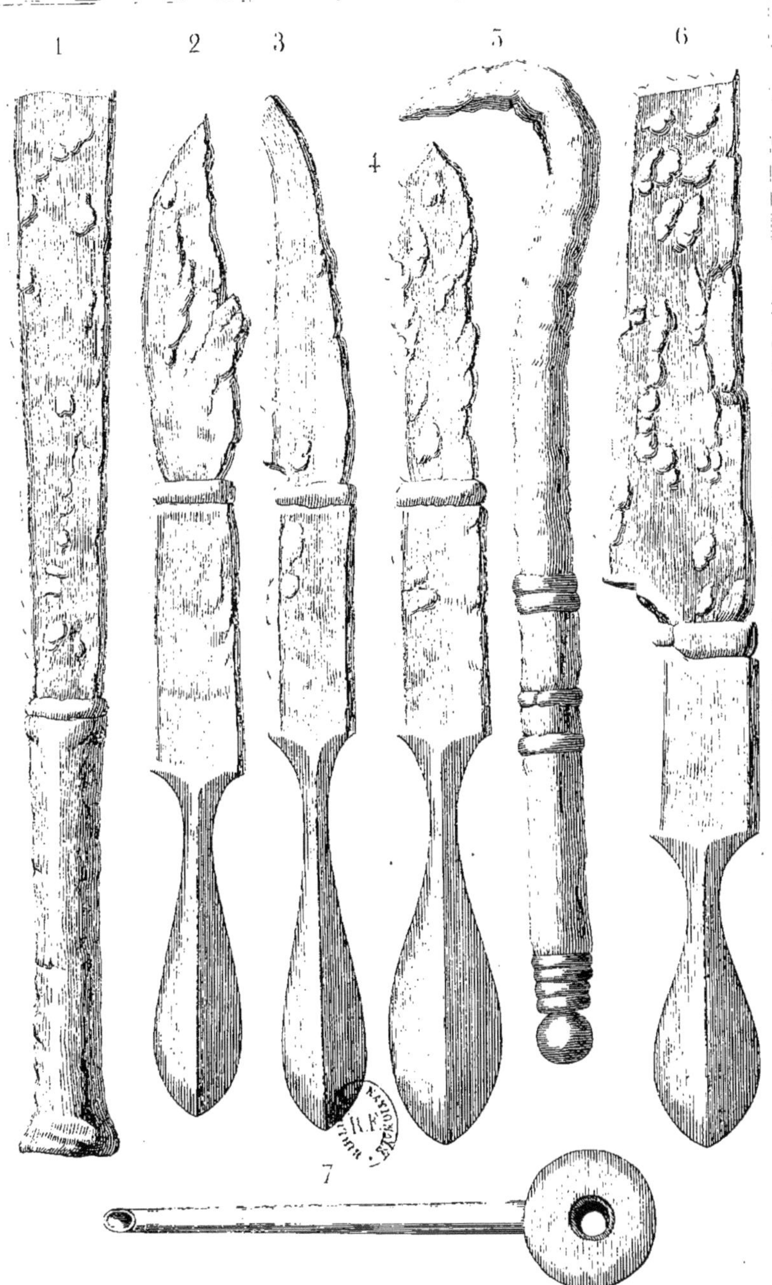

G. MASSON Éditeur Imp. DELORT Toulouse

PLANCHE XII.

Instruments de Pompéï et d'Herculanum.

Fig. 1. Grande pince-tenaille en bronze, à mors larges, courbes et cannelés intérieurement, vue de profil (davier; rhizagre; atlas de Vulpès, pl. I, fig. 1.)

Fig. 2. Scalpel convexe en bronze, à manche droit : instrument de Mégès pour la taille, selon Vulpès; méningo-phylax, selon l'auteur du livre intitulé *le Mystologue*, Naples, 1846; pour Daremberg, ce n'est ni l'un ni l'autre (voir p. 680, note 8 de la traduction; atlas de Vulpès, pl. VII, fig. 1.)

Fig. 3. Lancette à abcès, à lame d'argent et à manche de bronze ciselé (atlas de Vulpès, pl. VI, fig. 1.)

Fig. 4. Canule droite, évacuatrice et à injection ; 4/5 de grandeur (atlas de Vulpès, pl. II, fig. 5 ; Tenon, pl. II, fig. 3.)

Fig. 5. Etui en bronze, dans lequel se voient les extrémités des petits instruments qui y sont renfermés ; 3/4 de grandeur (atlas de Vulpès, pl. III, fig. 8.)

Fig. 6. Spatule ou élévatoire; et, selon Vulpès, cautère à palette (atlas de Vulpès, pl. VII, fig. 10 à 13; pl. d'inst. de Pompéï, fig. 3.)

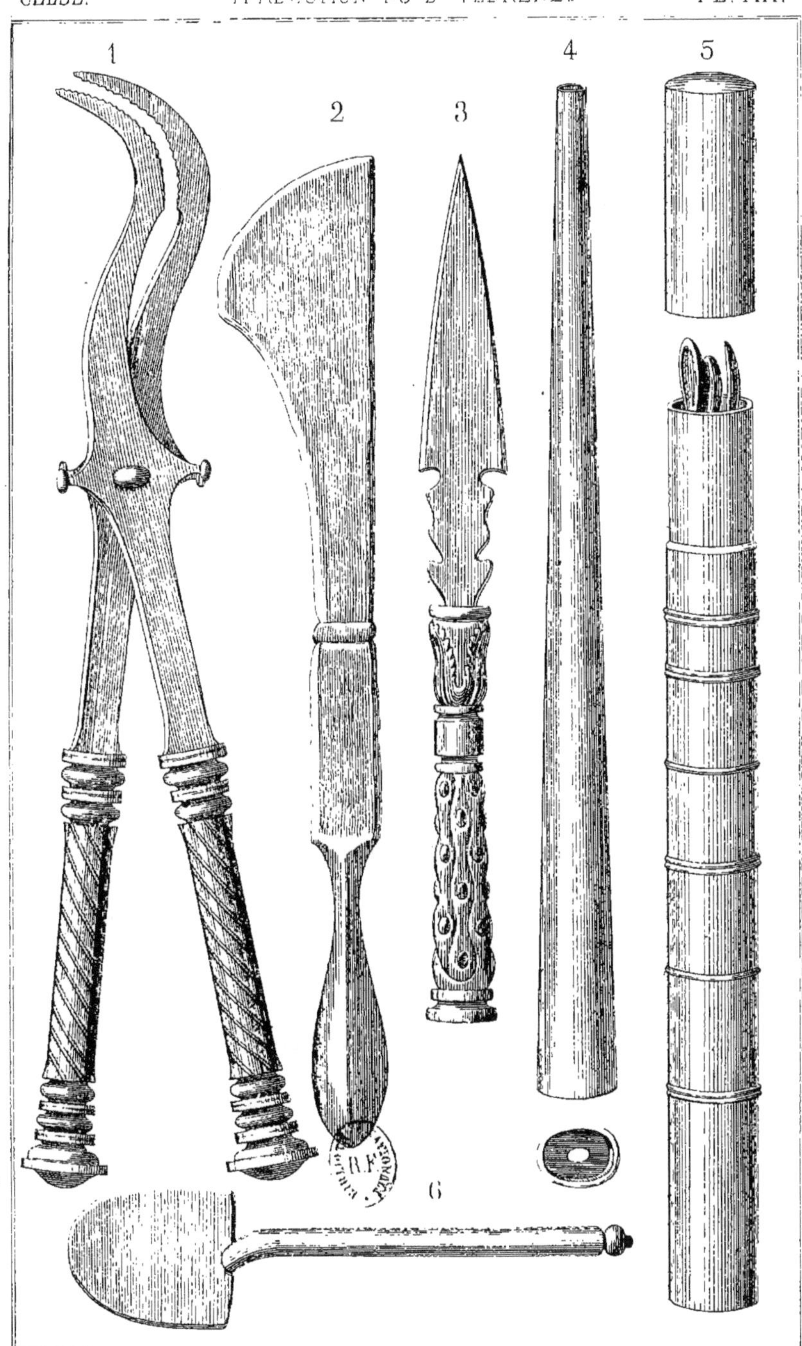

G. MASSON, Editeur-Paris. Lith. DELOR, Toulouse

PLANCHE XIII.

Instruments de Pompéï et d'Herculanum ; tous en bronze.

Fig. 1. Sonde d'homme à double courbure ; 2/3 de grandeur (pl. d'instr. de Pompéï, fig. 1 ; Tenon, pl. I, fig. 5 ; atlas de Vulpès, pl. III, fig. 1 ; Scoutetten, fig. 4.)

Fig. 2. Sonde presque droite ; 2/3 de grandeur (Scoutetten, fig. 4.)

Fig. 3. Sonde de femme à une courbure ; 2/3 de grandeur (Tenon, pl. I, fig. 2 ; pl. d'instr. de Pompéï, fig. 18 ; Scoutetten, fig. 2.)

Fig. 4. Sonde d'enfant à double courbure ; 2/3 de grandeur (Tenon, pl. I, fig. 3-4 ; Scoutetten, fig. 3.)

Fig. 5. Strigil d'origine étrusque (Celse, liv. VI, 7 ; collection Barry, du musée de Toulouse) ; 1/2 grandeur.

Fig. 6. Scalpel à lame pointue et triangulaire, rappelant en grand et en gros, la forme du couteau de *Richter*, pour l'incision de *la cornée* dans l'opération de la cataracte par extraction ; avec manche tronqué (pl. d'inst. de Pompéï, fig. 17.)

Fig. 7. Scalpel à grosse lame lancéolée, ressemblant au bistouri de J.-L. Petit, figuré dans le grand ouvrage de Perret, sur l'art du coutelier ; avec manche tronqué (pl. d'instr. de Pompéï, fig. 12.)

Fig. 8. Scalpel à petite lame lancéolée, rappelant celle du couteau de *Wensel* pour l'opération de la cataracte par extraction ; avec manche tronqué (pl. d'instr. de Pompéï, fig. 4.)

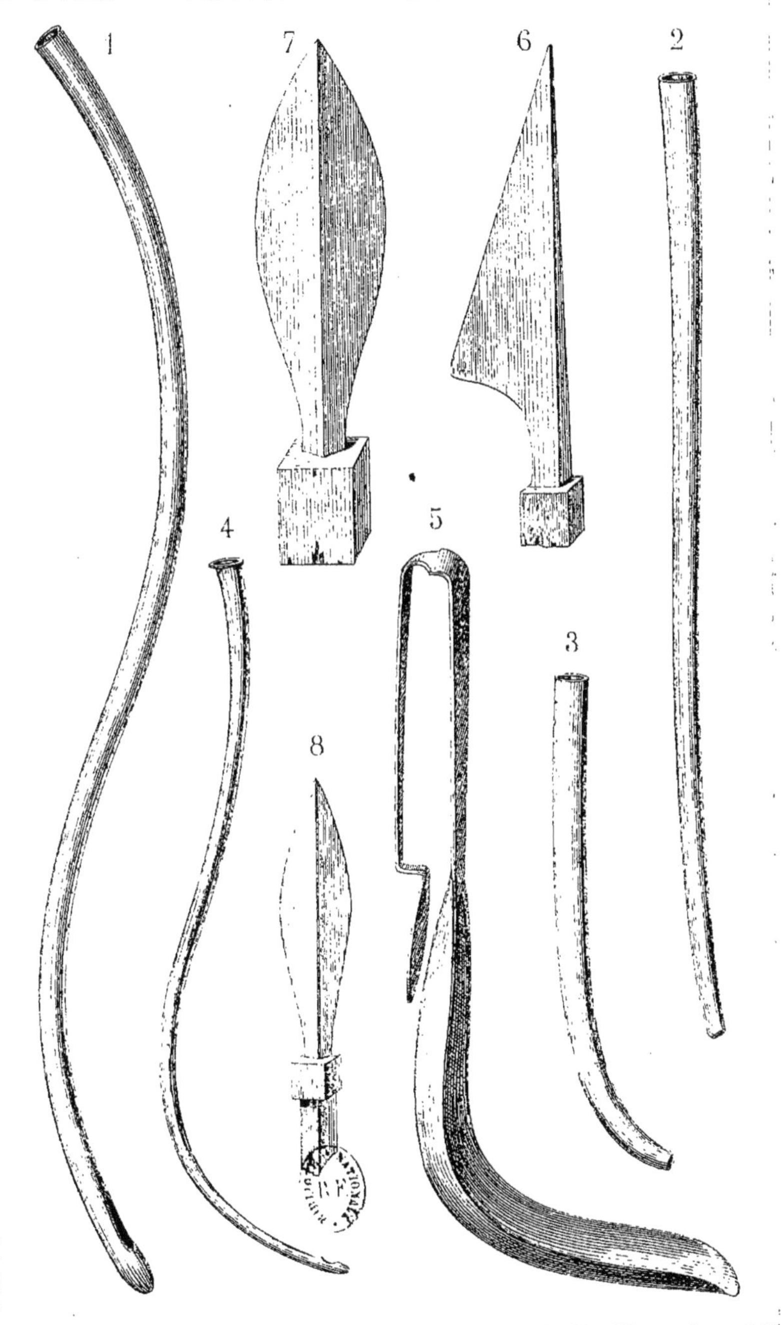
1
7
6
2
4
5
3
8

PLANCHE XIV.

Instruments de Pompéï et d'Herculanum; tous en bronze.

Fig. 1. Grand spéculum de l'utérus à trois valves susceptibles de s'écarter et de se rapprocher à volonté, par un mécanisme ingénieux (*speculum matricis; speculum magnum;* dioptre d'Archigène et de Paul d'Égine); 2/3 de grandeur. Cet instrument, trouvé à Pompéï, vers 1819, est déjà représenté dans Vidus Vidius, A. Paré, Dalechamp, Scultet, Garengeot, Dionis et Brambilla (atlas de Vulpès, pl. IV, fig. 1, 2, 3; Scoutetten, fig. 2.)

Fig. 2. Speculum ani à deux vulves, en bec de cane; 2/3 de grandeur (Tenon, pl. IV, fig. 6-7; atlas de Vulpès, pl. IV, fig. 4; Scoutetten, fig. 3.)

Fig. 3. Dilatateur à branches croisées, articulées à pivot au milieu de leur longueur, et boutonnées à chaque extrémité (Tenon, pl. IV, fig. 8.)

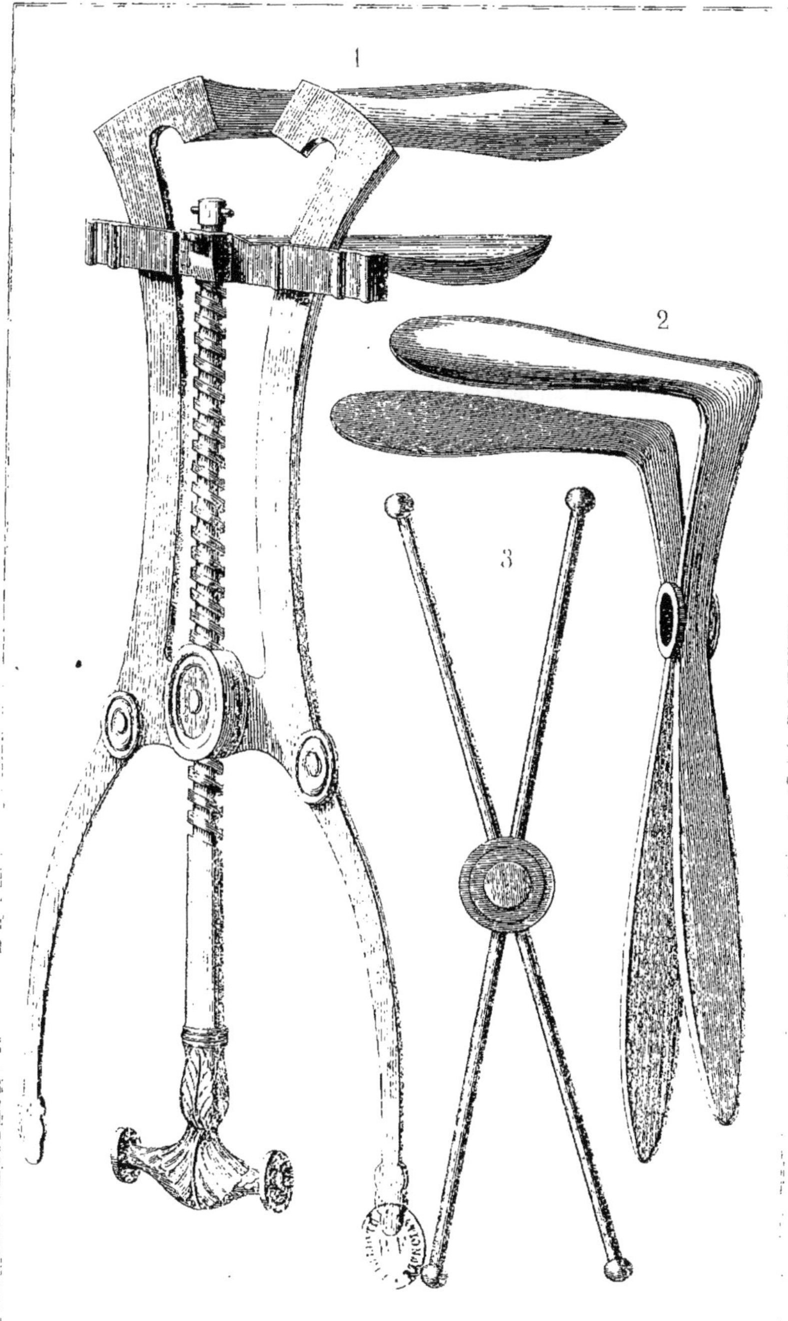

Lith. DELOR Toulouse

ERRATA PRINCIPAUX DES NOTES ET COMMENTAIRES.

Texte français.

Page 59, titre du chapitre IX, *supprimer :* de, avant la chaleur.
— 69, ligne 11, *au lieu de* fillles, *lire :* filles.
— 82, ligne 12-13, *au lieu de* douloureuces, *lire :* douloureuses.
— 82, ligne 7 d'en bas, *au lieu de* nécesseirement, *lire :* nécessairement.
— 84, ligne 7-8 d'en bas, *au lieu de* qu'augment, *lire :* qu'augmentent.
— 121, ligne 12, *au lieu de* αὐτόοπυροσ, *lire :* αὐτόπυροσ.
— 155, dernière ligne, *au lieu de* hypocondres, *lire :* hypochondres.
— 175, ligne 2, *au lieu de* φρενῖτισ, *lire :* phrénitis.
— 189, ligne 6, *au lieu de* σχρῖνοσ, *lire :* σχοῖνοσ.
— 203, ligne 2, *au lieu de* detumeur, *lire :* de tumeurs.
— 239, ligne 9 d'en bas, *au lieu de* περιπνευμονιαν, *lire :* περιπνευμονία.
— 245, ligne 12, *au lieu de* portion, *lire :* potions.
— 279, antépénultième, *supprimer :* , (sextant).
— 304, ligne 4 d'en bas, *au lieu de* qu'on y ajoute, *lire :* qu'on ajoute.
— 314, pénultième, *au lieu de* purulent, *lire :* pulvérulent.
— 332, dernière ligne, *au lieu de* hipochondres, *lire :* hypochondres.
— 334, ligne 9, *au lieu de* ικώρ, *lire :* ἰχώρ.
— 354, ligne 3, de l'alinéa, *au lieu de* ὑδραφόβοι, *lire :* ὑδροφόβοι.
— 356, pénultième du § 3, *au lieu de* la plupart poisons, *lire :* la plupart des poisons.
— 369, ligne 2, *au lieu de* que j'ai di, *lire :* que j'ai dit.
— 369, ligne 3, *au lieu de* suffitsent, *lire :* suffisent.
— 369, pénultième, *au lieu de* son accompagnés, *lire :* sont accompagnés.
— 370, pénultième, *au lieu de* sur celle-ci, *lire :* sur celles-ci.
— 371, ligne 7, *au lieu de* débarrasser, *lire :* débarrasse.
— 432, titre du § 2, *au lieu de* des oreilles, *lire :* des narines.
— 433, ligne 4 d'en bas, *au lieu de* troème, *lire :* troène.
— 435, milieu, *au lieu de* Menmachus, *lire :* Ménémachus.
— 443, ligne 5, *au lieu de* leniilles, *lire :* lentilles.
— 444, ligne 2, *au lieu de* diabord, *lire :* d'abord.

Page 449, ligne 4 d'en bas, *au lieu de* délavé, *lire :* delayé.
— 450, dernière ligne, *supprimer :* le, avant l'orifice.
— 480, ligne 5 d'en bas, *au lieu de* cous-cartilagineux, *lire :* sous-cartilagineux.
— 482, ligne 1, *au lieu de* à d'arracher, *lire :* ou d'arracher.
— 514, ligne 6, *supprimer :* et, avant de faire.
— 524, ligne 7 d'en bas, *au lieu de* en l'absence toute même de douleur, *lire :* en l'absence même de toute douleur.
— 530, antépénultième, *au lieu de* à celle, *lire :* à celles.
— 591, ligne 4 d'en bas, *au lieu de* affeecté, *lire :* affecté.
— 623, note 6, ligne 2, *au lieu de* à trois branches, *lire :* en trois branches.
— 627, ligne 9, *au lieu de* institui, *lire :* instituti.
— 627, ligne 10, *au lieu de* dicuniur, *lire :* dicuntur.
— 679, avant-dernier alinéa, pénultième, *au lieu de* périné, *lire :* périnée.
— 680, ligne 7, même correction.
— 681, note 2, ligne 6, *au lieu de* A. Paris, *lire :* A. Paré.
— 752, planche I fig. 2, au lieu de πλάτωϑ, lire πλάτων.

Texte latin.

— 175, ligne 2, *au lieu de* φσενῖτιν, *lire :* phrenisin.
— 235, ligne 8 d'en bas, *au lieu de* simbrinarum, *lire :* simbruinarum.
— 385, ligne 5 d'en bas, *au lieu de* mellis fiat, *lire :* ei mellis fiat.
— 496, dernière ligne, *supprimer :* natali, après primo.
— 579, ligne 3, *supprimer :* ejus, après vertex.

Errata des Remarques critiques.

Lib. I, 3 *Initio : genera (et sexus) et ætates,* Targa. — Duæ hæ voces *et sexus* additæ sunt ab aliquo sciolo. Quæ in hoc ceterisque hujus libri capit. præcipiuntur omnia ad mares et feminas æque pertinent. In hoc enim libro, ut Targa ipse monet, non de ægrotis sed de imbecillis hominibus sermo est ; atque ideo observationes quas varia eorum corpora desiderant, maribus et feminis communes sunt.

Lib. VII, 8 Vel a primo natali die, Targa cum cæsario. Revera vox natali omissa est in codd. Med. I, Vat. VII.

TABLE DES MATIÈRES [1]

LIVRE I.

LIVRE II.

(1) Les titres latins des chapitres et paragraphes, n'étant pas de Celse, il m'a paru inutile de les reproduire à la table.

LIVRE III.

LIVRE IV.

LIVRE V.

52

LIVRE VI.

LIVRE VII.

LIVRE VIII.

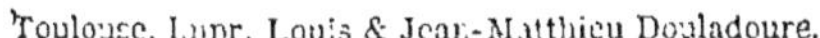

Toulouse, Impr. Louis & Jean-Matthieu Douladoure.

A LA MÊME LIBRAIRIE

Chirurgie de Paul d'Egine, texte grec, restitué et collationné sur tous les manuscrits de la Bibliothèque nationale, accompagné de variantes de ces manuscrits et de celles des deux éditions de Venise et de Bâle, ainsi que de notes philologiques et médicales, avec traduction française en regard, précédé d'une introduction, par le docteur René Briau, 1 vol. grand in-8°... .... 9 fr.

Instituts de Médecine pratique de Borsieri de Kanifeld. — Des fièvres et des maladies exanthématiques fébriles; traduction par M. E. Chauffard, professeur à la Faculté de médecine de Paris. 2 vol. gr. in 8°.................. 16 fr.

Dictionnaire encyclopédique des Sciences médicales, publié sous la direction du Dr Dechambre, par demi-volumes en 3 séries simultanées, la première commençant par la lettre A, la seconde par la lettre L, et la troisième par la lettre Q.

1re série, 35 demi-volumes en vente. — 2e série, 19 demi-volumes en vente. — 3e série, 5 demi-volumes.

Chaque demi-volume, 400 pages, grand in-8°, avec figures.... .... 6 fr.

Bulletins et Mémoires de la Société de chirurgie, publiés par les soins de MM. les Secrétaires de la Société.

Ce nouveau recueil paraît régulièrement le 1er de chaque mois, depuis le 1er février 1875. Il forme chaque année un volume gr. in-8° d'environ 800 pages.

Prix de l'abonnement annuel :

Paris.. .... 18 fr. | Départements.......... 20 fr.

Gazette hebdomadaire de Médecine et de chirurgie. 1re série, publiée de 1854 à 1863, par le Dr Dechambre 10 volumes grand in-4°.................. 250 fr.

2e série, Comité de rédaction : Dr A. Dechambre, Dr Blachez, Dr Hénocque.

La *Gazette hebdomadaire* paraît le vendredi de chaque semaine dans le format in-4°, sur 2 colonnes. Chaque numéro contient 32 colonnes : elle forme chaque année un beau volume de près de 1,000 pages.

Prix de l'abonnement, Paris et départements :

Un an, 24 fr. ; 6 mois, 13 fr. ; 3 mois, 7 fr.

Nota. — Les abonnés à la *Gazette hebdomadaire* reçoivent, moyennant un supplément de prix de 8 francs par an, le *Bulletin de l'Académie de médecine* publié chaque semaine par les secrétaires de l'Académie.

Les bandages et appareils à fractures, par M. le Dr Guillemin, médecin-major des hôpitaux militaires. 1 vol. in-18° diamant, cartonné à l'anglaise, avec 150 figures dans le texte .... 6 fr.

Du drainage chirurgical. — Traité pratique de la suppuration, par M. le Dr Chassaignac 2 vol. gr. in-8°....................................... 18 fr.

Traité clinique et pratique des opérations chirurgicales, Traité de thérapeutique chirurgicale, par M. le Dr Chassaignac. 2 vol gr. in-8° avec figures dans le texte.. 28 fr.

TOULOUSE. — IMPR. DOULADOURE, RUE SAINT-ROME, 39.

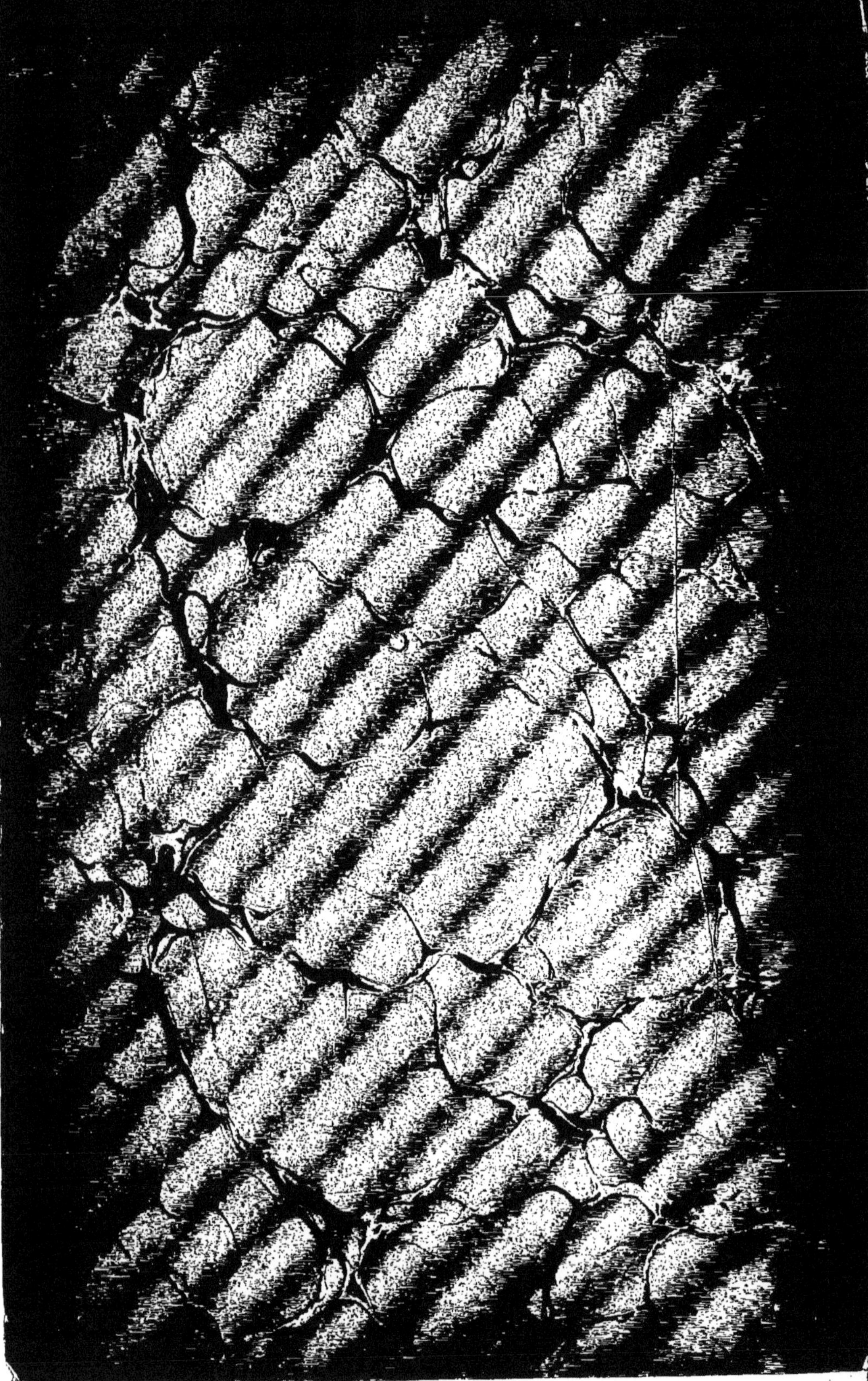

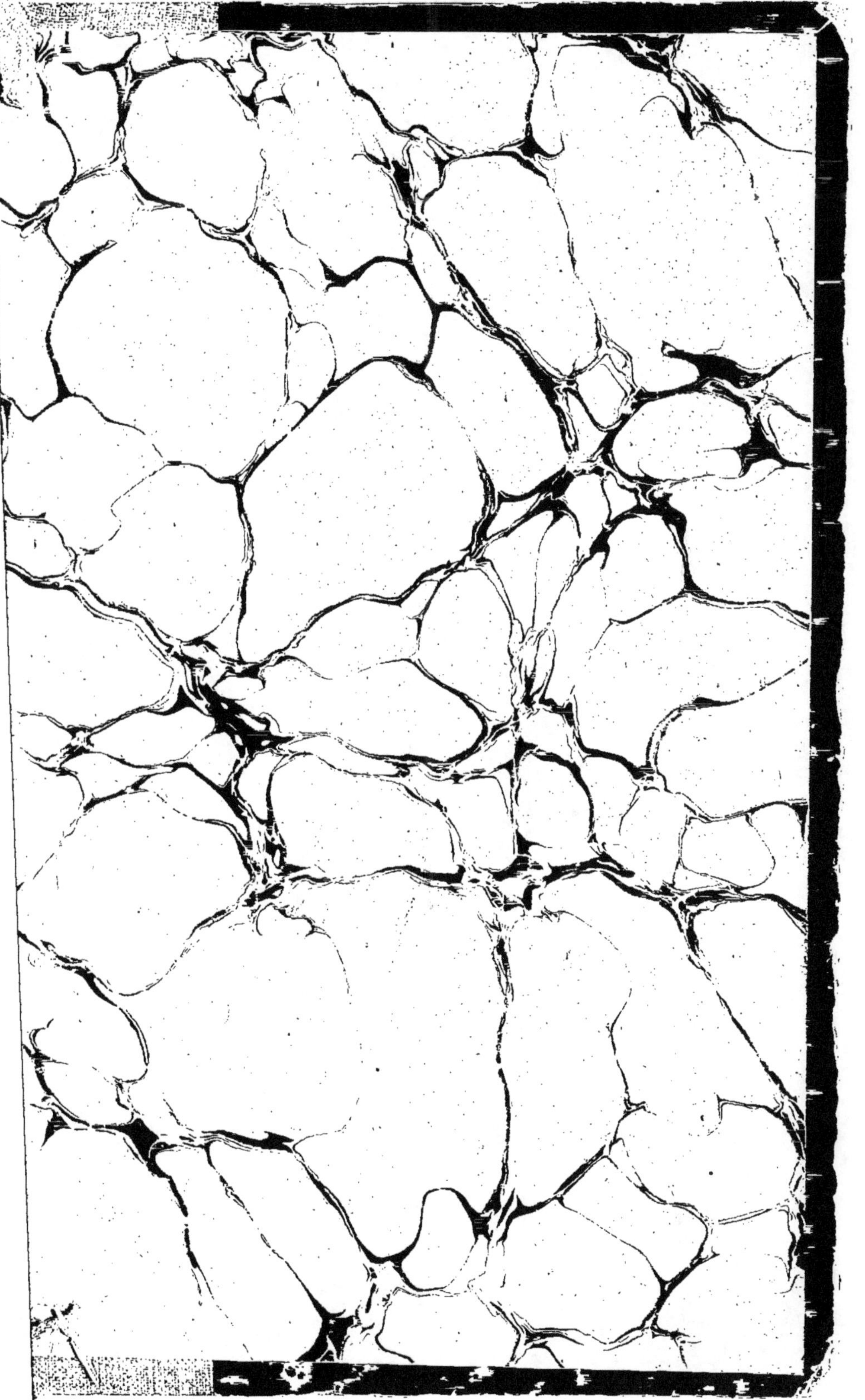

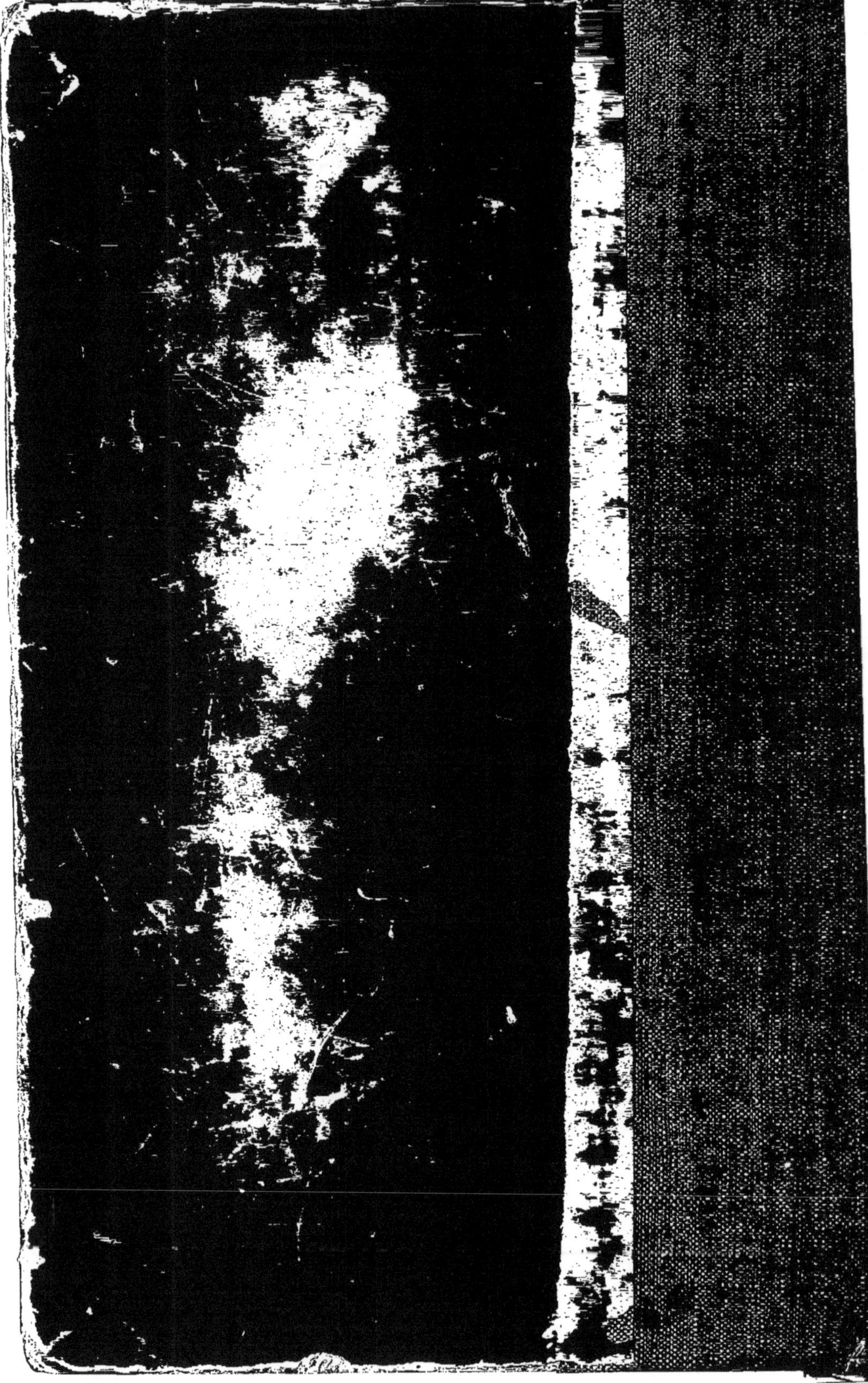

www.ingramcontent.com/pod-product-compliance
Ingram Content Group UK Ltd.
Pitfield, Milton Keynes, MK11 3LW, UK
UKHW020146250726
13967UKWH00002B/900

9 782012 977723